# El control de las enfermedades transmisibles

# El control de las enfermedades transmisibles

**James Chin**
**Editor**

**Decimoséptima edición, 2001**
**Informe oficial de la**
**Asociación Estadounidense de Salud Pública**

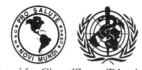

Publicación Científica y Técnica No. 581

ORGANIZACIÓN PANAMERICANA DE LA SALUD
Oficina Sanitaria Panamericana, Oficina Regional de la
ORGANIZACIÓN MUNDIAL DE LA SALUD
525 Twenty-third Street, NW
Washington, DC 20037, EUA

2001

Edición original en inglés
*Control of Communicable Diseases Manual, 17ᵗʰ Edition*

© American Public Health Association, 2000
Reservados todos los derechos
ISBN 0-87553-242-X

La traducción, edición y publicación de la versión en español estuvo a cargo del Programa de Publicaciones de la Organización Panamericana de la Salud, con permiso de la Asociación.

*Catalogación por la Biblioteca de la OPS*

Chin, James
    El control de las enfermedades transmisibles
17.ª ed. — Washington, DC: OPS, © 2001.
(Publicación Científica y Técnica No. 581)

ISBN 92 75 31581 7

I. Título       II. Organización Panamericana de la Salud
III. Series

1. CONTROL DE ENFERMEDADES TRANSMISIBLES
2. MANUALES
3. TRANSMISIÓN DE ENFERMEDAD

NLM   WC142.C539 2001

# CONTENIDO

xi

# EDITORES

**Dr. James Chin**
Editor
Profesor Clínico de Epidemiología
Escuela de Salud Pública
Universidad de California, Berkeley
Dirección Postal:
4578 Pine Valley Circle
Stockton, California 95219, EUA
*jchin@socrates.berkeley.edu*

**Dr. Michael S. Ascher**
Editor Asociado
Jefe, Laboratorio de Enfermedades por Virus y Rickettsias
2151 Berkeley Way
Berkeley, California 94704, EUA
*Mascher@dhs.ca.gov*

## CONSEJO EDITORIAL

**Dr. John E. Bennett**
Jefe, Sección de Micología Clínica, Laboratorio de Investigaciones Clínicas
Instituto Nacional de la Alergia y las Enfermedades Infecciosas
Institutos Nacionales de Salud
9000 Rockville Pike
Bethesda, Maryland 20892, EUA
*JBENNETT@atlas.niaid.nih.gov*

**Dr. John H. Cross**
Profesor, Salud Pública Tropical
Departamento de Medicina Preventiva y Biométrica
Universidad de Ciencias de la Salud de las Fuerzas Armadas
4301 Jones Bridge Road
Bethesda, Maryland 20814-4799, EUA
*CROSS@USUHSB.USUHS.MIL*

**Dr. Roger A. Feldman**
Profesor Emérito de Epidemiología Clínica
Hospital S. Bartolomé y Escuela Real de Medicina y
Odontología de Londres
Whitechapel Road, Londres E1 1BB, Inglaterra
*r.a.feldman@qmw.ac.uk*

**Dr. James L. Hadler**
Epidemiólogo Estatal
Departamento de Salud Pública del Estado de Connecticut
410 Capitol Avenue, Apartado Postal 340308
Hartford, Connecticut 06134-0308, EUA
*james.hadler@po.state.ct.us*

**Dr. Neal A. Halsey**
Profesor y Director, División de Control de Enfermedades
Escuela de Higiene y Salud Pública de la Universidad Johns
   Hopkins
615 North Wolfe Street
Baltimore, Maryland 21205, EUA
*nhalsey@jhsph.edu*

**Dr. Scott B. Halstead**
Profesor Adjunto
Departamento de Medicina Preventiva y Bioestadística
Universidad de Ciencias de la Salud de las Fuerzas Armadas
5824 Edson Lane
North Bethesda, Maryland 20852, EUA
*halsteads@erols.com*

**Dr. Richard B. Hornick**
Vicepresidente, Administración de Educación Médica
Sistema Sanitario Regional de Orlando
1414 Kuhl Avenue
Orlando, Florida 32806-2093, EUA
*dickh@orhs.org*

**Cl. Patrick W. Kelley**
Director, Sistema Mundial de Infecciones Emergentes y
   División de Medicina Preventiva
Departamento de Defensa
Instituto de Investigación Walter Reed del Ejército de los
   Estados Unidos
Washington, DC 20307-5100, EUA
*patrick.kelley@ana.amedd.army.mil*

**Dra. Ann Marie Kimball**
Directora, Programa de Maestría en Salud Pública y Medicina
   Comunitaria
Profesora Asociada de Epidemiología y Servicios de Salud
Escuela de Salud Pública y Medicina Comunitaria, Casilla
   357660
Universidad de Washington
Seattle, Washington 98195, EUA
*akimball@u.washington.edu*

**Dr. John R. LaMontagne**
Director Adjunto, Instituto Nacional de la Alergia y las
  Enfermedades Infecciosas
Institutos Nacionales de Salud
31 Center Drive
Edificio 31, Oficina 7A03
Bethesda, Maryland 20892, EUA
*jlamontagn@niaid.nih.gov*

**Dr. Myron M. Levine**
Profesor y Director
Escuela de Medicina de la Universidad de Maryland
Centro para el Desarrollo de Vacunas
685 W. Baltimore Street-HSF 480
Baltimore, Maryland 21201, EUA
*mlevine@medicine.umaryland.edu*

**Dra. Yvonne A. Maldonado**
Profesora Asociada
Departamento de Pediatría, Oficina G312
Escuela de Medicina de la Universidad de Stanford
300 Pasteur Drive
Stanford, California 94305, EUA
*mn.yam@forsythe.stanford.edu*

**Dr. Stanley A. Plotkin**
Consultor Médico y Científico
Pasteur Mérieux Connaught
Profesor Emérito, Universidad de Pennsylvania
Profesor Emérito, Instituto Wistar
4650 Wismer Road
Doylestown, Pennsylvania 18901, EUA
*splotkin@us.pmc-vacc.com*

**Dr. Robert E. Shope**
Profesor de Patología
Rama Médica de la Universidad de Texas
11th y Texas Avenue
Galveston, Texas 77555, EUA
*rshope@utmb.edu*

**Dr. James H. Steele**
Profesor Emérito
Centro de Enfermedades Infecciosas
Escuela de Salud Pública
Centro de Ciencias de la Salud de la Universidad de Texas
1200 Herman Pressler
Houston, Texas 77225, EUA
[c/o] *pcoleman@utsph.sph.uth.tmc.edu*

**Dr. Karl A. Western**
Director Adjunto de Investigaciones Internacionales
Instituto Nacional de la Alergia y las Enfermedades Infecciosas
Oficina de Investigación sobre Medicina Tropical e Internacional
Oficina 3155
6700-B Rockledge Drive
Bethesda, Maryland 20892-7610, EUA
*kwestern@niaid.nih.gov*

## REPRESENTANTES DE ENLACE

**Dr. George W. Beran**
Conferencia de Veterinarios de Salud Pública, EUA

**Dr. Stephen Corber**
Organización Panamericana de la Salud

**Dr. Jacques A. Drucker**
Red Nacional de Salud Pública, Francia

**Dr. David Goldberg**
Centro Escocés de Infecciones y Salud Ambiental, Escocia

**Dr. Neal Halsey**
Academia Estadounidense de Pediatría

**Dr. David L. Heymann**
Organización Mundial de la Salud

**Dr. J. Z. Losos**
Departamento de Salud y Bienestar Nacional, Canadá

**Dr. Edward D. O'Brien**
Centro Nacional para el Control de Enfermedades
Departamento de Salud y Atención a los Ancianos, Australia

**Alison Roberts**
Ministerio de Salud, Nueva Zelandia

**Dra. Eileen Rubery**
Departamento de Salud, Inglaterra

**Dr. Dixie E. Snider, Jr.**
Centros para el Control y la Prevención de Enfermedades, EUA

**Dr. F. E. Thompson, Jr.**
Asociación de Funcionarios de Salud Estatales y Territoriales, EUA

**Capt. David H. Trump**
Departamento de Defensa de los Estados Unidos

## PRÓLOGO DE LA ORGANIZACIÓN PANAMERICANA DE LA SALUD A LA EDICIÓN EN ESPAÑOL

La Organización Panamericana de la Salud (OPS) se complace en presentar la decimoséptima edición de *El control de las enfermedades transmisibles*, informe oficial de la Asociación Estadounidense de Salud Pública que se publica en inglés desde 1917 y del cual a partir de 1929 la OPS ha traducido catorce ediciones al español y siete al portugués.

Hace tan solo unas décadas, el impresionante avance científico alcanzado en el campo de la detección, el diagnóstico y el tratamiento de enfermedades nos pudo haber hecho pensar que en esta centuria las enfermedades transmisibles pasarían a ser parte de la historia del siglo XX. Pero la realidad es que los problemas que ellas generan todavía están lejos de ser resueltos. Los 34 millones de personas que en todo el mundo actualmente están infectadas por el virus de la inmunodeficiencia humana; el recrudecimiento de padecimientos propios del subdesarrollo y de la pobreza, tales como la tuberculosis y el paludismo; la identificación de nuevos brotes de enfermedades causadas por los virus Marburg y Ebola, y la propagación de una variante de la enfermedad de Creutzfeldt-Jacob vinculada con la encefalopatía espongiforme de los bovinos (conocida en los medios de comunicación como "enfermedad de las vacas locas"), están ahí para recordarnos que, hoy más que nunca, tenemos la necesidad y la obligación de ser competentes en materia de enfermedades transmisibles y de no abandonar la investigación y la vigilancia en cuanto a su presentación y a su distribución.

Lo expuesto reafirma la oportunidad de esta obra, en la que se condensa y se trata con el mayor rigor científico la información más completa y actualizada sobre la prevención, el diagnóstico, el tratamiento y la atención de enfermos individuales y de grupos de población, para más de 250 enfermedades transmisibles identificadas en todo el mundo, incluidos aquellos trastornos considerados raros o exóticos. Un libro de consulta con estas características, manuable y actualizado, es un instrumento valiosísimo para una amplia gama de profesionales e instituciones de salud pública. En síntesis, sirve de guía y de fuente de referencia tanto en la práctica diaria como a la hora de dictar reglamentos para el control de las enfermedades transmisibles, de establecer programas de educación para la salud y de tomar decisiones rápidas y eficientes en la lucha contra estas enfermedades.

Por todo esto, la OPS publica y difunde en español esta nueva edición de *El control de las enfermedades transmisibles,* la edición del milenio, como parte de su misión de mejorar la salud de la población a la que sirve y a la que seguirá dedicando su trabajo.

# PREFACIO A LA DECIMOSÉPTIMA EDICIÓN

En la decimoséptima edición de *El control de las enfermedades transmisibles*, los editores efectuaron revisiones y actualizaciones extensas de muchos capítulos, y agregaron otros nuevos y más secciones para cubrir las necesidades actuales de los profesionales de la salud en todo el mundo.

La primera edición de esta obra consistió en un pequeño folleto de 7,5 x 15 cm preparado por Francis Curtis, funcionario de salud de Newton, Massachusetts, Estados Unidos de América. Al circular el folleto en Nueva Inglaterra, llegó a manos de Robert Hoyt, también funcionario de salud de Manchester, New Hampshire. Este, impresionado por la utilidad del folleto, lo presentó en la reunión anual de la Asociación Estadounidense de Salud Pública y recomendó que se publicara una versión nacional, con el auspicio de la Asociación, con objeto de reforzar el prestigio e influencia de esta institución. La primera edición se publicó en 1917, constaba de 30 páginas y contenía información sobre 38 enfermedades transmisibles. Esta decimoséptima edición, transformada en un texto clásico de consulta, incluye más de 136 grupos de enfermedades y tiene una tirada de 250 000 ejemplares. La obra cumple una función normativa en salud pública y ha sido traducida al español, al francés, al italiano, al portugués, al japonés, al turco y al farsi.

La publicación, que tiene múltiples aplicaciones, es fruto de la dedicación y el esfuerzo de muchos científicos que aportaron su tiempo, conocimientos y experiencia para presentar información completa y actualizada. Cabe reconocer de manera destacada la contribución fundamental de los editores a la labor que culminó en la materialización de esta obra. En sus 82 años de historia, se han encargado de la edición cuatro distinguidos epidemiólogos:

> Dr. Haven Emerson (35 años), de la 1.ª a la 7.ª edición
> Dr. John Gordon (15 años), de la 8.ª a la 10.ª edición
> Dr. Abram S. Benenson (28 años), de la 11.ª a la 16.ª edición
> Dr. James Chin (2 años), 17.ª edición

El nuevo editor, el Dr. James Chin, es un reconocido experto internacional en enfermedades transmisibles que interviene en la preparación de esta obra desde hace tres décadas. Recientemente, actuó como editor asociado de la 16.ª edición. Su participación ha sido fundamental para la conservación de los más altos niveles de excelencia profesional en la 17.ª edición. En nombre de la Asociación Estadounidense de Salud Pública, y sobre todo de los incontables profesionales de la salud que se beneficiarán de esta edición, le expresamos nuestra gratitud honda y sincera por sus contribuciones extraordinarias a nuestra Asociación, a los miembros de esta profesión y a la salud mundial.

DR. MOHAMMAD N. AKHTER
Vicepresidente Ejecutivo
Asociación Estadounidense
de Salud Pública

# PRÓLOGO A LA DECIMOSÉPTIMA EDICIÓN

*El control de las enfermedades transmisibles* ha sido revisado y publicado cada cinco años por la Asociación Estadounidense de Salud Pública a fin de suministrar la información y las recomendaciones más actualizadas para la prevención de enfermedades transmisibles. Su objetivo principal es servir como un texto informativo y riguroso para el personal de organizaciones oficiales y voluntarias de salud pública, incluido el personal que presta sus servicios en las Fuerzas Armadas de los Estados Unidos de América y otras organizaciones gubernamentales, y para los trabajadores de la salud destacados en el extranjero. Seguramente será un texto útil para las autoridades escolares y los estudiantes de medicina y salud pública; asimismo, brindará orientación idónea a los agentes de salud de países en desarrollo y desarrollados.

En mi calidad de epidemiólogo médico con más de cuatro décadas de experiencia como investigador, coordinador de programas, y profesor de vigilancia en salud pública y control de enfermedades transmisibles, he tenido el privilegio de editar esta decimoséptima entrega (edición del milenio). En 1975, cuando actuaba como epidemiólogo del estado de California a cargo del control de las enfermedades transmisibles, fui invitado a integrar el consejo editorial de la duodécima edición. Mi labor siguió como editor asociado en las ediciones No. 13.ª (1980), 14.ª (1985) y 16.ª (1995). De 1987 a 1992 trabajé en Ginebra, Suiza, para el Programa Mundial sobre el Sida, de la Organización Mundial de la Salud (OMS), de modo que no pude tomar parte activa en la preparación de la 15.ª edición (1990).

Las cinco ediciones en que he participado abarcan un lapso de gran efervescencia en el campo del control de las enfermedades transmisibles. En los años setenta hubo rumores prematuros sobre la posibilidad de erradicar el paludismo y la tuberculosis. En 1976 se identificaron algunas enfermedades infecciosas "nuevas", como la enfermedad de los legionarios, el síndrome de choque tóxico y el botulismo del lactante. En ese mismo año, no surgió la "influenza porcina", aunque se había planeado anticipadamente un programa de vacunación masiva para impedir su reaparición. En el decenio de 1970 se desconocía el virus de la inmunodeficiencia humana (VIH), pero quizás este se diseminó silenciosamente en todo el planeta en la segunda mitad de ese decenio. El último caso de viruela adquirida naturalmente en el mundo se produjo en octubre de 1977, y dos años más tarde la OMS certificó su erradicación mundial; desde esa fecha, ha sido más difícil eliminar los grandes lotes acumulados de virus de la viruela. En la actualidad, al comienzo del siglo XXI, siguen siendo objeto de debate los beneficios para la salud pública, de la radiación sistemática de la carne molida de res y otros alimentos, al igual que en los comienzos del siglo XX se polemizaba sobre la pasteurización de la leche.

En el decenio de 1990, el control de las enfermedades transmisibles ha suscitado un interés y apoyo crecientes, sobre todo por la reaparición de muchas de ellas, como el paludismo y la tuberculosis, y por la amenaza creciente del terrorismo biológico. Quizás el cambio máximo en el campo del control de las enfermedades transmisibles radique en la forma y rapidez con que se difunde la información. El empleo de la Internet para las comunicaciones y las publicaciones seguirá en aumento en los próximos 10 años, y ya es una realidad la publicación de esta obra en línea. Además, se cuenta con una página (*http://www.ccdm.org*) para difundir datos actualizados sobre la prevención y el control de las enfermedades transmisibles, y actualizar oportunamente la información acerca de todas las enfermedades incluidas en la presente edición y de otras enfermedades infecciosas nuevas emergentes.

Mi labor como editor de esta edición se vio facilitada en gran medida porque el Profesor Abram ("Bud") Benenson, mi antecesor y maestro, me dejó un texto casi perfecto, listo para las tareas de actualización. Esta decimoséptima edición fue posible gracias al esfuerzo conjunto de un gran número de científicos eminentes y de trabajadores de la salud pública, que aportaron su valioso tiempo y esfuerzo. Los miembros del consejo editorial, escogidos por su experiencia (y la de sus adjuntos) en enfermedades específicas, se encargaron de la revisión y actualización de los capítulos, escritos por ellos mismos o por sus colegas. Después de su revisión por el editor, los capítulos mencionados se incluyeron en una página de la red privada accesible a todos los miembros del consejo editorial y "representantes de enlace". Estos últimos habían sido nombrados por diversas organizaciones de salud en los Estados Unidos (gubernamentales y no gubernamentales), la OMS, la Organización Panamericana de la Salud (OPS) y los departamentos de salud de Australia, Canadá, Inglaterra, Nueva Zelandia y Escocia.

Al preparar la penúltima versión de este texto se tomaron en consideración comentarios y críticas recibidas en su mayor parte por correo electrónico (e-mail). Este proceso fue rápido y requirió una cantidad mínima de papel y de correspondencia corriente por correo. Ello quizá haya servido para preservar unos cuantos árboles. Esta edición presenta los esfuerzos concertados de innumerables personas, destacadas y anónimas, de muchos países, pero asumo la responsabilidad de su contenido y de sus aspectos específicos. También asumo la responsabilidad de los errores u omisiones de esta edición del milenio.

Dr. James Chin
Profesor Clínico de Epidemiología
Escuela de Salud Pública
Universidad de California, Berkeley
Estados Unidos de América

# AGRADECIMIENTO

Agradezco la colaboración del personal de la Asociación Estadounidense de Salud Pública para la realización cabal y oportuna de esta obra. El Profesor "Bud" Benenson, en su "retiro", siguió brindando ayuda y orientación para la preparación de la presente edición. Además de destacar la labor de todos los integrantes del consejo editorial y los representantes de enlace, incluidos sus colegas participantes, deseo recalcar la contribución activa de los miembros del personal de los Centros para el Control y la Prevención de Enfermedades de los Estados Unidos.

Por último, expreso un reconocimiento especial a mi asistente editorial, la Dra. Florence Morrison. Solamente con el auxilio de una persona como ella, con vasta experiencia en salud pública, pudo materializarse la presente edición. Su atención a los detalles y su conocimiento profesional de la epidemiología y la prevención de enfermedades transmisibles fueron de inmensa utilidad.

# ORGANIZACIÓN Y CONTENIDO

Cada sección de este libro se ha expuesto con un formato estandarizado que incluye la información siguiente para cada enfermedad:

**Nombre de la enfermedad.** Para evitar la confusión nacida de las nomenclaturas diversas en idiomas distintos, se identifica cada enfermedad por el código asignado por la *Clasificación Internacional de Enfermedades* de la Organización Mundial de la Salud (OMS), Novena Revisión (CIE-9) y Décima Revisión (CIE-10), publicadas en español por la OPS.[1]

Las nomenclaturas son las recomendadas por el Consejo de Organizaciones Internacionales de las Ciencias Médicas (CIOMS) y la OMS en su *International Nomenclature of Diseases, Volume II,* Infectious Diseases (*Part 2, Mycosis,* 1ª edición, 1982, y *Part 3, Viral Diseases,* 1ª edición, 1983) [Nomenclatura Internacional de Enfermedades, Volumen II, Enfermedades infecciosas, Part 2, Micosis, 1982, y Parte 3, Enfermedades víricas, 1983, publicados en inglés solamente]. Cuando el nombre recomendado difiere demasiado del que se emplea corrientemente, el primero se incluye como primer sinónimo.

1. **Descripción.** Expone en forma somera los principales signos clínicos de la enfermedad, diferenciándola de otras que pudieran tener un cuadro similar. También se incluyen los métodos utilizados con mayor frecuencia en laboratorios de diagnóstico para identificar o confirmar la identidad del agente etiológico.

2. **Agente infeccioso.** Identifica el agente o los agentes patógenos específicos que causan la enfermedad; los clasifica, y puede indicar cualquiera de sus características importantes.

3. **Distribución.** Aporta datos sobre los lugares del mundo en que prevalece la enfermedad y los grupos de población a los que ataca con mayor frecuencia. También se incluye en algunas ocasiones información sobre brotes pasados y actuales.

4. **Reservorio.** Indica el ser humano, animal, artrópodo, planta, tierra, sustancia o una combinación de todos ellos, finales, intermedios o de ambos tipos, que constituyen el punto de partida de la infección para el huésped susceptible.

5. **Modo de transmisión.** Señala los mecanismos por los cuales el agente infeccioso se extiende y llega a los seres humanos. Estos mecanismos son de tipo directo, indirecto y aerógeno.

6. **Período de incubación.** Es el intervalo de incubación en horas, días o semanas que media entre la exposición inicial y efectiva al agente infeccioso y el primer signo o síntoma de la infección.

---

[1] Para el original en inglés también se utilizó la *International Classification of Diseases, 9th Revision, Clinical Modification* (ICD-9 CM), de los Estados Unidos de América.

7. **Período de transmisibilidad.** Es el lapso en días, semanas o meses en el cual se transmite el agente infeccioso, de manera directa o indirecta, de una persona infectada a otra, de un animal infectado a los seres humanos, o de una persona infectada a los animales o a los artrópodos.

8. **Susceptibilidad y resistencia.** Proporciona datos de las poblaciones humanas o animales expuestas al peligro de contagio, o resistencia a la enfermedad. También incluye datos de la inmunidad ulterior.

9. **Métodos de control.** Se describen en los seis apartados siguientes:

A. **Medidas preventivas:** comprende las de tipo individual y las correspondientes a grupos.

B. **Control del paciente, de los contactos y del ambiente inmediato:** describe las medidas destinadas a evitar que el individuo infectado siga diseminando la enfermedad, y el tratamiento específico o el mejor tratamiento actual para minimizar el período de transmisibilidad, y reducir la morbilidad y la mortalidad.

- Las recomendaciones para el aislamiento del paciente se han basado en primer lugar en las "precauciones universales" cuyas medidas específicas se encuentran en las *CDC Guideline for Isolation Precautions in Hospitals* [Guía de los CDC para las precauciones de aislamiento en hospitales] y la *CDC Guideline for Infection Control in Hospital Personnel* [Guía de los CDC para el control de infecciones en el personal de hospitales], ambas en un volumen publicado en inglés solamente.

- El libro no es una guía terapéutica, pero en la sección 9B7 de cada enfermedad se indica el mejor tratamiento clínico de que se dispone hoy día, especialmente contra las enfermedades graves y las que ya no son prevalentes en los Estados Unidos. Se incluyen dosis específicas y atención clínica indicadas sobre todo para enfermedades en las que cualquier retraso en el inicio del tratamiento podría poner en peligro la vida del enfermo.

- Cabe la posibilidad de que algunos medicamentos necesarios para tratar ciertas enfermedades raras o exóticas no se encuentren en el comercio en los Estados Unidos, pero se pueden obtener del protocolo de Investigación de Fármacos Nuevos de los CDC (Atlanta, Georgia).

- En la sección 9B7 se incluyen detalles específicos y números telefónicos en el caso de enfermedades para las que quizá se disponga de dichos medicamentos o productos biológicos. Además, en el cuadro que se presenta en la página xxviii se incluye una serie de números telefónicos de emergencia en los CDC. En términos generales, los contactos con los CDC deben realizarse por medio de los departamentos de salud locales y estatales.

**C. Medidas en caso de epidemia:** incluye las medidas de urgencia para evitar la diseminación de una enfermedad transmisible que se haya extendido a un grupo o comunidad dentro de una zona, estado o país.

**D. Repercusiones en caso de desastre:** este apartado se refiere a la posibilidad de que la enfermedad constituya un problema importante de salud pública en caso de desastre, si no se emprenden medidas preventivas oportunas.

**E. Medidas internacionales:** destaca las intervenciones destinadas a proteger a las poblaciones del riesgo conocido de infección proveniente de fuentes internacionales. Esta sección indica los programas especiales que pudieran estar vigentes, como los de los Centros Colaboradores de la OMS. Estos **Centros Colaboradores Internacionales** pueden suministrar a las autoridades de cada país servicios de consulta, compilación y análisis de datos, colaboración para el establecimiento de normas, producción y distribución de material bibliográfico de consulta, intercambio de información, capacitación, organización de investigaciones en colaboración, y difusión de información sobre la incidencia de enfermedades específicas. Conviene recurrir a la OMS para obtener mayores detalles sobre los servicios disponibles.

**F. Medidas contra el terrorismo biológico:** sobre algunas enfermedades particulares, esta nueva sección aporta datos y pautas para trabajadores de salud pública que tienen que afrontar actos reales o amenazas de terrorismo biológico, con el agente específico de alguna enfermedad infecciosa.

| Servicio/enfermedad | Número telefónico |
|---|---|
| Teléfono directo de los CDC para casos de terrorismo biológico* | (770) 488-7100 |
| Servicio de Medicamentos de los CDC | (404) 639-3670 |
| Botulismo | (404) 639-2206 |
| Rabia | (404) 639-1050 |
| Antitoxina diftérica | (404) 639-8255 |

* En los Estados Unidos es obligatorio notificar inmediatamente a la oficina local del FBI cualquier incidente sospechoso de terrorismo biológico. Los números anteriores se incluyen en todos los directorios telefónicos, y en los Estados Unidos se pueden obtener llamando al 911.

El principal número telefónico de los CDC es (404) 639-3311. Las horas hábiles de los CDC, Atlanta, Georgia, son: 8:00 AM a 4:30 PM, hora oficial del Este, de lunes a viernes.

Después de las horas hábiles y en días no laborables (fines de semana y días festivos), el funcionario de guardia de los CDC (404-639-2888) recibirá y canalizará todas las llamadas de emergencia.

# VIGILANCIA Y NOTIFICACIÓN DE LAS ENFERMEDADES TRANSMISIBLES

La vigilancia de la salud pública se define como la recopilación, el análisis y la difusión sistemática de todos los datos importantes para la prevención y el control de problemas de salud pública. La epidemiología se define como el estudio sistemático de los factores que determinan o influyen en las características y la prevalencia de una enfermedad o afección en la población. Por consiguiente, para controlar cualquier enfermedad transmisible se necesita el conocimiento epidemiológico de la enfermedad, así como datos fiables de vigilancia, que sean pertinentes en cuanto a su prevalencia y distribución. La notificación de las enfermedades transmisibles constituye solo una parte de cualquier sistema integral de vigilancia de la salud pública, pero es un componente esencial de este.

El número creciente y el posible hacinamiento de muchas poblaciones humanas facilitan la difusión de enfermedades transmisibles de una persona a otra. Estos factores también pueden contribuir a provocar cambios epidemiológicos o a exacerbar la virulencia de algunos agentes infecciosos. Además, la expansión de algunas poblaciones hacia nuevos nichos ecológicos puede poner a la gente en contacto con nuevos microorganismos potencialmente patógenos, y originar problemas relacionados con enfermedades de aparición reciente.

El primer paso para controlar las enfermedades transmisibles y reconocer la aparición de las nuevas es su detección e identificación inmediatas. Para ello, es esencial contar con un sistema organizado de vigilancia de las enfermedades prevalentes, conocidas y diagnosticadas, y de las nuevas y desconocidas. Los CDC han elaborado un plan estratégico para afrontar el problema previsto, que incluye la utilización de redes de vigilancia centinela, el establecimiento de centros de población para realizar vigilancia especial, y otros proyectos similares que complementarían las actividades habituales de salud pública. Además, se ha iniciado la publicación de una nueva revista *Emerging Infectious Diseases* (Enfermedades Infecciosas Emergentes). Los CDC y la OMS también han ampliado notablemente la transferencia electrónica de información desde mediados de los años noventa en adelante.

Sin embargo, la detección inicial de cualquier enfermedad transmisible o infecciosa está en manos del agente de atención primaria de salud que atiende a una persona con alguna enfermedad transmisible conocida, o que primero reconoce el caso de un paciente con un trastorno distinto. El médico u otro agente de atención de salud está obligado a notificar la situación al funcionario de salud correspondiente, quien tratará de resolverla o solicitará ayuda. Este sistema de notificación pasiva es relativamente incompleto e inexacto, en particular en el caso de enfermedades que son muy prevalentes. En este sistema, se deben solicitar informes periódicos para obtener notificaciones más completas y oportunas sobre enfermedades transmisibles graves que constituyen problemas importantes de salud pública, como las enfermedades infecciosas causadas por agentes que pueden ser utilizados para acciones de terrorismo biológico. Sin embargo, la notificación de enfermedades transmisibles sigue siendo la primera línea de alerta para evitar y controlar las enfermedades de este tipo; todos los agentes de salud y de salud pública tienen que estar informados sobre las enfermedades que se deben notificar, y también sobre la forma de hacerlo y las razones para hacerlo.

## Notificación de enfermedades transmisibles

El clínico u otro agente de salud responsable deben notificar sin demora a las autoridades locales de salud la presencia de una enfermedad transmisible o distinta que haya surgido en su jurisdicción. Las normas administrativas que indican las enfermedades transmisibles que se deben notificar y la forma de hacerlo pueden variar mucho de una región a otra, por diferentes circunstancias y también por la frecuencia con que aparece el trastorno. En esta obra se presenta un esquema básico de notificación cuyo propósito es suministrar información necesaria y oportuna para que las autoridades de salud lleven a cabo los estudios requeridos y tomen las medidas apropiadas de control. Asimismo, se busca que haya uniformidad en las notificaciones sobre morbilidad y mortalidad, de tal forma que puedan compararse de manera válida los datos de las distintas jurisdicciones sanitarias dentro de un país, y entre un país y otro.

El sistema de notificación funciona en cuatro fases. La primera es la recopilación de los datos básicos en la localidad donde surge la enfermedad. La segunda consiste en reunir los datos correspondientes al distrito, estado o provincia. En la tercera fase se reúnen los datos de todo el país. Por último, en cuanto a determinadas enfermedades, la autoridad nacional de salud informa a la Organización Mundial de la Salud.

En este libro, la descripción del sistema de notificación se limita a la primera fase, es decir, la recopilación de los datos básicos a nivel local, porque constituye la parte fundamental de cualquier plan de notificación y porque el texto está orientado sobre todo al personal de los servicios locales de salud. Los datos básicos que se reúnen a nivel local son de dos tipos (véase también Definiciones, Notificación de una enfermedad).

1. **Notificación de casos.** Cada autoridad local de salud, de conformidad con las disposiciones de la autoridad superior, deter-

minará cuáles son las enfermedades que deben notificarse en forma sistemática y rutinaria. Habrá que elaborar métodos que indiquen a quién corresponde la responsabilidad de la notificación; las características del informe que se debe preparar y la forma de enviarlo a la jurisdicción superior inmediata.

Los médicos y otros agentes de salud responsables tienen la obligación de informar sobre todos los casos de enfermedades de notificación obligatoria que atiendan; además, los reglamentos y las ordenanzas de numerosas localidades exigen la notificación por parte del hospital, el jefe de familia u otra persona que tenga conocimiento de un caso de enfermedad de notificación obligatoria. En los hospitales, un funcionario específico debe encargarse de enviar los informes exigidos, que pueden ser de un caso o de un grupo de casos (informes colectivos).

La notificación de casos individuales de una enfermedad transmisible incluye los datos mínimos de identificación de cada paciente, domicilio, diagnóstico, edad, sexo y fecha de notificación y, a veces, datos de otros casos sospechosos. Es útil proporcionar las fechas de comienzo y las bases para el diagnóstico. El derecho del paciente a la intimidad debe respetarse en todos los niveles del sistema asistencial.

La notificación colectiva indica el número total de casos, clasificados según el diagnóstico, que surgieron en un lapso determinado, y sin datos individuales de identificación; por ejemplo, "20 casos de paludismo en la semana que terminó el 6 de octubre".

2. **Notificación de epidemias.** Además del requisito de notificación de casos individuales, siempre que se produzca una cantidad anormal de casos aislados o en grupo de una enfermedad que pudiera tener importancia pública (véase Definiciones, Epidemia), se notificará a la autoridad local de salud por el medio más rápido, sea que esté o no incluida en el grupo de enfermedades que deben notificarse oficialmente en la localidad particular, sea que se trate de una enfermedad bien conocida, o de una entidad clínica indefinida o desconocida (véase Clase 4, más adelante).

A los efectos de la notificación, las enfermedades transmisibles incluidas en esta obra se han clasificado en cinco categorías o clases (véase más adelante), con base en el beneficio práctico que podría esperarse de su notificación.

En todo el texto, las clases se señalan por número en el apartado 9B1 de la descripción de cada enfermedad, a fin de que sirva de base para que cada autoridad local de salud pueda determinar la lista de enfermedades que deben notificarse regularmente. La localización o detección del caso puede ser pasiva, es decir, el médico inicia la notificación con arreglo a las normas o la costumbre, o pasiva solicitada, cuando el funcionario de salud establece contacto regular con los médicos, dispensarios, hospitales u otros servicios de atención de la salud y solicita la información deseada. La detección de casos es activa solo cuando el funcionario de salud o un miembro del departamento de salud acude al hospital o a los registros clínicos en él archivados para detectar un caso o casos actuales de una enfermedad transmisible.

**Clase 1:** **Enfermedades sobre las que el Reglamento Sanitario Internacional exige la notificación de todos los casos, o que son objeto de vigilancia por la OMS.**

Esta clase puede dividirse en:

1. Las enfermedades sujetas al *Reglamento Sanitario Internacional* (1969), tercera edición anotada, 1983, actualizada y reimpresa en 1992, OMS, Ginebra; es decir, las enfermedades internacionalmente objeto de cuarentena: peste, cólera y fiebre amarilla. El Reglamento mencionado está en fase de revisión, y se espera que para el año 2002 sea presentado a la Asamblea Mundial de la Salud. El cambio fundamental de la notificación previsto es la sustitución de la lista actual de las tres enfermedades por el requerimiento obligatorio de notificar a la OMS todos los casos de enfermedad "de importancia urgente para la salud pública internacional". Están en fase de elaboración y prueba los criterios para ayudar a los países a identificar los casos o problemas de ese tipo que sean urgentes y de índole internacional.

1A. Las enfermedades objeto de vigilancia por la OMS, determinadas por la 22.ª Asamblea Mundial de la Salud: tifus y fiebre recurrente transmitidos por piojos, poliomielitis paralítica, paludismo e influenza.

Es obligatoria la notificación de casos individuales de estas enfermedades a la autoridad de salud, por teléfono, fax, correo electrónico o cualquier otro medio rápido de comunicación. En una epidemia, la jurisdicción superior inmediata puede solicitar informes colectivos de casos subsiguientes en una zona local, diaria o semanalmente, como en el caso de una epidemia de cólera. La autoridad local de salud transmite el informe inicial a la jurisdicción superior inmediata por los medios más expeditos, si se trata del primer caso identificado en la zona local o del primer caso producido fuera de los límites de una zona local donde ya ha sido notificado. De lo contrario, el aviso se envía semanalmente por correo o, en situaciones inusuales, por teléfono, fax o correo electrónico.

**Clase 2:** **Enfermedades cuya notificación por lo común se exige dondequiera que los casos tengan lugar**

Se consideran dos subclases, según la urgencia relativa de investigar los contactos y la fuente de infección, o para iniciar las medidas de control.

2A. Enfermedades sobre las que la notificación de casos individuales a las autoridades de salud se hace por teléfono, fax, correo electrónico o cualquier otro medio rápido. Por lo común, las notificaciones se envían a la jurisdicción superior inmediata semanalmente por correo; la excepción sería el primer caso identificado en una zona, o el primer caso fuera de los límites de una zona ya afectada, situación en que se utilizaría el teléfono, el fax o el correo electrónico; ejemplos, fiebre tifoidea y difteria. Además, es necesario notificar por teléfono la aparición de enfermedades infecciosas causadas por agentes que puedan ser usados para el terrorismo biológico (carbunco, peste, tularemia, botulismo, sospecha de viruela u otras), tan pronto se presuponga su aparición.

2B. Enfermedades sobre las que la notificación de casos individuales se hace por los medios más asequibles, y se envía por correo a la jurisdicción superior inmediata un informe colectivo semanal; ejemplos, brucelosis y lepra.

## Clase 3: Enfermedades de notificación selectiva en zonas consideradas endémicas

En muchos estados y países, las enfermedades de esta categoría no tienen que ser notificadas. En algunas regiones, estados o países, a causa de su frecuencia o gravedad extraordinarias, puede exigirse la notificación. Se describen tres subclases: 3A y 3B se utilizan más bien en situaciones de endemicidad corroborada, como medio de aplicación rápida de medidas de control y para juzgar la eficacia de los programas de control. Con el establecimiento de la subclase 3C se busca estimular la adopción de medidas de control y obtener datos epidemiológicos esenciales.

3A. La notificación de los casos se hace por teléfono, fax, correo electrónico u otro medio rápido de comunicación en zonas precisas donde las enfermedades de este tipo tienen la misma importancia que las incluidas en la clase 2A. En muchos países no se exige su notificación; ejemplos, tifus de las malezas y fiebre hemorrágica por arenavirus.

3B. La notificación de los casos se hace por los medios más prácticos; se transmite el informe colectivo semanal o mensualmente por correo a la jurisdicción superior inmediata. En muchos países, no se requiere la notificación; ejemplos, bartonelosis y coccidioidomicosis.

3C. La notificación colectiva de casos se hace semanalmente por correo a las autoridades locales de salud; se transmite a la jurisdicción superior inmediata por correo semanal, mensual, trimestral o, a veces, anual; ejemplo, esquistosomiasis y fasciolopsiasis.

## Clase 4: Notificación obligatoria de epidemias: no se exige la notificación de casos individuales

La notificación inmediata de brotes de importancia especial para la salud pública se hace por teléfono, fax, correo electrónico o cualquier otro medio rápido de comunicación. Se usan estas dos últimas formas para transmitir los datos a la jurisdicción inmediata superior. El informe debe incluir el número de casos, el lapso en que tuvieron lugar, la cantidad aproximada de personas infectadas y el modo aparente de diseminación. Ejemplos: intoxicación alimentaria estafilocócica, queratoconjuntivitis por adenovirus y síndromes sin identificar.

## Clase 5: Enfermedades cuya notificación oficial por lo regular no se considera justificada

Las enfermedades de esta clase son de dos tipos generales: las típicamente esporádicas y poco comunes, que a menudo no son transmisibles de una persona a otra (cromoblastomicosis), o aquellas de características epidemiológicas tales que no permiten medidas prácticas de control (resfrío común).

A veces se exige la notificación de ciertas enfermedades, aunque no se aprovecha la información acumulada ni se da retroinformación a quienes la preparan. Ello perjudica la notificación general, incluso la de enfermedades de gran importancia. Se obtienen mejores resultados si la notificación oficial de casos se limita a enfermedades para las cuales se suministran servicios de control, o sobre las que se están evaluando medidas potenciales de control, o de las cuales se necesita información epidemiológica para un fin determinado.

# ACERCA DEL EDITOR, DR. JAMES CHIN

James (Jim) Chin es un médico epidemiólogo que se ha desempeñado por más de 40 años como investigador y docente de vigilancia de la salud pública y de control de enfermedades transmisibles. Nació en una aldea del delta del Río de las Perlas en el sur de China, cerca de la ciudad de Macao. Llegó a los Estados Unidos en 1937, a la edad de 4 años, y creció en el corazón de Flatbush, Brooklyn, Nueva York. Se graduó en 1954 en la Universidad de Michigan, y en 1958 en la Universidad Estatal de Nueva York, Colegio Downstate de Medicina. Obtuvo una maestría en salud pública en 1961 en la Escuela de Salud Pública de la Universidad de California en Berkeley, y luego se incorporó como becario de investigación en la Fundación Hooper en el Centro Médico de San Francisco. Fue asignado al Instituto de Investigación Médica en Kuala Lumpur, Malasia, en donde trabajó de 1962 a 1964. Después de sus estudios como becario, comenzó a trabajar en el Laboratorio Estatal de California para Enfermedades Víricas y Rickettsiosis. En 1968 fue transferido a la Oficina de Control de Enfermedades Transmisibles de los Servicios Sanitarios del estado de California, como director de la Unidad de Epidemiología. Fue designado jefe de la oficina, cargo que tuvo hasta su jubilación anticipada en 1987, para trabajar en la Organización Mundial de la Salud (OMS). Fue Director de la Unidad de Vigilancia, Predicción y Evaluación del Impacto, del Programa Mundial sobre el Sida en Ginebra, Suiza, hasta su renuncia en 1992.

El Dr. Chin tiene certificación oficial en medicina preventiva y es miembro emérito de la Sociedad Estadounidense de Epidemiología. Ha sido miembro de varios comités del Instituto de Medicina, Academia Nacional de Ciencias. Entre los cargos que ha desempeñado están: miembro del Consejo de Epidemiología de las Fuerzas Armadas Estadounidenses; Presidente de la Conferencia de Epidemiólogos Estatales y Territoriales y Director del Comité Consultor sobre Prácticas de Inmunización. En 1993 recibió el premio John Snow de la Sección de Epidemiología de la Asociación Estadounidense de Salud Pública por servicios distinguidos y contribuciones sobresalientes en el campo de la epidemiología en salud pública. En la actualidad es profesor clínico de epidemiología de la Escuela de Salud Pública, Universidad de California en Berkeley, profesor honorario de la Universidad de Hong Kong, y consultor internacional de las repercusiones del sida en países en desarrollo. En 1999 el Dr. Chin y su esposa Anne celebraron su cuadragésimo aniversario matrimonial. Tienen tres hijos y tres nietos. En fecha reciente se mudaron de Berkeley a Stockton, California, para estar más cerca de sus nietos.

# ACTINOMICOSIS CIE-9 039; CIE-10 A42

**1. Descripción** – Enfermedad bacteriana crónica localizada con mayor frecuencia en la mandíbula, el tórax o el abdomen. Las lesiones consisten en áreas purulentas y fibróticas, firmemente induradas, que atacan con lentitud los tejidos contiguos y con el tiempo forman fístulas con pus que desembocan en la superficie. En el tejido infectado, el microorganismo se multiplica en colonias llamadas "gránulos de azufre".

El diagnóstico se confirma por la demostración de bacilos finos grampositivos no esporógenos, con ramificaciones o sin ellas, o "gránulos de azufre" en tejido o pus, y por el aislamiento de los microorganismos en muestras de materiales clínicos adecuados, no contaminados con la flora normal durante la fase de obtención. El cuadro clínico y los resultados de los cultivos permiten diferenciar la actinomicosis del actinomicetoma (véase Micetoma), enfermedades muy distintas.

**2. Agentes infecciosos** – *Actinomyces israelii* es el agente patógeno común del ser humano; también se ha señalado que *A. naeslundii, A. meyeri, A. odontolyticus* y *Propionibacterium propionicus (Arachnia propionica* o *Actinomyces propionicus)* causan actinomicosis en los seres humanos. En raras ocasiones se ha notificado *A. viscosus* como causa de actinomicosis; sin embargo, se ha establecido con mayor probabilidad su participación como agente contribuyente en la enfermedad periodontal. Todas las especies son bacterias superiores grampositivas, no acidorresistentes, que van de anaerobias a microaerófilas, y que pueden formar parte de la flora normal de la boca.

**3. Distribución** – La enfermedad es poco frecuente en los seres humanos, y se presenta esporádicamente en todo el mundo. Puede afectar a todas las razas, a ambos sexos y a personas de cualquier edad. Su mayor frecuencia se observa entre los 15 y los 35 años de edad, y la razón entre hombres y mujeres afectados es de 2:1, aproximadamente. Los casos en bovinos, caballos y otros animales son causados por otras especies de *Actinomyces.*

**4. Reservorio** – El reservorio natural de *A. israelii* y otros agentes es el ser humano. En la cavidad normal de la boca, el microorganismo se desarrolla como saprófito en la placa dentobacteriana (placa de mucina adherida al esmalte dental) y en las criptas amigdalinas, sin penetración manifiesta ni respuesta celular de tejidos adyacentes. Los estudios microscópicos de muestras obtenidas en los Estados Unidos, Suecia y otros países han demostrado la presencia de *A. israelii* en gránulos de criptas en 40% de las amígdalas extirpadas y, en cultivo anaerobio, incluso en 30 a 48% de las muestras de saliva o material de dientes cariados. Se ha detectado *A. israelii* en la secreción vaginal de alrededor de 10% de las mujeres que usan dispositivos intrauterinos. No se ha demostrado que exista un reservorio externo en el ambiente, como la paja o la tierra.

5. **Modo de transmisión** – Es posible que el agente pase por contacto de una persona a otra como parte de la flora normal de la boca. Desde la cavidad bucal, el microorganismo puede ser inhalado a los pulmones o introducido a los tejidos de la mandíbula mediante una lesión, o en el sitio en que se extrajo una pieza dental, o por abrasión de la mucosa. La enfermedad abdominal muy frecuentemente se origina en el apéndice vermiforme. La enfermedad clínica tiene origen endógeno.

6. **Período de incubación** – Irregular; probablemente dura muchos años después de la colonización de los tejidos de la boca, y días o meses después del traumatismo desencadenante o de la penetración real de los tejidos.

7. **Período de transmisibilidad** – No se conocen el tiempo y la forma en que las especies de *Actinomyces* y *Arachnia* pasan a formar parte de la flora normal de la boca; excepto en casos raros por mordedura humana, no guarda relación con la exposición a una persona infectada.

8. **Susceptibilidad** y **resistencia** – La susceptibilidad natural es pequeña. No se ha demostrado inmunidad después de la infección.

9. **Métodos de control** –

A. *Medidas preventivas:* ninguna, excepto mantener una buena higiene de la cavidad bucal y en particular eliminar la placa dentobacteriana para así aminorar el peligro de infección en los tejidos del interior de la boca.

B. *Control del paciente, de los contactos y del ambiente inmediato:*

1) Notificación a la autoridad local de salud: de ordinario no se justifica la notificación oficial, Clase 5 (véase Notificación de Enfermedades Transmisibles).

2) Aislamiento: ninguno.

3) Desinfección concurrente: ninguna.

4) Cuarentena: ninguna.

5) Inmunización de los contactos: ninguna.

6) Investigación de los contactos y de la fuente de infección: no es útil.

7) Tratamiento específico: no hay restablecimiento espontáneo. La administración prolongada de penicilina en dosis altas suele ser eficaz; otras opciones incluyen tetraciclina, eritromicina, clindamicina y cefalosporinas. A menudo se necesita el drenaje quirúrgico de los abscesos.

**C.** *Medidas en caso de epidemia:* no son aplicables, pues se trata de una enfermedad esporádica.

**D.** *Repercusiones en caso de desastre:* ninguna.

**E.** *Medidas internacionales:* ninguna.

---

## AMIBIASIS
CIE-9 006; CIE-10 A06

**1. Descripción** – Infección debida a un parásito protozoo que se presenta en dos formas: quiste infeccioso y resistente, y trofozoito más frágil que puede ser patógeno. El parásito puede actuar como comensal o invadir tejidos, dando así origen a las formas intestinal o extraintestinal de la enfermedad. Casi todas las infecciones son asintomáticas, pero pueden adquirir importancia clínica al manifestarse en algunas circunstancias. La amibiasis intestinal varía desde una disentería aguda y fulminante, con fiebre, escalofríos y diarrea sanguinolenta o mucoide (disentería amibiana), hasta un malestar abdominal leve con diarrea que tiene sangre y moco, que alterna con períodos de estreñimiento o remisión. En la pared del intestino grueso de personas con disentería intermitente o colitis de larga duración, pueden aparecer granulomas amibianos (amebomas) que a veces se confunden con carcinomas. Rara vez se ulcera la piel, en especial en la región perianal, por extensión directa de las lesiones intestinales o de abscesos hepáticos amibianos; en homosexuales activos se observan a veces lesiones del pene. Puede haber diseminación por la corriente sanguínea y aparecer abscesos en el hígado o, con menor frecuencia, en los pulmones o el cerebro.

La colitis amibiana a menudo se confunde con varias formas de enteropatía inflamatoria, como la colitis ulcerosa, y hay que tener especial cuidado para diferenciar las dos enfermedades, porque los corticosteroides pueden exacerbar la colitis amibiana. La amibiasis también puede remedar otras enfermedades infecciosas y no infecciosas. Por el contrario, la presencia de amibas puede interpretarse erróneamente como la causa de diarrea en una persona cuya enteropatía primaria sea consecuencia de otra enfermedad.

El diagnóstico se hace por la demostración microscópica de trofozoitos o quistes en muestras de heces recién obtenidas o conservadas de manera apropiada, frotis de aspirados o raspados obtenidos por proctoscopia, aspirado de abscesos o cortes de tejido; la presencia de trofozoitos que contengan eritrocitos en su interior indica amibiasis invasora. Un técnico microbiólogo perfectamente capacitado debe hacer los estudios de muestras recién obtenidas, porque es de gran importancia diferenciar el microorganismo de amibas no patógenas y de macrófagos. En fecha reciente se ha empezado a disponer de métodos para detectar antígenos en las heces, pero estos métodos no diferencian entre los microorganismos patógenos y los no patógenos; en un futuro cercano, seguramente se contará con técnicas específicas para identificar *Entamoeba histolytica*. A veces hay que recurrir a algún laboratorio de referencia. Se cuenta con innumerables pruebas serológicas como complemento del diagnóstico de amibiasis extraintestinal, tales como los abscesos en el hígado, en caso de que los estudios de las heces arrojen resultados negativos. Los métodos serológicos, y en particular la inmunodifusión por inhibición de la hemaglutinación (IHA) y la prueba de inmunosorción con enzimas (ELISA), son muy útiles en el diagnóstico de la enfermedad invasora. La gammagrafía, la ultrasonografía y la tomografía axial computarizada (TAC) son útiles para reconocer y localizar los abscesos amibianos en el hígado, y sus resultados pueden considerarse de índole diagnóstica cuando se acompañan de una respuesta de anticuerpos específicos contra *E. histolytica*.

2. **Agente infeccioso** – *Entamoeba histolytica*, un organismo parásito que no debe confundirse con *E. hartmanni*, *Escherichia coli* u otros protozoos intestinales. La diferenciación de *E. histolytica* patógena de *E. dispar* no patógena, que son morfológicamente idénticas, se basa en diferencias inmunológicas y en patrones de isoenzimas. Se han identificado nueve zimodemos potencialmente patógenos y 13 no patógenos de amibas aisladas de personas de los cinco continentes. Casi todos los individuos asintomáticos que expulsan quistes en las heces tienen cepas de *E. dispar*.

3. **Distribución** – La amibiasis tiene una distribución mundial. La forma invasora ataca preferentemente a adultos jóvenes, y los abscesos en el hígado, predominantemente a hombres. La enfermedad es rara antes de los 5 años de edad, y especialmente antes de los 2 años, edad en la que la disentería se debe en modo típico a especies de *Shigella*. Las tasas de prevalencia publicadas de expulsión de quistes, que por lo común se basan solo en la morfología de estos, varían mucho de un sitio a otro. En términos generales, las tasas son más altas en zonas con saneamiento deficiente (como algunas partes de los trópicos), en instituciones para enfermos mentales, y entre homosexuales con comportamiento sexual promiscuo (probablemente *E. dispar*). En zonas con buen saneamiento, las infecciones amibianas tienden a concentrarse en focos familiares y en instituciones. La proporción de personas que expulsan quistes y que muestran el cuadro clínico de la enfermedad suele ser pequeña.

**4. Reservorio** – El ser humano; por lo regular un individuo con enfermedad crónica o una persona asintomática que expulsa quistes con las heces.

**5. Modo de transmisión** – Sobre todo por ingestión de alimentos o de agua contaminados por heces que tengan quistes amibianos; estos son relativamente resistentes al cloro elemental. Puede producirse transmisión sexual por contacto oral-anal. Los enfermos con disentería amibiana aguda probablemente constituyen solo un peligro limitado para las demás personas, porque en las heces disentéricas no hay quistes, y por la fragilidad de los trofozoitos.

**6. Período de incubación** – Varía de unos días a varios meses o años; por lo común, dura de dos a cuatro semanas.

**7. Período de transmisibilidad** – Comprende el lapso en que se expulsan quistes de *E. histolytica*, que puede durar años.

**8. Susceptibilidad y resistencia** – La susceptibilidad a la infección es general; las personas que albergan *E. dispar* no desarrollan la enfermedad. Se ha demostrado susceptibilidad a la reinfección, pero al parecer es rara.

**9. Métodos de control** –

**A. *Medidas preventivas:***

1) Educación de la población en general en materia de higiene personal, en particular la eliminación sanitaria de las heces y el lavado de las manos después de la defecación y antes de preparar o ingerir alimentos. Divulgación de datos respecto a los riesgos de consumir verduras y frutas crudas o sucias y de beber agua de pureza dudosa.

2) Eliminación de las heces humanas en forma sanitaria.

3) Protección de los sistemas de abastecimiento público de agua potable de la contaminación por heces. La filtración del agua en lechos de arena elimina casi todos los quistes, y los filtros de tierra de diatomeas los eliminan completamente. La cloración del agua en la forma en que suele practicarse en las plantas de tratamiento públicas no siempre destruye los quistes; las cantidades pequeñas de agua, como las contenidas en cantimploras o bolsas de Lyster, se protegen mejor con las concentraciones recomendadas de yodo, ya sea en solución (ocho gotas de tintura de yodo al 2% por litro de agua, o 12,5 ml de una solución saturada de cristales de yodo, por litro de agua) o en tabletas para purificar agua (una tableta de hiperyoduro de tetraglicina, Globalina®, por litro de agua). Es importante dejar que transcurra un período de contacto de 10 minutos como mínimo (30 minutos si el agua está fría) antes de beber el agua. Los filtros portátiles con poros menores

de 1,0 µm de diámetro son eficaces. El agua de calidad dudosa puede potabilizarse por ebullición durante un minuto.

4) Tratar a los portadores identificados y recalcarles la necesidad de que se laven perfectamente las manos después de defecar, para evitar la reinfección proveniente de un miembro infectado del hogar.

5) Educación de grupos de alto riesgo para que eviten prácticas sexuales que pudieran permitir la transmisión fecal-oral.

6) Supervisión, por parte de los organismos de salud, de las prácticas sanitarias de las personas que preparan y sirven alimentos en sitios públicos, y de la limpieza general de los locales. El examen sistemático de las personas que manipulan alimentos como medida de control es poco práctico.

7) El procedimiento de sumergir las frutas y verduras en soluciones desinfectantes para evitar la transmisión de *E. histolytica* no ha tenido utilidad comprobada. Puede ser útil lavarlas perfectamente con agua potable y conservarlas secas; los quistes se destruyen por desecación a temperaturas superiores a 50 °C (122 °F) y por radiación.

8) No se recomienda el empleo de agentes quimioprofilácticos.

**B. Control del paciente, de los contactos y del ambiente inmediato:**

1) Notificación a la autoridad local de salud: en determinadas zonas endémicas; en muchos estados (EUA) y países no es una enfermedad de notificación obligatoria, Clase 3C (véase Notificación de Enfermedades Transmisibles).

2) Aislamiento: en el caso de enfermos hospitalizados, tomar las precauciones de tipo entérico en el manejo de las heces y de la ropa personal y de cama contaminadas. Excluir a las personas infectadas con *E. histolytica* de actividades que entrañan la manipulación de alimentos y del cuidado directo de personas hospitalizadas e internadas en diversas instituciones. Cuando se haya completado el período de quimioterapia antiamibiana podrá autorizárseles la reanudación de sus ocupaciones en tareas delicadas.

3) Desinfección concurrente: eliminación sanitaria de heces.

4) Cuarentena: ninguna.

5) Inmunización de los contactos: no es aplicable.

6) Investigación de los contactos y de la fuente de infección: es importante el estudio microscópico de las heces de los integrantes del grupo familiar y otros contactos sospechosos.

7) Tratamiento específico: la disentería amibiana aguda y la amibiasis extraintestinal se tratan mejor con metronidazol (Flagyl®) seguido por yodoquinol (Diodoquin®), paromomicina (Humatin®), o furoato de diloxanida (Furamide®). Otra opción terapéutica sería utilizar dehidroemetina (Mebadin®), seguida por yodoquinol, paromomicina o furoato de diloxanida, si el ataque intestinal es intenso o refractario a otras medidas.

Si el sujeto con un absceso hepático aún presenta fiebre después de 72 horas de tratamiento con metronidazol, puede estar indicada la aspiración no quirúrgica. A veces se agrega cloroquina al metronidazol o la dehidroemetina para tratar abscesos hepáticos refractarios. En ocasiones, los abscesos necesitan aspiración quirúrgica si hay peligro de que se rompan o si siguen agrandándose a pesar de las medidas terapéuticas. Los portadores asintomáticos pueden ser tratados con yodoquinol, paromomicina o furoato de diloxanida.

No se recomienda utilizar metronidazol durante el primer trimestre del embarazo, aunque no hay pruebas de sus posibles efectos teratógenos en la gente. La dehidroemetina está contraindicada durante la gestación. El furoato de diloxanida y la dehidroemetina se obtienen del Servicio de Medicamentos de los Centros para el Control y la Prevención de Enfermedades (CDC, Atlanta, Georgia, EUA, teléfono (404) 639-3670).

C. *Medidas en caso de epidemia:* la aparición de varios casos posibles obliga a su confirmación inmediata por métodos de laboratorio para excluir la identificación positiva falsa de *E. histolytica* u otros agentes etiológicos, y a emprender la investigación epidemiológica para determinar la fuente de infección y el modo de transmisión. Si se descubre un vehículo común, como el agua o los alimentos, se tomarán medidas apropiadas para corregir la situación.

D. *Repercusiones en caso de desastre:* la interrupción de los servicios sanitarios regulares y del manejo y preparación higiénicos de los alimentos facilitará la aparición de brotes de amibiasis, especialmente en grupos de población en que abundan las personas que expulsan quistes.

E. *Medidas internacionales:* ninguna.

# ANGIOESTRONGILIASIS    CIE-9 128.8; CIE-10 B83.2

## (Meningoencefalitis eosinofílica, meningitis eosinofílica)

**1. Descripción** – Enfermedad del sistema nervioso central causada por un nematodo que ataca predominantemente a las meninges. La invasión puede ser asintomática o con síntomas mínimos; con mayor frecuencia se caracteriza por cefalalgia aguda, rigidez del cuello y de la espalda y parestesias de diversos tipos. En 5% de los pacientes hay parálisis facial pasajera. También puede haber fiebre leve. En el LCR suele observarse pleocitosis, con más de 20% de eosinófilos. No siempre se presenta eosinofilia en la sangre, pero ha surgido en 82% de los casos. La enfermedad puede durar de pocos días a varios meses. Rara vez se han notificado defunciones.

El diagnóstico diferencial incluye cisticercosis cerebral, paragonimiasis, equinococosis, gnatostomiasis, meningitis tuberculosa, meningitis por coccidioides, meningitis aséptica y neurosífilis.

El diagnóstico, especialmente en las zonas endémicas, lo sugiere la presencia de eosinófilos en el LCR y el antecedente de haber ingerido moluscos crudos. Los datos de estudios inmunodiagnósticos constituyen una prueba presuntiva, y la presencia de los gusanos en el LCR o en la autopsia confirma el diagnóstico.

**2. Agente infeccioso** – *Parastrongylus (Angiostrongylus) cantonensis*, un nematodo (el gusano del pulmón de las ratas). Las larvas del tercer estadio en el huésped intermediario (moluscos terrestres o marinos) son infectantes para el ser humano.

**3. Distribución** – La enfermedad es endémica en Hawai, Tahití y muchas otras islas del Pacífico, Viet Nam, Tailandia, Malasia, China, Indonesia, Taiwán, Filipinas y Cuba. El nematodo se ha detectado en zonas tan al norte como el Japón, tan al sur como Brisbane, Australia, y tan al oeste como Côte d'Ivoire, África. También se ha notificado en Madagascar, Egipto, Puerto Rico y Nueva Orléans (EUA).

**4. Reservorio** – La rata (*Rattus* y *Bandicota* spp.).

**5. Modo de transmisión** – Por ingestión de caracoles, babosas o planarias terrestres crudos o insuficientemente cocidos, que son los huéspedes intermediarios o que actúan como vehículos que albergan larvas infectantes. Los langostinos, pescados y cangrejos de tierra que han ingerido caracoles o babosas también pueden transportar larvas infectantes. La lechuga y otras verduras foliáceas contaminadas por moluscos pequeños pueden servir de fuente de infección. Los moluscos son infectados por las larvas del primer estadio excretadas por un roedor infectado; cuando se desarrolla la larva del tercer estadio (en el molusco), los roedores (y las personas) adquieren la infección al ingerir el molusco. En la rata, las larvas emigran al cerebro y en él maduran hasta alcanzar la etapa adulta; los vermes adultos jóvenes emigran hasta la superficie del cerebro y por la red venosa llegan a su sitio final en las arterias pulmonares.

Después de la cópula, los huevos depositados por los vermes hembra hacen eclosión en las ramas terminales de las arterias pulmonares; las larvas del primer estadio penetran a los bronquios y emigran a la tráquea, son deglutidas y después son eliminadas con las heces. En la gente, el ciclo rara vez va más allá del estadio del sistema nervioso central.

6. **Período de incubación** – Por lo regular es de una a tres semanas, aunque puede ser más corto o más largo.

7. **Período de transmisibilidad** – No se transmite de una persona a otra.

8. **Susceptibilidad y resistencia** – La susceptibilidad a la infección es general. La desnutrición y las enfermedades debilitantes pueden contribuir a que se intensifique la gravedad, al grado de culminar en la muerte.

9. **Métodos de control** –

A. *Medidas preventivas:*

1) Educar a la población general sobre la preparación de alimentos crudos y de caracoles acuáticos y terrestres.

2) Control de ratas.

3) Hervir los caracoles, langostinos, pescados y cangrejos durante tres a cinco minutos, o congelarlos a –15 °C (5 °F) durante 24 horas, son medidas eficaces para matar las larvas.

4) No ingerir alimentos crudos que hayan sido contaminados por caracoles o babosas; la limpieza meticulosa de lechugas y otras verduras para eliminar los moluscos y sus productos no siempre elimina las larvas infectantes. La pasteurización por radiación puede ser eficaz.

B. *Control del paciente, de los contactos y del ambiente inmediato:*

1) Notificación a la autoridad local de salud: no se justifica la notificación oficial, Clase 5 (véase Notificación de Enfermedades Transmisibles).

2) Aislamiento: ninguno.

3) Desinfección concurrente: no es necesaria.

4) Cuarentena: ninguna.

5) Inmunización de los contactos: no es aplicable.

6) Investigación de los contactos y de la fuente de infección: se debe investigar la fuente del alimento de que se trate y su preparación.

7) Tratamiento específico: el mebendazol y el albendazol fueron eficaces para el tratamiento de niños en Taiwán.

C. *Medidas en caso de epidemia:* cualquier conjunto de casos en una zona geográfica o institución particulares obliga a la investigación epidemiológica inmediata.

D. *Repercusiones en caso de desastre:* ninguna.

E. *Medidas internacionales:* ninguna.

## ANGIOESTRONGILIASIS ABDOMINAL    CIE-9 128.8
## ANGIOESTRONGILIASIS INTESTINAL    CIE-10 B81.3

A partir de 1967 se ha identificado en Costa Rica un síndrome similar a la apendicitis, predominantemente en los niños menores de 13 años, que comprende dolor espontáneo en el abdomen e hiperestesia en la fosa ilíaca y el flanco derechos, fiebre, anorexia, vómitos, rigidez abdominal, una masa semejante a un tumor en el cuadrante inferior derecho y dolor al tacto rectal. La leucocitosis suele ser de 20 000 a 30 000 células por mm$^3$ (Unidades SI: 20 a $30 \times 10^9$/l), y la proporción de eosinófilos oscila entre 11 y 61%. En la intervención quirúrgica se identifican gránulos amarillentos en la subserosa de la pared intestinal y huevos y larvas de *Parastrongylus (Angiostrongylus) costaricensis* en los ganglios linfáticos, la pared intestinal y el epiplón; se detectan vermes adultos en las arterias finas, por lo regular en la zona ileocecal. La infección se ha identificado en seres humanos en América Central y del Sur, y en los Estados Unidos de América.

El reservorio del parásito es un roedor (rata algodonera, *Sigmodon hispidus,* parasitada por el verme, y que vive en la porción meridional de los Estados Unidos); las babosas son los huéspedes intermediarios comunes. El nematodo adulto vive en las arterias mesentéricas de la región cecal y sus huevos son llevados hasta la pared intestinal. Al embrionar, las larvas del primer estadio emigran hacia el lumen o interior del intestino, son excretadas con las heces e ingeridas por una babosa. En el cuerpo de la babosa, la larva alcanza el tercer estadio, que es infectante para la rata y para los seres humanos. Las larvas infectantes están en la baba (moco) de la babosa, que esta deja a su paso por el suelo u otras superficies; cuando una persona ingiere las larvas, estas penetran en la pared del intestino y alcanzan su madurez en los ganglios y vasos linfáticos. Los gusanos adultos emigran a las arteriolas mesentéricas de la región ileocecal, donde se produce la oviposición. En la gente, casi todos los huevos y las larvas degeneran y ocasionan una lesión granulomatosa. No hay tratamiento específico; a veces es necesaria la intervención quirúrgica.

# ANISAQUIASIS CIE-9 127.1; CIE-10 B81.0

1. **Descripción** – Parasitosis de las vías gastrointestinales humanas que suele manifestarse por dolor abdominal de tipo cólico y vómitos, y que es consecuencia de la ingestión de pescado de mar crudo o tratado inadecuadamente, que contiene larvas de nematodos ascarioides. Las larvas móviles penetran en la pared del estómago y producen ulceración aguda, con náusea, vómito y dolor epigástrico, acompañados a veces de hematemesis. Pueden emigrar en sentido ascendente y fijarse en la cavidad bucofaríngea causando tos. En el intestino delgado ocasionan abscesos eosinofílicos, y los síntomas pueden remedar los de la apendicitis o la enteritis regional. A veces penetran en la cavidad peritoneal y rara vez atacan al colon.

El diagnóstico se confirma por la identificación de larvas de 2 cm de largo, que invaden la cavidad bucofaríngea, o por la observación de las larvas en exámenes gastroscópicos o en tejido extirpado quirúrgicamente. Están en etapa de prueba algunas técnicas serológicas.

2. **Agentes infecciosos** – Larvas de nematodos de la subfamilia Anisakinae, que incluye los géneros *Anisakis* y *Pseudoterranova*.

3. **Distribución** – La enfermedad se presenta en personas que ingieren pescado, calamares o pulpos marinos crudos o tratados inadecuadamente (congelados, salados, marinados o ahumados). Es común en países como el Japón (sushi y sashimi), los Países Bajos (arenques), los países escandinavos (gravlax), y los de la costa del Pacífico en América Latina (ceviche). Se han descrito más de 12 000 casos en el Japón. En años anteriores, la enfermedad aparecía frecuentemente en los Países Bajos. En la actualidad se ha identificado un número cada vez mayor de casos en Europa occidental y los Estados Unidos, con el consumo cada vez más frecuente de pescado crudo.

4. **Reservorio** – Los Anisakinae están distribuidos ampliamente en la naturaleza, pero solo los que parasitan mamíferos marinos representan un peligro importante para el ser humano. El ciclo biológico natural comprende la transmisión de las larvas, por depredación inicial de los pequeños crustáceos, para seguir con los calamares, pulpos o peces, y llegar después a los mamíferos marinos; el ser humano es un huésped accidental.

5. **Modo de transmisión** – Las larvas infectantes viven en el mesenterio abdominal de los peces; a menudo, una vez que muere el huésped, invaden los músculos somáticos del animal. Cuando una persona los ingiere, las larvas son liberadas por digestión en su estómago y penetran en la mucosa gástrica o intestinal.

6. **Período de incubación** – A las pocas horas de ingerir el pescado infestado pueden presentarse síntomas de origen estomacal. Los síntomas atribuibles a ataque del intestino delgado y del grueso aparecen en cuestión de días o semanas, según el número de larvas y el sitio de penetración.

7. **Período de transmisibilidad** – No se produce transmisión directa de una persona a otra.

8. **Susceptibilidad y resistencia** – Al parecer hay una susceptibilidad universal.

9. **Métodos de control** –

A. *Medidas preventivas:*

1) Evitar la ingestión de pescado de mar mal cocido. La cocción a 60 °C (140 °F) durante 10 minutos, la congelación acelerada a –35 °C (–31 °F) o temperaturas menores durante 15 horas, o la congelación por medios corrientes a –23 °C (–10 °F) durante siete días, como mínimo, matan las larvas. Este último método de control se ha utilizado con buenos resultados en los Países Bajos. La radiación destruye eficazmente el parásito.

2) La limpieza (evisceración) de pescados tan pronto sea posible después de ser atrapados disminuye el número de larvas que penetran en los músculos desde el mesenterio del pez.

3) Se recomienda examinar al trasluz los productos de la pesca en que puedan verse parásitos.

B. *Control del paciente, de los contactos y del ambiente inmediato:*

1) Notificación a la autoridad local de salud: por lo común no está justificada, Clase 5 (véase Notificación de Enfermedades Transmisibles). Sin embargo, hay que hacer la notificación si aparece un caso o varios casos en una zona en que anteriormente no se sabía que se presentaban, o cualquier caso en una zona en que están en marcha medidas de control.

2) Aislamiento: ninguno.

3) Desinfección concurrente: ninguna.

4) Cuarentena: ninguna.

5) Inmunización de los contactos: ninguna.

6) Investigación de los contactos y de la fuente de infección: ninguna. Puede ser provechoso el examen de otras personas posiblemente expuestas al mismo tiempo.

7) Tratamiento específico: eliminación de las larvas por medio de gastroscopia. Ablación de las lesiones.

C. *Medidas en caso de epidemia:* ninguna.

**D. Repercusiones en caso de desastre:** ninguna.

**E. Medidas internacionales:** ninguna.

---

## ASCARIASIS
(Infección por áscaris, ascaridiasis)

**CIE-9 127.0; CIE-10 B77**

1. **Descripción** – Infección del intestino delgado por helmintos, por lo general con pocos síntomas o ninguno. El primer signo reconocido de la infección suele ser la expulsión de los gusanos vivos con las heces o a veces por la boca, el ano o la nariz. Algunos pacientes tienen manifestaciones pulmonares (neumonitis, síndrome de Löffler) causadas por migración larvaria (principalmente durante las reinfecciones), y que se caracterizan por sibilancias, tos, fiebre, eosinofilia sanguínea e infiltrados pulmonares. El gran número de parásitos puede agravar la deficiencia nutricional. Entre las complicaciones graves y a veces mortales figura la obstrucción intestinal por un cúmulo de gusanos, especialmente en los niños, o la obstrucción de una víscera hueca, como el conducto biliar, el conducto pancreático o el apéndice, por uno o más gusanos adultos. Siguen en aumento los señalamientos de pancreatitis por áscaris.

El diagnóstico se hace mediante la identificación de huevos de ascárides en las heces, o de gusanos adultos expulsados por el ano, la boca o la nariz. Los gusanos en el intestino pueden observarse por técnicas radiológicas y ultrasonográficas; el ataque de los pulmones puede confirmarse al identificar larvas de ascárides en el esputo o en el material de lavado gástrico.

2. **Agente infeccioso** – *Ascaris lumbricoides,* que es el gran gusano redondo que afecta el intestino de los seres humanos. *A. suum,* un parásito semejante de los cerdos, rara vez se desarrolla en el interior del cuerpo humano hasta alcanzar la madurez, si es que así lo hace, aunque a veces causa larva migrans.

3. **Distribución** – Común y extendida por todo el mundo, con mayor frecuencia en los países tropicales húmedos, en los que la prevalencia suele ser superior a 50%. La prevalencia y gravedad de la infección suelen ser máximas en los niños de 3 a 8 años de edad. En los Estados Unidos, *Ascaris* se detecta más comúnmente en inmigrantes recientes de países en desarrollo.

4. **Reservorio** – El ser humano; huevos de ascárides en la tierra.

5. **Modo de transmisión** – Por ingestión de huevos infectantes procedentes del suelo contaminado con heces humanas, o de alimentos

crudos contaminados con tierra que contiene los huevos infectantes, pero no directamente de una persona a otra o de heces recién expulsadas. La transmisión se hace más bien en zonas aledañas al hogar, donde los niños que no cuentan con instalaciones sanitarias contaminan el área con sus heces; las infecciones graves en los niños suelen ser resultado de la ingestión de tierra. La tierra contaminada puede ser transportada a grandes distancias en los pies o zapatos, y depositadas en casas y medios de transporte; también es posible que la infección se transmita por el polvo.

Los huevos llegan al suelo en las heces y después pasan por una fase embrionaria de desarrollo; en las temperaturas cálidas del verano se vuelven infectantes después de dos a tres semanas y pueden seguir siéndolo durante meses o años, si la tierra les es adecuada. Los huevos embrionados ingeridos maduran en el interior del intestino; las larvas penetran en la pared intestinal y llegan a los pulmones por medio del aparato circulatorio. Luego crecen y se desarrollan en los pulmones; de 9 a 10 días después de la infección pasan a los alveolos, ascienden a la tráquea y son deglutidas para llegar al intestino delgado, de 14 a 20 días después de la infección, en donde crecen hasta madurar, aparearse y comenzar su postura de huevos de 45 a 60 días después de la ingestión de los huevos embrionados. Los huevos expulsados por las hembras grávidas salen al exterior con las heces.

**6. Período de incubación** – El ciclo vital necesita de cuatro a ocho semanas para completarse.

**7. Período de transmisibilidad** – Dura mientras vivan en el intestino vermes adultas fecundadas. La duración corriente de la vida de los vermes adultos es de unos 12 meses, aunque puede ser hasta de 24 meses. La hembra puede producir más de 200 000 huevos al día. Si los huevos embrionados llegan a un medio favorable, pueden ser viables en el suelo durante años.

**8. Susceptibilidad y resistencia** – La susceptibilidad es general.

**9. Métodos de control** –

   A. *Medidas preventivas:*
   1) Educar a todas las personas en el empleo de retretes.
   2) Es necesario suministrar las instalaciones y los medios adecuados para la eliminación apropiada de las heces y evitar la contaminación del suelo en zonas muy cercanas a las viviendas, especialmente en los lugares de juego de los niños.
   3) En las zonas rurales habrá que construir letrinas de forma tal que se evite la diseminación de los huevos de ascárides por rebosamiento, desagüe u otra forma. El tratamiento de las heces humanas para uso ulterior como fertilizante posiblemente no destruya todos los huevos.

4) Instar a los niños a practicar hábitos de higiene satisfactorios, y en particular enseñarles a lavarse las manos antes de comer y de manipular alimentos.

5) En las zonas endémicas hay que proteger los alimentos de la suciedad, y todo alimento que haya caído al piso no debe ser ingerido, salvo que se vuelva a lavar o a cocer.

**B. Control del paciente, de los contactos y del ambiente inmediato:**

1) Notificación a la autoridad local de salud: por lo regular no está justificada la notificación oficial, Clase 5 (véase Notificación de Enfermedades Transmisibles).

2) Aislamiento: ninguno.

3) Desinfección concurrente: eliminación sanitaria de las heces.

4) Cuarentena: ninguna.

5) Inmunización de los contactos: ninguna.

6) Investigación de los contactos y de la fuente de infección: hay que identificar a las demás personas que deben recibir tratamiento. Es importante buscar las fuentes de infección en el ambiente, en particular en los predios de las familias afectadas.

7) Tratamiento específico: mebendazol (Vermox®) y albendazol (Zentel®) (también son eficaces contra *Trichuris trichiura* y anquilostomas; véanse Tricuriasis y Enfermedad por anquilostoma); pero ambos están contraindicados durante el embarazo. Se ha señalado la migración errática de áscaris después de administrar mebendazol; sin embargo, este fenómeno también puede observarse con otros medicamentos o de manera espontánea en infecciones con parásitos abundantes. El pamoato de pirantel (Antiminth®, Combantrin®) también es eficaz en una sola dosis (también lo es contra anquilostomas, pero no contra *T. trichiura*).

**C. Medidas en caso de epidemia:** investigación de la prevalencia en las zonas de gran endemicidad; enseñanza y orientación sobre saneamiento del medio e higiene personal, y suministro de medios e instalaciones de tratamiento.

**D. Repercusiones en caso de desastre:** ninguna.

**E. Medidas internacionales:** ninguna.

# ASPERGILOSIS                    CIE-9 117.3; CIE-10 B44

1. **Descripción** – Es una micosis que puede manifestarse por diversos síndromes clínicos ocasionados por varias especies de *Aspergillus*. Las personas con neumopatías crónicas (en particular asma, pero también neumopatía obstructiva crónica o fibrosis quística) y alergia a los aspergilos pueden sufrir lesión bronquial y obturación bronquial intermitente, trastorno llamado aspergilosis broncopulmonar alérgica (ABPA). La colonización endobronquial saprófita en los pacientes con bronquitis o bronquiectasia puede dar lugar a cúmulos de hifas dentro de bronquios ectásicos, o bien una masa grande de hifas puede llenar una cavidad persistente (bola fungosa o aspergiloma); una especie de *Aspergillus* puede aparecer como microorganismo concomitante en abscesos bacterianos del pulmón o empiema pulmonar.

Puede presentarse aspergilosis invasora, en particular en pacientes que reciben tratamiento con citotóxicos o inmunosupresores, y a veces diseminarse al cerebro, riñones u otros órganos, y en ocasiones causar la muerte. La invasión de vasos sanguíneos con trombosis e infartos es característica de la infección en pacientes inmunodeficientes.

Los microorganismos pueden infectar el sitio de colocación de una prótesis valvular en el corazón. Especies de *Aspergillus* son las causas más comunes de la otomicosis; los hongos pueden colonizar o producir infección invasora de los senos paranasales.

Al proliferar en algunos alimentos muchas especies de *A. flavus* aisladas (y a veces otras especies) producen aflatoxinas u otras micotoxinas. Estas toxinas ocasionan enfermedades en mamíferos y peces, y son fuertemente carcinógenas en animales de experimentación. En África y el sudeste asiático se ha observado relación entre los niveles altos de aflatoxinas en los alimentos y el cáncer hepatocelular.

Entre los signos que sugieren el diagnóstico de ABPA están una reacción de pápula y eritema a las pruebas de escarificación o intradérmicas con antígenos de *Aspergillus*, episodios de obturación de los bronquios, eosinofilia, anticuerpos precipitantes séricos contra *Aspergillus*, elevada concentración sérica de IgE e infiltrados pulmonares transitorios (con bronquiectasia central o sin ella). La colonización endobronquial saprofítica se diagnostica al demostrar la presencia de micelios de *Aspergillus* en cultivos o estudios microscópicos de esputo o de tapones de hifas expectoradas. Por lo regular se detectan precipitinas séricas contra antígenos de especies de *Aspergillus*. La bola fungosa del pulmón se diagnostica comúnmente por radiografía de tórax y por antecedentes personales en la historia clínica. El diagnóstico de la aspergilosis invasora depende de la demostración microscópica de los micelios de *Aspergillus* en tejidos infectados; la confirmación por cultivo es definitiva y permite diferenciarla de cuadros histológicos iniciales similares causados por otros hongos.

**2. Agentes infecciosos** – *Aspergillus fumigatus* y *A. flavus* son las causas más comunes de aspergilosis en los seres humanos, aunque la enfermedad también se ha atribuido a otras especies. *A. fumigatus* causa casi todos los casos de bola fungosa; *A. niger* es la causa corriente de otomicosis.

**3. Distribución** – Mundial; rara y esporádica. No se han detectado diferencias netas en su incidencia según raza o sexo.

**4. Reservorio** – Las especies de *Aspergillus* están distribuidas ampliamente en la naturaleza, en particular en vegetación en fase de putrefacción, como serían cúmulos de estiércol en proceso de fermentación y putrefacción (abono compuesto). Puede haber conidios en el aire de espacios exteriores y bajo techo, y en todas las estaciones del año.

**5. Modo de transmisión** – Por inhalación de los conidios que lleva el aire.

**6. Período de incubación** – Probablemente de unos cuantos días a varias semanas.

**7. Período de transmisibilidad** – No se transmite directamente de una persona a otra.

**8. Susceptibilidad y resistencia** – La distribución universal de las especies de *Aspergillus* y la manifestación habitual de la enfermedad como infección secundaria sugieren un alto grado de resistencia por parte de las personas sanas. El tratamiento inmunosupresor o citotóxico aumenta la susceptibilidad y en personas con neutropenia duradera se observa fundamentalmente la enfermedad invasora. Los sujetos con infección por el VIH o una enfermedad granulomatosa crónica de la niñez también son susceptibles.

**9. Métodos de control** –

    **A.** *Medidas preventivas:* el filtro de alta eficiencia para eliminar partículas en el aire (HEPA) disminuye la incidencia de aspergilosis invasora en pacientes hospitalizados que muestran neutropenia profunda y duradera.

    **B.** *Control del paciente, de los contactos y del ambiente inmediato:*
        1) Notificación a la autoridad local de salud: por regla general no está justificada la notificación oficial, Clase 5 (véase Notificación de Enfermedades Transmisibles).
        2) Aislamiento: ninguno.
        3) Desinfección concurrente: limpieza común. Limpieza terminal.
        4) Cuarentena: ninguna.
        5) Inmunización de los contactos: ninguna.

6) Investigación de los contactos: por lo regular no está indicada.

7) Tratamiento específico: la aspergilosis broncopulmonar alérgica se trata por medio de supresión con corticosteroides y por lo común obliga a administrarlos por largo tiempo. El tratamiento más indicado del aspergiloma es la ablación quirúrgica, si es posible. También es útil la amfotericina B (Fungizone® o una formulación lípida por vía intravenosa) en las formas con invasión tisular. El itraconazol puede ser útil en algunos casos de evolución más lenta y con mayor inmunocompetencia. Es importante interrumpir el uso de inmunosupresores o disminuir su dosis, en la medida de lo posible. La colonización endobronquial debe tratarse por medio de medidas que mejoren el drenaje broncopulmonar.

C. *Medidas en caso de epidemia:* por lo regular no son aplicables, pues se trata de una enfermedad esporádica.

D. *Repercusiones en caso de desastre:* ninguna.

E. *Medidas internacionales:* ninguna.

---

# BABESIOSIS                    CIE-9 088.8; CIE-10 B60.0

1. **Descripción** – Enfermedad que potencialmente es grave y a veces mortal, causada por infección con un protozoario que parasita los eritrocitos. El síndrome clínico inicial puede incluir fiebre, escalofríos, mialgias, fatiga e ictericia secundaria a anemia hemolítica, y puede durar de varios días a unos meses. Los estudios de seroprevalencia indican que casi todas las infecciones son asintomáticas. En algunos enfermos, la parasitemia asintomática puede durar meses e incluso años. Se sabe de casos de infección mixta por *Borrelia burgdorferi*, agente causal de la enfermedad de Lyme, que puede agravar ambas enfermedades.

El diagnóstico se hace por la identificación del parásito dentro de los eritrocitos, en frotis de gota gruesa y de gota fina de sangre. Para apoyar el diagnóstico se obtienen datos adicionales de análisis serológicos (prueba de anticuerpos inmunofluorescentes [AIF] en ADN de babesias [reacción en cadena de la polimerasa]) en los que se demuestra la presencia de anticuerpos específicos, o por el aislamiento del parásito en animales de laboratorio apropiados. La diferenciación del parásito de *Plasmodium falciparum* en el análisis de un frotis de sangre a veces es difícil en personas que han estado en zonas palúdicas o que posiblemente adquirieron la infección por una transfusión de sangre; si el diagnóstico es incierto, hay que emprender el tratamiento como si fuese un caso de paludismo y practicar frotis de gota gruesa y de gota fina para enviarlos a un laboratorio apropiado de referencia.

**2. Agentes infecciosos** – Especies diferentes han causado la enfermedad en seres humanos. *Babesia microti* es el agente más común en las regiones del este y el medio oeste de los Estados Unidos, en tanto que *Babesia* tipo WA1 es más común en la costa occidental de dicho país. *B. divergens* es la especie más frecuente en Europa.

**3. Distribución** – Mundial, en sitios dispersos. En los Estados Unidos, la distribución geográfica de la infección por *B. microti* ha aumentado en forma correspondiente a la amplitud de la diseminación de la garrapata vectora *Ixodes scapularis* (llamada anteriormente *I. dammini*). La babesiosis es endémica en Nantucket y otras islas de Massachusetts, en las islas Block y Shelter, en la zona oriental de Long Island y el sur de Connecticut. También se han identificado casos de la infección en Wisconsin y en Minnesota. En los estados de California y Washington ha habido casos en seres humanos por el tipo WA1 de Babesia. Otras especies han causado infección en personas en Missouri y también en México. En Europa se han notificado infecciones causadas por *B. divergens* en Francia, Irlanda, Escocia, España, Suecia, Rusia y Yugoslavia. En China, Taiwán, Egipto, las Islas Canarias y Sudáfrica se han notificado infecciones en seres humanos, con especies menos definidas de *Babesia*.

**4. Reservorio** – Los roedores son el reservorio de *B. microti* y el ganado vacuno, el de *B. divergens*. Se desconoce el reservorio de *Babesia* tipo WA1 y MO1 (Missouri).

**5. Modo de transmisión** – *B. microti* es transmitido durante los meses de verano por picadura de las garrapatas *Ixodes (I. scapularis)* en fase de ninfa, que se han alimentado con sangre del ratón *Peromyscus leucopus* y otros pequeños mamíferos (ratones de campo, *Microtus pennsylvanicus*). La garrapata adulta normalmente se encuentra en ciervos (que no son infectados por el parásito), pero también puede parasitar diversos huéspedes mamíferos y aviarios y ser diseminada por ellos. Al parecer, el vector de *B. divergens* en Europa es *I. ricinus*. Se han notificado casos ocasionales de babesiosis en que la transmisión se debió a transfusión de sangre de donantes asintomáticos, pero con parasitemia. Por lo común los pacientes no recuerdan haber sido picados por una garrapata. Se ha sabido de dos casos de transmisión de la madre al lactante.

**6. Período de incubación** – Variable; se ha señalado que es de 1 a 8 semanas después de exposiciones aisladas. De meses a más de un año de la exposición inicial, los síntomas pueden recrudecerse después de una parasitemia asintomática duradera.

7. **Período de transmisibilidad** – No se transmite de una persona a otra, excepto por transfusión de sangre. Se ha demostrado que los donantes asintomáticos de sangre pueden ser infectantes incluso 12 meses después de la infección inicial.

8. **Susceptibilidad y resistencia** – Se supone que la susceptibilidad a *B. microti* es universal; las personas con inmunodeficiencia, las personas a las que se les ha extirpado el bazo, y los ancianos, están en peligro particular de presentar infecciones sintomáticas.

9. **Métodos de control** –

A. *Medidas preventivas:* educar a la población en general respecto al modo de transmisión y los medios de protección personal. Controlar los roedores en las cercanías de las viviendas; utilizar repelentes contra las garrapatas.

B. *Control del paciente, de los contactos y del ambiente inmediato:*
1) Notificación a la autoridad local de salud: notificar por teléfono los nuevos casos sospechosos, en particular en zonas que no se sabe que sean endémicas, Clase 3B (véase Notificación de Enfermedades Transmisibles).
2) Aislamiento: precauciones para sangre y líquidos corporales.
3) Desinfección concurrente: ninguna.
4) Cuarentena: ninguna.
5) Protección de los contactos: ninguna, pero los miembros de la familia que hayan estado expuestos al mismo tiempo que el enfermo deben ser examinados en busca de infección y observados para determinar la presencia de fiebre.
6) Investigación de los contactos y de la fuente de infección: los casos que se presenten en zonas nuevas obligan a un estudio minucioso. Hay que investigar inmediatamente a los donantes de sangre en los casos debidos a transfusión, y disuadirlos de donar sangre en el futuro.
7) Tratamiento específico: la combinación de clindamicina y quinina ha sido eficaz en estudios experimentales en animales y en muchos pacientes con infecciones por *B. microti* que recibieron dicha combinación. La infección no mejora con cloroquina. En algunos casos han sido eficaces la azitromicina sola o en combinación con quinina o con clindamicina y doxiciclina, y en animales de experimentación, una combinación promisoria es la de azitromicina con atovacuona. En un caso notificado de babesiosis por *B. divergens*, se señaló la eficacia de la combinación de pentamidina y trimetoprima con sulfame-

toxazol. A veces es necesaria la exanguinotransfusión en pacientes que muestran una proporción elevada de eritrocitos parasitados. La diálisis puede ser necesaria en pacientes con insuficiencia renal.

**C. Medidas en caso de epidemia:** ninguna.

**D. Repercusiones en caso de desastre:** ninguna.

**E. Medidas internacionales:** ninguna.

---

## BALANTIDIASIS CIE-9 007.0; CIE-10 A07.0
(Balantidiosis, disentería balantidiana)

**1. Descripción** – Infección del colon por protozoarios que de manera característica ocasiona diarrea o disentería acompañada de cólicos abdominales, tenesmo, náusea y vómito. A veces la disentería se asemeja a la de la amibiasis, con expulsión de heces que contienen gran cantidad de sangre y moco, pero relativamente poco pus. Es rara la invasión peritoneal o urogenital.

El diagnóstico se hace mediante la identificación de trofozoitos o quistes de *Balantidium coli* en heces frescas o trofozoitos en material obtenido por sigmoidoscopia.

**2. Agente infeccioso** – *Balantidium coli*, un gran protozoario ciliado.

**3. Distribución** – Mundial; la incidencia de la enfermedad en los seres humanos es baja. En zonas con saneamiento ambiental deficiente se observan a veces epidemias de origen hídrico. Los cerdos de laboratorio pueden portar este parásito. En 1978 hubo una gran epidemia en zonas fronterizas del Ecuador.

**4. Reservorio** – El cerdo y posiblemente otros animales como las ratas y los primates no humanos.

**5. Modo de transmisión** – La infección se produce por ingestión de quistes en heces de huéspedes infectados; las epidemias, más bien por agua contaminada con heces. La transmisión esporádica tiene lugar por transferencia de material fecal de la mano a la boca.

**6. Período de incubación** – Se desconoce; posiblemente sea de pocos días.

**7. Período de transmisibilidad** – Mientras persista la infección.

**8. Susceptibilidad y resistencia** – Las personas parecen tener un alto grado de resistencia natural. En individuos debilitados por otras enfermedades la infección puede ser grave e incluso mortal.

**9. Métodos de control –**

*A. Medidas preventivas:*
1) Educación de la población en general en aspectos de higiene personal.
2) Educación y supervisión de las personas que manipulan alimentos, por medio de las instituciones de salud.
3) Eliminación sanitaria de las heces.
4) Reducción al mínimo del contacto con heces de cerdos.
5) Protección de los sistemas de abastecimiento público de agua contra la contaminación fecal porcina. Los filtros de tierra de diatomeas y de arena eliminan todos los quistes, pero la cloración habitual del agua no los destruye. Es mejor purificar cantidades pequeñas de agua por medio de la ebullición.

*B. Control del paciente, de los contactos y del ambiente inmediato:*
1) Notificación a la autoridad local de salud: no está justificada la notificación oficial, Clase 5 (véase Notificación de Enfermedades Transmisibles).
2) Aislamiento: ninguno.
3) Desinfección concurrente: eliminación sanitaria de las heces.
4) Cuarentena: ninguna.
5) Inmunización de los contactos: no es aplicable.
6) Investigación de los contactos y de la fuente de infección: examen microscópico de las heces de las personas que habitan en la casa del enfermo y de los contactos sospechosos; también se estudiará a los que tuvieron algún contacto con cerdos; considerar el tratamiento con tetraciclina de los cerdos infectados.
7) Tratamiento específico: las tetraciclinas eliminan la infección; el metronidazol (Flagyl®) también puede ser eficaz.

*C. Medidas en caso de epidemia:* la aparición de varios casos en una zona o institución obliga a la investigación epidemiológica rápida, en especial del saneamiento ambiental.

*D. Repercusiones en caso de desastre:* ninguna.

*E. Medidas internacionales:* ninguna.

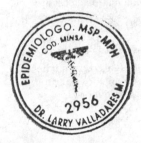

# BARTONELOSIS                    CIE-9 088.0; CIE-10 A44

(Fiebre de La Oroya, verruga peruana, enfermedad de Carrión)

1. **Descripción** – La bartonelosis es una infección bacteriana con dos formas clínicas muy diferentes: una de anemia febril (fiebre de La Oroya, CIE-10 A44.0) y otra de erupción cutánea benigna (verruga peruana, CIE-10 A44.1). También pueden observarse casos de infección asintomática y estado de portador. La fiebre de La Oroya se caracteriza por fiebre irregular, cefalea, mialgias, artralgias, palidez, anemia hemolítica intensa (macrocítica o normocítica y por lo común hipocrómica) y linfadenopatía generalizada no dolorosa al tacto. La verruga peruana tiene una fase previa a la erupción que se caracteriza por dolor cambiante en los músculos, los huesos y las articulaciones; el dolor, a menudo intenso, dura de minutos a varios días en cualquier sitio particular. La erupción cutánea puede ser miliar, con la aparición de nódulos pequeños extensamente diseminados, similares a hemangiomas, o nodular, con lesiones más escasas pero de mayor tamaño, y profundas, más notables en las superficies extensoras de los miembros. Los nódulos individuales, en particular los que están cerca de las articulaciones, pueden transformarse en masas similares a tumores, con una superficie ulcerada.

La verruga peruana puede ser antecedida por la fiebre de La Oroya o por la infección asintomática, con un intervalo de semanas a meses entre las etapas. La tasa de letalidad por la fiebre de La Oroya no tratada fluctúa entre 10 y 90%; el enfermo suele morir por infecciones sobreañadidas por protozoos y bacterias, incluida la septicemia por *Salmonella*. La verruga peruana tiene una evolución prolongada, pero pocas veces culmina en la muerte.

El diagnóstico se hace mediante la demostración del agente infeccioso adherido a los eritrocitos o en su interior, durante la fase aguda, por medio de tinción de Giemsa, en cortes de lesiones cutáneas durante la fase eruptiva o por hemocultivo en medios especiales en cualquiera de los dos períodos. Para corroborar el diagnóstico se han utilizado la reacción en cadena de la polimerasa y otras técnicas serológicas.

2. **Agente infeccioso** – *Bartonella bacilliformis*.

3. **Distribución** – La enfermedad está limitada a los valles de las montañas del Perú, Ecuador y el sudoeste de Colombia, entre los 600 y 2800 metros sobre el nivel del mar, donde vive el vector que es un flebótomo; no muestra predilección especial por edad, raza o sexo.

4. **Reservorio** – Las personas infectadas por el agente que está presente en la sangre. En las zonas endémicas la tasa de portadores asintomáticos puede llegar a 5%. No se conoce reservorio animal alguno.

**5. Modo de transmisión** – Por picadura de flebótomos del género *Lutzomyia*. No se ha identificado la especie para todas las zonas; en el Perú es importante *Lutzomyia verrucarum*. Los insectos pican solo desde el anochecer hasta el amanecer. La infección se puede transmitir por transfusión de sangre, en particular durante la etapa de fiebre de La Oroya.

**6. Período de incubación** – De 16 a 22 días, pero a veces es de 3 a 4 meses.

**7. Período de transmisibilidad** – La enfermedad no se transmite directamente de una persona a otra, excepto por transfusión de sangre. La infecciosidad de las personas para el vector dura mucho tiempo; el agente infeccioso puede estar en la sangre durante semanas antes de la enfermedad clínica y varios años después. Se desconoce la duración de la infecciosidad del vector.

**8. Susceptibilidad y resistencia** – La susceptibilidad es general, pero la enfermedad es más leve en los niños que en los adultos. Se ha sabido de casos de infecciones no manifiestas y de portadores. El restablecimiento de la fiebre de La Oroya no tratada confiere casi invariablemente inmunidad permanente a esta forma de la enfermedad; la fase de verruga puede repetirse.

**9. Métodos de control** –

  **A. *Medidas preventivas:***
  1) Controlar los flebótomos (véase Leishmaniasis cutánea, 9A).
  2) Evitar el tránsito por zonas endémicas conocidas después del atardecer; de no ser posible, aplicar repelentes contra insectos a las partes descubiertas del cuerpo y usar mosquiteros de gasa de malla fina.
  3) La sangre de residentes en una zona endémica no debe utilizarse para transfusiones sin corroborar la ausencia del agente infeccioso en ella.

  **B. *Control del paciente, de los contactos y del ambiente inmediato:***
  1) Notificación a la autoridad local de salud: en zonas endémicas seleccionadas; en la mayoría de los países no es una enfermedad de notificación obligatoria, Clase 3B (véase Notificación de Enfermedades Infecciosas).
  2) Precauciones para sangre y líquidos corporales. Hay que proteger a la persona infectada de las picaduras de flebótomos (véase 9A, en párrafos anteriores).
  3) Desinfección concurrente: ninguna.
  4) Cuarentena: ninguna
  5) Inmunización de los contactos: ninguna.
  6) Investigación de los contactos y de la fuente de infección: debe corroborarse la presencia de flebótomos, particular-

mente en localidades donde la persona infectada estuvo expuesta a su picadura, después del atardecer, en las tres a ocho semanas anteriores.

7) Tratamiento específico: la penicilina, la estreptomicina, el cloramfenicol y las tetraciclinas son eficaces para reducir la fiebre y la bacteriemia. La ampicilina y el cloramfenicol son eficaces también contra la salmonelosis secundaria, complicación frecuente.

**C.** *Medidas en caso de epidemia:* intensificación de la búsqueda de casos y rociamiento sistemático de las viviendas con un insecticida de acción residual.

**D.** *Repercusiones en caso de desastre:* solo si se establecen centros de refugiados en sitios en que la bartonelosis es endémica.

**E.** *Medidas internacionales:* ninguna.

---

# BLASTOMICOSIS
### CIE-9 116.0; CIE-10 B40
(Blastomicosis norteamericana, enfermedad de Gilchrist)

**1. Descripción** – La blastomicosis es una micosis granulomatosa que ataca fundamentalmente los pulmones y la piel. La forma pulmonar puede ser aguda o crónica. La infección aguda rara vez se identifica, pero comienza con fiebre, tos y un infiltrado pulmonar en las radiografías de tórax. La fase aguda cede espontáneamente después de una a tres semanas de enfermedad. Durante el período de resolución de la neumonía o después de él, algunos pacientes muestran infección extrapulmonar. Es más común que el inicio sea indolente y evolucione a la forma crónica de la enfermedad.

La tos y los dolores en el tórax pueden ser mínimos o no aparecer, de tal manera que cuando los pacientes acuden al médico, la infección ya se ha diseminado a otros sitios, en particular a la piel, y con menor frecuencia a los huesos, la próstata o el epidídimo. Las lesiones cutáneas comienzan en la forma de pápulas eritematosas que se tornan verrugosas, encostradas o ulceradas y se diseminan lentamente. Con mayor frecuencia, las lesiones surgen en la cara y la porción distal de las extremidades. Suele haber pérdida de peso, debilidad y fiebre leve. Las lesiones pulmonares pueden transformarse en cavidades. La evolución de la blastomicosis pulmonar crónica o diseminada no tratada culmina en un cuadro progresivo que suele conducir a la muerte.

El examen microscópico directo de frotis no teñidos de esputo y de material obtenido de lesiones señala formas de gemación de "base ancha" características del hongo, a menudo en forma de clava, que puede aislarse por cultivo. Los resultados de las pruebas serológicas no son útiles por las reacciones cruzadas que a veces se producen con la histoplasmosis.

**2. Agente infeccioso** – *Blastomyces dermatitidis* (*Ajellomyces dermatitidis*) un hongo dimorfo que se desarrolla en forma de levadura en los tejidos y en medios de cultivo enriquecidos a 37 °C (98,6 °F), y en forma de moho a la temperatura ambiente (25 °C o 77 °F).

**3. Distribución** – Es una enfermedad poco común. Aparece esporádicamente en zonas del centro y sudeste de los Estados Unidos, África (el antiguo Zaire, Tanzanía, Sudáfrica), India, Israel y Arabia Saudita. Es rara en los niños; ataca con mayor frecuencia a hombres que a mujeres. La enfermedad es común en los perros; también se ha notificado su aparición en gatos, un caballo, un león africano en cautiverio y un león marino.

**4. Reservorio** – Tierra húmeda, en particular zonas boscosas que bordean canales con agua, y sitios tranquilos como terrazas techadas o cobertizos.

**5. Modo de transmisión** – Los conidiosporos característicos del moho o la forma de crecimiento saprófita del hongo se inhalan en el polvo que contiene las esporas.

**6. Período de incubación** – Indefinido; probablemente es de unas semanas o menos, hasta meses. En la infección sintomática la mediana es de 45 días.

**7. Período de transmisibilidad** – No se transmite directamente de una persona a otra o de los animales al hombre.

**8. Susceptibilidad y resistencia** – Se desconocen. Es probable que existan infecciones pulmonares asintomáticas, pero no se ha precisado su frecuencia. Hay datos de que la inmunidad mediada por células interviene en el control de la infección pulmonar. La rareza de la enfermedad y de las infecciones adquiridas en el laboratorio sugiere que el hombre es relativamente resistente.

**9. Métodos de control** –

   A. *Medidas preventivas:* se desconocen.

   B. *Control del paciente, de los contactos y del ambiente inmediato:*
   1) Notificación a la autoridad local de salud: por lo regular no está justificada la notificación oficial, Clase 5 (véase Notificación de Enfermedades Transmisibles).
   2) Aislamiento: ninguno.
   3) Desinfección concurrente: del esputo, las secreciones y todos los artículos contaminados. Limpieza terminal.

4) Cuarentena: ninguna.

5) Inmunización de los contactos: ninguna.

6) Investigación de los contactos y de la fuente de infección: no es útil, salvo que la enfermedad afecte a grupos de personas.

7) Tratamiento específico: el itraconazol es el medicamento preferido, pero está indicada la amfotericina B (Fungizone®) en pacientes muy graves o con lesiones cerebrales.

**C. Medidas en caso de epidemia:** no son aplicables, pues se trata de una enfermedad esporádica.

**D. Repercusiones en caso de desastre:** ninguna.

**E. Medidas internacionales:** ninguna.

---

## BOTULISMO
## BOTULISMO INTESTINAL, antes
## BOTULISMO DEL LACTANTE    CIE-9 005.1; CIE-10 A05.1

**1. Descripción** – Se conocen tres formas de botulismo: la de origen alimentario (clásica); el botulismo por heridas y el botulismo intestinal (del lactante y del adulto). El sitio de producción de toxina es diferente en cada una de las formas mencionadas, pero todas comparten el signo común de parálisis fláccida como consecuencia de la acción de la neurotoxina botulínica. El botulismo intestinal fue un término propuesto como una designación nueva de la forma conocida anteriormente como botulismo del lactante. Este nombre nuevo fue aceptado oficialmente a mediados del año 1999, pero se utilizará ampliamente en este capítulo, en vez de la designación "botulismo del lactante".

El **botulismo clásico** o de origen alimentario es la intoxicación grave que surge después de ingerir la toxina preformada presente en alimentos contaminados. El cuadro se caracteriza por ataque agudo y bilateral de pares craneales y debilidad o parálisis de vías descendentes. Los síntomas iniciales suelen ser trastorno de la visión (visión borrosa o doble), disfagia y boca seca. Después de estos síntomas puede surgir parálisis fláccida simétrica descendente en la persona (paradójicamente) consciente. También en los comienzos pueden presentarse vómitos, estreñimiento o diarrea. No se presenta fiebre, salvo que haya una infección como complicación. La tasa de letalidad en los Estados Unidos es de 5 a 10%. El restablecimiento puede ser lento (meses).

En el **botulismo por heridas** se observa el mismo cuadro después de que el microorganismo causal contamina una herida en la cual surge un medio anaerobio; es un cuadro raro.

El **botulismo intestinal** (**del lactante**) es la forma más común de la enfermedad en los Estados Unidos y es resultado de la ingestión de esporas y su proliferación, así como de la producción in vivo de toxina en el intestino. Ataca casi exclusivamente a niños menores de 1 año, pero puede afectar a adultos que tengan alteraciones en la anatomía y microflora de las vías gastrointestinales. En forma típica, la enfermedad comienza con estreñimiento, al que siguen letargia, intranquilidad, falta de apetito, ptosis, dificultad para deglutir, pérdida del control de la cabeza e hipotonía, que evoluciona hasta aparecer debilidad generalizada (el bebé "laxo") y, en algunos casos, insuficiencia y paro respiratorios. El botulismo del lactante tiene muy diversos grados de gravedad clínica, y va desde una enfermedad benigna de comienzo gradual, hasta la muerte repentina del niño. Algunos estudios sugieren que puede causar aproximadamente 5% de los casos de síndrome de muerte súbita del lactante. La tasa de letalidad en niños hospitalizados en los Estados Unidos es menor de 1%; si no hubiera acceso a las unidades pediátricas de cuidado intensivo, dicha tasa sería mucho más elevada.

El diagnóstico del botulismo de origen alimentario se confirma mediante la identificación de la toxina botulínica específica en el suero, las heces, el aspirado gástrico o el alimento sospechoso, o por cultivo de *C. botulinum* de las heces de un caso clínico. Es útil la identificación de los microorganismos en el alimento sospechoso, aunque no tiene validez para el diagnóstico, porque las esporas botulínicas están distribuidas muy ampliamente; es más importante la presencia de la toxina en un alimento que se sospecha que está contaminado. El diagnóstico puede aceptarse en una persona con el síndrome clínico, que ha consumido un alimento sospechoso, en una situación en la cual se ha confirmado el diagnóstico por datos de laboratorio. El botulismo por heridas se diagnostica por la presencia de toxina en el suero o la presencia del microorganismo en el cultivo de material de la herida. La electromiografía con estimulación repetitiva rápida es útil para corroborar la impresión clínica en todas las formas de botulismo.

El diagnóstico del botulismo intestinal se confirma por la identificación directa de *C. botulinum*, de la toxina o de ambos, en las heces de los enfermos o en especímenes de necropsia. Con escasas excepciones, no se ha detectado la toxina en el suero de los pacientes.

**2. Agente infeccioso** – El botulismo de origen alimentario es causado por las toxinas producidas por *Clostridium botulinum*, un bacilo anaerobio obligado, formador de esporas. Bastan unos nanogramos de la toxina para causar la enfermedad. Casi todos los brotes son causados por los tipos A, B y E, y en raras ocasiones por el tipo F. El tipo

G se ha aislado de la tierra y de especímenes de necropsia, pero no se ha definido su importancia causal como agente etiológico. Los brotes causados por el tipo E por lo común se relacionan con el consumo de pescados, mariscos y carne de mamíferos marinos. La toxina se genera en los alimentos mal procesados, enlatados o con poca acidez o alcalinidad, y en alimentos pasteurizados y curados inapropiadamente, no conservados en refrigeración, en particular en envolturas herméticas. La ebullición destruye la toxina, pero la inactivación de las esporas necesita de temperaturas mucho mayores. La toxina tipo E puede producirse lentamente a temperaturas incluso de 3 °C (37,4 °F), que es menor que la de la refrigeración ordinaria.

Muchos casos de botulismo intestinal han sido causados por los tipos A o B. Unos pocos (tipos de toxinas E y F), según las notificaciones, se debieron a especies neurotóxicas de clostridios, como *C. butyricum* y *C. baratii*, respectivamente.

**3. Distribución** – Mundial; se observan casos esporádicos, brotes en familias y de tipo general en zonas en que los productos alimentarios se preparan o conservan por métodos que no destruyen las esporas y que permiten la formación de toxinas. Rara vez los casos son consecuencia de productos procesados comercialmente y contaminados; se han detectado brotes por contaminación del alimento después de su procesamiento en envases o latas deterioradas. Los casos de botulismo intestinal se han notificado en Asia, Australia, Europa, América del Norte y América del Sur. No se han precisado la incidencia y la distribución reales del botulismo intestinal, porque en algunas ocasiones los médicos no sospechan su presencia ni practican métodos diagnósticos como lo demostró la revisión de casos de botulismo intestinal notificados entre 1976, en que se le identificó por primera vez en California, y el comienzo de 1999. Del total mundial de 1700 casos acumulativos, más de 1400 fueron notificados en los Estados Unidos y cerca de la mitad de estos casos corresponden a California. A nivel internacional, en la Argentina se han detectado unos 150 casos; menos de 20 casos en Australia y el Japón, respectivamente; menos de 15 casos en el Canadá, y unos 30 casos en Europa (la mayor parte en Italia y el Reino Unido), con notificaciones aisladas en Chile, China, Israel y Yemen.

**4. Reservorio** – Las esporas están distribuidas extensamente en el suelo en todo el mundo y a menudo se las identifica en productos agrícolas, incluida la miel. También aparecen en los sedimentos marinos y en las vías intestinales de animales, incluso peces.

**5. Modo de transmisión** – El botulismo de origen alimentario se adquiere por ingestión de alimentos en que se ha formado la toxina, predominantemente después de cocción inadecuada durante el envasado, y sin cocción ulterior suficiente. En los Estados Unidos muchas intoxicaciones han provenido del consumo de hortalizas y frutas envasadas en el hogar; la carne es un vehículo poco frecuente. En fecha reciente ha habido algunos brotes por el consumo de peces con sus vísceras intactas. También se han notificado casos debidos al consumo de papas horneadas y de pasteles de carne comerciales manipulados inapropiadamente. Un brote reciente se atribuyó a cebollas salteadas; otros dos, a ajos picados conservados en aceite. Algunos de esos brotes recientes se originaron en restaurantes. Las nuevas variedades de algunos productos de huerto como tomates, que en épocas pasadas se consideraban demasiado ácidos para permitir la proliferación de *C. botulinum,* quizá sean alimentos peligrosos para el envasado casero.

En el Canadá, algunos brotes se han debido al consumo de carne de foca, salmón ahumado y huevos de salmón fermentados. En Europa, casi todos los casos son producidos por salchichas o carnes ahumadas o en conserva; en el Japón, por mariscos. Las diferencias podrían atribuirse en parte al empleo más amplio del nitrito de sodio para conservar las carnes en los Estados Unidos.

Los casos de botulismo por heridas suelen ser consecuencia de contaminación de las lesiones con tierra o arena contaminadas o de fracturas abiertas tratadas inadecuadamente. Se han notificado algunos casos entre drogadictos crónicos (abscesos cutáneos en quienes utilizan las formas de aplicación subcutánea de heroína, y sinusitis en quienes aspiran cocaína).

El botulismo intestinal es consecuencia de ingestión de las esporas botulínicas que terminan por germinar en las vías intestinales y no por ingestión de la toxina preformada. Las fuentes posibles de esporas para los niños son múltiples e incluyen los alimentos y el polvo. La miel, alimento que se administra ocasionalmente a los niños de corta edad, suele contener esporas de *C. botulinum.*

6. **Período de incubación** – Los síntomas neurológicos del botulismo de origen alimentario suelen manifestarse al cabo de 12 a 36 horas, a veces varios días después de consumir el alimento contaminado. En general, mientras más breve es el período de incubación, más grave es la enfermedad y mayor la tasa de letalidad. Se desconoce el período de incubación del botulismo intestinal, pues no se ha podido precisar con exactitud el momento en que el niño ingirió las esporas botulínicas.

7. **Período de transmisibilidad** – A pesar de que en las heces de pacientes con la enfermedad intestinal se excreta la toxina de *C. botulinum* y los microorganismos en gran número (en promedio $10^6$ microorganismos por g) durante semanas o meses después del comienzo de la enfermedad, no se han corroborado casos de transmisión secundaria de una persona a otra. De modo típico, los pacientes con la forma de botulismo de origen alimentario excretan la toxina y los gérmenes por lapsos más breves.

**8. Susceptibilidad y resistencia** – La susceptibilidad es general. Casi todos los pacientes hospitalizados con botulismo intestinal hasta la fecha han sido niños de 2 semanas a 1 año de edad; 94% tenía menos de 6 meses de edad y la mediana de edad en el comienzo de la enfermedad fue de 13 semanas. Se han registrado casos de botulismo intestinal en todos los grupos raciales y étnicos. Los adultos con problemas intestinales especiales que hacen que la flora gastrointestinal sea anómala (o tengan alteraciones no intencionales por antibioticoterapia por otras causas) son susceptibles al botulismo intestinal.

**9. Métodos de control** –

### A. Medidas preventivas:

1) Llevar a cabo un control eficaz del procesamiento y la preparación de alimentos comerciales enlatados y en conserva.

2) Educar a las personas que se dedican al enlatado y envasado casero y a otras técnicas de conservación de alimentos respecto al tiempo, preparación y temperatura adecuados que se necesitan para destruir las esporas; la necesidad de conservar en refrigeración adecuada los alimentos procesados de manera incompleta y la eficacia de la ebullición de las hortalizas envasadas en el hogar, durante 10 minutos como mínimo, mientras se agitan por batido, para destruir las toxinas botulínicas.

3) *C. botulinum* puede hacer o no que las tapas de los envases se abomben y que el contenido tenga "olor a rancio". Otros contaminantes también pueden producir el mismo efecto en latas o frascos. Los recipientes abombados no deben abrirse y los alimentos con olor a rancio no deben ingerirse ni "probarse". Las latas de productos comerciales que tengan las tapas abombadas deben devolverse, sin abrir, al vendedor.

4) Si bien las esporas de *C. botulinum* muestran una distribución muy amplia, no se debe dar a los lactantes las fuentes identificadas del microorganismo, como la miel.

### B. Control del paciente, de los contactos y del ambiente inmediato:

1) Notificación a la autoridad local de salud: la notificación de los casos sospechosos y confirmados es obligatoria en muchos países y estados de los Estados Unidos, Clase 2A (véase Notificación de Enfermedades Transmisibles); también está indicada la notificación telefónica inmediata.

2) Aislamiento: no es necesario, pero conviene lavarse las manos después de manipular pañales contaminados con heces.

3) Desinfección concurrente: los alimentos contaminados deben ser destoxicados por ebullición antes de desecharlos; también se pueden romper los recipientes y enterrarlos

profundamente en la tierra para evitar que los animales ingieran los alimentos. Los utensilios contaminados deben esterilizarse por ebullición o por desinfección con cloro para inactivar cualquier toxina residual. Se deben tomar las medidas corrientes de eliminación sanitaria de las heces de los lactantes enfermos. Limpieza terminal.

4) Cuarentena: ninguna.

5) Tratamiento de los contactos: ninguno en el caso de personas que estuvieron en contacto directo con el enfermo. A los individuos que ingirieron con toda certeza el alimento dañado, hay que purgarlos con catárticos, se les hará lavado gástrico y enema y se les conservará en observación médica estricta. La decisión de administrar el tratamiento presuntivo con antitoxina polivalente (AB o ABE equina) a personas asintomáticas expuestas debe considerarse con todo cuidado, sopesando la posible protección cuando la antitoxina se administre tempranamente (en el término de uno a dos días después de ingerir el alimento dañado), con el riesgo de reacciones adversas y sensibilización al suero equino.

6) Investigación de los contactos y de la fuente de la toxina: hay que estudiar los datos del consumo reciente de alimentos por parte de las personas enfermas y recuperar todos los alimentos sospechosos para su examen y eliminación adecuados. También hay que buscar otras causas de botulismo para descartar la variedad de origen alimentario.

7) Tratamiento específico: se considera como parte del tratamiento común la administración intravenosa, tan pronto sea posible, de una ampolla de antitoxina botulínica polivalente (tipos AB o ABE), que puede obtenerse de los CDC, Atlanta, Georgia (EUA) a través de los departamentos estatales de salud (el número telefónico de emergencias de los CDC para casos de botulismo durante las horas corrientes de labores es 404-639-2206; después de horas hábiles y en los fines de semana, 404-639-2888). Habrá que reunir suero para identificar la toxina específica antes de administrar la antitoxina, pero se debe administrar esta última incluso si no han llegado los resultados de los estudios de laboratorio. Lo más importante es el acceso inmediato a una unidad de cuidado intensivo para prever y tratar adecuadamente la insuficiencia respiratoria, que es la causa corriente de muerte. En el caso del botulismo por heridas, además de administrar la antitoxina hay que desbridar la herida, proceder al drenaje o tomar ambas

medidas, y suministrar antibióticos apropiados (como penicilina).

En el botulismo intestinal son esenciales las medidas meticulosas de apoyo. No se usa en estos casos la antitoxina botulínica (un producto equino) por el peligro de sensibilización y anafilaxia. Se puede obtener una inmunoglobulina botulínica derivada de seres humanos (IGB) en estudio, para tratar solamente a sujetos con botulismo intestinal, y se solicita del protocolo de Investigación de Nuevos Fármacos para Tratamiento (abierto) de la FDA y del Departamento de Servicios de Salud de California. Las personas interesadas pueden obtener información sobre la IGB para el tratamiento "empírico" de casos sospechosos de botulismo intestinal de lactantes, del Departamento de Servicios de Salud de California, 510-540-2646 (las 24 horas). Los antibióticos no modifican el curso de la enfermedad y los aminoglucósidos, en particular, pueden empeorarla al causar bloqueo neuromuscular sinérgico. Por ello, deben usarse solamente para combatir infecciones secundarias. A veces es necesaria la respiración asistida.

C. *Medidas en caso de epidemia:* la sospecha de un caso individual de botulismo debe despertar la preocupación de que haya surgido un brote que afecte a una familia o a otras personas que hayan consumido simultáneamente un alimento contaminado. Las sospechas recaerán en primer término en las conservas caseras, hasta que se haya probado lo contrario, aunque a veces se identifican platillos de restaurante y conservas de amplia distribución comercial como causa de intoxicación, y que por consiguiente constituyen un peligro mucho mayor para la salud pública.

Además, dado que algunos brotes recientes se han debido a alimentos poco comunes, habrá que considerar incluso los productos alimentarios que, en teoría, serían más bien raros. Si los datos epidemiológicos o de laboratorio señalan la posibilidad de que un alimento en particular sea la causa del problema, inmediatamente se debe confiscar ese producto y emprender la búsqueda de las personas que compartieron su consumo, así como de los restos de ese alimento de la misma fuente que pudieran mostrar contaminación semejante; si se recupera, el alimento debe ser enviado para estudios de laboratorio. Antes de administrar la antitoxina hay que reunir el suero, los aspirados gástricos y las heces de los pacientes y, si está indicado, de otras personas expuestas pero no enfermas, y enviarlos inmediatamente a un laboratorio de referencia.

**D. Repercusiones en caso de desastre:** ninguna.

**E. Medidas internacionales:** algunos productos comerciales pueden haberse distribuido ampliamente, por lo que a veces se requieren esfuerzos internacionales para recuperar y analizar todo el alimento sospechoso; han surgido brotes debidos a alimentos corrientes que abarcaron a varios países.

**F. Medidas contra el terrorismo biológico:** los terroristas pueden utilizar fácilmente las toxinas botulínicas. La máxima amenaza pudiera ser el empleo de aerosoles, pero el peligro más frecuente sería su incorporación en alimentos y bebidas. Ante la aparición incluso de un solo caso de botulismo, en particular si no hay un indicio claro de algún alimento conservado inapropiadamente, se debe considerar la posibilidad de que hubo uso deliberado de la toxina. Todos los casos de ese tipo deben ser notificados inmediatamente para emprender sin demora las investigaciones apropiadas.

---

# BRUCELOSIS                    CIE-9 023; CIE-10 A23
(Fiebre ondulante, fiebre de Malta, fiebre del Mediterráneo)

**1. Descripción** – Enfermedad bacteriana generalizada de comienzo agudo o insidioso, caracterizada por fiebre continua, intermitente o irregular de duración variable, cefalalgia, debilidad, sudor profuso, escalofríos, artralgias, depresión, pérdida de peso y malestar generalizado. A veces surgen infecciones localizadas supurativas de órganos, incluidos el hígado y el bazo; se han señalado cuadros subclínicos e infecciones crónicas localizadas. La enfermedad puede durar días, meses o un año o más, si no se trata adecuadamente.

Las complicaciones osteoarticulares se observan en 20 a 60% de los casos; la manifestación articular más común es la sacroiliitis. Se han notificado afecciones genitourinarias en 2 a 20% de los casos, de las cuales las formas más comunes son la orquitis y la epididimitis. La recuperación es la regla, pero la incapacidad suele ser intensa. Sin tratamiento, la tasa de letalidad es de menos de 2% y, por lo común, es consecuencia de la endocarditis causada por infecciones por *Brucella melitensis*. Parte o la totalidad del síndrome original puede reaparecer en las recidivas. A veces se diagnostica erróneamente como brucelosis crónica a un síndrome neurótico.

El diagnóstico de laboratorio se hace por el aislamiento apropiado del agente infeccioso de la sangre, la médula ósea u otros tejidos, o de secreciones del enfermo. Las pruebas serológicas en laboratorios con experiencia son útiles, en especial cuando en pares de sueros se observa un incremento del título de anticuerpos. La interpretación de las pruebas serológicas en los casos crónicos y recurrentes es especialmente difícil, porque los títulos suelen ser bajos. Las pruebas que miden el anticuerpo IgG pueden ser útiles, en particular en los casos crónicos, porque la infección activa se acompaña de un incremento del título de dicho anticuerpo. Para detectar los anticuerpos contra *B. canis* se necesitan técnicas serológicas específicas, porque no muestran reacción cruzada con otras especies.

**2. Agentes infecciosos** – *Brucella abortus*, biotipos 1–6 y 9; *B. melitensis*, biotipos 1–3; *B. suis*, biotipos 1–5, y *B. canis*.

**3. Distribución** – Mundial, especialmente en los países mediterráneos de Europa, el norte y el este de África, países del Oriente Medio, la India, Asia central, México, América Central y América del Sur. Las fuentes de infección y el microorganismo causal varían con la zona geográfica. Es una enfermedad predominantemente ocupacional de las personas que trabajan con animales infectados o sus tejidos, en especial los granjeros, veterinarios y trabajadores de mataderos, por lo que es más frecuente en los hombres. Surgen casos esporádicos y brotes entre consumidores de leche y productos lácteos crudos de vaca, oveja y cabra (especialmente quesos blandos no pasteurizados). Se han observado casos aislados de infección por *B. canis* en personas que están en contacto con perros. La incidencia notificada actualmente en los Estados Unidos es de menos de 120 casos al año; a nivel mundial, la enfermedad a veces no se diagnostica ni se notifica a las autoridades.

**4. Reservorio** – El reservorio de la infección humana lo constituye el ganado vacuno, porcino, caprino y ovino. Puede afectar a bisontes, alces, caribúes y algunas especies de ciervos. *B. canis* constituye un problema ocasional en colonias caninas para laboratorio y en perreras; un porcentaje pequeño de los perros domésticos y una proporción elevada de los perros callejeros tienen títulos positivos de anticuerpos contra *B. canis*. También se ha encontrado infección en coyotes.

**5. Modo de transmisión** – Por contacto con tejidos, sangre, orina, secreciones vaginales, fetos abortados y en especial placenta (por abrasiones en la piel), y por ingestión de leche cruda y productos lácteos (queso) provenientes de animales infectados. La infección puede transmitirse a los animales por medio del aire en corrales y establos, y también a las personas en laboratorios y mataderos. Un pequeño número de casos es consecuencia de autoinoculación accidental de vacuna de *Brucella* de la cepa 19, y existe el mismo riesgo cuando se manipula la vacuna Rev-1.

**6. Período de incubación** – Es muy variable y difícil de precisar; suele ser de 5 a 60 días, y es frecuente que sea de uno a dos meses; a veces es de varios meses.

**7. Período de transmisibilidad** – No hay pruebas de que la enfermedad se transmita de una persona a otra.

**8. Susceptibilidad y resistencia** – La gravedad y la duración del cuadro clínico son muy variables. No se ha definido la duración de la inmunidad adquirida.

**9. Métodos de control** – El control definitivo de la brucelosis en los seres humanos depende de la eliminación de la enfermedad en los animales domésticos.

   A. *Medidas preventivas:*
   1) Educar a la población (en particular a los turistas) para que no consuma leche no tratada ni productos elaborados con leche sin pasteurizar o sin haber sido sometida a otro tratamiento.
   2) Educar a los granjeros y trabajadores de mataderos, empacadoras y carnicerías respecto a la naturaleza de la enfermedad y al riesgo de manipular carnes en canal o productos de animales potencialmente infectados, y al funcionamiento apropiado de los mataderos para aminorar la exposición o el contacto (en especial ventilación apropiada).
   3) Educar a los cazadores para que utilicen precauciones "de barrera" (como guantes o ropas) al destazar cerdos salvajes y enterrar los restos del animal.
   4) Buscar la infección entre el ganado por pruebas serológicas y por ELISA o por la prueba del anillo en la leche de vaca; eliminar los animales infectados por segregación, sacrificio o ambos procedimientos. La infección entre los cerdos por lo común obliga a sacrificar la piara. En zonas de prevalencia elevada hay que inmunizar a las cabras y ovejas jóvenes con cepas Rev-1 de *B. melitensis* viva y atenuada, y a los terneros, y a veces a los animales adultos, con la cepa 19 de *B. abortus*. Desde 1996 la vacuna RB51 recombinante ha sustituido en gran medida al uso de la cepa 19 para inmunizar al ganado contra *B. abortus*. La vacuna hecha con RB51 al parecer es menos virulenta para los seres humanos que la elaborada con la cepa 19.
   5) A pesar de que no se han obtenido pruebas de su eficacia en estudios en seres humanos, se recomienda que las personas inoculadas inadvertidamente con las vacunas de la cepa 19 o Rev-1 reciban 100 mg de doxiciclina dos veces al día, en combinación con 600 a 900 mg de rifampicina

una vez al día durante 21 días; en el caso de inoculaciones en conjuntivas, la profilaxis debe continuarse durante cuatro a seis semanas.

6) Pasteurizar la leche y los productos lácteos provenientes de vacas, ovejas y cabras. Es eficaz hervir la leche cuando no es posible pasteurizarla.

7) Cuidado en el manejo y la eliminación de la placenta, secreciones y fetos de los animales que hayan abortado. Desinfección de las zonas contaminadas.

**B. Control del paciente, de los contactos y del ambiente inmediato:**

1) Notificación a la autoridad local de salud: en casi todos los estados de los Estados Unidos y países es obligatoria la notificación de los casos, Clase 2B (véase Notificación de Enfermedades Transmisibles).

2) Aislamiento: precauciones respecto a material de drenajes y secreciones si hay lesiones con pus o secreciones; por lo demás, ninguno.

3) Desinfección concurrente: de las secreciones purulentas.

4) Cuarentena: ninguna.

5) Inmunización de los contactos: ninguna.

6) Investigación de los contactos y de la fuente de infección: hay que investigar cada caso hasta descubrir la fuente colectiva o individual de la infección, que suele ser el ganado doméstico infectado, como cabras, cerdos o vacas, o la leche cruda o los productos lácteos de cabra o de vaca no pasteurizados. Deben estudiarse y hacerse pruebas en los animales sospechosos y eliminar a los reactores.

7) Tratamiento específico: el tratamiento preferido es una combinación de rifampicina a razón de 600 a 900 mg diarios o estreptomicina (1 g diario) y doxiciclina (200 mg al día) durante seis semanas como mínimo. En pacientes con un cuadro tóxico y en estado muy grave, pueden ser útiles los corticosteroides. En la medida de lo posible, es mejor no usar la tetraciclina en niños menores de 7 años de edad, para evitar las manchas de los dientes. El trimetoprima-sulfametoxazol es eficaz, pero las recaídas son comunes (30%). Las recidivas se observan en cerca de 5% de los pacientes tratados con doxiciclina y rifampicina, y dependen de microorganismos "secuestrados" y no de los resistentes; estos casos deben someterse de nuevo al régimen de tratamiento original. Puede surgir artritis en los casos recurrentes.

**C. Medidas en caso de epidemia:** búsqueda del vehículo común de la infección, por lo regular leche cruda o sus derivados no pasteurizados, especialmente queso, provenientes de un rebaño infectado. Hay que reunir o confiscar los productos sospechosos e interrumpir su producción y distribución, salvo que se lleve a cabo la pasteurización.

**D. Repercusiones en caso de desastre:** ninguna.

**E. Medidas internacionales:** control de los animales domésticos y de los productos de origen animal en su transporte y comercio internacionales. Centros Colaboradores de la OMS.

---

# CANDIDIASIS                    CIE-9 112; CIE-10 B37
(Moniliasis, muguet, candidosis)

**1. Descripción** – Micosis limitada por lo regular a las capas superficiales de la piel o a las membranas mucosas, cuyas manifestaciones clínicas consisten en aftas en la boca, intertrigo, vulvovaginitis, paroniquia u onicomicosis. A veces se forman úlceras o seudomembranas en el esófago, estómago o intestino. La candidemia surge más bien con el uso de catéteres intravasculares y puede producir lesiones en otros órganos como el riñón, bazo, pulmón, hígado, ojo, meninges, cerebro, válvulas cardíacas originales, o alrededor de una prótesis valvular cardíaca.

El diagnóstico requiere la evaluación de pruebas de laboratorio y clínicas para detectar la presencia de candidiasis. La prueba de laboratorio más útil es la demostración microscópica de las seudohifas, de las células de levaduras, o de ambas, en los tejidos o líquidos infectados. La confirmación por cultivo es importante, pero el aislamiento del microorganismo en esputo, material proveniente de lavado bronquial, heces, orina, superficies mucosas, piel o heridas no es prueba de que exista una relación causal entre el microorganismo y la enfermedad. La infección bucofaríngea intensa o recurrente en un adulto sin una causa básica obvia sugiere la posibilidad de infección por el virus de la inmunodeficiencia humana (VIH).

**2. Agentes infecciosos** – *Candida albicans, C. tropicalis, C. dubliniensis* y a veces otras especies de *Candida. Candida (Torulopsis) glabrata* se diferencia de otros microorganismos que causan candidiasis porque no forma seudohifas en los tejidos.

**3. Distribución** – Mundial. El hongo *C. albicans* suele ser parte de la flora humana normal.

**4. Reservorio** – Los seres humanos.

**5. Modo de transmisión** – Por contacto con secreciones o excreciones de la boca, piel, vagina y heces de enfermos o portadores; por paso de la madre al neonato durante el parto, y por diseminación endógena.

**6. Período de incubación** – Variable, de dos a cinco días para el muguet de los lactantes.

**7. Período de transmisibilidad** – Supuestamente, mientras duran las lesiones.

**8. Susceptibilidad y resistencia** – El aislamiento frecuente de especies de *Candida* del esputo, la faringe, las heces o la orina, en ausencia de signos clínicos de infección, sugiere un grado de patogenicidad bajo o una inmunidad muy extensa. Las aftas de la cavidad bucal constituyen una afección común, por lo regular benigna, de las primeras semanas de vida. El cuadro clínico se manifiesta cuando las defensas del huésped son deficientes. Los factores locales que contribuyen a la candidiasis superficial incluyen intertrigo interdigital y paroniquia de las manos expuestas excesivamente al agua (como ocurre en trabajadores de industrias de envasado y lavandería) y el intertrigo en los pliegues húmedos de la piel de los obesos. La repetición de las erupciones en la piel o en la mucosa es común.

Entre los factores sistémicos importantes que predisponen a la candidiasis superficial están la diabetes mellitus, el tratamiento con antibióticos de amplio espectro o las dosis suprafisiológicas de corticosteroides adrenales, así como la infección por el virus de la inmunodeficiencia humana. Las mujeres en el tercer trimestre de la gestación, fácilmente muestran candidiasis vulvovaginal. Entre los factores que predisponen a la candidiasis profunda están la inmunosupresión, la presencia de catéteres intravenosos permanentes, la neutropenia, las neoplasias hematológicas y el peso muy bajo en los recién nacidos. La candidiasis de vías urinarias por lo común aparece como complicación de la presencia duradera de una sonda en la vejiga o en la pelvis renal. Casi todos los adultos y niños de mayor edad tienen una hipersensibilidad dérmica tardía al hongo y poseen anticuerpos humorales.

**9. Métodos de control –**

A. *Medidas preventivas:* detección temprana y tratamiento local de la infección en la boca, el esófago o la vejiga de las personas con factores sistémicos predisponentes (véase el apartado 8, en párrafos anteriores) para evitar la diseminación sistémica. La quimioprofilaxis con fluconazol disminuye la incidencia de candidiasis profunda en los primeros dos meses que siguen al trasplante de médula ósea alógena.

**B. Control del paciente, de los contactos y del ambiente inmediato:**

1) Notificación a la autoridad local de salud: por lo regular no está justificada la notificación oficial, Clase 5 (véase Notificación de Enfermedades Transmisibles).

2) Aislamiento: ninguno.

3) Desinfección concurrente: de las secreciones y los artículos contaminados.

4) Cuarentena: ninguna.

5) Inmunización de los contactos: ninguna.

6) Investigación de los contactos y de la fuente de infección: no es útil en casos esporádicos.

7) Tratamiento específico: la erradicación de las causas subyacentes de la candidiasis a menudo facilita su curación, por ejemplo, la extracción de catéteres permanentes de venas centrales. La aplicación tópica de nistatina o un compuesto azólico (miconazol, clotrimazol, ketoconazol o fluconazol) es útil en muchas formas de candidiasis superficial. Los trociscos de clotrimazol (Mycelex®) o la suspensión de nistatina por vía oral son eficaces para tratar el muguet de la boca. El itraconazol en suspensión (Sporanox®) o el fluconazol (Diflucan®) son eficaces como tratamiento de la candidiasis de las membranas mucosas de la boca y el esófago. La infección vaginal puede tratarse con fluconazol ingerible o por aplicación tópica de clotrimazol, miconazol, butoconazol, terconazol, tioconazol o nistatina. El medicamento preferido contra la candidiasis visceral o invasora es la amfotericina B por vía intravenosa (Fungizone®), con 5-fluorocitosina o sin ella. Las formulaciones lípidas de la amfotericina B probablemente son eficaces.

**C. Medidas en caso de epidemia:** los brotes se deben en gran medida a soluciones intravenosas contaminadas y al muguet en las salas cuna. La desinfección concurrente y la limpieza terminal deben practicarse con un cuidado similar al que se tiene en caso de diarrea epidémica en salas cuna de hospitales (véase Diarrea, sección IV, 9A).

**D. Repercusiones en caso de desastre:** ninguna.

**E. Medidas internacionales:** ninguna.

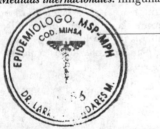

# CAPILARIASIS

La enfermedad en los seres humanos es causada por tres tipos de nematodos de la superfamilia Trichuroidea, género *Capillaria*.

## I. CAPILARIASIS POR
### *CAPILLARIA PHILIPPINENSIS*   CIE-9 127.5; CIE-10 B81.1
(Capilariasis intestinal)

**1. Descripción** – El síndrome clínico fue descrito originalmente en Luzón, Filipinas, en 1963. Desde el punto de vista clínico, la enfermedad es una enteropatía con pérdida masiva de proteína y un síndrome de malabsorción que ocasiona pérdida de peso progresiva y emaciación extrema. Los casos mortales se caracterizan por grandes números de parásitos en el intestino delgado, junto con ascitis y trasudado pleural. Se han notificado tasas de letalidad de 10%. También se producen casos subclínicos, pero con el tiempo terminan por mostrar síntomas.

El diagnóstico se hace sobre bases clínicas, además de la identificación de huevos, larvas o parásitos adultos en las heces. Los huevos se asemejan a los de *Trichuris trichiura*. En la biopsia de yeyuno a veces se identifican los parásitos en la mucosa.

**2. Agente infeccioso** – *Capillaria philippinensis*.

**3. Distribución** – La capilariasis intestinal es endémica en las islas Filipinas y en Tailandia; unos cuantos casos se han notificado en el Japón, Corea, Taiwán y Egipto. En Irán, India, Indonesia y Colombia se han diagnosticado casos únicos. Ha alcanzado proporciones epidémicas en Luzón, isla en la cual desde 1967 se han notificado más de 1800 casos. En una aldea se observó que la tercera parte de la población había adquirido la infección. Los hombres de 20 a 45 años de edad parecen estar particularmente en riesgo.

**4. Reservorio** – Se desconoce, aunque se piensa que sean algunas aves acuáticas. Es posible que los peces constituyan huéspedes intermediarios.

**5. Modo de transmisión** – A menudo el paciente señala haber consumido pescado pequeño crudo o mal cocido. En forma experimental, las larvas infectantes se desarrollan en el intestino de peces de agua dulce que ingieren los huevos; los monos, jerbos de Mongolia y algunas aves que se alimentan de dichos peces se infectan, y el parásito madura en sus intestinos.

**6. Período de incubación** – Se desconoce en los humanos; en estudios en animales es de aproximadamente un mes o más.

**7. Período de transmisibilidad** – No se transmite directamente de una persona a otra.

**8. Susceptibilidad y resistencia** – La susceptibilidad parece ser general en las zonas geográficas en las que prevalece el parásito. Las tasas de ataque a menudo son elevadas.

**9. Métodos de control** –

A. *Medidas preventivas:*

1) No comer pescado crudo u otros animales acuáticos en zonas epidémicas conocidas.

2) Contar con medios adecuados para la eliminación de las heces.

B. *Control del paciente, de los contactos y del ambiente inmediato:*

1) Notificación a la autoridad local de salud: notificación de los casos por los medios más prácticos, Clase 3B (véase Notificación de Enfermedades Transmisibles).

2) Aislamiento: ninguno.

3) Desinfección concurrente: ninguna. Eliminación sanitaria de las heces.

4) Cuarentena: ninguna.

5) Inmunización de los contactos: ninguna.

6) Investigación de los contactos y de la fuente de infección: estudio de las heces en todos los miembros del grupo familiar y otras personas con exposición común al pescado crudo o mal cocido; tratamiento de las personas infectadas.

7) Tratamiento específico: los medicamentos más indicados son el mebendazol (Vermox®) o el albendazol (Zentel®).

C. *Medidas en caso de epidemia:* investigación inmediata de casos y contactos, con tratamiento de los primeros cuando esté indicado. Instrucción sobre la necesidad de cocer todos los pescados.

D. *Repercusiones en caso de desastre:* ninguna.

E. *Medidas internacionales:* ninguna.

## II. CAPILARIASIS POR *CAPILLARIA HEPATICA*     CIE-9 128.8; CIE-10 B83.8
(Capilariasis hepática)

**1. Descripción** – Enfermedad poco común y a veces mortal en los seres humanos debida a la presencia de *Capillaria hepatica* adulta en el hígado. El cuadro clínico es el de hepatitis aguda o subaguda con eosinofilia notable que se asemeja a la de la larva migrans visceral. El microorganismo puede diseminarse a los pulmones y otras vísceras.

El diagnóstico se hace por la demostración de huevos del parásito en la biopsia de hígado o en la necropsia.

**2. Agente infeccioso** – *Capillaria hepatica (Hepaticola hepatica)*.

**3. Distribución** – Desde 1924, año en que se identificara como enfermedad de los seres humanos, se han notificado unos 30 casos en América del Norte y del Sur, Turquía, Suiza, la antigua Checoslovaquia, Yugoslavia, Italia, África, Hawai, India, Japón y Corea.

**4. Reservorio** – Básicamente es una infección de las ratas (se ha registrado hasta un 86% de animales infectados) y otros roedores, pero también se presenta en una gran variedad de mamíferos domésticos y salvajes. Los gusanos adultos viven y producen huevos en el hígado.

**5. Modo de transmisión** – Los gusanos adultos producen huevos fertilizados que permanecen en el hígado hasta la muerte del animal. Cuando se ingiere el hígado infectado, con la digestión se liberan los huevos, que llegan al suelo en las heces y evolucionan a la etapa infectante en un período de dos a cuatro semanas. Cuando un huésped apropiado ingiere los huevos embrionados, estos hacen eclosión en el intestino, las larvas emigran a través de la pared intestinal y son transportadas por el sistema porta hasta el hígado, donde maduran y producen huevos. Puede detectarse "infección espuria" en las personas cuando aparecen huevos en las heces después de ingerir hígado infectado crudo o cocido; como estos huevos no están embrionados, no aparece la infección.

**6. Período de incubación** – De tres a cuatro semanas.

**7. Período de transmisibilidad** – No se transmite directamente de una persona a otra.

**8. Susceptibilidad y resistencia** – La susceptibilidad es universal; los niños desnutridos adquieren la infección con mayor frecuencia.

**9. Métodos de control** –

    *A. Medidas preventivas:*

        1) Evitar la ingestión de tierra (pica), o de alimentos o agua contaminados o manipulados con las manos sucias.

        2) Proteger los sistemas de abastecimiento de agua y los alimentos de la contaminación con tierra.

    *B. Control del paciente, de los contactos y del ambiente inmediato:*

        1) Notificación a la autoridad local de salud: la notificación oficial no suele justificarse, Clase 5 (véase Notificación de Enfermedades Transmisibles).

        2) Aislamiento: ninguno.

        3) Desinfección concurrente: ninguna.

        4) Cuarentena: ninguna.

        5) Inmunización de los contactos: ninguna.

6) Investigación de los contactos y de la fuente de infección: no es aplicable.

7) Tratamiento específico: el tiabendazol (Mintezol®) y el albendazol (Zentel®) son eficaces y matan los vermes en el hígado.

**C.** *Medidas en caso de epidemia:* no son aplicables.

**D.** *Repercusiones en caso de desastre:* ninguna.

**E.** *Medidas internacionales:* ninguna.

## III. CAPILARIASIS PULMONAR CIE-9 128.8; CIE-10 B83.8

Enfermedad pulmonar que se manifiesta por fiebre, tos y respiración asmática, causada por *Capillaria aerophila (Thominx aerophila)*, un parásito nematodo de los gatos, los perros y otros mamíferos carnívoros. La neumonitis puede ser grave; las infecciones intensas pueden resultar mortales. Los vermes viven en túneles en el epitelio de la tráquea, los bronquios y los bronquiolos; los huevos fertilizados pasan a las vías respiratorias, se desprenden con la tos, se ingieren y se eliminan con las heces. En la tierra las larvas maduran dentro de los huevos, los que permanecen infectantes durante un año o más. Las personas, en su mayor parte los niños, adquieren la infección al ingerir huevos infectantes de la tierra, o alimentos o agua contaminados con ella. Los huevos pueden aparecer en el esputo en el término de cuatro semanas y los síntomas pueden surgir antes o después. Se han registrado casos en seres humanos en la antigua Unión Soviética (ocho casos), Marruecos e Irán (un caso, respectivamente). La infección de animales se ha notificado en América del Norte, América del Sur, Europa, Asia y Australia.

---

## CARBUNCO CIE-9 022; CIE-10 A22
(Ántrax, pústula maligna, edema maligno, enfermedad de los cardadores de lana, enfermedad de los traperos)

**1. Descripción** – Enfermedad bacteriana aguda que por lo general ataca la piel, y que muy rara vez afecta la bucofaringe, el mediastino o las vías intestinales. En el carbunco cutáneo aparece primeramente prurito en la piel expuesta, seguido de una lesión que se vuelve papular, vesicular, y en dos a seis días termina por ser una escara oscura (negra) hundida. La escara suele estar rodeada por edema moderado o intenso, muy extenso y, a veces, con pequeñas vesículas secundarias. Raras veces hay dolor y, de haberlo, se debe al edema o a una infección secundaria. Los sitios frecuentes de infección son la cabeza, los antebrazos y las manos. La lesión ha sido confundida con la dermatitis pustulosa contagiosa (véase Enfermedad vírica de Orf). Las infecciones no tratadas pueden diseminarse a los ganglios linfáticos regionales y a la corriente sanguínea, y con ello aparecer septicemia masiva. Puede haber ataque de las meninges. Sin tratamiento, el carbunco cutáneo tiene una tasa de letalidad de 5 a 20%, pero con el tratamiento eficaz con antibióticos pocos pacientes mueren. La lesión común sigue su curso y muestra los típicos cambios locales, incluso después de comenzar la administración de antibióticos.

Los síntomas iniciales del carbunco por inhalación son mínimos e inespecíficos, y pueden incluir fiebre, malestar general, tos o dolor retrosternal leves; en el término de tres a cinco días aparecen los síntomas agudos de insuficiencia respiratoria, signos radiológicos de ensanchamiento mediastínico, fiebre y choque, y muy poco después sobreviene la muerte. El carbunco intestinal es raro y más difícil de identificar, excepto que tiende a manifestarse en brotes explosivos del tipo causado por intoxicación alimentaria; al malestar abdominal siguen fiebre, signos de septicemia y la muerte, en el caso típico. Se ha descrito una forma bucofaríngea de la enfermedad primaria.

La confirmación por el laboratorio se hace mediante la demostración del microorganismo causal en la sangre, en lesiones o en secreciones, en frotis teñidos con azul de metileno policrómico (M'Fadyean) o por cultivo o inoculación de ratones, cobayos o conejos. En algunos laboratorios de referencia se efectúa la identificación rápida del germen causal por técnicas inmunodiagnósticas, ELISA y reacción en cadena de la polimerasa.

**2. Agente infeccioso** – *Bacillus anthracis*, un bacilo no móvil, grampositivo, encapsulado, formador de esporas.

**3. Distribución** – Es principalmente una enfermedad de los animales herbívoros; los seres humanos y los carnívoros son huéspedes accidentales. La infección en los seres humanos es poco frecuente y más bien esporádica en casi todos los países industrializados. Es fundamentalmente un riesgo ocupacional de los trabajadores que preparan pieles o pelo (especialmente de cabras), huesos y sus productos, y lana, así como de los veterinarios y trabajadores agrícolas y silvícolas que manipulan animales infectados. El carbunco humano es endémico en las regiones agrícolas del mundo en que es común el carbunco en los animales, incluso en países de América del Sur y Central, Europa oriental y meridional, Asia y África. Pueden surgir nuevas zonas de infección en el ganado por introducción de alimento que contenga harina de hueso contaminada. Los cambios ambientales, como las inundaciones, a veces ocasionan epizootias. *B. anthracis* se considera un posible agente importante en el bioterrorismo o la guerra biológica y, como tal, puede surgir en circunstancias epidemiológicamente poco comunes.

**4. Reservorio** – El reservorio comprende animales normalmente herbívoros, domésticos y salvajes, que expulsan los bacilos en las hemorragias terminales o riegan sangre al morir. Al exponerse al aire, las formas vegetativas esporulan, y las esporas de *B. anthracis*, que resisten situaciones ambientales adversas y la desinfección, pueden permanecer viables en suelos contaminados durante muchos años. *B. anthracis* es comensal del suelo en muchas partes del mundo. La proliferación bacteriana y el número de esporas en el suelo aumentan en caso de inundaciones u otras circunstancias ecológicas. La tierra puede ser contaminada por buitres, que diseminan el germen de una zona a otra después de alimentarse de carroña infectada con él. La piel y los cueros secos o procesados de otras formas provenientes de animales infectados pueden albergar las esporas durante años, y son los fómites que transmiten la infección a nivel mundial.

**5. Modo de transmisión** – La infección de la piel se produce por contacto con tejidos de animales (bovinos, ovejas, cabras, caballos, cerdos y otros más) que han muerto de la enfermedad, y tal vez por insectos picadores que se han alimentado parcialmente de dichos animales; por pelo, lana o cueros contaminados o por productos hechos con ellos como tambores, cepillos o alfombras; por tierra contaminada con animales infectados o harina de hueso contaminada que se usa como abono en horticultura y jardinería. El carbunco por inhalación es provocado por la inhalación de esporas en procesos industriales peligrosos como el curtido de cueros o el procesamiento de lana o huesos, en los que pueden generarse aerosoles con esporas de *B. anthracis*. El carbunco intestinal y el bucofaríngeo se deben a la ingestión de carne mal cocida contaminada; no hay pruebas de que la leche de animales infectados transmita el carbunco. La enfermedad se propaga entre los animales herbívoros por medio del suelo y piensos contaminados, entre los omnívoros y carnívoros por la ingestión de carne, harina de hueso u otros productos alimentarios contaminados, y entre los animales salvajes, al devorar la carne y otros tejidos de animales con carbunco. En el personal de laboratorio pueden presentarse infecciones accidentales.

En 1979, en Yekaterinburg (Sverdlovsk), Rusia, surgió un brote de la forma predominantemente pulmonar de carbunco, en el cual se corroboró la muerte de 66 personas por la infección; 11 sujetos infectados sobrevivieron, y se supone que hubo muchos casos más. Las investigaciones señalaron que la enfermedad surgió como resultado de un chorro de vapor que salió de un instituto de investigaciones biológicas, y se llegó a la conclusión de que el brote fue consecuencia de aerosol accidental generado en investigaciones relacionadas con material de guerra biológica.

**6. Período de incubación** – De uno a siete días, si bien es posible que el período de incubación abarque 60 días (en el brote de Sverdlovsk fue de 43 días).

**7. Período de transmisibilidad** – La transmisión de una persona a otra es muy rara. Los objetos y el suelo contaminados por esporas pueden permanecer infectantes durante decenios.

**8. Susceptibilidad y resistencia** – Indeterminadas; hay algunos datos de infección no manifiesta en las personas que están en contacto frecuente con el agente infeccioso; pueden surgir segundos ataques, pero rara vez se han notificado.

**9. Métodos de control** –

   *A. Medidas preventivas:*

    1) Inmunización de las personas de alto riesgo con una vacuna acelular preparada con un filtrado de cultivo que contenga el antígeno protector (en los Estados Unidos puede obtenerse de Bioport Corporation, 3500 N. Martin Luther King Jr. Boulevard, Lansing, Michigan 48909) que es eficaz para prevenir el carbunco cutáneo y el carbunco por inhalación; se recomienda para trabajadores de laboratorio que sistemáticamente están en contacto con *B. anthracis* y trabajadores que manipulan materias primas industriales que pueden estar contaminadas. También puede usarse para proteger al personal militar de la posible exposición a *B. anthracis* usado como agente de guerra biológica. Se recomienda aplicar cada año una inyección de refuerzo si persiste la exposición.

    2) Educación de los empleados que manipulan artículos que pueden estar contaminados, sobre los modos de transmisión del carbunco, el cuidado de las abrasiones cutáneas y el aseo personal.

    3) Control del polvo y ventilación adecuada en las industrias donde existe riesgo de infección, en especial en las que se manipulan productos animales sin tratar. Supervisión médica constante de los empleados y atención clínica inmediata de toda lesión cutánea sospechosa. Los trabajadores deben usar ropas protectoras y disponer de instalaciones adecuadas para lavarse y cambiarse de ropa después de sus labores. Los comedores deben estar alejados de los sitios de trabajo. Se ha utilizado formaldehído vaporizado para la desinfección terminal de plantas textiles contaminadas por *B. anthracis*.

4) Lavado, desinfección o esterilización del pelo, la lana, la harina de hueso y otros productos alimentarios de origen animal antes de su procesamiento industrial.

5) Los cueros de animales expuestos al carbunco no deben venderse, ni la carne en canal utilizarse como alimento o suplemento alimentario (por ejemplo, como harina de hueso).

6) Si se sospecha carbunco es importante no hacer el examen post mortem del animal, sino reunir por un método aséptico una muestra de sangre para cultivo. Se evitará la contaminación del área. Si se practica inadvertidamente la necropsia, se esterilizarán por autoclave, se incinerarán o se desinfectarán o fumigarán con sustancias químicas todos los instrumentos o materiales.

Debido a que las esporas de *B. anthracis* pueden vivir decenios si se entierra la carne en canal y los huesos, la técnica preferible de eliminación es incinerar dichos tejidos en el sitio de la muerte o transferirlos a una planta extractora de sebo y asegurar que en el traslado no se produzca contaminación, en la medida de lo posible. En caso de no ser posible todo lo anterior, habrá que enterrar en zonas profundas el cuerpo de los animales, en el sitio de su muerte, y no se les quemará a campo abierto. El suelo que haya recibido las secreciones corporales o los cadáveres de los animales debe descontaminarse con una solución de lejía al 5%, o con óxido anhidro de calcio (cal viva). Se cubrirá todo el cuerpo del animal con cal viva.

7) Control de líquidos y desechos industriales de plantas en que se manipulan animales que pueden estar infectados y en las que se elaboran productos en los que se utilizan pelo, lana, huesos o cueros que pueden estar contaminados.

8) Vacunación y reinmunización cada año de todos los animales en peligro de contraer carbunco. Se tratará a los animales sintomáticos con penicilina o tetraciclinas, y se les inmunizará después de interrumpir el tratamiento. Es importante no utilizarlos para consumo humano antes de que hayan transcurrido varios meses. El tratamiento en vez de la inmunización puede utilizarse en animales expuestos a una fuente identificada de infección, como sería un alimento comercial contaminado.

**B. Control del paciente, de los contactos y del ambiente inmediato:**

1) Notificación a la autoridad local de salud: en la mayor parte de los estados de los Estados Unidos y países es obligatoria la notificación de los casos, Clase 2 A (véase Notifica-

ción de Enfermedades Transmisibles). También debe notificarse a las autoridades pecuarias o agrícolas pertinentes. Incluso un solo caso de carbunco en seres humanos, en particular del tipo por inhalación, es tan raro, que debe ser notificado inmediatamente a las autoridades de salud pública y judiciales, para considerar la posibilidad de un acto de bioterrorismo.

2) Aislamiento: precauciones corrientes durante el lapso que dura la enfermedad, en el carbunco cutáneo y en la variante por inhalación. La antibioticoterapia esteriliza la lesión en el término de 24 horas, pero ella evoluciona y pasa por su ciclo típico de úlceras, esfacelo y resolución.

3) Desinfección concurrente: el exudado de las lesiones y de los artículos contaminados con él. El hipoclorito es esporicida y satisfactorio cuando no es excesiva la materia orgánica y el recipiente no es corrosible; otros productos que pueden usarse son peróxido de hidrógeno, ácido peracético y glutaraldehído. Se han utilizado también formaldehído, óxido de etileno y radiación con cobalto. Para asegurarse de la destrucción completa de las esporas, se requiere la esterilización por vapor o en autoclave y la incineración. Cabe recurrir a la fumigación y la desinfección química en el caso de equipo valioso. Limpieza terminal.

4) Cuarentena: ninguna.

5) Inmunización de los contactos: ninguna.

6) Investigación de los contactos y de la fuente de infección: indagar los antecedentes de exposición a animales infectados y sus productos contaminados hasta localizar el origen de la infección. Si esta procede de una fábrica, habrá que inspeccionar para comprobar que se cumplen adecuadamente las medidas preventivas descritas en el apartado 9A. Como se mencionó en el apartado 9B1, quizá sea necesario descartar en todos los casos de carbunco en seres humanos un posible ataque bioterrorista, especialmente en los casos en que no hubo un origen ocupacional obvio de la infección.

7) Tratamiento específico: la penicilina es el medicamento preferido para el carbunco cutáneo y se administra durante cinco a siete días. También son eficaces las tetraciclinas, la eritromicina y el cloramfenicol. Las autoridades militares de los Estados Unidos recomiendan el ciprofloxacino o la doxiciclina parenterales contra el carbunco por inhalación; no se ha definido con exactitud la duración del tratamiento.

**C. Medidas en caso de epidemia:** los brotes pueden constituir un riesgo ocupacional de las personas dedicadas a la cría de animales. Las epidemias ocasionales en los Estados Unidos son brotes industriales locales entre empleados que trabajan con productos animales, en especial pelo de cabra. Los brotes relacionados con el manejo y consumo de carne de res infectada se han observado en Asia, África y la antigua Unión Soviética.

**D. Repercusiones en caso de desastre:** ninguna, salvo en caso de inundaciones de zonas previamente infectadas.

**E. Medidas internacionales:** esterilización de la harina de hueso importada, antes de utilizarla como alimento para los animales. Desinfección de lana, pelo y otros productos cuando esté indicada y sea práctica.

**F. Medidas contra el terrorismo biológico:** durante 1998, en los Estados Unidos hubo más de dos docenas de amenazas de utilizar *B. anthracis,* si bien ninguna de ellas se materializó. Los métodos generales en dicho país para afrontar las amenazas a la población civil incluyen:

1) Toda persona que se entere de la amenaza de diseminación de bacilos del carbunco debe notificarlo inmediatamente a las oficinas locales de la Oficina Federal de Investigaciones (FBI).

2) En los Estados Unidos, el FBI tiene la responsabilidad primaria de investigar dichas amenazas biológicas y los demás organismos tienen el deber de colaborar y brindar auxilio, según lo solicite el FBI.

3) Es necesario notificar también a los departamentos de salud locales y estatales y estar listos para emprender cualquier tipo de asistencia y vigilancia de salud pública que pueda ser necesaria.

4) Las personas que pudieron haber estado expuestas a *B. anthracis* no contagian la enfermedad, de tal manera que no es necesario emprender la cuarentena.

5) Se recomienda a toda persona que pudo haber estado expuesta, que espere los resultados de exámenes de laboratorio, y no se requiere que emprenda inmediatamente la quimioprofilaxis. Si muestra manifestaciones de la enfermedad antes de que lleguen los resultados de los análisis, debe ponerse inmediatamente en contacto con el departamento de salud de la localidad y acudir a una unidad de emergencia prefijada, y en ella señalar al personal su posible exposición.

6) Si es creíble o se confirma la amenaza de exposición a *B. anthracis* en aerosol, las personas en peligro deben comen-

zar la profilaxis después de la exposición con un antibiótico apropiado (los medicamentos más indicados son las
fluoroquinolonas y, como otra posibilidad, la doxiciclina)
y la vacuna. Después de la exposición, está indicada la inmunización con una vacuna acelular e inactivada, junto
con quimioprofilaxis después de algún incidente biológico probado. Se recomienda la inmunización por la in-
certidumbre del momento en que puedan germinar las
esporas o si lo harán. La inmunización después de la exposición consiste en tres inyecciones: tan pronto sea posible después de la exposición y a las dos y las cuatro semanas después de ocurrida. No se han hecho evaluaciones
de inocuidad y eficacia de dicha vacuna en niños menores de 18 años de edad o adultos de 60 años o mayores.

7) Todas las personas encargadas de dar una respuesta inmediata deben cumplir los protocolos locales respecto a
incidentes que incluyen riesgos biológicos.

8) Dichas personas pueden ser protegidas de las esporas de
*B. anthracis* si se colocan trajes contra salpicaduras, guantes y un respirador que abarque toda la cara, y que tenga
filtros de alta eficiencia para eliminar partículas en el aire
(HEPA) (nivel C) o un aparato de respiración auto-
contenida a manera de escafandra autónoma (SCBA)
(nivel B).

9) Las personas que quizá estuvieron expuestas y que pueden estar contaminadas, deben ser descontaminadas con
jabón y volúmenes abundantes de agua en una regadera.
Por lo común no se necesitan soluciones blanqueadoras.
Se utilizará blanqueador casero en dilución de 1:10 (de
modo que la concentración final de hipoclorito sea de
0,5%), solo si se advierte contaminación manifiesta con el
agente y la imposibilidad de eliminar los materiales por
medio de jabón y agua. La descontaminación con blanqueador se recomienda solo después de la descontaminación con jabón y agua, y la solución aplicada se debe eliminar después de 10 a 15 minutos.

10) Toda persona descontaminada debe quitarse su ropa y
efectos personales y colocarlos en bolsas de plástico que
deben ser etiquetadas con claridad, con el nombre de su
propietario, el número telefónico para contacto y un in-
ventario del contenido de la bolsa. Los objetos personales
pueden ser conservados como prueba en un proceso criminal o devueltos a su dueño, si no se confirma la veraci-
dad de la amenaza.

11) Si permanece sellado (sin abrir) el sobre o paquete sospechoso utilizado en la amenaza de carbunco, las personas encargadas de dar una respuesta inmediata no deben emprender acción alguna, salvo notificar al FBI y envolver en un paquete las pruebas. Si el sobre o paquete no ha sido abierto, NO están indicadas medidas como cuarentena, evacuación, descontaminación y quimioprofilaxia. En caso de incidentes en que se utilizan cartas tal vez contaminadas, hay que descontaminar con una solución de hipoclorito al 0,5% el entorno en contacto directo con la carta o su contenido, después de una investigación en la escena del delito. Las pertenencias personales pueden ser descontaminadas de la misma manera.

12) En los Estados Unidos puede obtenerse asistencia técnica inmediata al solicitarla al National Response Center, teléfono 800-424-8802, o al Weapons of Mass Destruction Coordinator, del FBI.

---

## CHANCROIDE                    CIE-9 099.0; CIE-10 A57
(Ulcus molle, chancro blando)

**1. Descripción** – Infección bacteriana aguda localizada en la región genital, que se caracteriza clínicamente por úlceras únicas o múltiples, dolorosas y necrosantes en el sitio de la infección, acompañadas a menudo de tumefacción dolorosa y supuración de los ganglios linfáticos en la región afectada. En la pared de la vagina o en el cuello uterino pueden aparecer lesiones que producen síntomas mínimos; en las mujeres pueden presentarse infecciones asintomáticas; se han señalado lesiones extragenitales. Las úlceras chancroides, a semejanza de otras úlceras genitales, se acompañan de un mayor riesgo de infección por el VIH.

El diagnóstico se hace por el aislamiento del microorganismo del exudado de la lesión; en un medio selectivo que incorpora vancomicina en agar chocolate, con sangre de conejo o de caballo, enriquecido con suero de feto de ternera. Las tinciones del exudado de la lesión por el método de Gram pueden sugerir el diagnóstico si se identifican innumerables bacilos gramnegativos "nadando" entre los leucocitos. Se dispone de métodos como la reacción en cadena de la polimerasa y la inmunofluorescencia para la detección directa de los gérmenes en las úlceras, así como de técnicas serológicas, solo a nivel experimental.

**2. Agente infeccioso** – *Haemophilus ducreyi*, el bacilo de Ducrey.

**3. Distribución** – Se diagnostica con mayor asiduidad en los hombres, en particular los que frecuentan prostitutas. Es más prevalente en las regiones tropicales y subtropicales del mundo, donde su incidencia puede ser mayor que la de la sífilis y similar a la de la gonorrea en los hombres. La enfermedad es mucho menos común en las zonas templadas, pero puede presentarse en pequeños brotes. En los Estados Unidos se han detectado brotes y algunos casos de transmisión endémica, en particular en trabajadores agrícolas migratorios y en residentes de barriadas urbanas pobres.

**4. Reservorio** – El ser humano.

**5. Modo de transmisión** – Por contacto sexual directo con las secreciones de las lesiones abiertas y pus de los bubones. En las personas infectadas puede haber autoinoculación en sitios extragenitales. Debe considerarse la posibilidad de abuso sexual cuando se detecta chancroide en niños después del período neonatal.

**6. Período de incubación** – De tres a cinco días, pero puede llegar a 14 días.

**7. Período de transmisibilidad** – Dura mientras no cicatrice el chancroide y persista el agente infeccioso en la lesión original o en las secreciones de los ganglios linfáticos de la zona afectada, lo cual sin tratamiento con antibiótico puede variar de semanas a meses. Los antibióticos erradican *H. ducreyi*, y las lesiones curan en el término de una a dos semanas.

**8. Susceptibilidad y resistencia** – La susceptibilidad es general, y los no circuncisos están expuestos a un mayor riesgo que los circuncisos. No existen pruebas de resistencia natural.

**9. Métodos de control** –

    *A. Medidas preventivas:*

      1) Son las mismas que se recomiendan contra la sífilis (véase la sección correspondiente, 9A).

      2) Vigilancia de todos los pacientes con úlceras genitales no herpéticas, por medio de métodos serológicos para detectar la sífilis y el virus de la inmunodeficiencia humana.

    *B. Control del paciente, de los contactos y del ambiente inmediato:*

      1) Notificación a la autoridad local de salud: en muchos países y estados de los Estados Unidos es obligatoria la notificación de los casos, Clase 2B (véase Notificación de Enfermedades Transmisibles).

      2) Aislamiento: ninguno; evítese el contacto sexual hasta que se hayan curado las lesiones.

      3) Desinfección concurrente: ninguna.

      4) Cuarentena: ninguna.

5) Inmunización de los contactos: ninguna.

6) Investigación de los contactos y de la fuente de infección: examinar y tratar a los contactos sexuales que tuvo el paciente en los 10 días anteriores al comienzo de las manifestaciones de la enfermedad. Las mujeres sin signos visibles, en raras ocasiones son portadoras. Los contactos sexuales, incluso los asintomáticos, deben recibir tratamiento preventivo.

7) Tratamiento específico: los fármacos recomendados son la ceftriaxona, la eritromicina y la azitromicina o, en adultos solamente, el ciprofloxacino. Como otras posibilidades cabe recurrir a la amoxicilina con ácido clavulánico. A través de la piel intacta hay que aspirar los ganglios inguinales fluctuantes para evitar que se rompan espontáneamente.

C. *Medidas en caso de epidemia:* la persistencia o la mayor incidencia de la enfermedad indican que hay que aplicar con más rigidez las medidas señaladas en los apartados 9A y 9B. Si hay problemas con el cumplimiento estricto del plan terapéutico (9B7), habrá que considerar la posibilidad de administrar una sola dosis de ceftriaxona o azitromicina. Para controlar un brote a veces se requieren medidas empíricas orientadas a grupos de alto riesgo, con lesiones o sin ellas, que incluyen prostitutas, pacientes clínicos que notifiquen haber tenido contacto con una prostituta y pacientes clínicos con úlceras genitales y negatividad en los exámenes en campo oscuro de material de cultivo.

D. *Repercusiones en caso de desastre:* ninguna.

E. *Medidas internacionales:* véase Sífilis, 9E.

---

# CIGOMICOSIS
(Ficomicosis)

CIE-9 117.7; CIE-10 B46

El término cigomicosis comprende todas las infecciones por hongos de la clase Zygomycetes; incluye mucormicosis y entomoftoramicosis por especies de *Conidiobolus* o *Basidiobolus*.

# MUCORMICOSIS
CIE-10 B46.0-B46.5

1. **Descripción** – Grupo de micosis que por lo regular son causadas por hongos de la familia Mucoraceae, orden Mucorales, clase Zygomycetes. Estos hongos tienen afinidad por los vasos sanguíneos

y causan trombosis e infarto. La forma craneofacial de la enfermedad generalmente se inicia como infección de los senos nasales o paranasales, la mayor parte de las veces durante crisis de diabetes mellitus mal controladas. Pueden presentarse necrosis de los cornetes, perforación del paladar duro, necrosis de los carrillos o celulitis orbitaria, proptosis y oftalmoplejía. La infección puede penetrar en la arteria carótida interna o extenderse directamente al cerebro y causar infarto. Los individuos que reciben inmunosupresores o desferoxamina son susceptibles a la mucormicosis en sus variantes craneofacial o pulmonar. En la forma pulmonar de la enfermedad, el hongo causa trombosis de los vasos e infartos de los pulmones. En la forma gastrointestinal, pueden manifestarse úlceras de las mucosas o trombosis y gangrena del estómago y de la pared intestinal.

El diagnóstico se confirma por la demostración microscópica de las hifas no tabicadas y anchas características, en estudios histopatológicos, y por cultivo del tejido de biopsia. Es posible estudiar los preparados húmedos y los frotis. Los cultivos por sí mismos no permiten el diagnóstico porque a menudo están dispersos en el ambiente hongos del orden Mucorales.

**2. Agentes infecciosos** – Algunas especies de *Rhizopus*, en especial *R. arrhizus* (*R. oryzae*), han causado casi todos los casos craneofaciales de mucormicosis en que hubo positividad en los cultivos. Es probable que las causas principales de la mucormicosis en otros sitios sean especies de *Mucor*, *Rhizomucor*, *Rhizopus* y *Cunninghamella*. En unos cuantos pacientes de mucormicosis se ha notificado la presencia de *Apophysomyces elegans*, *Saksenaea vasiformis* y *Absidia* spp.

**3. Distribución** – Mundial. La incidencia va en aumento, posiblemente por la mayor supervivencia de los pacientes de diabetes y algunas discrasias sanguíneas, en especial la leucemia aguda y la anemia aplástica, y también por el uso de desferoxamina para tratar la sobrecarga de aluminio o hierro en pacientes sometidos a hemodiálisis a largo plazo por insuficiencia renal.

**4. Reservorio** – Los miembros del grupo Mucorales son saprófitos comunes en el ambiente.

**5. Modo de transmisión** – Por inhalación o ingestión de esporas de los hongos por parte de individuos susceptibles. A veces se han observado inoculación directa por abuso de drogas por vía intravenosa, y en los puntos de penetración de catéteres en las venas y en quemaduras cutáneas.

**6. Período de incubación** – Se desconoce. El hongo invade rápidamente los tejidos susceptibles.

**7. Período de transmisibilidad** – La enfermedad no se transmite directamente de una persona a otra, ni de animales a personas.

**8. Susceptibilidad y resistencia** – La rareza de la infección en personas sanas, a pesar de abundar Mucorales en el ambiente, denota resistencia natural. La administración de corticosteroides, la acidosis metabólica, la desferoxamina y los inmunosupresores predisponen a la infección. La desnutrición tiene el mismo efecto en la forma gastrointestinal.

9. **Métodos de control –**

A. *Medidas preventivas:* control clínico óptimo de la diabetes mellitus para evitar la acidosis.

B. *Control del paciente, de los contactos y del ambiente inmediato:*
   1) Notificación a la autoridad local de salud: por lo regular no se justifica la notificación oficial, Clase 5 (véase Notificación de Enfermedades Transmisibles).
   2) Aislamiento: ninguno.
   3) Desinfección concurrente: aseo ordinario. Limpieza terminal.
   4) Cuarentena: ninguna.
   5) Inmunización de los contactos: ninguna.
   6) Investigación de los contactos y de la fuente de infección: por lo común no es útil.
   7) Tratamiento específico: en la forma craneal es necesario el control clínico de la diabetes; han sido útiles la amfotericina B (Fungizone®) y la resección del tejido necrótico.

C. *Medidas en caso de epidemia:* no son aplicables; es una enfermedad esporádica.

D. *Repercusiones en caso de desastre:* ninguna.

E. *Medidas internacionales:* ninguna.

# ENTOMOFTORAMICOSIS POR ESPECIES DE *BASIDIOBOLUS*    CIE-9 117.7; CIE-10 B46.8
# ENTOMOFTORAMICOSIS POR ESPECIES DE *CONIDIOBOLUS*    CIE-9 117.7; CIE-10 B46.8

Estas dos infecciones se han identificado especialmente en las regiones tropicales y subtropicales de Asia y África. No se caracterizan por trombosis ni infarto, por lo general no se presentan junto con otra enfermedad preexistente grave, ni producen enfermedad diseminada, y rara vez causan la muerte.

La entomoftoramicosis causada por *Basidiobolus ranarum (haptosporus)* es una inflamación granulomatosa de tejido subcutáneo. El hongo, de distribución muy amplia, aparece en la vegetación en descomposición, en el suelo y en las vías gastrointestinales de anfibios y reptiles. En su comienzo, la enfermedad se manifiesta en la forma de una masa subcutánea dura, adherida a la piel, especialmente en los niños y en los adolescentes, y con mayor frecuencia en los varones. La infección puede curar de modo espontáneo. El tratamiento recomendado es el yoduro de potasio por vía oral.

La entomoftoramicosis por especies de *Conidiobolus coronatus* (rinoentomoftoramicosis) por lo general se origina en la piel paranasal o la mucosa nasal, y se manifiesta inicialmente en la forma de obstrucción de las vías nasales o tumefacción de la nariz o estructuras vecinas. La lesión puede extenderse a regiones contiguas, como labios, carrillos, paladar o faringe. La enfermedad es poco común y afecta principalmente a hombres adultos. El tratamiento recomendado es la administración de la solución de yoduro de potasio por vía oral, o la aplicación intravenosa de amfotericina B (Fungizone®). El agente infeccioso, *Conidiobolus coronatus,* aparece en el suelo y la vegetación en descomposición. Se desconoce el período de incubación y el modo de transmisión de ambas formas de entomoftoramicosis. No se transmiten de una persona a otra.

---

# CLONORQUIASIS     CIE-9 121.1; CIE-10 B66.1
(Enfermedad del hígado por trematodo de China u oriental)

**1. Descripción** – Enfermedad de los conductos biliares causada por trematodos. Los signos y síntomas clínicos pueden ser mínimos o no aparecer en las infecciones de poca intensidad; los síntomas son consecuencia de la irritación local de los conductos biliares por los trematodos. Entre los síntomas iniciales, los más comunes son pérdida del apetito, diarrea y sensación de presión abdominal. La obstrucción de los conductos biliares, que rara vez ocasiona ictericia, puede ir seguida de cirrosis, hepatomegalia dolorosa, y ascitis y edema progresivos. Es una enfermedad crónica que a veces dura 30 años o más, pero por lo regular no es causa directa ni indirecta de muerte y a menudo es totalmente asintomática. Sin embargo, constituye un factor notable de riesgo para que surja colangiocarcinoma.

El diagnóstico se hace por la identificación de los huevos característicos en las heces o en el líquido obtenido por drenaje duodenal; debe diferenciarse de los huevos de otros trematodos. Se puede hacer el diagnóstico serológico por ELISA.

2. **Agente infeccioso** – *Clonorchis sinensis*, trematodo hepático de China.

3. **Distribución** – Altamente endémica en el sudeste de China, pero presente en todo el país, excepto en el noroeste; existe en el Japón, Taiwán, Corea, Viet Nam y probablemente en Laos y Camboya, principalmente en el delta del río Mecong. En otras partes del mundo pueden surgir casos importados entre los inmigrantes que provienen de Asia. En casi todas las zonas endémicas, la mayor prevalencia se registra en adultos de más de 30 años de edad.

4. **Reservorio** – Seres humanos, gatos, perros, cerdos, ratas y otros animales.

5. **Modo de transmisión** – Los seres humanos se infectan al ingerir pescado de agua dulce, crudo o mal cocido, que contenga las larvas enquistadas. Durante la digestión, las larvas se liberan de los quistes y emigran por el colédoco hasta las radículas biliares. Los huevos depositados en los conductos biliares son expulsados con las heces. Estos huevos en el excremento contienen miracidios totalmente desarrollados; cuando los ingiere un caracol operculado susceptible (como *Parafossarulus*), el miracidio hace eclosión en su intestino, penetra en los tejidos y, por mecanismos asexuales, genera larvas (cercarias) que pasan al agua. En contacto con un segundo huésped intermediario (unas 110 especies de peces de agua dulce fundamentalmente de la familia Cyprinidae), las cercarias penetran en el pez huésped y se enquistan, generalmente en los músculos y a veces debajo de las escamas. El ciclo evolutivo completo de una persona al caracol, al pez y de nuevo a la persona, requiere por lo menos unos tres meses.

6. **Período de incubación** – Impredecible, porque varía con el número de vermes presentes; los trematodos llegan a la madurez en el término de un mes después de que se ingieren las larvas enquistadas.

7. **Período de transmisibilidad** – Los individuos infectados pueden expulsar huevos viables por un período de hasta 30 años; la infección no se transmite directamente de una persona a otra.

8. **Susceptibilidad y resistencia** – La susceptibilidad es universal.

9. **Métodos de control** –

   A. *Medidas preventivas:*

   1) Cocción o radiación completa de todos los peces de agua dulce. Se han recomendado medidas como la congelación a –10 °C (14 °F) por cinco días, como mínimo, o el almacenamiento durante varias semanas en una solución saturada con sal, aunque no se ha demostrado su utilidad.

   2) En las zonas endémicas, educar a la población sobre los peligros de ingerir pescado crudo o tratado inadecuadamente y la necesidad de la eliminación sanitaria de las heces para no contaminar las fuentes de alimentación de

los peces. Prohibir la eliminación de excretas humanas y animales en los viveros de peces.

**B. Control del paciente, de los contactos y del ambiente inmediato:**

1) Notificación a la autoridad local de salud: por lo general no está justificada la notificación oficial, Clase 5 (véase Notificación de Enfermedades Transmisibles).

2) Aislamiento: ninguno.

3) Desinfección concurrente: eliminación sanitaria de las heces.

4) Cuarentena: ninguna.

5) Inmunización de los contactos: no es aplicable.

6) Investigación de los contactos y de la fuente de infección: no suele estar indicada en los casos individuales. Constituye un problema de la comunidad (véase 9C, más adelante).

7) Tratamiento específico: el medicamento preferido es el prazicuantel (Biltricide®).

**C. Medidas en caso de epidemia:** localizar la fuente del pescado infectado. Es posible que las partidas de pescado seco o en salmuera sean las fuentes en zonas no endémicas. A los Estados Unidos llega diariamente pescado de agua dulce, fresco y refrigerado, de zonas endémicas.

**D. Repercusiones en caso de desastre:** ninguna.

**E. Medidas internacionales:** control del pescado o de productos de la pesca importados de zonas endémicas.

## OPISTORQUIASIS CIE-9 121.0; CIE-10 B66.0

La opistorquiasis es una enfermedad causada por pequeños trematodos de gatos y algunos otros mamíferos piscívoros. *Opisthorchis felineus* se localiza en Europa y Asia, y ha infectado a dos millones de personas en la antigua Unión Soviética; *O. viverrini* es endémico en Asia sudoriental especialmente en Tailandia, país en que infectó a unos ocho millones de personas. Los vermes en cuestión constituyen la causa principal de colangiocarcinoma en el mundo; en la zona septentrional de Tailandia, las tasas llegan a 85 casos por 10 000 habitantes.

La biología de estos gusanos planos, las características de la enfermedad y los métodos de control son esencialmente los mismos que para la clonorquiasis, recién descrita. Es imposible diferenciar los huevos de *Opisthorchis* de los de *Clonorchis*.

## COCCIDIOIDOMICOSIS CIE-9 114; CIE-10 B38
(Fiebre del Valle de San Joaquín, fiebre del desierto, reumatismo del desierto, granuloma coccidioideo)

1. **Descripción** – Micosis sistémica que por lo regular comienza en forma de infección de las vías respiratorias. La infección primaria puede ser totalmente asintomática o remedar una influenza aguda, con fiebre, escalofríos, tos y dolor pleural (raramente). Cerca de una quinta parte de los casos determinados clínicamente (se ha calculado que comprende 5% de todas las infecciones primarias) presentan eritema nudoso, complicación más frecuente en las mujeres de raza blanca y más rara en los hombres de raza negra. La infección primaria puede curar totalmente sin secuelas detectables o puede dejar fibrosis, un nódulo pulmonar que puede incluir áreas calcificadas, una cavidad persistente de pared delgada o, raras veces, evolucionar hasta la forma diseminada de la enfermedad.

La coccidioidomicosis diseminada es una enfermedad granulomatosa progresiva, a menudo mortal pero rara, que se caracteriza por lesiones en los pulmones y abscesos en todo el cuerpo, especialmente en los tejidos subcutáneos, la piel, los huesos y el sistema nervioso central. La meningitis coccidioidea es similar a la tuberculosis, pero su evolución es más crónica. Se ha calculado que uno de cada 1000 casos de coccidioidomicosis sintomática se convierte en la forma diseminada.

El diagnóstico se hace al identificar el hongo mediante examen microscópico o por cultivo de esputo, pus, orina, líquido cefalorraquídeo o biopsias de lesiones cutáneas o de órganos. (Es muy peligroso manejar los cultivos del hongo y es importante usar instalaciones de seguridad biológica BSL-2 o BSL-3.) La prueba cutánea a la coccidioidina o la esferulina se torna positiva entre dos y tres días a tres semanas después de comenzar los síntomas. Las pruebas de precipitina y de fijación de complemento suelen ser positivas dentro de los tres primeros meses de la enfermedad clínica. La prueba de precipitina detecta el anticuerpo IgM que se presenta de una a dos semanas después del comienzo de los síntomas, y persiste durante tres a cuatro meses. La fijación del complemento detecta más bien anticuerpos IgG, que aparecen de uno a dos meses después de los síntomas clínicos y subsisten durante seis a ocho meses. A veces se necesitan pruebas cutáneas y serológicas en serie para confirmar la infección reciente o advertir la diseminación; las pruebas cutáneas a menudo son negativas en la enfermedad diseminada, al igual que las pruebas serológicas en las personas inmunodeficientes.

2. **Agente infeccioso** – *Coccidioides immitis*, un hongo dimorfo que se desarrolla en el suelo y en medios de cultivo en forma de moho

saprófito y se reproduce por artroconidias; en los tejidos y en medios especiales de cultivo, la forma parasitaria se desarrolla a manera de células esféricas (esférulas) que se reproducen por formación de endosporas.

**3. Distribución** – Las infecciones primarias son comunes en diferentes regiones áridas y semiáridas del continente americano solamente: en los Estados Unidos, desde California hasta el sur de Texas; en el norte de Argentina, en Paraguay, Colombia, Venezuela, México y América Central. Los fómites polvosos de las zonas endémicas pueden transmitir infecciones a otras zonas; han ocurrido infecciones en personas que simplemente han viajado por zonas endémicas. La enfermedad afecta a personas de cualquier edad, ambos sexos y todas las razas. Más de la mitad de los pacientes con infección sintomática tienen entre 15 y 25 años de edad; el trastorno afecta con mayor frecuencia a hombres que a mujeres, tal vez por la exposición ocupacional. Es más frecuente en el verano, después de un invierno o primavera lluviosos, en especial después de tormentas de polvo y viento. Es una enfermedad importante entre los trabajadores migratorios, arqueólogos y reclutas militares de zonas no endémicas que se trasladan a zonas endémicas. En California, desde 1991 se ha notificado un incremento extraordinario de los casos de coccidioidomicosis.

**4. Reservorio** – El reservorio es el suelo, especialmente en los estercoleros y madrigueras de roedores y zonas aledañas, en regiones con temperatura, humedad y condiciones apropiadas del suelo ("zona ecológica de la parte baja de Sonora"); afecta a seres humanos, ganado bovino, gatos, perros, caballos, burros, ovejas, cerdos, roedores salvajes del desierto, coyotes, chinchillas, llamas y otras especies animales.

**5. Modo de transmisión** – Por inhalación de los artroconidios infectantes del suelo y, en accidentes de laboratorio, de material usado en cultivos. La forma parásita no suele ser infectante, pero la inoculación accidental de pus infectado o suspensión de cultivo en la piel o en los huesos puede originar la formación de granulomas.

**6. Período de incubación** – De una a cuatro semanas en caso de infección primaria. La diseminación puede surgir en forma insidiosa, a veces sin síntomas manifiestos de la infección primaria de los pulmones y años después de producida.

**7. Período de transmisibilidad** – No se transmite directamente de una persona a otra o de los animales a los humanos. *C. immitis* que se encuentra en los vendajes de yeso o en los apósitos puede cambiar, en casos raros, de la forma parasitaria a la saprófita infectante después de siete días.

**8. Susceptibilidad y resistencia** – La elevada prevalencia de personas reactoras positivas a la coccidioidina o a la esferulina en las zonas endémicas indica la frecuencia de la infección subclínica; generalmente, a la recuperación sigue una inmunidad sólida y permanente. No obstante, puede observarse reactivación en personas inmunosuprimidas con fines terapéuticos o por infección por el VIH. La susceptibilidad a la diseminación es mucho mayor en personas de raza negra, filipinos y otros asiáticos, mujeres embarazadas y pacientes con sida u otros tipos de inmunosupresión; la meningitis coccidioidea aislada es más común en los hombres de raza blanca.

9. **Métodos de control –**

A. *Medidas preventivas:*

1) En las zonas endémicas es necesario plantar pasto, cubrir los campos de aterrizaje no pavimentados con aceite y tomar otras medidas contra el polvo (emplear mascarillas y vehículos públicos con aire acondicionado, y humedecer la tierra del suelo).

2) Es preferible no reclutar a personas provenientes de zonas no endémicas para trabajos en que estén expuestos al polvo, como la construcción de carreteras. Para identificar a las personas susceptibles es posible usar las pruebas cutáneas.

B. *Control del paciente, de los contactos y del ambiente inmediato:*

1) Notificación a la autoridad local de salud: notificación de los casos de coccidioidomicosis identificados, especialmente en los brotes en zonas endémicas particulares (EUA); en muchos países no es una enfermedad de notificación obligatoria, Clase 3B (véase Notificación de Enfermedades Transmisibles).

2) Aislamiento: ninguno.

3) Desinfección concurrente: de las secreciones y objetos contaminados. Limpieza terminal.

4) Cuarentena: ninguna.

5) Inmunización de los contactos: ninguna.

6) Investigación de los contactos y de la fuente de infección: no es recomendable, excepto en los casos que aparecen en zonas no endémicas, entre los cuales habrá que obtener antecedentes en cuanto a residencia, exposición ocupacional y viajes.

7) Tratamiento específico: la coccidioidomicosis primaria por lo común muestra resolución espontánea sin tratamiento. La amfotericina B (Fungizone®) por vía intravenosa es beneficiosa en infecciones graves. En la actualidad, el agente más indicado contra la infección meníngea es el fluconazol. El ketoconazol y el itraconazol han sido útiles para tratar la coccidioidomicosis crónica no meníngea.

**C.** *Medidas en caso de epidemia:* los brotes tienen lugar solo cuando los conidios transmitidos por el aire afectan a grupos de personas susceptibles. Hay que tomar medidas para controlar el polvo, si son factibles (véase 9A1, en párrafos anteriores).

**D.** *Repercusiones en caso de desastre:* posible riesgo si se obliga a grandes grupos de personas susceptibles a desplazarse o a vivir en un medio polvoriento en zonas donde prevalece el hongo.

**E.** *Medidas internacionales:* ninguna.

**F.** *Medidas contra el terrorismo biológico:* las artrosporas de *C. immitis* pueden ser utilizadas como un arma de terrorismo biológico. Consúltese Carbunco, Sección F para conocer las medidas generales para adoptar en caso de una amenaza con artrosporas de *C. immitis.*

---

## CÓLERA Y OTRAS ENFERMEDADES
## CAUSADAS POR VIBRIONES     CIE-9 001; CIE-10 A00

## I. *VIBRIO CHOLERAE* SEROGRUPOS O1 Y O139

**1. Descripción** – Enfermedad bacteriana intestinal aguda que en su forma grave se caracteriza por comienzo repentino, diarrea acuosa y profusa sin dolor, náuseas y vómitos en el comienzo de la enfermedad y en casos no tratados, deshidratación rápida, acidosis, colapso circulatorio, hipoglucemia en niños, e insuficiencia renal. La infección asintomática es mucho más frecuente que la aparición del cuadro clínico, especialmente en el caso de microorganismos del biotipo El Tor; son comunes los casos leves en que solo hay diarrea, particularmente en los niños. En los casos graves no tratados (cólera gravis) la persona puede morir en el término de horas y la tasa de letalidad exceder de 50%; con tratamiento apropiado, esa tasa es menor de 1%.

El diagnóstico se confirma por la identificación de *Vibrio cholerae* serogrupo O1 o O139 en el cultivo de heces. Si no se cuenta con los servicios de un laboratorio cercano o inmediatamente, se empleará el medio de transporte de Cary Blair para el traslado o almacenamiento del material fecal o rectal obtenido con aplicador. Con fines clínicos, puede hacerse el diagnóstico presuntivo por observación (con el microscopio de campo oscuro o de fase) de los vibriones con su rápida motilidad característica "a manera de estrellas fugaces", que se inhibe con antisuero específico del serotipo, sin conservador. Con fines epidemiológicos, el diagnóstico presuntivo puede hacerse por la demostración de un incremento importante del título de anticuerpos antitóxicos, o de anticuerpos vibriocidas. En las zonas no endémicas, habrá que confirmar la presencia de microorganismos aislados (en casos iniciales de sospecha) por medio de reacciones bioquímicas y serológicas apropiadas, y por corroboración de la producción de toxina por dichos microorganismos, o la presencia de genes de la toxina del cólera. En epidemias, una vez hecha la corroboración con estudios de laboratorio y los antibioticogramas, no todos los casos necesitan confirmación por otros métodos de laboratorio.

**2. Agente infeccioso** – *Vibrio cholerae* serogrupo O1, que incluye dos biotipos –clásico y El Tor–, cada uno de los cuales abarca microorganismos de los serotipos Inaba, Ogawa y (raras veces) Hikojima. *V. cholerae* O139 también causa el cólera típico. *V. cholerae* O1 de uno u otro biotipos y *V. cholerae* O139 producen una enterotoxina casi idéntica, razón por la cual los cuadros clínicos que originan son similares. En cualquier epidemia tiende a predominar un tipo particular. En la actualidad predomina el biotipo El Tor. En algunas zonas de la India y Bangladesh, una proporción de los casos de cólera clínico es causada por *V. cholerae* O139, y en los últimos 10 años se han observado en Bangladesh algunos casos por *V. cholerae* O1 del biotipo clásico.

Los vibriones que son idénticos por estudios bioquímicos pero que no se aglutinan con antisuero del serogrupo O1 de *V. cholerae* (cepas distintas de O1 que se calificaban anteriormente como vibriones no aglutinables [VNA] o como vibriones no coléricos [VNC]), hoy se incluyen en la especie *V. cholerae*. Algunas cepas elaboran la enterotoxina, pero muchas no lo hacen. Antes de 1992, las cepas distintas de O1 habían ocasionado casos esporádicos y brotes limitados y raros de diarrea, pero no se habían producido grandes epidemias o pandemias.

Sin embargo, a finales de 1992 se notificaron en la India y Bangladesh epidemias de grandes proporciones, que incluían casos de diarrea grave y deshidratante, típica del cólera. El microorganismo causal fue el nuevo serogrupo de *V. cholerae* O139, que elabora la misma toxina del cólera pero difiere de las cepas O1 en su estructura de lipopolisacáridos (LPS) y porque produce antígeno capsular. El cuadro clínico y epidemiológico de la enfermedad causada por este microorganismo es típico del cólera, y los casos que él produce se deben notificar como tales (cólera). La cepa epidémica O139, que posee los factores de virulencia de *V. cholerae* O1 El Tor, al parecer provino de una deleción de los genes que codifican el antígeno lipopolisacárido O1 de la cepa El Tor, y la adquisición de un gran fragmento de nuevo ADN que codifica las enzimas que permiten la síntesis del lipopolisacárido O139 y la cápsula. La notificación de infecciones por *V. cholerae* O1 no toxinógenas o de infecciones por *V. cholerae* que no corresponden a O1, excepto O139, como cólera, es inexacta y ocasiona confusión.

**3. Distribución** – Durante las pandemias del siglo XIX el cólera se diseminaba repetidamente del delta del Ganges en la India a casi todo el mundo. Durante la primera mitad del siglo XX, la enfermedad estuvo confinada en gran medida a Asia, excepto en 1947, cuando se produjo una epidemia grave en Egipto. En la segunda mitad del siglo XX, la epidemiología del cólera se ha caracterizado por tres signos importantes: 1) la diseminación mundial implacable de la séptima pandemia de cólera causada por *V. cholerae* O1 El Tor; 2) el reconocimiento de que existen reservorios ambientales, entre ellos uno a lo largo de la costa del Golfo de México en los Estados Unidos, y 3) la aparición, por primera vez, de grandes epidemias explosivas de cólera gravis causadas por *V. cholerae* de un serogrupo diferente de O1 (*V. cholerae* O139).

A partir de 1961, *V. cholerae* biotipo El Tor proveniente de Indonesia se diseminó a gran parte de Asia y de ahí a Europa oriental. En 1970 se introdujo dicho biotipo en África occidental y se diseminó rápidamente en el continente hasta tornarse endémico en muchos países africanos. Surgieron epidemias en la Península Ibérica e Italia en el decenio de 1970. El cólera por el biotipo El Tor reapareció en América del Sur en 1991 después de un siglo de ausencia, y originó epidemias explosivas en la costa del Pacífico en el Perú. De este país se diseminó rápidamente a otros países vecinos, y para 1994 se habían registrado en América Latina cerca de un millón de casos de cólera. Como aspecto notable, si bien el cuadro clínico fue tan grave como el observado en otras regiones del mundo, la tasa global de letalidad en América Latina permaneció extraordinariamente baja (alrededor de 1%), excepto en zonas rurales muy aisladas en los Andes y en la región del Amazonas, en que los enfermos estaban lejos de los centros de atención médica.

Entre los refugiados rwandeses en Goma, en el antiguo Zaire en julio de 1994, surgió un brote particularmente explosivo de cólera por el biotipo El Tor que produjo cerca de 70 000 casos y 12 000 defunciones en poco más de un mes. En total, 94 países notificaron en 1994 a la OMS 384 403 casos y 10 692 defunciones. En ese año, la tasa global de letalidad fue de 2,8% y varió de 1% en el continente americano a 1,3% en Asia y 5% en África. Las variaciones anteriores reflejan diferencias en la notificación y en el acceso al tratamiento apropiado, y no reflejan alteraciones en la virulencia.

Con la excepción de dos casos adquiridos en el laboratorio, no hubo cólera autóctono en el continente americano entre 1911 y 1973, año en que en los Estados Unidos se produjo un caso en Texas por *V. cholerae* El Tor Inaba sin fuente conocida. En 1978 y en los primeros años del decenio de 1990 hubo infecciones esporádicas adicionales por *V. cholerae* O1 El Tor Inaba en Louisiana y Texas. La aparición de dichos casos en la costa del Golfo en el transcurso de muchos años, todos causados por una sola cepa autóctona, permitió identificar un reservorio ambiental de *V. cholerae* O1 El Tor Inaba en el Golfo de México.

En octubre de 1992 surgieron simultáneamente en varios sitios del estado de Tamil Nadu, India, varios brotes de cólera. Las cepas aisladas no mostraban aglutinación con los antisueros O1 ni pudieron ser tipificadas con ninguno de los 138 antisueros diferentes de *V. cholerae* O1 que integran la batería corriente de laboratorio. El nuevo grupo serológico llamado Bengala O139 se diseminó rápidamente en dicha región en los meses siguientes, y afectó a cientos de miles de personas. En este período epidémico, *V. cholerae* O139 casi sustituyó por completo a las cepas de *V. cholerae* O1 en pacientes hospitalizados y en muestras de agua de superficie. La epidemia continuó su propagación durante 1994, año en que 11 países en Asia notificaron casos de cólera O139; esta nueva cepa pronto fue introducida a otros continentes por viajeros infectados, pero no se señaló una propagación secundaria fuera de Asia. A comienzos de los años noventa se pensó que las epidemias por O139 en Asia podrían ser el inicio de la octava pandemia de cólera. Sin embargo, el serogrupo O139 no se diseminó hasta causar epidemias en África y América del Sur, sino que disminuyó notablemente su frecuencia en la India y Bangladesh, al grado de desaparecer en zonas en que se había diseminado y en todas esas partes no explicó más de 5 a 10% de los casos. En el futuro, es posible que el cólera O139 origine grandes epidemias explosivas en otras regiones del mundo, razón por la cual es necesaria la vigilancia internacional ininterrumpida.

El cólera reapareció en América Latina a comienzos de los años noventa, por lo que han aumentado enormemente los casos de la enfermedad en los viajeros. Aún más, por empleo de métodos bacteriológicos optimizados (medio TCBS), algunos estudios prospectivos han demostrado que la incidencia del cólera en los viajeros estadounidenses y japoneses es considerablemente mayor que la que se había previsto.

**4. Reservorio** – El ser humano; observaciones en los Estados Unidos, Bangladesh y Australia han demostrado claramente la existencia de reservorios en el ambiente, al parecer con la participación de copépodos u otro zooplancton en aguas salobres o en estuarios.

**5. Modo de transmisión** – La transmisión se realiza por la ingestión de agua o alimentos contaminados en forma directa o indirecta con heces o vómitos de pacientes infectados. Los microorganismos de la variedad El Tor y O139 subsisten en el agua por largo tiempo. Cuando apareció el cólera por el biotipo El Tor en América Latina en forma explosiva en 1991, la combinación de sistemas de abastecimiento municipal deficientes, aguas superficiales contaminadas y métodos inseguros de almacenamiento de agua en el hogar produjeron una transmisión extensa del cólera por el agua. Se achacó el problema a las bebidas preparadas con agua contaminada y vendidas por comerciantes callejeros, hielo e incluso agua embotellada comercial. También se dijo que constituían vehículos para la transmisión de la enfermedad los granos cocidos con salsas. *V. cholerae* introducido por un manipulador de alimentos en algunos de estos platillos, que eran almacenados sin refrigerar, podía proliferar en el término de 8 a 12 horas en varios órdenes logarítmicos. También sirvieron como vehículos de transmisión hortalizas y fruta "rociadas" con aguas servidas y no tratadas. Se han atribuido brotes, epidemias y casos esporádicos al consumo de mariscos crudos o mal cocidos. Algunas veces ellos provinieron de aguas contaminadas, como se observó en los brotes de Guam, Kiribati, Portugal, Italia y Ecuador. En otras situaciones, como ocurrió en los Estados Unidos, los casos esporádicos de cólera surgieron después de la ingestión de mariscos crudos o mal cocidos, obtenidos de aguas no contaminadas. Los casos en Louisiana y Texas se debieron a la ingestión de cangrejos y crustáceos de aguas costeras y estuarios no contaminados por aguas negras, que al parecer constituyen el reservorio natural de *V. cholerae* O1 serotipo Inaba. El cólera clínico en zonas endémicas afecta predominantemente a grupos de los niveles socioeconómicos más bajos.

**6. Período de incubación** – De unas horas a cinco días; por lo común, de dos a tres días.

**7. Período de transmisibilidad** – Se supone que dura mientras persiste el estado de portador de heces positivas, que suele ser de unos pocos días después del restablecimiento. Sin embargo, el estado de portador a veces persiste por meses. Los antibióticos eficaces contra las cepas infectantes (como sería la tetraciclina contra la cepa O139 y casi todas las cepas O1) acortan el período de transmisibilidad. En los adultos se ha observado en muy raras ocasiones una infección crónica biliar que dura años, con eliminación intermitente de vibriones en las heces.

**8. Susceptibilidad y resistencia** – La susceptibilidad es variable; la aclorhidria gástrica agrava el riesgo de que surja la enfermedad, y los niños amamantados están protegidos. El cólera grave por el biotipo El Tor y el vibrión O139 afecta significativamente con mayor frecuencia a personas del grupo sanguíneo O. La infección por *V. cholerae* O1 u O139 provoca el aumento del número de anticuerpos aglutinantes y antitóxicos, y de la resistencia a la infección. El mejor elemento de correlación inmunológica de protección contra el cólera por cepas

O1 son los anticuerpos vibriocidas en suero, que se detectan fácilmente después de la infección por cepas O1 (pero para la infección por cepas O139 no se dispone de métodos similares específicos, sensibles y fiables). Los estudios de campo indican que la infección clínica inicial por *V. cholerae* O1 del biotipo clásico brinda protección contra ese mismo biotipo o el biotipo El Tor; a diferencia de ello, la infección inicial causada por el biotipo El Tor genera solo un nivel pequeño de protección a largo plazo, que se limita únicamente a las infecciones por ese biotipo. En las zonas endémicas, la mayoría de las personas adquieren los anticuerpos al comienzo de la edad adulta. Sin embargo, la infección por cepas O1 no protege contra la infección por cepas O139, ni viceversa. En estudios de provocación experimental en voluntarios, la infección clínica inicial por *V. cholerae* O139 confirió protección significativa contra la diarrea, al provocar de nuevo al sujeto con el *V. cholerae* O139.

9. **Métodos de control –**

A. *Medidas preventivas:*
1) Véase Fiebre tifoidea, 9A1-7.
2) La inmunización activa con la vacuna actual preparada con células enteras muertas y aplicada por vía parenteral tiene poca utilidad práctica para el control epidemiológico o para el tratamiento de los contactos de casos. Las vacunas mencionadas han brindado protección parcial (50%) por lapsos breves (de tres a seis meses) en zonas de alta endemicidad y no evitan la infección asintomática; por lo común no se recomienda su uso. En algunos países ya se cuenta con dos vacunas orales que generan alto grado de protección durante algunos meses contra el cólera causados por cepas O1; una es la vacuna de vibriones vivos, en una sola dosis (cepa CVD 103-HgR, bajo los nombres registrados de Orachol® en Europa, y Mutacol en el Canadá, SSVI); la otra es una vacuna hecha de vibriones inactivados a los que se agrega la subunidad B de la toxina del cólera y se aplica en dos dosis (Dukoral, SBL). Hasta finales de 1999 no se había aprobado el uso de dichas vacunas en los Estados Unidos.
3) No se justifican las medidas que prohíben o limitan el desplazamiento de personas, alimentos u otros artículos.

B. *Control del paciente, de los contactos y del ambiente inmediato:*
1) Notificación a la autoridad local de salud: la notificación de los casos es obligatoria en todo el mundo, de conformidad con el *Reglamento Sanitario Internacional* (1969), tercera edición anotada, 1983, actualizada y reimpresa, 1992, OMS, Ginebra; Clase 1 (véase Notificación de Enfermedades Transmisibles).

2) Aislamiento: conviene hospitalizar, con las precauciones para casos entéricos, a las personas en estado muy grave; no es necesario el aislamiento estricto. Los casos menos graves pueden tratarse fuera del hospital con rehidratación oral y un antimicrobiano apropiado. Las salas apiñadas de pacientes de cólera pueden funcionar sin riesgos para el personal y los visitantes, siempre que se laven meticulosamente las manos y se sigan los procedimientos básicos de higiene. Hay que poner en práctica medidas de control de moscas.

3) Desinfección concurrente: de las heces y los vómitos, así como de los artículos y la ropa de cama usados por los pacientes, por medio de calor, ácido carbólico u otro desinfectante. En las comunidades que cuentan con un sistema de eliminación de aguas residuales moderno y adecuado, las heces pueden eliminarse directamente en las alcantarillas sin desinfección preliminar. Limpieza terminal.

4) Cuarentena: ninguna.

5) Tratamiento de los contactos: vigilancia de personas que compartieron alimentos y bebidas con un enfermo de cólera durante cinco días desde la última exposición. Si hay signos o gran posibilidad de transmisión secundaria dentro del núcleo familiar, habrá que dar quimioprofilaxis a los miembros que lo integran. A los adultos se les administrará 500 mg de tetraciclina cuatro veces al día o una sola dosis de 300 mg de doxiciclina al día, durante tres días, salvo que se sepa o se sospeche que las cepas locales son resistentes a la tetraciclina. Los niños pueden recibir también 50 mg de tetraciclina por kg de peso al día en cuatro fracciones, o una sola dosis de 6 mg de doxiciclina por kg de peso, durante tres días; con los ciclos breves de tetraciclinas no surge el problema de las manchas en los dientes. Otros agentes profilácticos que son útiles en sitios en que las cepas de *V. cholerae* O1 son resistentes a la tetraciclina incluyen furazolidona (Furoxona®) (100 mg cuatro veces al día para adultos y 1,25 mg por kg de peso cuatro veces al día para niños); eritromicina (dosis de 40 mg por kg de peso al día para niños en cuatro fracciones; dosis de 250 mg cuatro veces al día para adultos); o trimetoprima-sulfametoxazol (320 mg de TMP y 1600 mg de SMX dos veces al día para adultos, y 8 mg de TMP por kg de peso y 40 mg de SMX por kg de peso al día en dos fracciones para niños); o ciprofloxacino (500 mg dos veces al día para adultos). El trimetoprima-sulfametoxazol no es útil contra infecciones por *V. cholerae* O139 porque

dicha cepa es resistente a él. La quimioprofilaxis masiva de comunidades enteras nunca está indicada y puede ocasionar resistencia a los antibióticos. No está indicada la inmunización de los contactos.

6) Investigación de los contactos y de la fuente de infección: investíguense las posibilidades de infección por agua potable o alimentos contaminados. Es importante entrevistar a las personas que compartieron alimentos en los cinco días anteriores al comienzo del cólera. Se recomienda la búsqueda de casos no notificados por medio de cultivo de heces solo entre los miembros de la familia que vivan bajo el mismo techo o entre las personas expuestas a una posible fuente común, en una zona anteriormente no infectada.

7) Tratamiento específico: son tres los elementos fundamentales en el tratamiento de los enfermos de cólera: 1) rehidratación intensiva; 2) administración de antibióticos eficaces, y 3) tratamiento de las complicaciones. La rehidratación intensiva por las vías oral e intravenosa para remediar los déficit de líquidos y electrólitos, y también para reponer las pérdidas extraordinarias y constantes por la diarrea, constituye el elemento fundamental de la terapia contra la enfermedad. Los antimicrobianos apropiados constituyen un elemento importante de la fluidoterapia porque disminuyen el volumen y la duración de la diarrea y frenan rápidamente la excreción de vibriones, y con ello disminuyen la posibilidad de transmisión secundaria. Por último, conforme se manifiesta con mayor intensidad la eficacia de la rehidratación, los pacientes que viven después de mostrar choque hipovolémico y deshidratación profunda, presentan algunas complicaciones como la hipoglucemia, que es necesario identificar y corregir inmediatamente. Si se cumplen las pautas básicas expuestas, las cifras de letalidad pueden conservarse en niveles menores de 1%, incluso durante brotes explosivos en países en desarrollo.

Al emprender la fluidoterapia inmediata e intensiva con volúmenes suficientes de soluciones electrolíticas para remediar la deshidratación, la acidosis y la hipocaliemia, la mayoría de los pacientes con pérdida de líquidos leve o moderada pueden tratarse exclusivamente con rehidratación oral, con soluciones que contengan glucosa a razón de 20 g por litro (o 40 g de sacarosa por litro, o 50 g de polvo de arroz hervido, por litro); cloruro de sodio (3,5 g por litro); cloruro de potasio (1,5 g por litro) y citrato trisódico deshidratado (2,9 g por litro) o bicarbonato de sodio (2,5 g por litro). La depleción volumétrica leve y moderada debe corregirse con soluciones orales para reponer, en un lapso de cuatro a seis horas, un volumen que equivalga a la pérdida de líquidos calculada (aproximadamente 5% del peso corporal en los casos leves de deshidratación, y 7% en los casos moderados). Las pérdidas continuas se reponen administrando, en un lapso de cuatro horas, un volumen de solución oral que sea de 1,5 veces el volumen de heces perdido en las cuatro horas previas.

Los pacientes en choque deben recibir rehidratación intravenosa rápida, con una solución de múltiples electrólitos, balanceada, que contenga aproximadamente 130 meq de iones de sodio por litro; de 25 a 48 meq de iones de bicarbonato, acetato o lactato por litro, y de 10 a 15 meq de iones de potasio por litro. Entre las soluciones útiles están el lactato de Riger o la solución de la OMS para el tratamiento de la diarrea (4 g de NaCl, 1 g de KCl, 6,5 g de acetato sódico y 8 g de glucosa por litro), y la solución "Dacca" (5 g de NaCl, 4 g de NaHCO$_3$ y 1 g de KCl por litro) que pueden prepararse localmente en una situación de urgencia. La fluidoterapia inicial de reposición debe ser de 30 ml/kg de peso en la primera hora para lactantes y en los primeros 30 minutos para personas de más de 1 año de edad, a la cual debe seguir una reevaluación del paciente. Una vez que se ha corregido eficazmente el colapso circulatorio, en casi todos los pacientes conviene cambiar a la rehidratación oral hasta completar una reposición de 10% del déficit hídrico inicial y conservar el equilibrio reponiendo las pérdidas continuas de líquido.

Los agentes antimicrobianos apropiados disminuyen la duración de la diarrea y aminoran el volumen de soluciones de rehidratación necesarias; también acortan la duración de la excreción de vibriones. Las dosis de tetraciclina para adultos son de 500 mg cuatro veces al día y para niños, 12,5 mg por kg de peso cuatro veces al día, durante tres días. Si prevalecen cepas de *V. cholerae* resistentes a la tetraciclina, otros regímenes antimicrobianos incluyen: trimetoprima-sulfametoxazol (320 mg del primero y 1600 mg del segundo dos veces al día para los adultos, y 8 mg de trimetoprima por kg de peso y 40 mg de sulfametoxazol por kg de peso al día en dos fracciones para niños, durante tres días); furazolidona (100 mg cuatro veces al día para adultos y 1,25 mg por kg cuatro veces al día para niños, durante tres días); o eritromicina (250 mg cuatro veces al día para adultos y 10 mg por kg de peso tres veces al día para niños, durante tres días). Otro régimen útil para adultos es el de ciprofloxacino a razón de 250 mg una vez al día durante tres días. Las cepas de *V. cholerae* O139 son resistentes a la combinación de trimetoprima-sulfametoxazol. Dado que cepas individuales de *V. cholerae* O1 o O139 pueden ser resistentes a cualquiera de los antimicrobianos mencionados, debe usarse el conocimiento que exista sobre la sensibilidad de las cepas locales a dichos medicamentos para orientar la selección del antimicrobiano más apropiado.

**C. Medidas en caso de epidemia:**

1) Educar a la población en riesgo sobre la necesidad de buscar inmediatamente tratamiento apropiado.

2) Proveer instalaciones eficaces para el tratamiento.

3) Adoptar medidas de urgencia para garantizar la pureza del agua potable. Es necesario clorar los sistemas de abastecimiento público de agua, aun cuando las fuentes hídricas no parezcan estar contaminadas. Hay que clorar o hervir toda el agua para beber, cocinar o lavar platos y recipientes de alimentos, salvo que el abastecimiento de agua haya sido debidamente clorado y protegido contra la contaminación ulterior.

4) Supervisar cuidadosamente la preparación de alimentos y bebidas. Después de la cocción y la ebullición, es necesario protegerlos contra la contaminación por moscas o por manipulación no higiénica. Los sobrantes de alimentos deben ser recalentados en la mejor forma posible antes de ingerirlos. Los sujetos con diarrea no deben preparar alimentos ni transportar agua para el consumo de otros. Los alimentos servidos en los funerales de pacientes de cólera pueden ser particularmente peligrosos, y debe disuadirse a la gente de que los consuma durante una epidemia.

5) Iniciar una investigación minuciosa para identificar el vehículo y las circunstancias de transmisión (tiempo, lugar, persona) y, con base en los datos obtenidos, plantear adecuadamente las medidas de control.

6) Proporcionar medios seguros y apropiados para la eliminación de las aguas residuales.

7) No se recomienda la vacuna parenteral hecha de células enteras.

8) Si las situaciones locales son relativamente estables, las nuevas vacunas orales contra el cólera pueden constituir una medida adicional complementaria que facilita el control de la enfermedad. Sin embargo, es importante no usarlas en situaciones caóticas o si hay enorme escasez de agua que interfiera en la práctica de la rehidratación oral.

**D. Repercusiones en caso de desastre:** en las zonas donde el cólera es endémico, existe gran riesgo de brotes si grandes grupos de población viven en condiciones de hacinamiento, sin el manejo adecuado de los alimentos o sin las debidas instalaciones sanitarias.

**E. Medidas internacionales:**

1) Notificación telegráfica de los gobiernos, a la OMS y a los países vecinos, del primer caso de cólera importado, el primero transferido o el primero no importado debido a las variedades O1 y O139 de *V. cholerae* en una zona anteriormente exenta de la enfermedad. En los Estados Unidos, los clínicos y los microbiólogos notifican casos sospechosos al epidemiólogo estatal; los departamentos de salud estatal los notifican a los CDC, que confirman los casos y los notifican a la OMS.

2) En el *Reglamento Sanitario Internacional* (1969), tercera edición anotada, 1983, actualizada y reimpresa, 1992, OMS, Ginebra, se especifican las medidas aplicables a barcos, aeronaves y transportes terrestres que provengan de zonas con cólera.

3) Viajeros internacionales: la OMS no recomienda la inmunización con la vacuna anticolérica parenteral hecha de vibriones enteros a personas que viajen de un país a otro en cualquier zona del mundo, y tampoco se exige oficialmente en ningún país. Se recomienda la inmunización con cualquiera de las nuevas vacunas orales para personas de países industrializados que viajan a zonas en que el cólera es endémico o epidémico. En los países en que se ha probado el uso y distribución de las nuevas vacunas orales, se recomienda particularmente utilizarlas para inmunizar a viajeros que poseen factores de riesgo sabidos como hipoclorhidria (consecuencia de gastrectomía parcial o farmacoterapia), o cardiopatías (como arritmias); ancianos, y cualquier persona que tenga el grupo sanguíneo O. A fines de 1999 todavía no se había aprobado el uso y la distribución de dichas vacunas en los Estados Unidos. El Reglamento Sanitario Internacional señala que "podrá exigirse el examen de heces a personas que lleguen en

viaje internacional de un área infectada durante el período de incubación del cólera y que presenten los signos característicos de la enfermedad".
4) Centros Colaboradores de la OMS.

## II. *VIBRIO CHOLERAE* SEROGRUPOS DIFERENTES DE O1 Y O139          CIE-9 005.8; CIE-10 A05.8

**1. Descripción** – Son más de 100 los serogrupos de *V. cholerae* que existen; de ellos, solo O1 y O139 ocasionan las características epidemiológicas y clínicas del síndrome del cólera. Sin embargo, los serogrupos de *V. cholerae* diferentes de O1 y O139 se han vinculado con casos esporádicos y brotes pequeños de gastroenteritis. En raras ocasiones se les ha aislado de personas con enfermedad septicémica (por lo común huéspedes inmunodeficientes).

**2. Agente infeccioso** – *V. cholerae* serogrupos distintos de O1 y O139. Al igual que ocurre con todos los microorganismos de esta especie, la proliferación y el crecimiento son estimulados en un medio que contenga NaCl al 1%. En raras ocasiones, las cepas de *V. cholerae* que no son O1 ni O139 elaboran toxina del cólera o poseen los factores de colonización de las cepas epidémicas O1 y O139. Algunas cepas que no son O1 ni O139 elaboran una toxina termoestable (llamada NAG-ST). Los estudios epidemiológicos y de provocación en voluntarios han corroborado la patogenicidad de las cepas que producen NAG-ST. Las cepas que no son O1 ni O139 aisladas de la sangre de enfermos septicémicos muestran encapsulamiento notable.

**3. Distribución** – Las cepas de *V. cholerae* que no son O1 ni O139 originan de 2 a 3% de los casos (incluidos los viajeros) de enfermedades diarreicas en los países tropicales en desarrollo. Las cifras de identificación de aislamiento son mayores en las zonas costeras.

**4. Reservorio** – Los serogrupos de *V. cholerae* que no son O1 ni O139 aparecen en entornos acuáticos en todo el mundo, particularmente en aguas levemente salobres, en las que constituyen la flora autóctona. Estos microorganismos son halófilos, pero proliferan también en aguas dulces (como la de lagos). El número de vibriones varía con la estación y alcanza su punto máximo en épocas calurosas. En las aguas salobres están adheridos al zooplancton quitinoso y a los crustáceos.

**5. Modo de transmisión** – Los casos de gastroenteritis por serogrupos que no son O1 ni O139 por lo común provienen del consumo de mariscos crudos o mal cocidos, en particular crustáceos. En las zonas endémicas tropicales, algunas infecciones pueden originarse en la ingestión de aguas superficiales. Las infecciones de heridas se producen por exposición ambiental por lo común a aguas salobres, o por accidentes ocupacionales en pescadores, recolectores de mariscos y otros trabajadores. En huéspedes de alto riesgo puede surgir septicemia por la infección de heridas o la ingestión de mariscos contaminados.

**6. Período de incubación** – Breve. De 12 a 24 horas en los brotes y un promedio de 10 horas en la administración experimental del inóculo a voluntarios (límites, 5,5 a 96 horas).

**7. Período de transmisibilidad** – No se sabe si en la naturaleza las infecciones se transmiten de una persona a otra o por personas que contaminan alimentos que sirven de vehículo. En caso de que ocurra esta última posibilidad, el período de transmisibilidad potencial se limitaría al lapso en que se excretan los vibriones, por lo común varios días.

**8. Susceptibilidad y resistencia** – Se piensa que todos los seres humanos son susceptibles de mostrar gastroenteritis si ingieren un número suficiente de *V. cholerae* que no son O1 ni O139 en un alimento que sirva de vehículo apropiado, o terminen por mostrar la infección de heridas si estas quedan expuestas a agua o mariscos con los vibriones. La septicemia aparece solo en huéspedes con alguna anormalidad, como los individuos inmunodeficientes, los que tienen enfermedades crónicas del hígado o los que padecen de malnutrición grave.

**9. Métodos de control** –

   A. *Medidas preventivas:*

   1) Educar a los consumidores sobre los riesgos que conlleva la ingestión de mariscos crudos, salvo que hayan sido radiados.

   2) Educar a los manipuladores y procesadores de mariscos respecto al cumplimiento de las siguientes medidas preventivas:

      a) Asegurar que todos los mariscos cocidos alcancen la temperatura adecuada para destruir el microorganismo por calentamiento durante 15 minutos a 70 °C o 158 °F (los microorganismos pueden sobrevivir a 60 °C o 140 °F durante 15 minutos, y a 80 °C o 176 °F durante varios minutos).

      b) Manipular los mariscos cocidos de manera que se evite la contaminación con mariscos crudos, o con agua marina contaminada.

      c) Conservar en refrigeración adecuada todos los mariscos, crudos o cocidos, antes de consumirlos.

      d) Evitar el uso de agua de mar en las zonas donde se manipulen mariscos, verbigracia, en cruceros.

**B., C. y D.** **Control del paciente, de los contactos y del ambiente inmediato, Medidas en caso de epidemia** y **Repercusiones en caso de desastre:** véase Intoxicación alimentaria estafilocócica (sección I, 9B excepto B2, 9C y 9D). Aislamiento: precauciones entéricas.

Las personas con hepatopatía o inmunosuprimidas (por tratamiento o alguna enfermedad subyacente) y los alcohólicos, deben abstenerse de comer mariscos crudos. Si aparece la enteritis mencionada en ellos, el antecedente de haber consumido los mariscos y en especial la aparición de lesiones bulosas en la piel, justifica emprender inmediatamente la antibioticoterapia, con una combinación de minociclina oral (100 mg cada 12 horas) y cefotaxima intravenosa (2 g cada ocho horas) como el régimen preferido. También son eficaces las tetraciclinas y el ciprofloxacino.

## III. ENTERITIS DEBIDA A *VIBRIO PARAHAEMOLYTICUS*      CIE-9 005.4; CIE-10 A05.3
(Infección por *Vibrio parahaemolyticus*)

**1. Descripción** – Trastorno intestinal caracterizado por diarrea acuosa y cólicos abdominales en la mayoría de los casos, y a veces con náusea, vómito, fiebre y cefalea. En ocasiones surge una afección disenteriforme con heces sanguinolentas o mucosas, fiebre alta y recuento leucocitario elevado. En forma típica es una enfermedad de gravedad moderada que suele durar de uno a siete días. Rara vez produce infección sistémica y la muerte.

El diagnóstico se confirma por el aislamiento de los vibriones Kanagawa-positivos en las heces de los pacientes, después de cultivo en medios apropiados, o la presencia de $10^5$ microorganismos o más por gramo de alimento al que se atribuye el cuadro de intoxicación, desde el punto de vista epidemiológico (por lo común mariscos).

**2. Agente infeccioso** – *Vibrio parahaemolyticus*, un vibrión halófilo. Se han identificado 20 grupos distintos de antígenos "O" y aproximadamente 60 tipos distintos de antígenos "K". Las cepas patógenas suelen producir (aunque no siempre) una reacción hemolítica característica (el "fenómeno de Kanagawa").

**3. Distribución** – Se han notificado casos esporádicos y brotes de fuentes comunes en muchas partes del mundo, particularmente en el Japón, Asia sudoriental y los Estados Unidos. En los Estados Unidos han aparecido algunos grandes brotes de origen alimentario, en los que el alimento que sirvió de vehículo fueron los mariscos mal cocidos. Los casos se presentan principalmente en los meses cálidos del año. En fecha reciente se han detectado algunos brotes por cepas Kanagawa-negativas, ureasa positivas.

**4. Reservorio** – El entorno de las costas marinas constituye el hábitat natural. Durante la temporada de frío, los microorganismos están en los sedimentos marinos, y durante la época de calor, en las aguas litorales y en los peces y mariscos.

**5. Modo de transmisión** – Por ingestión de mariscos crudos o mal cocidos, o cualquier alimento que haya experimentado contaminación cruzada por la manipulación de mariscos crudos, o después de enjuagarlos con agua de mar contaminada.

**6. Período de incubación** – Generalmente entre 12 y 24 horas, pero puede variar de 4 a 30 horas.

**7. Período de transmisibilidad** – No se transmite de una persona a otra.

**8. Susceptibilidad y resistencia** – Es probable que la mayoría de las personas sean susceptibles.

**9. Métodos de control** –

    *A. Medidas preventivas:* iguales a las utilizadas para la prevención de enteritis por *V. cholerae* que no son O1 ni O139.

    *B., C.* y *D. Control del paciente, de los contactos y del ambiente Inmediato, Medidas en caso de epidemia* y *Repercusiones en caso de desastre:* véase Intoxicación alimentaria estafilocócica (sección I, 9B, excepto B2, 9C y 9D). Aislamiento: precauciones de tipo entérico.

## IV. INFECCIÓN POR *VIBRIO VULNIFICUS*

CIE-9 005.8; CIE-10 05.8

**1. Descripción** – La infección por *Vibrio vulnificus* origina septicemia en sujetos con hepatopatía o alcoholismo crónicos o hemocromatosis y en las personas inmunosuprimidas. El cuadro surge de 12 horas a 3 días después del consumo de mariscos crudos o mal cocidos, en particular ostras. La tercera parte de los enfermos están en choque cuando son llevados para su atención, y presentan hipotensión en un lapso de 12 horas a partir de su hospitalización. Se ha observado que 75% de los pacientes muestran lesiones bulosas características en la piel; la trombocitopenia es común y suele haber signos de coagulación intravascular diseminada. Más de 50% de las personas con septicemia primaria mueren; la tasa de mortalidad excede de 90% en los casos de hipotensión. *V. vulnificus* también infecta heridas sufridas en aguas costeras o de estuarios; las lesiones pueden variar desde leves y de duración limitada hasta la celulitis y la miositis de progresión rápida, que remedan la mionecrosis por clostridios, dadas la rapidez de su diseminación y su capacidad de destrucción.

**2. Agente infeccioso** – Es un *Vibrio* marino halófilo por lo común lactosa-positivo (85% de los microorganismos aislados) cuyas características bioquímicas son semejantes a las de *V. parahaemolyticus*. Para confirmar la identidad de la especie a veces es necesario utilizar sondas de ADN o taxonomía numérica en un laboratorio de referencia. *V. vulnificus* expresa una cápsula de polisacárido, en cuya superficie se localizan múltiples tipos de antígenos.

**3. Distribución** – *V. vulnificus* es el agente más común de infecciones graves causadas por el género *Vibrio* en los Estados Unidos. En zonas costeras la incidencia anual de la enfermedad por *V. vulnificus* es de aproximadamente 0,5 casos por 100 000 habitantes; cerca de dos tercios de estos casos incluyen septicemia primaria. Se han notificado casos por *V. vulnificus* en muchas zonas del mundo (como Japón, Corea, Taiwán, Israel, España y Turquía).

**4. Reservorio** – *V. vulnificus* es flora autóctona de vida libre en entornos de estuarios. Se lo encuentra en las aguas de estuarios y en mariscos, en particular ostras. En los meses cálidos del verano el vibrión se puede identificar sistemáticamente en casi todos los cultivos de ostras.

**5. Modo de transmisión** – Las personas de alto riesgo, incluidas las inmunodeficientes y las que tienen hepatopatías crónicas, adquieren la infección al ingerir mariscos crudos o mal cocidos. A diferencia de ello, en huéspedes normales inmunocompetentes, las infecciones de heridas de manera típica se producen después de la exposición a agua de estuarios (por ejemplo, accidentes ocurridos en paseos en botes) o heridas de origen ocupacional (como en los desbulladores de ostras y pescadores).

**6. Período de incubación** – Por lo regular de 12 a 72 horas después de consumir mariscos crudos o mal cocidos.

**7. Período de transmisibilidad** – Se considera que la infección no se transmite de una persona a otra, en forma directa o por contaminación de alimentos, excepto como se ha descrito en el apartado I.5.

**8. Susceptibilidad y resistencia** – Las personas con cirrosis, hemacromatosis y otras enfermedades crónicas del hígado, así como los huéspedes inmunodeficientes (por alguna enfermedad subyacente o farmacoterapia), están expuestos a mayor peligro de mostrar la forma septicémica de la enfermedad. Según datos del Departamento de Salud del estado de Florida (EUA), en el período 1981–1992, la incidencia anual de enfermedad por *V. vulnificus* en adultos con hepatopatías que consumieron ostras crudas fue de 7,2 por 100 000, en comparación con 0,09 por 100 000 adultos sin enfermedad del hígado identificada.

**9. Métodos de control** –

    *A. Medidas preventivas:* las mismas que se usan para la prevención de infecciones por *V. cholerae* que no son O1 ni O139.

# V. INFECCIÓN POR OTROS
## VIBRIONES — CIE-9 005.8; CIE-10 A05.8

La infección por otras especies de *Vibrio* se ha asociado con enfermedades diarreicas. Los microorganismos incluyen *V. cholerae* de serogrupos diferentes de O1; *V. mimicus* (algunas cepas elaboran una enterotoxina idéntica a la producida por *V. cholerae* O1 y O139); *V. fluvialis, V. furnissii* y *V. hollisae.* En raras ocasiones, el ataque septicémico de personas con hepatopatías subyacentes, malnutrición grave o inmunodeficiencia, se ha asociado con la infección por *V. hollisae. V. alginolyticus* y *V. damsela* se han asociado con infecciones de heridas.

---

# CONJUNTIVITIS/QUERATITIS — CIE-9 372.0-372.3, 370; CIE-10 H10, H16

## I. CONJUNTIVITIS BACTERIANA AGUDA — CIE-9 372.0; CIE-10 H10.0
(Ojo enrojecido, "párpados adheridos", fiebre purpúrica brasileña [CIE-10 A48.4])

**1. Descripción** – Síndrome clínico que comienza con lagrimeo, irritación e hiperemia de las conjuntivas palpebral y bulbar de uno o ambos ojos, seguidos de edema de los párpados y exudado mucopurulento. En los casos graves puede haber equimosis en la conjuntiva bulbar e infiltración marginal en la córnea, con fotofobia. No es una enfermedad mortal (excepto en las circunstancias que se señalan más adelante), y su curso clínico puede durar de dos días a dos o tres semanas; muchos pacientes solamente tienen hiperemia de las conjuntivas y exudado mínimo durante unos días.

En niños de varias comunidades del Brasil se han observado casos ocasionales de enfermedad sistémica, de una a tres semanas después de conjuntivitis por un clon invasor peculiar de *Haemophilus influenzae,* biogrupo *aegyptius.* Esta enfermedad grave, la fiebre purpúrica brasileña (FPB), ha tenido una tasa de letalidad de 70% en más de los 100 casos identificados en una amplia zona geográfica del Brasil que abarca cuatro estados; clínicamente puede no distinguirse de la meningococcemia. El agente etiológico se ha aislado de cultivos de material de conjuntivas, faringe y sangre.

Es preciso confirmar el diagnóstico clínico por el examen microscópico de un frotis teñido del exudado, o el cultivo de dicho material, para diferenciar la conjuntivitis bacteriana de la vírica o la alérgica, y de la infección por adenovirus o enterovirus. En esta sección se describen por separado la conjuntivitis de inclusión (véase más adelante), el tracoma y la conjuntivitis gonocócica.

**2. Agentes infecciosos** – Los más importantes parecen ser *Haemophilus influenzae*, biogrupo *aegyptius* (bacilo de Koch-Weeks), así como *Streptococcus pneumoniae*; también pueden producir la enfermedad por *H. influenzae* tipo b, especies de *Moraxella* y *Branhamella*, *Neisseria meningitidis* y *Corynebacterium diphtheriae*. En neonatos, la enfermedad puede ser causada por *H. influenzae*, biogrupo *aegyptius*, gonococos (véase Gonorrea), *S. pneumoniae*, *S. viridans*, varios bacilos entéricos gramnegativos y, excepcionalmente, *Pseudomonas aeruginosa*.

**3. Distribución** – La enfermedad está muy difundida y es común en todo el mundo, especialmente en los climas cálidos; con frecuencia es epidémica. En los Estados Unidos, la infección por *H. influenzae*, biogrupo *aegyptius*, se limita en gran medida a las zonas rurales meridionales, que van desde Georgia hasta California, en especial durante el verano y comienzos del otoño; en el norte de África y en el Oriente Medio aparece en forma de epidemias estacionales. En todo el mundo se producen infecciones por otros microorganismos que acompañan a menudo a enfermedades agudas respiratorias víricas durante las estaciones de frío. La fiebre purpúrica brasileña se ha limitado esencialmente al Brasil; dos casos que se produjeron en Australia tuvieron semejanza clínica, pero el microorganismo fue diferente del que causa la fiebre brasileña.

**4. Reservorio** – El ser humano. En muchas zonas, durante los períodos interepidémicos son comunes los portadores de *H. influenzae* biogrupo *aegyptius* y *S. pneumoniae*.

**5. Modo de transmisión** – Por contacto con secreciones de las conjuntivas o vías respiratorias superiores de las personas infectadas, por medio de los dedos, ropas u otros artículos contaminados, que incluye compartir aplicadores de cosméticos para los ojos, medicamentos oftálmicos de dosis múltiples e instrumentos insuficientemente esterilizados, como los tonómetros. Los microorganismos pueden ser transmitidos mecánicamente por jejenes o moscas de los ojos; sin embargo, no se ha precisado su importancia como vectores, y probablemente difiere de una zona a otra.

**6. Período de incubación** – Por lo regular de 24 a 72 horas.

**7. Período de transmisibilidad** – Mientras dura la infección activa.

**8. Susceptibilidad y resistencia** – Los niños menores de 5 años suelen ser afectados más a menudo y la incidencia disminuye con la edad. Los pequeños de muy corta edad, las personas debilitadas y los ancianos son particularmente susceptibles a las infecciones por estafilococos. El grado de inmunidad después de un ataque es bajo y varía con el agente infeccioso.

**9. Métodos de control –**

**A.** *Medidas preventivas:* aseo personal, cuidados higiénicos y tratamiento de los ojos afectados.

**B.** *Control del paciente, de los contactos y del ambiente inmediato:*

1) Notificación a la autoridad local de salud: notificación obligatoria de las epidemias, pero no de los casos individuales de enfermedad clásica, Clase 4; para la enfermedad sistémica, Clase 2A (véase Notificación de Enfermedades Transmisibles).

2) Aislamiento: precauciones con líquidos de drenaje y secreciones. Los niños no deben acudir a la escuela durante la fase aguda de la enfermedad.

3) Desinfección concurrente: de las secreciones y los artículos contaminados. Limpieza terminal.

4) Cuarentena: ninguna.

5) Inmunización de los contactos: ninguna.

6) Investigación de los contactos y de la fuente de infección: por lo común no es útil en el caso de la conjuntivitis, pero debe hacerse en la fiebre purpúrica brasileña.

7) Tratamiento específico: por lo regular es eficaz la aplicación local de una pomada o de gotas que contengan una sulfonamida, como la sulfacetamida sódica; gentamicina o una combinación de antibióticos como polimixina B con neomicina, o trimetoprima. En el caso de la fiebre purpúrica brasileña es necesario el tratamiento de tipo sistémico; los microorganismos aislados son sensibles a la penicilina y al cloramfenicol y resistentes al trimetoprima-sulfametoxazol. La rifampicina por vía oral a razón de 20 mg por kg de peso al día durante dos días puede ser más eficaz que el cloramfenicol local en la erradicación del clon de la fiebre purpúrica brasileña, y puede ser útil para evitar dicha fiebre entre los niños con conjuntivitis por el clon de esa fiebre (véase Conjuntivitis gonocócica, 9B7).

**C.** *Medidas en caso de epidemia:*

1) Tratamiento inmediato y adecuado de los pacientes y los contactos cercanos a ellos.

2) En las zonas donde se sospecha que los insectos transmiten la infección por medios mecánicos, deben adoptarse medidas para impedir el acceso de los jejenes o las moscas de los ojos, a los ojos de las personas enfermas o sanas.

3) Control de los insectos, que varía con el vector sospechoso.

**D.** *Repercusiones en caso de desastre:* ninguna.

**E.** *Medidas internacionales:* ninguna.

## II. QUERATOCONJUNTIVITIS POR ADENOVIRUS CIE-9 077.1; CIE-10 B30.0

(Queratoconjuntivitis epidémica, conjuntivitis de los astilleros, ojo de astillero)

**1. Descripción** – Enfermedad vírica aguda de los ojos con inflamación unilateral o bilateral de las conjuntivas y edema de los párpados y tejido periorbitario. Comienza en forma repentina, con dolor, fotofobia, visión borrosa y a veces fiebre leve, cefalalgia, malestar general y linfadenopatía preauricular dolorosa. Unos siete días después del comienzo, en cerca de la mitad de los casos, la córnea muestra varios infiltrados subepiteliales redondos pequeños, que al final pueden formar erosiones puntiformes que se tiñen con la fluoresceína. La conjuntivitis aguda dura unas dos semanas, aunque la queratitis puede seguir evolucionando y dejar opacidades subepiteliales circunscritas que pueden interferir a veces en la visión durante varias semanas. En casos graves pueden quedar cicatrices permanentes.

El diagnóstico se confirma al identificar al virus en cultivos celulares apropiados inoculados con material obtenido por torundas o escobillones de ojos y raspado de conjuntiva; el virus puede visualizarse por dilución con anticuerpos inmunofluorescentes o por microscopia electrónica inmunitaria; el antígeno vírico puede detectarse por medio de ELISA. Los incrementos en los títulos con especificidad de tipo se identifican en ELISA, estudios de neutralización o de hemaglutinación en suero.

**2. Agente infeccioso** – En los Estados Unidos, en forma típica, los agentes patógenos son los adenovirus tipos 8, 19 y 37, aunque también han intervenido otros tipos de adenovirus. La enfermedad más grave ha sido causada por infecciones por los tipos 8, 5 y 19.

**3. Distribución** – Probablemente mundial. En Asia, Hawai, América del Norte y Europa se han producido casos esporádicos y brotes de gran magnitud.

**4. Reservorio** – El ser humano.

**5. Modo de transmisión** – Contacto directo con secreciones oculares de una persona infectada y, de manera indirecta, por medio de superficies, instrumentos o soluciones contaminadas. En grandes industrias, las epidemias se concentran en estaciones y enfermerías de primeros auxilios y dispensarios en los cuales a menudo se administran tratamientos contra traumatismos oculares pequeños. En estos casos la transmisión se produce por medio de dedos, instrumentos u otros artículos contaminados. Han surgido brotes similares en clínicas oftalmológicas y consultorios médicos. Cuando el personal de dispensarios y clínicas contrae la enfermedad, puede actuar como fuente de infección. La diseminación dentro del núcleo familiar es frecuente y son los niños quienes, en forma típica, contagian la infección.

**6. Período de incubación** – El período de incubación varía de 5 a 12 días, pero en muchos casos se rebasa dicho lapso.

**7. Período de transmisibilidad** – Desde finales del período de incubación hasta 14 días después del comienzo del cuadro clínico. Se ha señalado la excreción duradera del virus.

**8. Susceptibilidad y resistencia** – Después de infecciones por adenovirus, por lo regular hay inmunidad completa con especificidad de tipo. El traumatismo, incluso de poca intensidad, y la manipulación de los ojos agravan el peligro de infección.

**9. Métodos de control** –

  *A. Medidas preventivas:*

  1) Educar a los pacientes sobre aspectos de limpieza personal y del peligro que conlleva el uso de toallas y artículos de tocador comunes. Educarlos para reducir al mínimo el contacto entre las manos y los ojos.

  2) Evitar el uso compartido de goteros con soluciones oftálmicas, medicamentos, cosméticos para ojos, instrumentos o toallas.

  3) En los procedimientos oftalmológicos en dispensarios, clínicas y consultorios, la asepsia debe incluir el lavado riguroso de las manos antes de examinar a cada paciente, y la esterilización sistemática de los instrumentos después de usarlos; se recomienda desinfección de alto grado (véanse las Definiciones) para instrumentos que se pondrán en contacto con las conjuntivas o los párpados. Se debe usar guantes para explorar los ojos de enfermos con queratoconjuntivitis epidémica posible o confirmada. Deben descartarse todos los medicamentos o goteros oftálmicos que se hayan puesto en contacto con los párpados o las conjuntivas de enfermos. El personal médico con conjuntivitis manifiesta no debe tener contacto físico alguno con los pacientes.

  4) En caso de brotes persistentes, deberá atenderse a los individuos con queratoconjuntivitis epidémica en instalaciones físicamente separadas.

  5) Utilizar medidas de seguridad, como gafas protectoras, en plantas industriales.

  *B. Control del paciente, de los contactos y del ambiente inmediato:*

  1) Notificación a la autoridad local de salud: notificación obligatoria de las epidemias, pero no de los casos individuales, Clase 4 (véase Notificación de Enfermedades Transmisibles).

2) Aislamiento: precauciones en cuanto a líquidos de drenaje y secreciones. Los pacientes deben utilizar sus propias toallas y sábanas durante la fase aguda de la enfermedad. El personal médico infectado o los pacientes no deben ponerse en contacto con sujetos no infectados.

3) Desinfección concurrente: de exudados conjuntivales y nasales y artículos contaminados por ellos. Limpieza terminal.

4) Cuarentena: ninguna.

5) Inmunización de los contactos: ninguna.

6) Investigación de los contactos y de la fuente de infección: en caso de brotes habrá que identificar la fuente de infección y tomar precauciones para evitar que se extienda la transmisión.

7) Tratamiento específico: ninguno en la fase aguda. Si las opacidades residuales interfieren en la capacidad del paciente para trabajar, un oftalmólogo calificado puede administrar corticosteroides de aplicación local.

C. *Medidas en caso de epidemia:*

1) Aplicar estrictamente las recomendaciones del inciso 9A, en párrafos anteriores.

2) Organizar instalaciones cómodas para el diagnóstico inmediato, que eliminen o reduzcan al mínimo el contacto entre sujetos infectados y no infectados.

D. *Repercusiones en caso de desastre:* ninguna.

E. *Medidas internacionales:* Centros Colaboradores de la OMS.

## III. CONJUNTIVITIS HEMORRÁGICA ADENOVÍRICA    CIE-9 077.2; CIE-10 B30.1
(Fiebre faringoconjuntival)
## CONJUNTIVITIS HEMORRÁGICA ENTEROVÍRICA    CIE-9 077.4; CIE-10 B30.3
(Enfermedad del Apolo 11, conjuntivitis hemorrágica aguda)

**1. Descripción** – En la conjuntivitis adenovírica suelen aparecer folículos linfoides, la conjuntivitis dura de 7 a 15 días, y a menudo hay pequeñas hemorragias subconjuntivales. En un síndrome adenovírico, la fiebre faringoconjuntival (FFC), se observó enfermedad de las vías superiores y fiebre, con grados menores de inflamación del epitelio corneal (queratitis epitelial).

En la conjuntivitis hemorrágica aguda por enterovirus (CHA), el cuadro comienza repentinamente con enrojecimiento, hinchazón y dolor, a menudo en ambos ojos; el curso del trastorno inflamatorio es de cuatro a seis días, y en ese lapso aparecen hemorragias subconjuntivales en la conjuntiva bulbar, en la forma de petequias, que se agrandan para formar hemorragias subconjuntivales confluentes. Las grandes hemorragias poco a poco muestran resolución en un lapso de 7 a 12 días. En grandes brotes de CHA enterovírica, se ha observado una incidencia baja de parálisis, similar a la de poliomielitis, que abarca nervios craneales, radiculomielitis lumbosacra y parálisis de motoneurona inferior. Las complicaciones neurológicas aparecen de días a un mes después de la conjuntivitis y comúnmente dejan cierta debilidad residual.

La confirmación en el laboratorio de las infecciones por adenovirus se hace por el aislamiento del virus del material obtenido por escobilladura o raspado de conjuntiva en cultivo celular, por detección de antígenos víricos por inmunofluorescencia, por identificación del ácido nucleico vírico con una sonda de ADN, o por un título creciente de anticuerpos. La infección enterovírica se diagnostica por el aislamiento del agente, la demostración de un título creciente de anticuerpos, o por reacción en cadena de la polimerasa.

**2. Agentes infecciosos** – Adenovirus y picornavirus. Casi todos los adenovirus causan fiebre faringoconjuntival, pero los que la causan más comúnmente son los tipos 3, 4 y 7; se han observado brotes de conjuntivitis por adenovirus de la FFC en el agua de albercas mal cloradas.

El tipo de picornavirus más prevalente ha sido clasificado como enterovirus 70; él y la variedad del virus Coxsackie A24 han causado grandes brotes de conjuntivitis hemorrágica aguda.

**3. Distribución** – La fiebre faringoconjuntival aparece durante brotes de enfermedades de las vías respiratorias por adenovirus o como epidemias de verano, por el uso del agua de albercas contaminadas. La conjuntivitis hemorrágica aguda fue identificada por primera vez en Ghana, en 1969, y en Indonesia en 1970; desde entonces se han detectado innumerables epidemias en muchas zonas tropicales de Asia, África, América Central y del Sur, países del Caribe, las islas del Pacífico y parte de Florida (EUA) y México. Se calculó que el brote producido en Samoa estadounidense en 1986 por la variante A24 del virus Coxsackie atacó a 48% de la población. En algunos países europeos se han presentado brotes menores, que generalmente han dependido del contagio en clínicas oftalmológicas. En los Estados Unidos han aparecido algunos casos entre refugiados del sudeste asiático y viajeros que vuelven de zonas donde la conjuntivitis hemorrágica aguda es epidémica.

**4. Reservorio** – El ser humano.

**5. Modo de transmisión** – Por contacto directo o indirecto con exudado de ojos infectados. La transmisión de una persona a otra se produce con mayor frecuencia en las familias, en las que a menudo se observan las mayores tasas de ataque. El adenovirus puede transmitirse en el agua de albercas con cloración deficiente, y se le ha notificado como "conjuntivitis de las piscinas"; también se transmite por gotitas expulsadas de las vías respiratorias. Las grandes epidemias de conjuntivitis hemorrágica aguda en los países en desarrollo se han vinculado con el hacinamiento y el descuido en las normas de higiene. Los escolares han intervenido en la diseminación rápida de la conjuntivitis hemorrágica aguda de una comunidad.

**6. Período de incubación** – Para la infección por adenovirus, de 4 a 12 días (media, 8 días). En el caso de infección por picornavirus, de 12 horas a 3 días.

**7. Período de transmisibilidad** – Las infecciones por adenovirus pueden ser transmisibles incluso 14 días después de su comienzo; en el caso de las infecciones por picornavirus, como mínimo cuatro días después de comenzar.

**8. Susceptibilidad y resistencia** – La infección puede presentarse en personas de cualquier edad, y se han notificado reinfecciones, recaídas, o ambas. Todavía no se ha dilucidado la función y la duración de la respuesta inmunitaria.

**9. Métodos de control** –

A. *Medidas preventivas:* no se cuenta con tratamiento eficaz, por lo que asume máxima importancia la prevención. Se insistirá en la higiene personal, que incluye medidas como no compartir toallas y evitar el hacinamiento. Asepsia estricta en las clínicas oftalmológicas y lavado minucioso de las manos antes de examinar a cada paciente. En estas clínicas debe desinfectarse el equipo que pueda estar contaminado. Puede ser conveniente cerrar las escuelas. También es importante la cloración adecuada del agua de las piscinas.

B. *Control del paciente, de los contactos y del ambiente inmediato:*
1) Notificación a la autoridad local de salud: notificación obligatoria de las epidemias, pero no de los casos individuales, Clase 4 (véase Notificación de Enfermedades Transmisibles).
2) Aislamiento: precauciones en cuanto a líquidos de drenaje y secreciones. Conviene restringir el contacto con casos mientras la enfermedad es activa; por ejemplo, los niños no deben acudir a la escuela.
3) Desinfección concurrente: de los exudados conjuntivales y los artículos contaminados por ellos. Limpieza terminal.
4) Cuarentena: ninguna.
5) Inmunización de los contactos: ninguna.

6) Investigación de los contactos y de la fuente de infección: localización de los demás casos para saber si existió una fuente común de la infección.

7) Tratamiento específico: ninguno.

**C. Medidas en caso de epidemia:**

1) Organizar apropiadamente los servicios para el diagnóstico y tratamiento sintomático de los casos.

2) Mejorar el nivel de higiene y limitar las aglomeraciones, en la medida de lo posible.

**D. Repercusiones en caso de desastre:** ninguna.

**E. Medidas internacionales:** Centros Colaboradores de la OMS.

## IV. CONJUNTIVITIS POR CLAMIDIAS    CIE-9 077.0; CIE-10 A74.0

(Conjuntivitis de inclusión, paratracoma, blenorrea neonatal de inclusión, "párpados adheridos")
(Consúltese el capítulo de Tracoma)

**1. Descripción** – En el recién nacido, es una conjuntivitis aguda con abundante exudado purulento, que suele identificarse de 5 a 12 días después del nacimiento. La etapa aguda por lo común cede espontáneamente en unas cuantas semanas, pero sin tratamiento la inflamación de los ojos puede persistir incluso durante un año o más y dejar cicatrices leves en las conjuntivas e infiltración de la córnea (micropannus). En algunos lactantes que también tienen infección nasofaríngea, aparece neumonía por clamidias (véase el apartado correspondiente). Es importante descartar la infección gonocócica.

En los niños y los adultos se observa conjuntivitis folicular aguda junto con linfadenopatía preauricular en el lado afectado, hiperemia, infiltración y un exudado mucopurulento mínimo, a menudo con afección superficial de la córnea. En los adultos puede haber también una fase crónica con exudado mínimo y síntomas que a veces persisten por un año o más, sin tratamiento. El agente infeccioso puede afectar el epitelio uretral en los hombres y las mujeres, y el cuello uterino en las mujeres. La conjuntivitis a veces acompaña a la uretritis o la cervicitis.

Los métodos de laboratorio para confirmar el diagnóstico incluyen aislamiento y cultivo celular; detección de antígeno por medio de la tinción inmunofluorescente de material en frotis directos, o los métodos de inmunovaloración con enzimas o sonda de ADN.

**2. Agente infeccioso** – *Chlamydia trachomatis*, serovariedades D a K. Las cepas felinas de *C. psittaci* han causado queratoconjuntivitis folicular aguda en seres humanos.

**3. Distribución** – Se notifican casos oculares esporádicos en adultos sexualmente activos en todo el mundo. La conjuntivitis neonatal por *C. trachomatis* es común y afecta de 15 a 35% de los recién nacidos expuestos a la infección materna. Entre los adultos con infección de los genitales por clamidias, 1 de cada 300 termina por mostrar oftalmopatía por dicho agente.

**4. Reservorio** – Los seres humanos, en el caso de *C. trachomatis*; los gatos, respecto a *C. psittaci*.

**5. Modo de transmisión** – El agente se transmite por lo común durante las relaciones sexuales; las secreciones genitales de las personas infectadas son infecciosas. La infección ocular en el recién nacido generalmente se produce por contacto directo con la vagina infectada; también puede haber infección *in utero*. Los ojos de los adultos se infectan por transmisión de secreciones genitales, por lo regular con los dedos. A veces los niños de mayor edad pueden contraer la infección ocular de recién nacidos infectados u otros miembros del núcleo familiar; en estos casos hay que investigar la posibilidad de abuso sexual. Se han notificado brotes entre personas que nadan en piscinas con agua no clorada, aunque tal situación no se ha corroborado por resultados de cultivos, y tal vez sean producidos por adenovirus y otras causas conocidas de la "conjuntivitis de las piscinas".

**6. Período de incubación** – De 5 a 12 días, con límites de tres días a seis semanas en el recién nacido, y de 6 a 19 días en los adultos.

**7. Período de transmisibilidad** – Mientras persiste la infección genital u ocular. Se ha observado la persistencia del estado de portador en mucosas, hasta dos años después del nacimiento.

**8. Susceptibilidad y resistencia** – No hay datos de resistencia a la reinfección, aunque puede disminuir la intensidad de la enfermedad.

**9. Métodos de control** –

   *A. Medidas preventivas:*

    1) Uso correcto y constante de condones para evitar la transmisión sexual y tratamiento inmediato de personas con uretritis o cervicitis por clamidias.

    2) Las medidas preventivas generales son las mismas que se adoptan contra otras enfermedades de transmisión sexual (véase Sífilis, 9A).

    3) Es de suma importancia identificar la infección en las mujeres embarazadas que posean factores de riesgo, por medio de cultivos o detección de antígenos. El tratamiento de la infección cervicouterina en las embarazadas evitará la transmisión subsecuente al niño. En general, la administración de 500 mg de eritromicina base cuatro veces al día durante siete días es eficaz, pero el cumplimiento

de la farmacoterapia no es seguro, por los frecuentes efectos gastrointestinales adversos.

4) Se deben poner en práctica las medidas profilácticas sistemáticas contra la oftalmía gonocócica neonatal. El método preferido es la aplicación única de solución de yodopolivinilpirrolidona al 2,5%, pomadas oftálmicas de tetraciclina al 1% o de eritromicina al 0,5% o gotas oftálmicas de nitrato de plata al 1% en los ojos del niño, una hora después del nacimiento. Todos los métodos producen resultados similares en la prevención de la conjuntivitis gonocócica; en estudios de campo fue significativamente más eficaz la solución de yodopolivinilpirrolidona para evitar las infecciones oculares de los neonatos. La profilaxis ocular no evita la colonización nasofaríngea, ni el riesgo de neumonía ulterior por clamidias. La penicilina es ineficaz contra las clamidias.

**B. *Control del paciente, de los contactos y del ambiente inmediato:***

1) Notificación a la autoridad local de salud: la notificación de los casos de recién nacidos es obligatoria en muchos países y estados de los Estados Unidos, Clase 2B (véase Notificación de Enfermedades Transmisibles).

2) Aislamiento: precauciones en cuanto a drenaje y secreciones durante las primeras 96 horas de comenzado el tratamiento.

3) Desinfección concurrente: las técnicas asépticas y el lavado de las manos por el personal al parecer bastan para prevenir la transmisión en las salas cuna.

4) Cuarentena: ninguna.

5) Inmunización de los contactos: no es aplicable.

6) Investigación de los contactos y de la fuente de infección: deben ser examinadas y tratadas todas las parejas sexuales del adulto enfermo, y la madre y el padre del recién nacido infectado. También hay que buscar gonorrea y sífilis coexistentes activas en los adultos infectados.

7) Tratamiento específico: en el caso de infecciones oculares y genitales de los adultos, son eficaces una tetraciclina, eritromicina u ofloxacino por vía oral durante dos semanas. La azitromicina es eficaz en una sola dosis. Se recomienda la administración de eritromicina por vía oral durante dos semanas, para combatir las infecciones oculares del recién nacido y así eliminar también el riesgo de neumonitis por clamidias; la dosis es de 10 mg/kg de peso, que se administra cada 12 horas durante la primera semana de vida y cada ocho horas después de ella.

C. *Medidas en caso de epidemia:* control sanitario de las piscinas; basta con la cloración común.

D. *Repercusiones en caso de desastre:* ninguna.

E. *Medidas internacionales:* Centros Colaboradores de la OMS.

---

# CORIOMENINGITIS LINFOCÍTICA
## (CML, meningitis linfocítica benigna)

CIE-9 049.0;
CIE-10 A87.2

1. **Descripción** – Enfermedad vírica propia de los animales, especialmente los ratones, transmisible al ser humano, con una notable diversidad de manifestaciones clínicas. A veces se observa un cuadro similar al de la influenza, con mialgias, cefalalgia retroorbitaria, leucopenia y trombocitopenia, que termina con el restablecimiento completo; en algunos casos, la enfermedad puede comenzar con manifestaciones meníngeas o meningoencefalíticas, o aparecer después de una remisión breve. Algunas veces se presentan orquitis, parotiditis, artritis, miocarditis y erupciones. El período agudo puede ser breve; rara vez la enfermedad causa la muerte, e incluso en los casos extraordinariamente graves (como sería el coma con meningoencefalitis), el pronóstico respecto al restablecimiento sin secuelas suele ser satisfactorio, pero la convalecencia puede ser prolongada e incluir fatiga e inestabilidad motora. En los casos con afección neurológica, el líquido cefalorraquídeo muestra en forma típica pleocitosis linfocítica y, a veces, un bajo nivel de glucosa. La meningoencefalitis difusa constituye el hallazgo histopatológico primario en los extraordinarios casos mortales. Se han notificado algunos casos mortales de enfermedad similar a la fiebre hemorrágica. Se han notificado algunos casos de infección transplacentaria del feto que ocasionaron hidrocefalia y coriorretinitis y es necesario corroborar dicha posibilidad.

Los métodos de diagnóstico de laboratorio comprenden el aislamiento del virus de la sangre o líquido cefalorraquídeo al comienzo de la enfermedad mediante la inoculación intracerebral de ratones de tres a cinco semanas de nacidos, exentos de CML, o en cultivos tisulares. Se considera como signo diagnóstico la presencia de IgM específica en el suero o el líquido cefalorraquídeo, por ELISA, con captura de IgM o títulos crecientes de anticuerpos en métodos con anticuerpos inmunofluorescentes indirectos en pares de suero. Es importante diferenciar la coriomeningitis linfocítica de otras meningitis asépticas y encefalitis por virus.

**2. Agente infeccioso** – El virus de la coriomeningitis linfocítica, que es un arenavirus serológicamente afín a los virus Lassa, Machupo, Junín, Guanarito y Sabiá.

**3. Distribución** – Es un trastorno común en Europa y América, pero no se lo diagnostica con la frecuencia debida. Los focos de infección entre ratones ferales persisten por largos períodos y ocasionan casos esporádicos de enfermedad clínica. Han surgido brotes por exposición a cricetos mascota y animales de laboratorio. Los ratones calvos, que actualmente se utilizan en forma amplia en muchos laboratorios de investigación, son particularmente susceptibles a la infección, y pueden excretar virus en abundancia y por largo tiempo.

**4. Reservorio** – El ratón casero infectado, *Mus musculus*, constituye el reservorio natural; las hembras infectadas transmiten la infección a sus crías, que pueden volverse excretoras asintomáticas y persistentes de virus. La infección también afecta a colonias de ratones y cricetos, y se observa en líneas tumorales trasplantables.

**5. Modo de transmisión** – El virus se excreta en la orina, la saliva y las heces de animales infectados, por lo común ratones. La transmisión a los seres humanos probablemente se hace por el contacto oral o de las vías respiratorias con excreta, alimentos o polvo contaminados por el virus, o por contaminación de lesiones o cortaduras cutáneas. La manipulación de artículos contaminados por los ratones infectados naturalmente puede exponer a la persona a un gran riesgo de infección.

**6. Período de incubación** – Probablemente de 8 a 13 días; de 15 a 21 días hasta que aparecen los síntomas meníngeos.

**7. Período de transmisibilidad** – La transmisión directa de una persona a otra no se ha demostrado y es poco probable.

**8. Susceptibilidad y resistencia** – El restablecimiento después de la enfermedad tal vez indica inmunidad por largo tiempo. Los mecanismos mediados por células son importantes y los anticuerpos pueden intervenir en forma secundaria.

**9. Métodos de control** –

A. *Medidas preventivas:* limpieza de la casa y del sitio de trabajo; eliminación de ratones y otros animales enfermos. Guardar los alimentos en recipientes cerrados. Es útil la vigilancia virológica de los establecimientos comerciales que crían roedores, en especial los que crían cricetos y ratones. Cerciorarse de que los ratones de laboratorio no estén infectados y de que el personal que los manipula cumple con las normas establecidas para evitar la infección transmitida por animales infectados.

**B. Control del paciente, de los contactos y del ambiente inmediato:**

1) Notificación a la autoridad local de salud: notificable en áreas endémicas particulares, Clase 3C (véase Notificación de Enfermedades Transmisibles).
2) Aislamiento: ninguno.
3) Desinfección concurrente: de las secreciones de la nariz y garganta, de la orina y las heces, y de los artículos contaminados con ellas durante el período febril agudo. Limpieza terminal.
4) Cuarentena: ninguna
5) Inmunización de los contactos: ninguna.
6) Investigación de los contactos y de la fuente de infección: inspección del domicilio y del sitio de trabajo de los enfermos para saber si hay ratones domésticos u otros roedores criados como animales caseros.
7) Tratamiento específico: ninguno.

**C. Medidas en caso de epidemia:** no son aplicables.

**D. Repercusiones en caso de desastre:** ninguna.

**E. Medidas internacionales:** ninguna.

---

# CRIPTOCOCOSIS
(Torula)

CIE-9 117.5; CIE-10 B45

**1. Descripción** – Micosis profunda que generalmente se presenta como meningitis subaguda o crónica; puede haber infección de los pulmones, riñones, próstata y huesos. La piel puede mostrar lesiones acneiformes, úlceras o masas subcutáneas similares a tumores. En ocasiones, *Cryptococcus neoformans* puede actuar como un saprófito endobronquial en pacientes con enfermedad del pulmón de otro origen. La meningitis no tratada culmina con la muerte en el término de semanas a meses.

El diagnóstico de la meningitis criptocócica se facilita por la identificación de formas encapsuladas en gemación, en el estudio microscópico de líquido cefalorraquídeo mezclado con tinta china; dichas formas también pueden estar presentes en la orina o en el pus. Suelen ser útiles las pruebas serológicas en busca del antígeno en el suero y en el líquido cefalorraquídeo. El diagnóstico se confirma por cambios histopatológicos o por cultivo (no deben utilizarse medios que contengan ciclohexamida, porque inhiben la proliferación de *C. neoformans*). El mucicarmín de Mayer tiñe de color rojo oscuro casi todos los criptococos en los tejidos, lo cual facilita el diagnóstico histopatológico.

**2. Agentes infecciosos** – *Cryptococcus neoformans* variedad *neoformans* y *C. neoformans* variedad *gattii*; este último es más frecuente en climas tropicales o subtropicales. Los estados perfectos (sexuales) de dichos hongos reciben los nombres de *Filobasidiella neoformans* variedad *neoformans* y *F. neoformans* variedad *bacillispora*.

**3. Distribución** – En todo el mundo se producen casos esporádicos. La infección afecta principalmente a los adultos y en los hombres es dos veces más frecuente que en las mujeres. Los sujetos con infección por el VIH muy avanzada tienen mayor susceptibilidad a mostrar criptococosis, casi siempre de la variedad *neoformans*. La infección también afecta a los gatos, perros, caballos, vacas, monos y otros animales.

**4. Reservorio** – Es un microorganismo saprófito que crece en el medio externo. El agente infeccioso (var. *neoformans*) puede aislarse siempre de nidos viejos de palomas y del excremento de ellas, y del suelo en muchas zonas del mundo. La variedad *gattii* se ha aislado del follaje y la corteza de algunas especies de eucaliptos.

**5. Modo de transmisión** – Se supone que por inhalación.

**6. Período de incubación** – Se desconoce. La enfermedad pulmonar suele anteceder a la infección del cerebro durante meses o años.

**7. Período de transmisibilidad** – No se transmite directamente de una persona a otra, ni de los animales al hombre.

**8. Susceptibilidad y resistencia** – Son susceptibles todas las razas, pero la frecuencia de *C. neoformans* en el medio externo y la rareza de la infección, sugieren que los seres humanos poseen una resistencia notable. La susceptibilidad aumenta durante la terapia con corticosteroides y en trastornos por inmunodeficiencia (especialmente sida) y del sistema reticuloendotelial, en particular enfermedad de Hodgkin y sarcoidosis.

**9. Métodos de control** –

A. *Medidas preventivas:* no se han identificado grupos de casos causados por exposición a heces de palomas, pero la enorme distribución de *C. neoformans* en los excrementos secos de dichas aves sugiere que la eliminación de grandes cúmulos de los mismos debe ser antecedida por la descontaminación química, por ejemplo, con un yodóforo, o por humedecimiento para evitar que el agente se disperse en la forma de aerosoles.

B. *Control del paciente, de los contactos y del ambiente inmediato:*
1) Notificación a la autoridad local de salud: en algunas jurisdicciones se exige la notificación oficial por ser una

posible manifestación de sida, Clase 2B (véase Notificación de Enfermedades Transmisibles).

2) Aislamiento: ninguno.

3) Desinfección concurrente: de las secreciones y vendajes contaminados. Limpieza terminal.

4) Cuarentena: ninguna.

5) Inmunización de contactos: ninguna.

6) Investigación de los contactos y de la fuente de infección: ninguna.

7) Tratamiento específico: la amfotericina B (Fungizone®) por vía endovenosa es eficaz en muchos casos; la 5-fluorocitosina es útil en combinación con la amfotericina B. Dicha combinación suele ser el método más adecuado, pero conlleva notable toxicidad. Ha sido más difícil curar la criptococosis en pacientes de sida; el fluconazol es útil después de un ciclo inicial con amfotericina B e indefinidamente como fármaco de sostén.

**C. Medidas en caso de epidemia:** ninguna.

**D. Repercusiones en caso de desastre:** ninguna.

**E. Medidas internacionales:** ninguna.

---

# CRIPTOSPORIDIOSIS          CIE-9 136.8; CIE-10 A07.2

**1. Descripción** – Infección parasitaria de importancia en medicina y veterinaria, que afecta las células epiteliales de las vías gastrointestinales, biliares y respiratorias de los seres humanos y de 45 especies diferentes de vertebrados, incluso aves de corral y de otro tipo, peces, reptiles, mamíferos pequeños (roedores, gatos, perros), y grandes mamíferos (en particular ganado vacuno y ovino). Son frecuentes las infecciones asintomáticas y constituyen una fuente de infección para otras personas. El síntoma principal en las personas es la diarrea, que puede ser profusa y acuosa, precedida de anorexia y vómito en los niños. La diarrea se acompaña de cólicos abdominales. Con menor frecuencia, hay malestar general, fiebre, anorexia, náusea y vómito. Los síntomas suelen aparecer y desaparecer, pero muestran remisión antes de 30 días en casi todas las personas inmunológicamente sanas. Las personas inmunodeficientes, en particular los pacientes de sida, posiblemente no eliminen el parásito y la enfermedad sigue su curso clínico duradero y fulminante que contribuye a la muerte. Los síntomas de colecistitis pueden aparecer en las infecciones de las vías biliares, pero no se ha dilucidado la relación entre las infecciones de las vías respiratorias y el cuadro clínico.

El diagnóstico se hace generalmente por identificación de oocistos en el frotis de heces o de las fases del ciclo vital de los parásitos en la biopsia de intestinos. Los oocistos son pequeños (de 4 a 6 μm) y pueden confundirse con levaduras, salvo que se tiñan apropiadamente. Los colorantes más utilizados incluyen auramina-rodamina, un colorante acidorresistente modificado, y safranina-azul de metileno. Como aspecto adicional, se ha podido contar en fecha reciente con métodos de ELISA de tipo inmunológico nuevos y más sensibles. Para detectar los oocistos en muestras de heces y material ambiental, es útil un anticuerpo monoclonal marcado con fluoresceína. La infección con este microorganismo no se reconoce fácilmente, salvo que se busque en forma específica. Las técnicas serológicas pueden ser útiles en estudios epidemiológicos, pero no se ha precisado el momento de aparición de los anticuerpos ni el tiempo que persisten después de la infección.

**2. Agente infeccioso** – *Cryptosporidium parvum,* un protozoario coccidiano, es la especie que ocasiona la infección en los seres humanos.

**3. Distribución** – Mundial. Se han identificado oocistos de *Cryptosporidium* en muestras de heces de seres humanos en más de 50 países de todos los continentes. En países desarrollados, como los Estados Unidos y algunos de Europa, se advirtió que la prevalencia de infección era de menos de 1 a 4,5% de las personas estudiadas por análisis de heces. En regiones en desarrollo, la prevalencia es significativamente mayor, y varía de 3 a 20%. Es muy fácil que se infecten los niños menores de 2 años de edad, las personas que manipulan animales, los viajeros, hombres que tienen relaciones sexuales con muchos otros hombres, y contactos personales íntimos de los individuos infectados (familiares, personal asistencial y trabajadores de guarderías infantiles). Se han notificado brotes en guarderías infantiles en todo el mundo. Los brotes han guardado relación con el agua potable, incluso tres de los de mayor magnitud se originaron en agua potable de abastecimiento público; también se ha relacionado con el contacto con agua en sitios de recreo, como resbaladillas, piscinas y lagos contaminados, y con beber sidra de manzana no pasteurizada, que se había contaminado con estiércol vacuno.

**4. Reservorio** – Los seres humanos, el ganado bovino y otros animales domésticos.

**5. Modo de transmisión** – Fecal-oral, que incluye transmisión de una persona a otra, un animal a una persona y la transmisión de origen hídrico y alimentario. El parásito infecta las células del epitelio intestinal y se multiplica inicialmente por esquizogonia, seguida por un ciclo sexual del cual se forman oocistos que son expulsados con las heces, en las cuales pueden sobrevivir durante largo tiempo en condiciones ambientales adversas. Los oocistos resisten notablemente la acción de los desinfectantes químicos utilizados para purificar el agua potable. En los seres humanos pueden observarse uno o más ciclos autoinfectantes.

**6. Período de incubación** – No se conoce con exactitud; los límites probables van de 1 a 12 días, con un promedio de 7 días.

**7. Período de transmisibilidad** – Los oocistos, que constituyen las formas infectantes, aparecen en las heces desde el comienzo de los síntomas, e infectan inmediatamente después de excretados. Siguen siendo excretados en las heces varias semanas después de desaparecer las manifestaciones clínicas; fuera del cuerpo, en un medio húmedo, pueden conservar su infecciosidad entre dos y seis meses.

**8. Susceptibilidad y resistencia** – Las personas con la función inmunitaria intacta pueden presentar infecciones sin síntomas o con síntomas de duración limitada; no se sabe si puede haber reinfección e infección latente con reactivación. Las personas con alteraciones de la inmunidad, por lo común se libran de sus infecciones cuando se eliminan las causas de la inmunosupresión (incluidas la desnutrición o las infecciones víricas intercurrentes como el sarampión). En sujetos con síndrome de inmunodeficiencia adquirida (véase Síndrome de inmunodeficiencia adquirida), a pesar de que el curso clínico puede variar y surgir períodos asintomáticos, la infección suele persistir durante toda la enfermedad; aproximadamente 2% de los pacientes de sida cuyos casos fueron notificados a los CDC estaban infectados con criptosporidiosis cuando se hizo el diagnóstico de sida, y la experiencia hospitalaria indica que de 10 a 20% presentan infección en algún momento de su enfermedad.

**9. Métodos de control** –

A. Medidas preventivas:

1) Educar al público respecto a la higiene personal.

2) Eliminación sanitaria de las heces y cuidado en la manipulación de excreta de animales o humanos.

3) Lavado cuidadoso de las manos de las personas que están en contacto con terneros y otros animales con diarrea (enfermedad diarreica bovina).

4) Hervir el agua potable durante 1 minuto; los desinfectantes químicos no son eficaces contra los oocistos. Los filtros que puedan eliminar partículas de 0,1–1,0 μm de diámetro son los únicos que conviene considerar.

5) Alejar a personas infectadas de sus labores si necesitan manipular alimentos que no serán sometidos a cocción ulterior.

6) Excluir a niños infectados de guarderías infantiles, hasta que ceda la diarrea.

**B. Control del paciente, de los contactos y del ambiente inmediato:**

1) Notificación a la autoridad local de salud: notificación de los casos individuales por todos los medios practicables, Clase 3B (véase Notificación de Enfermedades Transmisibles).

2) Aislamiento: en enfermos hospitalizados, seguir las precauciones de tipo entérico en la manipulación de las heces, los vómitos y la ropa personal y de cama contaminadas; exclusión de las personas sintomáticas de los sitios donde se manipulan alimentos y de la atención directa de los pacientes hospitalizados o internados. Una vez que han desaparecido los síntomas, se permitirá a la persona volver a su trabajo. Se debe insistir en el lavado cuidadoso de las manos.

3) Desinfección concurrente: de las heces y los artículos contaminados con las mismas. En las comunidades que cuentan con sistemas modernos y adecuados de eliminación de aguas residuales, las heces pueden eliminarse directamente en las alcantarillas, sin desinfección preliminar. Limpieza terminal. El calentamiento a 45 °C (113 °F) durante 5 a 20 minutos, a 60 °C (140 °F) durante dos minutos o la desinfección química con soluciones de formol al 10% o amoníaco al 5% son métodos eficaces.

4) Cuarentena: ninguna.

5) Inmunización de los contactos: ninguna.

6) Investigación de los contactos y de la fuente de infección: examen microscópico de las heces de los miembros de la familia que viven bajo el mismo techo y de otros contactos sospechosos, en especial los sintomáticos. Es importante investigar los contactos con animales domésticos o bovinos. Si se sospecha transmisión hídrica, cabe utilizar filtros para tomar muestras de grandes volúmenes de agua y buscar oocistos en ellos.

7) Tratamiento específico: excepto la rehidratación, cuando esté indicada, ningún tratamiento ha demostrado eficacia. Está en estudio la administración de anticuerpos pasivos y antibióticos. Si la persona recibe inmunosupresores, habrá que interrumpir su uso o disminuir su dosis, en la medida de lo posible.

**C. Medidas en caso de epidemia:** es necesaria la investigación epidemiológica de casos en grupos o en una zona o institución, para precisar la fuente de infección y el modo de transmisión; hay que buscar un vehículo común, como el agua de sitios de recreo o la potable, o la leche cruda, u otros alimentos o bebidas potencialmente contaminados, y se deben tomar las medidas de prevención o de control aplicables. El control de la transmisión de persona a persona o de animal a persona requiere especial insistencia en la higiene personal y la eliminación sanitaria de las heces.

**D. Repercusiones en caso de desastre:** ninguna.

**E. Medidas internacionales:** ninguna.

## DIARREA CAUSADA POR *CYCLOSPORA*   CIE-10 A107.8

Es un cuadro diarreico causado por un protozoo coccidio recién identificado, *Cyclospora cayetanensis*. El síndrome clínico incluye diarrea acuosa (seis evacuaciones o más al día), náuseas, anorexia, cólicos abdominales, fatiga y pérdida de peso. La fiebre es rara. La mediana del período de incubación es de una semana en promedio. *Cyclospora* puede invadir el epitelio del yeyuno y producir enteritis. La diarrea en la persona inmunocompetente puede ser duradera, pero autorremitente y durar de 9 a 43 días, según diversas fuentes; en niños peruanos, la duración media de la excreción del microorganismo en las heces fue de 23 días. En algunos pacientes inmunodeficientes la diarrea ha durado meses. También se ha relacionado con diarrea duradera en personas que han viajado a Asia, el Caribe, México y Perú.

El diagnóstico se hace al identificar en microscopia con contraste de fase en frotis húmedo los oocistos de 8 a 9 μm de diámetro, el doble del tamaño de *Cryptosporidium parvum*. Los microorganismos muestran fluorescencia en la luz ultravioleta.

Al parecer la transmisión es por el agua, sea la potable o la contaminada en piscinas u otras masas hídricas; sin embargo, se ha sabido de brotes internacionales que han afectado a miles de personas y que se han originado en el consumo de frambuesas provenientes de Guatemala, que después de 1995 acaecieron durante tres años sucesivos, como mínimo. Otros vehículos han sido el perejil y la lechuga. Los brotes siguen un patrón estacional y se ha observado un predominio de los casos notificados, en los meses cálidos.

No se identificó la forma en que los productos alimentarios se contaminaron, en ninguno de los brotes, en parte porque los métodos para detectar *Cyclospora* en dichos alimentos u otras muestras del entorno no son sensibles al parásito en corto número. Es importante lavar cabalmente el producto alimentario antes de consumirlo; sin embargo, dicha práctica no elimina el peligro de transmisión de *Cyclospora*. Los prestadores de atención de salud deben considerar la posibilidad de que exista infección por *Cyclospora* en sujetos con enfermedades diarreicas duraderas y solicitar la toma de muestras de heces a fin de hacer estudios específicos para detectar el parásito.

La ciclosporiasis se trata con un ciclo de siete días a base de trimetoprima (TMP)-sulfametoxazol (SMX) por vía oral (adultos, 160 mg de TMP más 800 mg de SMX, dos veces al día; niños, 5 mg de TMP/kg más 25 mg de SMX/kg, dos veces al día). En pacientes no tratados, la enfermedad puede seguir un curso largo en que surgen síntomas de remisión y recaída. No se cuenta con regímenes terapéuticos para personas que no toleran las sulfas.

A mediados de 1998, cinco estados y una municipalidad en los Estados Unidos habían exigido la notificación obligatoria de la enfermedad. A mediados de ese año, el Consejo de Epidemiólogos Estatales y Territoriales expidió una resolución que recomendaba que la ciclosporiasis fuese una enfermedad de notificación obligatoria a nivel nacional en los Estados Unidos. En jurisdicciones en que no se han implantado los mecanismos de notificación formal, se solicita a los clínicos y técnicos de laboratorio que identificaron casos de ciclosporiasis no causada por viajes fuera de los Estados Unidos, que informen a los departamentos de salud locales, provinciales, territoriales o estatales. En el Canadá, se solicita a dichas instituciones comunicarse con la División de Vigilancia de Enfermedades, Oficina de Enfermedades Infecciosas, Centro de Laboratorio para el Control de Enfermedades, teléfono (613) 941-1288, y en los Estados Unidos, con la Dirección de Enfermedades Parasitarias de los CDC, Centro Nacional de Enfermedades Infecciosas, teléfono (770) 488-7760.

---

## CROMOMICOSIS CIE-9 117.2; CIE-10 B43
(Cromoblastomicosis, dermatitis verrucosa)

1. **Descripción** – Micosis crónica de la piel y del tejido subcutáneo, con tendencia a extenderse, por lo regular localizada en una de las extremidades inferiores. La progresión a los tejidos contiguos es lenta, en un lapso de años; al final aparecen grandes masas verrucosas, algunas con aspecto de coliflor, y estasis linfática. Rara vez causa la muerte.

El examen microscópico del material obtenido por raspado o por biopsia de las lesiones indica la presencia de las células grandes redondeadas características, de pared gruesa y de color castaño, que se dividen por fisión en dos planos. El diagnóstico debe confirmarse por medio de biopsia e intentar los cultivos del hongo.

2. **Agentes infecciosos** – *Phialophora verrucosa, Fonsecaea (Phialophora) pedrosoi, F. compacta, Cladosporium carrionii, Rhinocladiella aquaspersa, Botryomyces caespitatus, Exophiala spinifera* y *Exophiala jeanselmei.*

3. **Distribución** – La distribución es mundial y ha habido casos esporádicos en zonas muy alejadas y dispersas, pero fundamentalmen-

te en América Central, las islas del Caribe, la zona meridional de los Estados Unidos, América del Sur, islas del Pacífico meridional, Australia, Japón, Madagascar y África. Es ante todo una enfermedad que ataca a labriegos descalzos en las regiones tropicales, tal vez por lesiones penetrantes más frecuentes en los pies y miembros que no están protegidos por calzado o ropa. La enfermedad es más común entre los hombres de 30 a 50 años; rara vez se infectan las mujeres.

**4. Reservorio** – Madera, tierra y vegetación en fase de putrefacción.

**5. Modo de transmisión** – Pequeños traumatismos penetrantes, por lo regular corraduras o pinchazos con astillas u otros materiales contaminados.

**6. Período de incubación** – Se desconoce; probablemente meses.

**7. Período de transmisibilidad** – No se transmite de una persona a otra.

**8. Susceptibilidad y resistencia** – Se desconocen, pero la rareza de la enfermedad y la ausencia de infecciones adquiridas en el laboratorio parecen indicar que los seres humanos son relativamente resistentes.

**9. Métodos de control** –

A. *Medidas preventivas:* protegerse contra pequeñas heridas o pinchazos por el uso de zapatos o ropa adecuados.

B. *Control del paciente, de los contactos y del ambiente inmediato:*
   1) Notificación a la autoridad local de salud: generalmente no se justifica la notificación oficial, Clase 5 (véase Notificación de Enfermedades Transmisibles).
   2) Aislamiento: ninguno.
   3) Desinfección concurrente: de las secreciones de las lesiones y de los artículos contaminados con ellas.
   4) Cuarentena: ninguna.
   5) Inmunización de los contactos: no es aplicable.
   6) Investigación de los contactos y de la fuente de infección: no está indicada.
   7) Tratamiento específico: la administración de 5-fluorocitosina o itraconazol por vía oral beneficia a algunos enfermos. Las lesiones grandes pueden reaccionar mejor cuando se combina la 5-fluorocitosina con la administración intravenosa de amfotericina B (Fungizone®). Las lesiones pequeñas a veces se curan por extirpación.

C. *Medidas en caso de epidemia:* no son aplicables, pues la enfermedad es esporádica.

D. *Repercusiones en caso de desastre:* ninguna.

E. *Medidas internacionales:* ninguna.

# DENGUE
(Fiebre rompehuesos)

**CIE-9 061; CIE-10 A90**

1. **Descripción** – Enfermedad vírica febril y aguda que se caracteriza por comienzo repentino, fiebre que dura de tres a cinco días (rara vez más de siete días y suele ser bifásica), cefalea intensa, mialgias, artralgias, dolor retroorbital, anorexia, alteraciones del aparato gastrointestinal y erupción. En algunos casos aparece tempranamente eritema generalizado. Para cuando comienza la defervescencia, suele presentarse una erupción maculopapular generalizada. En cualquier momento durante la fase febril pueden aparecer fenómenos hemorrágicos de poca intensidad, petequias, epistaxis o gingivorragia. En las personas de piel oscura, la erupción a menudo no es visible. A causa de los cambios patológicos fundamentales, los adultos posiblemente muestren graves fenómenos hemorrágicos, como hemorragia de las vías gastrointestinales en casos de úlcera péptica o menorragia. En la sección correspondiente al dengue hemorrágico se presentan las infecciones por dengue que tienen mayor permeabilidad vascular, manifestaciones hemorrágicas extraordinarias y ataque de órganos específicos. La recuperación puede acompañarse de fatiga y depresión duraderas. Son frecuentes la linfadenopatía y la leucopenia con linfocitosis relativa; con menor frecuencia se observan trombocitopenia (< $100 \times 10^3$/mm³; unidades SI: < $100 \times 10^9$/l) e incremento de las transaminasas (aminotransferasas). Las epidemias tienen carácter "explosivo", pero la tasa de letalidad es muy baja siempre que no se presente dengue hemorrágico.

El diagnóstico diferencial incluye todas las enfermedades epidemiológicamente importantes incluidas bajo los rubros de fiebres víricas transmitidas por artrópodos, fiebre amarilla, sarampión, rubéola, paludismo, leptospirosis, y otras enfermedades febriles sistémicas, en particular las eruptivas.

Como técnicas auxiliares para el diagnóstico pueden utilizarse las pruebas de inhibición de la hemaglutinación, fijación del complemento, ELISA de anticuerpos IgG e IgM, así como las de neutralización. La presencia del anticuerpo IgM, que denota infección actual o reciente, suele detectarse entre el sexto y séptimo días después de comenzar la enfermedad. El virus se aísla de la sangre por inoculación de mosquitos o por técnicas de cultivo celular de mosquitos o vertebrados, y después se identifica con anticuerpos monoclonales con especificidad de serotipo.

2. **Agente infeccioso** – Los virus del dengue son flavivirus e incluyen los serotipos 1, 2, 3 y 4 (dengue-1, -2, -3, -4); los mismos causan el dengue hemorrágico, que se expone por separado.

3. **Distribución** – En la actualidad, los virus del dengue de múltiples tipos son endémicos en muchos países tropicales. En Asia, los virus

son altamente endémicos en la parte meridional de China y en Hainán, Viet Nam, Laos, Camboya (Kampuchea), Tailandia, Myanmar (Birmania), India, Pakistán, Sri Lanka, Indonesia, Filipinas, Malasia y Singapur; la endemicidad es menor en Nueva Guinea, Bangladesh, Nepal, Taiwán y gran parte de las islas del Pacífico. Desde 1981 han circulado en Queensland, norte de Australia, virus del dengue de varios tipos.

Los cuatro serotipos son endémicos actualmente en África. En grandes áreas de África occidental los virus probablemente se transmiten en forma epizoótica en monos; el dengue urbano que afecta a los seres humanos también es común en esa zona. En años recientes se han observado brotes de dengue en la costa oriental de África desde Mozambique hasta Etiopía y en islas distantes como las Seychelles y Comoras; también se ha notificado un pequeño número de casos de dengue y otros similares a fiebre hemorrágica del dengue en Arabia Saudita.

Desde 1977, en las Américas se ha observado la introducción o la circulación sucesiva de los cuatro serotipos de virus en el Caribe y América Central y del Sur, y su extensión a Texas en 1980, 1986, 1995 y 1997. Desde finales de los años noventa, dos o más virus del dengue son endémicos o muestran periodicidad epidémica en México, casi todo el Caribe y América Central, Colombia, Bolivia, Ecuador, Perú, Venezuela, la Guayana Francesa, Guyana, Suriname, Brasil, Paraguay y Argentina. Las epidemias pueden surgir en cualquier sitio en que existan los vectores y se introduzca el virus, tanto en zonas urbanas como rurales.

**4. Reservorio** – Los virus son perpetuados en un ciclo que incluye al ser humano y al mosquito *Aedes aegypti* en centros urbanos de clima tropical. Un ciclo mono-mosquito pudiera ser reservorio en Asia sudoriental y África occidental.

**5. Modo de transmisión** – Por la picadura de mosquitos infectantes, principalmente *Aedes aegypti*. Esta es una especie hematófaga diurna, con mayor actividad de picadura dos horas después de la puesta del sol y varias horas antes del amanecer. Las dos especies, *Ae. aegypti* y *Ae. albopictus*, están en el medio urbano; ambas se encuentran dentro del territorio de los Estados Unidos. *Ae. albopictus*, que abunda en gran parte de Asia, es menos antropófilo que *Ae. aegypti* y por ello constituye un vector menos eficaz. En Polinesia, uno de los complejos de *Ae. scutellaris* spp. sirve como vector. En Malasia, en la transmisión enzoótica mono-mosquito interviene el complejo *Ae. niveus* y en África occidental, el complejo *Ae. furcifer-taylori*.

**6. Período de incubación** – De 3 a 14 días, por lo común de 5 a 7 días.

**7. Período de transmisibilidad** – No se transmite directamente de una persona a otra. Los enfermos suelen infectar a los mosquitos desde poco antes de terminar el período febril, un promedio de tres a cinco días. El mosquito se vuelve infectante 8 a 12 días después de alimentarse con sangre virémica y permanece así el resto de su vida.

**8. Susceptibilidad y resistencia** – La susceptibilidad parece ser universal en los seres humanos, pero los niños suelen tener una enfermedad más benigna que los adultos. El restablecimiento de la infección por un serotipo genera inmunidad homóloga de larga duración que no protege contra otros serotipos y a veces puede exacerbar el dengue hemorrágico (véase Dengue hemorrágico, en párrafos siguientes).

**9. Métodos de control** –

### A. Medidas preventivas:

1) Educar a la población respecto a medidas personales, tales como eliminación o destrucción de los hábitats de larvas de mosquitos, y protección contra la picadura de mosquitos de actividad diurna, incluso el empleo de mosquiteros, ropas protectoras y repelentes (véase Paludismo, 9A3 y 9A4).

2) Encuestas en la localidad para precisar la densidad de la población de mosquitos vectores, identificar los hábitats de larvas (respecto a *Ae. aegypti,* por lo común comprenden recipientes artificiales o naturales en los que se deposita agua por largo tiempo, cerca o dentro de las viviendas, por ejemplo, neumáticos viejos, floreros y otros recipientes), y fomentar y poner en práctica programas para su eliminación.

### B. Control del paciente, de los contactos y del ambiente inmediato:

1) Notificación a la autoridad local de salud: notificación obligatoria de las epidemias, pero no de los casos individuales, Clase 4 (véase Notificación de Enfermedades Transmisibles).

2) Aislamiento: precauciones pertinentes para la sangre. Evitar el acceso de los mosquitos de actividad diurna a los pacientes, hasta que ceda la fiebre, colocando una tela metálica o un mosquitero en la alcoba del enfermo, o colocando un mosquitero alrededor de la cama del enfermo febril (de preferencia impregnado con insecticida), o rociando las habitaciones con algún insecticida que sea activo contra las formas adultas o que sea de acción residual.

3) Desinfección concurrente: ninguna.

4) Cuarentena: ninguna.

5) Inmunización de los contactos: ninguna. Si el dengue surge cerca de posibles focos selváticos de fiebre amarilla, habrá que inmunizar a la población contra esta última,

porque el vector urbano de las dos enfermedades es el mismo.

6) Investigación de los contactos y de la fuente de infección: identificación del sitio de residencia del paciente durante la quincena anterior al comienzo de la enfermedad y búsqueda de casos no notificados o no diagnosticados.

7) Tratamiento específico: ninguno; medidas de sostén. La aspirina está contraindicada.

**C. Medidas en caso de epidemia:**

1) Buscar y destruir especies de mosquitos *Aedes* en las viviendas y eliminar los criaderos, o aplicar larvicida en todos los hábitats de larvas de *Ae. aegypti*.

2) Las personas que estén expuestas a la picadura de los vectores deberán utilizar repelentes contra mosquitos.

**D. Repercusiones en caso de desastre:** las epidemias pueden ser extensas y afectar a un elevado porcentaje de la población.

**E. Medidas internacionales:** cumplimiento de los acuerdos internacionales destinados a evitar la propagación de *Ae. aegypti* por barcos, aviones o medios de transporte terrestre desde las zonas donde existe infestación. Mejoría de la vigilancia internacional y del intercambio de datos entre países. Centros Colaboradores de la OMS.

## DENGUE HEMORRÁGICO/SÍNDROME DE CHOQUE DEL DENGUE (DH/SCD)

CIE-9 065.4;
CIE-10 A91

**1. Descripción** – Enfermedad vírica endémica grave de la mayor parte de la zona del sur y el sudeste asiáticos, las islas del Pacífico y América Latina, que se caracteriza por permeabilidad vascular anormal, hipovolemia y anormalidades en los mecanismos de coagulación sanguínea. Se diagnostica principalmente en los niños, pero también se observa en adultos. La definición de DH/SCD por parte de la OMS incluye: 1) fiebre o el antecedente reciente de haberla padecido; 2) trombocitopenia; recuento de plaquetas igual o menor que $100 \times 10^3$ mm$^3$ (según el Sistema Internacional de Unidades, ello equivale a $100 \times 10^9$/l o menos); 3) manifestaciones hemorrágicas como prueba del torniquete positiva, presencia de petequias o fenómenos hemorrágicos manifiestos, y 4) manifestaciones de pérdida de plasma debida a un aumento de la permeabilidad vascular. Se observa por lo común un incremento de 20% o más del valor hematócrito en comparación con la cifra durante el restablecimiento, o los derrames pleural o abdominal diagnosticados por ultrasonografía, tomografía o radiografía. El síndrome de choque del dengue (SCD) incluye el cuadro más grave de DH, más los signos de choque: 1) pulso débil y acelerado; 2) disminución de la presión del pulso (menos de 20 mm Hg); 3) hipotensión para la edad, y 4) piel fría y húmeda, e inquietud generalizada. La administración rápida de soluciones orales o intravenosas puede hacer que disminuya el incremento del valor hematócrito, que obliga a hacer otras observaciones para corroborar la mayor pérdida de plasma.

La enfermedad es bifásica y comienza de modo repentino con fiebre, y en los niños con síntomas leves de las vías respiratorias superiores, a menudo con anorexia, enrojecimiento facial y perturbaciones leves de las vías gastrointestinales. Junto con la fase de defervescencia, el estado del enfermo se deteriora repentinamente con signos de debilidad profunda, inquietud intensa, palidez de la cara y a menudo diaforesis, dolor abdominal intenso y cianosis circumoral. En algunos pacientes hay hepatomegalia, por lo común dos o más días después de la fase de defervescencia.

A menudo aparecen fenómenos hemorrágicos que incluyen petequias diseminadas, positividad de la prueba del torniquete, aparición fácil de equimosis y, con menor frecuencia, epistaxis, hemorragia en los sitios de punción venosa, erupción petequial y gingivorragia. La hemorragia gastrointestinal constituye un signo de mal pronóstico y puede aparecer después de un período duradero de choque. En casos graves se acumula líquido en las cavidades serosas, disminuye el nivel sérico de albúmina, aumenta el de transaminasas, hay prolongación del tiempo de protrombina y niveles bajos de la fracción C3 del complemento. El daño intenso del hígado, con encefalopatía o sin ella se observó durante grandes epidemias de dengue-3 en Indonesia y Tailandia. La tasa de letalidad en casos de choque no tratado o tratado erróneamente, oscila entre 40 y 50%; con la reposición adecuada de líquidos las tasas deben ser de 1 a 2%.

Las pruebas serológicas muestran un incremento del título de anticuerpos contra el virus del dengue. El anticuerpo IgM, que denota una infección actual o reciente por flavivirus, por lo regular se detecta entre el sexto y el séptimo día de haber comenzado la enfermedad. El virus se puede aislar de la sangre durante la fase febril aguda de la enfermedad, por inoculación de mosquitos o en cultivos celulares. El aislamiento del virus de órganos en la autopsia es difícil, pero las posibilidades mejoran por la inoculación del mosquito. Por medio de reacción en cadena de la polimerasa se pueden detectar secuencias de ácido nucleico específicas de virus.

(La infección por virus del dengue sin manifestaciones hemorrágicas se expone en párrafos anteriores. La fiebre amarilla y otras fiebres hemorrágicas afines se presentan por separado.)

**2. Agente infeccioso** – Véase Dengue, en párrafos anteriores. Los cuatro serotipos del dengue pueden causar dengue hemorrágico y choque hemorrágico del dengue; su orden descendente de frecuencia es: tipos 2, 3, 4 y 1.

**3. Distribución** – En fecha reciente se han producido epidemias en las Filipinas, Nueva Caledonia, Tahití, China, Viet Nam, Laos, Camboya (Kampuchea), Tailandia, Malasia, Singapur, Indonesia, Myanmar (Birmania), Pakistán, India, Sri Lanka, Maldivas, Cuba, Venezuela, Guayana Francesa, Suriname, Brasil, Colombia, Nicaragua y Puerto Rico. El mayor brote notificado hasta la fecha es el de Viet Nam en 1987, durante el cual se notificaron aproximadamente 370 000 casos. En Asia tropical se observa dengue hemorrágico y síndrome de choque del dengue casi exclusivamente en niños menores de 15 años de edad de la población indígena. La enfermedad alcanza su máximo durante las estaciones de lluvia y en zonas con alta prevalencia de *Aedes aegypti*.

**4., 5., 6.** y **7. Reservorio, Modo de transmisión, Período de incubación** y **Período de transmisibilidad** – Véase Dengue, en párrafos anteriores.

**8. Susceptibilidad y resistencia** – El factor de riesgo mejor descrito es la circulación de anticuerpos heterólogos contra el dengue, adquiridos en formas pasiva por lactantes o activa de una infección anterior; ellos estimulan la infección de los fagocitos mononucleares por formación de complementos inmunitarios. Otros factores de riesgo importantes incluyen el origen geográfico de la cepa del virus del dengue, edad, género y susceptibilidad genética de los seres humanos.

En el brote de 1981 en Cuba, causado por la cepa del dengue-2 del sudeste asiático, se observó que el dengue hemorrágico y el síndrome de choque del dengue habían tenido una frecuencia cinco veces menor en la población de raza negra que en la población blanca. En Myanmar, las personas provenientes del oriente de la India y de Birmania mostraron igual susceptibilidad al dengue hemorrágico.

**9. Métodos de control** –

A. *Medidas preventivas:* véase Dengue, en párrafos anteriores.

B. *Control del paciente, de los contactos y del ambiente inmediato:*

1), 2), 3), 4), 5) y 6) Notificación a la autoridad local de salud, Aislamiento, Desinfección concurrente, Cuarentena, Inmunización de contactos e Investigación de los contactos y de la fuente de infección: véase Dengue, en párrafos anteriores.

7) Tratamiento específico: el choque hipovolémico que resulta de la fuga de plasma por un incremento repentino de la permeabilidad vascular suele mejorar con la administración de oxígeno y la reposición rápida con una solución de líquidos y electrólitos (solución lactada de Ringer a razón de 10 a 20 ml por kg de peso por hora). En casos más graves de choque habrá que recurrir al plasma, a los expansores plasmáticos o a ambos. El ritmo de

administración de líquidos y plasma debe determinarse con arreglo a las pérdidas calculadas, por lo común por medio de un microhematócrito. El incremento ininterrumpido en el índice hematócrito, a pesar de la administración intravenosa intensiva de líquidos, denota la necesidad de usar plasma u otras soluciones coloides. **Se tendrá enorme cuidado de vigilar al paciente y evitar la hidratación excesiva.** Las transfusiones de sangre están indicadas solamente cuando la hemorragia intensa ocasiona un descenso real del índice hematócrito. El uso de heparina para tratar hemorragias de importancia clínica que surgen en casos de coagulación intravascular diseminada corroborados conlleva gran riesgo y no tiene beneficio probado. Para tratar la hemorragia grave se puede utilizar plasma fresco fibrinógenos y concentrado de plaquetas. La aspirina está contraindicada, por su capacidad de producir hemorragia.

*C., D.* y *E. Medidas en caso de epidemia, Repercusiones en caso de desastre* y *Medidas internacionales:* véase Dengue, en párrafos anteriores.

---

# DERMATOFITOSIS
## CIE-9 110; CIE-10 B35
(Tinea, tiña, dermatomicosis, epidermofitosis, tricofitosis, microsporosis)

Las dermatofitosis y las tiñas son términos generales, esencialmente sinónimos, que se aplican a micosis de áreas queratinizadas del cuerpo (cabello, piel y uñas). Los agentes causales de estos trastornos son géneros y especies de hongos conocidos en forma colectiva como dermatofitos. Las dermatofitosis se subdividen según el sitio de la infección.

## I. TINEA BARBAE Y TINEA CAPITIS
### CIE-9 110.0; CIE-10 B35.0
(Tiña de la barba y del cuero cabelludo, querión, favus)

**1. Descripción** – Micosis que comienza en forma de una pequeña pápula que se disemina en sentido periférico y deja zonas exfoliativas de calvicie temporal. Los cabellos infectados se tornan quebradizos y se parten fácilmente. A veces surgen lesiones supurativas, maceradas y salientes, llamadas queriones.

El favus del cuero cabelludo (CIE-9 110.9) es una variedad de tinea capitis causada por *Trichophyton schoenleinii*. Se caracteriza por olor a humedad y por la formación de pequeñas costras amarillentas en forma de panal (escútulas) que parecen estar incrustadas en el cuero cabelludo. El cabello atacado no se quiebra, pero se torna gris y opaco y al final se desprende, dejando una calvicie que puede ser permanente.

La tinea capitis se diferencia fácilmente de la piedra, otra micosis del cabello que aparece en América del Sur, algunos países del sudeste asiático y África. La piedra se caracteriza por la presencia, en el tallo del cabello, de nódulos negros, duros y "arenáceos", causados por *Piedraia hortai*, o nódulos blancos, blandos y "pastosos," causados por *Trichosporon beigelii*, llamados ahora *T. ovoides* o *T. inkin.*

El examen del cuero cabelludo con luz ultravioleta (filtro de Wood) para corroborar la presencia de fluorescencia amarillo-verdosa es útil para el diagnóstico de la tinea capitis causada por *Microsporum canis* y *M. audouinii*; las especies de *Trichophyton* no emiten fluorescencia. En infecciones causadas por especies de *Microsporum*, el examen microscópico corriente de las escamas y el cabello tratado con hidróxido de potasio al 10% o el practicado con microscopio ultravioleta de un preparado de blanco calcoflúor revela la presencia de artrosporas hialinas características en el ectotrix (exterior del cabello); especies de *Trichophyton* característicamente invaden el endotrix (interior del cabello). Para confirmar el diagnóstico es necesario cultivar el hongo.

**2. Agentes infecciosos** – Especies de *Microsporum* y *Trichophyton*. La identificación del género y de la especie es importante por razones epidemiológicas y pronósticas.

**3. Distribución** – La tinea capitis causada por infecciones por *Trichophyton tonsurans* es epidémica en áreas urbanas del este de los Estados Unidos, en Puerto Rico, México y Australia. Las infecciones por *M. canis* aparecen en zonas rurales y urbanas en que hay gatos y perros infectados. En el pasado, *M. audouinii* estuvo muy diseminada en los Estados Unidos, particularmente en zonas urbanas; *T. verrucosum* y *T. mentagrophytes*, var. *mentagrophytes*, son infecciones que aparecen más bien en áreas rurales, y la enfermedad ataca al ganado vacuno y equino, roedores y animales salvajes.

**4. Reservorio** – Los seres humanos son el reservorio principal de *T. tonsurans*, *T. schoenleinii* y *T. audouinii*. Los animales, especialmente los perros, gatos y bovinos, albergan a los demás microorganismos mencionados.

**5. Modo de transmisión** – Por contacto directo de la piel, o indirecto, especialmente con los respaldos de asientos de los teatros, maquinillas para cortar el pelo y artículos de tocador como peines y cepillos, o ropas y sombreros contaminados con el pelo de personas o animales infectados.

**6. Período de incubación** – Por lo común, de 10 a 14 días.

**7. Período de transmisibilidad** – El hongo viable persiste por largo tiempo en los materiales contaminados.

**8. Susceptibilidad y resistencia** – Los niños antes de la pubertad son muy susceptibles a *M. canis*; las personas de todas las edades están sujetas a infecciones por *Trichophyton*. Las reinfecciones rara vez o nunca se detectan.

**9. Métodos de control** –

> **A. *Medidas preventivas:***
>
> 1) Educar a la población, especialmente a los padres de familia, respecto al peligro de contraer la infección por contacto con individuos infectados, así como perros, gatos u otros animales.
>
> 2) En caso de epidemias o en zonas hiperendémicas en que atacan especies que no sean *Trichophyton*, debe revisarse la cabeza de los niños de corta edad con luz ultravioleta (filtro de Wood) antes de admitirlos a la escuela.

> **B. *Control del paciente, de los contactos y del ambiente inmediato:***
>
> 1) Notificación a la autoridad local de salud: notificación obligatoria de las epidemias, pero no de los casos individuales, Clase 4 (véase Notificación de Enfermedades Transmisibles). Los brotes en las escuelas deben notificarse a las autoridades escolares.
>
> 2) Aislamiento: ninguno.
>
> 3) Desinfección concurrente: en los casos benignos, el lavado diario del cuero cabelludo elimina los cabellos sueltos. Es útil el champú con sulfuro de selenio. En los casos graves, es necesario lavar diariamente el cabello y cubrirlo con un gorro. Los gorros contaminados deben hervirse después de usarse.
>
> 4) Cuarentena: no es práctica.
>
> 5) Inmunización de los contactos: ninguna.
>
> 6) Investigación de los contactos y de la fuente de infección: examen de los contactos en la familia y también de los animales domésticos y de granja, para saber si están infectados, en cuyo caso deben tratarse; algunos animales, especialmente los gatos, pueden ser portadores no manifiestos.
>
> 7 Tratamiento específico: la griseofulvina (Gris-PEG®) por vía oral, durante cuatro semanas por lo menos, es el tratamiento preferido. Se utilizan agentes antibacterianos generales si las lesiones de tiña muestran infección secunda-

ria por bacterias; en el caso de queriones, también se utilizan una crema queratolítica y un recubrimiento de algodón para el cuero cabelludo. Es necesario examinar al enfermo cada semana y obtener el material para cultivos; cuando estos resultan negativos, cabe suponer que el restablecimiento es completo.

C. *Medidas en caso de epidemia:* en caso de epidemias en escuelas u otras instituciones, hay que orientar a los niños y a sus padres sobre el modo de diseminación, la prevención y la higiene personal. Hay que obtener los servicios de personal médico y de enfermería para el diagnóstico, y emprender estudios de vigilancia ulterior.

D. *Repercusiones en caso de desastre:* ninguna.

E. *Medidas internacionales:* ninguna.

## II. TINEA CRURIS      CIE-9 110.3; CIE-10 B35.6
(Tiña de la ingle y de la región perianal)

## TINEA CORPORIS      CIE-9 110.5; CIE-10 B35.4
(Tiña del cuerpo)

**1. Descripción** – Micosis de la piel, excepto la del cuero cabelludo, la barba y los pies, que de manera característica se presenta en forma de lesiones aplanadas que se extienden con un perfil anular. Los bordes suelen ser rojizos, con vesículas o pústulas que pueden ser secas y escamosas o húmedas y encostradas. Conforme la lesión se disemina a la periferia, la zona central suele aclararse y dejar la piel aparentemente normal. Hay que diferenciar este tipo de tiña de la candidiasis inguinal, porque el tratamiento es diferente.

El diagnóstico presuntivo se hace por obtención de material de raspado de los bordes periféricos de las lesiones, aclarándolo con hidróxido de potasio al 10%, y por examen con el microscopio corriente, o examen con microscopio ultravioleta de preparaciones de blanco calcoflúor, para identificar filamentos hialinos segmentados y ramificados del hongo. La identificación definitiva se hace por cultivo.

**2. Agentes infecciosos** – Casi todas las especies de *Microsporum* y *Trichophyton*, y también *Epidermophyton floccosum, Scytalidium dimidiatum* y *S. hyalinum* causan la tinea corporis "seca" en zonas tropicales.

**3. Distribución** – Mundial y relativamente frecuente. La infección es más común en los hombres que en las mujeres.

**4. Reservorio** – Los seres humanos, los animales y el suelo; tinea cruris es una micosis casi exclusiva de los hombres.

**5. Modo de transmisión** – Por contacto directo o indirecto con lesiones de la piel y el cuero cabelludo de personas infectadas, lesiones de animales, y pisos, compartimientos de ducha, bancos y artículos semejantes contaminados.

**6. Período de incubación** – De 4 a 10 días.

**7. Período de transmisibilidad** – Mientras existan lesiones y persistan hongos viables en materiales contaminados.

**8. Susceptibilidad y resistencia** – La susceptibilidad es general, agravada por la fricción y la sudoración excesiva en las regiones axilares e inguinales, y cuando la temperatura y la humedad del ambiente son elevadas. Las personas de cualquier edad son susceptibles.

**9. Métodos de control** –

A. *Medidas preventivas:* lavado adecuado de toallas y prendas de vestir con agua caliente, algún fungicida o ambos métodos; limpieza general en las duchas y vestidores de los gimnasios, en especial, lavado repetido de las bancas; es necesario lavar frecuentemente con manguera los compartimientos de ducha, que deben contar con un desagüe rápido. Para la desinfección de los pisos y de las bancas debe usarse un fungicida como el cresol.

B. *Control del paciente, de los contactos y del ambiente inmediato:*
1) Notificación a la autoridad local de salud: notificación obligatoria de las epidemias, pero no de los casos individuales, Clase 4 (véase Notificación de Enfermedades Transmisibles). Las infecciones que afecten a escolares deben notificarse a las autoridades escolares.
2) Aislamiento: los niños infectados, mientras son sometidos a tratamiento, deben ser excluidos de los gimnasios y albercas, y de actividades que constituyan peligro de contagio para los demás.
3) Desinfección concurrente: lavado frecuente y eficaz de la ropa.
4) Cuarentena: ninguna.
5) Inmunización de los contactos: ninguna.
6) Investigación de los contactos y de la fuente de infección: examen de los contactos en la escuela y la familia, y de los animales domésticos y de granja, así como tratamiento de las infecciones en la forma indicada.
7) Tratamiento específico: a veces bastan el baño completo y minucioso con agua y jabón, la eliminación de escamas y costras, y la aplicación de un fungicida eficaz como miconazol, ketoconazol, clotrimazol, econazol, naftifina, terbinafina, tolnaftato o ciclopirox. La griseofulvina (Gris-

PEG®) por vía oral es eficaz. El itraconazol (Sporanox®) o la terbinafina (Lamisil®) por vía oral, también son eficaces.

C. *Medidas en caso de epidemia:* educar a los niños y a los padres de familia acerca de la naturaleza de la infección, su modo de propagación y la necesidad de mantener una higiene personal adecuada.

D. *Repercusiones en caso de desastre:* ninguna.

E. *Medidas internacionales:* ninguna.

## III. TINEA PEDIS  CIE-9 110.4; CIE-10 B35.3
(Tiña del pie, pie de atleta)

1. **Descripción** – Son características las manifestaciones de descamación o grietas en la piel, especialmente en los pliegues interdigitales, o la formación de ampollas que contienen líquido acuoso; se conoce comúnmente como "pie de atleta". En los casos graves aparecen lesiones vesiculosas en diversas zonas del cuerpo, sobre todo en las manos. Estas dermatofítides no contienen el hongo, sino que constituyen una reacción alérgica a los productos micóticos.

El diagnóstico presuntivo se corrobora mediante el examen microscópico de material de raspado de las lesiones en los pliegues interdigitales, preparado con hidróxido de potasio o tratado con blanco calcoflúor, en el cual se advierten los filamentos ramificados y segmentados. El cuadro clínico no basta para hacer el diagnóstico; la identificación final se hace por medio de cultivo.

2. **Agentes infecciosos** – *Trichophyton rubrum, T. mentagrophytes,* var. *interdigitale* y *Epidermophyton floccosum.*

3. **Distribución** – Aparece en todo el mundo y es una enfermedad común. Afecta a los adultos con mayor frecuencia que a los niños y a los hombres más que a las mujeres. Las infecciones son más frecuentes e intensas en tiempo caluroso.

4. **Reservorio** – Los seres humanos.

5. **Modo de transmisión** – Por contacto directo o indirecto con lesiones cutáneas de personas infectadas o con pisos contaminados, compartimientos de ducha y otros objetos utilizados por las personas afectadas.

6. **Período de incubación** – Se desconoce.

7. **Período de transmisibilidad** – Mientras existan las lesiones y persistan las esporas viables en los materiales contaminados.

8. **Susceptibilidad y resistencia** – La susceptibilidad es variable y la infección puede no ser manifiesta. Son frecuentes los ataques repetidos.

**9. Métodos de control –**

**A. *Medidas preventivas:*** las que se describen para la tinea corporis. Educar a la población sobre la forma de mantener una higiene personal estricta, y sobre el cuidado especial que debe tenerse de secar los espacios interdigitales de los pies después del baño; aplicar regularmente talco que contenga un fungicida eficaz en los pies y particularmente en los espacios interdigitales. Los zapatos muy cerrados predisponen a veces a la infección y a la enfermedad.

**B. *Control del paciente, de los contactos y del ambiente inmediato:***
1) Notificación a la autoridad local de salud: notificación obligatoria de las epidemias, pero no de los casos individuales, Clase 4 (véase Notificación de Enfermedades Transmisibles). Es necesario notificar a las autoridades escolares la incidencia elevada en las escuelas.
2) Aislamiento: ninguno.
3) Desinfección concurrente: hervir los calcetines de las personas muy infectadas, para evitar la reinfección.
4) Cuarentena: ninguna.
5) Inmunización de los contactos: ninguna.
6) Investigación de los contactos y de la fuente de infección: ninguna.
7) Tratamiento específico: fungicidas locales como miconazol, clotrimazol, ketoconazol, ciclopirox o tolnaftato. Dejar al descubierto los pies usando sandalias y emplear talcos secantes. Puede estar indicada la griseofulvina (Gris-PEG®) oral en los casos graves de larga duración, pero suele ser menos eficaz que la aplicación minuciosa de fungicidas locales.

**C. *Medidas en caso de epidemia:*** limpieza cuidadosa y lavado de piso de los gimnasios, compartimientos de ducha y fuentes de infección semejantes utilizando un agente fungicida como el cresol. Educar a la población respecto al modo de propagación de la infección.

**D. *Repercusiones en caso de desastre:*** ninguna.

**E. *Medidas internacionales:*** ninguna.

## IV. TINEA UNGUIUM  CIE-9 110.1; CIE-10 B35.1
(Tiña de las uñas, onicomicosis)

**1. Descripción –** Micosis crónica que afecta una o más uñas de las manos o de los pies. La uña se engruesa poco a poco, cambia de color, se vuelve quebradiza y debajo de ella se acumula material de aspecto caseoso, o bien la uña adquiere consistencia cretácea y se desintegra.

El diagnóstico se hace por el examen microscópico de material preparado con hidróxido de potasio y obtenido de la uña y los detritus que se forman debajo de ella. La identidad del agente causal debe confirmarse por medio de cultivo.

**2. Agentes infecciosos** – Varias especies de *Trichophyton*. Rara vez es causada por *Epidermophyton floccosum* o especies de *Microsporum* o *Scytalidium*.

**3. Distribución** – Es común.

**4. Reservorio** – Los seres humanos; raras veces los animales o el suelo.

**5. Modo de transmisión** – Posiblemente por extensiones desde infecciones cutáneas adquiridas por contacto directo con lesiones de la piel o de las uñas de personas infectadas, o por contacto indirecto (como sería el caso de pisos y compartimientos de ducha contaminados); la tasa de transmisión es baja aun en los familiares más íntimos.

**6. Período de incubación** – Se desconoce.

**7. Período de transmisibilidad** – Mientras exista una lesión infectada.

**8. Susceptibilidad y resistencia** – La susceptibilidad es variable. La infección es frecuente.

**9. Métodos de control –**

    **A.** *Medidas preventivas:* limpiar y emplear un agente fungicida como el cresol para desinfectar los pisos de uso común. Lavar frecuentemente con manguera y desaguar rápidamente los compartimientos de ducha.

    **B.** *Control del paciente, de los contactos y del ambiente inmediato:*
      1) Notificación a la autoridad local de salud: por lo regular no se justifica la notificación oficial, Clase 5 (véase Notificación de Enfermedades Transmisibles).
      2) 3), 4), 5) y 6) Aislamiento, Desinfección concurrente, Cuarentena, Inmunización de los contactos e Investigación de los contactos y de la fuente de infección: no son prácticos.
      7) Tratamiento específico: el itraconazol y la terbinafina por vía oral son los medicamentos más indicados. La griseofulvina (Gris-PEG®) por vía oral es menos eficaz. El tratamiento debe practicarse hasta que crezcan las uñas (de tres a seis meses para las uñas de los dedos de la mano y de 12 a 18 meses para las uñas de los dedos del pie).

    **C., D.** y **E.** *Medidas en caso de epidemia, Repercusiones en caso de desastre* y *Medidas internacionales:* no son aplicables.

# DIARREA AGUDA    CIE-9 001-009; CIE-10 A00-A09

La diarrea es un síndrome clínico que se acompaña de la expulsión frecuente de heces laxas o acuosas y a menudo otros signos y síntomas como vómitos, fiebre, deshidratación y desequilibrio de electrólitos. Es una manifestación de infección por muy diversos patógenos bacterianos, víricos y parásitos intestinales. En otras secciones de este libro se describen en detalle y en forma individual enfermedades diarreicas específicas como cólera, shigelosis, salmonelosis, infecciones por *Escherichia coli*, yersiniosis, giardiasis, campilobacteriosis, criptosporidiosis y gastroenteropatía vírica. La diarrea también se presenta junto con otras enfermedades infecciosas como paludismo y sarampión, y por la exposición a agentes químicos. Los cambios en la flora intestinal inducidos por antibióticos pueden ocasionar diarrea aguda por proliferación excesiva de *Clostridium difficile* y productos de su toxina.

Aproximadamente de 70 a 80% del gran número de episodios esporádicos de diarrea en personas que acuden a los establecimientos de salud en los países menos desarrollados se podrían diagnosticar etiológicamente si se dispusiera y se hiciera uso de la batería completa de los nuevos métodos de laboratorio. En los Estados Unidos, donde se calcula que se presentan unos cinco millones de casos al año, y de ellos, alrededor de cuatro millones se atienden en servicios asistenciales, la cifra comparable sería 45% de los casos. En ese país, la mayor parte de las enfermedades diarreicas son producidas primordialmente por agentes víricos y la causa más común de gastroenteritis es un rotavirus. Una proporción menor de las enfermedades diarreicas en los Estados Unidos se atribuye a bacterias patógenas como *E. coli*, especies de *Salmonella* y *Shigella, Vibrio* y *C. difficile.*

Desde un punto de vista práctico, cabe dividir a las enfermedades diarreicas en seis cuadros clínicos.

1) Diarrea simple, que se trata por rehidratación oral con soluciones que contengan agua, glucosa y electrólitos, y en la que su causa específica no tiene importancia para el tratamiento.

2) Diarrea sanguinolenta (disentería), causada por microorganismos como *Shigella, E. coli* O157:H7 y otros.

3) Diarrea persistente que dura como mínimo 14 días.

4) Diarrea profusa y acuosa, como aparece en el cólera.

5) Diarrea mínima, acompañada de vómitos, típica de algunas gastroenteritis víricas y de enfermedades por toxinas, como serían las producidas por *Staphylococcus aureus, Bacillus cereus* o *Cl. perfringens.*

6) Colitis hemorrágica, en la que hay diarrea acuosa, que contiene sangre visible, pero sin fiebre ni leucocitos en las heces.

Los detalles de cada enfermedad se exponen en capítulos independientes.

## DIARREA CAUSADA POR *ESCHERICHIA COLI*    CIE-9 008.0; CIE-10 A04.0-A04.4

Las cepas de *Escherichia coli* que causan diarrea pertenecen a seis categorías principales: 1) enterohemorrágica; 2) enterotoxígena; 3) enteroinvasora; 4) enteropatógena; 5) enteroagregativa, y 6) con adherencia difusa. Cada categoría posee patogenia distinta y propiedades de virulencia particulares, y comprende un grupo separado de serotipos O:H. Los síndromes clínicos y los patrones epidemiológicos también son diferentes.

## I. DIARREA CAUSADA POR CEPAS ENTEROHEMORRÁGICAS (ECEH)    CIE-9 008.0; CIE-10 A04.3

*E. coli* productora de toxina de Shiga (ECTS); *E. coli* O157:H7; *E. coli* productora de verotoxina

**1. Descripción** – Esta categoría de *E. coli* que causa diarrea se identificó en 1982, cuando surgió un brote de colitis hemorrágica en los Estados Unidos y se demostró que había sido causado por un serotipo no común de *E. coli*, O157:H7 que no se había considerado como patógeno entérico. La diarrea puede variar desde un cuadro benigno, con expulsión de heces sin sangre, hasta excrementos que son prácticamente hemáticos pero sin leucocitos. Las manifestaciones clínicas más temibles de la infección por ECEH son el síndrome urémico hemolítico (SUH) y la púrpura trombocitopénica trombótica (PTT). En promedio, de 2 a 7% de los sujetos que manifiestan diarrea por ECEH evolucionan hasta presentar SUH. ECEH elabora citotoxinas potentes llamadas toxinas 1 y 2 de Shiga. La toxina 1 de Shiga es idéntica a la toxina de Shiga elaborada por *Shigella dysenteriae* 1; como aspecto notable, el síndrome urémico hemolítico es una complicación grave perfectamente identificada del cuadro por *S. dysenteriae* 1. En épocas pasadas se llamaba a tales toxinas verotoxinas 1 y 2 y toxinas I y II similares a las de Shiga. La elaboración de dichas toxinas depende de la presencia de algunos fagos que porta la bacteria. Además, las cepas de ECEH tienen un plásmido de virulencia que interviene en la adherencia de la bacteria a la mucosa intestinal. Casi todas las cepas de ECEH poseen en su cromosoma un "islote" de patogenicidad que contiene múltiples genes de virulencia que codifican proteínas de las que depende su unión y causan lesiones de la mucosa intestinal humana.

En América del Norte casi todas las cepas del serotipo ECEH más común, O157:H7 se identifican en cultivos de excremento por su incapacidad de fermentar sorbitol en medios como el del MacConkey-sorbitol (utilizado para identificar *E. coli* O157:H7). Se sabe que algunas cepas de ECEH fermentan sorbitol, razón por la cual hay que utilizar otras técnicas para detectar ECEH; ellas incluyen la demostración de la capacidad de elaborar toxinas de Shiga; la serotipificación para identificar serotipos característicos, o el uso de sondas de ADN que identifican los genes de la toxina, la presencia del plásmido de virulencia de ECEH o secuencias específicas dentro del "islote" de patogenicidad. La ausencia de fiebre en casi todos los enfermos permite diferenciar esta entidad de la shigelosis y la disentería por cepas enteroinvasoras de *E. coli* o *Campylobacter*.

**2. Agente infeccioso** – El principal serotipo de ECEH en América del Norte es *Escherichia coli* O157:H7, pero se ha dicho que intervienen agentes patógenos con serotipos como O26:H11, O111:H8, O103:H2, O113:H21 y O104:H21.

**3. Distribución** – Se reconoce que estas infecciones constituyen un problema importante en América del Norte, Europa, Sudáfrica, Japón, el cono sur de América del Sur y Australia. No se ha definido la importancia relativa que tienen en el resto del planeta. En los Estados Unidos se han producido algunos brotes graves, incluidos casos de colitis hemorrágica y SUH, con algunas defunciones, por ingestión de hamburguesas de carne mal cocida, leche no pasteurizada, sidra hecha de manzanas contaminadas con estiércol de vaca, y germen de alfalfa.

**4. Reservorio** – El ganado vacuno es el reservorio de ECEH; los seres humanos también pueden desempeñar esa función en la transmisión de persona a persona. Hay pruebas cada vez más amplias de que en América del Norte los ciervos pueden servir también como reservorio.

**5. Modo de transmisión** – Por ingestión de alimentos contaminados, como ocurre con *Salmonella*, con mayor frecuencia carne de res mal cocida (en especial la molida), y también leche cruda y frutas o verduras contaminadas por heces de rumiantes. También se produce transmisión directa de una persona a otra en familias, centros de atención infantil e instituciones de custodia o asilos, como ocurre con *Shigella*. Se transmite además por el agua; hubo un brote que se debió a haber nadado en un lago atestado de personas, y otro fue causado por la ingestión de agua no clorada y contaminada.

**6. Período de incubación** – En general es relativamente largo, de dos a ocho días, con una mediana de tres a cuatro días.

**7. Período de transmisibilidad** – Mientras persiste la excreción del agente patógeno, que en forma típica es de una semana o menos en los adultos, pero de tres semanas en un tercio de los niños. Rara vez hay estado duradero del portador.

**8. Susceptibilidad y resistencia** – El inóculo infectante es muy pequeño. Poco se sabe de las diferencias en la susceptibilidad y en la inmunidad. La vejez al parecer constituye un factor de riesgo, de tal manera que la hipoclorhidria pudiera contribuir a la susceptibilidad. Los niños menores de 5 años de edad tienen un riesgo mayor de presentar el síndrome urémico hemolítico.

**9. Métodos de control –**

A. *Medidas preventivas:* la gravedad potencial de esta enfermedad obliga a las autoridades locales de salud a participar tempranamente para identificar su fuente y tomar medidas preventivas específicas apropiadas. Para bloquear la transmisión de una persona a otra es necesario enseñar específicamente a los miembros de la familia, tan pronto se sospeche el diagnóstico, que es menester lavarse las manos con agua y jabón frecuente y minuciosamente, en especial después de defecar; eliminar pañales y desechos humanos contaminados, y prevenir la contaminación de alimentos y bebidas. Las medidas que posiblemente aminoren la incidencia de la enfermedad incluyen:

1) Operar los mataderos de modo que se reduzca al mínimo la contaminación de carnes por contenido intestinal de los animales.

2) Pasteurizar la leche y los productos lácteos.

3) Radiar la carne de res, en particular la molida.

4) Cocer adecuadamente la carne de res, especialmente la molida. El Servicio de Inspección de Seguridad y Alimentos del Departamento de Agricultura de los Estados Unidos y el Código de Alimentos de la Administración de Alimentos y Medicamentos (EUA) de 1997 recomiendan cocer la carne de res hasta que alcance una temperatura interna de 68 °C (155 °F) durante 15 a 16 segundos como mínimo. Confiar en la desaparición del color rosa de la carne para declararla cocida, no es tan fiable como utilizar un termómetro para este fin.

5) Proteger, purificar y clorar los sistemas de abastecimiento público de agua; clorar las piscinas.

6) Asegurar la higiene adecuada en jardines infantiles, especialmente el lavado frecuente y meticuloso de las manos con agua y jabón.

B. *Control del paciente, de los contactos y del ambiente inmediato:*

1) Notificación a la autoridad local de salud: la notificación

individual de infecciones por *E. coli* O157:H7 es obligatoria en muchos países y estados de los Estados Unidos, Clase 2B (véase Notificación de Enfermedades Transmisibles). La detección y la notificación de los brotes es especialmente importante.

2) Aislamiento durante la fase aguda de la enfermedad, tomar precauciones entéricas. Ante la pequeñez extraordinaria del inóculo infectante, no se permitirá que los sujetos infectados manipulen alimentos ni brinden atención a niños o pacientes mientras no sean negativas dos muestras fecales sucesivas o dos frotis sucesivos de material rectal obtenido por torunda (reunidas con una diferencia de 24 horas o más, pero no antes de 48 horas después de administrar la última dosis de antimicrobianos).

3) Desinfección concurrente: de heces y artículos contaminados. En comunidades con un sistema moderno y adecuado de eliminación de aguas servidas, las heces pueden descargarse directamente en alcantarillas, sin desinfección preliminar. Limpieza terminal.

4) Cuarentena: ninguna.

5) Tratamiento de los contactos: de ser posible, los contactos con diarrea deben ser excluidos de la manipulación de alimentos y de la atención de niños o pacientes hasta que haya cesado la diarrea y se hayan obtenido dos cultivos sucesivos de heces negativos. En todos los contactos se recalcará con gran detenimiento la necesidad de lavarse minuciosamente las manos después de defecar y antes de manipular alimentos o atender a niños o enfermos.

6) Investigación de los contactos y de la fuente de infección: los cultivos de contactos deben limitarse más bien a las personas que manipulan alimentos, personal y niños de jardines infantiles y otras situaciones en las que es particularmente factible la diseminación de la infección. El cultivo de alimentos sospechosos es un método relativamente improductivo en casos esporádicos.

7) Tratamiento específico: es importante la reposición de líquidos y electrólitos, si la diarrea es acuosa o hay signos de deshidratación (véase Cólera, 9B7). No se ha precisado la utilidad del tratamiento antibacteriano en infecciones por *E. coli* O157:H7, y otras ECEH. Algunos datos sugieren que la utilización de trimetoprima-sulfametoxazol, fluoroquinolonas y otros antimicrobianos, pueden precipitar complicaciones como el síndrome urémico hemolítico.

**C.** *Medidas en caso de epidemia:*

1) Notificar inmediatamente a la autoridad local de salud cualquier grupo de casos de trastornos diarreicos sanguinolentos agudos, incluso si no se ha identificado de modo específico el agente causal.

2) Buscar intensivamente el vehículo específico (alimentos o agua) por el cual se transmitió la infección; analizar la posibilidad de transmisión incesante de una persona a otra, y utilizar los resultados de investigaciones epidemiológicas para orientar las medidas de control específicas.

3) Excluir los alimentos sospechosos y rastrear sus orígenes; en grandes brotes de origen alimentario en comunidades, habrá que interrogar y detectar el origen para evitar muchos casos.

4) Si se sospecha que el brote es de transmisión hídrica, se impartirá la orden de hervir el agua y clorar el agua de abastecimientos sospechosos bajo supervisión competente, o no utilizarla.

5) Si se sospecha que el brote tiene relación con la natación, habrá que cerrar las piscinas o playas hasta que sean cloradas o se demuestre que no tienen contaminación fecal, y mientras se brindan baños adecuados para evitar la contaminación ulterior del agua por los bañistas.

6) Si se sospecha que el brote fue transmitido por leche, habrá que pasteurizar o hervir este alimento.

7) No se recomienda la administración profiláctica de antibióticos.

8) Divulgar la importancia de lavarse las manos después de defecar y de limpiar la zona perianal; proporcionar jabón y toallas de papel si no se dispone de ellos.

**D.** *Repercusiones en caso de desastre:* constituye un problema potencial en sitios con deficiencia de la higiene personal y del saneamiento del entorno (véase Fiebre tifoidea, 9D).

**E.** *Medidas internacionales:* Centros Colaboradores de la OMS.

# II. DIARREA CAUSADA POR CEPAS ENTEROTOXÍGENAS (ECET)    CIE-9 008.0; CIE-10 A04.1

**1. Descripción** – Las cepas enterotoxígenas constituyen una causa importante de diarrea de los viajeros en personas de países industrializados que visitan a otros menos desarrollados; también constituye una causa importante de diarrea deshidratante en los lactantes y niños en los países menos desarrollados. Las cepas enterotoxígenas pueden comportarse en forma muy similar a *Vibrio* *cholerae* y producir un cuadro de diarrea profusa y acuosa, sin sangre ni moco. Pueden aparecer cólicos abdominales, vómitos, acidosis, postración y deshidratación, y también fiebre leve; los síntomas por lo regular duran menos de cinco días.

ECET se identifica al demostrar la producción de enterotoxina por medio de inmunovaloraciones, bioensayos, o por técnica de sonda de ADN que identifica los genes LT y ST (que corresponden a las toxinas termolábil y termoestable) en manchas de colonias.

**2. Agente infeccioso** – ECET elabora una enterotoxina termolábil (TL), otra termoestable (TS) o ambas (TL/TS). Los serogrupos O más comunes, incluyen O6, O8, O15, O20, O25, O27, O63, O78, O80, O114, O115, O128ac, O148, O153, O159 y O167.

**3. Distribución** – Es más bien una infección propia de los países en desarrollo; durante los primeros tres años de vida, los niños de dichos países presentan múltiples infecciones por ECET, lo que culmina en la aparición de la inmunidad; como consecuencia, la enfermedad se presenta con menor frecuencia en los niños de mayor edad y en los adultos. La infección afecta a los viajeros de países industrializados que visitan países menos desarrollados. En fecha reciente se han detectado algunos brotes de infección por ECET en los Estados Unidos.

**4. Reservorio** – Los seres humanos. Las infecciones por ECET en gran medida poseen especificidad de especie; las personas constituyen el reservorio de cepas que causan diarrea en los seres humanos.

**5. Modo de transmisión** – Alimentos contaminados y, con menor frecuencia, agua contaminada.

En la infección de los lactantes pudiera tener importancia particular la transmisión por alimentos contaminados que se usan para el destete. Se piensa que la transmisión por contacto directo por manos contaminadas con heces es rara.

**6. Período de incubación** – En brotes y en estudios con voluntarios con algunas cepas que poseen solo TL y solo TS se han observado períodos de incubación cortos, incluso de 10 a 12 horas. En la diarrea por cepas TL/TS en estudios con voluntarios, la incubación por lo común ha sido de 24 a 72 horas.

**7. Período de transmisibilidad** – Mientras dure la excreción de ECET patógenas, que puede ser prolongada.

**8. Susceptibilidad y resistencia** – Los estudios epidemiológicos y otros que se han hecho con nuevas inoculaciones en voluntarios demuestran claramente que la inmunidad específica para un serotipo se adquiere después de la infección por ECET. Se necesitan múltiples infecciones con serotipos diferentes para que surja inmunidad de amplio espectro contra el agente causal.

**9. Métodos de control –**

**A. *Medidas preventivas:***

1) Para las medidas generales de prevención de la enfermedad que se propaga por vía fecal-oral, véase Fiebre tifoidea, 9A.

2) En lo que se refiere a las personas que deben viajar por lapsos breves a zonas de alto riesgo, donde es imposible obtener alimentos o agua higiénicos, cabe considerar la administración preventiva de antibióticos; se ha demostrado que 400 mg de norfloxacino al día son eficaces. Sin embargo, es preferible tratar la enfermedad en fase muy incipiente, comenzando cuando se inicia la diarrea, por ejemplo, después de la segunda o tercera evacuación diarreica (véase la sección 9B7).

**B. *Control del paciente, de los contactos y del ambiente inmediato:***

1) Notificación a la autoridad local de salud: notificación obligatoria de las epidemias, pero no de los casos individuales, Clase 4 (véase Notificación de Enfermedades Transmisibles).

2) Aislamiento: se seguirán las precauciones de tipo entérico en casos diagnosticados y sospechosos.

3) Desinfección concurrente: de todas las secreciones fecales y los artículos contaminados. En las comunidades que cuentan con un sistema de eliminación de aguas residuales moderno y adecuado, las heces se pueden eliminar directamente sin desinfección preliminar. Limpieza terminal completa.

4) Cuarentena: ninguna.

5) Inmunización de los contactos: ninguna.

6) Investigación de los contactos y de la fuente de infección: no está indicada.

7) Tratamiento específico: la medida más importante es la administración de soluciones con electrólitos para evitar o combatir la deshidratación (véase Cólera, 9B7). La mayoría de los casos no necesita otro tratamiento. En caso de diarrea de los viajeros intensa en adultos, conviene administrar tempranamente loperamida (Imodium®) (no a niños) y un antimicrobiano, como una fluoroquinolona (ciprofloxacino por vía oral, 500 mg dos veces al día) o norfloxacino (por vía oral, 400 mg al día) durante cinco días. Las fluoroquinolonas se utilizan como terapia inicial porque muchas cepas de ECET a nivel mundial son resistentes a otros antimicrobianos. Sin embargo, si se sabe que las cepas locales son sensibles, es útil administrar trimetoprima-sulfametoxazol por vía oral (160 mg–800 mg)

dos veces al día o doxiciclina por vía oral (100 mg) una vez al día, durante cinco días. Se debe continuar con la alimentación según el apetito de cada enfermo.

**C. Medidas en caso de epidemia:** la investigación epidemiológica puede estar indicada para identificar el mecanismo de transmisión.

**D. Repercusiones en caso de desastre:** ninguna.

**E. Medidas internacionales:** Centros Colaboradores de la OMS.

## III. DIARREA CAUSADA POR CEPAS ENTEROINVASORAS (ECEI)    CIE-9 008.0; CIE-10 A04.2

**1. Descripción** – Enfermedad inflamatoria de la mucosa y la submucosa intestinal causada por cepas ECEI de *E. coli*, muy similar a la producida por *Shigella*. Los microorganismos poseen la misma capacidad de depender de plásmidos para invadir y multiplicarse dentro de las células epiteliales; sin embargo, desde el punto de vista clínico, el síndrome de diarrea acuosa por ECEI es mucho más frecuente que la disentería. Los antígenos O de ECEI pueden mostrar reacciones cruzadas con los antígenos O de *Shigella*. La enfermedad comienza con cólicos abdominales intensos, malestar generalizado, expulsión de heces acuosas, tenesmo y fiebre, y en menos de 10% de los pacientes evoluciona hasta la expulsión de múltiples heces escasas y líquidas que contienen sangre y moco.

Cabe sospechar la presencia de ECEI por la identificación de innumerables leucocitos visibles en un frotis teñido del moco de las heces, característica que se observa también en la shigelosis. Entre los métodos que se practican en laboratorios de referencia está un inmunoensayo que detecta las proteínas específicas de la membrana exterior, con codificación del plásmido, que son las que producen la invasión de células epiteliales. Un bioensayo (la prueba de queratoconjuntivitis en cobayos) detecta la invasión de células epiteliales; las sondas de ADN detectan el plásmido enteroinvasor.

**2. Agente infeccioso** – Algunas cepas de *E. coli* poseen la capacidad de invadir el intestino y ello depende de la presencia de un plásmido muy virulento que codifica la invasión de antígenos del plásmido. Los serogrupos O principales dentro de los cuales está ECEI incluyen O28ac, O29, O112, O124, O136, O143, O144, O152, O164 y O167.

**3. Distribución** – Las infecciones por ECEI son endémicas en los países en desarrollo y causan de 1 a 5% de los episodios de diarrea en las personas que acuden a centros de atención de salud. En los países industrializados se han notificado infecciones y brotes ocasionales de diarrea por ECEI.

4. **Reservorio** – Los seres humanos.

5. **Modo de transmisión** – Los pocos datos disponibles sugieren que ECEI se transmite por alimentos contaminados.

6. **Período de incubación** – En estudios con voluntarios y en brotes, se han observado períodos de incubación tan cortos como de 10 y 18 horas, respectivamente.

7. **Período de transmisibilidad** – Dura mientras se excretan las cepas de ECEI.

8. **Susceptibilidad y resistencia** – Poco se sabe de la susceptibilidad y de la inmunidad a la ECEI.

9. **Métodos de control** – Iguales a los que se usan para ECET. En los casos raros de diarrea grave producida por cepas enteroinvasoras, se hará el mismo tratamiento que en la shigelosis, usando antimicrobianos eficaces contra los gérmenes de *Shigella* aislados en cultivos en la localidad.

## IV. DIARREA CAUSADA POR CEPAS ENTEROPATÓGENAS (ECEP)     CIE-9 008.0; CIE-10 A04.0
(Enteritis por *E. coli* enteropatógena)

1. **Descripción** – Este microorganismo constituye la especie más vieja identificada de *E. coli* que causa diarrea, y en los estudios de casos y testigos hechos en los decenios de 1940 y 1950 se advirtió que algunos serotipos de O:H guardaban relación con la diarrea estival de los lactantes, los brotes de diarrea en salas cuna y las epidemias de diarrea infantil de diversas comunidades. La enfermedad diarreica en esta categoría prácticamente afecta solo a los lactantes menores de 1 año de edad, en quienes produce diarrea acuosa con moco, fiebre y deshidratación. Las especies de *E. coli* enteropatógenas causan disolución de las microvellosidades de los enterocitos e inician la fijación de las bacterias a ellos. La diarrea en los lactantes puede ser grave y duradera, y ocasionar una elevada tasa de letalidad.

*E. coli* enteropatógena puede identificarse tentativamente por aglutinación con antisueros que detectan los serogrupos O de ECEP, pero para su confirmación se necesita la tipificación de O y H con reactivos de alta calidad. Las cepas enteropatógenas de *E. coli* también muestran adherencia localizada a células HEp-2 en cultivos celulares, propiedad que requiere de la presencia de un plásmido virulento propio de ECEP. La sonda de ADN para el factor de adherencia de ECEP (FAE) detecta dicho plásmido; existe una correlación de 98% entre la detección de la adherencia localizada y la positividad de la sonda del FAE.

2. **Agente infeccioso** – Los principales serogrupos O de ECEP incluyen O55, O86, O111, O119, O125, O126, O127, O128ab y O142.

**3. Distribución** – Desde fines del decenio de 1960 han desaparecido en su mayor parte ECEP como causa fundamental de diarrea infantil en América del Norte y Europa. Sin embargo, sigue siendo un agente importante de diarrea de niños en muchas zonas en desarrollo, incluso América del Sur, sur de África y Asia.

**4. Reservorio** – Los seres humanos.

**5. Modo de transmisión** – Por el consumo de fórmulas lácteas y alimentos para destete contaminados. En salas cuna puede haber transmisión por fómites y por manos contaminadas, si no se siguen prácticas estrictas de lavado de manos.

**6. Período de incubación** – Incluso tan corto como de 9 a 12 horas en estudios con voluntarios adultos. No se sabe si el mismo período de incubación es válido en los lactantes que adquieren la infección por transmisión natural.

**7. Período de transmisibilidad** – Mientras dure la excreción de *E. coli* enteropatógena, que puede ser prolongada.

**8. Susceptibilidad y resistencia** – La susceptibilidad a la infección clínica al parecer se limita virtualmente a los lactantes de corta edad; sin embargo, no se sabe si ello se debe a la inmunidad o a factores específicos del huésped en relación con la edad. Dado que la diarrea puede inducirse experimentalmente en algunos adultos voluntarios, la inmunidad específica puede ser importante como factor que determine la susceptibilidad. La infección por ECEP es poco común en pequeños alimentados al pecho.

**9. Métodos de control** –

*A. Medidas preventivas:*

1) Instar a las madres a que alimenten a sus hijos exclusivamente al pecho desde que nacen hasta los 4 a 6 meses de edad. Brindar apoyo adecuado para el amamantamiento. Auxiliar a la mujer para establecer o restablecer la alimentación de su hijo al pecho.

Si la madre no dispone de leche o no tiene suficiente, se dará a los neonatos leche materna pasteurizada de donante hasta que regrese a su hogar. Las fórmulas lácteas deben conservarse a temperatura ambiente solo por lapsos breves. Es preferible alimentar con taza que con biberón lo más tempranamente posible.

2) Mantener a la madre y al hijo juntos en maternidades, salvo que exista una razón médica firme para separarlos. Si la madre o el hijo tienen alguna infección de las vías gastrointestinales o respiratorias, habrá que conservarlos juntos, pero se les aislará de parejas sanas de madre e hijo.

En instalaciones de atención especial, se separará a los lactantes infectados de los prematuros o de los que muestran enfermedades de otro tipo.

3) Es conveniente que cada lactante cuente con su equipo individual, incluso un termómetro que se guardará en la propia cuna. Nó deberá bañarse a los niños juntos ni se les vestirá en mesas comunes, ni se usarán las cunas para colocar o transportar a más de un niño a la vez.

4) La prevención de los brotes hospitalarios depende de que el personal se lave las manos después de atender a cada lactante y de que conserven estándares de higiene elevados en las instalaciones que albergan a los pequeños.

*B. Control del paciente, de los contactos y del ambiente inmediato:*

1) Notificación a la autoridad local de salud: notificación obligatoria de las epidemias, pero no de los casos individuales, Clase 4 (véase Notificación de Enfermedades Transmisibles). Hay que interpretar como epidemia que se debe investigar la presencia de dos o más casos concomitantes en una sala cuna que requieran tratamiento por síntomas de diarrea, o entre niños recién dados de alta.

2) Aislamiento: se seguirán las precauciones de tipo entérico en casos diagnosticados y sospechosos.

3) Desinfección concurrente: de todos los materiales fecales y artículos contaminados. En las comunidades que cuentan con un sistema de eliminación de aguas residuales moderno y adecuado, las heces se pueden eliminar directamente sin desinfección preliminar. Limpieza terminal completa.

4) Cuarentena: aplíquense las precauciones de tipo entérico y los métodos de cohorte (véase 9C, en párrafos siguientes).

5) Inmunización de los contactos: ninguna.

6) Investigación de los contactos y de la fuente de infección: es importante ponerse en contacto con las familias de los niños que fueron dados de alta del hospital para conocer la evolución de la diarrea (véase 9C, en párrafos siguientes).

7) Tratamiento específico: la administración de soluciones con electrólitos por vía oral o intravenosa es la medida más importante (véase Cólera, 9B7). En la mayoría de los casos no se necesita otro tratamiento. En caso de diarrea enteropatógena grave de los lactantes, se ha demostrado que el trimetoprima-sulfametoxazol por vía oral (de 10 a 50 mg por kg de peso al día) disminuye la intensidad y duración del cuadro diarreico; debe administrarse en tres o cuatro dosis al día, durante cinco días. Sin embargo, dado que muchas cepas ECEP son resistentes a diversos

antimicrobianos, la selección debe basarse en la sensibilidad de las cepas aisladas en la localidad. Hay que continuar con la alimentación, incluido el amamantamiento.

**C. Medidas en caso de epidemia:** se tomarán las siguientes precauciones en caso de epidemias que surjan en salas cuna (véase 9B1, en párrafos anteriores).

1) Se colocará a todos los niños con diarrea en una sola sala cuna, y se tomarán precauciones de tipo entérico. No se admitirán más niños en la sala cuna contaminada; se interrumpirá el servicio de maternidad, salvo que se cuente con una sala cuna aséptica con personal y medios separados; se dará de alta a los lactantes infectados en cuanto sea posible desde el punto de vista médico. Los niños expuestos en la sala cuna contaminada tendrán personal médico y de enfermería independiente, adiestrado en la atención de lactantes con enfermedades transmisibles. Los contactos deben permanecer en observación por lo menos durante dos semanas después de que haya salido el último caso de la sala cuna; cada caso nuevo debe ser trasladado inmediatamente a la sala de aislamiento. El servicio de maternidad puede reanudarse después de haber dado de alta a todos los niños y madres contacto, y de haber realizado una limpieza cuidadosa y desinfección terminal. Se pondrán en práctica, hasta donde sea posible, las recomendaciones indicadas en el apartado 9A, en párrafos anteriores.

2) Se emprenderá una investigación epidemiológica a fondo de la distribución de casos según tiempo, lugar, persona y exposición a factores de riesgo para determinar el modo de transmisión.

**D. Repercusiones en caso de desastre:** ninguna.

**E. Medidas internacionales:** Centros Colaboradores de la OMS.

# V. DIARREA CAUSADA POR *E. COLI*
## ENTEROAGREGATIVA (ECEA)   CIE-9 008.0; CIE-10 A04.4

Esta categoría de *E. coli* es una causa importante de diarrea infantil en los países menos desarrollados, en los que constituye el origen más común de diarrea persistente de los lactantes. En modelos animales, *E. coli* de este tipo constituye un cuadro histológico característico en que ECEA se adhiere a los enterocitos en una biocapa gruesa de bacterias agregadas y moco. En la actualidad, el método más utilizado para identificar ECEA es el ensayo HEp-2, en el cual dichas cepas producen un patrón agregativo característico "en pilas de ladrillos", al atraerse mutuamente o al atraer células HEp-2. Esta es una característica que depende de plásmidos, a su vez mediada por fimbrias nuevas. Casi todas las cepas de ECEA codifican una o más citotoxinas/enterotoxinas que, según se piensa, son las que causan la diarrea acuosa con moco que se observa en lactantes y niños infectados con dicho agente patógeno. Se ha descrito una sonda de ADN. Se estima que el período de incubación es de 20 a 48 horas.

1. **Descripción** – *E. coli* productora de esta categoría de diarrea se vinculó por primera vez con diarrea de lactantes en una investigación en Chile, a finales del decenio de 1980. Más adelante se identificó en la India, asociada particularmente con diarrea persistente (diarrea que continuó sin ceder durante 14 días como mínimo), observación que desde esa fecha ha sido confirmada por informes provenientes de Brasil, México y Bangladesh.

2. **Agente infeccioso** – ECEA posee un plásmido de virulencia necesario para la expresión de las fimbrias peculiares que codifican la adherencia agregativa y muchas cepas expresan una citotoxina/enterotoxina. Entre los serotipos más comunes de ECEA O están O3:H2 y O44:H18. Muchas cepas de ECEA tienen un aspecto inicial de cepas "toscas" que carecen de antígenos O.

3. **Distribución** – Los informes que vinculan ECEA con diarrea en los lactantes, particularmente la forma persistente, han provenido de múltiples países de América Latina y de Asia, y de la República Democrática del Congo (RDC, antes Zaire) en África. Las notificaciones provenientes de Alemania y del Reino Unido sugieren que ECEA puede causar una proporción pequeña de enfermedades diarreicas también en países industrializados.

## VI. DIARREA CAUSADA POR *E. COLI* DE ADHERENCIA DIFUSA (ECAD)  CIE-9 008.0; CIE-10 A04.4

*E. coli* de adherencia difusa (ECAD) es la sexta categoría que se ha identificado de este microorganismo causante de diarrea. El nombre proviene del patrón de adherencia característico de estas bacterias a células HEp-2 en cultivo tisular. ECAD es la categoría definida con menor precisión de *E. coli* causante de diarrea. A pesar de ello, los datos de algunos estudios epidemiológicos de campo sobre diarrea pediátrica en países menos desarrollados han indicado que ECAD es mucho más frecuente en niños con diarrea que en niños testigo de iguales características. Otros estudios no han detectado la misma diferencia. Los hallazgos preliminares sugieren que ECAD puede ser más patógena entre preescolares que en lactantes o niños pequeños. Al administrar dos cepas de ECAD a voluntarios por vía oral, no causó diarrea y no se han identificado brotes por esta categoría. En la actualidad, poco se sabe del reservorio, los modos de transmisión, los factores de riesgo del huésped o el período de transmisibilidad de ECAD.

---

## DIFILOBOTRIASIS     CIE-9 123.4; CIE-10 B70.0
(Dibotriocefaliasis, enfermedad por tenia lata o tenia de los peces)

**1. Descripción** – Infección intestinal de larga duración, causada por una tenia; los síntomas suelen ser insignificantes o no aparecen; unos cuantos enfermos, en quienes las tenias se fijan en el yeyuno, padecen anemia por carencia de vitamina $B_{12}$. Las infecciones masivas pueden ocasionar diarrea, obstrucción del colédoco o del intestino, y síntomas tóxicos.

El diagnóstico se confirma por la identificación de huevos o segmentos (proglótides) del gusano en las heces.

**2. Agentes infecciosos** – *Diphyllobothrium latum (Dibothriocephalus latus), D. pacificum, D. dendriticum, D. ursi, D. dalliae* y *D. klebanovskii;* cestodos.

**3. Distribución** – La enfermedad se presenta en regiones lacustres del hemisferio norte y en las zonas subárticas, templadas y tropicales, donde es común la ingestión de pescados de agua dulce crudos o cocidos a medias. La prevalencia aumenta con la edad. En América del Norte se han identificado focos endémicos en esquimales de Alaska y Canadá. En los Estados Unidos, las infecciones suelen ser esporádicas y dependen a menudo de la ingestión de pescado mal cocido proveniente de Alaska o, con menor frecuencia, de los lagos del oeste medio del país o del Canadá.

**4. Reservorio** – Los seres humanos, principalmente los huéspedes infectados que expulsan huevos del agente infeccioso con las heces; aparte del ser humano los huéspedes reservorios incluyen perros, osos y otros mamíferos piscívoros.

**5. Modo de transmisión** – Las personas se infectan al comer pescado crudo o mal cocido. Los huevos dentro de los segmentos maduros de la tenia son expulsados con las heces a grandes masas de agua dulce, en donde maduran, brotan, y los embriones ciliados (coracidios) infectan al primer huésped intermediario (copépodos de los géneros *Cyclops* y *Diaptomus*) y se transforman en larvas procercoides. Las especies susceptibles de peces de agua dulce (lucios, percas, rodaballos y salmones) ingieren los copépodos infectados y se convierten en segundos huéspedes intermediarios, en los cuales las tenias se transforman en la fase plerocercoide (larvaria), que es infectante para las personas y los mamíferos piscívoros, como zorros, armiños, osos, gatos, perros, cerdos, morsas y focas. El ciclo de huevo a huevo dura por lo menos 11 semanas.

**6. Período de incubación** – De tres a seis semanas, desde la ingestión de los huevos hasta su expulsión con las heces.

**7. Período de transmisibilidad** – La difilobotriasis no se transmite directamente de una persona a otra. Los seres humanos y otros huéspedes definitivos siguen diseminando los huevos en el medio ambiente mientras las tenias permanezcan en sus intestinos, a veces por muchos años.

**8. Susceptibilidad y resistencia** – El ser humano es susceptible universalmente. Al parecer la infección no confiere inmunidad.

**9. Métodos de control** –

A. *Medidas preventivas:* la cocción completa del pescado de agua dulce a 56 °C (133 °F) durante cinco minutos o la congelación durante 24 horas a –18 °C (0 °F) o la radiación, aseguran la protección.

B. *Control del paciente, de los contactos y del ambiente inmediato:*

1) Notificación a la autoridad local de salud: por lo general no está justificada la notificación oficial, Clase 5 (véase Notificación de Enfermedades Transmisibles). La notificación está indicada si los casos provienen de una fuente de alimentos comerciales.

2) Aislamiento: ninguno.

3) Desinfección concurrente: ninguna; eliminación sanitaria de las heces.

4) Cuarentena: ninguna.

5) Inmunización de los contactos: ninguna.

6) Investigación de los contactos y de la fuente de infección: por lo general no está justificada.

7) Tratamiento específico: el praziquantel (Biltricide®) o la niclosamida (Niclocide®) son los medicamentos preferidos.

C. *Medidas en caso de epidemia:* ninguna.

D. *Repercusiones en caso de desastre:* ninguna.

E. *Medidas internacionales:* ninguna.

# DIFTERIA
**CIE-9 032; CIE-10 A36**

**1. Descripción** – Enfermedad bacteriana aguda que afecta de modo principal las amígdalas, faringe, laringe, nariz, a veces otras membranas mucosas o de la piel, y en ocasiones las conjuntivas o la vagina. La lesión característica, causada por la liberación de una citotoxina específica, consiste en una membrana blanca grisácea adherente asimétrica, con inflamación a su alrededor. En la difteria de las fauces o faringoamigdalina, hay dolor moderado a intenso de garganta, con agrandamiento y dolor al tacto de los ganglios linfáticos cervicales; en los casos moderados o graves hay notable hinchazón y edema del cuello, con extensas membranas traqueales que evolucionan hasta obstruir las vías respiratorias.

La difteria nasal puede ser leve y crónica y se caracteriza por secreción y excoriaciones nasales unilaterales. Las lesiones no manifiestas (o la colonización) superan en número a los casos clínicos. La toxina origina miocarditis, y en promedio una semana después de iniciar su ataque surgen bloqueo cardíaco e insuficiencia congestiva progresiva. Efectos ulteriores comprenden neuropatías que pueden remedar el síndrome de Guillain-Barré. La tasa de letalidad de 5 a 10% de la difteria no cutánea ha cambiado poco en los últimos 50 años. Las lesiones de la difteria cutánea son variables, y a veces no se distinguen de las del impétigo o pueden ser parte de ellas; por lo común no se advierten los efectos periféricos de la toxina.

Cuando se hace el diagnóstico diferencial de faringitis bacteriana y en particular la estreptocócica y la vírica, angina de Vincent, mononucleosis infecciosa, sífilis y candidiasis de la boca, se debe sospechar posible difteria.

El diagnóstico presuntivo se basa en la identificación de una membrana blanca grisácea, asimétrica, especialmente la que abarca la úvula y el paladar blando, junto con amigdalitis, faringitis o linfadenopatía cervical, o una secreción serosanguinolenta por las vías nasales. El diagnóstico se confirma por el examen bacteriológico de las lesiones. En los casos en que la sospecha de difteria es muy fuerte, es necesario emprender el tratamiento específico con antibióticos y antitoxina mientras llegan los resultados de los estudios, tratamiento que hay que continuar incluso si tales resultados de laboratorio son negativos.

**2. Agente infeccioso** – *Corynebacterium diphtheriae*, biotipos gravis, mitis o intermedius. Cuando las bacterias son infectadas por el corinebacteriófago que contiene el gen *tox*, hay producción de toxina. Las cepas no toxígenas rara vez producen lesiones locales; sin embargo, se las ha vinculado con frecuencia cada vez mayor con endocarditis infecciosa.

**3. Distribución** – Es una enfermedad de los meses más fríos en las zonas templadas, que afecta principalmente a niños menores de 15 años de edad que no han sido inmunizados; a menudo se presenta también entre adultos de grupos de población en que se descuidó su vacunación. En los trópicos, las tendencias estacionales son menos definidas; los casos de difteria no manifiesta, cutánea y por heridas son mucho más comunes.

En los Estados Unidos, de 1980 a 1998 se han notificado menos de cuatro casos anuales, en promedio; dos tercios de las personas afectadas tenían 20 años de edad o más. En 1990, en la Federación de Rusia comenzó un brote masivo de difteria que se diseminó a todos los países de la antigua Unión Soviética y a Mongolia. Entre los factores contribuyentes estuvieron mayor susceptibilidad en adultos, por disminución de la inmunidad inducida por vacuna; el hecho de no inmunizar en forma plena a los niños por contraindicaciones no justificadas; movimientos de personas contra la vacuna, y deterioro de la situación socioeconómica. La epidemia comenzó a disminuir después de alcanzar su máximo en 1995; sin embargo, causó más de 150 000 casos notificados y 5000 defunciones entre 1990 y 1997. En el Ecuador, entre 1993 y 1994 se produjo un brote de difteria con unos 200 casos, de los cuales la mitad tenían 15 años de edad o más; las dos epidemias se controlaron por medio de inmunización masiva.

**4. Reservorio** – Los seres humanos.

**5. Modo de transmisión** – Contacto con un paciente o un portador; rara vez el contacto con artículos contaminados por secreciones de lesiones de personas infectadas. La leche cruda ha servido de vehículo.

**6. Período de incubación** – Por lo general de dos a cinco días, aunque a veces es más prolongado.

**7. Período de transmisibilidad** – Variable, y dura hasta que los bacilos virulentos desaparecen de las secreciones y lesiones; por lo regular dos semanas o menos, y rara vez excede de cuatro semanas. El tratamiento apropiado con antibióticos elimina rápidamente la expulsión de microorganismos. El portador crónico, que es raro, puede diseminar microorganismos durante seis meses o más.

**8. Susceptibilidad y resistencia** – Los hijos de madres inmunes son relativamente inmunes; la protección es pasiva y suele perderse antes del sexto mes de vida. La recuperación de un ataque clínico no siempre va seguida de inmunidad permanente; la inmunidad a menudo se adquiere por una infección no manifiesta. La inmunidad activa de duración prolongada (pero no permanente) puede ser inducida por la aplicación de toxoide. Las encuestas serológicas en los Estados Unidos indican que más de 40% de los adultos carecen de niveles protectores de antitoxina circulante; en el Canadá, Australia y varios países europeos se han detectado niveles decrecientes de inmunidad. Sin embargo, muchos de estos adultos mayores y ancianos pueden tener memoria inmunológica y estarían protegidos de la enfermedad después de la exposición a ella. En los Estados Unidos se ha inmunizado a casi todos los niños; para el segundo trimestre de 1997, 95% de los niños de 2 años de edad habían recibido tres dosis de vacuna antidiftérica. La inmunidad por antitoxina protege contra la enfermedad sistémica, pero no contra la colonización de la nasofaringe.

9. **Métodos de control** –

A. *Medidas preventivas:*

1) Medidas educativas para informar a la población, en especial a los padres de niños pequeños, sobre los peligros de la difteria y la necesidad de inmunización activa.

2) El único control eficaz se logra mediante una amplia inmunización activa con toxoide diftérico. La inmunización debe iniciarse antes del año de edad, con un preparado que contenga el toxoide diftérico, el toxoide tetánico y la vacuna contra la tos ferina acelular (DTaP, el preparado preferido en los Estados Unidos) o con células completas (DPT). Se dispone de presentaciones que combinan los toxoides de difteria y tetánico, la vacuna contra la tos ferina hecha de células completas y la de *Haemophilus influenzae* tipo b (DPT-Hib).

3) En los Estados Unidos se recomiendan los siguientes esquemas. (Algunos países pueden recomendar edades diferentes para aplicar dosis específicas, o menos de cuatro dosis en la serie primaria.)

a) Para los niños menores de 7 años de edad –
Una serie primaria de toxoide diftérico combinado con otros antígenos, como DTaP o DPT-Hib. Las primeras tres dosis se aplican a intervalos de cuatro a ocho semanas, comenzando cuando el niño tiene de 6 a 8 semanas de edad; la cuarta dosis se administra de 6 a 12 meses después de la tercera dosis. No es necesario comenzar de nuevo el esquema anterior por algún retraso en la aplicación de las dosis programadas. Por lo general se aplica una quinta dosis entre los 4 y los 6 años de edad, antes de que el niño entre a la escuela; esta dosis no es necesaria si la cuarta se aplicó después de que el niño había cumplido 4 años de edad. Si está contraindicada la fracción contra la tos ferina de la DPT, habrá que aplicar toxoides diftérico y tetánico para niños (DT).

b) Para personas de 7 años de edad y más –
Como las reacciones adversas pueden aumentar con la edad, después de que el niño cumple 7 años de edad se utiliza un preparado con una concentración menor del toxoide diftérico (Td para adultos). Si la persona no

fue vacunada, se le aplica una serie primaria de tres dosis de toxoides tetánico y diftérico adsorbidos (Td). Las primeras dos dosis se aplican a intervalos de cuatro a ocho semanas, y la tercera dosis, de seis meses a un año después de la segunda. Hay datos escasos de Suecia que sugieren que el régimen anterior quizá no induzca niveles protectores de anticuerpos en la mayoría de los adultos, y habrá que considerar la necesidad de aplicar dosis adicionales.

c) La protección activa se debe conservar mediante la administración de una dosis de Td cada 10 años.

4) Se harán esfuerzos particulares para asegurar que las personas que están en un mayor riesgo de exposición a los pacientes, como el personal de salud, estén totalmente inmunizadas y reciban una dosis de refuerzo de Td cada 10 años.

5) En el caso de niños y adultos profundamente inmunodeficientes o infectados por el VIH, está indicada la inmunización contra la difteria en el mismo plan y dosis que se sigue en personas inmunocompetentes, a pesar de que su respuesta inmunitaria podría ser subóptima.

**B. Control del paciente, de los contactos y del ambiente inmediato:**

1) Notificación a la autoridad local de salud: la notificación de los casos individuales es obligatoria en casi todos los países y los estados de los Estados Unidos, Clase 2A (véase Notificación de Enfermedades Transmisibles).

2) Aislamiento: aislamiento estricto en la difteria faríngea; aislamiento de contactos en la difteria cutánea, hasta que no se demuestre la presencia de bacilos diftéricos en dos cultivos de secreciones faríngeas y nasales (y de lesiones de la piel en la difteria cutánea) obtenidos a un intervalo no menor de 24 horas y no menos de 24 horas después de haber cesado el tratamiento antimicrobiano. Cuando no es posible hacer los cultivos, el aislamiento del enfermo puede terminar 14 días después del tratamiento adecuado con antibióticos (véase 9B7, más adelante).

3) Desinfección concurrente: de todos los objetos que hayan estado en contacto con el enfermo y de todos los artículos contaminados con sus secreciones. Limpieza terminal.

4) Cuarentena: los contactos adultos cuya ocupación incluya la manipulación de alimentos, especialmente leche, o la relación íntima con niños no inmunizados, deben ser excluidos de sus funciones hasta que hayan sido tratados como se describe más adelante, y los exámenes bacteriológicos corroboren que no son portadores.

5) Tratamiento de los contactos: en todos los contactos íntimos es necesario obtener material de cultivo de las fosas nasales y de la faringe, y deben ser sometidos a vigilancia durante siete días. En toda persona expuesta a la difteria dentro de su núcleo familiar, sea cual sea su estado de inmunización, se recomienda una sola dosis de penicilina benzatínica intramuscular (véase la dosis más adelante) o un ciclo de 7 a 10 días de eritromicina por vía oral. Las personas que manipulan alimentos o que atienden a escolares deben ser excluidas de su trabajo o de la escuela, hasta que los exámenes bacteriológicos corroboren que no son portadores. Los contactos previamente vacunados deben recibir una dosis de refuerzo de toxoide diftérico, si han transcurrido más de cinco años desde la última dosis; en los contactos no inmunizados debe emprenderse una serie primaria de vacunas y para ello utilizar Td, DT, DPT, DTaP o DPT-Hib, según la edad.

6) Investigación de los contactos y de la fuente de infección: la identificación de los portadores por medio de cultivos de material obtenido de las vías nasales y de la faringe (distintos de los contactos íntimos), no suele ser útil ni está indicada si se siguen las precauciones señaladas en el apartado 9B5.

7) Tratamiento específico: si se sospecha decididamente la presencia de difteria con base en las manifestaciones clínicas, hay que aplicar la antitoxina (solo se cuenta con la antitoxina de origen equino) inmediatamente después de obtener las muestras para estudios bacteriológicos, sin esperar los resultados. La antitoxina diftérica (ATED) es un producto en investigación por parte del Servicio de Medicamentos de los CDC. En los Estados Unidos, el Programa Nacional de Inmunización responde a solicitudes clínicas de dicha antitoxina durante horas de oficina (8:00 A.M. a 4:30 P.M., hora oficial del Este, de lunes a viernes, teléfono 404-639-8255). Después de horas de oficina o en fines de semana y días festivos, llamar al Encargado de Guardia, 404-639-2888. La antitoxina diftérica se almacena en los Estados Unidos en estaciones para cuarentenas, para distribución rápida. Una vez que se completan las pruebas para descartar hipersensibilidad, se aplica por vía intramuscular una sola dosis de 20 000 a 100 000 unidades, según la duración de los síntomas, la zona de afección y la gravedad de la enfermedad. Por lo general basta con la administración intramuscular; en las infecciones graves puede estar indicada la administración intravenosa

e intramuscular simultánea. Los antibióticos no sustituyen a la antitoxina. Se ha recomendado aplicar por vía intramuscular de 25 000 a 50 000 unidades de penicilina G procaína por kg de peso al día en niños y 1,2 millones de unidades por kg al día en adultos, en dos fracciones, o 40–50 mg de eritromicina parenteral por kg de peso al día, hasta un máximo de 2 g al día, mientras el enfermo no pueda deglutir cómodamente; una vez que lo logre, se podrá cambiar a un régimen de cuatro fracciones de eritromicina por vía oral o de penicilina V por vía oral (125–250 mg cuatro veces al día), durante un período total recomendado de 14 días. Se han identificado algunas cepas resistentes a la eritromicina, pero son poco comunes y no constituyen un problema de salud pública. En caso de surgir dichas cepas, son eficaces los nuevos antibióticos macrólidos como azitromicina y claritromicina, pero no tienen ventaja sustancial respecto a la eritromicina.

Tratamiento profiláctico de portadores: se ha recomendado una sola dosis intramuscular de penicilina G benzatina (600 000 unidades para niños menores de 6 años de edad y 1,2 millones de unidades para los de esa edad o mayores), o un ciclo de 7 a 10 días a base de 40 mg de eritromicina por kg de peso al día para niños, y 1 g al día para adultos, por vía oral.

*C. Medidas en caso de epidemia:*
1) Inmunizar a la mayor proporción posible del grupo de población afectado, dando prioridad a la atención de los lactantes y preescolares. En una epidemia que afecte a adultos, habrá que vacunar a los grupos más afectados y expuestos al mayor riesgo. Repetir la inmunización un mes después para aplicar por lo menos dos dosis a los receptores.
2) Identificar a los contactos cercanos y determinar los grupos de población expuestos a riesgo especial. En las zonas con instalaciones de salud apropiadas se deberá emprender rápidamente una investigación de campo de los casos notificados para verificar el diagnóstico y determinar el biotipo y la toxigenicidad de *C. diphtheriae.*

*D. Repercusiones en caso de desastre:* pueden producirse brotes cuando las situaciones sociales o naturales llevan a aglomeración de grupos susceptibles, especialmente lactantes y niños, lo cual suele suceder cuando se producen desplazamientos a gran escala de poblaciones susceptibles.

*E. Medidas internacionales:* se emprenderá la inmunización primaria de las personas susceptibles que viajan a países donde es común la difteria cutánea o de las fauces, o de quienes pasan por ellos, o se administrará una dosis de refuerzo de Td a las personas previamente inmunizadas.

---

## DRACONTIASIS CIE-9 125.7; CIE-10 B72
(Enfermedad del gusano de Guinea, dracunculiasis, dracunculosis)

**1. Descripción** – Infección de los tejidos subcutáneos y otros más profundos por un gran nematodo. Aparece una vesícula, por lo regular en algún miembro inferior (especialmente el pie) cuando la hembra grávida adulta, de 60 a 100 cm de longitud, está a punto de expulsar sus larvas. Simultáneamente con la formación de la vesícula en la piel o antes de ella, a veces surgen ardor y prurito en el sitio de la lesión, y a menudo fiebre, náusea, vómito, diarrea, disnea, urticaria generalizada y eosinofilia. Después de que se rompe la vesícula, el gusano expulsa larvas cada vez que la porción infectada se sumerge en el agua dulce. El pronóstico es satisfactorio, salvo que aparezca una infección bacteriana en la lesión; las infecciones secundarias pueden ocasionar artritis, sinovitis, anquilosis y contracturas del miembro afectado, y amenazar la vida.

El diagnóstico se hace por detección a simple vista del gusano adulto, o mediante la identificación microscópica de las larvas.

**2. Agente infeccioso** – *Dracunculus medinensis*, un nematodo.

**3. Distribución** – La enfermedad aparece en África (16 países al sur del Sahara) y en Asia (la India y el Yemen), especialmente en regiones de clima seco. La prevalencia local varía considerablemente. En algunas localidades casi todos los habitantes están infectados, mientras que en otras son pocos los infectados, principalmente los adultos jóvenes.

**4. Reservorio** – Los seres humanos; no se han identificado otros reservorios animales.

**5. Modo de transmisión** – Las larvas expulsadas por el gusano hembra en masas de agua dulce estancadas son ingeridas por microcrustáceos copépodos (especies de *Cyclops*) y en unas dos semanas las larvas alcanzan la fase infectante. Las personas ingieren los copépodos infectados al beber el agua contaminada, obtenida de pozos con escalones y estanques infestados; las larvas son liberadas en el estómago, cruzan la pared del duodeno, emigran a través de las vísceras y se transforman en adultos. La hembra, después de aparearse, crece, alcanza la madurez completa y emigra a los tejidos subcutáneos (con mayor frecuencia de las piernas).

**6. Período de incubación** – Aproximadamente 12 meses.

**7. Período de transmisibilidad** – Desde la rotura de la vesícula hasta que las larvas han sido totalmente evacuadas del útero de la hembra grávida, por lo general de dos a tres semanas. En el agua, las larvas son infectantes para los copépodos durante unos cinco días; después de ser ingeridas por dichos microcrustáceos, las larvas son infectantes para el hombre después de 12 a 14 días a temperaturas mayores de 25 °C (más de 77 °F), y permanecen infectantes en los copépodos durante unas tres semanas, que es lo que dura el ciclo vital del copépodo infectado. No se transmite directamente de una persona a otra.

**8. Susceptibilidad y resistencia** – La susceptibilidad es universal. No existe inmunidad adquirida; la misma persona puede tener infecciones múltiples repetidas.

**9. Métodos de control** – La provisión de agua potable filtrada y pura, y la educación sanitaria de las poblaciones en riesgo podrían llevar a erradicar la enfermedad. En esa forma se han eliminado antiguos focos de enfermedad en algunas zonas del Oriente Medio y del subcontinente indio.

A. *Medidas preventivas:*

1) Emprender programas de educación para la salud en comunidades endémicas para transmitir tres mensajes: que el gusano de Guinea se encuentra en el agua de beber; que las personas que tengan vesículas y úlceras no deben entrar a las fuentes de agua potable, y que el agua debe ser filtrada con un lienzo fino (como gasa de nylon, con retícula de 100 μm) para eliminar los copépodos.

2) Proveer agua potable. Abolir los pozos con escalones o transformarlos en pozos de noria. Construir pozos o receptáculos de agua de lluvia para obtener agua no infectada.

3) Controlar la población de copépodos en estanques, tanques, depósitos y pozos con escalones, por medio del insecticida temefós (Abate®), que es eficaz e inocuo.

4) Inmunizar a poblaciones de alto riesgo contra el tétanos.

B. *Control del paciente, de los contactos y del ambiente inmediato:*

1) Notificación a la autoridad local de salud: se exige la notificación de los casos donde surja la enfermedad, como parte del programa de erradicación que lleva a cabo la OMS, Clase 2B (véase Notificación de Enfermedades Transmisibles).

2) Aislamiento: ninguno. Se recomienda que las personas afectadas no entren a la fuente de agua potable mientras el gusano esté en fase de salida.

3) Desinfección concurrente: ninguna.

4) Cuarentena: ninguna.

5) Inmunización de los contactos: ninguna.

6) Investigación de los contactos y de la fuente de infección: se debe obtener información respecto al origen del agua que el paciente bebió en la fecha probable de la infección (un año antes, aproximadamente), y proceder a la búsqueda de otros casos.

7) Tratamiento específico: aplicación de toxoide tetánico y práctica de tratamiento local a base de pomada con antibióticos y un vendaje oclusivo. Es eficaz la extracción quirúrgica aséptica poco antes de que el gusano sobresalga. Pudieran ser útiles algunos fármacos como el tiabendazol, el albendazol, la ivermectina y el metronidazol, junto con corticosteroides.

**C. Medidas en caso de epidemia:** en situaciones hiperendémicas se deben emprender encuestas de campo para precisar la prevalencia, descubrir las fuentes de infección y orientar respecto a las medidas de control, como se indica en el apartado 9A, en párrafos anteriores.

**D. Repercusiones en caso de desastre:** ninguna.

**E. Medidas internacionales:** la Asamblea Mundial de la Salud adoptó una resolución (WHA 44.5 de mayo de 1991) instando a erradicar la dracontiasis para 1995. Hasta el año 2000 la enfermedad seguía siendo endémica en algunas zonas, en tanto que en otras se había logrado su erradicación.

---

# EHRLICHIOSIS  CIE-9 083.8; CIE-10 A79.8
(Fiebre sennetsu, ehrlichiosis humana
identificada en los Estados Unidos)

**1. Descripción** – La ehrlichiosis es una enfermedad bacteriana febril aguda causada por un grupo de pequeños microorganismos pleomórficos que viven y se reproducen en los fagosomas de los leucocitos mononucleares o polimorfonucleares del huésped infectado. En ocasiones se observan los microorganismos en el interior de dichas células.

La fiebre sennetsu se caracteriza por un cuadro de comienzo repentino que incluye fiebre, escalofríos, malestar generalizado, cefaleas, mialgias y artralgias, dolor de garganta e insomnio. También es común la linfadenopatía generalizada, con dolor al palpar los ganglios agrandados. La linfocitosis, con linfadenopatía retroauricular o cervical posterior, es semejante a la que se observa en la mononucleosis infecciosa. El curso de la enfermedad suele ser benigno y no se han notificado casos mortales por ella.

La ehrlichiosis humana en los Estados Unidos es una enfermedad recientemente reconocida y es causada por dos gérmenes semejantes pero diferentes. Un tipo afecta básicamente los mononucleares, y se le conoce como ehrlichiosis monocítica humana (EMH). El segundo tipo, causado por un microorganismo con predilección por los granulocitos, ha sido llamada ehrlichiosis granulocítica humana (EGH). Sus manifestaciones varían desde un cuadro subclínico o leve, hasta la enfermedad grave, que puede ser mortal. Los síntomas suelen ser inespecíficos y los más comunes incluyen fiebre, cefalea, anorexia, náusea, mialgias y vómito. Clínicamente, la enfermedad puede confundirse con la fiebre maculosa de las Montañas Rocosas, pero difiere de ella porque rara vez presenta una erupción notable. Los datos de laboratorio incluyen leucopenia y trombocitopenia, e incremento en las cifras de medición de una o más enzimas hepatocelulares. En casos hospitalizados, los datos de laboratorio pudieran ser solo ligeramente anormales en el momento del ingreso, para volverse más anormales durante la permanencia en el hospital.

El diagnóstico diferencial incluye la fiebre maculosa de las Montañas Rocosas, la enfermedad de Lyme, el síndrome de choque tóxico y otros cuadros febriles que afectan a varios órganos. El diagnóstico clínico de la fiebre sennetsu se confirma por estudios con inmunofluorescencia indirecta, utilizando los microorganismos causales aislados en cultivos de macrófagos. El diagnóstico se basa en los datos clínicos y de laboratorio y en la detección de anticuerpos por medio de antígenos específicos de *Ehrlichia*; se confirma por el incremento o disminución cuádruple en el título de los mismos. Es necesario buscar las inclusiones características (mórulas) en los frotis de sangre o de la capa de leucocitos. Otras técnicas diagnósticas comprenden inmunohistoquímica, cultivo y métodos de amplificación de ADN (por ejemplo, reacción en cadena de la polimerasa).

**2. Agentes infecciosos** – *Ehrlichia sennetsu* es el agente etiológico de la fiebre sennetsu. Estos microorganismos son miembros del género *Ehrlichia*, tribu Ehrlichieae y familia Rickettsiaceae. Hasta 1984 habían sido clasificados como miembros del género *Rickettsia*. El agente causal de la mayor parte de los casos de ehrlichiosis monocítica humana que aparecen en los Estados Unidos es *E. chaffeensis* (el primer microorganismo de este tipo se aisló en un enfermo de Fort Chaffee, Arkansas). El agente que causa ehrlichiosis granulocítica humana es idéntico o muy similar a *E. phagocytophila* y *E. equi*. En 1999 se identificó una ehrlichia canina (*E. ewingi*), que se observa comúnmente en perros en Missouri, como causa de un grupo pequeño de casos de ehrlichiosis granulocítica en seres humanos.

**3. Distribución** – Hasta 1999, en los Estados Unidos se habían identificado unos 1200 casos de ehrlichiosis humana. La mayor parte de los casos de la forma monocítica humana fueron diagnosticados o notificados en estados meridionales, en tanto que la mayor parte de los casos de la forma granulocítica se diagnosticaron o notificaron en estados de la porción superior del medio oeste y del noreste. La fiebre sennetsu al parecer está limitada a la parte occidental del Japón.

**4. Reservorio** – Se desconoce el reservorio de la fiebre sennetsu y de la ehrlichiosis de los Estados Unidos.

**5. Modo de transmisión** – Se desconoce en el caso de la fiebre sennetsu, aunque a menudo se ha notificado que los pacientes que la padecen habían visitado ríos o zonas pantanosas cercanas a ellos, de tres a cuatro semanas antes del comienzo de la enfermedad. Se sospecha que las garrapatas, tal vez *Amblyomma americanum*, son los vectores de la ehrlichiosis monocítica humana; casi todos los pacientes señalan el antecedente de picadura de garrapatas o exposición a zonas boscosas infestadas por ellas, semanas antes de comenzar la enfermedad. Las garrapatas *Ixodes scapularis* posiblemente son los vectores de la ehrlichiosis granulocítica humana en la zona alta del medio oeste y la porción noreste de los Estados Unidos.

**6. Período de incubación** – Para la fiebre sennetsu es de 14 días; para la ehrlichiosis de los Estados Unidos, de 7 a 21 días.

**7. Período de transmisibilidad** – No existen pruebas de transmisión de una persona a otra.

**8. Susceptibilidad y resistencia** – Se piensa que la susceptibilidad es general, pero los ancianos y los individuos debilitados tienen mayor posibilidad de mostrar enfermedad más grave. No se dispone de datos sobre inmunidad protectora en los seres humanos, proveniente de infecciones por los microorganismos mencionados.

**9. Métodos de control** –

   *A. Medidas preventivas:*

     1) No se ha establecido ninguna para la fiebre sennetsu.

     2) Conviene utilizar medidas contra las garrapatas (véase enfermedad de Lyme, 9A) para evitar la ehrlichiosis de los Estados Unidos.

   *B. Control del paciente, de los contactos y del ambiente inmediato:*

     1) Notificación a la autoridad local de salud: en zonas particulares de los Estados Unidos, Clase 3B (véase Notificación de Enfermedades Transmisibles).

2) Aislamiento: ninguno.

3) Desinfección concurrente: eliminar todas las garrapatas.

4), 5) y 6) Cuarentena, Inmunización de los contactos e Investigación de los contactos y de la fuente de infección: ninguna.

7) Tratamiento específico: una tetraciclina; cloramfenicol para las mujeres embarazadas y los niños menores de 8 años de edad.

**C. Medidas en caso de epidemia:** ninguna.

**D. Repercusiones en caso de desastre:** ninguna.

**E. Medidas internacionales:** ninguna.

---

# ENCEFALOPATÍA ESPONGIFORME SUBAGUDA      CIE-9 046; CIE-10 A81
(Infecciones por virus lentos del sistema nervioso central)

Grupo de enfermedades degenerativas subagudas del cerebro, causadas por agentes filtrables "no convencionales", con períodos de incubación muy largos y sin respuesta inflamatoria o inmunitaria demostrable. Algunos especialistas piensan que los agentes infecciosos son proteínas peculiares que se replican por un mecanismo desconocido; de ser cierto, el término recientemente propuesto de "prion" podría ser apropiado para ellas. Cuatro de estas enfermedades se presentan en el ser humano (enfermedad de Creutzfeldt-Jakob [ECJ], síndrome de Gerstmann-Sträussler-Scheinker, kuru e insomnio familiar mortal), y cuatro en animales (scrapie de los carneros y de las cabras, encefalopatía transmisible de los visones, enfermedad consuntiva crónica del ciervo uapití y del alce, y encefalopatía espongiforme de los bovinos [EEB]). A finales del decenio de 1990 surgió una variante nueva de la enfermedad de Creutzfeldt-Jakob (vECJ) y se ha vinculado con la EEB, conocida en los medios de comunicación como "enfermedad de las vacas locas".

## I. ENFERMEDAD DE CREUTZFELDT-JAKOB      CIE-9 046.1; CIE-10 A81.0
(Síndrome de Jakob-Creutzfeldt, encefalopatía espongiforme subaguda)

1. **Descripción** – Enfermedad de comienzo insidioso que incluye

confusión, demencia progresiva y ataxia variable en pacientes de 16 a más de 80 años de edad, aunque casi todos los enfermos (más de 99%) suelen tener 35 años o más. Más tarde aparecen contracciones mioclónicas junto con una gama diversa de otros signos neurológicos. De manera característica, los estudios de laboratorio corrientes del líquido cefalorraquídeo aportan datos normales y no hay fiebre. En el electroencefalograma es frecuente observar los típicos complejos periódicos de alto voltaje. La enfermedad evoluciona rápidamente, y la muerte suele sobrevenir en el término de 3 a 12 meses (mediana, 4 meses; media, 7 meses). En 5 a 10% de los casos se detecta el antecedente familiar positivo de demencia presenil, que guarda relación con una de varias mutaciones en el gen del cromosoma 20 que codifica la proteína precursora amiloidógena (PrP). Los cambios histopatológicos se limitan al sistema nervioso central. Un subgrupo de la forma familiar de la enfermedad, el síndrome de Gerstmann-Sträussler-Scheinker (GSS), se caracteriza en su cuadro neuropatológico por innumerables placas multicéntricas. El GSS difiere de la típica enfermedad de Creutzfeldt-Jakob (ECJ) por la duración promedio que tiene y por algunos síntomas.

La enfermedad de Creutzfeldt-Jakob debe diferenciarse de otras formas de demencia, especialmente la enfermedad de Alzheimer, de otras infecciones lentas, de encefalopatías tóxicas o metabólicas, y a veces de tumores y otras lesiones expansivas.

Los informes provenientes del Reino Unido en los últimos 10 años han descrito miles de casos de EEB en ganado doméstico. La preocupación de que la EEB pudiera transmitirse a los seres humanos por el consumo de productos de carne, ha sido el punto de partida de un estudio epidemiológico y de laboratorio en gran escala de dicha enfermedad, y su posible relación con la de Creutzfeldt-Jakob. Los estudios en cuestión sugieren ahora que quizás esté en evolución una nueva forma de la enfermedad de Creutzfeldt-Jakob que ha sido designada como una variante nueva de dicha enfermedad, o vECJ, y se la ha descrito en el Reino Unido y otras partes de Europa. Las dos enfermedades difieren en tres formas importantes. A diferencia de la enfermedad de Creutzfeldt-Jakob, su variante afecta a un grupo más joven, es decir, de 20 a 30 años de edad. Además, en la variante de la enfermedad no se observan los cambios electroencefalográficos característicos de la enfermedad de Creutzfeldt-Jakob. Por último, la evolución clínica de la variante típicamente es mucho más larga que la de la enfermedad de Creutzfeldt-Jakob (12 a 15 meses, en comparación con 3 a 6 meses). En experimentos con cepas endogámicas de ratones ha sido posible utilizar homogeneizados cerebrales de ganado enfermo para causar encefalopatía espongiforme en ratones. Sin embargo, ello no significa obligadamente que la EEB y la variante de Creutzfeldt-Jakob sean causadas por el mismo agente. Se advierten con nitidez semejanzas, pero existen diferencias suficientes para sugerir que la variante es simplemente eso, otra variante de la enfermedad, que se identificó gracias a estudios intensos de vigilancia en seres humanos, realizados en los comienzos de la epizootia de EEB de ganado vacuno en el Reino Unido. Por último, también se advierte que en la enfermedad intervienen en forma decisiva factores genéticos, porque se sabe que están expuestos a mayor riesgo los individuos homocigotos para la metionina en posición 129 de la proteína prion (PrP).

El diagnóstico se basa en signos clínicos y en un electroencefalograma característicamente periódico. Puede confirmarse por los datos histopatológicos en un laboratorio de investigación y por la transmisión de la enfermedad a animales a partir de muestras de biopsia. La presencia de una proteína amiloidea anormal en el tejido encefálico de biopsia y un par de proteínas anormales en el líquido cefalorraquídeo corroboran el diagnóstico pre mortem; sin embargo, en la actualidad por lo común no se practican los estudios de ese tipo en el líquido cefalorraquídeo.

2. **Agente infeccioso** – Muchos expertos piensan que la enfermedad es causada por un agente filtrable con capacidad de autorréplica (prion) transmisible a chimpancés, monos, cobayos, ratones, cricetos y cabras.

3. **Distribución** – La enfermedad de Creutzfeldt-Jakob se ha notificado en todo el mundo. Las tasas promedio de mortalidad anual suelen ser de 0,5 a 1 caso por millón de habitantes; en Eslovaquia, Israel y Chile se ha señalado su presentación en agrupamientos familiares. En los Estados Unidos, los promedios anuales más altos de tasas de mortalidad específica por edad corresponden al grupo de 65 a 79 años de edad (más de 5 casos por millón). Hasta mediados de 1999 se habían notificado más de 40 casos de la variante de la enfermedad de Creutzfeldt-Jakob, casi todos provenientes del Reino Unido.

4. **Reservorio** – El ser humano constituye el único reservorio conocido. No hay datos de infección en el ser humano proveniente de animales, aunque se ha planteado tal hipótesis.

5. **Modo de transmisión** – En casi todos los casos se desconoce la forma de transmisión. Se ha planteado la hipótesis de la generación espontánea de la proteína autorreplicante. Se han identificado casos yatrógenos que incluyen uno en que se hizo trasplante de córnea; dos después de la aplicación de electrodos corticales que se habían utilizado en pacientes con enfermedad diagnosticada de Creutzfeldt-Jakob; 14 (cuanto menos) debidos a injertos de duramadre humana, y más de 50 por inyecciones de hormona del crecimiento o gonadotrópica, preparadas a base de hipófisis de seres humanos. Otros pacientes tuvieron el antecedente de una operación de cere-

bro en el término de dos años antes del comienzo de la enfermedad. Se piensa que el posible agente causal de la variante de Creutzfeldt-Jakob se transmite por consumo de carne de ganado vacuno con EEB.

**6. Período de incubación** – De 15 meses a posiblemente más de 30 años en los casos yatrógenos. En las personas en que ha habido exposición directa y conocida a tejido del sistema nervioso central, los períodos de incubación han sido menores de 10 años; se desconoce dicho período en casos esporádicos, y quizá tenga la misma duración que el del kuru (de 4 a más de 20 años).

**7. Período de transmisibilidad** – Los tejidos del sistema nervioso central son infecciosos durante toda la fase sintomática de la enfermedad. Otros tejidos y el líquido cefalorraquídeo a veces son infecciosos. Se desconoce la infecciosidad durante la fase de incubación, pero estudios en animales sugieren que los tejidos linfoides y otros órganos probablemente sean infecciosos antes de que se manifieste la enfermedad.

**8. Susceptibilidad y resistencia** – Diferencias genéticas en la susceptibilidad explican la aparición de la enfermedad en familias, con un patrón semejante de los rasgos dominantes autosómicos. En animales se han hallado diferencias genéticas en la susceptibilidad al scrapie. Se ha observado relación entre las mutaciones con el gen de la "proteína prion" y todas las formas de la enfermedad familiar.

**9. Métodos de control** –

    A. *Medidas preventivas:* se tendrá gran cuidado de no utilizar para trasplante tejidos de pacientes infectados, ni electrodos electroencefalográficos o instrumentos quirúrgicos contaminados por tejidos de esos pacientes. Es necesario esterilizar dichos instrumentos antes de usarlos de nuevo. No se ha corroborado que dichas enfermedades se transmitan por el consumo de productos de carne o leche. Sin embargo, la preocupación por la vía posible de infección señalada, ha dado origen a la prohibición completa del consumo de carne de rebaños de ganado vacuno infectados por EEB. No se ha demostrado un vínculo entre las transfusiones de sangre y la transmisión del agente. Es importante no aceptar sangre donada de personas que están expuestas a gran peligro de tener encefalopatías espongiformes transmisibles (EET) (antecedente familiar de EET, neurocirugía previa).

    Como medida precautoria para disminuir el riesgo hipotético de transmisión de la variante de la enfermedad de Creutzfeldt-Jakob a personas que reciben hemoderivados, en agosto de 1999 las autoridades estadounidenses y canadienses solicitaron a los centros de hematología y bancos de sangre que descartaran a posibles donantes de sangre que hubiesen permanecido durante seis meses acumulativos o más, entre el 1° de enero de 1980 y el 31 de diciembre de 1996, en el Reino Unido (Inglaterra, Escocia, Gales, Irlanda del Norte, la isla de Man y las islas del Canal); en los Estados Unidos, la medida incluye a los donantes que recibieron insulina bovina no aprobada por ese país u otros productos inyectables elaborados de ganado vacuno en países con EEB endémica.

B. **Control del paciente, de los contactos y del ambiente inmediato:**
1) Notificación a la autoridad local de salud: no suele justificarse la notificación oficial de los casos individuales, Clase 5 (véase Notificación de Enfermedades Transmisibles).
2) Aislamiento: precauciones universales.
3) Desinfección concurrente: deben considerarse contaminados los tejidos, los instrumentos quirúrgicos y todas las secreciones de heridas, y es necesario inactivarlos. El método más eficaz de desinfección es la esterilización en autoclave por vapor (una hora a 132 °C de temperatura o más). Los desinfectantes químicos tales como el hipoclorito de sodio al 5% y el hidróxido de sodio 1N a 2N tal vez no sean completamente eficaces; después de una hora, será mejor agregar la esterilización por autoclave. Los aldehídos son ineficaces.
4) Cuarentena: ninguna.
5) Inmunización de los contactos: ninguna.
6) Investigación de los contactos y de la fuente de infección: se debe hacer una historia clínica completa que incluya cirugías o procedimientos odontológicos previos y posible contacto con las hormonas humanas o tejido trasplantado, así como el antecedente familiar de demencia senil.
7) Tratamiento específico: ninguno.

C., D. y E. **Medidas en caso de epidemia, Repercusiones en caso de desastre y Medidas internacionales:** ninguna.

## II. KURU                                  CIE-9 046.0; CIE-10 A81.8

Enfermedad del sistema nervioso central que se manifiesta por ataxia cerebelosa, incoordinación, escalofríos, temblores, rigidez y emaciación progresiva en pacientes de 4 años de edad o mayores, que aparecía exclusivamente en las mujeres y los niños del grupo lingüístico Fore, en regiones del altiplano de Papua Nueva Guinea. Es causada por un agente filtrable con capacidad de autorréplica, transmisible a primates y otros animales. El kuru era transmitido por las tradicionales prácticas mortuorias que entrañaban el contacto íntimo con tejidos infectados, incluido el canibalismo. La enfermedad, que era muy común, ahora se presenta en menos de 10 pacientes por año.

---

## ENFERMEDAD POR ANQUILOSTOMA        CIE-9 126; CIE-10 B76
(Anquilostomiasis, uncinariasis, necatoriasis)

**1. Descripción** – Parasitosis crónica común que causa diversos síntomas, por lo regular en proporción al grado de anemia. En las infecciones intensas, la actividad hematófaga del nematodo ocasiona carencia de hierro y anemia microcítica hipocrómica, que es la causa principal de discapacidad. Los niños con infección intensa y prolongada pueden tener hipoproteinemia y padecer retraso en su desarrollo mental y físico. A veces, después de la exposición a las larvas infectantes, aparecen reacciones pulmonares y gastrointestinales agudas e intensas. La muerte es poco frecuente, y cuando ocurre puede atribuirse a otras infecciones. Las infecciones leves por lo común producen pocos efectos clínicos o ninguno.

La infección se confirma por la detección de huevos del nematodo en las heces; el estudio de las heces a veces arroja resultados negativos al comienzo de la infección, hasta que maduran los vermes. La diferenciación por especies requiere el estudio microscópico de las larvas cultivadas de heces o el examen de vermes adultos expulsados después de la administración de un purgante, una vez administrado un vermífugo. La diferenciación de las especies se puede realizar por medio de técnicas de reacción en cadena de la polimerasa-polimorfismos por restricción de longitud de fragmento.

**2. Agentes infecciosos** – *Necator americanus, Ancylostoma duodenale, A. ceylanicum* y *A. caninum.*

**3. Distribución** – Es muy endémica en amplias zonas de países tropicales y subtropicales donde no se practica la eliminación sanitaria de las heces humanas, y las características del suelo, la humedad y la temperatura facilitan el desarrollo de larvas infectantes. También se puede presentar en climas templados con un medio similar (por ejemplo las minas). *Necator* y *Ancylostoma* aparecen en muchas zonas de Asia, particularmente en el sudeste, en el Pacífico meridional y en la parte oriental de África. *N. americanus* es la especie prevalente a lo largo de Asia sudoriental en casi todas las zonas tropicales de África y de América; *A. duodenale* prevalece en el norte de África, incluido el valle del Nilo, en la India septentrional, partes del norte del Lejano Oriente y en zonas andinas de América del Sur. *A. ceylanicum* aparece en Asia sudoriental, pero es menos común que *N. americanus* o *A. duodenale*. Se ha descrito en Australia que *A. caninum* es causa del síndrome de enteritis eosinófila.

**4. Reservorio** – Los seres humanos, en el caso de *N. americanus* y *A. duodenale;* perros y gatos en el de *A. ceylanicum* y *A. caninum.*

**5. Modo de transmisión** – Los huevos que hay en las heces son depositados en el suelo, en donde eclosionan; en condiciones favorables de humedad, temperatura y tipo de suelo, las larvas se desarrollan hasta llegar al tercer estadio y se vuelven infectantes en un plazo de 7 a 10 días. La infección de los seres humanos se produce cuando las larvas infectantes penetran en la piel, por lo regular de los pies, y causan una dermatitis característica (mazamorra). Las larvas de *A. caninum* mueren dentro de la piel y producen larva migrans cutánea. Las larvas de *Necator* y otros anquilostomas generalmente penetran la piel y pasan por los vasos linfáticos y la corriente sanguínea a los pulmones, entran en los alveolos, emigran hasta la tráquea y la faringe, son deglutidas y llegan al intestino delgado, en cuya pared se fijan, alcanzan la madurez en el término de seis a siete semanas (tres a cuatro semanas en el caso de *A. ceylanicum*) y en forma típica producen miles de huevos por día. La infección por *Ancylostoma* puede adquirirse al ingerir las larvas infectantes; se han señalado casos de posible transmisión vertical.

**6. Período de incubación** – Los síntomas pueden aparecer después de unas cuantas semanas o de muchos meses, según la intensidad de la infección y la ingesta de hierro del huésped. Durante la fase de migración pulmonar de la infección puede haber infiltración pulmonar, tos y traqueítis, particularmente en infecciones por *Necator*. *A. duodenale* puede permanecer inactivo unos ocho meses después de penetrar en el cuerpo, período después del cual reanuda su desarrollo; el cuadro clínico de la infección (heces con huevecillos) se manifiesta un mes después.

**7. Período de transmisibilidad** – No se transmite de una persona a otra, pero los individuos infectados contaminan el suelo durante varios años cuando no se someten a tratamiento. En condiciones favorables, las larvas permanecen infectantes en el suelo durante varias semanas.

**8. Susceptibilidad y resistencia** – Universal; no hay pruebas de que la infección confiera cierto grado de inmunidad.

**9. Métodos de control** –

    A. *Medidas preventivas:*

        1) Educar a la población sobre los peligros de la contamina-

ción del suelo por las heces humanas, de gatos y perros, y adoptar medidas preventivas que incluyen el uso de zapatos en las zonas endémicas.

2) Evitar la contaminación del suelo mediante la instalación de sistemas sanitarios para la eliminación de las heces humanas, especialmente letrinas sanitarias en las zonas rurales. El contenido de pozos negros y los efluentes cloacales son peligrosos, sobre todo cuando se emplean como abono.

3) Realizar el examen y tratamiento de personas que emigren de zonas endémicas a otras no endémicas receptivas, especialmente las que trabajan descalzas en minas y en la construcción de represas, o en la agricultura.

**B.** *Control del paciente, de los contactos y del ambiente inmediato:*

1) Notificación a la autoridad local de salud: de ordinario no se justifica la notificación oficial, Clase 5 (véase Notificación de Enfermedades Transmisibles).

2) Aislamiento: ninguno.

3) Desinfección concurrente: eliminación sanitaria de las heces para evitar la contaminación del suelo.

4) Cuarentena: ninguna.

5) Inmunización de los contactos: ninguna.

6) Investigación de los contactos y de la fuente de infección: cada contacto infectado y portador es un medio real y posible de propagación indirecta de la infección.

7) Tratamiento específico: se recomienda una dosis única de mebendazol (Vermox®), albendazol (Zentel®), levamizol (Ketrax®) o pamoato de pirantel (Antiminth®); las reacciones adversas son poco frecuentes. Después de dos semanas, está indicado el estudio periódico de las heces, y se repetirá el tratamiento si persiste un número importante de parásitos. La suplementación con hierro corrige la anemia, y debe hacerse junto con la erradicación de los parásitos. En casos de anemia grave se requiere transfusión de sangre. Por norma general, no debe tratarse a las embarazadas en el primer trimestre, salvo que existan indicaciones específicas para hacerlo.

**C.** *Medidas en caso de epidemia:* encuestas sobre la prevalencia en zonas de alta endemicidad y tratamiento periódico en masa; educación respecto al saneamiento del ambiente y a la higiene personal, y provisión de medios adecuados para la eliminación de excreta.

**D.** *Repercusiones en caso de desastre:* ninguna.

*E. Medidas internacionales:* ninguna.

---

## ENFERMEDAD DE LYME

CIE-9 104.8, 088.81;
CIE-10 A69.2, L90.4

(Borreliosis de Lyme, meningopolineuritis por garrapatas)

**1. Descripción** – Zoonosis por espiroquetas transmitidas por garrapatas que se caracteriza por una lesión cutánea definida, síntomas generalizados y afección neurológica, reumática y cardíaca en combinaciones diversas en un lapso de meses a años. Los primeros síntomas son intermitentes y cambiantes. La enfermedad ataca típicamente en el verano, y la manifestación inicial en alrededor de 90% de los pacientes es una mácula o pápula roja que se extiende lentamente en forma anular con una zona central clara. Es la lesión característica llamada "eritema migrans" (EM), anteriormente llamada "eritema migrans crónico". El EM puede ser único o múltiple. Una lesión debe tener 5 cm de diámetro para que se considere importante para la vigilancia de casos. Haya o no EM, las primeras manifestaciones sistémicas pueden incluir malestar, fatiga, fiebre, cefalalgia, rigidez de cuello, mialgias, artralgias migratorias o linfadenopatía, que en las personas no tratadas pueden durar varias semanas o más.

Semanas o meses después de haber comenzado el EM pueden surgir anormalidades neurológicas tales como meningitis aséptica y neuritis craneal que comprende parálisis facial, corea, ataxia cerebelosa, radiculoneuritis motora o sensitiva, mielitis y encefalitis; los síntomas fluctúan y pueden durar meses y a veces volverse crónicos. Pocas semanas después del comienzo del EM pueden surgir anormalidades cardíacas, como bloqueo auriculoventricular y, en ocasiones raras, miopericarditis aguda o cardiomegalia. De semanas a años después del comienzo (media, seis meses) pueden presentarse episodios intermitentes de hinchazón y dolor en las grandes articulaciones, especialmente en las rodillas, que reaparecen durante varios años; el cuadro puede culminar en una forma de artritis crónica. En forma similar, a veces después de períodos largos de infección latente, surgen manifestaciones neurológicas crónicas, como encefalopatía, polineuropatía o leucoencefalitis; el líquido cefalorraquídeo a menudo muestra pleocitosis linfocítica y mayores niveles de proteína, y el electromiograma por lo común es anormal.

Actualmente, el diagnóstico se basa en los datos clínicos, reforzados por pruebas serológicas hechas en dos etapas: la primera con técnicas como anticuerpos por inmunofluorescencia indirecta (AIFI) y ELISA, y la segunda con Western inmunoblot. Las pruebas serológicas no han sido estandarizadas adecuadamente, y por ello hay que interpretar con cautela sus resultados. No son sensibles en las primeras semanas de la infección y pueden permanecer negativas en personas tratadas tempranamente con antibióticos. Se ha demostrado que la prueba de ELISA para anticuerpos IgM que utiliza proteína C recombinante de superficie externa (rOspC) es más sensible para el diagnóstico temprano que ELISA de células enteras o inmunoblot. La sensibilidad de las pruebas aumenta cuando el paciente llega a las etapas ulteriores de la enfermedad, pero una proporción de pacientes crónicos de enfermedad de Lyme puede permanecer seronegativa. Los anticuerpos con capacidad de reacción cruzada entre AIFI y ELISA pueden causar reacciones positivas falsas en personas con sífilis, fiebre recurrente, leptospirosis, infección por el VIH, fiebre maculosa de las Montañas Rocosas, mononucleosis infecciosa, lupus o artritis reumatoide. La especificidad de las pruebas serológicas mejora con técnicas de inmunoblot aplicadas a todas las muestras que son positivas o equívocas con inmunofluorescencia indirecta o ELISA. El agente etiológico, *Borrelia burgdorferi*, se desarrolla en medio de Barbour, Stoenner, Kelly (BSK) a 33 °C (91,4 °F); otras especies que causan una enfermedad similar a la de Lyme posiblemente no se multipliquen adecuadamente en dicho medio. El aislamiento del microorganismo en la sangre es difícil, pero la biopsia de lesiones cutáneas permite su identificación en 80% o más de los casos. Por medio de la reacción en cadena de la polimerasa, se ha detectado material genético de *Borrelia burgdorferi* en los líquidos sinovial y cefalorraquídeo, la piel y otros tejidos, la sangre y la orina; sin embargo, no se ha corroborado la utilidad de la reacción en cadena de la polimerasa en el tratamiento rutinario de los pacientes con enfermedad de Lyme.

**2. Agentes infecciosos** – La espiroqueta causal de la enfermedad de Lyme en América del Norte, *Borrelia burgdorferi*, fue identificada en 1982. En la actualidad se han identificado tres grupos genómicos de *B. burgdorferi* sensu lato en Europa; han sido denominadas *B. burgdorferi* sensu stricto, *B. garinii* y *B. afzelii.*

**3. Distribución** – En los Estados Unidos existen focos endémicos a lo largo de la costa del Atlántico concentrados desde Massachusetts hasta Maryland; en la zona norte del oeste medio hay un foco en expansión concentrado actualmente en Wisconsin y Minnesota, y en el oeste del país, en California y Oregón. En la actualidad, la detección cada vez mayor de la enfermedad ha permitido redefinir zonas endémicas y se han notificado casos en 47 estados de los Estados Unidos, y en Ontario y Columbia Británica, en el Canadá. En otros continentes se la ha identificado en Europa, la antigua Unión Soviética, China y el Japón.

La infección inicial aparece principalmente en el verano, y alcanza su frecuencia máxima en junio y julio, pero puede surgir en todo el año, según la abundancia estacional de la garrapata en la zona geográfica. La distribución de la mayor parte de los casos coincide con la de las garrapatas *Ixodes scapularis* (antes llamadas *I. dammini*) en las regiones oriental y centrooccidental de los Estados Unidos; con la de *I. pacificus* en la parte occidental de ese país; con la de *I. ricinus* en Europa, y con la de *I. persulcatus* en Asia. Los perros, el ganado bovino y los caballos presentan una enfermedad sistémica que puede incluir las manifestaciones articulares y cardíacas de los seres humanos. La repoblación abundantísima del ciervo de cola blanca en la zona oriental de los Estados Unidos ha ocasionado la diseminación de la enfermedad de Lyme en dicha región.

**4. Reservorio** – Algunas garrapatas del género *Ixodes*, por transmisión transestadial. Los roedores salvajes (especialmente especies de *Peromyscus* y otros animales del noreste y el oeste medio de los Estados Unidos, y especies de *Neotoma* en el oeste de los Estados Unidos) perpetúan el ciclo de transmisión enzoótica. Los ciervos son huéspedes mamíferos importantes para perpetuar las garrapatas vectoras. Las garrapatas en fase larvaria y de ninfa se alimentan de sangre de mamíferos pequeños, y las adultas, de sangre de ciervos, preferentemente. La mayor parte de los casos de la enfermedad de Lyme son consecuencia de picaduras de ninfas infectadas.

**5. Modo de transmisión** – Por conducto de las garrapatas; en animales de experimentación, la transmisión por *I. scapularis* e *I. pacificus* no se produce hasta que la garrapata se ha adherido por 24 horas o más; tal situación quizá también sea válida para los seres humanos.

**6. Período de incubación** – Para el eritema migrans, de 3 a 32 días (media, 7 a 10 días) después de la exposición a las garrapatas; sin embargo, las etapas incipientes de la enfermedad pueden ser asintomáticas y el paciente puede presentar manifestaciones tardías de la enfermedad.

**7. Período de transmisibilidad** – No hay pruebas de transmisión natural de una persona a otra. Se han notificado casos raros de transmisión congénita, pero los estudios epidemiológicos no han demostrado un vínculo entre la enfermedad de Lyme materna y resultados adversos de la gestación.

**8. Susceptibilidad y resistencia** – Es probable que todas las personas sean susceptibles. Se ha sabido de casos de reinfección en personas que recibieron antibióticos en la fase incipiente de la enfermedad.

**9. Métodos de control** –

A. *Medidas preventivas:*
   1) Educar a la población respecto al modo de transmisión

por medio de las garrapatas y las formas de protección personal.

2) No transitar por zonas infestadas de garrapatas, en la medida de lo posible. Para reducir al mínimo la exposición, es preferible usar ropas de color claro que cubran las extremidades superiores e inferiores con objeto de identificar más fácilmente a las garrapatas, cubrir el borde inferior de los pantalones con los calcetines y aplicar a la piel repelente de garrapatas, como dietiltoluamida (Deer®, Aután®) o permetrina (repelente y acaricida por contacto), a los pantalones y a las mangas de las camisas.

3) Si la persona trabaja o juega en una zona infestada, examinar todo el cuerpo diariamente, en particular las zonas pilosas, y quitar las garrapatas, que pueden ser muy pequeñas. Habrá que eliminar todas las garrapatas que se hayan adherido, ejerciendo tracción suave y constante con pinzas aplicadas cerca de la piel, para que no queden las partes de la boca de la garrapata adheridas a la piel; se protegerán las manos con guantes o tela para eliminar las garrapatas del cuerpo humano o de los animales. Después del desprendimiento, se limpiará con agua y jabón la zona en que estuvo adherida la garrapata.

4) Se cuenta con medidas planeadas para reducir la población de garrapatas (tratamiento de huéspedes, modificación del hábitat, control químico), pero por lo general no son prácticas a gran escala.

5) A finales del decenio de 1990 se elaboraron dos vacunas contra la enfermedad de Lyme que utilizan como inmunógeno la proteína A de la superficie externa lipidada de *B. burgdorferi* recombinante. En 1999, en los Estados Unidos la FDA aprobó el uso de una de las vacunas para personas de 15 a 70 años. Esta se aplica en un plan de tres dosis que abarca 0, 1 y 12 meses, y según los estudios ha sido inocua (no origina artritis crónica) y su eficacia es de 76% para evitar la enfermedad de Lyme manifiesta después de las tres dosis. No se dispone de información sobre la inocuidad y eficacia de la vacuna después de la estación de transmisión, inmediatamente después de aplicar la tercera dosis. Por ello, a finales de 1999 se desconocía la duración de la inmunidad protectora y la necesidad de agregar dosis de refuerzo después de la tercera dosis.

a) Los anticuerpos contra rOspA inducidos por la vacuna ocasionan sistemáticamente resultados positivos falsos en la prueba ELISA, en casos de enfermedad de Lyme. Sin embargo, trabajadores de laboratorio expertos, por interpretación cuidadosa de los resultados de la prueba Western blot pueden discriminar entre la infección por *B. burgdorferi* y la inmunización previa con rOspA, porque los anticuerpos contra esta última proteína no aparecen después de la infección natural.

b) La vacuna contra la enfermedad de Lyme no protege de la infección por *B. burgdorferi* a todos los que la reciben, ni protege contra otras enfermedades transmitidas por garrapatas. Las decisiones de utilizarla se basarán en la evaluación individual del peligro de exposición a garrapatas infectadas y en una consideración cuidadosa de los riesgos y beneficios relativos de la vacuna, en comparación con otras medidas protectoras que incluyen el diagnóstico y el tratamiento tempranos de la enfermedad.

c) La evaluación de los riesgos debe incluir el análisis de la distribución geográfica de la enfermedad de Lyme. Las zonas de máximo riesgo en los Estados Unidos están concentradas en algunos de los estados del nordeste y septentrionales del centro de ese país. Sin embargo, el riesgo de que surja la enfermedad difiere no solo entre una y otra regiones, estados y condados dentro de cada estado, sino incluso dentro de un condado y una población. Las autoridades de salud pública estatales y locales proporcionan información detallada de la distribución de los riesgos de que aparezca la enfermedad dentro de zonas específicas.

d) En zonas de riesgo moderado o grande habrá que considerar la inmunización en personas de 15 a 70 años que realizan actividades que ocasionan la exposición frecuente o duradera en hábitats infestados de garrapatas (por ejemplo, de recreo, mantenimiento de propiedades u otras ocupaciones, o en tiempo libre). Cabe considerar la aplicación de la vacuna contra la enfermedad de Lyme en personas de 15 a 70 años expuestas a hábitats infestados de garrapatas, pero cuya exposición no es frecuente ni duradera. No se ha corroborado el beneficio de dicha vacuna, excepto el que se brindaría para la protección personal básica y para el diagnóstico y el tratamiento tempranos de la infección. La vacuna no se recomienda en personas que tienen mínima o nula exposición a los hábitats infestados de garrapatas.

**B. Control del paciente, de los contactos y del ambiente inmediato:**

1) Notificación a la autoridad local de salud: en todos los estados de los Estados Unidos y en algunos países es obli-

gatoria la notificación de los casos individuales, Clase 3B (véase Notificación de Enfermedades Transmisibles).

2) Aislamiento: ninguno.

3) Desinfección concurrente: eliminación cuidadosa de todas las garrapatas del cuerpo de los pacientes.

4) Cuarentena: ninguna.

5) Inmunización de los contactos: ninguna es aplicable.

6) Investigación de los contactos y de la fuente de infección: están indicados los estudios para precisar la fuente de la infección cuando surgen casos fuera de un foco endémico reconocido.

7) Tratamiento específico: en los adultos es posible tratar eficazmente el EM con 100 mg de doxiciclina dos veces al día, o amoxicilina (500 mg de tres a cuatro veces al día). En el caso de EM localizado, suelen bastar dos semanas de tratamiento; si hay infección diseminada temprana, el tratamiento debe durar de tres a cuatro semanas. Los niños menores de 9 años de edad pueden recibir amoxicilina a razón de 50 mg por kg de peso al día, en dosis fraccionadas, durante el mismo lapso que los adultos. En personas alérgicas a la penicilina, o que no pueden tomar tetraciclinas, es posible usar axetil cefuroxima o eritromicina. La artritis de Lyme por lo común se trata satisfactoriamente con ciclos de cuatro semanas, a base de agentes orales. Sin embargo, las anormalidades neurológicas objetivas, con la posible excepción de la parálisis facial solamente, se tratan mejor con 2 g de ceftriaxona por vía intravenosa una vez al día, o con 20 millones de unidades de penicilina por la misma vía, en seis dosis fraccionadas durante tres a cuatro semanas. Pueden presentarse fracasos terapéuticos esporádicos con cualquiera de estos regímenes, en cuyo caso se necesita emprender de nuevo el tratamiento.

C. *Medidas en caso de epidemia:* en zonas hiperendémicas hay que prestar más atención a la identificación de las especies de garrapatas y de las áreas infestadas, y seguir las recomendaciones expuestas en los apartados 9A1, 2 y 3, en párrafos anteriores.

D. *Repercusiones en caso de desastre:* ninguna.

E. *Medidas internacionales:* Centros Colaboradores de la OMS.

# ENFERMEDAD POR RASGUÑO DE GATO    CIE-9 078.3; CIE-10 A28.1
(Fiebre por arañazo de gato, linforreticulosis benigna)

1. **Descripción** – La enfermedad por rasguño de gato es un cuadro subagudo, por lo común de curso limitado, que se caracteriza por malestar, linfadenitis granulomatosa y tipos variables de fiebre. Suele ser antecedida por un rasguño, lamedura o mordedura de gato, que produce una lesión papular roja, seguida por afección de ganglios linfáticos regionales, por lo regular en el término de dos semanas, que puede evolucionar hasta la supuración. La pápula roja en el sitio de la inoculación se presenta en 50 a 90% de los casos. A veces surgen el síndrome oculoglandular de Parinaud después de la inoculación en el ojo y complicaciones neurológicas, como encefalopatía y neuritis óptica. La fiebre alta y duradera puede acompañarse de lesiones osteolíticas, granulomas hepáticos y esplénicos, o ambos problemas. La bacteriemia, la peliosis hepática y la angiomatosis bacilar surgen como manifestaciones de infección por este grupo de microorganismos en personas inmunodeficientes, en particular con infección por el VIH.

La enfermedad por rasguño de gato puede confundirse en su cuadro clínico con otras enfermedades que causan linfadenopatías regionales, por ejemplo la tularemia, la brucelosis, la tuberculosis, la peste y la pasteurelosis (véase más adelante).

El diagnóstico se basa en un cuadro clínico que concuerda con la enfermedad, en combinación con pruebas serológicas de anticuerpos contra *Bartonella*. Se considera como positivo un título de 1:64 o mayor por la técnica de inmunofluorescencia indirecta.

El estudio histopatológico de los ganglios afectados puede indicar características compatibles, pero no confirma el diagnóstico. El pus obtenido de los ganglios linfáticos es estéril desde el punto de vista bacteriológico, con las técnicas de uso corriente; sin embargo, después de incubación prolongada en agar-sangre de conejo en $CO_2$ al 5% y a 36 °C (96,8 °F), ha proliferado *Bartonella* del material aspirado en algunos ganglios linfáticos.

2. **Agente infeccioso** – Según estudios epidemiológicos, bacteriológicos y serológicos, se ha atribuido a *Bartonella henselae* (antes *Rochalimaea*) ser el agente causal de casi todos los casos de enfermedad por arañazo de gato, y también los de angiomatosis bacilar, peliosis hepática y bacteriemia. Especies similares de *Bartonella* como *B. quintana* pueden también producir enfermedades en huéspedes inmunodeficientes, pero no causan la enfermedad por rasguño de gato. *Afipia felis*, un microorganismo que se había descrito como posible candidato causal, podría desempeñar una función limitada, si es que lo hace, en la linforreticulosis benigna.

**3. Distribución** – Mundial, pero poco frecuente. En un estado de los Estados Unidos, la vigilancia prospectiva detectó una incidencia anual de 4,0 casos por 100 000 habitantes. El trastorno afecta por igual a ambos sexos y es más frecuente en niños y adultos jóvenes. En raras ocasiones se dan grupos de casos en familias. La mayor parte de los casos se observa durante el final del verano, el otoño y los meses de invierno.

**4. Reservorio** – Los gatos domésticos son vectores y reservorios de *B. henselae;* no hay pruebas de enfermedad clínica en los gatos, a pesar de que se ha demostrado bacteriemia crónica.

**5. Modo de transmisión** – Casi todos los enfermos (más de 90%) tienen antecedentes de rasguño, mordedura, lamedura u otra exposición a un gato sano, por lo común joven (a menudo un gatito). También se ha señalado el antecedente de rasguño o mordedura de perro o de mono, o contacto con conejos, pollos o caballos, antes de que aparezca el síndrome, pero no se ha podido descartar la participación de los gatos en todos los casos. Las pulgas de los gatos transmiten *B. henselae* fácilmente a otros gatos, pero hasta 1999 no se había demostrado que intervinieran en la transmisión directa a los seres humanos.

**6. Período de incubación** – Variable; generalmente transcurren de 3 a 14 días desde la inoculación hasta la aparición de la lesión primaria, y de 5 a 50 días desde la inoculación hasta la linfadenopatía.

**7. Período de transmisibilidad** – No se transmite directamente de una persona a otra.

**8. Susceptibilidad y resistencia** – Se desconocen.

**9. Métodos de control** –

    *A. Medidas preventivas:* puede ser útil la limpieza meticulosa de los rasguños y las mordeduras de gatos. El control de las pulgas es muy importante.

    *B. Control del paciente, de los contactos y del ambiente inmediato:*

        1) Notificación a la autoridad local de salud: por lo regular no se justifica la notificación oficial, Clase 5 (véase Notificación de Enfermedades Transmisibles).

        2) Aislamiento: ninguno.

        3) Desinfección concurrente: de las secreciones de las lesiones purulentas.

        4), 5) y 6) Cuarentena, Inmunización de los contactos e Investigación de los contactos y de la fuente de infección: no son aplicables.

        7) Tratamiento específico: en la enfermedad por rasguño de gato no se ha corroborado la eficacia terapéutica de los antibióticos. Los antimicrobianos más utilizados, como rifampicina, eritromicina y doxiciclina, son eficaces en las

formas diseminadas de la infección que se presentan en enfermos de sida. No está indicado el tratamiento de la enfermedad por rasguño de gato sin complicaciones en individuos inmunocompetentes. Sin embargo, deben tratarse durante uno a tres meses todos los pacientes inmunodeficientes. Para aliviar el dolor a veces es necesario aspirar con aguja la linfadenitis supurativa, pero debe evitarse la toma del material de biopsia por incisión.

C. *Medidas en caso de epidemia:* no son aplicables.

D. *Repercusiones en caso de desastre:* ninguna.

E. *Medidas internacionales:* ninguna.

## OTRAS INFECCIONES POR MORDEDURA DE ANIMALES

Otras enfermedades resultantes de mordedura de animales son la pasteurelosis por mordedura de gatos y más raramente por mordedura de perros y otros animales, la infección por virus B (cercopithecine herpesvirus 1) por mordedura de monos (véase en Herpes simple), tularemia, *Streptobacillus moniliformis* (fiebre por mordedura de rata), peste, tétanos y rabia. Por mordedura de animales también se pueden transmitir agentes patógenos como estreptococos y estafilococos que ocasionan infecciones piógenas, además de los anaerobios y especies de *Acinetobacter*.

La pasteurelosis (CIE-9 027.2, CIE-10 A28.0) es causada por *Pasteurella multocida* y *P. haemolytica*. Se ha advertido el estado de portador en las vías respiratorias y la bucofaringe de un gran porcentaje de gatos, perros y otros animales sanos. La infección en los seres humanos suele ser secundaria a la mordedura de un gato o un perro, y se manifiesta en la forma de celulitis con hinchazón y dolor que no guardan proporción con la lesión visible; a veces se observan linfadenopatía y sepsis. Suele comenzar menos de 24 horas después de la mordedura por un gato o un perro. También se observa enfermedad crónica de las vías respiratorias en ancianos con alguna enfermedad subyacente. El microorganismo es susceptible a la penicilina, que es el medicamento preferido; otro agente eficaz que puede usarse es la tetraciclina. Las cefalosporinas de primera generación no suelen ser activas contra *Pasteurella*. Augmentin constituye un fármaco preferible y razonable para mordeduras en general, porque su espectro abarca *Pasteurella*, estreptococos, estafilococos y anaerobios.

*Capnocytophaga canimorsus*, antes conocido como grupo DF-2 de los CDC (CIE-9 027.8), puede causar enfermedades febriles en personas inmunodeficientes después de lamedura, mordedura o rasguño de perros o gatos. Al cabo de uno a cinco días del incidente aparecen celulitis, fiebre, septicemia, meningitis purulenta, endocarditis o artritis séptica; las tasas de letalidad notificadas en grupos de alto riesgo varían de 4 a 27%. Entre los factores predisponentes están la esplenectomía, las neumopatías crónicas y el alcoholismo; la incidencia es mayor en los hombres y en los mayores de 40 años. El diagnóstico se hace por la identificación de bacilos gramnegativos dentro de neutrófilos y por el aislamiento del microorganismo etiológico. Otro microorganismo afín pero menos virulento aislado de infecciones de heridas después de mordedura de perro o rasguño de gato es *Capnocytophaga cynodegmi*. Con frecuencia ambos microorganismos están presentes en la boca de perros y gatos sanos. La penicilina G es el antibiótico preferido contra estas infecciones y debe administrarse en forma profiláctica a personas de alto riesgo, mordidas por un perro o por un gato.

---

# ENFERMEDAD VÍRICA DE ORF   CIE-9 051.2; CIE-10 B08.0
(Dermatitis pustulosa contagiosa, Orf humana, ectima contagioso)

1. **Descripción** – Es una enfermedad vírica cutánea y proliferativa, transmisible a los seres humanos por contacto con ovejas y cabras y, a veces, con ungulados salvajes (ciervos, renos) infectados. La lesión en el ser humano por lo regular es solitaria y localizada en las manos, los brazos o la cara, en la forma de vesiculonódulo, maculopápula o pústula de color rojo a violeta que evoluciona hasta llegar a un nódulo exudativo con umbilicación central. Puede haber varias lesiones, cada una de hasta 3 cm de diámetro, que perduran de tres a seis semanas. Si hay infección bacteriana secundaria, las lesiones pueden transformarse en pústulas. En un número pequeño de casos hay adenitis en la región afectada. En el tronco puede aparecer una erupción maculopapular. El eritema multiforme y el eritema multiforme buloso son complicaciones raras. Se han notificado casos de diseminación de la enfermedad y lesión grave de los ojos. La enfermedad ha sido tomada erróneamente por carbunco y cáncer de la piel.

El diagnóstico se confirma por el antecedente de contacto con ovejas, cabras o ungulados salvajes y en particular sus crías; por demostración de los parapoxviriones ovoides en la lesión mediante microscopia electrónica; por los estudios bacteriológicos convencionales negativos; por la proliferación de virus en cultivos celulares de material proveniente de ovinos, vacunos o primates, o por resultados positivos de las pruebas serológicas.

2. **Agente infeccioso** – El virus Orf es un virus de ADN que pertenece al género *Parapoxvirus* de los Poxvirus (familia Poxviridae). El agente causal guarda relación estrecha con otros parapoxvirus que se pueden transmitir a los seres humanos por enfermedades ocupacionales: virus del nódulo de los ordeñadores del ganado lechero y virus de la estomatitis papulosa bovina del ganado bovino. En raras ocasiones las personas pueden infectarse con el parapoxvirus del ectima contagioso de camellos domesticados.

3. **Distribución** – Probablemente mundial entre los granjeros; es una infección común en pastores, veterinarios y trabajadores de mataderos en las zonas productoras de ovinos y caprinos, y una enfermedad ocupacional importante en Nueva Zelandia.

4. **Reservorio** – Posiblemente varios ungulados (como ovejas, cabras, renos y bueyes almizcleros). El virus es muy resistente a los factores físicos, excepto los rayos ultravioleta, y puede persistir durante meses en el suelo y en la piel y el pelo de los animales.

5. **Modo de transmisión** – Por contacto directo con las membranas mucosas de los animales infectados y con lesiones de las ubres de hembras que amamantan, o por transferencia pasiva intermediaria de animales aparentemente normales contaminados por contacto, cuchillos, tijeras, pesebres, camiones y ropas. La transmisión de una persona a otra es rara. La infección humana puede manifestarse después de la producción de vacunas y su aplicación a los animales.

6. **Período de incubación** – Por lo regular de tres a seis días.

7. **Período de transmisibilidad** – Se desconoce. Conforme evoluciona la enfermedad, las lesiones humanas muestran una disminución en el número de partículas víricas.

8. **Susceptibilidad y resistencia** – La susceptibilidad probablemente es universal y el restablecimiento produce niveles variables de inmunidad.

9. **Métodos de control** –

A. *Medidas preventivas:* higiene personal adecuada y lavado de la zona expuesta con agua y jabón. Los ungulados domésticos y salvajes deben ser considerados como fuentes posibles de infección. Asegurar la limpieza general de las zonas que albergan animales. No se ha precisado del todo la eficacia e inocuidad de las vacunas de *Parapoxvirus* en los animales.

B. *Control del paciente, de los contactos y del ambiente inmediato:*
1) Notificación a la autoridad local de salud: no es necesaria, pero es conveniente cuando se produce un caso humano en zonas donde antes no se conocía la infección, Clase 5 (véase Notificación de Enfermedades Transmisibles).
2) Aislamiento: ninguno.

3) Desinfección concurrente: hervir, esterilizar en autoclave o incinerar los vendajes.
4) Cuarentena: ninguna.
5) Inmunización de los contactos: ninguna.
6) Investigación de los contactos y de la fuente de infección: es importante para obtener los antecedentes del contacto.
7) Tratamiento específico: ninguno.

*C. Medidas en caso de epidemia:* ninguna.

*D. Repercusiones en caso de desastre:* ninguna.

*E. Medidas internacionales:* ninguna para los seres humanos.

---

# ENFERMEDADES ESTAFILOCÓCICAS

Los estafilococos producen muy diversos síndromes, con manifestaciones clínicas que varían desde una simple pústula hasta la septicemia y la muerte. El signo clínico primario es una o varias lesiones que contienen pus, y la formación de abscesos constituye el cuadro patológico típico. La virulencia de las especies bacterianas varía extraordinariamente. El agente patógeno más importante en los seres humanos es *Staphylococcus aureus*, y de él casi todas las cepas fermentan el manitol y son positivas a la coagulasa. Sin embargo, han adquirido importancia cada vez mayor las cepas negativas a la coagulasa, en particular en infecciones de la corriente sanguínea en sujetos con catéteres intravasculares, en infecciones de las vías urinarias en mujeres y en infecciones de origen nosocomial.

Las enfermedades estafilocócicas generan cuadros clínicos y epidemiológicos bastante diferentes en la comunidad general, en los recién nacidos, en mujeres en fase de menstruación o en pacientes hospitalizados. Por tal razón, se presentará cada enfermedad por separado. La intoxicación alimentaria estafilocócica, que es una intoxicación y no una infección, se expone por separado (véase Intoxicaciones alimentarias estafilocócicas).

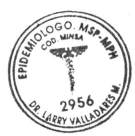

## I. ENFERMEDADES ESTAFILOCÓCICAS EN LA COMUNIDAD

| | |
|---|---|
| DIVIESOS, ÁNTRAX, FURÚNCULOS, ABSCESOS | CIE-9 680, 041.1; CIE-10 L02; B95.6-B95.8 |
| IMPÉTIGO | CIE-9 684, 041.1; CIE.10 L01 |
| CELULITIS | CIE-9 682.9; CIE-10 L03 |
| SEPTICEMIA ESTAFILOCÓCICA | CIE-9 038.1; CIE-10 A41.0-A41.2 |
| NEUMONÍA ESTAFILOCÓCICA | CIE-9 482.4; CIE-10 J15.2 |
| ARTRITIS | CIE-9 711.0, 041.1; CIE-10 M00.0 |
| OSTEOMIELITIS | CIE-9 730, 041.1; CIE-10 M86 |
| ENDOCARDITIS | CIE-9 421.0, 041.1; CIE-10 I33.0 |

1. **Descripción** – Las lesiones cutáneas bacterianas comunes de esta categoría son el impétigo, la foliculitis, los furúnculos, el ántrax, los abscesos y las laceraciones infectadas. La lesión básica del impétigo se describe en la sección II, apartado 1, en párrafos siguientes; además, algunas especies de *Staphylococcus aureus* ocasionan el característico síndrome de escaldadura cutánea, con mayor frecuencia las del fago del grupo II, que elaboran una toxina epidermolítica. Las otras lesiones de la piel son localizadas y delimitadas. Los síntomas generales son poco frecuentes, y si las lesiones se extienden o se diseminan puede surgir fiebre, malestar general, cefalalgia y anorexia. Por lo común, las lesiones no están complicadas, pero el paso de microorganismos a la corriente sanguínea puede producir pulmonía, abscesos pulmonares, osteomielitis, sepsis, endocarditis, piartrosis, meningitis o abscesos cerebrales. Además de las lesiones primarias de la piel, es relativamente frecuente la conjuntivitis por estafilococos en los recién nacidos y en los ancianos. La neumonía estafilocócica es una complicación de la influenza perfectamente identificada. La endocarditis estafilocócica y otras complicaciones de la bacteriemia estafilocócica pueden ser consecuencia del consumo parenteral de drogas ilícitas, o puede transmitirse en el hospital por el empleo de catéteres intravenosos y otros aparatos. Las lesiones embólicas cutáneas son complicaciones frecuentes de la endocarditis, la bacteriemia o ambos cuadros.

Los estafilococos negativos a la coagulasa pueden causar sepsis, meningitis, endocarditis o infecciones de las vías urinarias, e intervienen cada vez más como factores causales de la enfermedad, por lo común en relación con el uso de dispositivos protésicos o sondas permanentes.

El diagnóstico se confirma por el aislamiento del microorganismo.

**2. Agentes infecciosos** – Diversas cepas de *Staphylococcus aureus* positivas a la coagulasa; cuando así convenga, pueden definirse muchas de ellas por métodos moleculares como la electroforesis en gel en campo de impulsos, tipo de fago, perfil de resistencia a los antibióticos o aglutinación serológica; las epidemias son causadas por unas cuantas cepas específicas. La mayor parte de *S. aureus* aislados, tanto en la comunidad como en el hospital, son resistentes a la penicilina G y con frecuencia cada vez mayor se han diseminado cepas resistentes a múltiples antimicrobianos (incluidas las resistentes a la meticilina). Algunos datos sugieren que las cepas "sedimentantes" de estafilococos negativas a la coagulasa pueden ser más patógenas, pero las pruebas no son concluyentes. *S. saprophyticus* es una causa común de la infección de las vías urinarias en las mujeres jóvenes.

**3. Distribución** – Mundial. La incidencia máxima se observa en zonas donde la higiene personal no es óptima (especialmente en cuanto al empleo de agua y jabón) y hay hacinamiento. Es frecuente entre los niños, especialmente en las estaciones calurosas. La enfermedad se presenta en forma esporádica y en epidemias pequeñas, en familias y en campamentos de veraneo, y afecta a diferentes personas que sufren trastornos recurrentes por la misma cepa estafilocócica.

**4. Reservorio** – Los seres humanos y, en raras ocasiones, los animales.

**5. Modo de transmisión** – El sitio principal de colonización lo constituyen los orificios nasales; de 20 a 30% de la población general es portadora nasal de estafilococos positivos a la coagulasa. La autoinfección es la causa de por lo menos una tercera parte de las infecciones. La fuente más común de propagación epidémica son las personas con alguna lesión supurativa o cualquier otra secreción purulenta. La transmisión se hace por contacto con un individuo que tenga una lesión purulenta o que sea portador asintomático (por lo regular nasal) de alguna cepa patógena. Algunos portadores diseminan la infección con mayor eficacia que otros. Se ha concedido demasiada importancia a la función que desempeñan los objetos contaminados, y es probable que las manos constituyan el medio más importante para transmitir la infección. La transmisión por el aire es rara, pero se ha demostrado en lactantes que también tienen enfermedades víricas de las vías respiratorias.

**6. Período de incubación** – Variable e indefinido. Por lo común, de 4 a 10 días.

**7. Período de transmisibilidad** – Mientras las lesiones purulentas continúan expulsando secreciones o persista el estado de portador. La autoinfección puede continuar durante el período de colonización nasal, o mientras dure la actividad de las lesiones.

**8. Susceptibilidad y resistencia** – No se conocen a fondo los mecanismos de la inmunidad. La susceptibilidad es mayor entre los recién nacidos y los enfermos crónicos. Los ancianos y las personas debilitadas, así como los que abusan de drogas y los que padecen diabetes mellitus, fibrosis quística, insuficiencia renal crónica, agammaglobulinemia, cualquier trastorno en la producción de neutrófilos (como agranulocitosis y enfermedad granulomatosa crónica), cánceres y quemaduras, son particularmente susceptibles. El empleo de esteroides y antimetabolitos también incrementa la susceptibilidad.

9. **Métodos de control –**

   A. *Medidas preventivas:*

   1) Educación de la población en cuanto a higiene personal, en especial la importancia de lavarse las manos y de evitar el empleo común de artículos de aseo personal.

   2) Tratamiento inmediato de los casos iniciales, en los niños y en las familias.

   B. *Control del paciente, de los contactos y del ambiente inmediato:*

   1) Notificación a la autoridad local de salud: notificación obligatoria de los brotes en escuelas, campamentos de veraneo y otros grupos de población; también se debe notificar cualquier concentración identificada de casos en la comunidad. No es obligatoria la notificación de los casos individuales, Clase 4 (véase Notificación de Enfermedades Transmisibles).

   2) Aislamiento: no es práctico en la mayoría de las comunidades; las personas infectadas deben evitar el contacto con los lactantes y los sujetos debilitados.

   3) Desinfección concurrente: colóquense en bolsas desechables los apósitos que han estado en contacto con las lesiones abiertas y las secreciones, y quémense o elimínense de alguna manera práctica y segura.

   4) Cuarentena: ninguna.

   5) Inmunización de los contactos: ninguna.

   6) Investigación de los contactos y de la fuente de infección: búsqueda de lesiones exudativas; a veces es útil identificar el estado de portador nasofaríngeo de la cepa patógena entre miembros de la familia.

   7) Tratamiento específico: en las infecciones cutáneas localizadas no están indicados los antimicrobianos de acción sistémica, a menos que la infección se extienda considerablemente o surjan complicaciones; son adecuadas la limpieza de la piel y la aplicación local de un antimicrobiano apropiado (como mupirocina, cuatro veces al día). Es mejor no usar compresas húmedas, pues pueden diseminar la infección; las compresas calientes secas pueden ser útiles para tratar las infecciones localizadas. Se deben abrir los abscesos para permitir el drenaje

de pus. En las infecciones estafilocócicas graves se empleará una penicilina resistente a la penicilinasa o, cuando haya hipersensibilidad a la penicilina, una cefalosporina activa contra estafilococos (salvo que exista el antecedente de hipersensibilidad inmediata a la penicilina) o clindamicina. En las infecciones sistémicas graves, la selección de los antibióticos dependerá de los resultados de las pruebas de susceptibilidad en el material aislado. La vancomicina constituye el fármaco preferido contra las infecciones graves por estafilococos negativos a la coagulasa y *S. aureus* resistentes a la meticilina; es importante administrar tratamiento parenteral inmediato.

A finales del decenio de 1990, en el Japón y los Estados Unidos se notificó la aparición de cepas de *Staphylococcus aureus* con menor susceptibilidad a la vancomicina y otros antibióticos glucopéptidos, las llamadas cepas GISA. Estas cepas se obtuvieron de pacientes tratados con vancomicina por largo tiempo (meses) y constituyeron la primera prueba de la aparición de cepas de *S. aureus* que se han tornado resistentes a la vancomicina.

**C. Medidas en caso de epidemia:**
1) Localización y tratamiento de las personas con enfermedad clínica, especialmente las que tienen lesiones supurativas. Se impondrá una higiene personal rigurosa y se prestará atención especial al lavado de las manos. Se harán cultivos de la cepa epidémica en los portadores nasales, a los que se tratará localmente con mupirocina y, de ser ineficaz, con antimicrobianos orales.
2) Es necesario investigar cualquier aumento extraordinario o repentino de la prevalencia de infecciones estafilocócicas en la comunidad, en busca de una posible fuente común, como por ejemplo una epidemia no identificada en algún hospital.

**D. Repercusiones en caso de desastre:** ninguna.

**E. Medidas internacionales:** Centros Colaboradores de la OMS.

## II. ENFERMEDADES ESTAFILOCÓCICAS EN SALAS CUNA DE HOSPITALES
## IMPÉTIGO NEONATORUM    CIE-9 684, 041.1; CIE-10 L00
## SÍNDROME ESTAFILOCÓCICO DE ESCALDADURA CUTÁNEA (SEEC)    CIE-9 695.81
(Enfermedad de Ritter)
## ABSCESO DE LA MAMA  CIE-9 771.5, 041.1; CIE-10 P39.0

1. **Descripción** – El impétigo o la pustulosis del recién nacido y otras afecciones cutáneas purulentas son las enfermedades estafilocócicas que se adquieren con mayor frecuencia en las salas cuna. Las lesiones cutáneas características surgen en forma secundaria a la colonización de la nariz, el ombligo, el sitio de circuncisión, el recto o la conjuntiva. (La colonización de estos sitios con cepas de estafilococos no patógenas se da normalmente en los lactantes y no implica enfermedad.)

Las lesiones pueden estar distribuidas en cualquier parte del cuerpo, pero afectan con más frecuencia las partes cubiertas por pañales e intertriginosas; inicialmente son vesiculosas y pronto se vuelven seropurulentas, rodeadas por una base eritematosa; pueden formarse bulas (impétigo buloso). La rotura de las pústulas facilita su diseminación. Las complicaciones son poco comunes, aunque se han señalado casos de linfadenitis, furunculosis, abscesos de la mama, neumonitis, sepsis, artritis, osteomielitis y otras enfermedades graves.

A pesar de que es poco común, se puede presentar el síndrome estafilocócico de escaldadura cutánea (SEEC, o enfermedad de Ritter), y el pénfigo neonatorum con manifestaciones clínicas que varían desde eritema escarlatiniforme difuso hasta descamación bulosa y generalizada de la piel. Dicho cuadro, a semejanza del impétigo buloso, es causado por cepas de *S. aureus*, por lo común del fago de tipo II, que produce una toxina epidermolítica.

2. **Agentes infecciosos** – Los mismos que para la enfermedad estafilocócica en la comunidad (véase la sección I, apartado 2, en párrafos anteriores).

3. **Distribución** – Mundial. Los problemas surgen más bien en los hospitales, en especial por descuido de las técnicas asépticas, y se agravan por el desarrollo de cepas resistentes a los antibióticos, como las cepas nosocomiales.

4. **Reservorio** – Es el mismo que el de las enfermedades estafilocócicas en la comunidad (véase la sección I, apartado 4, en párrafos anteriores).

5. **Modo de transmisión** – El modo primario es la diseminación por medio de las manos del personal de hospital, y rara vez por el aire.

**6. Período de incubación** – Comúnmente de 4 a 10 días, pero la enfermedad puede aparecer varios meses después de la colonización.

**7. Período de transmisibilidad** – El mismo que para las enfermedades estafilocócicas en la comunidad (véase la sección I, apartado 7, en párrafos anteriores.

**8. Susceptibilidad y resistencia** – Al parecer, la susceptibilidad en el recién nacido es general. Los lactantes continúan en peligro de adquirir la infección mientras dura la colonización con cepas patógenas.

**9. Métodos de control** –

*A. Medidas preventivas:*

1) Cuando sea necesario, se utilizarán técnicas de asepsia y lavado adecuado de las manos antes de entrar en contacto con los lactantes en las salas cuna.

2) No se permitirá que el personal del hospital con lesiones menores (pústulas, furúnculos, abscesos, paroniquia, conjuntivitis, acné severa, otitis externa o laceraciones infectadas) trabaje en la sala cuna.

3) Vigilancia y supervisión por parte de un comité activo de control de infecciones en los hospitales, que incluya un sistema regular de investigación, notificación y revisión de todas las infecciones nosocomiales. También se deben investigar y registrar las enfermedades que surjan después de que los niños salgan del hospital, mediante la vigilancia activa de todos los neonatos dados de alta, hasta aproximadamente el mes de edad.

4) Algunos especialistas recomiendan la aplicación sistemática de sustancias antibacterianas, como violeta de genciana, acriflavina, clorhexidina o pomada de bacitracina al muñón del cordón umbilical, mientras el recién nacido permanezca en el hospital.

*B. Control del paciente, de los contactos y del ambiente inmediato:*

1) Notificación a la autoridad local de salud: notificación obligatoria de las epidemias, pero no de los casos individuales, Clase 4 (véase Notificación de Enfermedades Transmisibles).

2) Aislamiento: iniciar sin demora todas las precauciones de aislamiento de los contactos de los casos identificados o sospechosos en las salas cuna.

3) Desinfección concurrente: la misma que se sigue para las enfermedades estafilocócicas en la comunidad (véase la sección I, 9B3, en párrafos anteriores.

4) Cuarentena: ninguna.

5) Inmunización de los contactos: ninguna.

6) Investigación de los contactos y de la fuente de infección: consúltense las medidas en caso de epidemia en 9C, en párrafos siguientes.

7) Tratamiento específico: en caso de impétigo localizado, limpiar la piel y aplicar pomada de mupirocina cuatro veces al día; las lesiones extensas pueden ser tratadas con algún antimicrobiano antiestafilocócico oral, como la cefalexina o la cloxacilina. La terapia parenteral puede estar indicada en infecciones graves (véase la sección I, 9B7, en párrafos anteriores).

**C. Medidas en caso de epidemia:**

1) La existencia de dos o más casos concurrentes de enfermedad estafilocócica que guarde relación con una sala cuna o una sala de maternidad constituye una prueba presuntiva de brote y obliga a emprender la investigación. Hay que practicar cultivos de material obtenido de todas las lesiones para identificar los patrones de resistencia a los antibióticos y el tipo de la cepa epidémica. El material aislado y de importancia clínica debe conservarse en el laboratorio durante seis meses antes de desecharlo, y así servirá de apoyo a la investigación epidemiológica que utiliza los patrones de sensibilidad a los antibióticos y la electroforesis en gel en campo de impulsos.

2) En caso de un brote en una sala cuna, se emprenderá el aislamiento de los casos y contactos hasta que todos hayan sido dados de alta. Se puede establecer un sistema de rotación (de "cohortes") de manera que una vez que se llene una unidad (A), los niños subsiguientes ingresen a una segunda sala cuna (B), mientras se desocupa la unidad inicial (A) y se limpia el local antes de admitir a nuevos pacientes. El riesgo disminuye cuando existen medios para alojar al niño con su madre. Los lactantes colonizados o infectados deben ser alojados juntos en otra cohorte. Las tareas del personal de enfermería y de otro tipo en la sala deben limitarse a las cohortes específicas.

Antes de hospitalizar a nuevos pacientes, se lavarán las cunas, camas, incubadoras y otros muebles con algún desinfectante aprobado. Se esterilizarán en el autoclave los instrumentos que penetran en cavidades corporales estériles, se limpiarán fregando los colchones y se lavarán en la mejor forma posible las ropas de cama y pañales (o se usarán pañales desechables).

3) Se debe examinar a todo el personal que presta atención a los pacientes, incluidos los médicos y el personal de enfermería auxiliar, en busca de lesiones supurativas en cual-

quier parte del cuerpo. Se hará una investigación epidemiológica y, si después de ella una o más personas tienen la enfermedad, se harán cultivos del material de las vías nasales de todas ellas y de todas las demás que estén en contacto con los lactantes. En caso de que persista la enfermedad, tal vez sea necesario excluir y tratar a todos los portadores de la cepa epidémica hasta que los cultivos produzcan resultados negativos. El tratamiento de los portadores asintomáticos tiene por objeto suprimir el estado de portador nasal, lo que generalmente se logra con la aplicación local de pomadas y antibióticos apropiados en el vestíbulo de la nariz, a veces con la administración simultánea de rifampicina por vía sistémica.

4) Investíguese la idoneidad de los procedimientos de enfermería y particularmente la disponibilidad de instalaciones para el lavado de manos. Préstese atención estricta a las técnicas de lavado de manos; si las instalaciones no son accesibles ni adecuadas, considérese el empleo de un agente antiséptico para las manos (como el alcohol) al atender al enfermo. El personal asignado para atender a lactantes infectados o colonizados no debe atender a recién nacidos no colonizados.

5) Durante un brote pueden emplearse preparados que contengan hexaclorofeno al 3%, aunque en los Estados Unidos su empleo rutinario está prohibido. Puede bañarse a los niños recién nacidos a término (solo en la zona del pañal) tan pronto como sea posible después del nacimiento, y todos los días hasta que se les dé de alta. Después del baño se deben lavar los restos de hexaclorofeno en la forma más completa posible, porque puede provocar lesión del sistema nervioso central por absorción sistémica.

**D.** *Repercusiones en caso de desastre:* ninguna.

**E.** *Medidas internacionales:* Centros Colaboradores de la OMS.

## III. ENFERMEDADES ESTAFILOCÓCICAS EN SALAS MÉDICAS Y QUIRÚRGICAS DE HOSPITALES

CIE-9 998.5;
CIE-10 T81.4

**1. Descripción** – Las lesiones varían desde un simple furúnculo o absceso en los puntos de sutura, hasta úlceras por decúbito o heridas quirúrgicas extensamente infectadas, flebitis séptica, osteomielitis crónica, neumonía fulminante, meningitis, endocarditis y sepsis. La enfermedad estafilocócica postoperatoria constituye una amenaza constante para el convaleciente quirúrgico hospitalizado. La complejidad cada vez mayor de las operaciones quirúrgicas, con amplia exposición de órganos y anestesia más prolongada, facilita la penetración de estafilococos. El empleo creciente de dispositivos protésicos y sondas permanentes explica la mayor incidencia de las infecciones estafilocócicas nosocomiales. El uso frecuente y a veces irracional de los antimicrobianos ha aumentado la prevalencia de los estafilococos resistentes a ellos.

La corroboración depende del aislamiento de *Staphylococcus aureus,* junto con la presencia de una enfermedad clínica compatible con los hallazgos bacteriológicos.

**2. Agente infeccioso** – *Staphylococcus aureus*; véase la sección I, apartado 2, en párrafos anteriores. Se ha observado que 95% de las cepas son resistentes a la penicilina, y en proporciones cada vez mayores a las penicilinas semisintéticas, como la meticilina, y a los aminoglucósidos, como la gentamicina.

**3. Distribución** – Mundial. La infección estafilocócica es una forma grave de sepsis adquirida en los pabellones generales de los hospitales. A veces las tasas de ataque asumen proporciones epidémicas. Puede diseminarse a la comunidad cuando se da de alta a los pacientes infectados.

**4., 5., 6. y 7. Reservorio, Modo de transmisión, Período de incubación** y **Período de transmisibilidad** – Los mismos que para las infecciones estafilocócicas en la comunidad (véase la sección I, apartados 4, 5, 6 y 7, en párrafos anteriores).

**8. Susceptibilidad y resistencia** – Igual que en la sección I. El empleo generalizado del tratamiento intravenoso continuo con la colocación de sondas permanentes y las inyecciones parenterales hacen que los agentes infecciosos cuenten con nuevos puntos de entrada al cuerpo.

**9. Métodos de control** –

A. *Medidas preventivas:*

1) Educar al personal médico del hospital sobre el empleo de antimicrobianos comunes de espectro restringido contra infecciones estafilocócicas simples y reservar alguno de ellos, por ejemplo las cefalosporinas, contra las infecciones por estafilococos resistentes a la penicilina, y la vancomicina, contra estafilococos resistentes a β-lactamasa.

2) Coordinar, por medio de un comité de control de infecciones en los hospitales, la aplicación estricta de las técnicas de asepsia y de programas de vigilancia de las infecciones nosocomiales.

3) Sustituir todas las sondas permanentes en las venas periféricas por lo menos cada 72 horas, y rotar los sitios de goteo intravenoso cada 48 horas.

**B. Control del paciente, de los contactos y del ambiente inmediato:**

1) Notificación a la autoridad local de salud: notificación obligatoria de las epidemias, pero no de los casos individuales, Clase 4 (véase Notificación de Enfermedades Transmisibles).

2) Aislamiento: siempre que se sepa o se sospeche que existe abundancia o cantidades moderadas de estafilococos en el drenaje purulento o en el esputo de un paciente con neumonía, habrá que aislarlo inmediatamente en un cuarto privado; no se requiere dicho aislamiento si el drenaje de la herida es escaso, a condición de que se emplee un apósito oclusivo y se tenga cuidado al cambiar los apósitos para evitar la contaminación del ambiente. El personal asistencial debe seguir técnicas apropiadas en maniobras tales como lavarse las manos y colocarse guantes y batas hospitalarias.

3) Desinfección concurrente: la misma que para las enfermedades estafilocócicas en la comunidad (véase la sección I, 9B3, en párrafos anteriores).

4) Cuarentena: ninguna.

5) Inmunización de los contactos: ninguna.

6) Investigación de los contactos y de la fuente de infección: no es práctica en casos esporádicos (véase 9C, en párrafos siguientes).

7) Tratamiento específico: utilizar antimicrobianos apropiados según los resultados de las pruebas de sensibilidad a los antibióticos. Las infecciones que pueden ser mortales deben ser tratadas con vancomicina mientras llegan los resultados de las pruebas de laboratorio.

**C. Medidas en caso de epidemia:**

1) La coexistencia de dos o más casos con relación epidemiológica basta para sospechar la propagación epidémica y emprender la investigación.

2) Las mismas que se indican en la sección II, 9C3, en párrafos anteriores.

3) Revisión y aplicación estricta de las técnicas de asepsia.

**D. Repercusiones en caso de desastre:** ninguna.

**E. Medidas internacionales:** Centros Colaboradores de la OMS.

# IV. SÍNDROME DE CHOQUE TÓXICO  CIE-9 785.5; CIE-10 A48.3

El síndrome de choque tóxico es una enfermedad grave que se caracteriza por comienzo repentino con fiebre alta, vómito, diarrea líquida profusa y mialgias, seguido de hipotensión y, en casos graves, choque. En la fase aguda aparece una erupción eritematosa "similar a las quemaduras solares"; de una a dos semanas después del comienzo la piel se descama, en especial la de las palmas de las manos y las plantas de los pies. La fiebre por lo regular excede de 38,8 °C (102 °F), la presión sistólica es menor de 90 mmHg y la enfermedad afecta tres o más sistemas de órganos. Entre los más afectados están el **aparato gastrointestinal**, el **muscular** (mialgia intensa o nivel de creatina fosfocinasa mayor que el doble del límite superior normal, o ambos signos), las **membranas mucosas** (hiperemia de la vagina, faringe o conjuntiva); el **sistema renal** (nitrógeno ureico o creatinina en la sangre mayor que el doble de lo normal o piuria estéril, o ambos); el **hepático** (niveles de aspartato aminotransferasa (AST) y alanina aminotransferasa (ALT) más del doble de lo normal); la **sangre** (menos de 100 000 plaquetas por mm$^3$; unidades SI: $< 100 \times 10^9$/l) y el **sistema nervioso central** (desorientación o alteraciones de la conciencia sin signos neurológicos focales).

En los cultivos no se identifican los microorganismos patógenos en la sangre, la faringe y el líquido cefalorraquídeo, aunque la detección de S. aureus en cualquiera de esos sitios no invalida la corroboración de un caso; los estudios serológicos para identificar la fiebre maculosa de las Montañas Rocosas, la leptospirosis y el sarampión dan resultados negativos.

En casi todos los casos de síndrome de choque tóxico se ha establecido una relación con cepas de S. aureus productoras de la toxina-1 del síndrome de choque tóxico. Estas cepas rara vez se detectan en cultivo de material vaginal de mujeres sanas, pero se identifican de modo regular en aquellas con SCT en relación con la menstruación, o las que tienen dicho síndrome después de cirugía ginecológica.

A pesar de que casi todos los primeros casos de síndrome de choque tóxico se observaron en mujeres durante la menstruación, y asociados con el uso de tampones vaginales, solo 55% de los casos notificados actualmente guardan relación con la menstruación. Otros factores de riesgo incluyen el empleo de esponjas vaginales y diafragmas anticonceptivos, y la infección después del parto o el aborto. Un estudio reciente demostró un riesgo significativamente mayor de síndrome de choque tóxico en mujeres que usan los dispositivos mencionados. Deben respetarse las instrucciones para el uso de esponjas anticonceptivas que indican que estas no deben permanecer puestas por más de 30 horas. Se han observado casos de ataque en hombres y mujeres en quienes se identificó S. aureus de lesiones focales de la piel, los huesos, las vías respiratorias y sitios operados. En una tercera parte de los casos no se pudo corroborar la fuente de la infección.

El síndrome de choque tóxico menstrual en las mujeres puede evitarse casi por completo si no se utilizan tampones vaginales muy absorbentes; el riesgo puede disminuir si se usan tampones en forma intermitente durante cada ciclo menstrual (es decir, no utilizarlos todo el día y toda la noche durante ese lapso), y si se emplean tampones menos absorbentes. Las mujeres que presenten fiebre alta, vómito o diarrea durante la menstruación deben extraerse inmediatamente el tampón y consultar a un médico. No se sabe cuánto tiempo después de haber padecido un episodio de choque tóxico menstrual se puede reanudar sin riesgo el uso de tampones.

Un síndrome prácticamente idéntico al que se observa en la infección por *S. aureus* se presenta en la causada por estreptococos beta hemolíticos del grupo A.

El tratamiento del síndrome de choque tóxico incluye más bien medidas de apoyo. Se tratará de erradicar todo foco posible de infección por *S. aureus* por medio del drenaje de heridas, la extracción de tampones vaginales o de cualquier otro cuerpo extraño (por ejemplo, taponamientos de heridas), y el empleo de antimicrobianos antiestafilocócicos resistentes a β-lactamasa.

---

## ENFERMEDADES CAUSADAS POR ESTREPTOCOCOS DEL GRUPO A (BETA HEMOLÍTICOS)

CIE-9 034, 035, 670;
CIE-10 A49.1, J02.0, A38, L01.0, A46, 085

(Angina estreptocócica, infección estreptocócica, escarlatina, impétigo, erisipela, fiebre puerperal, fiebre reumática)

**1. Descripción** – Los estreptococos del grupo A ocasionan diversas enfermedades. Entre las más frecuentes se encuentran la angina estreptocócica (CIE-10 J02.0) y las infecciones cutáneas de origen estreptocócico (impétigo o pioderma). Otras enfermedades son la escarlatina (CIE-10 A38); la fiebre puerperal (CIE-10 O85), septicemia, erisipela, celulitis, mastoiditis, otitis media, neumonía, periamigdalitis, infecciones en heridas e incisiones y, en raras ocasiones, fascitis necrosante, fiebre reumática y un síndrome similar al del choque tóxico. En los brotes a menudo predomina una forma de enfermedad clínica.

Los enfermos de **angina estreptocócica** con frecuencia muestran fiebre de comienzo repentino, dolor de garganta, amigdalitis o faringitis exudativas y adenomegalia cervical anterior dolorosa. La faringe, los pilares amigdalinos y el paladar blando pueden mostrar congestión y edema; a veces se observan petequias contra un fondo de enrojecimiento difuso. En ocasiones, los síntomas son mínimos o no aparecen. El cuadro puede ir acompañado o seguido de otitis media o un absceso periamigdalino; después de una a cinco semanas pueden presentarse glomerulonefritis aguda (media, 10 días) o fiebre reumática aguda (media, 19 días). A diferencia de las demás manifestaciones de la fiebre reumática, meses después de la infección estreptocócica puede aparecer corea de Sydenham; otra complicación es la cardiopatía reumática que surge días o semanas después de la infección mencionada.

La **infección cutánea estreptocócica** (pioderma, impétigo) suele ser superficial y puede avanzar y pasar por las fases vesiculosa, pustular y costrosa. La erupción escarlatiniforme es rara y no va seguida de fiebre reumática; sin embargo, más tarde puede aparecer glomerulonefritis, por lo común tres semanas después de la infección cutánea.

La **escarlatina** es una forma de enfermedad estreptocócica que se caracteriza por erupción cutánea; surge cuando la cepa infectante de estreptococos produce una exotoxina pirógena (toxina eritrógena) y el paciente está sensibilizado, pero no es inmune a la toxina. Las características clínicas pueden incluir todos los síntomas de la angina estreptocócica (o las que aparecen con la infección de una herida, de la piel o puerperal), así como enantema, lengua aframbuesada y exantema. La erupción generalizada se presenta como un eritema fino, por lo regular punteado, que palidece cuando se ejerce presión. Se advierte mejor por el tacto que por la vista, a menudo tiene una consistencia parecida a la del papel de lija y surge con mayor frecuencia en el cuello, el tórax, los pliegues axilares del codo y de la ingle, y en las superficies internas de los muslos.

Por lo común la erupción no invade la cara, pero se observa enrojecimiento de las mejillas y palidez peribucal. Las infecciones graves a menudo se acompañan de fiebre alta, náusea y vómito. Durante la convalecencia hay descamación de la piel en la punta de los dedos de las manos y de los pies y, con menor frecuencia, en amplias zonas del tronco y los miembros, que incluyen las palmas de las manos y las plantas de los pies; es más intensa en los sitios en que lo fue el exantema. En algunas partes del mundo y en algunas ocasiones la tasa de letalidad ha llegado a 3%. La escarlatina puede tener las mismas secuelas que la angina estreptocócica.

La **erisipela** es una celulitis aguda que se caracteriza por fiebre, síntomas generales, leucocitosis y una lesión roja, dolorosa, edematosa y amplia de la piel, que a menudo tiene un borde perfectamente definido y elevado. El punto central de origen tiende a palidecer, conforme se extiende la lesión periférica. Los sitios comúnmente afectados son la cara y las piernas. Las recaídas son frecuentes. La enfermedad es más común en las mujeres y puede ser especialmente grave, con bacteriemia, en las personas que padecen una enfermedad debilitante. La tasa de letalidad varía en gran medida según la parte del cuerpo afectada y la presencia de alguna enfermedad coexistente. La erisipela por estreptococos del grupo A debe diferenciarse de la erisipeloide, causada por *Erysipelothrix rhusiopathiae*, una erupción cutánea localizada que se considera una enfermedad ocupacional de las personas que manipulan pescados y mariscos de agua dulce, cerdos o pavos infectados o sus tejidos y, en raras ocasiones, corderos, ganado vacuno, pollos o faisanes.

En años recientes se ha identificado con frecuencia cada vez mayor la **celulitis perianal** por estreptococos del grupo A.

La **fiebre puerperal estreptocócica** es una enfermedad aguda, por lo regular febril, que se acompaña de signos locales y generales y manifestaciones de invasión bacteriana de las vías genitales y a veces del torrente sanguíneo en una paciente después del parto o del aborto. La tasa de letalidad por fiebre puerperal estreptocócica es pequeña si la infección se trata adecuadamente. Las infecciones puerperales pueden ser causadas por microorganismos distintos de los estreptococos hemolíticos y, aunque producen un cuadro clínico similar, muestran diferencias de índole bacteriológica y epidemiológica (véase Enfermedades por estafilococos).

El **síndrome de choque tóxico** (SCT) en personas con infección invasora por estreptococos del grupo A se ha identificado con frecuencia cada vez mayor en los Estados Unidos desde 1987. Entre sus signos clínicos predominantes están hipotensión y cualquiera de las manifestaciones siguientes: deficiencia renal, trombocitopenia, coagulación intravascular diseminada (CID), incremento de la aspartato aminotransferasa o de la bilirrubina, síndrome de insuficiencia respiratoria del adulto, una erupción macular eritematosa generalizada, o necrosis de tejidos blandos (fascitis necrosante); esta última es el resultado de la acción de "bacterias carnívoras", así llamadas por los medios de difusión. El síndrome de choque tóxico puede surgir en caso de infecciones sistémicas o focales por estreptococos del grupo A (como las de faringe, piel o pulmones).

Los estreptococos de otros grupos también pueden provocar enfermedad en los seres humanos. Los microorganismos beta hemolíticos del grupo B a menudo se identifican en la vagina y pueden causar sepsis y meningitis supurativa neonatal (véase Enfermedades neonatales causadas por estreptococos del grupo B, en párrafos siguientes), así como infecciones de las vías urinarias, endometritis posparto y otras enfermedades sistémicas en adultos, en especial los diabéticos. Los microorganismos del grupo D (incluidos los enterococos), hemolíticos o no hemolíticos, intervienen en la endocarditis bacteriana subaguda y en las infecciones de las vías urinarias. Los grupos C y G han producido brotes de amigdalitis estreptocócica, por lo común transmitida por alimentos; no se ha definido con exactitud su participación en casos esporádicos. Después de infecciones por agentes del grupo C, ha surgido glomerulonefritis, la que se ha notificado muy rara vez como consecuencia de infecciones por microorganismos del grupo G. Ninguno de los dos grupos mencionados causa fiebre reumática. Las infecciones por los grupos C y G son más comunes en adolescentes y adultos jóvenes. Los estreptococos alfa hemolíticos también son causa común de endocarditis bacteriana subaguda.

El diagnóstico provisional de laboratorio que confirma la presencia de una enfermedad causada por estreptococos del grupo A se basa en el aislamiento del microorganismo en los tejidos afectados, cultivados en agar sangre u otros medios apropiados, o en la identificación del antígeno estreptocócico del grupo A en secreciones faríngeas (la prueba rápida). En los cultivos, los estreptococos se reconocen por la morfología de sus colonias y la producción de hemólisis beta clara en agar sangre elaborada con sangre de cordero; la identificación tentativa se hace por inhibición por discos antibióticos especiales que contengan de 0,02 a 0,04 unidades de bacitracina. La identificación definitiva depende de técnicas de definición específicas de grupos serológicos. Para la identificación rápida también se cuenta con las pruebas de detección de antígeno. Entre la fase aguda y la de convalecencia puede demostrarse un incremento en el título de anticuerpos séricos (antiestreptolisina O, antihialuronidasa, anti-ADNasa B); pueden persistir títulos altos durante varios meses.

En los Estados Unidos, la práctica recomendada actualmente consiste en realizar en primer término una prueba rápida para estreptococos (que posee gran especificidad pero poca sensibilidad) y, si arroja resultados positivos, suponer que la persona tiene una infección por estreptococos del grupo A. Si los resultados son negativos o equívocos, se practica un cultivo de material faríngeo para orientar el tratamiento.

2. **Agente infeccioso** – *Streptococcus pyogenes*, estreptococos del grupo A, de los cuales existen unos 80 tipos serológicamente diferentes, cuya distribución geográfica y cronológica varía en grado considerable. Los estreptococos del grupo A que producen las infecciones en la piel, por lo regular son de tipos serológicos distintos de los que causan infecciones en la faringe. En la escarlatina se han demostrado tres tipos inmunológicamente diferentes de toxina eritrógena (exotoxinas pirógenas A, B y C). En el síndrome de choque tóxico, 80% de los microorganismos aislados producen hexotoxina pirógena A. La hemólisis beta es característica de los estreptococos del grupo A, pero las cepas de los grupos B, C y G muy a menudo también son beta hemolíticas. Las cepas mucoides de tipo M han intervenido en brotes recientes de fiebre reumática y de fascitis necrosante invasora.

3. **Distribución** – La angina estreptocócica y la escarlatina son comunes en las zonas templadas, poco menos frecuentes en las zonas

semitropicales y relativamente raras en los climas tropicales. Las infecciones no manifiestas son por lo menos tan comunes en los trópicos como en las zonas templadas. En los Estados Unidos, las enfermedades estreptocócicas pueden tener carácter endémico, epidémico o esporádico. La faringitis estreptocócica es poco frecuente antes de los 2 ó 3 años de edad, alcanza su punto máximo entre los 6 y 12 años, y disminuye después de esa edad. Se presentan casos todo el año, pero su frecuencia mayor se advierte a finales del invierno y comienzos de la primavera. Las infecciones estreptocócicas del grupo A debidas a unos pocos tipos específicos de proteína M (tipos M), en especial los tipos 1, 3, 4, 12 y 25, a menudo guardan relación con la aparición de glomerulonefritis aguda.

La **fiebre reumática aguda** puede surgir como una complicación no supurativa después de una infección con casi todos los serotipos del grupo A que posean la capacidad de producir la infección clínica de las vías respiratorias superiores. Esa complicación prácticamente ha desaparecido en los países industrializados, aunque en los Estados Unidos en 1985 surgieron varios brotes, y en el decenio de 1990 se notificaron cifras cada vez mayores en muchas zonas del país. Muchos de los casos notificados surgieron después de infecciones por serotipos específicos del grupo A, como los tipos M1, M3 y M18, que al parecer son reumatógenos.

La fiebre reumática sigue siendo un gran problema en los países en desarrollo. La mayor incidencia se registra durante el final del invierno y en la primavera, y corresponde a la de la faringitis. El grupo más afectado es el de 3 a 15 años de edad; a menudo afecta también a la población militar y escolar. Junto con la reaparición de la fiebre reumática, también se han notificado infecciones estreptocócicas más graves, que incluyen infecciones generalizadas y el síndrome de choque tóxico. Se calcula que en los Estados Unidos cada año se presentan de 10 000 a 15 000 casos de enfermedad grave por estreptococos del grupo A, de los cuales entre 5 y 19% (500 a 1500 casos) desarrollan fascitis necrosante.

La mayor incidencia de **impétigo estreptocócico** afecta a los niños de corta edad durante el final del verano y en el otoño en los climas cálidos. La nefritis después de infecciones cutáneas guarda relación con un número limitado de estreptococos de tipos M (tipos 2, 49, 55, 57, 58, 59, 60 y otros más altos), que por lo regular son distintos de los relacionados con la nefritis posterior a infecciones de las vías respiratorias superiores.

La distribución geográfica y estacional de la erisipela es semejante a la de la escarlatina y la angina estreptocócica; la erisipela es más común en los lactantes y las personas mayores de 20 años de edad. Se presenta en forma esporádica, incluso durante epidemias de infección estreptocócica.

No existen datos fidedignos de mortalidad por fiebre puerperal. En los países desarrollados, las cifras de morbilidad y mortalidad han disminuido rápidamente desde que se cuenta con los antibióticos. En la actualidad es una enfermedad más bien esporádica, aunque pueden surgir epidemias en las instituciones que descuidan las técnicas de asepsia.

**4. Reservorio** – Los seres humanos.

**5. Modo de transmisión** – Incluye las gotas de Pflügger grandes de vías respiratorias, o contacto directo con los pacientes y portadores, y rara vez por contacto indirecto con los objetos. Los portadores nasales muestran propensión particular a transmitir la enfermedad. El contacto casual rara vez causa infección. En los grupos de población en que prevalece el impétigo, pueden identificarse estreptococos del grupo A en la piel normal durante una o dos semanas antes de que surjan las lesiones cutáneas; la misma cepa puede aparecer en la faringe (sin signos clínicos de infección faríngea), por lo regular al final de la infección de la piel.

Los portadores anales, vaginales, cutáneos y faríngeos han sido el punto de partida de brotes nosocomiales de infecciones estreptocócicas graves. Muchos de los brotes mencionados provinieron del personal de quirófano que era portador de la cepa estreptocócica patógena. La identificación del portador a menudo incluye estudios epidemiológicos y microbiológicos intensivos; suele ser difícil erradicar el estado de portador, y a veces obliga a usar diversos antibióticos en múltiples ciclos terapéuticos. Los estreptococos secos que pasan al aire por el polvo contaminado del suelo, pelusas de la ropa de cama o pañuelos son viables, pero al parecer no infectan las membranas mucosas ni la piel intacta.

La ingestión de alimentos contaminados suele ir seguida de brotes explosivos de angina estreptocócica. Con gran frecuencia los brotes de origen alimentario se han atribuido a la leche y a los productos lácteos. Recientemente se ha atribuido una frecuencia cada vez mayor de infecciones a la ensalada de huevo y a los huevos duros rellenos. Los portadores humanos pueden transmitir al ganado vacuno estreptococos del grupo A que se diseminan a partir de los animales por medio de la leche cruda; los microorganismos del grupo B que causan enfermedad en las personas y en los ovinos difieren en sus características bioquímicas. Al parecer, la fuente importante de los episodios que dependen de la transmisión por alimentos sería la contaminación de productos lácteos o de huevos por los seres humanos. Los brotes del grupo C transmitidos por la leche han provenido de vacas infectadas.

**6. Período de incubación** – Es breve, generalmente de uno a tres días, y rara vez más tiempo.

**7. Período de transmisibilidad** – En los casos no tratados y sin complicaciones, de 10 a 21 días; en los casos sin tratamiento en que hay secreción purulenta, de semanas a meses. Por lo regular la transmisibilidad se interrumpe en el término de 24 horas con la administración adecuada de penicilina. Las personas con faringitis estreptocócica no tratada pueden tener el microorganismo en la faringe durante semanas o meses, por lo común en número cada vez menor. La contagiosidad de dichos portadores disminuye en forma drástica en el término de dos a tres semanas después de haber comenzado la infección.

**8. Susceptibilidad y resistencia** – La susceptibilidad a la angina estreptocócica y a la escarlatina es general, aunque muchas personas desarrollan inmunidad antitoxínica o antibacteriana con especificidad de tipo, o ambas, por una infección no manifiesta. La inmunidad antibacteriana se desarrolla solo contra el tipo específico M de los estreptococos del grupo A que indujeron la infección, y puede persistir por años. La administración de antibióticos puede interferir en ocasiones en el desarrollo de inmunidad con especificidad de tipo. No se han definido diferencias en cuanto a sexo o raza en la susceptibilidad; las diferencias raciales notificadas podrían deberse a factores ambientales distintos.

Los ataques repetidos de dolor de garganta u otra enfermedad estreptocócica por tipos diferentes de estreptococos son relativamente frecuentes. La inmunidad contra la toxina eritrógena, y con ella contra la erupción, aparece en el término de una semana a partir del comienzo de la escarlatina y suele ser permanente; son raros los segundos ataques de escarlatina, pero pueden surgir porque la toxina tiene tres formas inmunológicas. En los recién nacidos con anticuerpos maternos adquiridos por vía transplacentaria se observa inmunidad pasiva contra las enfermedades causadas por estreptococos del grupo A.

Las personas que han sufrido un ataque de fiebre reumática están expuestas a un riesgo grave de que reaparezca dicho cuadro, con mayor daño al corazón, después de infecciones por estreptococos del grupo A. Al parecer, un ataque de erisipela predispone a las personas a ataques ulteriores. Rara vez hay recidiva de la glomerulonefritis.

**9. Métodos de control –**

   *A. Medidas preventivas:*

     1) Educar a la población y a los prestadores de servicios de salud sobre las formas de transmisión, la relación de la infección estreptocócica con la fiebre reumática aguda, corea de Sydenham, cardiopatía reumática y glomerulonefritis, y la necesidad de hacer un diagnóstico rápido y de completar la terapia con antibióticos prescrita contra las infecciones estreptocócicas.

     2) Contar con medios accesibles de laboratorio para identificar los estreptococos hemolíticos del grupo A.

3) Se debe pasteurizar la leche y excluir a las personas infectadas de la manipulación de leche que podría llegar a contaminarse.
4) Preparar otros alimentos, como los huevos rellenos, inmediatamente antes de servirlos, o refrigerarlos adecuadamente en cantidades pequeñas, a temperaturas de 5 °C (41 °F) o menores.
5) Excluir de la manipulación de alimentos a las personas con lesiones de la piel.
6) Practicar la prevención secundaria de complicaciones; para evitar la reinfección estreptocócica y la posible reaparición de fiebre reumática, erisipelas o corea, aplicar cada mes penicilina G benzatina de acción prolongada (o penicilina por vía oral diariamente, si el paciente cumple con las órdenes médicas), terapia que debe cumplirse durante cinco años como mínimo. Las personas que no toleran la penicilina pueden recibir sulfisoxazol por vía oral.

B. *Control del paciente, de los contactos y del ambiente inmediato:*
1) Notificación a la autoridad local de salud: notificación obligatoria de las epidemias, Clase 4. En algunas localidades son notificables la fiebre reumática aguda, el síndrome de choque tóxico por estreptococos o ambos trastornos, Clase 3B (véase Notificación de Enfermedades Transmisibles).
2) Aislamiento: precauciones en relación con el drenaje y las secreciones; el aislamiento puede concluir después de 24 horas de tratamiento con penicilina u otros antibióticos eficaces; habrá que continuar el tratamiento durante 10 días para evitar que aparezca cardiopatía reumática.
3) Desinfección concurrente: de las secreciones purulentas y de todos los artículos contaminados con ellas. Limpieza terminal.
4) Cuarentena: ninguna.
5) Inmunización de los contactos: ninguna.
6) Investigación de los contactos y de la fuente de infección: hacer el cultivo del material obtenido de los contactos sintomáticos. Identificar y tratar a los portadores en epidemias corroboradas de infección estreptocócica y en situaciones de alto riesgo (por ejemplo, signos de infección estreptocócica en familias con múltiples casos de fiebre reumática o síndrome de choque tóxico por estreptococos, o aparición de casos de fiebre reumática o nefritis aguda en un grupo de población, como sería en una escuela, y brote de infecciones posquirúrgicas en heridas).
7) Tratamiento específico: penicilina; son aceptables varias formas de tratamiento, como la administración intra-

muscular de penicilina G benzatina (el tratamiento preferido) o de penicilinas G o V por vía oral. No han surgido cepas de estreptococos resistentes a la penicilina. El tratamiento debe proporcionar niveles adecuados de penicilina durante 10 días. Ese tratamiento, iniciado en el término de las primeras 24 a 48 horas, aplaca el cuadro agudo; sin embargo, las bacterias pueden persistir en la faringe de hasta 30% de los pacientes. El tratamiento también reduce la frecuencia de las complicaciones supurativas y evita la aparición de casi todos los casos de fiebre reumática aguda.

El tratamiento puede además disminuir el riesgo de glomerulonefritis aguda y evitar una mayor diseminación del microorganismo en la comunidad. Para los pacientes sensibles a la penicilina se prefiere la eritromicina, pero se sabe de cepas resistentes a esta última. Cuando están contraindicadas la penicilina y la eritromicina, cabe recurrir a la clindamicina o a una cefalosporina. Las sulfonamidas no son eficaces para eliminar el estreptococo de la faringe ni para evitar complicaciones no supurativas. Muchas cepas son resistentes a las tetraciclinas.

**C. Medidas en caso de epidemia:**

1) Deben identificarse la fuente y la forma de diseminación, ya sea de una persona a otra, o por consumo de leche u otros alimentos. Es posible individualizar a una persona con una infección estreptocócica aguda o persistente, o que es portadora (nariz, faringe, piel, vagina o área perianal), como la causa de algunos brotes, por medio de la identificación del tipo serológico del estreptococo.

2) Investigar rápidamente cualquier grupo extraordinario de casos para identificar posibles fuentes comunes como leche o alimentos contaminados.

3) En brotes en grupos especiales en que prime el contacto íntimo entre las personas, como en la población militar o en las salas cuna de recién nacidos, puede ser necesario administrar penicilina a todo el grupo para terminar la diseminación de la infección.

**D. Repercusiones en caso de desastre:** los pacientes con quemaduras por calor o heridas son muy susceptibles a las infecciones estreptocócicas de la zona afectada.

**E. Medidas internacionales:** Centros Colaboradores de la OMS.

# ENFERMEDADES NEONATALES CAUSADAS POR ESTREPTOCOCOS DEL GRUPO B
### CIE-9 038.0; CIE-10 P36.0

Los estreptococos del grupo B (*S. agalactiae*) de subtipos humanos causan enfermedades importantes en los recién nacidos. Se conocen dos formas diferentes de la enfermedad. La primera, de inicio temprano (de uno a siete días), se caracteriza por septicemia, insuficiencia respiratoria, apnea, choque, neumonía y meningitis; su tasa de letalidad es de aproximadamente 50%; el contagio se produce *in utero* o durante el parto, y afecta más frecuentemente a niños con bajo peso al nacer. La otra enfermedad, de comienzo tardío (de siete días a varios meses), se caracteriza por septicemia y meningitis, su tasa de letalidad es de aproximadamente 25%, se transmite por contacto de una persona a otra, y afecta a niños nacidos a término. Los supervivientes de la meningitis pueden mostrar problemas del habla, la audición y la vista, retardo psicomotor y trastornos convulsivos.

No se sabe la forma de contagio, pero de 10 a 30% de las mujeres embarazadas tienen estreptococos del grupo B en las vías genitales. Aproximadamente 1% de sus hijos presentan una infección sintomática; el riesgo de enfermedad grave es máximo entre los niños prematuros. Esta enfermedad no es causada por los estreptococos del grupo B que se detectan en la mastitis bovina.

Se han logrado solo resultados parciales en los intentos de erradicar, por medio de antibióticos orales, los estreptococos del grupo B de las vías genitales de las mujeres durante el embarazo. Se observan tasas muy altas de recaída cuando se interrumpe el uso de antibióticos, tal vez por reinfección con el microorganismo llevado desde el recto, o por readquisición posible de parejas sexuales con positividad en los cultivos.

La administración intravenosa de penicilina o ampicilina desde el comienzo del trabajo de parto y durante toda su duración en las mujeres colonizadas con estreptococos del grupo B y que están en grave riesgo de dar a luz a un niño infectado (trabajo de parto o rotura prematura de membranas, ambos antes de las 37 semanas, fiebre durante el parto, rotura de membranas que duró más de 18 horas, o un hermano afectado por infección sintomática por estreptococos del grupo B), interrumpe la transmisión de los estreptococos del grupo B a los recién nacidos y disminuye las cifras de infección y mortalidad. A pesar de que los estreptococos del grupo B son sensibles a la penicilina G y a la ampicilina, se han descrito cepas tolerantes a la penicilina, lo cual sugiere que las infecciones graves deben ser tratadas con una penicilina y además un aminoglucósido, de preferencia la gentamicina. Está en estudio una vacuna para las mujeres embarazadas que estimule la producción de anticuerpos contra los microorganismos invasores en los recién nacidos.

## CARIES DENTAL POR ESTREPTOCOCOS
## EN LA NIÑEZ TEMPRANA          CIE-9 521.0; CIE-10 K02
(Caries por biberón, caries por fórmula láctea)

La caries dental en los niños de corta edad se debe a múltiples factores, pero se ha incluido este problema en la sección de enfermedades estreptocócicas porque en dicho cuadro intervienen especies de estreptococos.

En los comienzos de la niñez se advierte un patrón característico de caries dental en el que siempre están afectados los incisivos primarios superiores (maxilares) y, rara vez, los inferiores; es variable el ataque de otras piezas deciduas o de leche. Dada la relación de este cuadro característico de caries de la niñez temprana con un hábito específico de alimentación, se le ha dado el nombre de caries por biberón o por fórmula láctea, pero también se observa en pequeños que utilizan tazas para comer.

En las caries se han identificado *Streptococcus mutans*; se ha advertido que estos microorganismos producen caries en animales jóvenes de experimentación, si se les incluye azúcar en la dieta. Estos anaerobios facultativos grampositivos son miembros del grupo viridans de estreptococos. La hemólisis de agar-sangre por lo regular indica los tipos alfa o gamma. Los microorganismos necesitan una superficie de la boca que no presente exfoliación para colonizarla, y son residentes comunes de la placa dentobacteriana.

La caries en la niñez temprana se presenta en todo el mundo, y su mayor prevalencia se advierte en los países en desarrollo. Afecta con mayor frecuencia a los niños con carencias, sea cual sea su etnia o cultura, y a los que han nacido con bajo peso; pudiera intervenir también la hipoplasia del esmalte, que puede ser consecuencia del estado nutricional deficiente durante las fases de formación de la pieza dental de leche. El reservorio principal del cual un lactante adquiere los estreptococos mutans es su madre; las cepas aisladas de las madres y de sus hijos muestran perfiles similares o idénticos de bacteriocina y patrones idénticos de plásmido o ADN cromosómico.

La transmisión de madre a hijo se hace por transferencia de saliva infectada al besarlo en la boca o, con mayor frecuencia, al humedecer el chupete del biberón o el "chupón", o probar alimentos en la cucharita del pequeño antes de servirlos. La colonización por parte de microorganismos de la madre depende en gran medida de su número en el inóculo; las madres con caries dental extensa por lo común tienen cantidades importantes de estreptococos mutans en su saliva.

La prevención se basa en la higiene estricta de la boca de la madre y en procurar que los lactantes dejen el biberón desde fecha temprana. Es necesario aconsejar a los padres y a los cuidadores sobre los peligros de la caries que surgen al alimentar al niño con leche y otras bebidas azucaradas, y al transferir saliva a la boca del niño cuando la madre y otros cuidadores tienen dientes cariados no tratados.

---

# ENFERMEDADES VÍRICAS TRANSMITIDAS POR ARTRÓPODOS
### (Enfermedades por arbovirus)

**Introducción**

Se sabe que muchos arbovirus producen infecciones clínicas y subclínicas en los seres humanos. Las enfermedades se manifiestan por cuatro síndromes clínicos principales:

1) Enfermedad aguda del sistema nervioso central, cuya gravedad va desde la meningitis aséptica leve hasta la encefalitis, con coma, parálisis y muerte.

2) Fiebres benignas agudas de corta duración, con exantema o sin él, aunque a veces algunas pueden dar lugar a una enfermedad más grave con ataque al sistema nervioso central o hemorragias.

3) Fiebres hemorrágicas, que incluyen enfermedades febriles agudas con extensas manifestaciones hemorrágicas externas o internas, a menudo graves, y que se acompañan de derrame capilar, choque y tasas altas de letalidad. Todas pueden producir lesión al hígado, pero en la lesión hepática por fiebre amarilla el cuadro es más grave y se acompaña de ictericia franca.

4) Poliartritis y erupción cutánea, con fiebre o sin ella, de duración variable y con secuelas benignas o artrálgicas que persisten durante semanas o meses.

Las características clínicas nombradas constituyen la base de la presentación de estas enfermedades.

La mayor parte de los virus del tipo mencionado se perpetúan en ciclos zoonóticos. Los seres humanos son huéspedes sin importancia dentro del ciclo; las infecciones en humanos son accidentales y se adquieren muy a menudo durante la succión de sangre por el artrópodo infectado, que actúa como vector. En unos pocos casos las personas constituyen la fuente principal de amplificación del virus y de la infección del vector, como ocurre con el dengue y la fiebre amarilla. Gran parte de los virus de esta categoría son transmitidos por mosquitos, y el resto, por garrapatas, flebótomos o jejenes hematófagos. Se producen infecciones en el laboratorio, a veces por aerosoles.

Aunque los agentes difieren, estas enfermedades comparten características epidemiológicas comunes (relacionadas principalmente con sus vectores) de los ciclos de transmisión, que son importantes para el control. En consecuencia, las enfermedades seleccionadas bajo cada síndrome clínico están dispuestas en cuatro grupos: enfermedades transmitidas por mosquitos y jejenes, enfermedades transmitidas por garrapatas, enfermedades transmitidas por flebótomos, y enfermedades de transmisión desconocida. Las más importantes se describen en forma individual, o en grupos si tienen analogías clínicas y epidemiológicas.

Los virus que se considera que están relacionados con enfermedades del ser humano se enumeran en el cuadro siguiente, por tipo de vector, características predominantes de la enfermedad identificada y distribución geográfica. En algunos casos, el número de pacientes observados con enfermedad por virus particulares es demasiado reducido para conocer con certeza la reacción clínica común. Algunos virus patógenos han sido identificados solo después de exposición en el laboratorio. No se ha incluido virus alguno en el cual la prueba de infección en los seres humanos se haya basado únicamente en estudios serológicos; de haberlo hecho así, el número habría sido mucho mayor. En el cuadro, los virus que causan enfermedad y que se tratan en secciones subsiguientes llevan un asterisco; algunos de los menos importantes o insuficientemente estudiados no se tratan en el texto.

Más de 100 virus clasificados en la actualidad como arbovirus producen enfermedades en los seres humanos. La mayoría de ellos han sido clasificados por relaciones antigénicas, morfología y mecanismos de réplica en familias y géneros, y, de este grupo, los más conocidos son Togaviridae *(Alphavirus)*, Flaviviridae *(Flavivirus)* y Bunyaviridae *(Bunyavirus, Phlebovirus)*. Los tres géneros contienen algunos agentes que causan predominantemente encefalitis, en tanto que otros producen sobre todo enfermedades febriles. Por lo común, los alfavirus y los bunyavirus son transmitidos por mosquitos. Los flavivirus son transmitidos por mosquitos o garrapatas, y en el caso de algunos no se ha reconocido el vector; los flebovirus por lo general son transmitidos por flebótomos, con excepción de los de la fiebre del Valle de Rift, transmitidos por mosquitos. Otros virus de la familia Bunyaviridae y de muchos otros grupos producen principalmente enfermedades febriles o fiebres hemorrágicas, y pueden ser transmitidos por mosquitos, garrapatas, flebótomos y jejenes.

## ENFERMEDADES DE LOS SERES HUMANOS DEBIDAS A VIRUS TRANSMITIDOS POR ARTRÓPODOS

| Grupo de virus | Nombre del virus | Vector | Enfermedad en los seres humanos | Distribución geográfica |
|---|---|---|---|---|
| **TOGAVIRIDAE** | | | | |
| *Alphavirus* | | | | |
| | *Bosque de Barmah | Mosquito | Fiebre, artritis, erupción cutánea | Australia |
| | *Chikungunya | Mosquito | Fiebre, artritis, erupción cutánea (rara vez hemorragia) | África, Asia sudoriental, Filipinas |
| | *Encefalomielitis equina del este | Mosquito | Encefalitis | América |
| | Everglades | Mosquito | Fiebre, encefalitis | Florida (EUA) |
| | *Mayaro (Uruma) | Mosquito | Fiebre, artritis, erupción cutánea | América del Sur |
| | Mucambo | Mosquito | Fiebre | América del Sur |
| | *O'nyong-nyong | Mosquito | Fiebre, artritis, erupción cutánea | África |
| | *Río Ross | Mosquito | Fiebre, artritis, erupción cutánea | Australia, Pacífico meridional |
| | Bosque de Semliki | Mosquito | Encefalitis | África |
| | *Sindbis (Ockelbo, Babanki) | Mosquito | Fiebre, artritis, erupción cutánea | África, India, Asia sudoriental, Europa, Filipinas, Australia y Rusia |
| | Tonate | Mosquito | Fiebre | América del Sur |
| | *Encefalomielitis equina venezolana | Mosquito | Fiebre, encefalitis | América |
| | *Encefalomielitis equina del oeste | Mosquito | Fiebre, encefalitis | América |

**FLAVIVIRIDAE**
*Flavivirus*

| Virus | Vector | Enfermedad | Localización |
|---|---|---|---|
| *Banzi | Mosquito | Fiebre | África |
| Bussuquara | Mosquito | Fiebre | América del Sur |
| *Dengue 1, 2, 3 y 4 | Mosquito | Fiebre, hemorragia, erupción cutánea | Los trópicos |
| Edge Hill | Mosquito | Fiebre, artritis | Australia |
| Ilheus | Mosquito | Fiebre, encefalitis | América Central y del Sur |
| *Encefalitis japonesa | Mosquito | Encefalitis, fiebre | Asia, islas del Pacífico, Australia septentrional |
| Karshi | Garrapata | Fiebre, encefalitis | Asia |
| Kokobera | Mosquito | Fiebre, artritis | Australia |
| Koutango | Mosquito | Fiebre, erupción cutánea | África |
| *Kunjin | Mosquito | Fiebre, encefalitis | Australia, Sarawak |
| *Enfermedad de la selva de Kyasanur | Garrapata | Hemorragia, fiebre, meningoencefalitis | India |
| *Encefalomielitis ovina ("Louping ill") | Garrapata | Encefalitis | Reino Unido, Europa occidental |
| *Encefalitis del Valle del Murray | Mosquito | Encefalitis | Australia, Nueva Guinea |
| Negishi | Desconocido | Encefalitis | Japón |
| *Fiebre hemorrágica de Omsk | Garrapata | Hemorragia, fiebre | Rusia |
| *Powassan | Garrapata | Encefalitis | Canadá, EUA, Rusia |
| *Rocío | Mosquito | Encefalitis | Brasil |
| Sepik | Mosquito | Fiebre | Nueva Guinea |
| *Spondweni | Mosquito | Fiebre | África |
| *Encefalitis de San Luis | Mosquito | Encefalitis, hepatitis | América |
| *Encefalitis transmitida por garrapatas | | | |

*Los virus y grupos con asterisco se describen individualmente en este manual. Véase el índice para localizar los números de páginas.

## ENFERMEDADES DE LOS SERES HUMANOS DEBIDAS A VIRUS TRANSMITIDOS POR ARTRÓPODOS (Cont.)

| Grupo de virus | Nombre del virus | Vector | Enfermedad en los seres humanos | Distribución geográfica |
|---|---|---|---|---|
| **FLAVIVIRIDAE** | | | | |
| *Flavivirus* (cont.) | *Subtipo europeo | Garrapata | Encefalitis, parálisis | Europa |
| | *Subtipo del Lejano Oriente | Garrapata | Encefalitis | Europa, Asia |
| | Usutu | Mosquito | Fiebre, erupción cutánea | África |
| | Wesselsbron | Mosquito | Fiebre | África, Asia sudoriental |
| | *Nilo occidental | Mosquito | Fiebre, encefalitis, erupción cutánea | África, India (subcontinente), Oriente Medio, CEI**, Europa |
| | *Fiebre amarilla | Mosquito | Fiebre hemorrágica | África, América Central y del Sur |
| | *Zika | Mosquito | Fiebre | África, Asia sudoriental |
| **BUNYAVIRIDAE** | | | | |
| *Bunyavirus* | | | | |
| Anopheles grupo A | Tacaiuma | Mosquito | Fiebre | América del Sur |
| *Grupo C | Apeu | Mosquito | Fiebre | América del Sur |
| | Caraparu | Mosquito | Fiebre | América del Sur y Central |
| | Itaqui | Mosquito | Fiebre | América del Sur |
| | Madrid | Mosquito | Fiebre | Panamá |
| | Marituba | Mosquito | Fiebre | América del Sur |
| | Murutucu | Mosquito | Fiebre | América del Sur |
| | Nepuyo | Mosquito | Fiebre | América del Sur y Central |
| | Oriboca | Mosquito | Fiebre | América del Sur |
| | Ossa | Mosquito | Fiebre | Panamá |
| | Restan | Mosquito | Fiebre | Trinidad, Suriname |

| | | | | |
|---|---|---|---|---|
| Grupo Bunyamwera | Batai | Mosquito | Fiebre | Europa, Asia |
| | *Bunyamwera | Mosquito | Fiebre, erupción cutánea | África |
| | Fort Sherman | Mosquito | Fiebre | América Central |
| | Germiston | Desconocido | Fiebre, erupción cutánea | África |
| | Ilesha | Mosquito | Fiebre, erupción cutánea | África |
| | Shokwe | Mosquito | Fiebre | África |
| | Tucunduba | Mosquito | Encefalitis | Brasil |
| | Tensaw | Mosquito | Encefalitis | América del Norte |
| | Wyeomyia | Mosquito | Fiebre | América del Sur, Panamá |
| | Xingu | Desconocido | Fiebre, hepatitis | Brasil |
| Grupo Bwamba | *Bwamba | Mosquito | Fiebre, erupción cutánea | África |
| | Pongola | Mosquito | Fiebre, artritis | África |
| Grupo California | *Encefalitis de California | Mosquito | Encefalitis | EUA |
| | Guaroa | Mosquito | Fiebre | América del Sur, Panamá |
| | Inkoo | Mosquito | Fiebre, encefalitis | Escandinavia, CEI** |
| | *Jamestown Canyon | Mosquito | Encefalitis | EUA, Canadá |
| | *LaCrosse | Mosquito | Encefalitis | EUA |
| | *Snowshoe Hare | Mosquito | Encefalitis | EUA, Canadá, China, Rusia |
| | Tahyna | Mosquito | Fiebre | Europa, África, Asia |
| | Trivittatus | Mosquito | Fiebre | América del Norte |
| Grupo Guama | Catu | Mosquito | Fiebre | América del Sur |
| | Guama | Mosquito | Fiebre | América del Sur |

*Los virus y grupos con asterisco se describen individualmente en este manual. Véase el índice para localizar los números de páginas.
**Comunidad de Estados Independientes.

ENFERMEDADES DE LOS SERES HUMANOS DEBIDAS A VIRUS TRANSMITIDOS POR ARTRÓPODOS (Cont.)

| Grupo de virus | Nombre del virus | Vector | Enfermedad en los seres humanos | Distribución geográfica |
|---|---|---|---|---|
| **BUNYAVIRIDAE** | | | | |
| *Bunyavirus* (cont.) | | | | |
| Grupo Mapputta | GanGan | Mosquito | Fiebre, artritis | Australia |
| | Trubanaman | Mosquito | Fiebre, artritis | Australia |
| Grupo Simbu | *Oropouche | *Culicoides* | Fiebre, meningitis | América del Sur, Panamá |
| | Shuni | Mosquito, *Culicoides* | Fiebre | África, Asia |
| *Phlebovirus* (*Grupo de fiebres transmitidas por flebótomos) | Alenquer | Desconocido | Fiebre | América del Sur |
| | Candiru | Desconocido | Fiebre | América del Sur |
| | Chagres | Flebótomo | Fiebre | América Central |
| | Morumbi | Desconocido | Fiebre | Brasil |
| | Flebótomos tipo Nápoles | Flebótomo | Fiebre | Europa, África, Asia |
| | Punta Toro | Flebótomo | Fiebre | Panamá |
| | Fiebre del Valle del Rift | Mosquito | Fiebre, hemorragia, encefalitis, retinitis | África |
| | Flebótomos tipo siciliano | Flebótomo | Fiebre | Europa, África, Asia |
| | Serra Norte | Desconocido | Fiebre | Europa, África, Asia, Italia, Portugal |
| | Toscana | Flebótomo | Meningitis aséptica | |
| **BUNYAVIRIDAE** | | | | |
| *Nairovirus* | *Enfermedad ovejuna de Nairobi | Garrapata | Fiebre | África, India |

| Grupo | Virus | Vector | Enfermedad | Región |
|---|---|---|---|---|
| Sin clasificar | *Dugbe | Garrapata | Fiebre | África |
| | *Fiebre hemorrágica de Crimea-Congo | Garrapata | Fiebre hemorrágica | Europa, África, Asia central, Oriente Medio |
| | Bangui | Desconocido | Fiebre, erupción cutánea | África |
| | *Bhanja | Garrapata | Fiebre | África, Europa, Asia |
| | Issyk-Kul (Keterah) | Garrapata | Fiebre | Asia, CEI** |
| | Kasokero | Desconocido | Fiebre | África |
| | Nyando | Mosquito | Fiebre | África |
| | Tamdy | Garrapata | Fiebre | Uzbekistán, CEI** |
| | Tataguine | Mosquito | Fiebre, erupción cutánea | África |
| | Wanowrie | Garrapata | Fiebre, hemorragia | Oriente Medio, Asia |
| **REOVIRIDAE** *Orbivirus* | | | | |
| *Grupo Changuinola | Changuinola | Flebótomo | Fiebre | América Central |
| *Grupo Kemerovo | Kemerovo | Garrapata | Fiebre | Rusia |
| | Lipovnik | Garrapata | Fiebre, meningitis | Europa |
| *Fiebre por garrapatas de Colorado | Fiebre por garrapatas de Colorado | Garrapata | Fiebre | EUA, Canadá |
| **RHABDOVIRIDAE** Sin agrupar | Orungo | Mosquito | Fiebre | África |
| Grupo estomatitis vesicular | *Estomatitis vesicular, Indiana y Nueva Jersey | Flebótomo | Fiebre, encefalitis | América |
| | Estomatitis vesicular, Alagoas | Flebótomo | Fiebre | América del Sur |

*Los virus y grupos con asterisco se describen individualmente en este manual. Véase el índice para localizar los números de páginas.
**Comunidad de Estados Independientes.

## ENFERMEDADES DE LOS SERES HUMANOS DEBIDAS A VIRUS TRANSMITIDOS POR ARTRÓPODOS (Cont.)

| Grupo de virus | Nombre del virus | Vector | Enfermedad en los seres humanos | Distribución geográfica |
|---|---|---|---|---|
| **RHABDOVIRIDAE** | | | | |
| Grupo estomatitis vesicular (cont.) | *Chandipura | Mosquito | Fiebre | India, África |
| | Piry | Desconocido | Fiebre | América del Sur |
| | Jurona | Mosquito | Fiebre | Brasil |
| Grupo LeDantec | LeDantec | Desconocido | Encefalitis | Senegal |
| **ORTHOMYXOVIRIDAE** | | | | |
| | Dhori | Garrapata | Fiebre | África, Europa, Asia |
| | *Thogoto | Garrapata | Meningitis | África, Europa |
| SIN CLASIFICAR | *Quaranfil | Garrapata | Fiebre | África |

*Los virus y grupos con asterisco se describen individualmente en este manual. Véase el índice para localizar los números de páginas.

## ARTRITIS Y ERUPCIÓN CUTÁNEA VÍRICAS TRANSMITIDAS POR ARTRÓPODOS CIE-9 066.3; CIE-10 B33.1

(Poliartritis y erupción cutánea, fiebre del Río Ross; poliartritis epidémica)

## ENFERMEDAD POR VIRUS CHIKUNGUNYA CIE-10 A92.0
## ENFERMEDAD POR VIRUS MAYARO CIE-10 A92.8

(Fiebre Mayaro o Uruma)

## FIEBRE POR VIRUS O'NYONG-NYONG CIE-10 A92.1
## ENFERMEDAD POR VIRUS SINDBIS (OCKELBO) Y OTRAS CIE-10 A92.8

**1. Descripción** – Enfermedad vírica de curso limitado, que se caracteriza por artralgias o artritis, principalmente de las muñecas, las rodillas, los tobillos y las articulaciones pequeñas de las extremidades, y dura de días a meses. En muchos enfermos la artritis inicial va seguida, en el término de 1 a 10 días, de una erupción maculopapular, por lo común no prurítica, que afecta sobre todo al tronco y a las extremidades. Puede haber enantema de la boca y el paladar. La erupción cutánea muestra resolución en el término de 7 a 10 días, y es seguida de descamación fina. A veces no hay fiebre. A menudo surge linfadenopatía cervical. En un pequeño porcentaje de casos, se presentan parestesias y dolor de las palmas de las manos y de las plantas de los pies.

La erupción cutánea también es frecuente en infecciones por los virus Mayaro, Sindbis, Chikungunya y O'nyong-nyong. La poliartritis es un signo característico de las infecciones por virus Chikungunya, Sindbis y Mayaro.

Se ha atribuido la aparición de hemorragia de poca intensidad a la enfermedad por virus Chikungunya en el sudeste asiático y en la India (véase Dengue hemorrágico). En la enfermedad por virus Chikungunya es frecuente la leucopenia, y la convalecencia suele ser prolongada.

Los estudios serológicos indican un aumento del título de anticuerpos contra los alfavirus; pueden aislarse los virus de la sangre del enfermo en fase aguda, en ratones neonatos, mosquitos o cultivos celulares.

**2. Agente infeccioso** – Virus del Río Ross y del bosque de Barmah; los virus Sindbis, Mayaro, Chikungunya y O'nyong-nyong producen enfermedades semejantes.

**3. Distribución** – Se han observado brotes importantes de enfermedad por virus del Río Ross (poliartritis epidémica) en Australia en el estado de Victoria, y en la región meridional del país; en la costa de Nueva Gales del Sur, Australia occidental, el Territorio Norte y Queensland, principalmente de enero a mayo. Se presentan casos esporádicos en otras regiones costeras de Australia y Nueva Guinea. En 1979 hubo un brote importante en las Islas Fiji, que se diseminó a otras islas del Pacífico, incluidas Tonga y las Cook, y hubo 15 000 casos en 1979–1980 en la Samoa estadounidense. Se ha señalado la aparición de infecciones por virus del bosque de Barmah en Queensland, el territorio septentrional y occidental de Australia. El virus Chikungunya se ha detectado en África, la India, Asia sudoriental y las islas Filipinas; Sindbis está distribuido en todo el hemisferio oriental. O'nyong-nyong se ha identificado solamente en África; las epidemias de 1959 a 1963 y de 1996 a 1997 afectaron a millones de personas en toda África oriental. Mayaro se localiza en la porción septentrional de América del Sur y en Trinidad.

**4. Reservorio** – Se desconoce respecto a muchos virus. Se ha demostrado transmisión transovárica del virus del Río Ross en *Aedes vigilax*, de tal manera que existe la posibilidad de que haya un reservorio de insectos. Puede haber ciclos de transmisión similar con otros virus del grupo. Los pájaros son una fuente de infección de mosquitos por el virus Sindbis.

**5. Modo de transmisión** – El virus del Río Ross es transmitido por *Culex annulirostris, Ae. vigilax, Ae. polynesiensis* y otras especies de mosquitos *Aedes*; el virus Chikungunya es transmitido por *Aedes aegypti* y tal vez otros; O'nyong-nyong, por especies de *Anopheles*; Sindbis, por algunas especies de *Culex*, en especial *C. univittatus* y también *C. morsitans* y *Ae. communis*; Mayaro puede ser transmitido por especies de *Mansonia* y *Haemagogus*.

**6. Período de incubación** – De 3 a 11 días.

**7. Período de transmisibilidad** – No hay datos de transmisión directa de una persona a otra.

**8. Susceptibilidad y resistencia** – La recuperación del enfermo es la regla, y queda inmunidad homóloga duradera; no se ha sabido de segundos ataques. Son frecuentes las infecciones no manifiestas, especialmente en niños, en quienes la enfermedad franca es rara. En la poliartritis epidémica, la artritis afecta con mayor frecuencia a las mujeres adultas y a personas de fenotipos HLA DR7 Gm $a^+x^+b^+$.

**9. Métodos de control** –

A. *Medidas preventivas:* las medidas generales aplicables a las encefalitis arbovíricas transmitidas por mosquitos (véase la sección I, 9A, 1 a 5 y 8).

B. *Control del paciente, de los contactos y del ambiente inmediato:*
1) Notificación a la autoridad local de salud: en zonas endémicas particulares (EUA); en muchos países no es una enfermedad de notificación obligatoria, Clase 3B (véase Notificación de Enfermedades Transmisibles).

2) Aislamiento: proteger a los enfermos de los mosquitos para evitar la transmisión ulterior.

3) Desinfección concurrente: ninguna.

4) Cuarentena: ninguna.

5) Inmunización de los contactos: ninguna.

6) Investigación de los contactos y de la fuente de infección: búsqueda de casos no notificados o no diagnosticados en el lugar de residencia en que haya vivido el enfermo durante las dos semanas anteriores al comienzo de la enfermedad; estudios serológicos de todos los miembros de la familia.

7) Tratamiento específico: ninguno.

**C. Medidas en caso de epidemia:** las mismas que para las fiebres víricas transmitidas por artrópodos (véase Dengue, 9C).

**D. Repercusiones en caso de desastre:** ninguna.

**E. Medidas internacionales:** Centros Colaboradores de la OMS.

---

# ENCEFALITIS VÍRICAS TRANSMITIDAS POR ARTRÓPODOS
## I. ENCEFALITIS POR ARBOVIRUS TRANSMITIDAS POR MOSQUITOS

| | |
|---|---|
| ENCEFALITIS POR ARBOVIRUS TRANSMITIDAS POR MOSQUITOS | CIE-9 062 |
| ENCEFALITIS JAPONESA | CIE-10 A83.0 |
| ENCEFALITIS EQUINA DEL OESTE | CIE-10 A83.1 |
| ENCEFALITIS EQUINA DEL ESTE | CIE-10 A83.2 |
| ENCEFALITIS DE SAN LUIS | CIE-10 A83.3 |
| ENCEFALITIS DEL VALLE DE MURRAY (ENCEFALITIS AUSTRALIANA) | CIE-10 A83.4 |
| ENCEFALITIS DE LACROSSE | CIE-10 A83.5 |
| ENCEFALITIS DE CALIFORNIA | CIE-10 A83.5 |
| ENCEFALITIS POR VIRUS ROCÍO | CIE-10 A83.6 |
| ENCEFALITIS DEL CAÑÓN DE JAMESTOWN | CIE-10 A83.8 |
| ENCEFALITIS POR VIRUS SNOWSHOE HARE | CIE-10 A83.8 |

**1. Descripción** – Grupo de enfermedades víricas inflamatorias agudas de corta duración que afectan a parte del cerebro, a la médula espinal y a las meninges. Sus signos y síntomas son similares, pero varían en gravedad y rapidez de evolución. Casi todas las infecciones son asintomáticas; en los casos benignos puede haber cefalalgia febril o meningitis aséptica. Las infecciones graves se caracterizan generalmente por comienzo agudo, cefalalgia, fiebre alta, signos meníngeos, estupor, desorientación, coma, temblores y convulsiones ocasionales (especialmente en los lactantes), y parálisis espástica (aunque rara vez fláccida). Las tasas de letalidad varían de 0,3 a 60%; las tasas correspondientes a las encefalitis japonesa (EJ) y del Valle de Murray (VM), y la encefalomielitis equina del este (EEE) son las más altas. Las secuelas neurológicas se presentan con frecuencia variable, dependiendo de la edad y del agente infectante; suelen ser más graves en los lactantes infectados con los virus de la encefalitis japonesa y las encefalomielitis equinas del oeste (EEO) y del este (EEE). En estas enfermedades propagadas por mosquitos, es común la leucocitosis leve; el número de leucocitos en el líquido cefalorraquídeo varía de 50 a 500 por mm³, con predominio de linfocitos (unidades SI: 50 a 500 × 10⁶/l), y pueden llegar hasta 1000 leucocitos o más por mm³ (unidades SI: 1000 × 10⁶/l o más) en los lactantes infectados por el virus de la EEE. Los ancianos están expuestos al mayor peligro de presentar encefalitis después de la infección por el virus de la encefalitis de San Luis o equina del este, en tanto que los menores de 15 años de edad están más expuestos a contraer infecciones por virus LaCrosse y, como consecuencia, pueden presentar crisis convulsivas.

Es necesario diferenciar estas enfermedades de las encefalitis transmitidas por garrapatas (véase más adelante); de las formas encefalíticas y no paralíticas de la poliomielitis; de la rabia; de la meningoencefalitis por parotiditis; de la coriomeningitis linfocítica; de la meningitis aséptica por enterovirus; de la encefalitis herpética; de la encefalitis posvacunal o posinfecciosa, y de las meningitis o encefalitis por bacterias, micoplasmas, protozoos, leptospiras y hongos. La encefalitis a veces es causada por los virus de la encefalomielitis equina venezolana, de la fiebre del Valle del Rift y del Nilo occidental, que producen primordialmente una fiebre vírica transmitida por artrópodos (véase Fiebres víricas transmitidas por artrópodos).

La identificación se hace por la demostración de la presencia de IgM específica en el suero o líquido cefalorraquídeo en la fase aguda de la enfermedad, o por el aumento de los títulos de anticuerpos entre las muestras inicial y tardía del suero mediante pruebas de neutralización, fijación del complemento, inhibición de la hemaglutinación, anticuerpos fluorescentes, ELISA u otros estudios serológicos. A veces se producen reacciones cruzadas dentro de un grupo de virus. En ocasiones los virus se pueden aislar por inoculación de ratones lactantes o en cultivos celulares de tejido cerebral de pacientes muertos, pero rara vez de la sangre o del líquido cefalorraquídeo después que han aparecido los síntomas; las alteraciones histopatológicas no son específicas de los diferentes tipos de virus.

**2. Agentes infecciosos** – Cada enfermedad es causada por un virus específico de uno de tres grupos: EEE y EEO en el grupo de los alfavirus (Togaviridae, *Alphavirus*); encefalitis japonesa (EJ), de Kunjin, del Valle de Murray (VM), de San Luis (ESL) y de Rocío, en los flavivirus (Flaviviridae, *Flavivirus*); encefalitis por virus LaCrosse, California, Cañón de Jamestown y Snowshoe Hare, en el grupo California de los bunyavirus (Bunyaviridae, *Bunyavirus*).

**3. Distribución** – La encefalitis equina del este se ha identificado en las regiones oriental y norcentral de los Estados Unidos y en regiones vecinas del Canadá; en zonas dispersas de América Central y del Sur, y en las islas del Caribe; la encefalitis equina del oeste en la región occidental y central de los Estados Unidos, Canadá y partes de América del Sur; la encefalitis japonesa en las islas del Pacífico occidental, desde el Japón hasta las Filipinas; en raras ocasiones se han detectado casos en las islas Badu en el estrecho de Torres, en Queensland septentrional, Australia, y en muchas zonas de Asia oriental, de Corea a Indonesia, China y la India; las encefalitis de Kunjin y del Valle de Murray en zonas de Australia y Nueva Guinea; la encefalitis de San Luis, en gran parte de los Estados Unidos, en Ontario (Canadá) y en Trinidad, Jamaica, Panamá y Brasil; la encefalitis por virus Rocío, en Brasil. En los Estados Unidos, la encefalitis de LaCrosse se observa desde Minnesota y Texas hasta Nueva York y Georgia en el este; la encefalitis por el virus Snowshoe Hare (liebre de patas blancas), en Canadá, China y Rusia. Los casos por los virus mencionados se presentan en climas templados y a comienzos del otoño, y suelen limitarse a zonas y años de elevada temperatura y abundancia de mosquitos.

**4. Reservorio** – Los virus del grupo California invernan en huevos de *Aedes*; se desconoce el verdadero reservorio o los mecanismos reales de supervivencia invernal de otros virus, pero es posible que residan en aves, roedores, murciélagos, reptiles y anfibios, o sobrevivan en huevos de mosquito o formas adultas, y tal vez exista un mecanismo diferente para cada virus.

**5. Modo de transmisión** – Por la picadura de mosquitos infectantes. Los vectores más importantes son:

- para la EEE en los Estados Unidos y Canadá, probablemente *Culiseta melanura*, de un ave a otra, y una o más especies de *Aedes* y *Coquillettidia*, de aves u otros animales a seres humanos;
- para la EEO en la parte occidental de los EUA y Canadá, *Culex tarsalis*;
- para la encefalitis japonesa, *C. tritaeniorhynchus*, complejo de *C. vishnui* y también *C. gelidus* en los trópicos;
- para la encefalitis del Valle de Murray, probablemente *C. annulirostris*;

- para la encefalitis de San Luis, en los EUA, *C. tarsalis*, el complejo *C. pipiens-quinquefasciatus* y *C. nigripalpus*;
- para el virus LaCrosse, *Ae. triseriatus*.

Los mosquitos, si no se contagian por vía transovárica, adquieren la infección de aves o pequeños mamíferos salvajes, tales como el virus LaCrosse, pero los cerdos y las aves son importantes en la transmisión de la encefalitis japonesa. El virus LaCrosse se transmite por vía transovárica o venérea en *Ae. triseriatus*.

**6. Período de incubación** – Por lo regular, de 5 a 15 días.

**7. Período de transmisibilidad** – Las encefalitis no se transmiten directamente de una persona a otra. Por lo general, no se demuestra la presencia del virus en la sangre de los seres humanos después de comenzar la enfermedad. Los mosquitos siguen siendo infectantes durante toda su vida. La viremia en las aves suele durar de dos a cinco días, pero puede ser más larga en los murciélagos, reptiles y anfibios, particularmente si se interrumpe por la hibernación. Los caballos presentan enfermedad activa con los dos virus equinos y con el tipo japonés, pero rara vez hay viremia en títulos altos o por largos períodos; por lo tanto, los seres humanos y los caballos son fuentes poco comunes de la infección del mosquito.

**8. Susceptibilidad y resistencia** – La susceptibilidad a la enfermedad suele ser mayor en la infancia y en la vejez. La infección no manifiesta o no diagnosticada es más común en otras fases de la vida. La susceptibilidad varía con el tipo de virus; por ejemplo, la encefalitis de LaCrosse suele ser una enfermedad de los niños, en tanto que la gravedad de la encefalitis de San Luis aumenta con la edad. La infección confiere inmunidad homóloga. En zonas con alta endemicidad, los adultos son inmunes en gran medida a las especies locales como resultado de infecciones mínimas y no manifiestas, y los susceptibles son principalmente los niños.

**9. Métodos de control** –

   *A. Medidas preventivas:*

     1) Educar a la población sobre el modo de propagación y el control de las infecciones.

     2) Destruir las larvas y eliminar los criaderos de mosquitos conocidos como vectores, o de los que se sospecha que lo son, por ejemplo, destruir o fumigar llantas viejas, para evitar la cría del vector del virus LaCrosse.

     3) Eliminar los mosquitos por nebulización y rociamiento con insecticidas de acción residual en las viviendas (véase Paludismo, 9A, 1-5).

     4) Proteger las habitaciones y los dormitorios con tela metálica, y utilizar mosquiteros.

5) Evitar la exposición a los mosquitos durante las horas en que acostumbran picar, o utilizar repelentes (véase Paludismo, 9A, 2-4).

6) En las zonas endémicas, inmunizar a los animales domésticos o alejarlos de los dormitorios, por ejemplo a los cerdos en las zonas endémicas de encefalitis japonesa.

7) En el Japón, Corea, Tailandia, la India y Taiwán, se usa vacuna de virus inactivados preparada en cerebro de ratón contra la encefalitis japonesa en los niños. Esta vacuna se distribuye comercialmente en los Estados Unidos, y se recomienda su uso a las personas que viajan a zonas endémicas y visitan áreas rurales por períodos prolongados. En China se han aprobado y se usan extensamente vacunas primarias hechas de virus vivos atenuados e inactivados en formol, de células de riñón de criceto.

Para personas expuestas constantemente se pueden obtener vacunas contra las encefalitis equinas del este y del oeste (virus inactivado y seco) del U.S. Army Medical Research and Materiel Command, ATTN: MCMR-UMP, Fort Detrick, Frederick, Maryland, 21702-5009 (teléfono 301-619-2051).

8) Protección pasiva de la exposición accidental del personal de laboratorio por medio de un suero inmune humano o animal.

**B. Control del paciente, de los contactos y del ambiente inmediato:**

1) Notificación a la autoridad local de salud: la notificación de los casos es obligatoria en la mayor parte de los estados de los Estados Unidos y en otros países, Clase 2A (véase Notificación de Enfermedades Transmisibles). La notificación debe hacerse con arreglo a la enfermedad precisa; o como "encefalitis, otras formas"; o como "meningitis aséptica", especificando su origen o tipo clínico, si se conocen.

2) Aislamiento: ninguno; por lo regular el virus no está presente en la sangre, las secreciones o los exudados durante la fase de manifestaciones clínicas de la enfermedad. Las precauciones de tipo entérico son apropiadas hasta que se excluya la posibilidad de meningoencefalitis por enterovirus (véase más adelante).

3) Desinfección concurrente: ninguna.

4) Cuarentena: ninguna.

5) Inmunización de los contactos: ninguna.

6) Investigación de los contactos y de la fuente de infección: localización de los casos que hayan pasado inadvertidos y la presencia de mosquitos vectores; buscar viremia en los

enfermos febriles y en personas asintomáticas de la familia; es fundamentalmente un problema comunitario de control de vectores (véase 9C, en los párrafos siguientes).

7) Tratamiento específico: ninguno.

**C. Medidas en caso de epidemia:**

1) La detección de la infección en caballos o aves, y la identificación de personas infectadas en la comunidad, tienen gran utilidad epidemiológica porque indican la frecuencia de la infección en las zonas afectadas. La inmunización de los caballos probablemente no limita la propagación del virus en la comunidad; la inmunización de cerdos contra la encefalitis japonesa debería tener un efecto significativo.

2) Las nebulizaciones o el rociamiento por medio de aviones con un insecticida apropiado han dado resultados prometedores al interrumpir epidemias urbanas de encefalitis de San Luis.

**D. Repercusiones en caso de desastre:** ninguna.

**E. Medidas internacionales:** nebulización con insecticidas de los aviones que provengan de zonas de prevalencia reconocida. Centros Colaboradores de la OMS.

## II. ENCEFALITIS POR ARBOVIRUS TRANSMITIDAS POR GARRAPATAS

CIE-9 063; CIE-10 A84

**ENCEFALITIS DEL LEJANO ORIENTE TRANSMITIDA POR GARRAPATAS** — CIE-10 A84.0
(Encefalitis primaveroestival rusa)

**ENCEFALITIS CENTROEUROPEA TRANSMITIDA POR GARRAPATAS** — CIE-10 A84.1

**ENCEFALITIS OVINA** — CIE-10 A84.8

**ENCEFALITIS POR VIRUS POWASSAN** — CIE-10 A84.8

**1. Descripción** – Grupo de enfermedades víricas cuyo cuadro clínico se asemeja al de las encefalitis transmitidas por mosquitos, excepto que el subtipo del Lejano Oriente (LO) transmitido por garrapatas suele acompañarse de epilepsia focal y parálisis fláccida (particularmente de la cintura escapular) y de otros estigmas. La encefalitis centroeuropea (ECE) transmitida por garrapatas (conocida también como fiebre láctea difásica o meningoencefalitis difásica) tiene un cuadro menos grave pero un curso más largo, con un promedio de tres semanas. La fase febril inicial de ECE no se acompaña de síntomas atribuibles al sistema nervioso central; surge una segunda fase de fiebre y meningoencefalitis de 4 a 10 días después del restablecimiento aparente. La tasa de letalidad y las secuelas graves son menos frecuentes que en el caso de la encefalitis del Lejano Oriente transmitida por garrapatas. La encefalitis Powassan (EP) sigue un curso clínico similar y tiene una tasa aproximada de letalidad de 10%; deja secuelas neurológicas en 50% de los supervivientes. La encefalitis ovina en los humanos también tiene una evolución difásica y es relativamente benigna.

El diagnóstico específico se hace por la demostración de IgM específica en el suero o líquido cefalorraquídeo en la fase aguda de la infección, por estudios serológicos en pares de suero, o por el aislamiento del virus en la sangre durante la fase aguda, o al inocular ratones lactantes con cerebro obtenido en la necropsia, o en cultivos celulares. Por medio de las pruebas serológicas comunes es imposible diferenciar a los miembros de este grupo, pero sí se puede distinguir el grupo de la mayoría de las otras enfermedades similares.

**2. Agentes infecciosos** – Un complejo dentro de los flavivirus; se presentan diferencias antigénicas de menor importancia, más en el caso del virus Powassan que en el resto, pero los virus de estas enfermedades están íntimamente relacionados.

**3. Distribución** – Las enfermedades del sistema nervioso central causadas por este complejo de virus están distribuidas en forma dispersa en gran parte de la antigua Unión Soviética, otros sitios de Europa oriental y central, países escandinavos y el Reino Unido. En términos generales, el subtipo del Lejano Oriente se ha detectado predominantemente en la región más oriental de la antigua Unión Soviética; la meningoencefalitis difásica (ECE) predomina en Europa, en tanto que la encefalomielitis ovina aparece principalmente en las Islas Británicas e Irlanda, pero en fecha reciente se la ha identificado en Europa occidental. El virus Powassan se presenta en el Canadá, los Estados Unidos y Rusia. La incidencia estacional depende del número de garrapatas vectoras. *Ixodes persulcatus* en la zona oriental de Asia suele mostrar actividad en la primavera y comienzos del verano; en Europa se producen las picaduras de *I. ricinus* en los comienzos del verano y el otoño, y en los Estados Unidos y el Canadá, las picaduras de *I. cookei* a personas alcanzan su frecuencia máxima entre junio y septiembre.

Las zonas de mayor incidencia son aquellas donde las personas están en estrecho contacto con un gran número de garrapatas infectadas, por lo regular en las zonas rurales o forestales, pero también en algunas poblaciones urbanas. Han surgido epidemias locales de ECE entre personas que consumen leche cruda o productos lácteos de cabras y ovejas, y de ahí el nombre de fiebre láctea difásica. La edad de los enfermos varía ampliamente en diversas regiones, y en ella influye la oportunidad de exposición a las garrapatas, el consumo de leche de animales infectados y la inmunidad adquirida previamente. Las infecciones en el laboratorio son frecuentes, algunas con secuelas graves, e incluso mortales.

**4. Reservorio** – Al parecer, el verdadero reservorio es la garrapata o una combinación de garrapatas y mamíferos; se ha demostrado el paso transovárico de algunos de los virus de encefalitis en la garrapata. Las ovejas y los ciervos son los huéspedes vertebrados primarios que transmiten con mayor frecuencia la encefalomielitis ovina, en tanto que los roedores y otros mamíferos pequeños y aves, constituyen los portadores de garrapatas que infectan con virus de LO, ECE y Powassan.

**5. Modo de transmisión** – Por la picadura de garrapatas infectantes o por el consumo de leche de algunos animales infectados. *Ixodes persulcatus* es el principal vector en la zona oriental de Rusia, e *I. ricinus* en el sector occidental de ese país y otras partes de Europa; *I. ricinus* también es el vector de la encefalomielitis ovina en Escocia. *I. cookei* es el principal vector del este del Canadá y de los Estados Unidos. Las larvas de garrapatas ingieren el virus al alimentarse de vertebrados infectados, incluidos roedores, otros mamíferos o aves. La leche cruda infectada puede ser el vehículo de la meningoencefalitis difásica.

**6. Período de incubación** – Por lo general, de 7 a 14 días.

**7. Período de transmisibilidad** – El virus no se transmite directamente de una persona a otra. Una garrapata infectada en cualquier fase de su existencia sigue siendo infectante durante toda su vida. La viremia en diversos vertebrados puede durar varios días; en los seres humanos dura de 7 a 10 días.

**8. Susceptibilidad y resistencia** – Son susceptibles las personas de cualquier sexo y edad. La infección, sea manifiesta o asintomática, confiere inmunidad.

**9. Métodos de control** –

A. *Medidas preventivas:*

1) Véase Enfermedad de Lyme, 9A, en relación con las medidas contra las garrapatas.

2) Se han usado extensamente vacunas con virus inactivados en países de Europa y de la antigua Unión Soviética y se ha informado que son inocuas y eficaces.

3) Es necesario hervir o pasteurizar la leche de los animales susceptibles en las zonas endémicas de la meningoencefalitis difásica (ECE).

B. *Control del paciente, de los contactos y del ambiente inmediato:*

1) Notificación a la autoridad local de salud: debe hacerse en zonas endémicas seleccionadas; en casi todos los paí-

ses no es una enfermedad de notificación obligatoria, Clase 3B (véase Notificación de Enfermedades Transmisibles).
2) Aislamiento: ninguno, después de erradicar las garrapatas.
3) Desinfección concurrente: ninguna.
4) Cuarentena: ninguna.
5) Inmunización de los contactos: ninguna.
6) Investigación de los contactos y de la fuente de infección: localización de casos que han pasado inadvertidos, de garrapatas vectoras y de animales que excretan virus en la leche.
7) Tratamiento específico: ninguno.

*C. Medidas en caso de epidemia:* véase Enfermedad de Lyme, 9C.

*D. Repercusiones en caso de desastre:* ninguna.

*E. Medidas internacionales:* Centros Colaboradores de la OMS.

---

# FIEBRES VÍRICAS TRANSMITIDAS POR ARTRÓPODOS
# I. FIEBRES VÍRICAS TRANSMITIDAS POR MOSQUITOS Y *CULICOIDES:*
(La fiebre amarilla y el dengue se presentan por separado.)

## I.A. ENCEFALOMIELITIS VÍRICA EQUINA VENEZOLANA  CIE-9 066.2; CIE-10 A92.2
(Encefalitis equina venezolana, fiebre equina venezolana)

1. **Descripción** – Las manifestaciones clínicas de la infección vírica son similares a las de la influenza, con un cuadro de comienzo repentino, que incluye cefalalgia intensa, escalofríos, fiebre, mialgias, dolor retroorbital, náusea y vómitos. El único signo físico es la hiperemia conjuntival y faríngea. Casi todas las infecciones son relativamente leves y los síntomas duran de tres a cinco días. En muchos casos el curso febril es difásico; después de unos pocos días de fiebre, particularmente en los niños, puede haber signos de afección del sistema nervioso central, que van desde la somnolencia hasta la encefalitis franca, con desorientación, convulsiones, parálisis, coma y muerte. En un brote ocurrido en Texas en 1971, 3 de los 40 pacientes estudiados sufrieron ataque grave del sistema nervioso central, con secuelas de cambio de personalidad, parálisis, o ambas.

El diagnóstico presuntivo se hace sobre bases clínicas y epidemiológicas (exposición en una zona donde se presenta una epizootia equina), y se confirma por aislamiento del virus, aumento del título de anticuerpos o detección de la IgM específica. El virus puede aislarse en cultivo celular o en ratones neonatos inoculados con la sangre y el material de lavado nasofaríngeo después de las primeras 72 horas de la aparición de los síntomas. Los sueros obtenidos de enfermos en fase aguda y en convalecencia, con una diferencia de 10 días, indican que el título de anticuerpos va en aumento. Pueden producirse infecciones en el laboratorio si no se utilizan medios apropiados de control.

2. **Agente infeccioso** – El virus de la encefalomielitis equina venezolana (EEV), un alfavirus (Togaviridae, *Alphavirus*) con serotipos enzoóticos y variedades epizoóticas del subtipo 1.

3. **Distribución** – La enfermedad es endémica en la parte septentrional de América del Sur, en Trinidad y en América Central. Aparece en formas de epizootias, principalmente en la zona septentrional y occidental de América del Sur; la registrada en 1970–1971 se extendió por América Central y de ahí a los Estados Unidos.

4. **Reservorio** – Un ciclo roedor-mosquito hace que persistan los serotipos enzoóticos de la EEV. Se piensa que aparecen periódicamente variedades epizoóticas del subtipo 1, de virus enzoóticos de la EEV 1D en la región septentrional de América del Sur. En los brotes, los serotipos epizoóticos se transmiten por un ciclo en que intervienen caballos, que constituyen la fuente principal del virus para los mosquitos, que a su vez infectan a las personas. Estas también muestran viremia suficiente para constituirse en huéspedes, en un ciclo de transmisión humano-mosquito-humano.

5. **Modo de transmisión** – Por la picadura de un mosquito infectado. Se han aislado virus de EEV, de diversos géneros de mosquitos, que incluyen *Culex (Melanoconion)*, *Aedes*, *Mansonia*, *Psorophora*, *Haemagogus*, *Sabethes*, *Deinocerites* y *Anopheles*, y quizá también intervengan jejenes ceratopogónidos. Son comunes las infecciones en el laboratorio por transmisión por aerosoles; no hay prueba de transmisión de los caballos a los humanos.

6. **Período de incubación** – Suele ser de dos a seis días, pero incluso puede no exceder de un día.

7. **Período de transmisibilidad** – Las personas y los caballos afectados son infecciosos para los mosquitos durante 72 horas, por lo menos; los mosquitos infectados probablemente transmitan el virus durante toda su vida.

8. **Susceptibilidad y resistencia** – La susceptibilidad es general. En zonas endémicas a menudo surgen infecciones leves, seguidas de inmunidad. Los niños están en gran riesgo de padecer infecciones del sistema nervioso central.

9. **Métodos de control** –

   A. *Medidas preventivas:*
   1) Procedimientos generales de control de mosquitos.

2) Evitar la permanencia en zonas boscosas endémicas, en especial en las noches.

3) Se ha utilizado eficazmente con carácter experimental una vacuna con virus vivo atenuado (TC-83) contra la encefalomielitis equina venezolana para proteger al personal de laboratorio y a otros adultos muy expuestos. La vacuna se obtiene en los Estados Unidos en el U.S. Army Medical Research and Materiel Command, ATTN: MCMR-UMP, Fort Detrick, Frederick, MD 21702-5009, EUA (teléfono 301-619-2051). La vacuna con virus atenuado resultó ser eficaz para proteger a los caballos durante la epizootia de 1970–1971; el control de la infección equina evitó eficazmente la aparición de más casos en seres humanos. La vacuna para equinos puede obtenerse comercialmente.

**B. Control del paciente, de los contactos y del ambiente inmediato:**

1) Notificación a la autoridad local de salud: en algunas zonas endémicas. No es una enfermedad de notificación obligatoria en la mayoría de los países, Clase 3B (véase Notificación de Enfermedades Transmisibles).

2) Aislamiento: precauciones con sangre y líquidos corporales. Los pacientes deben mantenerse en un cuarto protegido con tela metálica, o en instalaciones tratadas con un insecticida de acción residual, por lo menos durante cinco días después del comienzo de la enfermedad, o hasta que desaparezca la fiebre.

3) Desinfección concurrente: ninguna.

4) Cuarentena: ninguna.

5) Inmunización de los contactos: ninguna.

6) Investigación de los contactos y de la fuente de infección: búsqueda de casos no notificados o sin diagnosticar.

7) Tratamiento específico: ninguno.

**C. Medidas en caso de epidemia:**

1) Precisar la extensión de las zonas infectadas; inmunizar a los caballos, limitar su desplazamiento desde la zona afectada, o ambas medidas.

2) Las personas expuestas pueden usar repelentes aprobados contra mosquitos.

3) Encuestas en la comunidad para determinar la densidad de la población de los mosquitos vectores, sus criaderos y las medidas eficaces de control.

4) Identificar a los caballos infectados, evitar que los mosquitos succionen su sangre e intensificar las medidas de control de mosquitos en la zona infectada.

**D.** *Repercusiones en caso de desastre:* ninguna.

**E.** *Medidas internacionales:* inmunizar a los animales y restringir su traslado de las zonas epizoóticas a otras donde no exista la enfermedad.

## I.B. OTRAS FIEBRES TRANSMITIDAS POR MOSQUITOS Y *CULICOIDES*

| | |
|---|---|
| I.B. OTRAS FIEBRES TRANSMITIDAS POR MOSQUITOS Y *CULICOIDES* | CIE-9 066.3 |
| FIEBRE VÍRICA BUNYAMWERA | CIE-10 A92.8 |
| FIEBRE POR VIRUS BWAMBA | CIE-10 A92.8 |
| FIEBRE DEL VALLE DEL RIFT | CIE-10 A92.4 |
| FIEBRE DEL NILO OCCIDENTAL | CIE-10 A92.3 |
| ENFERMEDAD POR VIRUS DEL GRUPO C | CIE-10 A92.8 |
| ENFERMEDAD VÍRICA DE OROPOUCHE | CIE-10 A93.0 |

1. **Descripción** – Grupos de virus que causan enfermedades febriles que suelen durar una semana o menos, muchas de las cuales son similares al dengue (véase el cuadro, en la introducción sobre arbovirus, en lo relativo a virus transmitidos por mosquitos). Los síntomas iniciales incluyen fiebre, cefalalgia, malestar, artralgias o mialgias, y a veces náusea y vómitos; por lo regular, también aparecen conjuntivitis y fotofobia moderadas. La fiebre puede ser o no difásica. La erupción cutánea es común en los casos de fiebre del Nilo occidental.

La meningoencefalitis es una complicación ocasional de las infecciones por virus del Nilo occidental y Oropouche. Las personas que padecen fiebre del Valle del Rift a veces presentan retinitis, encefalitis o hepatitis con hemorragia, que puede ser mortal. Se ha señalado que algunos virus del grupo C producen debilidad en las extremidades inferiores. En raras ocasiones causan la muerte. Las epidemias de enfermedad por virus de la fiebre del Valle del Rift y Oropouche a veces afectan a miles de personas.

Las pruebas serológicas suelen ser útiles para diferenciar otras fiebres de origen vírico o desconocido, pero por lo regular es difícil distinguir con ellas los agentes víricos de un mismo género. En algunas infecciones, es posible hacer un diagnóstico específico durante el período febril, por aislamiento del virus de la sangre, por inoculación de ratones lactantes o por cultivo celular. Muchos de estos virus ocasionan infecciones de laboratorio.

2. **Agentes infecciosos** – Cada enfermedad es causada por un virus independiente que tiene el mismo nombre del cuadro clínico. Los

virus del Nilo occidental, Banzi, Kunjin, Spondweni y Zika son flavivirus. Los bunyavirus del grupo C son Apeu, Caraparu, Itaqui, Madrid, Marituba, Murutucu, Nepuyo, Oriboca, Ossa y Restan. Oropouche es un bunyavirus del grupo Simbu. El virus de la fiebre del Valle del Rift es un flebovirus. En el cuadro introductorio se incluyen otros que son parte de grupos más pequeños.

**3. Distribución** – El virus del Nilo occidental ha causado brotes en Egipto, Israel, la India, Francia, Rumania y la República Checa, y está extendido en zonas de África, el Mediterráneo septentrional y Asia occidental; las fiebres del Valle del Rift, Bwamba y Bunyamwera se han identificado hasta la fecha solo en África. Las fiebres por virus del grupo C se presentan en las zonas tropicales de América del Sur, Panamá y Trinidad. La fiebre por virus Oropouche se detecta en Trinidad, Panamá, Perú y Brasil; el virus Kunjin, en Australia. La incidencia estacional depende de la cantidad de insectos vectores. Los casos identificados se han producido principalmente en zonas rurales, aunque a veces las fiebres del Valle del Rift, Oropouche y del Nilo occidental han surgido en brotes urbanos y suburbanos explosivos.

**4. Reservorio** – Se desconocen los reservorios de muchos de estos virus. Algunos necesitan un ciclo continuo vertebrado-mosquito para su perpetuación en entornos tropicales. El virus Oropouche puede ser transmitido por *Culicoides*. Las aves son fuente de infección de mosquitos en el caso del virus del Nilo occidental, y los roedores sirven como reservorio para los virus del grupo C.

**5. Modo de transmisión** – En la mayoría de los casos, por picaduras de un mosquito infectado:

- en la fiebre del Nilo occidental, *Culex univittatus* en la parte meridional de África, *C. modestus* en Francia, y *C. pipiens molestus* en Israel;
- en la transmisión de Bunyamwera, especies de *Aedes*;
- en los virus del grupo C, especies de *Aedes* y *Culex (Melanoconion)*;
- en la fiebre del Valle del Rift (en ovejas y otros animales), los vectores potenciales incluyen varios mosquitos *Aedes; Ae. mcintoshi* puede ser infectado por vía transovárica y explicar la persistencia de los virus de la fiebre del Valle del Rift en focos enzoóticos.

Muchas infecciones humanas guardan relación predominante con la manipulación de tejidos de origen animal durante necropsias y labores de carnicería. Se señaló la participación de *Culex pipiens* en una epidemia de fiebre del Valle del Rift en 1977 en Egipto, en la que hubo por lo menos 600 defunciones; la transmisión mecánica por insectos hematófagos y la transmisión por aerosoles y contacto con sangre fuertemente infectante pueden contribuir a los brotes de la fiebre del Valle del Rift. Otros artrópodos pueden ser vectores, como es el caso de *Culicoides paraensis* para el virus Oropouche.

**6. Período de incubación** – Por lo general, de 3 a 12 días.

**7. Período de transmisibilidad** – No se transmite directamente de una persona a otra. Los mosquitos infectados probablemente transmiten el virus durante toda su vida. La viremia, que es esencial en la infección del vector, aparece en el caso de muchos de estos virus durante el comienzo de la enfermedad clínica en seres humanos.

**8. Susceptibilidad y resistencia** – La susceptibilidad parece ser general en ambos sexos y durante toda la vida. Son frecuentes las infecciones no manifiestas y los casos leves de enfermedad. La infección confiere inmunidad; las personas susceptibles en las zonas fuertemente endémicas son principalmente los niños de corta edad.

**9. Métodos de control** –

   A. *Medidas preventivas:*
   1) Cumplir con las medidas generales que se aplican a las encefalitis arbovíricas transmitidas por mosquitos (véase 9A, 1-6 y 9A, 8). Se deben tomar precauciones contra la fiebre del Valle del Rift al atender y manipular animales infectados y sus productos, y la sangre de pacientes en la fase aguda de la enfermedad.
   2) Para la fiebre del Valle del Rift, en los seres humanos se ha utilizado con carácter experimental una vacuna preparada con virus inactivados, obtenida de cultivos celulares; se dispone de vacunas de virus vivos e inactivados para ovejas, cabras y bovinos.

   B. *Control del paciente, de los contactos y del ambiente inmediato:*
   1) Notificación a la autoridad local de salud: en determinadas zonas endémicas; no es enfermedad de notificación obligatoria en la mayoría de los países, Clase 3B (véase Notificación de Enfermedades Transmisibles). En el caso de la fiebre del Valle del Rift, notificar a la OMS, la FAO y la Oficina Internacional de Epizootias (OIE) en París.
   2) Aislamiento: precauciones para sangre y líquidos corporales. Hay que mantener al enfermo en un cuarto protegido con tela metálica o en lugares tratados con un insecticida, por lo menos durante cinco días después del comienzo de la enfermedad o hasta que desaparezca la fiebre. La sangre de los pacientes de la fiebre del Valle del Rift puede ser infectante.
   3) Desinfección concurrente: ninguna.
   4) Cuarentena: ninguna.
   5) Inmunización de los contactos: ninguna.
   6) Investigación de los contactos y de la fuente de infección: indagación del lugar de residencia del paciente en los 15 días anteriores al comienzo de la enfermedad. Búsqueda de casos no notificados o no diagnosticados.

7) Tratamiento específico: ninguno.

**C. Medidas en caso de epidemia:**

1) Las personas expuestas a la picadura de los mosquitos vectores deberán usar repelentes apropiados.

2) No sacrificar animales domésticos enfermos o agonizantes que se sospecha que están infectados por el virus de la fiebre del Valle del Rift.

3) Determinar la densidad de población de los mosquitos vectores; identificar sus criaderos y fomentar su eliminación.

4) Inmunizar a ovejas, cabras y bovinos contra la fiebre del Valle del Rift.

5) Identificar la enfermedad entre las ovejas y otros animales (fiebre del Valle del Rift) y realizar pesquisas serológicas de aves (fiebre del Nilo occidental) o de roedores (virus del grupo C) para señalar la prevalencia de la infección y las zonas afectadas.

**D. Repercusiones en caso de desastre:** ninguna.

**E. Medidas internacionales:** contra la fiebre del Valle del Rift hay que inmunizar a los animales y restringir su desplazamiento de las zonas enzoóticas a las que están exentas de la enfermedad y evitar el sacrificio de animales enfermos; contra las demás, no se aplica medida alguna, excepto el cumplimiento de los acuerdos internacionales destinados a evitar el traslado de mosquitos por barcos, aviones o vehículos terrestres. Centros Colaboradores de la OMS.

## II. FIEBRES VÍRICAS TRANSMITIDAS POR GARRAPATAS
CIE-9 066.1

### FIEBRE DE COLORADO TRANSMITIDA POR GARRAPATAS Y
CIE-10 A93.2
### OTRAS FIEBRES TRANSMITIDAS POR GARRAPATAS
CIE-10 A93.8

**1. Descripción** – La fiebre de Colorado transmitida por garrapatas es una enfermedad vírica febril aguda (a menudo difásica) y en contadas ocasiones presenta una erupción cutánea. Después del inicio, por lo común el enfermo experimenta una remisión breve seguida de un segundo ataque febril que dura de dos a tres días; casi siempre sobreviene neutropenia y trombocitopenia en el cuarto o quinto día de la fiebre. La enfermedad, de manera característica, es moderadamente grave, con encefalitis, miocarditis o tendencia hemorrágica ocasionales. Rara vez causa la muerte. La infección por virus Bhanja puede provocar afecciones neurológicas graves y la muerte; los virus Kemerovo y Thogoto también pueden producir infecciones del sistema nervioso central (este último puede causar hepatitis).

La confirmación de la enfermedad en el laboratorio se hace por el aislamiento del virus de la sangre por inoculación de ratones lactantes o en cultivos celulares, o por demostración del antígeno en eritrocitos por inmunofluorescencia (el virus puede persistir en los eritrocitos hasta 120 días). Por medio de inmunofluorescencia indirecta a veces ya pueden detectarse anticuerpos séricos 10 días después del comienzo de la enfermedad. Varían poco los métodos diagnósticos para confirmar la presencia de otras fiebres víricas transmitidas por garrapatas, excepto que se utiliza suero para el aislamiento en vez de eritrocitos.

**2. Agentes infecciosos** – Los virus de la fiebre de Colorado por garrapatas, de la enfermedad ovina de Nairobi (Ganjam), y los virus de Kemerovo, Lipovnik, Quaranfil, Bhanja, Thogoto y Dugbe.

**3. Distribución** – La fiebre de Colorado transmitida por garrapatas es endémica en las zonas montañosas con una elevación mayor de 1500 metros sobre el nivel del mar de la parte occidental de los Estados Unidos y el Canadá. El virus se ha aislado de las garrapatas *Dermacentor andersoni* en Alberta y Columbia Británica. Afecta con mayor frecuencia a personas expuestas a picaduras durante actividades recreativas u ocupacionales (caminatas, pesca) en sitios enzoóticos; la incidencia estacional corresponde a la época de mayor actividad de las garrapatas (abril a junio en las Montañas Rocosas estadounidenses). (La distribución geográfica de otros virus se incluye en el cuadro de la introducción.)

**4. Reservorio** – Pequeños mamíferos, entre los que se han identificado la ardilla terrestre, el puerco espín, el llamado "chipmunk" (una ardilla campestre) y especies de *Peromyscus*; también garrapatas, principalmente *D. andersoni*.

**5. Modo de transmisión** – Por la picadura de garrapatas infectadas. En la fiebre de Colorado, las garrapatas inmaduras (*D. andersoni*) adquieren la infección al alimentarse de animales en fase de viremia; siguen infectadas durante toda la fase de desarrollo y transmiten el virus a los seres humanos al alimentarse con sangre ya como garrapatas adultas.

**6. Período de incubación** – Suele ser de cuatro a cinco días.

**7. Período de transmisibilidad** – No se transmite directamente de una persona a otra, excepto por transfusión. El ciclo silvestre es perpetuado por las garrapatas, que permanecen infectantes durante toda su vida. El virus está presente en la sangre mientras dura la fiebre; en el caso de la fiebre de Colorado por garrapatas, está en los eritrocitos de 2 a 16 semanas o más después del comienzo de la enfermedad.

**8. Susceptibilidad y resistencia** – La susceptibilidad al parecer es universal. Son raros los segundos ataques.

**9. Métodos de control** –

**A.** *Medidas preventivas:* medidas de protección personal para evitar las picaduras de garrapatas; control de las garrapatas y de los huéspedes roedores (véase Enfermedad de Lyme, 9A).

**B.** *Control del paciente, de los contactos y del ambiente inmediato:*

1) Notificación a la autoridad local de salud: en las zonas endémicas de los Estados Unidos; en la mayoría de los estados (EUA) y países no es una enfermedad de notificación obligatoria, Clase 3B (véase Notificación de Enfermedades Transmisibles).

2) Aislamiento: precauciones con la sangre y líquidos corporales. El enfermo no debe donar sangre durante cuatro meses.

3) Desinfección concurrente: ninguna; eliminar las garrapatas de los pacientes.

4) Cuarentena: ninguna.

5) Inmunización de los contactos: ninguna.

6) Investigación de los contactos y de la fuente de infección: identificación de zonas infestadas de garrapatas.

7) Tratamiento específico: ninguno.

**C.** *Medidas en caso de epidemia:* no son aplicables.

**D.** *Repercusiones en caso de desastre:* ninguna.

**E.** *Medidas internacionales:* Centros Colaboradores de la OMS.


## III. FIEBRES VÍRICAS TRANSMITIDAS POR FLEBÓTOMOS

**FIEBRE FLEBÓTOMA**      CIE-9 066.0; CIE-10 A93.1
(Fiebre por flebótomos, fiebre Papatasi)

**ENFERMEDAD VÍRICA
CHANGUINOLA**      CIE-9 066.0; CIE-10 A93.8
(Fiebre Changuinola)

**ESTOMATITIS VESICULAR
POR VIRUS**      CIE-9 066.8; CIE-10 A93.8
(Fiebre por estomatitis vesicular)


**1. Descripción** – Grupo de enfermedades por arbovirus con un cuadro que incluye cefalalgia, fiebre de 38,3 a 39,5 °C (101 a 103 °F), a veces más alta, con dolor retrobulbar al mover los ojos, hiperemia de las escleróticas, malestar, náusea y dolor en los miembros y en la espalda. Entre las manifestaciones características de la estomatitis vesicular por virus están la faringitis, las lesiones vesiculares de la mucosa de la boca, y la adenopatía cervical. La leucopenia es común entre el cuarto y el quinto día después del comienzo de la fiebre. Los síntomas pueden ser alarmantes, pero los casos mortales son muy raros. La recuperación completa puede ser precedida por una depresión psíquica prolongada. Después de infecciones por virus Toscana y Chandipura puede haber encefalitis.

El diagnóstico presuntivo se basa en el cuadro clínico y la aparición de múltiples casos similares. Los diagnósticos pueden confirmarse serológicamente por detección de anticuerpos de IgM específica, por incremento del título de anticuerpos, o por aislamiento del virus de la sangre inoculada a ratones neonatos, o en cultivos celulares; en la estomatitis vesicular por virus, el diagnóstico se confirma con estudios de exudado faríngeo y líquido vesicular.

**2. Agentes infecciosos** – El grupo de virus de la fiebre por flebótomos (Bunyaviridae, *Phlebovirus*); se han aislado de seres humanos y se han diferenciado por lo menos siete tipos inmunológicos afines (Nápoles, Siciliano, Candiru, Chagres, Alenquer, Toscana y Punta Toro). Además, se han aislado de especies flebótomas de *Lutzomyia*, virus Changuinola (un orbivirus) y el virus de la estomatitis vesicular del tipo Indiana (un rabdovirus); ambos producen enfermedad febril en los seres humanos. El virus Chandipura es un rabdovirus.

**3. Distribución** – Es una enfermedad propia de las regiones subtropicales y tropicales con largos períodos de tiempo seco caluroso, de Europa, Asia y África, y de las selvas lluviosas de los trópicos del hemisferio occidental; está distribuida en un cinturón que abarca alrededor del Mediterráneo y hacia el Oriente, a Myanmar (Birmania) y China. La enfermedad es estacional en zonas templadas al norte del Ecuador, aparece entre abril y octubre, y fácilmente afecta al personal militar y a viajeros procedentes de zonas no endémicas.

**4. Reservorio** – El reservorio principal es el flebótomo en que se perpetúa el virus por transmisión transovárica. Los roedores arborícolas y primates no humanos albergan el virus de la estomatitis vesicular. Se ha señalado que unos roedores (jerbos) constituyen un reservorio de los virus de la fiebre por flebótomos del hemisferio oriental.

**5. Modo de transmisión** – Por la picadura de un flebótomo infectado. El vector de los virus clásicos es un pequeño insecto hematófago velloso (*Phebotomus papatasi*, el flebótomo común), que pica durante la noche y cuyo vuelo es de alcance limitado. También se han identificado miembros del género *Sergentomyia* infectados y que pueden ser vectores. Algunos miembros del género *Lutzomyia* transmiten la enfermedad en América Central y del Sur.

**6. Período de incubación** – Puede durar hasta seis días; por lo regular es de tres a cuatro días, rara vez menos.

**7. Período de transmisibilidad** – El virus se halla en la sangre de una persona infectada por lo menos 24 horas antes y 24 horas después del comienzo de la fiebre. Los flebótomos se vuelven infectantes unos siete días después de picar a una persona infectada, y lo siguen siendo durante toda su vida, que suele ser de un mes.

**8. Susceptibilidad y resistencia** – La susceptibilidad es esencialmente universal; la inmunidad adquirida homóloga probablemente es duradera. La resistencia relativa de la población autóctona en las regiones de flebótomos puede atribuirse a infecciones sufridas en la niñez.

**9. Métodos de control** –

A. *Medidas preventivas:* medidas protectoras personales para evitar las picaduras de flebótomos; el control de los vectores es la consideración más importante (véase Leishmaniasis cutánea y mucocutánea, 9A2).

B. *Control del paciente, de los contactos y del ambiente inmediato:*
1) Notificación a la autoridad local de salud: debe hacerse en zonas endémicas particulares; en la mayoría de los países no es una enfermedad de notificación obligatoria, Clase 3C (véase Notificación de Enfermedades Transmisibles).
2) Aislamiento: ninguno; durante los primeros días de la enfermedad, hay que evitar el acceso de los flebótomos a la persona infectada, colocándola en sitios protegidos con telas metálicas muy finas o mosquiteros (10–12 mallas por cm o 25–30 mallas por pulgada; los cuadros de las telas no deben exceder de 0,085 cm o 0,035 pulgada), y mediante el rociamiento de los locales con un insecticida.
3) Desinfección concurrente: ninguna; eliminación de los flebótomos en las viviendas.
4) Cuarentena: ninguna.
5) Inmunización de los contactos: en la actualidad no existen medios para llevarla a cabo.
6) Investigación de los contactos y de la fuente de infección: en el hemisferio oriental, buscar los criaderos de flebótomos en las proximidades de las viviendas, especialmente entre los escombros, las grietas de la mampostería y debajo de las piedras.
7) Tratamiento específico: ninguno.

C. *Medidas en caso de epidemia:*
1) Educar a la población respecto a las circunstancias en que se adquiere la infección y la importancia de evitar picadu-

ras de flebótomos mediante el empleo de repelentes, especialmente después de la puesta del sol.

2) Aplicar insecticidas en la comunidad para controlar los flebótomos dentro y alrededor de las viviendas.

**D. Repercusiones en caso de desastre:** ninguna.

**E. Medidas internacionales:** Centros Colaboradores de la OMS.

---

# FIEBRES HEMORRÁGICAS VÍRICAS TRANSMITIDAS POR ARTRÓPODOS

## I. ENFERMEDADES TRANSMITIDAS POR MOSQUITOS
(El dengue hemorrágico y la fiebre amarilla se presentan por separado.)

## II. ENFERMEDADES TRANSMITIDAS POR GARRAPATAS

## II.A. FIEBRE HEMORRÁGICA DE CRIMEA-CONGO      CIE-9 065.0; CIE-10 A98.0
(Fiebre hemorrágica de Asia Central)

**1. Descripción** – Enfermedad vírica de comienzo repentino con fiebre, malestar, debilidad, irritabilidad, cefalalgia, dolores intensos en los miembros y en la región lumbar, y anorexia notable. A veces produce vómitos, dolores en el abdomen y diarrea. En el comienzo también puede haber enrojecimiento de la cara y del tórax y congestión de las conjuntivas. Por lo general se presenta enantema hemorrágico del paladar blando, la úvula y la faringe, y finas petequias que se diseminan del abdomen y el tórax a todo el cuerpo; en algunos casos se observan grandes zonas purpúreas.

Puede haber hemorragia de las encías, la nariz, los pulmones, el útero y el intestino, pero la pérdida de sangre en grandes cantidades se produce solo en los casos muy graves o mortales, y a menudo se acompaña de lesión importante del hígado. La hematuria y la albuminuria son comunes, pero por lo regular no son masivas. La fiebre es constantemente alta durante 5 a 12 días, o puede ser bifásica; disminuye por lisis. La convalecencia es prolongada. También se observa leucopenia, con linfopenia más intensa que la neutropenia. Es frecuente la trombocitopenia. La tasa de letalidad notificada varía de 2 a 50%. En Rusia se ha calculado que se presentan cinco infecciones por cada caso de hemorragia.

El diagnóstico se confirma por el aislamiento del virus de la sangre y la inoculación en cultivos celulares o en ratones lactantes o por reacción en cadena de la polimerasa. El diagnóstico serológico se hace por las técnicas de ELISA, de inhibición pasiva inversa de la hemaglutinación, anticuerpos inmunofluorescentes, fijación del complemento, inmunodifusión o neutralización por reducción en placas. Durante la fase aguda se identifica a veces IgM específica; el suero de convalecientes a menudo tiene títulos bajos de anticuerpos neutralizantes.

**2. Agente infeccioso** – El virus de la fiebre hemorrágica de Crimea-Congo (Bunyaviridae, *Nairovirus*).

**3. Distribución** – La enfermedad se ha observado en las estepas de Crimea occidental, en la península de Kersch, en Kazakstán y Uzbekistán, y en las regiones de Rostov y Astracán de Rusia, y también en Albania y Bosnia-Herzegovina, Bulgaria, Irak, la península arábiga, Pakistán, la zona occidental de China, África tropical y Sudáfrica. La mayoría de los pacientes se dedican a la crianza de animales o son personal médico. La incidencia estacional en Rusia es de junio a septiembre, que es el período de actividad del vector. En algunas zonas de África central y oriental se han observado anticuerpos o virus en seres humanos; en Sudáfrica y Mauritania (África occidental) se han notificado casos de fiebre hemorrágica.

**4. Reservorio** – Se piensa que, en la naturaleza, las liebres, los pájaros y las garrapatas de la especie *Hyalomma* son los reservorios en Eurasia y Sudáfrica; no se han definido los huéspedes que actúan como reservorios en África tropical, pero podrían serlo las garrapatas *Hyalomma* y *Boophilus*, así como los insectívoros y roedores. Los animales domésticos (ovejas, cabras y bovinos) podrían actuar como huéspedes amplificadores durante las epizootias.

**5. Modo de transmisión** – Por picadura de la garrapata adulta infectante *Hyalomma marginatum* o *H. anatolicum*. Se piensa que las garrapatas inmaduras adquieren la infección de huéspedes animales y por transmisión transovárica. En brotes recientes ha sido importante la transmisión nosocomial a personal médico después de haber estado expuestos a la sangre y secreciones de pacientes; se han observado casos terciarios en miembros de la familia del personal mencionado. La infección también ha guardado relación con la matanza de animales infectados.

**6. Período de incubación** – Por lo regular de uno a tres días, con límites de 1 a 12 días.

**7. Período de transmisibilidad** – Gran infecciosidad en el medio nosocomial, donde surgen infecciones frecuentes después de la exposición o el contacto con sangre y secreciones.

**8. Susceptibilidad y resistencia** – La inmunidad dura probablemente toda la vida.

**9. Métodos de control –**

A. *Medidas preventivas:* véase Enfermedad de Lyme, 9A, para las medidas preventivas que se recomiendan contra las garrapatas. En la zona de Europa oriental y en la antigua Unión Soviética se ha utilizado una vacuna a base de virus inactivados preparada en cerebro de ratón. En los Estados Unidos no se cuenta con una vacuna contra la enfermedad.

B. *Control del paciente, de los contactos y del ambiente inmediato:*

1) Notificación a la autoridad local de salud: debe hacerse en determinadas zonas endémicas; en la mayoría de los países no es una enfermedad de notificación obligatoria, Clase 3B (véase Notificación de Enfermedades Transmisibles).

2) Aislamiento: precauciones en cuanto a la manipulación de sangre y líquidos corporales.

3) Desinfección concurrente: las secreciones sanguinolentas son infectantes y hay que descontaminarlas por medio de calor o desinfectantes clorados.

4) Cuarentena: ninguna.

5) Inmunización: ninguna, excepto en Europa oriental.

6) Investigación de los contactos y de la fuente de infección: búsqueda de casos que pasaron inadvertidos y de la presencia de animales infectantes y posibles vectores.

7) Tratamiento específico: se ha señalado que son útiles la ribavirina por vía intravenosa y el plasma de convaleciente con un elevado título de anticuerpos neutralizantes.

C. *Medidas en caso de epidemia:* véase Enfermedad de Lyme, 9C.

D. *Repercusiones en caso de desastre:* ninguna.

E. *Medidas internacionales:* Centros Colaboradores de la OMS.

## II.B. FIEBRE HEMORRÁGICA DE OMSK      CIE-9 065.1; CIE-10 A98.1
## ENFERMEDAD DE LA SELVA DE KYASANUR      CIE-9 065.2; CIE-10 A98.2

**1. Descripción** – Estas dos enfermedades víricas poseen semejanzas notables. Su comienzo es repentino, con escalofríos, cefalalgia, fiebre, dolor en la región lumbar y en los miembros, y postración grave; a menudo se acompaña de conjuntivitis, diarrea y vómito entre el tercero y el cuarto día. Por lo común se presentan una erupción papulovesicular en el paladar blando, linfadenopatía cervical y congestión de las conjuntivas. En personas con enfermedad de la selva de Kyasanur pueden surgir confusión y síntomas de encefalopatía; la enfermedad y la fiebre suelen seguir un curso bifásico, y las anormalidades del sistema nervioso central aparecen después de un período afebril de una a dos semanas.

En los casos graves a veces se observa hemorragia, pero no erupciones cutáneas. Hay hemorragia de las encías, la nariz, las vías gastrointestinales, el útero y los pulmones (pero rara vez de los riñones), en ocasiones durante días y, si es grave, culmina en choque y muerte; el choque también puede producirse sin hemorragia manifiesta. El período febril varía de cinco días a dos semanas, y a veces se produce un aumento secundario de la temperatura en la tercera semana. La tasa de letalidad calculada va de 1 a 10%; son notables la leucopenia y la trombocitopenia. La convalecencia tiende a ser lenta y prolongada.

El diagnóstico se hace mediante el aislamiento del virus de la sangre y la inoculación de ratones lactantes o en cultivos celulares (el virus puede subsistir hasta 10 días después del comienzo de la enfermedad), o por pruebas serológicas.

**2. Agentes infecciosos** – Los virus de estas dos enfermedades están estrechamente relacionados; pertenecen al complejo de flavivirus que causan la encefalomielitis ovina-encefalitis transmitida por garrapatas y, desde el punto de vista antigénico, son similares a los demás virus del grupo.

**3. Distribución** – La enfermedad se presenta en la selva de Kyasanur de los distritos de Shimoga y Kanara de Karnataka, India, principalmente en hombres adultos jóvenes expuestos en la selva durante la estación seca, de noviembre a junio. En 1983 se detectaron 1155 casos con 150 defunciones, la mayor epidemia notificada de enfermedad de la selva Kyasanur. La fiebre hemorrágica de Omsk se presenta en las regiones de la estepa selvática de la parte occidental de Siberia, en las regiones de Omsk, Novosibirsk, Kurgan y Tjumen. En el distrito de Novosibirsk se notificaron de 2 a 41 casos por año entre 1989 y 1998, principalmente en familias de tramperos de ratas almizcleras. La incidencia estacional en cada zona coincide con la actividad del vector. Las infecciones en el laboratorio son comunes con ambos virus.

**4. Reservorio** – En la enfermedad de la selva de Kyasanur es probable que los reservorios sean los roedores, las musarañas y los monos; en la fiebre hemorrágica de Omsk, los roedores, las ratas almizcleras y las garrapatas.

**5. Modo de transmisión** – Por la picadura de garrapatas infectantes (en especial en la fase de ninfas), probablemente *Haemaphysalis spinigera* en la enfermedad de la selva de Kyasanur. En la fiebre hemorrágica de Omsk, las garrapatas infectantes quizá sean *Dermacentor reticulatus (pictus)* y *D. marginatus*; datos recientes señalan también la transmisión directa de la rata almizclera al ser humano, y han surgido casos de enfermedad en miembros de la familia de tramperos de esos animales.

**6. Período de incubación** – Por lo regular, de tres a ocho días.

**7. Período de transmisibilidad** – No se transmite directamente de una persona a otra. La infecciosidad de las garrapatas persiste durante toda la vida.

**8. Susceptibilidad y resistencia** – Probablemente son susceptibles las personas de todas las edades y de ambos sexos; la infección previa confiere inmunidad.

**9. Métodos de control** – Véase Encefalitis víricas transmitidas por garrapatas y Enfermedad de Lyme, apartado 9. Existen informes sobre la elaboración de una vacuna preparada con virus de cerebro de ratón inactivado en formol, contra la fiebre hemorrágica de Omsk; se ha usado una vacuna contra la encefalitis transmitida por garrapatas para proteger de la fiebre hemorrágica de Omsk, sin eficacia probada. Se ha utilizado una vacuna experimental contra la encefalitis transmitida por garrapatas para prevenir la enfermedad de la selva de Kyasanur en zonas endémicas de la India.

---

# ENFERMEDADES VÍRICAS
## DE EBOLA-MARBURG    CIE-9 078.8; CIE-10 A98.3, A98.4
### (Fiebre hemorrágica africana, enfermedad vírica de Marburg, fiebre hemorrágica por virus Ebola)

**1. Descripción** – Enfermedades febriles agudas graves por virus que suelen caracterizarse por comienzo repentino con fiebre, malestar, mialgia y cefalalgia, seguidas de faringitis, vómito, diarrea y erupción macular. La diátesis hemorrágica que es parte del cuadro suele acompañarse de lesión hepática, insuficiencia renal, afección del sistema nervioso central y choque terminal, con disfunción de múltiples órganos. Los datos de estudios de laboratorio suelen incluir linfopenia, trombocitopenia profunda e incremento de las aminotransferasas (la de aspartato en grado mayor que la de alanina), a veces con amilasemia. Aproximadamente 25% de los casos primarios notificados de la infección por virus Marburg han culminado en la muerte; las tasas de letalidad de la enfermedad de Ebola en África han variado de 50% a casi 90%.

El diagnóstico se hace por medio de la prueba ELISA para detectar específicamente anticuerpos IgG (la presencia de IgM como anticuerpo sugiere infección reciente); por detección del antígeno por medio de la técnica ELISA en sangre, suero u homogenizados de órganos; por reacción en cadena de la polimerasa; por detección del antígeno vírico en hepatocitos por medio del anticuerpo monoclonal en un estudio de inmunofluorescencia indirecta, o por el aislamiento de los virus en cultivos celulares o de cobayos. A veces en cortes de hígado se detectan los virus mediante microscopia electrónica. También es factible el diagnóstico post mortem por el examen inmunohistoquímico de muestras de biopsia de piel fijadas en formol. Los datos en métodos de inmunofluorescencia indirecta para detectar anticuerpos han sido desorientadores, particularmente en encuestas serológicas para buscar infección pasada. Los estudios de laboratorio constituyen un peligro extraordinario, y deben practicarse solamente si el personal y la comunidad cuentan con medios de protección contra la infección (medidas de seguridad biológica BSL 4).

**2. Agentes infecciosos** – Los viriones tienen 80 nm de diámetro y 790 nm (Marburg) o 970 nm (Ebola) de largo, y son miembros de los *Filoviridae*. Las estructuras similares a viriones, más largas y anómalas, pueden tener ramificaciones o espirales, y alcanzar 10 micras de longitud. El virus Marburg es diferente en su estructura antigénica del Ebola. Las cepas Ebola de la República Democrática del Congo (antes Zaire), Côte d'Ivoire, Gabón y el Sudán se han asociado con la enfermedad en seres humanos. Una cuarta cepa de Ebola, Reston, causa enfermedad hemorrágica mortal en primates no humanos; se han corroborado pocas infecciones en personas, y fueron asintomáticas.

**3. Distribución** – La enfermedad de Marburg ha sido identificada en seis ocasiones: en 1967, 31 personas (7 defunciones) en la República Federal de Alemania y en Yugoslavia contrajeron la infección después de estar en contacto con monos verdes africanos *(Cercopithecus aethiops)* de Uganda; en 1975, el caso índice mortal de tres casos diagnosticados en Sudáfrica provino de Zimbabwe; en 1980 surgieron dos casos confirmados en Kenya, uno de ellos mortal; en 1982 hubo un caso en Zimbabwe, y en 1987 otro caso mortal en Kenya. En 1999 se confirmaron como mínimo tres casos letales de enfermedad de Marburg en la República Democrática del Congo, entre más de 70 pacientes sospechosos de sufrir fiebre hemorrágica vírica.

La enfermedad de Ebola fue identificada por primera vez en 1976 en la provincia occidental ecuatorial del Sudán, y en Zaire, a 800 km de distancia; se identificaron más de 600 casos en hospitales rurales y aldeas; la tasa de letalidad de estos brotes casi simultáneos fue cercana a 70%. El segundo brote se identificó en la misma zona en el Sudán en 1979. Se detectó una cepa diferente de una persona y de chimpancés en Côte d'Ivoire en 1994. En 1995 se produjo un brote importante por Ebola alrededor de Kitwit, Zaire. En 1996–1997 se identificaron dos brotes en Gabón, que causaron 98 casos reconocidos y

66 defunciones. Se han observado anticuerpos por inmuno-fluorescencia directa en residentes de otras zonas de África al sur del Sahara, pero se desconoce su relación con el virus de Ebola altamente virulento.

De monos cinomolgos (*Macacca fascicularis*) importados en 1989, 1990 y 1996 a los Estados Unidos y en 1992 a Italia, provenientes de Filipinas, se han aislado filovirus afines al de Ebola; muchos de los monos murieron. Cuatro de cinco personas que manejaban animales, en contacto diario con tales monos, en 1989 presentaron anticuerpos específicos sin antecedentes de fiebre u otras enfermedades.

4. **Reservorio** – Se desconocen los reservorios, a pesar de los estudios extensos que se han realizado.

5. **Modo de transmisión** – La transmisión de una persona a otra se produce por contacto directo con la sangre, las secreciones, los órganos o el semen infectados. El riesgo es máximo durante las etapas últimas de la enfermedad, en que el paciente vomita, tiene diarrea o hemorragia. El riesgo durante el período de incubación es pequeño. En situaciones naturales, no se ha comprobado que haya transmisión a través del aire entre personas. Las infecciones nosocomiales han sido frecuentes; casi todas las personas infectadas por virus Ebola (Zaire) que adquirieron la infección por el uso de jeringas y agujas contaminadas murieron. Se ha producido transmisión por el semen siete semanas después del restablecimiento clínico del enfermo.

6. **Período de incubación** – De tres a nueve días en la enfermedad por virus Marburg, y de 2 a 21 días en la enfermedad por virus Ebola.

7. **Período de transmisibilidad** – Persiste mientras la sangre y las secreciones contengan virus. Casi 30% de las personas que atendían a los enfermos en el Sudán sufrieron la infección, en tanto que otros contactos domiciliarios no se infectaron. En un caso de enfermedad adquirida en el laboratorio, se aisló el virus Ebola del líquido seminal en el día 61, pero no en el 76, después de comenzar la enfermedad.

8. **Susceptibilidad y resistencia** – Las personas de cualquier edad son susceptibles.

9. **Métodos de control** – Son válidas las medidas de control descritas para la fiebre de Lassa, apartados 9B, C, D y E; además, deben restringirse las relaciones sexuales durante tres meses, o hasta que se pueda demostrar que no hay virus en el semen.

---

## ENFERMEDADES DEBIDAS A VIRUS COXSACKIE

CIE-9 074; CIE-10 B34.1

Los virus Coxsackie, miembros del grupo de enterovirus de la familia Picornaviridae, son los agentes causales de un grupo de enfermedades que se exponen en este apartado, y también de la mialgia epidémica, la conjuntivitis y meningitis hemorrágicas enterovíricas (consúltese cada enfermedad bajo su encabezado individual), y de la carditis por virus Coxsackie (véase más adelante). Causan enfermedad diseminada en los recién nacidos, y hay datos que sugieren que intervienen en la etiología de la diabetes insulinodependiente juvenil.

### I.A. FARINGITIS VESICULAR ENTEROVÍRICA

CIE-9 074.0; CIE-10 B08.5

(Herpangina, faringitis aftosa)

### I.B. ESTOMATITIS VESICULAR ENTEROVÍRICA CON EXANTEMA

CIE-9 074.3; CIE-10 B08.4

(Enfermedad de la boca, las manos y los pies)

### I.C. FARINGITIS LINFONODULAR ENTEROVÍRICA

CIE-9 074.8; CIE-10 B08.8

(Faringitis linfonodular aguda, faringitis vesicular)

1. **Descripción** – La **faringitis vesicular** (herpangina) es una enfermedad vírica aguda de curso limitado, caracterizada por comienzo repentino, fiebre, faringitis y pequeñas lesiones faríngeas circunscritas (de 1 a 2 mm), papulovesiculares y grisáceas, sobre una base eritematosa, que gradualmente se transforman en úlceras un poco mayores. Estas lesiones, que a menudo aparecen en los pilares amigdalinos anteriores, el paladar blando, la úvula y las amígdalas, pueden presentarse en el término de cuatro a seis días después del comienzo de la enfermedad. No se han notificado casos mortales. En una serie, 5% de los casos presentaron convulsiones febriles.

La **estomatitis vesicular con exantema** (enfermedad de la boca, las manos y los pies) difiere de la faringitis vesicular en que las lesiones en la cavidad bucal son más difusas, y pueden surgir en las superficies vestibulares de los carrillos y las encías, y a lo largo de la lengua. Las lesiones papulovesiculares, que pueden persistir de 7 a 10 días, también aparecen comúnmente en la forma de exantema, en especial en las palmas, los dedos y las plantas de los pies. A veces aparecen lesiones maculopapulosas en los glúteos. Aunque por lo regular la enfermedad es de curso limitado, en raras ocasiones se han registrado defunciones en lactantes.

La **faringitis linfonodular aguda** también difiere de la faringitis vesicular en que las lesiones son nódulos firmes, prominentes, circunscritos, de color blancuzco a amarillento, rodeados por una zona de eritema de 3 a 6 mm. Se localizan predominantemente en la úvula, los pilares amigdalinos anteriores y la retrofaringe, sin exantema.

La estomatitis por virus del herpes simple necesita ser diferenciada; presenta lesiones ulcerosas, más dolorosas, grandes y profundas, comúnmente situadas en la parte anterior de la boca. Estas enfermedades no deben confundirse con la causada por el virus de la estomatitis vesicular humana (VEV) que normalmente se encuentra en los bovinos y caballos, y que suele afectar a los trabajadores de lecherías, criadores de animales y veterinarios. La fiebre aftosa del ganado bovino, ovino y porcino rara vez afecta a trabajadores de laboratorios que manipulan virus; sin embargo, los humanos pueden ser portadores mecánicos del virus y la causa de brotes en los animales. Un virus que no es serológicamente diferenciable del virus Coxsackie B-5 produce enfermedad vesicular en cerdos, que puede transmitirse a los seres humanos.

La diferenciación de los síndromes por virus Coxsackie, afines pero diferentes, es fácil durante las epidemias. El virus puede aislarse de lesiones y de muestras de material nasofaríngeo o de heces en ratones lactantes, en cultivo tisular, o por ambos métodos. No se cuenta sistemáticamente con técnicas serológicas de diagnóstico, salvo que el virus se aísle para uso en las pruebas serológicas, porque muchos serotipos pueden producir el mismo síndrome y no aparecen los antígenos comunes.

**2. Agentes infecciosos** – Virus Coxsackie, grupo A, tipos 1 a 10, 16 y 22, para la **faringitis vesicular.** Virus Coxsackie, grupo A, tipo A16 predominantemente, y también los tipos 4, 5, 9 y 10; el grupo B, tipos 2 y 5, y, con menor frecuencia, enterovirus 71, para la **estomatitis vesicular**. Virus Coxsackie, grupo A, tipo 10, para la **faringitis linfonodular aguda**. En alguna ocasión se han relacionado otros enterovirus con estas enfermedades.

**3. Distribución** – Es probable que la distribución sea mundial respecto a la faringitis vesicular y a la estomatitis vesicular, tanto en las formas esporádica como epidémica; la mayor incidencia se observa en el verano y a comienzos del otoño. Ataca principalmente a los niños menores de 10 años, pero no es raro que afecte a los adultos (en especial a los adultos jóvenes). En el verano y comienzos del otoño, a veces hay brotes aislados de faringitis linfonodular aguda, predominantemente en los niños. A menudo surgen brotes de estas enfermedades en grupos de niños en guarderías y jardines infantiles.

**4. Reservorio** – Los seres humanos.

**5. Modo de transmisión** – Por contacto directo con los exudados de la nariz y la garganta, heces de personas infectadas (que pueden ser asintomáticas) y diseminación de gotitas; no hay pruebas fidedignas de que los insectos, el agua, los alimentos o las aguas servidas transmitan la enfermedad.

**6. Período de incubación** – Por lo común, de tres a cinco días en el caso de la faringitis vesicular y la estomatitis vesicular, y cinco días para la faringitis linfonodular aguda.

**7. Período de transmisibilidad** – Durante la fase aguda de la enfermedad y tal vez por más tiempo, porque estos virus persisten en las heces por varias semanas.

**8. Susceptibilidad y resistencia** – La susceptibilidad a la infección es universal. La inmunidad contra el virus causal específico probablemente se adquiere después de la infección clínica o no manifiesta; se desconoce su duración. Pueden producirse segundos ataques por virus Coxsackie del grupo A de tipo serológico diferente.

**9. Métodos de control** –

A. *Medidas preventivas:* cuando sea posible, medidas de reducción de los contactos de una persona con otra, como la ventilación y la disminución de las aglomeraciones. Lavado meticuloso de las manos y otras medidas higiénicas en el hogar.

B. *Control del paciente, de los contactos y del ambiente inmediato:*
1) Notificación a la autoridad local de salud: notificación obligatoria de las epidemias, no de los casos individuales, Clase 4 (véase Notificación de Enfermedades Transmisibles).
2) Aislamiento: precauciones de tipo entérico.
3) Desinfección concurrente: de las secreciones de la nariz y de la garganta. Deben lavarse o desecharse los artículos contaminados con ellas. Prestar atención cuidadosa al lavado inmediato de las manos cuando se manejen secreciones, heces y artículos contaminados con ellas.
4) Cuarentena: ninguna.
5) Inmunización de los contactos: ninguna.
6) Investigación de los contactos y de la fuente de infección: carece de utilidad práctica, excepto para detectar otros casos en grupos de niños de edad preescolar.
7) Tratamiento específico: ninguno.

C. *Medidas en caso de epidemia:* notificación general a los médicos acerca del aumento de la incidencia de la enfermedad, junto con una descripción de los síntomas iniciales y del cuadro clínico. Aislamiento de los casos diagnosticados y de todos los niños con fiebre mientras se confirma el diagnóstico, con atención especial a las secreciones respiratorias y las heces.

D. *Repercusiones en caso de desastre:* ninguna.

E. *Medidas internacionales:* Centros Colaboradores de la OMS.

## II. CARDITIS COXSACKIE    CIE-9 074.2; CIE-10 B33.2
(Carditis vírica, carditis enterovírica)

1. **Descripción** – Miocarditis o pericarditis vírica aguda o subaguda que se presenta como una manifestación (a veces acompañada de otras) de infección por enterovirus, en especial los virus Coxsackie del grupo B.

Se observa afección del miocardio, particularmente en los recién nacidos, quienes pueden sufrir insuficiencia cardíaca inmediatamente después de la fiebre y el letargo, acompañada de palidez, cianosis, disnea, taquicardia y agrandamiento del corazón y el hígado. La insuficiencia cardíaca puede ser progresiva y mortal, o puede lograrse la recuperación en el término de semanas; algunos casos muestran recidiva después de meses y a veces queda lesión residual en el corazón. En los adultos jóvenes, la pericarditis es la manifestación más común, con dolor retrosternal agudo, perturbación de la frecuencia y el ritmo cardíacos, y, a menudo, disnea. Puede remedar un infarto del miocardio, pero muchas veces se acompaña de manifestaciones pulmonares o pleurales. La enfermedad puede coexistir con otros cuadros como meningitis aséptica, hepatitis, orquitis, pancreatitis o mialgia epidémica (véase Mialgia epidémica).

El diagnóstico suele hacerse por estudios serológicos o por el aislamiento del virus en las heces, pero los resultados no son concluyentes. El incremento significativo en los títulos de anticuerpos específicos es un dato diagnóstico. El virus rara vez se aísla del líquido pericárdico, del tejido de biopsia del miocardio o de autopsia del corazón, pero su aislamiento confirma el diagnóstico definitivo.

2. **Agentes infecciosos** – Virus Coxsackie del grupo B (tipos 1 a 5), a veces virus Coxsackie del grupo A (tipos 1, 4, 9, 16, y 23) y otros enterovirus.

3. **Distribución** – Enfermedad poco frecuente, más bien esporádica, que aumenta durante las epidemias de infección por el virus Coxsackie del grupo B. Se han descrito brotes de tipo institucional en maternidades, con elevadas tasas de mortalidad entre los recién nacidos.

4., 5., 6., 7., 8. y 9. **Reservorio, Modo de transmisión, Período de incubación, Período de transmisibilidad, Susceptibilidad y resistencia** y **Métodos de control** – Los mismos que para la mialgia epidémica (véase esta enfermedad).

---

# ENFERMEDADES CAUSADAS POR VIRUS HANTA

Los virus Hanta infectan a los roedores en todo el mundo; se ha sabido desde hace algún tiempo que algunas especies infectan a los seres humanos con diversa intensidad, pero su efecto primario se manifiesta en el endotelio vascular, con lo cual hay una mayor permeabilidad de los vasos, choque por hipotensión y manifestaciones hemorrágicas. Muchos de estos agentes han sido aislados de roedores, pero no han producido enfermedad en los seres humanos. En 1993, en los Estados Unidos se detectó un brote de enfermedad causada por un nuevo virus Hanta que afectó de preferencia no a los riñones, sino a los pulmones. Dado que son causadas por microorganismos con relación etiológica, y que tienen características epidemiológicas y patogénesis similares (pródromo febril, trombocitopenia, leucocitosis y fuga capilar), se presentan ambos síndromes bajo el rubro de enfermedades causadas por virus Hanta.

## I. FIEBRE HEMORRÁGICA CON SÍNDROME RENAL                 CIE-9 078.6; CIE-10 A98.5
(Fiebre hemorrágica epidémica, fiebre hemorrágica coreana, nefropatía epidémica, nefrosonefritis hemorrágica, FHSR)

1. **Descripción** – Cuadro vírico zoonótico agudo que se caracteriza por fiebre de comienzo repentino, dorsalgia baja y diversos grados de manifestaciones hemorrágicas y compromiso de los riñones. La enfermedad grave es causada por el virus Hantaan, primordialmente en Asia y en Dobrava, en los Balcanes. El cuadro clínico se caracteriza por cinco fases que a menudo se superponen: febril, de hipotensión, oligúrica, diurética y de convalecencia. La fase febril, que dura de tres a siete días, se caracteriza por fiebre alta, cefalalgia, malestar general y anorexia, seguidos por dolor intenso del abdomen o parte baja de la espalda, a menudo acompañado de náusea y vómito, hiperemia facial, petequias y congestión de conjuntivas. La fase de hipotensión va de varias horas a tres días y se caracteriza por defervescencia y comienzo repentino de hipotensión, que puede evolucionar al choque y manifestaciones hemorrágicas más visibles. La presión arterial se normaliza o queda alta en la fase oligúrica, que dura tres a siete días; pueden persistir náusea y vómito; aparece hemorragia intensa y la diuresis disminuye extraordinariamente.

La mayor parte de las defunciones (la tasa de letalidad es variable, pero generalmente va de 5 a 15%) se producen durante las fases de hipotensión y oligúrica. La diuresis anticipa el inicio de la recuperación en casi todos los casos, con poliuria de 3 a 6 l al día. La convalecencia dura de semanas a meses.

Se conoce una enfermedad menos grave (tasa de letalidad de menos de 1%) causada por el virus Puumala y conocida como nefropatía epidémica que predomina en Europa. Las infecciones por el virus Seoul, transmitido por la rata parda o noruega, también presentan un cuadro clínico menos intenso; sin embargo, puede surgir enfermedad grave con esa cepa vírica. En estas últimas infecciones, las fases clínicas son menos definidas.

El diagnóstico se hace por demostración de anticuerpos específicos por medio de técnicas como ELISA o inmunofluorescencia indirecta; casi todos los pacientes tienen anticuerpos IgM a la fecha de su hospitalización. La presencia de proteinuria, leucocitosis, hemoconcentración, trombocitopenia e incremento del nitrógeno ureico en la sangre refuerza el diagnóstico. Los virus Hanta pueden propagarse en muy pocos cultivos celulares, en ratas y ratones de laboratorio, mayormente con fines de investigación. En el diagnóstico diferencial hay que considerar la leptospirosis y las rickettsiosis.

**2. Agente infeccioso** – Los virus Hanta (género de la familia Bunyaviridae); virus 3-segmentados de ARN con partículas esféricas u ovaladas de 95–110 nm de diámetro. Existen más de 25 especies víricas antigénicamente diferentes, y cada una guarda relación con una especie particular de roedor. El virus Hantaan aparece en Asia y con menor frecuencia en Europa, el virus Dobrava (Belgrado) en la antigua Yugoslavia, el virus Puumala en Europa, y el virus Seoul en todo el mundo (véase la sección 4, más adelante).

**3. Distribución** – Antes de la Segunda Guerra Mundial, autores japoneses y soviéticos describieron la fiebre hemorrágica con síndrome renal en Manchuria, en la ribera del río Amur. En 1951 se identificó en Corea en las tropas de las Naciones Unidas, y en personal militar y civil desde esa fecha. La enfermedad por virus Hantaan ha sido considerada como un grave problema de salud pública en China y en Corea del Sur. La enfermedad es estacional y casi todos los casos surgen a fines del otoño y comienzos del invierno, y afecta mayormente a poblaciones rurales. En los Balcanes, una forma grave de la enfermedad que se debe a virus Dobrava afecta a unos cuantos cientos de personas al año, con tasas de mortalidad como mínimo iguales a las observadas en Asia. Casi todos estos casos surgen en la primavera y comienzos del verano.

La nefropatía epidémica causada por virus Puumala aparece en casi todos los países de Europa, incluida Rusia, al oeste de los Urales, y en los Balcanes. Suele aparecer en verano, otoño y comienzos del invierno. Es probable que actividades ocupacionales y recreativas estacionales influyan en el riesgo de la exposición, tal como lo hacen el efecto de los ciclos climáticos y otros factores ecológicos en la densidad de la población de roedores. Este síndrome, en personal de investigaciones médicas y en quienes manipulan animales en Asia y Europa, ha provenido de ratas de laboratorio infectadas con virus Seoul. El virus Seoul se ha identificado en ratas capturadas en grandes ciudades de diversas partes del mundo como Tailandia, Estados Unidos, Brasil y Argentina, pero solamente en Asia ha habido una relación regular con la enfermedad en seres humanos. Al contarse con técnicas de diagnóstico más nuevas, se ha identificado con mayor frecuencia el virus Hanta y las infecciones que produce en el mundo.

**4. Reservorio** – Roedores de campo (especies de *Apodemus* para los virus Hantaan y Dobrava [Belgrado] en Asia y los Balcanes; especies de *Clethrionomys* en el caso de los virus Puumala en Europa; *Rattus*, en lo referente al virus Seoul a nivel mundial). Los seres humanos son huéspedes accidentales.

**5. Modo de transmisión** – Se supone que hay una transmisión por aerosol proveniente de la excreta de roedores (se ha demostrado experimentalmente infecciosidad del aerosol), si bien, tal vez no explique todos los casos en seres humanos o todas las formas de transmisión entre roedores. El virus está presente en la orina, las heces y la saliva de los roedores con infecciones persistentes pero asintomáticas; la mayor concentración de virus se detecta en los pulmones. Se ha corroborado la transmisión nosocomial de virus Hanta, pero se piensa que es extremadamente rara.

**6. Período de incubación** – Desde unos pocos días hasta casi dos meses, pero por lo regular es de dos a cuatro semanas.

**7. Período de transmisibilidad** – No se ha definido. Es rara la transmisión de una persona a otra.

**8. Susceptibilidad y resistencia** – Al parecer, las personas sin datos serológicos de infecciones pasadas son uniformemente susceptibles. Surgen infecciones no manifiestas y no se han observado segundos ataques.

**9. Métodos de control –**

*A. Medidas preventivas:*

1) Excluir y evitar el acceso de roedores a casas y otras edificaciones.

2) Guardar los alimentos para seres humanos y para animales en un sitio a prueba de roedores.

3) Antes de la limpieza, utilizar desinfectante en aerosol (como solución de blanqueador diluido) para desinfectar zonas contaminadas por roedores. Es importante no barrer ni aspirar los lugares contaminados por ratas y, en vez de ello, utilizar un trapeador o lienzos humedecidos con el desinfectante. Evitar la inhalación de polvos por medio de respiradores aprobados, cuando se limpien zonas que no habían estado ocupadas.

4) Atrapar y eliminar roedores utilizando precauciones idóneas. No se recomienda cazarlos vivos en trampas.

5) En áreas enzoóticas, llevar al mínimo la exposición a roedores salvajes y sus excretas.

6) Es importante estudiar colonias de roedores en laboratorios y en particular *Rattus norvegicus*, para cerciorarse de que no tienen infecciones asintomáticas por virus Hanta.

B. *Control del paciente, de los contactos y del ambiente inmediato:*
1) Notificación a la autoridad local de salud: en países endémicos escogidos, en donde se exige la notificación, Clase 3 A (véase Notificación de Enfermedades Transmisibles).

2) Aislamiento: ninguno.

3) Desinfección concurrente: ninguna.

4) Cuarentena: ninguna.

5) Inmunización de los contactos: ninguna.

6) Investigación de los contactos y de la fuente de infección: en lo posible, exterminar roedores en las casas y alrededor de ellas.

7) Tratamiento específico: son de máxima importancia el reposo absoluto y la hospitalización temprana. Los empellones en multitudes y el efecto de las menores presiones atmosféricas durante la evacuación de enfermos por aeronaves, pueden ser nocivos para pacientes en estado crítico, infectados por virus Hanta. Es importante la atención adecuada y cuidadosa a la fluidoterapia para evitar sobrecarga volumétrica y llevar al mínimo los efectos del choque y la insuficiencia renal. A menudo se necesita de diálisis. Se ha obtenido algún beneficio con la aplicación intravenosa de ribavirina lo más tempranamente posible, en los primeros días de la enfermedad.

C. *Medidas en caso de epidemia:* control de roedores, vigilar la presencia de infecciones por virus Hanta en roedores salvajes. Los brotes en laboratorios obligan a evaluar los roedores que están en estudio; si son positivos, eliminar los animales y hacer desinfección minuciosa.

D. *Repercusiones en caso de desastre:* los desastres naturales y las guerras a menudo hacen que aumente el número de roedores y el contacto de las personas con ellos.

E. *Medidas internacionales:* control del transporte de roedores exóticos que actúan como reservorios.

## II. SÍNDROME PULMONAR POR
## VIRUS HANTA                    CIE-9 480.8; CIE-10 J12.8
(Síndrome de insuficiencia respiratoria del adulto por virus Hanta; síndrome cardiopulmonar por virus Hanta)

1. **Descripción** – Enfermedad vírica zoonótica aguda que se caracteriza por fiebre, mialgias y trastornos gastrointestinales, seguida del inicio repentino de un cuadro de insuficiencia respiratoria e hipotensión. La enfermedad evoluciona con rapidez hasta llegar a insuficiencia respiratoria grave y choque. En casi todos los casos aumenta el valor hematócrito y hay hipoalbuminemia y trombocitopenia. La tasa de letalidad bruta es de 40 a 50%; fue de 43% en los primeros 217 casos identificados. En los supervivientes, el restablecimiento es rápido, pero transcurren semanas o meses antes de que se complete la convalecencia. Por lo común se restaura la función normal del pulmón, pero persisten en algunos pacientes anormalidades de la función de dicho órgano. Excepto en algunos casos graves, no se advierten en absoluto manifestaciones renales ni hemorrágicas.

El diagnóstico se hace al demostrar la presencia de anticuerpos IgM específicos por medio de técnicas de ELISA, Western Blot o tiras de inmunoblot. Casi todos los enfermos tienen anticuerpos IgM para la fecha de su hospitalización. Otra de las técnicas diagnósticas establecidas en laboratorios especializados es el análisis de reacción en cadena de la polimerasa, de tejidos obtenidos por necropsia o biopsia, y la inmunohistoquímica.

2. **Agentes infecciosos** – En el continente americano se han identificado numerosos virus Hanta. El llamado virus Sin Nombre, que causó la epidemia de 1993 en el sudoeste de los Estados Unidos y muchos de los demás casos identificados en América del Norte. Otras cepas que ocasionan enfermedad en los seres humanos incluyen los virus del Canal Black Creek y Bayou (zona sudeste de los Estados Unidos); Nueva York-1 y Monongahela (zona este de los Estados Unidos); virus Andes (Argentina, Chile); Laguna Negra (Paraguay, Bolivia) y Juquitiba (Brasil).

3. **Distribución** – La enfermedad fue identificada por primera vez en la primavera y el verano de 1993 en la zona de Four Corners de Nuevo México y Arizona, principalmente entre la población autóctona estadounidense. Desde esa fecha se ha confirmado la aparición de casos en muchos estados de la región occidental de los Estados Unidos y en el Canadá. Se han observado casos esporádicos en el este de los Estados Unidos. Se han notificado también casos esporádicos y algunos brotes en países sudamericanos (por ejemplo en Argentina, Bolivia, Paraguay, Chile, Brasil). La enfermedad no es específica de ningún grupo étnico. La incidencia al parecer coincide con la distribución geográfica, el número de roedores y la proporción de animales portadores infectados.

**4. Reservorio** – El reservorio principal del virus Sin Nombre es, al parecer, el ratón campestre *Peromyscus maniculatus*. También se han detectado anticuerpos en otras especies de *Peromyscus*, algunas especies de ratas, la ardilla listada (*chipmunk*) y otros roedores. Se han identificado hasta la fecha otros virus de Hanta predominantemente en otras especies de roedores *Sigmodon*.

**5. Modo de transmisión** – Al igual que con la fiebre hemorrágica con síndrome renal causada por virus Hanta, se supone que hay transmisión por aerosol proveniente de las excretas de roedores. No se ha definido el curso natural de las infecciones víricas en los roedores huéspedes. Como hechos notables se observan exposiciones intramuros en hogares, vehículos y edificios cerrados poco ventilados con visible infestación por roedores.

**6. Período de incubación** – No se ha definido por completo, pero se piensa que es de unas dos semanas, con la posibilidad de que varíe desde unos días hasta seis semanas.

**7. Período de transmisibilidad** – No se ha observado contagio de una persona a otra por virus Hanta en los Estados Unidos. Sin embargo, se ha notificado este tipo de transmisión durante un brote en la Argentina.

**8. Susceptibilidad y resistencia** – Todas las personas sin infección previa al parecer son susceptibles. Hasta la fecha no se han registrado infecciones sintomáticas, pero se han observado infecciones poco intensas, sin edema pulmonar franco. No se han identificado segundas infecciones, pero se desconoce la protección y la duración de la inmunidad conferida por una infección previa.

**9. Métodos de control** –

   A. *Medidas preventivas:* véase la sección I, 9A, en párrafos anteriores.

   B. *Control del paciente, de los contactos y del ambiente inmediato:*

      1), 2), 3), 4), 5) y 6) Notificación a la autoridad local de salud, Aislamiento, Desinfección concurrente, Cuarentena, Inmunización de los contactos e Investigación de los contactos y de la fuente de infección: véase la sección I, 9B1 a 9B6, en párrafos anteriores.

      7) Tratamiento específico: se necesita asistencia respiratoria intensiva y prestar mucha atención para evitar que se produzca hidratación excesiva que pudiese exacerbar el edema pulmonar. Se usan fármacos cardiotónicos y presores en fase incipiente, bajo vigilancia cuidadosa para evitar el choque. Se evitará estrictamente la hipoxia, en particular si se planea la transferencia. Está en fase de investigación la ribavirina, pero su beneficio no se ha probado aún. Se ha utilizado con algunos buenos resultados la oxigenación por membrana extracorporal.

**C.** *Medidas en caso de epidemia:* en situaciones endémicas, es deseable educar al público para evitar la exposición a roedores y su presencia en los hogares, medidas que deben intensificarse durante las epidemias. Otra precaución conveniente es vigilar el número de roedores y las tasas de infección, aunque no ha tenido utilidad probada. Véase la sección I, 9C, en párrafos anteriores.

**D.** *Repercusiones en caso de desastre:* véase la sección I, 9D, en párrafos anteriores.

**E.** *Medidas internacionales:* control del transporte de roedores exóticos que sirven de reservorio.

---

## ENFERMEDADES CAUSADAS POR VIRUS HENDRA Y NIPAH    CIE-9 078.8; CIE-10 B33.8

**1. Descripción** – Se trata de enfermedades víricas zoonóticas recién identificadas, que se manifiestan de manera predominante por encefalitis; reciben su nombre de los sitios de Australia y Malasia donde se identificaron por primera vez los microorganismos en seres humanos en 1994 y 1999, respectivamente. Aún no se conoce en detalle el curso completo de estas enfermedades, pero los síntomas varían desde leves hasta el coma y la muerte, e incluyen fiebre y cefalea de diversa intensidad, dolor de garganta (faringitis), mareos, somnolencia y desorientación. En los primeros casos por virus Hendra, fue notable la neumonitis y uno de los pacientes murió. El coma suele culminar en la muerte del enfermo en el término de 3 a 30 días. La tasa de letalidad de casos clínicos es de 50% aproximadamente; pueden ser frecuentes las infecciones subclínicas.

El diagnóstico serológico por detección de IgM e IgG utiliza un sistema de captura ELISA de anticuerpos o la neutralización del suero. Este diagnóstico se confirma por el aislamiento del virus en tejidos infectados.

**2. Agente infeccioso** – Los virus Hendra y Nipah son miembros de la familia Paramyxoviridae.

**3. Distribución** – El virus Hendra causó enfermedad en caballos en Queensland, Australia. Tres casos humanos en 1994 y 1995 tuvieron contacto muy cercano con caballos enfermos. El virus Nipah afectó a cerdos en provincias de criaderos de estos animales en Perak, Negeri Sembilan y Selangor en Malasia. Se piensa que en 1996 surgió el primer caso en seres humanos, si bien la mayor parte de los enfermos se identificaron a finales de 1998 y comienzos de 1999, y a mitad de 1999 había 100 defunciones confirmadas.

**4. Reservorio** – Murciélagos frugívoros para el virus Hendra y, por analogía, el virus Nipah tiene un reservorio similar. El virus Hendra en caballos y el virus Nipah en cerdos domésticos causan una enfermedad febril aguda que puede culminar en afección respiratoria y del sistema nervioso grave, que ocasiona la muerte. Los perros infectados por el virus Nipah muestran un cuadro similar al moquillo, pero no se ha definido la importancia epidemiológica de tal situación. Se han identificado caballos con seropositividad al virus Nipah, pero tampoco se ha precisado su participación. Hasta mediados de 1999 no se habían completado estudios serológicos de virus Nipah en gatos, cabras, ganado vacuno, ratas y pájaros.

**5. Modo de transmisión** – Las pruebas indican que la transmisión se efectúa predominantemente por contacto directo con caballos (virus Hendra) o cerdos (virus Nipah) infectados o tejidos contaminados. Se sospecha que en algunos casos la transmisión se hace por vías bucal y nasal, pero no se ha confirmado. No hay pruebas de transmisión de una persona a otra.

**6. Período de incubación** – Va de 4 a 18 días; excepcionalmente hasta tres meses con el virus Hendra.

**7. Período de transmisibilidad** – Se desconoce.

**8. Susceptibilidad y resistencia** – No se han precisado.

**9. Métodos de control**:

A. *Medidas preventivas:* enseñanza sanitaria para informar al público de las medidas preventivas adecuadas para emprender, y la necesidad de evitar la exposición a murciélagos frugívoros.

B. *Control del paciente, de los contactos y del ambiente inmediato:*
   1) Notificación a la autoridad local de salud: la notificación de casos debe ser obligatoria dondequiera que se presenten estas enfermedades; Clase 2A (véase Notificación de Enfermedades Transmisibles).
   2) Aislamiento: de caballos o cerdos infectados; no hay pruebas de transmisión de una persona a otra.
   3) Desinfección concurrente: sacrificar los caballos o cerdos infectados, con entierro o incineración de sus esqueletos, bajo supervisión del gobierno.
   ) Cuarentena: restringir los desplazamientos de caballos o cerdos de granjas infectadas hacia otras zonas.
   5) Inmunización de los contactos: ninguna
   6) Investigación de los contactos y de la fuente de infección: identificar casos no detectados.
   7) Tratamiento específico: ninguno.

**C. Medidas en caso de epidemia:**

1) Los manipuladores de animales deben adoptar precauciones adecuadas, como el uso de ropas protectoras, botas, guantes, batas, visores y protectores faciales, y lavarse con jabón las manos y zonas corporales, antes de salir de las granjas porcícolas.

2) Sacrificar caballos o cerdos infectados, con entierro o incineración de sus esqueletos bajo la supervisión del gobierno.

3) Restringir los desplazamientos de caballos o cerdos de granjas infectadas hacia otras zonas.

**D. Repercusiones en caso de desastre:** ninguna.

**E. Medidas internacionales:** prohibir la exportación de caballos o cerdos o de los productos de ambos animales provenientes de zonas infectadas.

---

# ENTERITIS POR CAMPYLOBACTER
(Enteritis vibriónica)

**CIE-9 008.4; CIE-10 A04.5**

**1. Descripción** – Enfermedad entérica bacteriana zoonótica aguda de gravedad variable, que se caracteriza por diarrea, dolor abdominal, malestar, fiebre, náusea y vómito. La enfermedad a menudo se cura espontáneamente en el término de dos a cinco días, y por lo común no dura más de 10 días. En los adultos a veces se observa enfermedad duradera y pueden producirse recaídas. En las heces líquidas frecuentemente se detecta sangre manifiesta u oculta, junto con moco y leucocitos. Se ha descrito un síndrome similar al tifoideo, con artritis reactiva y, en raras ocasiones, síndrome de Guillain-Barré, convulsiones febriles o meningitis. Algunos casos remedan los de apendicitis aguda. Muchas infecciones son asintomáticas.

El diagnóstico se basa en el aislamiento de los microorganismos de las heces por el empleo de medios selectivos, de la tensión reducida de oxígeno y una temperatura de incubación de 43 °C (109,4 °F). La visualización de los bacilos móviles, curvos en espiral o en forma de S, semejantes a los de *Vibrio cholerae* en las heces, con el microscopio de contraste de fase o de campo oscuro, puede constituir una prueba rápida presuntiva de enteritis por *Campylobacter*.

**2. Agentes infecciosos** – *Campylobacter jejuni* y con menor frecuencia *C. coli* son las causas comunes de la diarrea por campilobacterias en los seres humanos. Se conocen 20 o más biotipos y serotipos, y su identificación a veces es útil para fines epidemiológicos. En huéspedes normales se ha sabido de casos de diarrea por otras campilobacterias que incluyen *C. laridis* y *C. fetus*, subespecie *fetus*.

**3. Distribución** – Estos microorganismos son una causa importante de enfermedades diarreicas en todo el mundo y todos los grupos de edad. Mundialmente ocasionan de 5 a 14% de los casos de diarrea y constituyen una causa importante de la diarrea de los viajeros. En los países desarrollados, los niños menores de 5 años de edad y los adultos jóvenes muestran la mayor incidencia de la enfermedad. En los países en desarrollo la enfermedad afecta predominantemente a los niños menores de 2 años, en particular a los lactantes. Se han originado brotes de una fuente común que a menudo guarda relación con alimentos, sobre todo pollo mal cocido, leche no pasteurizada y agua no clorada, especialmente en primavera y otoño. El mayor número de casos esporádicos en las zonas templadas tiene lugar en los meses más cálidos.

**4. Reservorio** – Animales, más frecuentemente aves de corral y ganado vacuno. Otras fuentes de la infección en las personas pueden ser cachorros de perros y de gatos, otros animales caseros, cerdos, ovinos, roedores y pájaros. Casi toda la carne cruda de aves de corral está contaminada por *C. jejuni*.

**5. Modo de transmisión** – Por ingestión de los microorganismos contenidos en carnes de pollo y cerdo mal cocidas, alimentos y agua contaminados o leche cruda; por contacto con animales caseros infectados (en especial perritos y gatitos), animales de granja o lactantes infectados. La contaminación por la leche es más frecuente a través de las heces del ganado vacuno portador; los alimentos y las personas se contaminan a partir de aves de corral manipuladas en mesas comunes de destazamiento que están contaminadas. Al parecer no es frecuente la transmisión de *C. jejuni* de una persona a otra.

**6. Período de incubación** – De dos a cinco días, con límites de 1 a 10 días, según el inóculo ingerido.

**7. Período de transmisibilidad** – Durante el curso de la infección; por lo regular de varios días a varias semanas. Las personas no tratadas con antibióticos pueden excretar microorganismos incluso durante dos a siete semanas. El estado de portador temporal probablemente tenga poca importancia epidemiológica, excepto en los lactantes y otras personas con incontinencia fecal. La infección crónica de aves de corral y otros animales constituye la fuente principal de la infección.

**8. Susceptibilidad y resistencia** – No se conocen a fondo los mecanismos inmunitarios, pero después de la infección hay inmunidad permanente a cepas serológicamente afines. En los países en desarrollo, muchas personas adquieren inmunidad en los primeros dos años de vida.

**9. Métodos de control –**

**A.** *Medidas preventivas:*

1) Consumir alimentos radiados o cocer completamente todos los productos de origen animal, en particular las aves de corral. Evitar la nueva contaminación a partir de alimentos crudos dentro de la propia cocina, una vez que se han cocido los primeros alimentos.

2) Se debe pasteurizar toda la leche, y clorar o hervir el agua.

3) Llevar a la práctica programas integrales de control y medidas higiénicas (cambio de botas y ropas de trabajo; limpieza y desinfección minuciosas) para evitar la propagación de microorganismos presentes en aves de corral y animales domésticos.

4) Identificar, controlar y prevenir infecciones por *Campylobacter* entre los animales domésticos y los caseros. Los perritos y gatitos con diarrea son fuentes probables de infección; se puede utilizar eritromicina para combatir la infección y aminorar así el riesgo de transmisión a los niños. Hay que insistir en el lavado meticuloso de las manos después del contacto con animales.

5) Reducir al mínimo el contacto con aves de corral y sus heces; si es imposible evitar el contacto, habrá que lavarse perfectamente las manos.

**B.** *Control del paciente, de los contactos y del ambiente inmediato:*

1) Notificación a la autoridad local de salud: notificación obligatoria de los casos individuales en casi todos los estados de los Estados Unidos y en algunos países, Clase 2B (véase Notificación de Enfermedades Transmisibles).

2) Aislamiento: en el caso de pacientes hospitalizados, tomar precauciones de tipo entérico. Se excluirá a las personas sintomáticas de actividades que entrañen la manipulación de alimentos y la atención de pacientes hospitalizados, o de instituciones de custodia y guarderías infantiles; exclusión de las personas convalecientes asintomáticas, con heces positivas, solamente si sus hábitos de lavado de manos son cuestionables. Insistir en el lavado meticuloso de las manos.

3) Desinfección concurrente: de las heces y los artículos contaminados con ellas. En las comunidades que cuentan con un sistema de eliminación de aguas residuales moderno y adecuado, las heces pueden desecharse directamente en

las alcantarillas, sin desinfección preliminar. Limpieza terminal.

4) Cuarentena: ninguna.

5) Inmunización de los contactos: no se dispone de inmunización alguna.

6) Investigación de los contactos y de la fuente de infección: es útil solo para detectar brotes; hay que investigar los brotes para identificar los alimentos, el agua o la leche cruda que pudieran estar contaminados, y a los cuales otras personas pudieron haber estado expuestas.

7) Tratamiento específico: ninguno está generalmente indicado, excepto la rehidratación y reposición de electrólitos (véase Cólera, 9B7). *C. jejuni* o *C. coli* son susceptibles *in vitro* a diversos agentes antimicrobianos que incluyen eritromicina, tetraciclinas y quinolonas, pero estos agentes son útiles solo en los comienzos de la enfermedad, si se conoce la identidad del microorganismo infectante, o para eliminar el estado de portador.

**C. Medidas en caso de epidemia:** se debe notificar inmediatamente a la autoridad local de salud la aparición de grupos de casos, como los que tienen lugar en salones de clase, para buscar el vehículo y el modo de propagación.

**D. Repercusiones en caso de desastre:** constituye un peligro cuando se ofrecen alimentos en masa y en malas condiciones higiénicas.

**E. Medidas internacionales:** Centros Colaboradores de la OMS.

---

# ENTEROBIASIS                    CIE-9 127.4; CIE-10 B80
(Oxiuriasis)

**1. Descripción** – Infección intestinal común por helmintos, que no suele causar síntomas. Puede haber prurito perianal, sueño intranquilo, irritabilidad y, a veces, infección secundaria al rascarse la piel el enfermo. Otras manifestaciones clínicas incluyen vulvovaginitis, salpingitis y granulomas pelvianos y del hígado. La apendicitis y la enuresis se han señalado como cuadros coexistentes posibles, pero son raras.

El diagnóstico se hace mediante la aplicación de cinta adhesiva transparente (escobillón o paleta para detectar oxiuros) en la región perianal, y su examen microscópico en busca de huevos; los mejores resultados se logran si el material se obtiene por la mañana, antes del baño o de la defecación. El examen debe repetirse tres veces o más, antes de aceptar un resultado negativo. A veces se identifican los huevos en el examen microscópico de las heces y la orina. Los vermes hembra pueden identificarse en las heces y en la región perianal durante el tacto rectal o vaginal.

**2. Agente infeccioso** – *Enterobius vermicularis,* un nematodo intestinal.

**3. Distribución** – Mundial; afecta a personas de todas las clases socioeconómicas, con tasas de infección altas en algunas zonas. Es la helmintiasis más común en los Estados Unidos; su prevalencia es mayor en los escolares (en algunos grupos se acerca a 50%), algo menos en los preescolares, y más baja en los adultos, excepto las madres de niños infectados. La infección suele afectar a más de un miembro de la familia La prevalencia es grande en instituciones de cuidado.

**4. Reservorio** – Los seres humanos. Los enterobios de otros animales no se transmiten a las personas.

**5. Modo de transmisión** – Los huevos infectantes pueden ser transmitidos directamente por las manos, del material que es llevado del ano a la boca de la misma persona o de otra persona, o de manera indirecta a través de prendas de vestir, ropa de cama, alimentos u otros artículos contaminados con los huevos del parásito. Es posible la infección por inhalación de polvo en viviendas e instituciones contaminadas. Los huevos se vuelven infectantes a las pocas semanas de haber sido depositados en el ano por las hembras grávidas que emigran; fuera del huésped, los huevos sobreviven menos de dos semanas. Las larvas de los huevos ingeridos son liberadas en el intestino delgado; los vermes jóvenes maduran en el ciego y en las porciones superiores del colon. Las hembras grávidas suelen emigrar activamente desde el recto y pueden penetrar en los orificios vecinos.

**6. Período de incubación** – El ciclo de vida del verme necesita de dos a seis semanas para completarse. El cuadro sintomático por un gran número de vermes resulta de reinfecciones sucesivas, que surgen en el término de meses después de la exposición inicial.

**7. Período de transmisibilidad** – Dura todo el tiempo que las hembras grávidas expulsen huevos en la piel perianal y ellos permanezcan infectantes en un medio bajo techo, por lo general unas dos semanas.

**8. Susceptibilidad y resistencia** – La susceptibilidad es universal. Las variaciones de la frecuencia e intensidad de la infección se deben principalmente a diferencias en el grado de exposición.

9. **Métodos de control –**

   A. *Medidas preventivas:*

   1) Educación de la población en lo que concierne a higiene personal, particularmente la necesidad de lavarse las manos antes de ingerir o preparar alimentos. Hay que mantener cortas las uñas, y la persona no debe rascarse la región anal desnuda ni morderse las uñas.

   2) Eliminación de las fuentes de infección mediante el tratamiento de los casos individuales.

   3) Baño diario por la mañana, en duchas (o baños con la persona de pie) en vez de baños en tina.

   4) Cambio frecuente de ropa interior limpia, ropa para dormir y sábanas, de preferencia después del baño.

   5) Limpieza diaria de la casa y con aspiradora durante varios días después del tratamiento de los casos.

   6) Reducción del hacinamiento en las viviendas.

   7) Provisión de retretes y letrinas adecuados; mantener limpias las instalaciones sanitarias.

   B. *Control del paciente, de los contactos y del ambiente inmediato:*

   1) Notificación a la autoridad local de salud: por lo regular no se justifica la notificación oficial, Clase 5 (véase Notificación de Enfermedades Transmisibles).

   2) Aislamiento: ninguno.

   3) Desinfección concurrente: cámbiese diariamente la ropa de cama y la ropa interior de la persona infectada, incluso durante varios días después del tratamiento, teniendo cuidado de evitar la dispersión de los huevos del parásito en el aire. Conviene utilizar ropas cerradas para dormir. Los huevos que se encuentren en la ropa de cama se destruirán mediante exposición a temperaturas de 55 °C (131 °F) durante unos segundos, hirviéndola o empleando lavadoras mecánicas domésticas que cuenten con el ciclo de agua caliente. Durante varios días después del tratamiento del paciente hay que limpiar diariamente con aspiradora el dormitorio y otras partes de la casa.

   4) Cuarentena: ninguna.

   5) Inmunización de los contactos: ninguna.

   6) Investigación de los contactos y de la fuente de infección: examínese a todos los miembros de una familia o institución afectados.

   7) Tratamiento específico: pamoato de pirantel (Antiminth®, Combantrin®), mebendazol (Vermox®), o albendazol (Zentel®). El tratamiento debe repetirse después de dos semanas; podría ser conveniente el tratamiento simultáneo de toda la familia si varios de sus miembros están infectados.

**C.** *Medidas en caso de epidemia:* la aparición de casos múltiples en escuelas e instituciones puede controlarse por el tratamiento sistemático de todas las personas infectadas y sus contactos del núcleo familiar.

**D.** *Repercusiones en caso de desastre:* ninguna.

**E.** *Medidas internacionales:* ninguna.

---

## EQUINOCOCOSIS                    CIE-9 122; CIE-10 B67

La etapa larvaria (hidatídica o quística) de tres especies de *Echinococcus* produce la enfermedad en los seres humanos y en otros animales; sus manifestaciones dependen de la especie infectante. Los quistes por lo común se desarrollan en el hígado, pero también se presentan en los pulmones, los riñones, el bazo, el tejido nervioso o los huesos. Son de tres tipos: 1) uniloculares o enfermedad hidatídica quística; 2) multiloculares o enfermedad hidatídica alveolar y 3) enfermedad hidatídica poliquística.

## I. EQUINOCOCOSIS POR               CIE-9 122.4;
## *ECHINOCOCCUS GRANULOSUS*      CIE-10 B67.0-B67.4

(Equinococosis quística o unilocular, enfermedad hidatídica quística)

**1. Descripción** – El gusano plano *Echinococcus granulosus* es la especie más común de *Echinococcus* y causa enfermedad hidatídica quística, que es transmisible por las etapas larvarias del verme. Los quistes hidatídicos se agrandan poco a poco y necesitan varios años para desarrollarse completamente. Una vez desarrollados, suelen tener de 1 a 7 cm de diámetro, pero a veces exceden de 10 cm. Las infecciones pueden ser asintomáticas hasta que los quistes ejercen un efecto expansivo o de masa manifiesto; después, los síntomas y los signos varían según la localización, el diámetro y el número de quistes. Los quistes rotos o con derrames ocasionan intensas reacciones anafilactoides y pueden liberar protoescólices que producen equinococosis secundaria. En forma típica, los quistes son esféricos, de pared gruesa y uniloculares, y se detectan más a menudo en el hígado y los pulmones, pero pueden surgir en cualquier otro órgano.

El diagnóstico clínico se basa en signos y síntomas compatibles con un tumor de crecimiento lento, cuando hay antecedentes de haber residido en un área endémica y de haber estado en contacto con cánidos. El diagnóstico diferencial incluye cánceres, abscesos amibianos, quistes congénitos y tuberculosis. Los métodos útiles para el diagnóstico en el laboratorio de la enfermedad hidatídica en los seres humanos son las radiografías, la tomografía computarizada y la ultrasonografía, además de las pruebas serológicas. No obstante, el diagnóstico definitivo en sujetos seronegativos obliga a la identificación microscópica de muestras obtenidas quirúrgicamente o por aspiración percutánea. Los riesgos potenciales de este último método (anafilaxis y derrame del líquido hidatídico) se evitan al utilizar ultrasonografía como guía y protección con antihelmínticos. La identificación según la especie se basa en la presencia de las paredes laminadas y gruesas del quiste, los protoescólices y la estructura y el tamaño de los ganchillos del protoescólex.

**2. Agente infeccioso** – *Echinococcus granulosus,* una pequeña tenia del perro y otros cánidos.

**3. Distribución** – La prevalencia del parásito depende del contacto íntimo de las personas con perros infectados. Esta parasitosis aparece en todos los continentes, excepto en la Antártida, pero es especialmente frecuente en países en que se hace pastoreo y los perros consumen vísceras que contienen los quistes. En los Estados Unidos, la tenia se ha detectado en regiones ovejeras de Utah, Arizona, Nuevo México y California, y persiste en un ciclo selvático en el que participan ungulados salvajes como el alce y el caribú en Alaska. La transmisión en las personas ha sido eliminada por completo en Islandia y ha disminuido notablemente en Australia, Nueva Zelandia y Chipre.

**4. Reservorio** – Los huéspedes definitivos de *E. granulosus* son el perro doméstico y otros cánidos, que pueden tener miles de vermes adultos en su intestino. Los felinos y muchos otros carnívoros no son huéspedes idóneos para el parásito. Los herbívoros, en particular las ovejas, el ganado vacuno, las cabras, los cerdos, los caballos y otros animales sirven como huéspedes intermediarios.

**5. Modo de transmisión** – La infección de los seres humanos, que suele suceder en la niñez, se produce en forma directa por transferencia de huevos de las manos a la boca después del contacto con perros infectados o, en forma indirecta, por medio de alimentos, agua, tierra o fómites contaminados. En algunos casos, las moscas han dispersado los huevos después de alimentarse de heces infectadas.

Los vermes adultos en el intestino delgado de los cánidos producen huevos que contienen embriones infectantes (oncosferas) que son expulsados en las heces y pueden sobrevivir varios meses en pastos o jardines. Después de ser ingerido por huéspedes intermediarios susceptibles, entre ellos los seres humanos, el huevo, al hacer eclosión, libera oncosferas que emigran a través de la mucosa y son arrastradas por la sangre a diversos órganos en los que forman quistes. La capacidad de las cepas de *E. granulosus* de adaptarse a diversos huéspedes (ovejas, ganado bovino, caballos, camellos, cerdos y alces) es variable. Su infecciosidad para los seres humanos también es variable.

Los cánidos se infectan al ingerir vísceras que contienen quistes hidatídicos. Las ovejas y otros huéspedes intermediarios se infectan mientras pastan en áreas contaminadas con heces de perros que contienen huevos del parásito.

**6. Período de incubación** – Variable, de 12 meses a varios años, según el número y el sitio de los quistes y la rapidez con que se desarrollan.

**7. Período de transmisibilidad** – No se transmite directamente de una persona a otra, ni de un huésped intermediario a otro. Los perros infectados comienzan a expulsar huevos unas siete semanas después de la infección. Casi todas las infecciones de los perros se resuelven espontáneamente hacia los seis meses, pero los vermes adultos a veces sobreviven dos o tres años. Los perros pueden sufrir infecciones repetidas.

**8. Susceptibilidad y resistencia** – Los niños tienen más probabilidades de estar expuestos a la infección, dado que tienen contacto más frecuente con perros infectados, y porque sus hábitos de higiene quizá no sean adecuados. No hay pruebas de que sean más susceptibles a la infección que los adultos.

**9. Métodos de control** –

*A. Medidas preventivas:*

1) Educar a la población expuesta al peligro de contraer la infección para que evite la exposición ambiental a heces de perros. Insistir en el lavado minucioso de las manos.

2) Interrumpir la transmisión de los huéspedes intermediarios a los definitivos evitando que los perros consuman vísceras crudas; esto incluye la supervisión de la matanza de ovinos y otros animales y la eliminación higiénica y segura de las vísceras infectadas.

3) Incinerar o enterrar profundamente los órganos infectados de los huéspedes intermediarios muertos.

4) Tratar periódicamente a los perros de alto riesgo; reducir su número a un nivel compatible con las necesidades ocupacionales relacionadas con estos animales.

5) El personal de campo y de laboratorio debe cumplir estrictamente todas las precauciones de seguridad para evitar la ingestión de huevos de la tenia.

*B. Control del paciente, de los contactos y del ambiente inmediato:*

1) Notificación a la autoridad local de salud: en zonas endémicas seleccionadas; en la mayor parte de los países y de

los estados de los Estados Unidos no es una enfermedad de notificación obligatoria, Clase 3B (véase Notificación de Enfermedades Transmisibles).

2) Aislamiento: ninguno.

3) Desinfección concurrente: ninguna.

4) Cuarentena: ninguna.

5) Inmunización de los contactos: ninguna.

6) Investigación de los contactos y de la fuente de infección: examen de los miembros de la familia y personas conexas en busca de tumores sospechosos. Hay que revisar a los perros que viven dentro de la casa o en su cercanía en busca de la infección. Identificar las prácticas que culminan en la infección.

7) Tratamiento específico: el tratamiento más común es la extirpación quirúrgica de los quistes aislados. Sin embargo, se han obtenido buenos resultados con la administración de mebendazol (Vermox®) y albendazol (Zentel®), y posiblemente sea el tratamiento preferido en muchos casos. Si se rompe un quiste primario, la administración de prazicuantel (Biltricide®), un agente que destruye los protoescólices, aminora la probabilidad de que surjan quistes secundarios.

C. *Medidas en caso de epidemia:* en las zonas hiperendémicas, controlar las poblaciones de perros salvajes y vagabundos. Se tratará a los perros supervivientes con prazicuantel (Biltricide®). Control estricto de la matanza de animales domésticos.

D. *Repercusiones en caso de desastre:* ninguna.

E. *Medidas internacionales:* controlar el tránsito de perros procedentes de zonas enzoóticas conocidas.

## II. EQUINOCOCOSIS POR *ECHINOCOCCUS MULTILOCULARIS*　　CIE-9 122.5, 122.7; CIE-10 B67.5-B67.7

(Enfermedad hidatídica o equinococosis alveolar; equinococosis multilocular)

1. **Descripción** – Enfermedad muy destructiva e invasora causada por la etapa larvaria de *Echinococcus multilocularis*. Los quistes por lo común se localizan en el hígado y, dado que su crecimiento no tiene el freno de la pared laminar gruesa del quiste, se expanden continuamente en la periferia y producen masas tumoriformes sólidas. Pue-

den surgir metástasis y dar origen a quistes secundarios en otros órganos. Las manifestaciones clínicas dependen del tamaño y la localización de los quistes, pero a menudo se confunden con las de la cirrosis o el carcinoma hepático. La enfermedad suele ser mortal.

El diagnóstico se basa por lo general en el estudio histopatológico, e incluye signos como la fina zona periquística generada por el huésped y las múltiples microvesículas formadas por la proliferación externa. Los seres humanos son huéspedes accidentales; los quistes rara vez producen membranas prolíferas, protoescólices o corpúsculos calcáreos. El diagnóstico serológico por medio de antígeno purificado de *E. multilocularis* es muy sensible y específico.

**2. Agente infeccioso** – *Echinococcus multilocularis*.

**3. Distribución** – La distribución se limita a zonas del hemisferio norte, Europa central, la antigua Unión Soviética, Siberia, el norte de Japón, Alaska, Canadá y, en raras ocasiones, la porción norcentral de los Estados Unidos. La enfermedad por lo común se diagnostica en los adultos.

**4. Reservorio** – Los vermes adultos se identifican más bien en animales salvajes como los zorros, pero los perros y los gatos pueden ser fuentes de infección humana. Los huéspedes intermediarios son roedores que incluyen ratones campestres, lemmings y otro tipo de ratones. *E. multilocularis* suele perpetuarse en la naturaleza por los ciclos zorro-roedor.

**5. Modo de transmisión** – Por ingestión de huevos expulsados en las heces de cánidos y félidos que hayan comido roedores infectados. También sirven como vehículos de infección el pelo y los arreos del perro contaminados con heces, y los fómites del ambiente.

**6., 7., 8. y 9. Período de incubación, Período de transmisibilidad, Susceptibilidad y resistencia y Métodos de control** – Iguales que en la sección I sobre *Echinococcus granulosus*, excepto que es menos frecuente que la extirpación quirúrgica radical sea satisfactoria. En casos no extirpables, la administración continua de mebendazol y posiblemente albendazol puede evitar el avance de la enfermedad.

## III. EQUINOCOCOSIS POR *ECHINOCOCCUS VOGELI* CIE-9 122.9; CIE-10 B67.9
(Enfermedad hidatídica poliquística)

Esta enfermedad es causada por quistes de *E. vogeli*, que se localizan en el hígado, los pulmones y otros órganos. Los síntomas varían con el tamaño y la localización del quiste. Esta especie puede diferenciarse por los ganchillos de su rostelo. La hidátide poliquística tiene la singularidad de que su membrana germinativa prolifera en sentido externo para formar nuevos quistes, y en sentido interno para formar tabiques que dividen la cavidad en innumerables microquistes. La membrana prolígera contiene gran cantidad de protoescólices que terminan por transformarse en microquistes.

Se han notificado casos en América Central y del Sur, principalmente en Brasil, Colombia y Ecuador. El huésped definitivo principal es el cánido silvestre; los principales huéspedes intermediarios son las pacas, los agutíes y las ratas espinosas. Los perros domésticos de caza que han comido vísceras de pacas infectadas son fuentes de infección humana.

---

## ERITEMA INFECCIOSO     CIE-9 057.0; CIE-10 B08.3
## INFECCIÓN POR PARVOVIRUS HUMANO
### (Quinta enfermedad)

**1. Descripción** – El eritema infeccioso es una enfermedad vírica leve, por lo común afebril, que se caracteriza por una erupción eritematosa y se presenta de manera esporádica o epidémica, especialmente en los niños. El signo típico es un eritema intenso de las mejillas (aspecto de cara abofeteada), que suele acompañarse de una erupción parecida a un encaje en el tronco y las extremidades, que disminuye de intensidad pero que puede reaparecer de una a tres semanas (o más) después de la exposición a la luz solar o al calor (como en el baño). A veces se manifiestan síntomas leves de índole general antes de que comience la erupción. En los adultos, la erupción suele ser atípica o no aparecer, pero a veces se presentan artralgias o artritis que persisten días o meses, y a veces años. De los casos de infección, 25% o más pueden ser asintomáticos. A menudo es necesario diferenciar el cuadro del de la rubéola, la escarlatina y el eritema multiforme.

Las complicaciones graves de la infección por el virus causal son raras, pero las personas anémicas que requieren de una mayor producción de eritrocitos (como en la enfermedad drepanocítica) pueden presentar crisis aplásticas transitorias, generalmente sin la erupción precedente. En menos de 10% de las infecciones intrauterinas en la primera mitad del embarazo ha habido anemia e hidropesía fetales y muerte del feto. Las personas inmunosuprimidas pueden presentar anemia crónica grave.

Se han notificado diversas enfermedades de otro tipo (como artritis reumatoide, vasculitis sistémica, hepatitis fulminante y miocarditis) en asociación con el eritema infeccioso, pero no se ha establecido una relación causal.

El diagnóstico por lo regular se confirma sobre bases clínicas y epidemiológicas, y puede corroborarse por la detección de anticuerpos IgM específicos contra el parvovirus B19 (B19), o por el incremento de los anticuerpos IgG contra B19. Los títulos de anticuerpos IgM comienzan a disminuir de 30 a 60 días después del comienzo de los síntomas. El diagnóstico de la infección por B19 también se hace al detectar los antígenos virales de ADN. La reacción en cadena de la polimerasa del ADN de B19 es la más sensible de todas estas pruebas y arrojará resultados positivos durante el primer mes de una infección aguda, y en algunas personas por lapsos duraderos.

**2. Agente infeccioso** – El parvovirus humano B19, un virus de ADN de 20 a 25 nm perteneciente a la familia Parvoviridae, que es capaz de réplica en células eritroides precursoras.

**3. Distribución** – Mundial. El trastorno es común en los niños y se presenta de manera esporádica y epidémica. En los Estados Unidos, la prevalencia de anticuerpos IgG contra B19 oscila entre 5 a 15% en los niños menores de 5 años de edad y 50 a 80% en los adultos. En las zonas templadas, las epidemias tienden a presentarse en invierno y primavera, con una periodicidad de tres a siete años en una comunidad dada.

**4. Reservorio** – Los seres humanos.

**5. Modo de transmisión** – Se piensa que fundamentalmente por contacto con secreciones infectadas de las vías respiratorias; también por transmisión de la madre al feto y, en ocasiones, por vía parenteral por transfusión de sangre y hemoderivados. B19 es resistente a la inactivación por diversos métodos que incluyen el calentamiento a 80 °C durante 72 horas.

**6. Período de incubación** – Variable; de 4 a 20 días, hasta que aparecen la erupción o los síntomas de la crisis aplástica.

**7. Período de transmisibilidad** – En las personas que solo presentan erupción, la transmisibilidad es máxima antes de que aparezca la erupción, y quizá no sea transmisible una vez que esta surgió. Las personas con crisis aplásticas pueden contagiar el virus hasta una semana después del comienzo de los síntomas. Los individuos inmunosuprimidos y con infección crónica y anemia grave pueden contagiar la enfermedad durante meses o años.

**8. Susceptibilidad y resistencia** – La susceptibilidad es universal en personas con el antígeno P de grupo sanguíneo; al parecer, la aparición de anticuerpos contra B19 confiere protección. El receptor de B19 de células eritroides es el antígeno P de grupo sanguíneo. Los índices de ataque entre las personas susceptibles pueden ser altos: 50% de los contactos en el hogar, y de 10 a 60% en jardines infantiles o escuelas, en el lapso de dos a seis meses de la presentación de un brote.

En los Estados Unidos, entre 50 y 80% de los adultos muestran datos serológicos de infección pasada, según su edad y sitio de residencia.

9. **Métodos de control** –

A. *Medidas preventivas:*

1) La enfermedad por lo común es benigna y por ello la prevención debe orientarse a las personas con mayor predisposición a desarrollar complicaciones (por ejemplo, las que tienen anemia subyacente, las inmunodeficientes y las mujeres embarazadas no inmunes al parvovirus B19). Estas personas pueden optar por no exponerse a individuos potencialmente infecciosos en el hospital o durante la presentación de un brote. No se han emprendido estudios sobre la eficacia de la inmunoglobulina (IG).

2) Las mujeres embarazadas susceptibles, o las que podrían quedar embarazadas, y que tienen contacto íntimo y continuo con personas con infección por el agente B19 (en la escuela, en el hogar y en instituciones asistenciales y médicas) deben recibir orientación sobre la posibilidad de infección y sobre el peligro potencial de complicaciones en el feto. Hay que recomendar a las embarazadas que tienen niños enfermos en el hogar, que se laven frecuentemente las manos y no compartan utensilios de comer.

3) Se debe advertir al personal de salud sobre la importancia de cumplir con las medidas adecuadas de control de la infección. Rara vez se han notificado brotes nosocomiales.

B. *Control del paciente, de los contactos y del ambiente inmediato:*

1) Notificación a la autoridad local de salud: brotes comunitarios extensos, Clase 4 (véase Notificación de Enfermedades Transmisibles).

2) Aislamiento: no es una medida práctica para la comunidad en su totalidad. Para las personas con crisis aplástica transitoria hospitalizadas deben tomarse las precauciones válidas contra las gotitas en aerosol expulsadas al toser o al hablar. Si bien los niños con infección por B19 tienen la mayor contagiosidad antes del comienzo de la enfermedad, puede ser prudente dispensarlos de asistir a la escuela o a la guardería infantil mientras tengan fiebre.

3) Desinfección concurrente: lavado estricto de las manos después del contacto con el paciente.

4) Cuarentena: ninguna.

5) Inmunización de los contactos: está en desarrollo una vacuna con la cápside de B19 recombinante.

6) Investigación de los contactos y de la fuente de infección: en las embarazadas expuestas a contagio se deben valorar los anticuerpos IgG e IgM contra B19 para determinar su

susceptibilidad y guiar la orientación sobre los peligros para el feto.

7) Tratamiento específico: se ha utilizado con buenos resultados la inmunoglobulina intravenosa (IGIV) para tratar la anemia crónica en infecciones persistentes, pero se han observado recaídas que requieren tratamiento adicional con IGIV.

C. *Medidas en caso de epidemia:* durante los brotes en escuelas o guarderías hay que informar a las embarazadas y a las personas con anemias o inmunodeficiencias sobre el posible riesgo de contraer y transmitir la infección.

D. *Repercusiones en caso de desastre:* ninguna.

E. *Medidas internacionales:* ninguna.

---

# ESCABIOSIS
(Sarna, acariasis)

**CIE-9 133.0; CIE-10 B86**

**1. Descripción** – Infestación parasitaria de la piel causada por un ácaro cuya penetración se advierte en la forma de pápulas, vesículas o surcos lineales diminutos que contienen los ácaros y sus huevos. En los hombres, las lesiones predominan cerca de los pliegues interdigitales, en la cara anterior de las muñecas y los codos, en los pliegues anteriores de las axilas, la cintura, los muslos y los órganos genitales externos. En las mujeres, a menudo afecta los pezones, el abdomen y la porción inferior de los glúteos. En los lactantes afecta la cabeza, el cuello, las palmas de las manos y las plantas de los pies, zonas que no suelen ser afectadas en las personas de mayor edad. El prurito es intenso, especialmente en la noche, pero las complicaciones se limitan a lesiones que muestran infección secundaria por el rascado. En las personas inmunodeficientes y en los pacientes ancianos, la infestación suele asumir la forma de una dermatitis generalizada con una distribución más amplia que los surcos, con descamación extensa y, a veces, vesículas y costras ("sarna noruega"); el prurito intenso común puede ser menor, o no aparecer. Cuando la escabiosis se complica por la infección causada por estreptococos beta hemolíticos, surge el riesgo de glomerulonefritis aguda.

El diagnóstico puede corroborarse al localizar el ácaro en su surco e identificarlo microscópicamente. Para el raspado o la biopsia hay que tener cuidado de elegir las lesiones que no hayan sufrido excoriación por el rascado repetido. La aplicación previa de aceite mineral facilita reunir el material de raspado y su examen bajo un cubreobjetos. Se puede aplicar tinta a la piel y después, al lavarla, identificar los surcos.

**2. Agente etiológico** – *Sarcoptes scabiei,* un ácaro.

**3. Distribución** – Es una enfermedad muy extendida. Las epidemias pasadas se atribuían a la pobreza, la falta de higiene y las aglomeraciones por guerra, desplazamientos de refugiados y crisis económicas. La reciente ola de infestación en los Estados Unidos y Europa surgió sin que existieran perturbaciones sociales grandes, y afectó a personas de todos los niveles socioeconómicos, sin distinción de edad, sexo, raza o normas de higiene personal. La escabiosis es endémica en muchos países en desarrollo.

**4. Reservorio** – Los seres humanos; en las personas pueden vivir especies de *Sarcoptes* y otros ácaros de los animales, pero no se reproducen en ellas.

**5. Modo de transmisión** – La transferencia de los parásitos se hace por contacto directo con la piel infestada; también pueden adquirirse durante las relaciones sexuales. El desplazamiento de los ácaros desde la ropa interior y de cama solo se produce si la ropa ha sido contaminada por personas infestadas inmediatamente antes. Los ácaros pueden perforar la superficie de la piel en 2,5 minutos. Las personas con el síndrome de sarna noruega son muy contagiosas, por el gran número de ácaros en las escamas que se desprenden.

**6. Período de incubación** – De dos a seis semanas antes de la aparición del prurito en las personas sin exposición previa al ácaro. Las personas que han estado infestadas anteriormente manifiestan síntomas de uno a cuatro días después de la nueva exposición.

**7. Período de transmisibilidad** – Persiste mientras no se destruyan los ácaros y los huevos por medidas adecuadas, por lo regular después de una o dos series de tratamiento con una diferencia de una semana.

**8. Susceptibilidad y resistencia** – Se ha sugerido que existe alguna resistencia porque las personas inmunológicamente deficientes son susceptibles de mostrar superinfestación. En las personas previamente infestadas se establece un número menor de ácaros, en comparación con las que no han sufrido la exposición previa.

**9. Métodos de control** –

    A. *Medidas preventivas:* educar a la población y a la comunidad médica sobre el modo de transmisión, el diagnóstico temprano y el tratamiento de los pacientes infestados y de los contactos.

    B. *Control del paciente, de los contactos y del ambiente inmediato:*
       1) Notificación a la autoridad local de salud: por lo regular no se justifica la notificación oficial, Clase 5 (véase Notificación de Enfermedades Transmisibles).

2) Aislamiento: debe excluirse de las escuelas y sitios laborales a todas las personas infestadas hasta el día posterior al tratamiento. En caso de pacientes hospitalizados, es necesario el aislamiento de contactos durante 24 horas después del comienzo del tratamiento eficaz.

3) Desinfestación concurrente: se destruirán los ácaros y sus huevos al lavar la ropa interior, prendas de vestir y sábanas utilizadas por el paciente durante las 48 horas anteriores al tratamiento, utilizando los ciclos calientes de las máquinas de lavar y secar ropa; sin embargo, tal vez estas medidas sean innecesarias en casi todas las infestaciones. Lavar las ropas personales y de cama es una medida importante en pacientes con la sarna noruega, porque existe gran posibilidad de que el ácaro se transmita por fómites.

4) Cuarentena: ninguna.

5) Inmunización de los contactos: ninguna.

6) Investigación de los contactos y de la fuente de infestación: búsqueda de casos no notificados y no diagnosticados entre los compañeros o miembros del núcleo familiar; son raras las infestaciones aisladas en una familia. Tratamiento profiláctico de las personas que hayan tenido contacto cutáneo con personas infestadas (incluidos los miembros de la familia y los contactos sexuales).

7) Tratamiento específico: el tratamiento preferido para los niños es la permetrina al 5%; como fármaco alternativo, aplicar hexacloruro de benceno gamma al 1% (lindano y Kwell® están contraindicados en los neonatos prematuros, y deben usarse con cautela en los lactantes menores de 1 año de edad y en las embarazadas); crotamitón (Eurax®), monosulfuro de tetraetiltiuram (Tetmosol®), en solución al 5% dos veces al día (este último no se expende en los Estados Unidos); o una emulsión de benzoato de bencilo en todo el cuerpo, excepto la cabeza y el cuello. (Los detalles del tratamiento varían con cada fármaco.) Al día siguiente, la persona tomará un baño de limpieza y cambiará las ropas personales y de cama por otras limpias. El prurito puede persistir por una o dos semanas, y durante ese lapso no debe considerarse como signo de fracaso terapéutico ni de reinfestación. Es común el tratamiento excesivo, que debe evitarse por la toxicidad de algunos agentes, en especial el hexacloruro de benceno gamma. En aproximadamente 5% de los casos puede ser necesario un segundo tratamiento después de un intervalo de 7 a 10 días si los huevos sobrevivieron al primer tratamiento. Es necesaria la vigilancia estrecha del tratamiento, incluidos los baños.

**C. Medidas en caso de epidemia:**

1) Educar sobre higiene a las personas infestadas y a otras expuestas al riesgo, y emprender el tratamiento idóneo. Es necesaria la colaboración de las autoridades civiles o militares, y a menudo de ambas.
2) Organización de programas coordinados de tratamiento colectivo.
3) Los esfuerzos para identificar casos deben extenderse a familias completas, unidades militares o instituciones; si es posible, debe segregarse a las personas infestadas.
4) Es esencial contar con jabón e instalaciones para el baño de gran número de personas y para el lavado de la ropa. Si se cuenta con el jabón Tetmosol, es útil para evitar la infestación.

**D. Repercusiones en caso de desastre:** posible molestia en situaciones de aglomeración.

**E. Medidas internacionales:** ninguna.

---

# ESPOROTRICOSIS  CIE-9 117.1; CIE-10 B42

**1. Descripción** – Micosis generalmente cutánea, a menudo de una extremidad, que comienza en forma de un nódulo. A medida que crece, los vasos linfáticos que drenan la zona se vuelven duros y acordonados y forman una serie de nódulos que, a su vez, en ocasiones se ablandan y ulceran. Son raras las infecciones osteoarticulares, pulmonares y multifocales diseminadas. Pocas veces causa la muerte.

La confirmación en el laboratorio se hace mediante el cultivo de pus o exudado. Rara vez se identifican los microorganismos por medio de frotis directo. Se debe examinar el tejido de biopsia con colorantes para hongos.

**2. Agente infeccioso** – *Sporothrix schenckii*, un hongo dimorfo.

**3. Distribución** – Se ha notificado en todas las zonas del mundo, y es una enfermedad ocupacional de los granjeros, jardineros y horticultores. La enfermedad se caracteriza por ser esporádica y relativamente rara. Una epidemia entre trabajadores de minas de oro en Sudáfrica afectó a más de 3.000 personas; el hongo había proliferado en el maderamen de la mina. En 1988, en 14 estados de los Estados Unidos surgieron 84 casos en personas que manipulaban plantitas de conífera empacadas con musgo del género *Sphagnum*.

**4. Reservorio** – El suelo, la vegetación en putrefacción, la madera, el musgo y el heno.

**5. Modo de transmisión** – El hongo se introduce a través de la piel por pinchazos o rasguños con espinas o púas, por la manipulación del musgo del género *Sphagnum,* o por astillas de madera o leña. Se han presentado brotes en niños que jugaron con pacas de heno o en adultos que las manipularon. Se supone que la esporotricosis pulmonar se contrae por inhalación de conidios.

**6. Período de incubación** – La forma linfática puede surgir de una semana a tres meses después de la lesión.

**7. Período de transmisibilidad** – Solo en un caso se ha corroborado la transmisión de una persona a otra.

**8. Susceptibilidad y resistencia** – Se desconocen.

**9. Métodos de control** –

A. *Medidas preventivas:* en actividades económicas que entrañan la presentación de la enfermedad, hay que tratar la madera con fungicidas. Se usarán guantes y ropas con manga larga cuando se trabaje con musgo *Sphagnum.*

B. *Control del paciente, de los contactos y del ambiente inmediato:*
   1) Notificación a la autoridad local de salud: por lo común no se justifica la notificación oficial, Clase 5 (véase Notificación de Enfermedades Transmisibles).
   2) Aislamiento: ninguno.
   3) Desinfección concurrente: de las secreciones y apósitos. Limpieza terminal.
   4) Cuarentena: ninguna.
   5) Inmunización de los contactos: ninguna.
   6) Investigación de los contactos y de la fuente de infección: buscar casos no diagnosticados ni tratados.
   7) Tratamiento específico: los yoduros y el itraconazol orales son eficaces para combatir la infección mucocutánea; para las formas extracutáneas, la amfotericina B (Fungizone®) es considerada como fármaco de primera línea, aunque también el itraconazol es útil.

C. *Medidas en caso de epidemia:* es importante identificar la fuente de contagio para limitar exposiciones futuras. En la epidemia de Sudáfrica se rociaron los maderos de las minas con una mezcla de sulfato de cinc y triolita. Esta y otras medidas sanitarias controlaron la epidemia.

D. *Repercusiones en caso de desastre:* ninguna.

E. *Medidas internacionales:* ninguna.

# ESQUISTOSOMIASIS CIE-9 120; CIE-10 B65
(Bilharziasis, fiebre por caracoles)

**1. Descripción** – Infección producida por esquistosomas (trematodos), en la cual los gusanos adultos, machos y hembras, viven en las venas mesentéricas o vesicales del huésped durante su ciclo de vida, que dura varios años. Los huevos producen granulomas minúsculos y cicatrices en los órganos en que se alojan o son depositados. El cuadro sintomático varía según el número y el sitio en que están los huevos en el huésped humano: *Schistosoma mansoni* y *S. japonicum* originan fundamentalmente síntomas y signos hepáticos e intestinales, que incluyen diarrea, dolor abdominal y hepatosplenomegalia; *S. haematobium* provoca manifestaciones de las vías urinarias, que comprenden disuria, micción frecuente y hematuria al final de la micción.

Los efectos patológicos más importantes son las complicaciones que surgen por la infección crónica: fibrosis hepática e hipertensión portal y sus secuelas, y tal vez cáncer colorrectal, en las formas intestinales; uropatía obstructiva, infección bacteriana sobreañadida, infertilidad y, posiblemente, cáncer de la vejiga, en la forma urinaria de la esquistosomiasis. Los huevos de las tres especies de *Schistosoma* pueden ser depositados en sitios ectópicos que incluyen el cerebro, la médula espinal, la piel, la pelvis y la región vulvovaginal.

Las larvas de algunos esquistosomas de pájaros y mamíferos pueden penetrar la piel del ser humano y causar una dermatitis conocida a veces como "prurito de los nadadores"; tales esquistosomas no maduran en los seres humanos. Las infecciones de esa índole a veces son prevalentes entre personas que se bañan en lagos de diversas zonas del mundo, incluidos los Grandes Lagos de América del Norte y algunas playas de California. Sin embargo, se ha demostrado que la entidad clínica de la "erupción de los bañistas del mar", que es una dermatitis pruriginosa que aparece principalmente en el sitio de contacto del traje de baño con la piel (particularmente entre personas que nadaron en playas del sur de Florida, de las islas del Caribe y de Long Island, Nueva York), es causada por la etapa larvaria de algunas especies de medusas.

El diagnóstico definitivo de la esquistosomiasis depende de la demostración de la presencia de huevos en las heces, microscópicamente, por frotis directo o frotis grueso de Kato; en la orina, por filtración por poro nuclear, o en muestras de biopsia. La filtración de la orina por poro nuclear es especialmente útil en infecciones por *S. haematobium*. Entre las pruebas inmunológicas útiles están la de inmunoblot, la de precipitina circumoval, las pruebas indirectas de anticuerpos inmunofluorescentes y ELISA con el antígeno del huevo o del gusano adulto, y el radioinmunoensayo con antígenos purificados del huevo o del gusano adulto. Los resultados positivos de las pruebas serológicas indican solo infección previa y no constituyen prueba de infección actual.

**2. Agentes infecciosos** – *Schistosoma mansoni, S. haematobium* y *S. japonicum* constituyen las principales especies que causan enfermedad en los seres humanos. *S. mekongi, S. malayensis, S. mattheei* y *S. intercalatum* tienen importancia solo en zonas limitadas.

**3. Distribución** – *S. mansoni* se identifica en África (incluida Madagascar); la península arábiga; Brasil, Suriname y Venezuela en América del Sur, y en algunas islas del Caribe. *S. haematobium* existe en África (incluidas Madagascar y Mauricio) y en el Oriente Medio. *S. japonicum* se detecta en China, Taiwán, Filipinas y Sulawesi (Célebes) en Indonesia. En el Japón no se han detectado casos nuevos desde 1978, después de que se puso en marcha un programa intensivo de lucha. *S. mekongi* se presenta en la zona del río Mekong en Laos, Camboya y Tailandia. *S. intercalatum* está en zonas de África occidental, incluidos Camerún, Chad, Gabón, la República Centroafricana, Santo Tomé y el antiguo Zaire. *S. mattheei* se detecta en la parte sur de África. *S. malayensis* aparece solamente en la parte peninsular de Malasia. Ninguna de las especies mencionadas es autóctona de América del Norte.

**4. Reservorio** – Los seres humanos son el principal reservorio de *S. haematobium, S. intercalatum* y *S. mansoni*. Las personas, los perros, gatos y cerdos, el ganado bovino, los búfalos acuáticos, los caballos y los roedores salvajes son huéspedes potenciales de *S. japonicum;* su importancia epidemiológica varía en las distintas regiones. Al parecer, *S. malayensis* es un parásito de los roedores que infecta ocasionalmente al ser humano. La persistencia epidemiológica del parásito depende de la presencia de un caracol apropiado que sirva de huésped intermediario, como las especies de los géneros *Biomphalaria*, para *S. mansoni; Bulinus* para *S. haematobium, S. intercalatum* y *S. mattheei; Oncomelania* para *S. japonicum; Neotricula* para *S. mekongi*, y *Robertsiella* para *S. malayensis*.

**5. Modo de transmisión** – La infección se adquiere por contacto con agua que contiene larvas (cercarias) de vida libre que se han desarrollado en los caracoles. Los huevos de *S. haematobium* salen del cuerpo del mamífero principalmente con la orina, en tanto que los de las demás especies lo hacen con las heces. En el agua los huevos liberan las larvas (miracidios) que penetran en el huésped adecuado, un caracol de agua dulce. Después de algunas semanas, las cercarias salen del caracol y penetran en la piel de las personas, por lo regular mientras trabajan, nadan o vadean en agua; penetran en la corriente sanguínea y son transportadas a los vasos sanguíneos de los pulmones, emigran al hígado, completan su fase de maduración y después emigran a las venas de la cavidad abdominal.

Las formas adultas de *S. mansoni, S. japonicum, S. mekongi, S. mattheei* y *S. intercalatum* por lo común permanecen en las venas mesentéricas, en tanto que las de *S. haematobium* suelen emigrar por las anastomosis hasta el plexo venoso de la vejiga urinaria. Los huevos se depositan en las venillas y penetran en el interior de los intestinos y en la vejiga urinaria, o se alojan en otros órganos como el hígado y los pulmones.

**6. Período de incubación** – En las infecciones primarias, las manifestaciones generales agudas (fiebre de Katayama) pueden presentarse de dos a seis semanas después de la exposición, inmediatamente antes y durante el primer depósito de huevos. En las infecciones por *S. haematobium* las manifestaciones generales agudas son raras, pero pueden surgir.

**7. Período de transmisibilidad** – No se transmite de una persona a otra; sin embargo, las personas con esquistosomiasis crónica pueden diseminar la infección al expulsar huevos con la orina, las heces o ambas, en masas de agua, todo el tiempo en que sigan excretando huevos; es común que las infecciones por *S. mansoni* y *S. haematobium* duren más de 10 años en los seres humanos. Los caracoles infectados liberan cercarias durante toda su vida, la cual puede ser de semanas a unos tres meses.

**8. Susceptibilidad y resistencia** – La susceptibilidad es universal; cualquier resistencia que surja como consecuencia de la infección es variable y poco definida.

**9. Métodos de control –**

  A. *Medidas preventivas:*

   1) Educar a la población que vive en zonas endémicas respecto al modo de transmisión y los métodos de protección.

   2) Eliminar las heces y la orina de tal forma que los huevos viables no lleguen a masas de agua dulce donde viven los caracoles huéspedes intermediarios. El control de los animales infectados con *S. japonicum* es deseable, pero generalmente no es una medida práctica.

   3) Mejorar las prácticas de riego y de agricultura; disminuir el hábitat de los caracoles eliminando la vegetación, o por drenaje y relleno de esos sitios.

   4) Tratar los criaderos de caracoles con molusquicidas (su costo puede limitar el uso de estos agentes).

   5) Evitar el contacto con el agua contaminada (por ejemplo, usando botas de caucho). Para reducir al mínimo la penetración de cercarias después de contacto breve o accidental, las superficies cutáneas húmedas deben secarse con vigor y en forma completa con una toalla, y aplicar inmediatamente alcohol al 70% a la piel para destruir las cercarias superficiales.

6) Suministrar agua para beber, baños y lavado de ropa, que provenga de fuentes sin cercarias o tratadas para destruir los parásitos. Entre las medidas eficaces para inactivar las cercarias se incluyen el tratamiento del agua con yodo o cloro y el uso de papel filtro. También es eficaz dejar que el agua repose de 48 a 72 horas antes de usarla.

7) Tratar con praziquantel a los pacientes en las zonas endémicas, para evitar la evolución de la enfermedad y aminorar la transmisión al disminuir la transferencia de huevos.

8) Es importante informar a los viajeros que visitan áreas endémicas, señalarles los riesgos de contraer esta infección y destacarles las medidas preventivas.

**B. Control del paciente, de los contactos y del ambiente inmediato:**

1) Notificación a la autoridad local de salud: en algunas zonas endémicas de los Estados Unidos; en muchos países no es una enfermedad de notificación obligatoria, Clase 3C (véase Notificación de Enfermedades Transmisibles).

2) Aislamiento: ninguno.

3) Desinfección concurrente: eliminación sanitaria de las heces y de la orina.

4) Cuarentena: ninguna.

5) Inmunización de los contactos: ninguna.

6) Investigación de los contactos y de la fuente de infección: examinar a los contactos para saber si existe una fuente común de infección. Buscar la fuente es un esfuerzo comunitario (véase el apartado 9C).

7) Tratamiento específico: el prazicuantel (Biltricide®) es el tratamiento preferido contra todas las especies. Otros fármacos son la oxamniquina contra *S. mansoni* y el metrifonato contra *S. haematobium.*

**C. Medidas en caso de epidemia:** debe examinarse a la población para determinar si padece esquistosomiasis y tratar a las personas infectadas, especialmente las que manifiestan expulsión moderada o intensa de huevos; se prestará atención particular a los niños. Se suministrará agua limpia y se advertirá del peligro que entraña el contacto con agua que pueda contener cercarias; también se prohibirá la contaminación del agua. Las zonas con gran densidad de caracoles deben ser tratadas con molusquicidas.

**D. Repercusiones en caso de desastre:** ninguna.

**E. Medidas internacionales:** Centros Colaboradores de la OMS.

## ESTRONGILOIDIASIS   CIE-9 127.2; CIE-10 B78

**1. Descripción** – Helmintiasis del duodeno y la porción superior del yeyuno, a menudo asintomática. Las manifestaciones clínicas incluyen dermatitis transitoria cuando las larvas de los parásitos penetran en la piel en la infección inicial; tos, estertores y a veces neumonitis demostrable cuando las larvas pasan por los pulmones, síntomas abdominales cuando el gusano hembra se aloja en la mucosa del intestino. Los síntomas de la infección crónica pueden ser leves o graves, según la intensidad de la infección.

El dolor abdominal (por lo regular en el epigastrio, y que a menudo sugiere úlcera péptica), la diarrea y la urticaria son síntomas clásicos; las manifestaciones también pueden incluir náusea, pérdida de peso, vómito, debilidad y estreñimiento. Puede presentarse una dermatitis fuertemente pruriginosa originada en el ano; a veces surgen pápulas estacionarias que duran uno o dos días, y también erupción serpiginosa migratoria que se desplaza varios centímetros por hora por todo el tronco. En raras ocasiones la autoinfección intestinal con un número cada vez mayor de helmintos puede causar estrongiloidiasis diseminada con consunción, afección pulmonar y muerte, en particular, aunque no exclusivamente, en el huésped inmunodeficiente. En esos casos es común la sepsis secundaria por gramnegativos. La eosinofilia suele ser moderada (de 10 a 25%) en la fase crónica y en personas con infecciones intercurrentes, especialmente en las infectadas por el virus linfotrópico humano de células T (VLHT-1) y en quienes reciben quimioterapia contra el cáncer, pero puede ser normal o baja en casos de diseminación.

El diagnóstico se hace por la identificación de las larvas móviles en muestras de heces recién expulsadas y concentradas, en el método de placa de agar, en líquido de aspiración del duodeno y a veces en el esputo. Puede ser necesario repetir los exámenes para descartar alguna entidad diagnóstica. Las heces que se conservan a temperatura ambiente durante 24 horas o más pueden mostrar algunas fases de desarrollo del parásito: larvas rabditiformes (no infecciosas) y filariformes (infecciosas), que deben diferenciarse de las larvas de otras especies de anquilostomas y adultos libres. Las pruebas serológicas, como EIA, basadas en los antígenos de la etapa larvaria son positivas en 80 a 85% de los pacientes infectados.

**2. Agentes infecciosos** – Los nematodos *Strongyloides stercoralis* y *S. fülleborni*.

**3. Distribución** – Está presente en las zonas tropicales y templadas, con mayor frecuencia en las regiones cálidas y húmedas. No se ha precisado con exactitud la prevalencia en las zonas endémicas. Puede prevalecer en sujetos internados en instituciones donde la higiene personal es inadecuada. La presencia de *S. fülleborni* se ha identificado solamente en África y Papua Nueva Guinea.

**4. Reservorio** – Los seres humanos son el reservorio principal de *S. stercoralis*; hay transmisión ocasional solamente de algunas cepas caninas y felinas a los seres humanos. Los primates no humanos son el reservorio de *S. fülleborni* en África. También puede haber transmisión de una persona a otra.

**5. Modo de transmisión** – Las larvas infectantes (filariformes), que se desarrollan en las heces o en la tierra húmeda contaminada con excrementos, penetran por la piel, llegan a la circulación venosa y son llevadas a los pulmones. Penetran las paredes de los capilares, entran en los alvéolos, ascienden a la tráquea y a la epiglotis, y descienden a las vías digestivas para llegar a la porción superior del intestino delgado, donde se completa el desarrollo de la hembra adulta.

El gusano adulto, una hembra partenogénica, vive dentro del epitelio de la mucosa del intestino, en especial del duodeno, sitio en que deposita sus huevos. Estos se desarrollan y terminan por liberar larvas rabditiformes (no infectantes) que pasan al interior del intestino, salen del huésped con las heces y siguen su evolución hasta transformarse en larvas filariformes infecciosas (que pueden infectar al mismo huésped o a otro), o en adultos libres, machos y hembras, que llegan a la tierra. Las hembras libres fertilizadas producen huevos que pronto dan origen a larvas rabditiformes que pueden transformarse en larvas filariformes en el término de 24 a 36 horas. En algunas personas, las larvas rabditiformes liberadas pueden llegar a la fase infectante antes de salir del cuerpo y penetrar por la mucosa intestinal o la piel perianal; la autoinfección resultante puede convertirse en una infección que persista durante años.

**6. Período de incubación** – Desde la penetración de la piel por las larvas filariformes hasta que aparecen las larvas rabditiformes en las heces transcurren de dos a cuatro semanas; el período que media hasta la aparición de los síntomas es impreciso y variable.

**7. Período de transmisibilidad** – Mientras haya helmintos vivos en el intestino; en caso de autoinfección puede durar hasta 35 años.

**8. Susceptibilidad y resistencia** – La susceptibilidad es universal. Se ha demostrado inmunidad adquirida en animales de laboratorio, pero no en los seres humanos. Los pacientes de sida, cáncer o que reciben tratamiento inmunosupresor están en peligro de presentar diseminación.

**9. Métodos de control** –

  *A. Medidas preventivas:*
   1) Eliminar las heces humanas por métodos sanitarios.
   2) Mantener estrictamente los hábitos higiénicos, incluso el empleo de calzado en zonas endémicas.
   3) Descartar el diagnóstico de estrongiloidiasis antes de emprender el tratamiento inmunosupresor.

4) Examinar y tratar a los perros, gatos y monos infectados que estén en contacto con personas.

**B. Control del paciente, de los contactos y del ambiente inmediato:**

1) Notificación a la autoridad local de salud: por lo común no se justifica la notificación oficial, Clase 5 (véase Notificación de Enfermedades Transmisibles).

2) Aislamiento: ninguno.

3) Desinfección concurrente: eliminación sanitaria de las heces.

4) Cuarentena: ninguna.

5) Inmunización de los contactos: ninguna.

6) Investigación de los contactos y de la fuente de infección: se deben buscar signos de infección entre los miembros de la familia o residentes de la misma institución.

7) Tratamiento específico: ante la posibilidad de auto-infección y diseminación, hay que tratar todas las infecciones, independientemente del número de helmintos, de preferencia con ivermectina (Mectizan®), tiabendazol (Mintezol®), o con albendazol (Zentel®). En ocasiones es necesario repetir el tratamiento varias veces.

**C. Medidas en caso de epidemia:** no son aplicables, pues es una enfermedad esporádica.

**D. Repercusiones en caso de desastre:** ninguna.

**E. Medidas internacionales:** ninguna.

---

# EXANTEMA SÚBITO     CIE-9 057.8; CIE-10 B08.2
(Sexta enfermedad, roséola infantil)

**1. Descripción** – Enfermedad aguda de origen vírico, con erupción febril que por lo general afecta a los niños menores de 4 años de edad, pero que con mayor frecuencia ataca antes de los 2 años. Es una manifestación de enfermedades causadas por el virus del herpes humano-6B (VHH-6B). Se presenta fiebre repentina que a veces llega a 41 °C (106 °F) y dura de tres a cinco días. La fiebre cede por lisis, y es seguida de una erupción maculopapulosa en el tronco y más tarde en el resto del cuerpo, que palidece y desaparece pronto. Los síntomas por lo común son leves, pero se han notificado convulsiones febriles.

Según datos recientes, el espectro de la enfermedad sintomática en niños incluye fiebre alta sin erupción e inflamación de la membrana del tímpano y, en raras ocasiones, meningoencefalitis, convulsiones recurrentes o hepatitis fulminante. En adultos inmunocompetentes se ha descrito un síndrome similar al de mononucleosis, y en huéspedes inmunodeficientes la infección por el virus se ha acompañado de neumonitis. El VHH-6 también causa infección asintomática y latente. A menudo es necesario diferenciar la roséola de exantemas similares evitables por vacunación (como sarampión o rubéola).

El diagnóstico se confirma al buscar anticuerpos contra el VHH-6 en pares de sueros, por medio de la técnica de inmunofluorescencia o por aislamiento del VHH-6. No se dispone de pruebas prácticas para detectar IgM; la respuesta de dicha inmunoglobulina por lo común se identifica solo después de los cinco días que siguen al comienzo de los síntomas. La detección del ADN del VHH-6 en la sangre por la reacción en cadena de la polimerasa, en caso de no haber anticuerpo IgG concomitante, puede ser promisoria como método futuro y práctico para el diagnóstico rápido.

**2. Agente infeccioso** – La causa más común del exantema súbito es el virus del herpes humano-6 (subfamilia herpesvirus beta, género *Roseolovirus*). El VHH-6 puede dividirse en los subtipos VHH-6A y VHH-6B por medio de técnicas monoclonales. Se sabe que gran parte de las infecciones por el VHH-6 en los seres humanos son causadas por el VHH-6B. También se ha sabido de casos de exantema súbito causado por el virus herpético humano 7.

**3. Distribución** – Mundial. La incidencia en el Japón, los Estados Unidos, el Reino Unido y Hong Kong, donde se ha descrito mejor la seroepidemiología del VHH-6, alcanza su máximo entre los niños de 6 y los 12 meses de edad, y la seroprevalencia es de 65 a 100% cuando el menor tiene unos 2 años. La seroprevalencia en mujeres en edad de procrear varía de 80 a 100% en gran parte del mundo, si bien en Marruecos se han observado tasas de 20% y en Malasia, de 49%. Rara vez se identifican los brotes perfectamente característicos de exantema súbito o de VHH-6; solamente en el Japón se ha descrito una predilección estacional (finales del invierno y comienzos de la primavera).

**4. Reservorio** – Los seres humanos al parecer constituyen el principal reservorio de la infección.

**5. Modo de transmisión** – No se ha definido con precisión. En los niños, el contagio rápido de la infección en la niñez temprana, al desaparecer la protección de los anticuerpos recibidos de la madre, y la elevada prevalencia de ADN del VHH-6 en las glándulas salivales de los adultos, sugieren que el mecanismo posible de la infección quizá sea el contacto salival con cuidadores y padres. Sin embargo, en un estudio realizado en los Estados Unidos, la tasa de infección por edades específicas aumentaba cuando había más de un hijo en el núcleo familiar, lo cual sugiere que los niños pudieran ser también reservorios importantes para la transmisión. Los riñones y el hígado trasplantados de donantes infectados por el VHH-6 pueden originar la infección primaria en receptores seronegativos.

6. **Período de incubación** – Diez días, con límites comunes de 5 a 15 días. La enfermedad suele comenzar de dos a cuatro semanas después del trasplante en receptores susceptibles.

7. **Período de transmisibilidad** – Se desconoce en la infección aguda. Después de la infección aguda, el virus puede estar latente en ganglios linfáticos, riñones, hígado, glándulas salivales y en monocitos. No se ha precisado la duración de la transmisibilidad posible por estas infecciones latentes, pero pudiera ser permanente.

8. **Susceptibilidad y resistencia** – La susceptibilidad es general. Las tasas de infección en lactantes menores de 6 meses son bajas, pero aumentan rápidamente después de ese lapso, lo cual sugiere que existe protección temporal conferida por los anticuerpos maternos que llegan a través de la placenta. Son raros los segundos casos de exantema súbito. Muchas personas al parecer tienen una infección latente establecida pero sin importancia clínica exacta, en particular los individuos inmunosuprimidos. La enfermedad primaria puede ser más grave y los síntomas durar más en las personas inmunosuprimidas.

9. **Métodos de control** – No se dispone de medidas eficaces.

A. *Medidas preventivas:* en el futuro, quizá sea útil no trasplantar órganos o tejidos de donantes seropositivos al VHH-6 en sujetos receptores seronegativos.

B. *Control del paciente, de los contactos y del ambiente inmediato:*
1) Notificación a la autoridad local de salud: por lo regular no se justifica la notificación oficial, Clase 5 (véase Notificación de Enfermedades Transmisibles).
2) Aislamiento: en hospitales y otras instituciones se seguirán las precauciones de aislamiento de contactos en los pacientes sospechosos de padecer exantema súbito, y se les colocará en un cuarto privado.
3) Desinfección concurrente: ninguna.
4) Cuarentena: ninguna.
5) Inmunización de los contactos: ninguna. Ante la inmunidad perdurable contra la reinfección después de las infecciones primarias, en el futuro quizá tenga alguna utilidad una vacuna.
6) Investigación de los contactos y de la fuente de infección: ninguna, dada la elevada prevalencia de portadoes asintomáticos en la población.
7) Tratamiento específico: ninguno.

C. *Medidas en caso de epidemia:* ninguna.

D. *Repercusiones en caso de desastre:* ninguna.

*E. Medidas internacionales:* ninguna.

---

## FASCIOLIASIS                    CIE-9 121.3; CIE-10 B66.3

**1. Descripción** – Enfermedad del hígado causada por un gran trematodo que es un parásito natural de los ovinos, bovinos y animales similares en todo el mundo. Estos trematodos, que llegan a medir unos 3 cm, viven en los conductos biliares; las formas jóvenes se alojan en el parénquima hepático, produciendo lesión tisular y hepatomegalia. Durante la fase inicial de la invasión del parénquima, puede haber dolor en el cuadrante superior derecho del vientre, anormalidades de la función hepática y eosinofilia. Las duelas, después de que emigran a los conductos biliares, pueden causar cólico biliar o ictericia obstructiva. La infección ectópica, especialmente por *Fasciola gigantica,* puede producir zonas transitorias o migratorias de inflamación en la piel del tronco u otras partes del cuerpo.

El diagnóstico se basa en la identificación de huevos en las heces o en la bilis aspirada del duodeno. Las pruebas serodiagnósticas que se practican en algunos centros sugieren el diagnóstico cuando son positivas. La "infección espuria" puede diagnosticarse cuando aparecen huevos no viables en las heces después de que la persona ha ingerido hígado de animales infectados.

**2. Agentes infecciosos** – *Fasciola hepatica* y, con menor frecuencia, *F. gigantica.*

**3. Distribución** – Se han notificado casos de enfermedad en seres humanos en zonas de cría de ovinos y bovinos de América del Sur, el Caribe, Europa, Australia, Oriente Medio y Asia. Se han señalado casos esporádicos en los Estados Unidos. *F. gigantica* tiene una distribución restringida en África, en el Pacífico occidental y en Hawai.

**4. Reservorio** – Los seres humanos son huéspedes accidentales. En la naturaleza, la infección se mantiene en ciclos entre otras especies de animales, principalmente ganado ovino y bovino, y caracoles de la familia Lymnaeidae. Los bovinos, el búfalo de agua y otros mamíferos herbívoros mayores albergan a *F. gigantica.*

**5. Modo de transmisión** – Los huevos expulsados con las heces maduran en el agua, y en unas dos semanas liberan larvas ciliadas móviles (miracidios) que, al penetrar en un caracol (limnaeido), evolucionan hasta producir gran cantidad de cercarias que flotan libremente, se adhieren a las plantas acuáticas y se enquistan; estas formas enquistadas (metacercarias) muestran cierta resistencia a la desecación. La infección se adquiere al ingerir plantas acuáticas crudas (como los berros) que contienen metacercarias. Al llegar al intestino, las larvas emigran por la pared intestinal y llegan a la cavidad peritoneal, se introducen en el hígado y, luego de desarrollarse, penetran en los conductos biliares y comienzan a expulsar huevos, tres o cuatro meses después de la exposición inicial.

**6. Período de incubación** – Variable.

**7. Período de transmisibilidad** – La infección no se transmite directamente de una persona a otra.

**8. Susceptibilidad y resistencia** – Las personas de cualquier edad son susceptibles; la infección persiste indefinidamente.

**9. Métodos de control** –

A. *Medidas preventivas:*

1) En las zonas endémicas, educar a la población para que no coma berros u otras plantas acuáticas silvestres o de origen desconocido, en especial en las zonas donde pacen las ovejas u otros animales.

2) No utilizar excremento de ovejas para fertilizar plantas acuáticas.

3) Drenar la tierra o usar molusquicidas químicos para eliminar los moluscos cuando sea factible desde el punto de vista técnico y económico.

B. *Control del paciente, de los contactos y del ambiente inmediato:*

1) Notificación a la autoridad local de salud: por lo general no se justifica la notificación oficial, Clase 5 (véase Notificación de Enfermedades Transmisibles).

2) Aislamiento: ninguno.

3) Desinfección concurrente: ninguna.

4) Cuarentena: ninguna.

5) Inmunización de los contactos: ninguna.

6) Investigación de los contactos y de la fuente de infección: la identificación de la fuente de infección puede ser útil para evitar nuevas infecciones del paciente o de otras personas.

7) Tratamiento específico: el tratamiento por lo regular es insatisfactorio. A fines de 1999, el fármaco recomendado de primera línea era el triclabendazol; todos los pedidos hechos a los CDC para tratar la infección por *Fasciola hepatica* se remiten a Novartis Pharmaceuticals AG, Basilea, Suiza, distribuidores del fármaco. Ya no se produce bitionol (Bitin®), pero se puede obtener en los Estados Unidos a través de los CDC solo para distribución local. Este fármaco antes era el más indicado; sin embargo, los índices de curación con él o con el praziquantel

no son constantes. En la fase migratoria es posible lograr alivio sintomático con dehidroemetina, cloroquina o metronidazol.

**C. Medidas en caso de epidemia:** detectar la fuente de infección e identificar las plantas y los caracoles que intervienen en la transmisión. No comer plantas acuáticas de zonas contaminadas.

**D. Repercusiones en caso de desastre:** ninguna.

**E. Medidas internacionales:** ninguna.

---

# FASCIOLOPSIASIS                    CIE-9 121.4; CIE-10 B66.5

**1. Descripción** – Infección causada por trematodos del intestino delgado, especialmente del duodeno. Los síntomas son consecuencia de inflamación local, úlceras de la pared intestinal y efectos tóxicos generalizados. Se presenta diarrea, que por lo general alterna con estreñimiento; son frecuentes los vómitos y la anorexia. Un gran número de trematodos puede producir obstrucción intestinal aguda. Los pacientes pueden tener edema de la cara, de la pared abdominal y de las piernas durante los 20 días que siguen a la infección masiva; la ascitis es común. Habitualmente se presenta eosinofilia y, a veces, anemia secundaria. La enfermedad rara vez causa la muerte; las infecciones de poca intensidad suelen ser asintomáticas.

El diagnóstico se basa en la identificación de los trematodos grandes o de sus huevos característicos en las heces; a veces los gusanos son expulsados con el vómito.

**2. Agente infeccioso** – *Fasciolopsis buski,* un trematodo grande que puede llegar a medir 7 cm de longitud.

**3. Distribución** – Enfermedad ampliamente distribuida en las zonas rurales de Asia sudoriental, especialmente en Tailandia, en el centro y sur de la China y en partes de la India. La prevalencia suele ser elevada en los lugares donde se crían cerdos.

**4. Reservorio** – Los cerdos y los seres humanos son huéspedes definitivos de los trematodos adultos; los perros también, pero con menor frecuencia.

**5. Modo de transmisión** – En condiciones favorables, los huevos expulsados con las heces, más bien de cerdos, se desarrollan en el agua en unas tres a siete semanas; eclosionan los miracidios y penetran en caracoles de la especie *Planorbis,* que sirven de huéspedes intermediarios; se desarrollan las cercarias, que son liberadas y se enquistan en plantas acuáticas transformándose en metacercarias infectantes. Las personas se infectan al comer dichas plantas crudas. En la China, las nueces de los abrojos acuáticos que crecen en estanques cerrados, los tubérculos de la llamada castaña de agua y el bambú acuático, que las personas a veces mondan con los dientes y los labios, constituyen las fuentes principales de infección.

**6. Período de incubación** – Los huevos aparecen en las heces aproximadamente tres meses después de la infección.

**7. Período de transmisibilidad** – Dura mientras sean expulsados los huevos viables con las heces; sin tratamiento, probablemente sea de un año. No se transmite directamente de una persona a otra.

**8. Susceptibilidad y resistencia** – La susceptibilidad es universal. Los efectos adversos son más intensos en las personas desnutridas, y el número de gusanos influye en la gravedad de la enfermedad.

**9. Métodos de control** –

**A. Medidas preventivas:**

1) Educar a la población expuesta al riesgo en las zonas endémicas respecto a los mecanismos de transmisión y al ciclo vital del parásito.
2) Tratar las aguas negras para destruir los huevos.
3) Evitar que los cerdos contaminen los lugares en que crecen plantas acuáticas, y no dárselas como alimento.
4) Desecar las plantas sospechosas o, si se comen frescas, sumergirlas en agua hirviendo unos cuantos segundos. Ambos métodos destruyen las metacercarias.

**B. Control del paciente, de los contactos y del ambiente inmediato:**

1) Notificación a la autoridad local de salud: debe hacerse en determinadas zonas endémicas; en la mayoría de los países no es una enfermedad de notificación obligatoria, Clase 3C (véase Notificación de Enfermedades Transmisibles).
2) Aislamiento: ninguno.
3) Desinfección concurrente: eliminación sanitaria de las heces.
4) Cuarentena: ninguna.
5) Inmunización de los contactos: ninguna.
6) Investigación de los contactos y de las fuentes de infección: de escasa utilidad en los casos individuales. Se trata de un problema de la comunidad (véase 9C, más adelante).
7) Tratamiento específico: el prazicuantel (Biltricide®) es el medicamento preferido.

**C.** *Medidas en caso de epidemia:* identificar las plantas acuáticas que se ingieren frescas y que tienen metacercarias enquistadas, así como las especies de caracoles acuáticos infectados que viven en esas plantas; evitar la contaminación del agua con heces de seres humanos y de cerdos.

**D.** *Repercusiones en caso de desastre:* ninguna.

**E.** *Medidas internacionales:* ninguna.

---

# FIEBRE AMARILLA

CIE-9 060; CIE-10 A95

**1. Descripción** – Enfermedad vírica infecciosa aguda de duración breve y gravedad variable. Los casos más leves presentan un cuadro clínico indefinido; los ataques típicos se caracterizan por tener comienzo repentino e incluyen fiebre, escalofríos, cefalalgia, dorsalgia, mialgias generalizadas, postración, náusea y vómito. El pulso se vuelve más lento y se debilita, aunque la temperatura sea elevada (signo de Faget). La ictericia es moderada en los comienzos de la enfermedad y se intensifica en etapas ulteriores. A veces se observan albuminuria (en ocasiones intensa) y anuria. La leucopenia se presenta en los comienzos y es más intensa hacia el quinto día. En esta etapa muestran resolución casi todas las infecciones. Después de un lapso breve de remisión, de horas a un día, en algunas ocasiones el trastorno evoluciona a la etapa ominosa de intoxicación que se manifiesta por síntomas hemorrágicos, que incluyen epistaxis, hemorragia gingival, hematemesis (en asiento de café o negra), melena e insuficiencia hepática y renal. De 20 a 50% de los enfermos ictéricos mueren. La tasa de letalidad en la población indígena de las regiones endémicas es de 5%, pero en brotes individuales puede ser de 20 a 40%.

El diagnóstico de laboratorio se hace por el aislamiento del virus en la sangre por inoculación de ratones lactantes, en mosquitos o en cultivos celulares (especialmente los que tienen células de mosquito); por demostración del antígeno vírico en la sangre mediante la técnica ELISA o en el tejido hepático por empleo de anticuerpos específicos marcados, y por demostración del genoma vírico en la sangre y en el tejido hepático por medio de la reacción en cadena de la polimerasa o por sondas de hibridación. El diagnóstico serológico se corrobora con la presencia de IgM específica en los sueros iniciales o un aumento del título de anticuerpos específicos en pares de sueros obtenidos en la fase aguda y en la de convalecencia. Surgen reacciones cruzadas con otros flavivirus. Es posible diferenciar las infecciones recientes de la inmunidad producida por la vacuna, por medio de técnicas de fijación del complemento. La presencia de lesiones típicas en el hígado refuerza el diagnóstico de la enfermedad.

2. **Agente infeccioso** – El virus de la fiebre amarilla, del género *Flavivirus* y la familia Flaviviridae.

3. **Distribución** – La fiebre amarilla existe en la naturaleza en dos ciclos de transmisión, uno selvático que incluye mosquitos y primates no humanos y otro urbano, en el que participan el mosquito *Aedes aegypti* y los seres humanos. La transmisión selvática se limita a regiones tropicales de África y América Latina. En estas zonas, cada año se producen unos cuantos cientos de casos, más bien entre hombres adultos jóvenes, que por su ocupación están expuestos a los mosquitos y a los virus en regiones selváticas o transicionales de Bolivia, Brasil, Colombia, Ecuador y Perú (de Bolivia y Perú se han notificado entre 70 y 90% de los casos). Históricamente, la fiebre amarilla urbana se presentaba en muchas ciudades del continente americano. Con la excepción de algunos casos surgidos en Trinidad en 1954, desde 1942 no se ha notificado brote alguno de fiebre amarilla urbana transmitida por *Aedes aegypti* en los países de América. Sin embargo, la reinfestación de muchas ciudades con *Ae. aegypti* supone el peligro de que se renueve la transmisión de la fiebre amarilla urbana. En África, la zona endémica comprende la porción localizada entre los 15° de latitud norte y 10° de latitud sur, que se extiende desde el desierto del Sahara hacia el sur, a través del norte de Angola, el antiguo Zaire y Tanzanía. En decenios recientes, la fiebre amarilla transmitida por *Ae. aegypti* fue notificada únicamente en Nigeria, donde ocasionó casi 20 000 casos y más de 4000 muertes entre 1986 y 1991. No hay pruebas de que haya habido fiebre amarilla en Asia ni en la costa del extremo oriental de África, aunque en 1992–1993 se notificaron casos de la variedad selvática en la zona occidental de Kenya.

4. **Reservorio** – En las zonas urbanas, los seres humanos y el mosquito *Ae. aegypti;* en las zonas selváticas, otros vertebrados, en su mayor parte los monos y tal vez los marsupiales, y los mosquitos de la selva. La transmisión transovárica en los mosquitos puede contribuir a la persistencia de la infección. Los seres humanos no intervienen en forma esencial en la transmisión de la fiebre amarilla selvática ni en la perpetuación del virus, pero son los huéspedes primarios en cuanto a ampliar el ciclo urbano.

5. **Modo de transmisión** – En las zonas urbanas y en algunas zonas rurales, por la picadura de mosquitos *Ae. aegypti* infectantes. En las selvas de América del Sur, por la picadura de varias especies de mosquitos selváticos del género *Haemagogus*. En África oriental, *Ae. africanus* es el vector en la población de monos, en tanto que las es-

pecies semidomésticas *Ae. bromeliae* y *Ae. simpsoni,* y quizás otras especies de *Aedes,* transmiten el virus del mono a los seres humanos. En grandes epidemias en Etiopía, una serie de pruebas epidemiológicas contundentes señalan a *Ae. simpsoni* como el vector de una persona a otra. En África occidental, *Ae. furcifer-taylori, Ae. luteocephalus* y otras especies son causantes de la diseminación entre los monos y los seres humanos. *Ae. albopictus* se introdujo en el Brasil y en los Estados Unidos proveniente de Asia, y tiene la capacidad de combinar los ciclos selvático y urbano de la fiebre amarilla en el continente americano. Sin embargo, no se ha corroborado caso alguno de participación de dicha especie en la transmisión de la enfermedad.

**6. Período de incubación** – De tres a seis días.

**7. Período de transmisibilidad** – La sangre de los enfermos es infectante para los mosquitos muy poco antes de comenzar la fiebre y durante los primeros tres a cinco días de la enfermedad. Esta es altamente transmisible en los sitios donde coexisten muchas personas susceptibles y abundantes mosquitos vectores. No se transmite por contacto ni por los vehículos comunes. El período de incubación extrínseco en *Ae. aegypti* suele ser de 9 a 12 días, a las temperaturas habituales de los trópicos. Una vez infectado, el mosquito permanece así durante el resto de su vida.

**8. Susceptibilidad y resistencia** – La enfermedad confiere inmunidad por largo tiempo y no se conocen segundos ataques. En las zonas endémicas son comunes las infecciones leves no manifiestas. La inmunidad pasiva transitoria de los niños nacidos de madres inmunes puede persistir hasta por seis meses. En infecciones naturales, los anticuerpos aparecen en la sangre en el curso de la primera semana de la enfermedad.

**9. Métodos de control** –

*A. Medidas preventivas:*

1) Instituir un programa de inmunización activa de todas las personas de nueve meses de edad o mayores que necesariamente estén expuestas a la infección por razones de residencia, ocupación o viaje. Una sola inyección subcutánea de una vacuna que contenga la cepa 17D del virus viable atenuado de la fiebre amarilla, cultivado en embrión de pollo, es eficaz casi en 99% de los inoculados. De 7 a 10 días después de la vacunación aparecen anticuerpos que pueden persistir de 30 a 35 años o tal vez más, aunque el Reglamento Sanitario Internacional exige la vacunación o la revacunación en el curso de los 10 años para los viajeros que provienen de zonas endémicas.

Desde 1989, la OMS ha recomendado que los países de África que están expuestos al peligro de la fiebre amarilla y que se encuentran dentro del llamado cinturón endémico-epidémico incorporen la vacuna contra la fiebre amarilla en sus programas sistemáticos de inmunización infantil. Para marzo de 1998, 17 países africanos habían adoptado tal norma, pero solo dos habían logrado cumplir en un 50% con tal medida de protección. La vacuna puede aplicarse en cualquier momento después de los 6 meses de vida, y administrarse con otros antígenos como la vacuna antisarampionosa.

La vacuna está contraindicada en los primeros cuatro meses de vida; en los niños de 4 a 9 meses de edad su aplicación debe considerarse solamente si el riesgo de exposición es mayor que el riesgo de encefalitis vinculada con la vacuna, la complicación principal en ese grupo de edad. Tampoco se recomienda usar la vacuna cuando están contraindicadas las vacunas de virus vivos, ni durante el primer trimestre del embarazo, salvo que el riesgo de la enfermedad se estime mayor que el riesgo teórico para la gestación. Sin embargo, no hay pruebas de que la vacuna cause daño al feto, pero se han observado tasas menores de seroconversión materna, lo que constituye una indicación para revacunar una vez concluido el embarazo. Se recomienda administrar la vacuna a las personas con infección por el VIH asintomática; no hay datos suficientes para emitir una declaración definitiva respecto a los riesgos que pueda representar la vacuna para las personas sintomáticas.

2) Fiebre amarilla urbana: por erradicación o control de los mosquitos *Ae. aegypti;* vacunación cuando esté indicada.

3) La mejor forma de controlar la fiebre amarilla selvática transmitida por *Haemagogus* y especies selváticas de *Aedes* es la inmunización, que se recomienda para todas las personas de las comunidades rurales cuya ocupación las obliga a penetrar en selvas situadas en zonas de fiebre amarilla, y para quienes planean visitar esas regiones. Se recomienda que las personas no inmunizadas usen ropas protectoras, mosquiteros y repelentes.

B. *Control del paciente, de los contactos y del ambiente inmediato:*

1) Notificación a la autoridad local de salud: el *Reglamento Sanitario Internacional* (1969), tercera edición anotada, 1983, actualizada y reimpresa en 1992, OMS, Ginebra, exige la notificación de los casos, con carácter mundial, Clase 1 (véase Notificación de Enfermedades Transmisibles).

2) Aislamiento: precauciones respecto a la sangre y líquidos corporales. Evitar el acceso de los mosquitos al paciente

durante cinco días, por lo menos, después del comienzo de la enfermedad, instalando mallas metálicas en su habitación, rociando los locales con insecticidas de acción residual y utilizando un mosquitero.

3) Desinfección concurrente: ninguna. Es necesario rociar rápidamente con algún insecticida eficaz el hogar de los enfermos y todas las viviendas del vecindario.

4) Cuarentena: ninguna.

5) Inmunización de los contactos: deben vacunarse inmediatamente los contactos del núcleo familiar, otros contactos y los vecinos del paciente que no hayan sido inmunizados.

6) Investigación de los contactos y de la fuente de infección: investigar todos los sitios, incluidas las zonas de la selva que haya visitado el enfermo en el transcurso de los tres a seis días antes del comienzo de la enfermedad, para localizar el foco de fiebre amarilla; observar a todas las personas que visiten el mismo lugar. Revisar las residencias, los lugares de trabajo o los sitios frecuentados en los días anteriores, en busca de mosquitos capaces de transmitir la infección, y erradicarlos con un insecticida eficaz. Hay que prestar atención a los casos benignos de enfermedad febril y a las defunciones por causa no especificada que pudieran sugerir fiebre amarilla.

7) Tratamiento específico: ninguno.

*C. Medidas en caso de epidemia:*

1) Fiebre amarilla urbana o transmitida por *Ae. aegypti:*

a) Inmunizar en masa, comenzando por las personas más expuestas y las que viven en zonas de la región infestada de *Ae. aegypti.*

b) Rociar todas las casas de la comunidad con insecticidas ha demostrado ser una práctica prometedora para combatir las epidemias urbanas.

c) Eliminar todos los sitios donde se reproduzca o pueda reproducirse *Ae. aegypti,* o aplicarles larvicidas.

2) Fiebre amarilla selvática:

a) Inmunizar inmediatamente a todas las personas que viven en zonas selváticas o cerca de ellas, o que penetran en la selva.

b) Evitar que las personas no vacunadas penetren en los senderos de la selva donde se haya localizado la infección, medida que también se aplica a las personas durante la primera semana después de haber recibido la vacuna.

3) En las regiones donde pueda presentarse la fiebre amarilla, hay que organizar un servicio de diagnóstico por

viscerotomía destinado a recoger pequeñas muestras de tejido hepático de las personas muertas por enfermedades febriles de 10 días o menos de duración. Los cambios histopatológicos del hígado no son patognomónicos de fiebre amarilla, y por ello habrá que contar con instalaciones y medios para aislar el virus y hacer la confirmación serológica que permita corroborar el diagnóstico.

4) En América Central y del Sur, la muerte confirmada de monos aulladores y monos araña en la selva constituye una prueba presuntiva de la presencia de fiebre amarilla. Es muy conveniente la confirmación mediante el estudio histopatológico del hígado de los monos moribundos o recién muertos, o por el aislamiento del virus.

5) Las encuestas de detección de inmunidad mediante pruebas de neutralización en primates salvajes capturados en zonas selváticas son útiles para delimitar las zonas enzoóticas. Las encuestas serológicas de grupos humanos son prácticamente inútiles en las regiones donde se ha usado ampliamente la vacuna contra la fiebre amarilla.

**D. Repercusiones en caso de desastre:** ninguna.

**E. Medidas internacionales:**

1) Los gobiernos deben notificar telegráficamente a la OMS y a los países vecinos el primer caso importado, transferido o autóctono de fiebre amarilla en una zona que haya estado exenta de la enfermedad, así como los focos de infección recién descubiertos o reactivados entre vertebrados no humanos.

2) Las medidas aplicables a barcos, aeronaves y vehículos de transporte terrestre provenientes de zonas de fiebre amarilla están especificadas en el *Reglamento Sanitario Internacional* (1969), tercera edición anotada, 1983, actualizada y reimpresa en 1992, OMS, Ginebra. Estas medidas se encuentran en fase de revisión, pero las nuevas normas solo estarán disponibles en el año 2002 o después.

3) Cuarentena de animales: a veces se exige la cuarentena de monos y otros primates salvajes procedentes de zonas de fiebre amarilla, hasta que hayan transcurrido siete días desde su salida de dichas zonas.

4) Viajeros internacionales: muchos países exigen la presentación de un certificado internacional de vacunación contra la fiebre amarilla, válido para la entrada de viajeros procedentes de zonas endémicas reconocidas de África y de América del Sur, o que se dirijan a ellas; si no se satisface tal requisito, serán aplicables las medidas de cuarente-

na incluso durante seis días. La OMS recomienda la inmunización a todos los viajeros que se desplazarán a zonas fuera de las grandes ciudades en países en los que la enfermedad afecta a seres humanos o se supone que la tienen primates no humanos. El Certificado Internacional de Vacunación contra la Fiebre Amarilla es válido por 10 años a partir de 10 días después de la vacunación; si en el curso de ese período se aplica nuevamente la vacuna, será válido desde la fecha de revacunación por un plazo de 10 años.

---

# FIEBRE DE LASSA          CIE-9 078.8; CIE-10 A96.2

**1. Descripción** – Enfermedad vírica aguda que dura de una a cuatro semanas. El comienzo es gradual, con malestar general, fiebre, cefalalgia, dolor de garganta, tos, náusea, vómito, diarrea, mialgias y dolor de tórax o abdomen; la fiebre es persistente, con picos ocasionales. Es común observar también inflamación y exudado de la faringe y las conjuntivas. En promedio, 80% de las infecciones en seres humanos son leves o asintomáticas y en el resto de los casos hay ataque grave de múltiples órganos y sistemas. En los casos graves, con frecuencia se presentan hipotensión o choque, derrame pleural y hemorragia, convulsiones, encefalopatía y edema de la cara y el cuello. La albuminuria y la hemoconcentración son comunes. La linfopenia inicial puede ser seguida de neutrofilia tardía. El número de plaquetas muestra disminución moderada, pero la función plaquetaria es anormal. La enfermedad es más grave durante el embarazo, y en más de 80% de los casos hay pérdida fetal. En la convalecencia, a veces se observan alopecia y ataxia transitorias. El 25% de los pacientes presenta sordera por ataque del octavo par craneal; de ellos, solamente la mitad recupera parte de la función auditiva después de uno a tres meses. La tasa de letalidad entre los enfermos hospitalizados es de 15%, aproximadamente, si bien en promedio solo 1% de las personas infectadas muere; en epidemias se observan tasas mayores. Las mujeres y los fetos en el tercer trimestre del embarazo tienen una evolución insatisfactoria. Los niveles de aspartato aminotransferasa mayores de 150 y la viremia notable están ligados a mal pronóstico. En las zonas endémicas es frecuente observar infecciones no manifiestas que se diagnostican mediante pruebas serológicas.

El diagnóstico se hace por captura del anticuerpo de IgM y detección del antígeno por medio de ELISA o de la reacción en cadena de la polimerasa; por aislamiento del virus de la sangre, la orina o material de lavado faríngeo, y por seroconversión de IgG por ELISA o inmunofluorescencia indirecta. Las muestras de laboratorio pueden ser peligrosas desde el punto de vista biológico, por lo que es importante manipularlas con extremo cuidado, incluso tomando las medidas de seguridad biológica BSL-4, si se cuenta con ellas. El calentamiento del suero a 60 °C (140 °F) durante una hora inactivará en grado importante el virus y así podrá utilizarse el suero para medir las sustancias termoestables, como electrólitos, nitrógeno ureico o creatinina.

**2. Agente infeccioso** – El virus Lassa, un arenavirus serológicamente relacionado con los virus de la coriomeningitis linfocítica, Machupo, Junín, Guanarito y Sabiá.

**3. Distribución** – La enfermedad es endémica en Sierra Leona, Liberia, Guinea y regiones de Nigeria. Se han notificado casos en la República Centroafricana. También en el Congo, Malí y Senegal se han identificado datos serológicos de infección en seres humanos. Otros virus serológicamente afines de Mozambique y Zimbabwe, de menor virulencia para los huéspedes de laboratorio, aún no se han vinculado con infección o enfermedad en seres humanos.

**4. Reservorio** – Roedores salvajes; en África occidental, el ratón polimástico del complejo de la especie *Mastomys*.

**5. Modo de transmisión** – Principalmente por aerosol o contacto directo con excreta de roedores infectados depositada en superficies tales como pisos o camas, o en los alimentos y el agua. Se sabe de transmisión de infecciones en el laboratorio, especialmente en hospitales, por contacto directo con sangre por inoculación con agujas contaminadas, y por contacto con secreciones faríngeas u orina de un paciente. También puede transmitirse sexualmente de una persona a otra.

**6. Período de incubación** – Por lo común de 6 a 21 días.

**7. Período de transmisibilidad** – El contagio de una persona a otra puede producirse durante la fase febril aguda, cuando el virus se encuentra en la garganta. El virus puede excretarse con la orina de los pacientes durante tres a nueve semanas desde el comienzo de la enfermedad.

**8. Susceptibilidad y resistencia** – Son susceptibles las personas de todas las edades; se desconoce la duración de la inmunidad después de la infección.

**9. Métodos de control** –

A. *Medidas preventivas:* control de los roedores específicos.

**B.** *Control del paciente, de los contactos y del ambiente inmediato:*

1) Notificación a la autoridad local de salud: deben notificarse todos los casos individuales, Clase 2A (véase Notificación de Enfermedades Transmisibles).

2) Aislamiento: emprender inmediatamente el aislamiento estricto de barrera en un cuarto privado en el hospital, lejos de los lugares de tránsito habitual. Hay que restringir el acceso de personal no esencial y de los visitantes. Por la baja incidencia de las infecciones nosocomiales notificadas en hospitales africanos, ya no se considera necesaria la transferencia a unidades de aislamiento especial; sin embargo, ha habido casos de contagio nosocomial y es importante mantener prácticas estrictas de aislamiento de líquidos corporales y de excreta. Es conveniente contar con un cuarto a presión negativa y emprender medidas de protección de tipo respiratorio. Los hombres deben abstenerse de tener actividad sexual no protegida mientras no se haya demostrado que el semen está exento de virus, o por tres meses. A fin de disminuir la exposición a materiales infectantes, debe hacerse solo la cantidad mínima necesaria de pruebas de laboratorio para el diagnóstico apropiado y la atención del enfermo. Hay que alertar a los técnicos sobre la naturaleza de las muestras y supervisarlos para asegurar que cumplen con los métodos adecuados de inactivación/aislamiento de ellas. Es importante no embalsamar los cadáveres; se los cubrirá con material hermético, que se sella, y se los cremará o enterrará sin demora dentro de un ataúd sellado.

3) Desinfección concurrente: la excreta, el esputo y la sangre del paciente, y todos los objetos con los que este haya estado en contacto, incluido el equipo de laboratorio utilizado para las pruebas de sangre, deben desinfectarse con una solución de hipoclorito de sodio al 0,5% o fenol al 0,5% con detergente y, en la medida de lo posible, con métodos térmicos apropiados, tales como esterilización en autoclave, incineración o ebullición. Los exámenes de laboratorio deben realizarse en instalaciones donde se puedan llevar a cabo medidas de seguridad biológica de alto grado; si no se cuenta con ellas, habrá que hacer el mínimo de pruebas y dejar que las muestras sean manipuladas por técnicos expertos que tomen todas las precauciones disponibles, tales como guantes y dispositivos de seguridad biológica. Cuando convenga, puede inactivarse térmicamente el suero a 60 °C (140 °F) durante 60 minutos. Es adecuada la desinfección terminal minuciosa con una solución de hipoclorito de sodio al 0,5% o un com-

puesto fenólico; también cabe considerar la fumigación con formaldehído.

4) Cuarentena: se recomienda únicamente la vigilancia de los contactos íntimos (véase 9B6, más adelante).

5) Inmunización de los contactos: ninguna.

6) Investigación de los contactos y de la fuente de infección: identificación de todos los contactos directos (personas que vivan con el enfermo, que lo atiendan o manipulen sus muestras de laboratorio, o que hayan tenido un contacto no casual con él) en las tres semanas siguientes al comienzo de la enfermedad. Es necesario establecer una vigilancia estrecha de los contactos en la forma siguiente: medición de la temperatura corporal por lo menos dos veces al día durante tres semanas, como mínimo, después de la última exposición. En caso de que aumente la temperatura a más de 38,3 °C (101 °F) se hospitalizará inmediatamente al enfermo en una instalación que cuente con medios de aislamiento estricto. Se identificará el lugar de residencia del paciente en las tres semanas anteriores al comienzo de la enfermedad y se procederá a la búsqueda de casos no notificados o no diagnosticados.

7) Tratamiento específico: la ribavirina (Virazole®) tiene gran eficacia en los primeros seis días de la enfermedad; debe administrarse por vía intravenosa a razón de 30 mg por kg de peso inicialmente, seguida de 15 mg por kg de peso cada seis horas durante cuatro días, y 8 mg por kg de peso cada ocho horas, durante seis días más.

C. *Medidas en caso de epidemia:* no se han establecido.

D. *Repercusiones en caso de desastre:* puede haber gran proliferación de roedores *Mastomys* en las viviendas y zonas de almacenamiento de alimentos, lo cual aumenta el peligro de su contacto con seres humanos.

E. *Medidas internacionales:* notificación del país del que provinieron los casos y a los países receptores, de la posible exposición por viajeros infectados.

---

# FIEBRE POR MORDEDURA DE RATA
CIE-9 026; CIE-10 A25

Bajo el término general de fiebre por mordedura de rata, se incluyen dos enfermedades raras en los Estados Unidos; la primera es una estreptobacilosis causada por *Streptobacillus moniliformis (Haverhillia multiformis)*, y la segunda es la espirilosis o sodoku, debida a *Spirillum minus (minor)*. Dado que ambas son semejantes clínica y epidemiológicamente, solo se presenta en detalle la estreptobacilosis. Las variaciones propias de la infección por *Spirillum minus* (que es aún más rara en los Estados Unidos) se incluyen en forma resumida.

# I. ESTREPTOBACILOSIS  CIE-9 026.1; CIE-10 A25.1

(Fiebre estreptobacilar, fiebre de Haverhill, eritema artrítico epidémico, fiebre por mordedura de rata debida a *Streptobacillus moniliformis*)

**1. Descripción** – El cuadro inicial aparece en forma repentina e incluye escalofríos y fiebre, cefalea y mialgias, seguidos en el término de uno a tres días por una erupción maculopapulosa que es más notable en las extremidades y que a veces es petequial, purpúrica o pustulosa. Por lo regular, una o más articulaciones mayores se hinchan y muestran eritema y dolor. Suele haber el antecedente de una mordedura de rata en los 10 días anteriores, que cicatrizó normalmente. Las recaídas son frecuentes. En los casos no tratados, pueden presentarse tardíamente endocarditis, pericarditis, parotiditis, tenosinovitis y abscesos focales de los tejidos blandos o del cerebro, todos ellos de origen bacteriano. La tasa de letalidad es de 7 a 10%.

La confirmación por métodos de laboratorio se logra por el aislamiento del microorganismo del material obtenido de la lesión primaria, los ganglios linfáticos, la sangre, el líquido articular o el pus al inocularlo en medios bacteriológicos o animales de laboratorio apropiados (cobayos o ratones que no estén infectados naturalmente). Las pruebas de aglutinación pueden detectar anticuerpos en el suero.

**2. Agente infeccioso** – *Streptobacillus moniliformis.*

**3. Distribución** – Mundial, aunque es rara en América del Norte y del Sur, y en la mayor parte de los países europeos. En los Estados Unidos recientemente se han producido casos después de la mordedura de ratas de laboratorio y, en raras ocasiones, de ratas mascotas.

**4. Reservorio** – Una rata infectada; rara vez otros animales (ardilla, comadreja y jerbo).

**5. Modo de transmisión** – La infección se transmite por la orina o por secreciones de la boca, la nariz o el saco conjuntival de un animal infectado; con frecuencia se produce por mordedura. Se han presentado algunos casos esporádicos sin antecedente de mordedura. La sangre de un animal experimental de laboratorio ha infectado a seres humanos. No es necesario el contacto directo con ratas; la infección se ha producido en personas que trabajan o viven en edificios infestados de ratas. En los brotes se ha sospechado que la leche o el agua contaminadas constituyen el vehículo de la infección.

**6. Período de incubación** – De 3 a 10 días; en raras ocasiones más largo.

**7. Período de transmisibilidad** – No se transmite directamente de una persona a otra.

**8. Susceptibilidad y resistencia** – No hay información al respecto.

**9. Métodos de control** –

A. *Medidas preventivas:* construir viviendas a prueba de ratas y disminuir la población de estos roedores. Después de la mordedura de rata, puede utilizarse penicilina o doxiciclina como medida profiláctica.

B. *Control del paciente, de los contactos y del ambiente inmediato:*
1) Notificación a la autoridad local de salud: notificación obligatoria de las epidemias, pero no de los casos individuales, Clase 4 (véase Notificación de Enfermedades Transmisibles).
2) Aislamiento: no se recomiendan precauciones especiales.
3) Desinfección concurrente: ninguna.
4) Cuarentena: ninguna.
5) Inmunización de los contactos: ninguna.
6) Investigación de los contactos y de la fuente de infección: solo para saber si existen más casos que no se hayan diagnosticado.
7) Tratamiento específico: penicilina o tetraciclinas durante 7 a 10 días.

C. *Medidas en caso de epidemia:* cuando surgen grupos de casos, es necesario investigar la fuente común, que probablemente sean alimentos o agua contaminados.

D. *Repercusiones en caso de desastre:* ninguna.

E. *Medidas internacionales:* ninguna.

## II. ESPIRILOSIS                    CIE-9 026.0; CIE-10 A25.0

(Fiebre espirilar, sodoku, fiebre por mordedura de rata debida a *Spirillum minus*)

La fiebre por mordedura de rata causada por *Spirillum minus* es la forma común de la fiebre esporádica de ese tipo en Asia, especialmente en el Japón. Sin tratamiento, la tasa de letalidad se acerca a 10%. El cuadro clínico de la enfermedad difiere del de la fiebre estreptobacilar en que rara vez aparecen síntomas artríticos, y por la presencia de la erupción característica con placas rojizas o purpúreas. El período de incubación es de una a tres semanas, y la mordedura ya curada se reactiva cuando aparecen los síntomas. Son esenciales los métodos de laboratorio para la diferenciación; para aislar *Spirillum* se usa la inoculación de animales.

***

## FIEBRE Q
(Fiebre Query)

**CIE-9 083.0; CIE-10 A78**

**1. Descripción** – Rickettsiosis febril aguda que puede comenzar en forma repentina con escalofríos, cefalalgia retrobulbar, debilidad, malestar general y sudación profusa. Es considerablemente variable en cuanto a su gravedad y duración; las infecciones pueden ser asintomáticas o presentar un cuadro inicial de "fiebre de origen desconocido" e inespecífica. En algunos casos las radiografías muestran neumonitis, pero la tos, la expectoración, el dolor retrosternal y los signos físicos pulmonares no son notables. Son frecuentes las anormalidades en los estudios de función hepática. Se ha notificado la aparición de hepatitis granulomatosa aguda y crónica, que puede confundirse con hepatitis tuberculosa. En la forma crónica de la enfermedad puede surgir endocarditis crónica en las válvulas cardíacas originales anormales (por ejemplo, una válvula aórtica bicúspide) o en prótesis valvulares; estas infecciones siguen un curso indolente durante meses o años. Se han descrito otros síndromes raros, incluidos algunos de la esfera neurológica. En casos agudos no tratados, la tasa de letalidad es por lo general menor de 1%, pero en algunos casos ha llegado a 2,4%. La letalidad es insignificante en los casos tratados, excepto en personas que terminan por presentar endocarditis, las cuales necesitan ciclos de antibioticoterapia por largo tiempo y frecuentes operaciones de reemplazo valvular.

El diagnóstico de laboratorio se hace por la demostración del incremento de anticuerpos específicos entre las fases aguda y de convalecencia, por medio de inmunofluorescencia, microaglutinación, fijación de complemento o ELISA; los títulos altos de anticuerpos de la fase I contra el microorganismo infectante pueden indicar infección crónica, como endocarditis. El aislamiento del agente infeccioso de la sangre de los pacientes sirve para el diagnóstico, pero constituye un peligro para el personal del laboratorio. En algunos tejidos pueden identificarse coxiellas de la fiebre Q (biopsia de hígado o de válvula cardíaca) por métodos tales como inmunotinción y microscopia electrónica.

**2. Agente infeccioso** – *Coxiella burnetii*, un microorganismo con dos fases antigénicas: la fase I se encuentra en la naturaleza, y la fase II, después de múltiples pasos de laboratorio, en huevos o cultivos celulares. El microorganismo posee una estabilidad extraordinaria; puede alcanzar grandes concentraciones en tejidos animales, en particular la placenta, y es muy resistente a muchos desinfectantes.

**3. Distribución** – Se ha señalado la presencia de *Coxiella* en todos los continentes. La incidencia es mayor que la notificada debido a la levedad de muchos casos, la poca sospecha clínica y al hecho de que no se dispone de laboratorios para corroborar su presencia. Es endémica en las zonas donde viven los animales que le sirven de reservorio, y afecta a veterinarios, a trabajadores de mataderos, a los que manipulan ovejas (a veces a los trabajadores de la industria lechera) y a agricultores. Se han registrado epidemias entre trabajadores de mataderos, en centrales de empaque y plantas de preparación de carnes y grasas, laboratorios, y centros médicos y veterinarios que utilizan ovejas con fines de investigación (en especial las preñadas). Entre las tropas estadounidenses destacadas en Europa durante la Segunda Guerra Mundial se produjeron miles de casos. Se han observado casos individuales sin que se haya podido demostrar el contacto directo con animales. Es frecuente detectar pruebas de infección previa en investigadores que trabajan con *C. burnetii* y también ha sido común la infección entre visitantes ocasionales a ese tipo de laboratorios de investigación.

**4. Reservorio** – Los reservorios naturales son el ganado bovino, ovino y caprino, los gatos y los perros; algunos animales salvajes (roedores del género Bandicota y muchas especies de roedores ferales), aves y garrapatas. Es frecuente la transmisión transovárica y transestadial en garrapatas que participan del ciclo de vida salvaje en los roedores, animales de mayor talla y pájaros. Se consideró que las garrapatas no constituían una fuente importante de infección de seres humanos en los Estados Unidos. Los animales infectados, incluso las ovejas y los gatos, por lo común son asintomáticos, pero pueden diseminar cantidades masivas de microorganismos en los tejidos placentarios durante la parición.

**5. Modo de transmisión** – Por lo común, por diseminación aérea de las coxiellas en el polvo de los locales contaminados por tejidos placentarios, líquidos del parto y excreta de animales infectados; en establecimentos donde se manejan animales infectados o sus productos, y en salas de autopsia. Las partículas que contienen los microorganismos pueden ser transportadas por el viento a una distancia considerable (800 m o más); la enfermedad también se contrae en algunos casos por contacto directo con animales infectados u otros materiales contaminados, tales como lana, paja, fertilizantes y ropa sucia. La leche cruda de vacas infectadas contiene los microorganismos y puede ser responsable de algunos casos de la enfermedad, aunque tal situación no ha sido documentada apropiadamente. También se ha notificado la transmisión directa por transfusión de sangre o médula ósea.

**6. Período de incubación** – Depende del tamaño del inóculo y es, por lo regular, de dos a tres semanas.

**7. Período de transmisibilidad** – La transmisión directa de una persona a otra, si ocurre, es extraordinaria. Sin embargo, la infección puede propagarse por medio de ropas contaminadas.

**8. Susceptibilidad y resistencia** – La susceptibilidad es general. La inmunidad que sigue a la recuperación de la enfermedad clínica probablemente sea permanente; la de tipo celular dura más que la humoral. Los anticuerpos detectados por fijación del complemento persisten de tres a cinco años; los detectados por inmunofluorescencia pueden persistir incluso de 10 a 15 años.

**9. Métodos de control** –

   *A. Medidas preventivas:*

   1) Educar a la población dedicada a labores de alto riesgo (criadores de ovejas y vacas, investigadores veterinarios y trabajadores de rastros) con respecto a las fuentes de infección y a la necesidad de desinfectar y eliminar adecuadamente los productos de la concepción de los animales; restringir el acceso a corrales de ovejas, establos de vacas y laboratorios que alberguen animales potencialmente infectados, y recalcar la utilidad de los métodos de inactivación, como la pasteurización de la leche.

   2) La pasteurización de la leche de vaca, cabra y oveja a 62,7 °C (145 °F) durante 30 minutos o a 71,6 °C (161 °F) durante 15 segundos, o la ebullición, inactivan las coxiellas que causan la fiebre Q.

   3) En los Estados Unidos no se cuenta con una vacuna en el comercio. La inmunización con vacuna (aún en fase experimental) preparada con el saco vitelino de embrión de pollo infectado por *C. burnetii* (fase 1), inactivada, es útil para proteger al personal de laboratorio, y se recomienda categóricamente para las personas cuyas ocupaciones se sabe que entrañan el peligro manifiesto de contacto con *C. burnetii* viva. También habrá que considerar la vacunación de los trabajadores de rastros y otros que tengan ocupaciones peligrosas, como los que llevan a cabo investigaciones médicas con ovejas preñadas. Para evitar reacciones locales intensas, antes de usar la vacuna deben practicarse pruebas cutáneas de sensibilidad con una dosis pequeña de ella (diluida); no se vacunará a las personas con positividad en las

pruebas para detectar anticuerpos o con el antecedente probado de fiebre Q. La vacuna puede obtenerse (con una petición para fines humanitarios y experimentales) a través del Commanding Officer, U. S. Army Medical Research and Materiel Command, ATTN: MCMR-UMP, Fort Detrick, Frederick, Maryland 21702-5009, teléfono 301-619-2051, Estados Unidos.

4) Las personas que trabajan en investigación con ovejas preñadas deben ser identificadas e inscriptas en un programa de vigilancia médica y de educación sanitaria. Este programa debe incluir una evaluación sérica inicial, seguida de evaluaciones periódicas. Las personas en peligro (esto es, las que tienen una enfermedad valvular cardíaca, las mujeres en edad de procreación, las personas inmunosuprimidas), deben recibir orientación acerca del riesgo de sufrir enfermedad grave, como consecuencia de la fiebre Q. También hay que evaluar por métodos serológicos a los animales utilizados en investigación, para buscar en ellos infección por el microorganismo de la fiebre Q. Es importante que las ropas usadas en el laboratorio sean separadas, depositadas en bolsas especiales y lavadas, para evitar la infección del personal de lavandería. Las instalaciones donde se albergan las ovejas deben estar alejadas de las zonas pobladas, y se tomarán precauciones para evitar la formación de corrientes de aire que transporten las coxiellas a otras zonas ocupadas; se prohibirán las visitas ocasionales.

**B. Control del paciente, de los contactos y del ambiente inmediato:**

1) Notificación a la autoridad local de salud: en los Estados Unidos debe hacerse en zonas en que la enfermedad es endémica; en muchos países no es una enfermedad de notificación obligatoria, Clase 3B (véase Notificación de Enfermedades Transmisibles).

2) Aislamiento: ninguno.

3) Desinfección concurrente: del esputo, la sangre y los objetos recién contaminados con ellos, con una solución de hipoclorito de sodio al 0,05%, peróxido de hidrógeno al 5%, o solución de Lysol al 1:100. Hay que tomar precauciones al realizar la necropsia de personas y animales sospechosos.

4) Cuarentena: ninguna.

5) Inmunización de los contactos: no es necesaria.

6) Investigación de los contactos y de la fuente de infección: se deben buscar antecedentes de contacto con ganado ovino, bovino o caprino en granjas o instalaciones de in-

vestigación, o con gatas que hayan parido; de consumo de leche cruda, o de relación directa o indirecta con un laboratorio donde se manipule material con *C. burnetii*.

7) Tratamiento específico: enfermedad aguda: tetraciclinas (particularmente doxiciclina) por vía oral, cuya administración debe continuar por 15 a 21 días; se debe reemprender el tratamiento en casos de recaída. En la enfermedad crónica (endocarditis), deben administrarse durante varios años doxiciclina y ofloxacino, o bien doxiciclina combinada con hidroxicloroquina también durante varios años. Para la cura definitiva en algunos pacientes puede ser necesario el reemplazo quirúrgico de la válvula infectada.

**C. Medidas en caso de epidemia:** los brotes suelen ser breves; las medidas de control se limitan fundamentalmente a la eliminación de las fuentes de infección, la observación de las personas expuestas al contagio y la antibioticoterapia de las que se enferman.

**D. Repercusiones en caso de desastre:** ninguna.

**E. Medidas internacionales:** control de la importación de ganado caprino, ovino, bovino y sus productos (como la lana). Centros Colaboradores de la OMS.

---

# FIEBRE RECURRENTE                    CIE-9 087; CIE-10 A68

**1. Descripción** – Enfermedad de índole general por espiroquetas, en la cual se alternan períodos febriles que duran de dos a nueve días con lapsos afebriles de dos a cuatro días; el número de recaídas varía de una a 10 o más. Cada período febril termina en crisis. La duración total de la enfermedad transmitida por piojos es, en promedio, de 13 a 16 días; la transmitida por garrapatas suele prolongarse más. Las erupciones petequiales transitorias son comunes en el período inicial de la fiebre. La tasa de letalidad general en los casos no tratados oscila entre 2 y 10%.

El diagnóstico se hace por la demostración del agente infeccioso en preparaciones de sangre fresca en campo oscuro, en frotis teñido de gota gruesa o fina; por inoculación intraperitoneal de ratas o ratones de laboratorio con sangre obtenida en el período febril, o por cultivo de sangre en medios especiales.

**2. Agentes infecciosos** – En la enfermedad transmitida por piojos, *Borrelia recurrentis*, una espiroqueta gramnegativa. En la forma transmitida por garrapatas se han diferenciado muchas especies distintas, según la zona del primer aislamiento, el vector, o ambos factores, y no por diferencias biológicas inherentes. Las especies aisladas durante la recaída a menudo muestran diferencias antigénicas con respecto a las obtenidas durante el paroxismo inmediatamente anterior.

3. **Distribución** – De manera característica, la enfermedad es epidémica donde es diseminada por piojos, y endémica donde la propagan las garrapatas. La fiebre recurrente transmitida por piojos se presenta en zonas limitadas de Asia, el oriente de África (Etiopía y el Sudán), las tierras altas del centro de África y América del Sur. La forma transmitida por garrapatas es endémica en toda África tropical; existen focos en España, el norte de África, Arabia Saudita, Irán, la India y partes de Asia central, así como en América del Norte y del Sur. En algunos estados del oeste de los Estados Unidos y en la parte occidental del Canadá, surgen casos esporádicos en seres humanos y brotes ocasionales de la enfermedad transmitida por garrapatas.

4. **Reservorio** – Los seres humanos son el reservorio de *B. recurrentis*, y en el caso de las borrelias que causan la fiebre recurrente por garrapatas, los roedores salvajes y las garrapatas argásidas (blandas), por transmisión transovárica.

5. **Modo de transmisión** – La borreliosis se transmite por vectores y no directamente de una persona a otra. La fiebre recurrente transmitida por piojos se adquiere al aplastar un piojo infectante, *Pediculus humanus*, contaminando así la herida de la picadura o una abrasión de la piel. En la enfermedad producida por garrapatas, las personas se infectan también por la picadura o por la inoculación de líquido coxal de una garrapata argásida infectada, en particular *Ornithodoros hermsi* y *O. turicata* en los Estados Unidos; *O. rudis* y *O. talaje* en América Central y del Sur; *O. moubata* y *O. hispanica* en África, y *O. tholozani* en el Oriente Cercano y Medio. Estas garrapatas suelen alimentarse de noche, engullen rápidamente la sangre y enseguida abandonan el huésped. Viven de dos a cinco años y permanecen infectantes durante toda su existencia.

6. **Período de incubación** – De 5 a 15 días; por lo regular 8 días.

7. **Período de transmisibilidad** – El piojo se vuelve infectante cuatro o cinco días después de ingerir sangre de una persona infectada y así permanece durante toda su vida (de 20 a 40 días). Las garrapatas infectadas pueden vivir varios años sin alimentarse; en ese período permanen infectantes y transmiten la infección por vía transovárica a sus descendientes.

8. **Susceptibilidad y resistencia** – La susceptibilidad es general. Se desconocen la duración y el grado de inmunidad después del ataque directo; a veces se observan infecciones repetidas.

**9. Métodos de control –**

    **A. *Medidas preventivas:***

      1) Control de los piojos por medio de las medidas descritas para el tifus transmitido por dichos insectos (véase Tifus epidémico transmitido por piojos, 9A).

      2) Control de las garrapatas por medio de las medidas prescritas contra la fiebre maculosa de las Montañas Rocosas, 9A. A veces se produce infestación de las viviendas por garrapatas, y su erradicación plantea un problema difícil. El elemento clave para la prevención y el control son las construcciones a prueba de roedores para evitar la futura colonización por estos y sus garrapatas argásidas blandas. Puede probarse el rociamiento con acaricidas aprobados, como diazinón, clorpirifos, propoxur o permetrina.

      3) Uso de medidas de protección personal, como el empleo de repelentes y permetrina en la ropa personal y de cama de las personas expuestas en focos epidémicos.

      4) Quimioprofilaxis con antibióticos, como tetraciclinas, después de la exposición (picaduras de artrópodos), si el riesgo de contagio de la infección es grande.

    **B. *Control del paciente, de los contactos y del ambiente inmediato:***

      1) Notificación a la autoridad local de salud: notificación obligatoria de la fiebre recurrente transmitida por piojos, requerida por ser Enfermedad objeto de Vigilancia por la OMS, Clase 1A; en algunas zonas seleccionadas, notificación de la enfermedad transmitida por garrapatas, Clase 3B (véase Notificación de Enfermedades Transmisibles).

      2) Aislamiento: precauciones con la sangre y líquidos corporales. Hay que despiojar o eliminar las garrapatas del paciente, su ropa, los contactos del núcleo familiar y el ambiente inmediato.

      3) Desinfección concurrente: ninguna, si se ha hecho una desinfestación adecuada.

      4) Cuarentena: ninguna.

      5) Inmunización de los contactos: ninguna.

      6) Investigación de los contactos y de la fuente de infección: en los casos individuales de enfermedad transmitida por garrapatas, buscar otros casos asociados y también las fuentes de infección; en los casos de transmisión por piojos, aplicar el pediculicida apropiado a los contactos infestados (véase Pediculosis, 9B6 y 9B7).

      7) Tratamiento específico: tetraciclinas.

    **C. *Medidas en caso de epidemia:*** en la fiebre recurrente por piojos, cuando la notificación ha sido precisa y se han localizado los casos, se aplicará permetrina al 1% en polvo o en aerosol (insecticida con efecto residual) a los contactos y su ropa personal, y permetrina en aerosol a razón de 0,003–0,3 kg por hectárea (2,47 acres) al entorno inmediato de todos los casos notificados. Habrá que contar con instalaciones para lavar ropa y para que la población afectada pueda bañarse, y se establecerá una vigilancia activa. Si se sabe que la infección está muy diseminada, se aplicará sistemáticamente permetrina a todas las personas de la comunidad. En la fiebre recurrente por garrapatas, se aplicará permetrina u otro acaricida en zonas predeterminadas donde se considere que dichos ácaros son prevalentes; para el control sostenido se recomienda un ciclo de tratamiento de un mes durante la temporada de transmisión.

D. *Repercusiones en caso de desastre:* existen grandes posibilidades de riesgo en la población infestada de piojos. Son comunes las epidemias en tiempos de guerra, hambruna u otras situaciones en que el hacinamiento, la desnutrición y la higiene personal inadecuada aumentan la prevalencia de pediculosis.

E. *Medidas internacionales:*
1) Los gobiernos deben notificar telegráficamente a la OMS y a los países vecinos la aparición de un brote de fiebre recurrente transmitida por piojos en una zona en que anteriormente no existía la enfermedad.
2) La fiebre recurrente transmitida por piojos no es una enfermedad sujeta al Reglamento Sanitario Internacional, pero deben aplicarse las medidas descritas en el párrafo 9E1, porque se trata de una Enfermedad objeto de Vigilancia por la OMS.

---

## FIEBRE TIFOIDEA     CIE-9 002.0; CIE-10 A01.0
(Fiebre entérica, tifus abdominal)

## FIEBRE PARATIFOIDEA     CIE-9 002.1-002.9; CIE-10 A01.1-A01.4

**1. Descripción** – Enfermedades bacterianas sistémicas que se caracterizan por comienzo insidioso con fiebre continua, cefalalgia intensa, malestar general, anorexia, bradicardia relativa, esplenomegalia, manchas rosadas en el tronco en 25% de los enfermos de raza blanca, tos no productiva en los comienzos de la evolución y estreñimiento, más comúnmente que diarrea (en los adultos). Se presentan muchas infecciones leves y atípicas.

En la fiebre tifoidea, la ulceración de las placas de Peyer del íleon puede producir hemorragia o perforación intestinales (aproximadamente en 1% de los casos), especialmente en los casos tardíos no tratados. Se han descrito formas graves con disfunción cerebral. A veces se observa fiebre sin sudación, embotamiento mental, sordera mínima y parotiditis. La tasa de letalidad de 10 a 20% que predominaba antes de la era de la antibioticoterapia, puede disminuir a menos de 1% con la administración inmediata de antibióticos. Dependiendo del antimicrobiano utilizado, de 15 a 20% de los pacientes pueden mostrar recaídas (que por lo común son menos graves que la enfermedad clínica inicial). Especialmente en las zonas endémicas, se presentan cuadros leves y asintomáticos.

Se ha propuesto una nueva nomenclatura para *Salmonella* basada en las afinidades de su ADN. Según la nueva nomenclatura, se reconocerían solo dos especies: *Salmonella bongori* y *Salmonella enterica* (ambos géneros y especies en cursivas). Habría que considerar a todos los patógenos humanos como serovariantes dentro de la subespecie I de *S. enterica*. La nomenclatura propuesta cambiaría *S. typhi* por *S. enterica* serovariedad Typhi, abreviada, *S.* Typhi (obsérvese que la palabra Thyphi no está en cursiva y se usa su primera letra en mayúscula). Algunas organizaciones oficiales han adoptado la nueva nomenclatura, aunque no fue aprobada oficialmente sino hasta mediados de 1999. En este capítulo la utilizaremos.

La fiebre paratifoidea presenta un cuadro clínico inicial semejante, aunque menos intenso, y la tasa de letalidad es mucho menor. La razón entre los casos por *Salmonella enterica* serovariedad Typhi (*S.* Typhi) y los causados por *S. enterica*, serovariedad Paratyphi A y B *(S.* Paratyphi A, *S.* Paratyphi B) es de 10:1. En 3 a 4% de los casos pueden surgir recaídas. Cuando las infecciones por salmonelas no son sistémicas, se manifiestan únicamente por gastroenteritis (véase Salmonelosis).

Los microorganismos causales pueden aislarse de la sangre al comienzo de la enfermedad, y de la orina y las heces después de la primera semana. El cultivo de médula ósea permite la mejor confirmación bacteriológica (aislamiento del agente causal en 90 a 95% de los casos), aun en los pacientes que ya hayan recibido antimicrobianos. Sin embargo, por su sensibilidad y especificidad limitadas, los estudios serológicos (prueba de Widal) tienen poca utilidad para el diagnóstico.

**2. Agentes infecciosos** – De la fiebre tifoidea, *S.* Typhi, el bacilo tifoídico. La tipificación con fagos y la electroforesis en gel de *S.* Typhi en un campo de pulsos son pruebas de laboratorio útiles para identificar cultivos de microorganismos en investigaciones epidemiológicas.

En cuanto a la fiebre paratifoidea, se reconocen tres serovariedades de *S. enterica: S.* Paratyphi A; *S.* Paratyphi B y *S.* Paratyphi C. Se han diferenciado diversas variedades de fagos.

**3. Distribución** – Mundial. Se calcula que la incidencia anual de fiebre tifoidea en el mundo es de unos 17 millones de casos, con alrededor de 600.000 defunciones. En los Estados Unidos, el número de casos esporádicos de fiebre tifoidea ha permanecido relativamente constante, y desde hace varios años se presentan menos de 500 casos por año (en comparación con los 2484 notificados en 1950). Con el establecimiento de instalaciones sanitarias prácticamente se ha eliminado la enfermedad en muchas zonas de ese país; en la actualidad, la mayoría de los casos en los Estados Unidos son importados de zonas endémicas. Las cepas resistentes al cloramfenicol y a otros antimicrobianos recomendados son en la actualidad prevalentes en diversas regiones del mundo. La mayor parte de los microorganismos aislados provenientes del sur y el sudeste de Asia, el Oriente Medio y la zona nordeste de África en el decenio de 1990 han sido cepas que poseen un plásmido del factor R que codifica la resistencia a múltiples antimicrobianos que habían sido los elementos fundamentales de la terapia oral, como cloramfenicol, amoxicilina y trimetoprima-sulfametoxazol.

La fiebre paratifoidea se presenta esporádicamente o en brotes limitados, tal vez con mayor frecuencia de lo que sugieren las notificaciones. En los Estados Unidos y el Canadá se diagnostica con poca frecuencia. De los tres bioserotipos, el paratífico B es el más común, el A es menos frecuente, y el C, extraordinariamente raro.

**4. Reservorio** – Los seres humanos, para la fiebre tifoidea o paratifoidea, y en raras ocasiones los animales domésticos en lo que respecta a la fiebre paratifoidea. Los contactos en el núcleo familiar pueden ser portadores transitorios o permanentes. En muchas partes del mundo son más comunes los portadores fecales de corta duración que los urinarios. El estado de portador puede surgir después de la enfermedad aguda o de infección leve o subclínica. El estado de portador crónico es más común entre las personas infectadas durante la etapa media de la vida, especialmente en las mujeres; los portadores a menudo tienen anormalidades de las vías biliares, incluso cálculos vesiculares. El estado de portador crónico de las vías urinarias se observa en personas con infección por esquistosomas. En un brote de fiebre paratifoidea en Inglaterra, las vacas lecheras excretaron *S.* Paratyphi B en la leche y las heces.

**5. Modo de transmisión** – Por el agua y los alimentos contaminados con heces u orina de enfermos o portadores. En algunos países, los mariscos procedentes de lechos contaminados con aguas servidas (en particular ostras) y las frutas y verduras que se consumen crudas (estas últimas fertilizadas en suelos contaminados con heces); la leche y los productos lácteos contaminados (por lo común por las manos de los portadores) y los enfermos no diagnosticados son importantes vehículos de transmisión. Las moscas pueden contaminar alimentos en los que los microorganismos se pueden multiplicar hasta alcanzar dosis infectantes, que son mucho menores para *S.* Typhi que para *S.* Paratyphi.

**6. Período de incubación** – Depende de la magnitud de la dosis infectante: de tres días a un mes, por lo regular con límites de 8 a 14 días. En el caso de la gastroenteritis paratifoídica, de 1 a 10 días.

**7. Período de transmisibilidad** – Mientras persistan los bacilos en las heces, por lo común desde la primera semana hasta el final de la convalecencia; después es variable (por lo común, de una a dos semanas para el caso de la fiebre paratifoidea). Cerca de 10% de los pacientes de fiebre tifoidea no tratados excretarán bacilos durante tres meses después del inicio de los síntomas, y de 2 a 5% serán portadores permanentes. Un número mucho menor de personas infectadas con bacilos paratifoídicos pueden volverse portadoras vesiculares permanentes.

**8. Susceptibilidad y resistencia** – La susceptibilidad es general; es mayor en las personas con aclorhidria gástrica o en aquellas infectadas por el VIH. Después de la enfermedad clínica, la infección no manifiesta y la inmunización activa, surge inmunidad relativa específica. En las zonas endémicas la fiebre tifoidea es más común en los preescolares y escolares (5 a 19 años de edad).

**9. Métodos de control** –

*A. Medidas preventivas:*

1) Educar a la población respecto a la importancia de lavarse perfectamente las manos y de contar con instalaciones adecuadas para hacerlo, aspecto fundamental en el caso de las personas que manipulan alimentos y en las que atienden a pacientes y niños.

2) Llevar a cabo la eliminación sanitaria de las heces humanas y mantener las letrinas a prueba de moscas. Es importante insistir en el empleo de suficiente papel higiénico, para reducir al mínimo la contaminación de los dedos. En el campo, hay que eliminar las heces enterrándolas en sitios distantes y aguas abajo de la fuente de agua potable.

3) Proteger, purificar y clorar los abastecimientos públicos de agua; proporcionar servicios domiciliarios y evitar los reflujos de las aguas servidas que contaminen el agua potable. Para la protección individual y de grupos pequeños, y mientras se viaja o cuando se vive en el campo, hay que tratar el agua con desinfectantes químicos o por ebullición.

4) Combatir las moscas mediante el empleo de telas metálicas, el rociamiento con insecticidas y el uso de cebos y trampas de insecticidas. Controlar la proliferación de criaderos de moscas por medio de la recolección y eliminación adecuadas de la basura, y adoptar medidas de control de dichos insectos en la construcción y el mantenimiento de letrinas.

5) Mantener una limpieza escrupulosa al preparar y manipular los alimentos, y refrigerarlos a la temperatura apropiada. Se debe prestar especial atención al almacenamiento adecuado de las ensaladas y otros alimentos que se sirven fríos. Estas precauciones son igualmente válidas para el hogar y los sitios públicos donde se sirven comidas. En caso de duda en relación con las prácticas de higiene mencionadas se preferirán los alimentos que se sirvan cocidos y calientes, y es mejor que el propio consumidor pele las frutas.

6) Pasteurizar o hervir toda la leche y los productos lácteos. Supervisar los aspectos de higiene de la producción comercial de la leche, su almacenamiento y distribución.

7) Asegurar que se cumplan los procedimientos de control de calidad en todos los establecimientos donde se preparan alimentos y bebidas para consumo humano; emplear agua clorada para enfriar estos productos durante el proceso de enlatado.

8) Limitar la pesca y venta de mariscos a los que proceden de sitios autorizados. Estos alimentos deben hervirse o cocinarse al vapor (cuando menos 10 minutos) antes de servirlos.

9) Instruir a los pacientes, convalecientes y portadores, sobre higiene personal. Insistir en el lavado meticuloso de las manos, práctica ineludible después de la defecación y antes de preparar y servir alimentos.

10) Fomentar la lactancia natural. Hervir la leche y el agua destinadas a la alimentación de los lactantes.

11) Excluir a los portadores tifoídicos del manejo de alimentos y de la atención directa de enfermos. Identificar y vigilar a los portadores de fiebre tifoidea; el cultivo de muestras de aguas servidas puede ser útil para localizarlos. Se podrá dispensar de la vigilancia a los portadores y eximirlos de las restricciones impuestas a su ocupación, solo cuando se haya cumplido con los reglamentos locales o estatales, después de obtener consecutivamente tres cultivos negativos de muestras comprobadas de heces (y orina en zonas endémicas de esquistosomiasis) tomados por lo

menos con diferencia de un mes, y 48 horas, como mínimo, después de haberse interrumpido el tratamiento antimicrobiano. Se prefieren las muestras de heces recién expulsadas a las obtenidas por medio de escobilladura rectal; por lo menos una de las tres muestras consecutivas debe obtenerse después de ingerir un purgante.

En estudios recientes, las nuevas quinolonas ingeribles han producido resultados excelentes en el tratamiento de portadores, aun cuando tengan enfermedad de las vías biliares. Se necesitan cultivos seriados de vigilancia para confirmar la curación.

12) Fiebre tifoidea: no se recomienda la vacunación sistemática en los Estados Unidos. La práctica actual es vacunar a las personas sujetas a exposición excepcional a infecciones entéricas ocupacionales (como los técnicos microbiólogos clínicos) o que viajan a zonas endémicas; a los que viven en zonas de alta endemicidad, y a los miembros del núcleo familiar de los portadores conocidos. Se cuenta con una vacuna oral preparada con la cepa Ty21a de *S.* *Typhi* viva (se necesitan por lo menos tres o cuatro dosis con diferencia de dos días), y otra parenteral que contiene el antígeno polisacárido Vi (dosis única). Se prefieren estas vacunas porque ocasionan menos reacciones que las preparadas con la bacteria completa, y brindan la misma protección. Sin embargo, no debe utilizarse la vacuna con Ty21a en personas que reciban antibióticos o el antipalúdico mefloquina. Debido a las intensas reacciones adversas sistémicas que suelen provocar, se recomienda categóricamente no utilizar las antiguas vacunas hechas de células completas inactivadas. Es conveniente aplicar dosis de refuerzo a las personas expuestas al riesgo ininterrumpido de infección, y dejar un intervalo de dos a cinco años entre una dosis y otra, según el tipo de vacuna.

Fiebre paratifoidea: en estudios de campo, la vacuna oral contra la tifoidea (Ty21a) protegió contra el serotipo paratífico B, pero no tan satisfactoriamente como contra el serotipo tífico.

**B. Control del paciente, de los contactos y del ambiente inmediato:**
1) Notificación a la autoridad local de salud: en la mayoría de los estados de los Estados Unidos y de los países, es obligatoria la notificación de los casos, Clase 2A (véase Notificación de Enfermedades Transmisibles).
2) Aislamiento: precauciones de tipo entérico mientras dura la enfermedad; es conveniente la atención hospitalaria durante la fase aguda de la enfermedad. La exención de la

vigilancia por parte de la autoridad local de salud se basará en la negatividad de tres cultivos consecutivos (por lo menos) de heces (y de orina en pacientes con esquistosomiasis) obtenidos con una diferencia de 24 horas y por lo menos 48 horas después de recibir cualquier antimicrobiano, y no antes de un mes después del comienzo. Si alguna de las muestras de esa serie es positiva, se repetirán los cultivos a intervalos de un mes en los 12 meses posteriores al comienzo de la enfermedad, hasta que se obtengan por lo menos tres cultivos consecutivos negativos.

3) Desinfección concurrente: de las heces, la orina y los objetos contaminados con ellas. En las comunidades con sistemas de eliminación de aguas residuales modernos y adecuados, las heces y la orina pueden desecharse directamente a las alcantarillas, sin desinfección previa. Limpieza terminal.

4) Cuarentena: ninguna.

5) Inmunización de los contactos: es de utilidad limitada la aplicación sistemática de vacuna antitifoídica a los contactos familiares y del hogar, y a las personas que atienden enfermos y que hayan estado o puedan estar expuestas a casos activos. Debe considerarse su uso en individuos que pueden estar expuestos a portadores. No existe inmunización eficaz contra la fiebre paratifoidea A.

6) Investigación de los contactos y de la fuente de infección: se debe identificar la fuente real o probable de la infección en cada caso, mediante la búsqueda de casos y portadores no notificados, así como de alimentos, agua, leche o mariscos contaminados. Hay que vigilar a todos los miembros de grupos de viajeros en los que se ha identificado un caso.

La presencia de títulos altos de anticuerpos contra el polisacárido Vi purificado sugiere fuertemente el estado de portador tifoídico. La identificación del mismo tipo de fago en los microorganismos aislados de los pacientes y de un portador sugiere la posible cadena de transmisión.

Los contactos del hogar e íntimos no deben realizar tareas delicadas tales como el manejo de alimentos, hasta que se obtengan por lo menos dos cultivos negativos de heces y orina con una diferencia de 24 horas como mínimo.

7) Tratamiento específico: la prevalencia cada vez mayor de cepas resistentes es el elemento que en la actualidad rige el tratamiento escogido. En términos generales, en adultos hay que considerar al ciprofloxacino oral como medi-

camento de primera línea, particularmente en pacientes provenientes de Asia. Ha habido notificaciones recientes de cepas asiáticas que han mostrado disminución de la sensibilidad in vivo. Si se sabe que las cepas locales son sensibles, el cloramfenicol, la amoxicilina o el trimetoprima-sulfametoxazol (particularmente en niños), todos en presentación oral, poseen eficacia similar alta contra infecciones agudas. La ceftriaxona es el antibiótico parenteral que se aplica una vez al día y es útil en personas semiinconscientes o en las que tienen complicaciones por las que es imposible utilizar los antibióticos orales. La administración de dosis altas de corticosteroides por lapsos breves, en combinación con antibióticos específicos y medidas de sostén, disminuye netamente la mortalidad en individuos en estado crítico (véase 9 A11, en párrafos anteriores, para el tratamiento del estado de portador). Es importante que los enfermos que además tienen esquistosomiasis reciban praziquantel para eliminar los esquistosomas que pueden servir de portadores de bacilos de *S*. Typhi.

**C.** *Medidas en caso de epidemia:*

1) Buscar intensivamente el caso o el portador que originó la infección, así como el vehículo (agua o alimento) por el cual esta se transmitió.

2) Eliminar de modo selectivo todos los alimentos sospechosos.

3) Pasteurizar o hervir la leche y no utilizar abastecimientos de leche o de otros alimentos sospechosos basándose en indicios epidemiológicos, mientras no se asegure su inocuidad.

4) El agua de abastecimientos sospechosos debe clorarse adecuadamente bajo supervisión competente o no se debe utilizar. Toda el agua potable debe ser clorada, tratada con yodo o hervida antes de su consumo.

5) No se recomienda el empleo sistemático de la vacuna.

**D.** *Repercusiones en caso de desastre:* con la interrupción del servicio normal de abastecimiento de agua y eliminación de aguas servidas, así como del control sanitario de los alimentos y el agua, cabe esperar la transmisión de la fiebre tifoidea si existen casos activos o portadores en una población desplazada. Son recomendables los esfuerzos para restablecer el abastecimiento de agua salubre y los medios adecuados para eliminar la excreta. Pudiera ser útil la inmunización selectiva de grupos "permanentes", como niños de escuelas, prisioneros de cárceles y personal de servicios municipales u hospitalarios.

### E. Medidas internacionales:

1) Fiebre tifoidea: se aconseja la aplicación de la vacuna antitifoídica a los viajeros internacionales que se dirijan a zonas endémicas, en particular si es probable que durante el viaje estén expuestos a alimentos y agua de pureza dudosa, y en estrecho contacto con la población rural y autóctona. La inmunización no constituye un requisito legal para ingresar en ningún país.

2) Fiebres tifoidea y paratifoidea: Centros Colaboradores de la OMS.

---

# FIEBRE DE LAS TRINCHERAS    CIE-9 083.1; CIE-10 A79.0
## (Fiebre quintana)

**1. Descripción** – Enfermedad bacteriana típicamente no mortal, febril, con manifestaciones y gravedad variables. Se caracteriza por cefalalgia, malestar generalizado y dolor tanto espontáneo como a la palpación, especialmente en las tibias. Puede comenzar en forma repentina o lenta, con fiebre que puede ser recurrente, similar a la fiebre tifoidea, o limitarse a una sola crisis febril que dure varios días. La esplenomegalia es común y puede presentarse una erupción macular transitoria. Es posible que los síntomas sigan reapareciendo muchos años después de la infección primaria, pero el cuadro puede ser subclínico, con microorganismos que circulan en la sangre durante meses, con la reaparición repetida de los síntomas o sin ella. En personas inmunodeficientes, en particular las que tienen infección por el VIH, pueden aparecer bacteriemia, osteomielitis y angiomatosis bacilar. La endocarditis también ha acompañado a la fiebre de las trincheras, especialmente en alcohólicos sin hogar.

El diagnóstico de laboratorio se hace mediante el cultivo de la sangre del enfermo, en agar (agar-sangre o agar-chocolate), con 5% de $CO_2$ ambiente. Las microcolonias son visibles después de 8 a 21 días de incubación a 37 °C (98,6 °F). La infección genera anticuerpos específicos de género, que pueden detectarse por pruebas serológicas. En los Estados Unidos, los CDC practican una prueba de anticuerpos inmunofluorescentes (AIF).

**2. Agente infeccioso** – *Bartonella quintana* (antes *Rochalimaea quintana*).

**3. Distribución** – Durante las dos guerras mundiales, en Europa se observaron epidemias entre las tropas y los prisioneros de guerra que vivían en condiciones de hacinamiento y antihigiénicas. Los casos esporádicos en focos endémicos probablemente no se identifiquen. Se presume que el microorganismo se encuentra dondequiera que haya piojos corporales del ser humano. Se han detectado focos endémicos en Polonia, la antigua Unión Soviética, México, Bolivia, Burundi, Etiopía y el norte de África. En el decenio de 1990, en los Estados Unidos se identificaron dos formas de infección: una, la infección febril oportunista en enfermos de sida (que a veces presentaba la forma inicial de angiomatosis bacilar, véase Enfermedad por rasguño de gato, o Linforreticulosis benigna), y la segunda como una enfermedad febril por piojos en alcohólicos o personas sin hogar, llamada "fiebre urbana de las trincheras", que puede acompañarse de endocarditis.

**4. Reservorio** – Los seres humanos. El huésped intermediario y vector es el piojo del cuerpo, *Pediculus humanus corporis*. El microorganismo se multiplica fuera de la célula en el interior del intestino durante toda la vida del insecto, que es de unas cinco semanas después de salir del huevo. No hay transmisión transovárica.

**5. Modo de transmisión** – *B. quintana* no se transmite directamente de una persona a otra. Los seres humanos se infectan por inoculación del microorganismo en las heces de los piojos, a través de lesiones de la piel debidas a la picadura del piojo u otros modos de transmisión. Los piojos infectados comienzan a excretar heces con los microorganismos de 5 a 12 días después de ingerir sangre infectada; esto continúa durante toda la vida del insecto. Las ninfas también pueden contraer la infección. La enfermedad se propaga cuando los piojos abandonan el cuerpo anormalmente caliente (febril) o frío (muerto), en busca de un cuerpo normotérmico.

**6. Período de incubación** – Generalmente de 7 a 30 días.

**7. Período de transmisibilidad** – Los microorganismos pueden circular en la sangre (con la cual los piojos se infectan) durante semanas, meses o años, y pueden reaparecer y originar síntomas, o no causarlos. El antecedente de fiebre de las trincheras constituye una contraindicación permanente para la donación de sangre.

**8. Susceptibilidad y resistencia** – La susceptibilidad es general. Se desconoce el grado de inmunidad protectora contra la infección o la enfermedad.

**9. Métodos de control** –

A. *Medidas preventivas:* las medidas de despiojamiento destruyen al vector e impiden la transmisión a los seres humanos. Debe rociarse la ropa y el cuerpo con un insecticida eficaz.

B. *Control del paciente, de los contactos y del ambiente inmediato:*

1) Notificación a la autoridad local de salud: es necesario notificar los casos para evaluar la infestación de la población

por pedículos y emprender las medidas apropiadas, ya que los piojos también transmiten el tifus epidémico y la fiebre recurrente, Clase 3B (véase Notificación de Enfermedades Transmisibles).

2) Aislamiento: ninguno después del despiojamiento.

3) Desinfección concurrente: la ropa infestada de piojos debe ser tratada para aniquilarlos.

4) Cuarentena: ninguna.

5) Inmunización de los contactos: ninguna.

6) Investigación de los contactos y de la fuente de infección: hay que revisar el cuerpo y la ropa de las personas en peligro de tener piojos; en estos casos está indicado el despiojamiento.

7) Tratamiento específico: administración de tetraciclinas, en particular doxiciclina, durante dos a cuatro semanas. En primer lugar, se hará una valoración cuidadosa del enfermo en busca de endocarditis, porque tal situación cambiará la duración de la antibioticoterapia y la vigilancia. En individuos inmunodeficientes o inmunocompetentes pueden producirse recaídas a pesar de los antibióticos.

C. *Medidas en caso de epidemia:* aplicación sistemática de insecticidas de acción residual a la ropa de todas las personas de la población afectada (véase 9A, en párrafos anteriores).

D. *Repercusiones en caso de desastre:* los riesgos aumentan cuando la población infestada de piojos se ve obligada a permanecer en refugios donde privan el hacinamiento y la falta de higiene (véase 9B1, en párrafos anteriores).

E. *Medidas internacionales:* Centros Colaboradores de la OMS.

## FIEBRES HEMORRÁGICAS POR ARENAVIRUS EN AMÉRICA DEL SUR
CIE-9 078.7; CIE-10 A96

### FIEBRE HEMORRÁGICA DE JUNÍN (ARGENTINA)
CIE-10 A96.0

### FIEBRE HEMORRÁGICA MACHUPO (BOLIVIANA)
CIE-10 A96.1

### FIEBRE HEMORRÁGICA GUANARITO (VENEZOLANA)
CIE-10 A96.8

### FIEBRE HEMORRÁGICA SABIÁ (BRASILEÑA)
CIE-10 A96.8

1. **Descripción** – Enfermedades febriles agudas por virus, que duran de 7 a 15 días. El comienzo es gradual, con malestar general, cefalalgia, dolor retroorbital, congestión conjuntival, fiebre y sudores sostenidos, seguidos de postración. Pueden surgir petequias y equimosis acompañadas de eritema de la cara, el cuello y la parte superior del tórax. Es frecuente un enantema con petequias en el paladar blando. Las infecciones graves ocasionan epistaxis, hematemesis, melena, hematuria y hemorragia gingival. Es frecuente que se presenten encefalopatías, temblores "intencionales" y disminución de los reflejos tendinosos profundos. La bradicardia y la hipotensión con choque clínico son signos comunes, y la leucopenia y la trombocitopenia son manifestaciones características. Se observa albuminuria moderada, con muchos cilindros celulares y granulosos, así como células epiteliales vacuoladas en la orina. Las tasas de letalidad oscilan entre 15 y 30% o más.

El diagnóstico se hace mediante el aislamiento del virus o la detección del antígeno en la sangre o en órganos; por reacción en cadena de la polimerasa y por pruebas serológicas como captura de la IgM por ELISA; o detección del aumento del nivel de anticuerpos neutralizantes o de sus títulos por ELISA o por inmunofluorescencia indirecta. Los estudios de laboratorio para el aislamiento del virus y las pruebas de anticuerpos neutralizantes exigen medidas de seguridad biológica de alto grado (BSL-4).

2. **Agente infeccioso** – El complejo Tacaribe de los arenavirus: Junín, en el caso de la fiebre hemorrágica argentina, y Machupo, íntimamente relacionado con el anterior, para la forma boliviana; el virus Guanarito para la forma venezolana, y el virus Sabiá para la brasileña. (Los virus mencionados guardan relación con los virus de la fiebre de Lassa y de la coriomeningitis linfocítica.)

**3. Distribución** – La fiebre hemorrágica argentina fue descrita originalmente en la Argentina en 1955, entre trabajadores de los campos de maíz. Cada año se notificaban de 200 a 300 casos o más en las zonas endémicas de la pampa argentina, antes de la inmunización extensa. En años recientes, la incidencia ha sido de unos 100 casos o menos. La enfermedad surge predominantemente de marzo a octubre (otoño e invierno). Ataca a los hombres más que a las mujeres, sobre todo entre los 15 y los 60 años de edad.

La fiebre hemorrágica boliviana, que es una enfermedad semejante causada por un virus afín, surge de manera esporádica o en epidemias en pequeños poblados rurales del nordeste de Bolivia. De julio a septiembre de 1994 se produjeron nueve casos, con siete defunciones.

En 1989 se originó en la municipalidad de Guanarito, Venezuela, un brote de una enfermedad hemorrágica grave. Entre mayo de 1990 y marzo de 1991, se produjeron 104 casos con 26 muertes entre residentes rurales de dicha municipalidad y zonas vecinas. Desde entonces, se han notificado intermitentemente algunos casos, y el virus aún persiste en roedores.

En el Brasil, el virus Sabiá ocasionó una enfermedad mortal con hemorragia e ictericia en 1990 y una infección entre personal de laboratorio en 1992. El virus causó otra infección en personal de laboratorio en los Estados Unidos en 1994, que fue tratada con ribavirina.

**4. Reservorio** – En la Argentina, los roedores salvajes de la pampa (especialmente *Calomys musculinus*) constituyen los principales huéspedes del virus Junín. En Bolivia, el reservorio animal es *C. callosus*. Los posibles reservorios del virus Guanarito son las ratas de la caña de azúcar *(Zygodontomys brevicauda)*. Se desconoce el reservorio del virus Sabiá, aunque se supone que es un huésped roedor.

**5. Modo de transmisión** – La transmisión a los seres humanos puede producirse sobre todo por inhalación de aerosoles de partículas finas provenientes directamente de excreta y saliva de roedores contaminadas con el virus, o de roedores despedazados por cosechadoras mecánicas. El virus depositado en el entorno también puede ser infectante cuando se generan aerosoles secundarios en procesos de labranza y recolección de granos; después de ingerirlos o por contacto con cortaduras o úlceras de la piel. A pesar de ser rara, se ha corroborado en instituciones de atención sanitaria y en entornos familiares la transmisión del virus Machupo de una persona a otra.

**6. Período de incubación** – Por lo común, de 7 a 16 días.

**7. Período de transmisibilidad** – No es frecuente que se transmita directamente de una persona a otra, aunque ello ha ocurrido con las formas argentina y boliviana de la enfermedad.

**8. Susceptibilidad y resistencia** – Al parecer, son susceptibles las personas de todas las edades, pero después de la infección existe una inmunidad protectora cuya duración se desconoce. Pueden presentarse infecciones subclínicas.

### 9. Métodos de control –

**A. Medidas preventivas:** en Bolivia se han obtenido resultados satisfactorios con el control específico de los roedores dentro de las casas. En la Argentina, el contacto con seres humanos se produce más frecuentemente en el campo, y la dispersión de los roedores dificulta el control. Se ha aplicado a más de 150 000 personas una vacuna atenuada de virus Junín vivo, que ha resultado eficaz; no se ha aprobado su distribución en los Estados Unidos. En animales de experimentación, dicha vacuna ha sido eficaz contra el virus Machupo, pero no contra el Guanarito.

**B. Control del paciente, de los contactos y del ambiente inmediato:**
1) Notificación a la autoridad local de salud: en zonas endémicas escogidas; en la mayoría de los países no es una enfermedad de notificación obligatoria, Clase 3A (véase Notificación de Enfermedades Transmisibles).
2) Aislamiento: estricto durante el período febril agudo. Puede ser conveniente la protección de tipo respiratorio, junto con otros métodos de barrera.
3) Desinfección concurrente: del esputo y las secreciones de las vías respiratorias, y del material contaminado con sangre.
4) Cuarentena: ninguna.
5) Inmunización de los contactos: ninguna.
6) Investigación de los contactos y de la fuente de infección: vigilancia y, de ser factible, control de roedores.
7) Tratamiento específico: la aplicación de plasma inmunizante, específico, en el término de ocho días después de la aparición del cuadro clínico, es un tratamiento eficaz de la forma argentina de la enfermedad. La ribavirina puede ser útil para combatir las cuatro variantes de la enfermedad.

**C. Medidas en caso de epidemia:** control de roedores; considerar la inmunización.

**D. Repercusiones en caso de desastre:** ninguna.

**E. Medidas internacionales:** ninguna.

# FILARIASIS                              CIE-9 125; CIE-10 B74

El término filariasis hace referencia a una infección por cualquiera de los diversos nematodos de la familia Filarioidea. Sin embargo, de la manera en que se usa aquí, denota solo la presencia de filarias en los vasos linfáticos, como se señala a continuación. Respecto a otras formas, habrá que referirse a la enfermedad específica.

## FILARIASIS POR *WUCHERERIA BANCROFTI*                  CIE-9 125.0; CIE-10 B74.0
(Filariasis de Bancroft)

## FILARIASIS POR *BRUGIA MALAYI*                  CIE-9 125.1; CIE-10 B74.1
(Filariasis malaya o por Brugia)

## FILARIASIS POR *BRUGIA TIMORI*                  CIE-9 125.6; CIE-10 B74.2
(Filariasis de Timor)

1. **Descripción** – La **filariasis de Bancroft** es una infección por el nematodo *Wuchereria bancrofti,* que normalmente reside en los vasos linfáticos de las personas infectadas. Los gusanos hembra producen microfilarias que llegan a la corriente sanguínea de 6 a 12 meses después de la infección. Hay dos formas biológicamente distintas: en la primera, las microfilarias circulan en la sangre periférica por la noche (periodicidad nocturna), con una concentración máxima entre las 22:00 y las 2:00 horas. En la segunda forma, las microfilarias circulan continuamente en la sangre periférica, pero alcanzan su máxima concentración durante el día (subperiodicidad diurna). Esta última forma es endémica en la región del Pacífico meridional y en pequeños focos rurales de Asia sudoriental donde los principales vectores son mosquitos *Aedes* que pican durante el día.

La diversidad de las manifestaciones clínicas en las regiones de filariasis endémica incluye: personas que están expuestas, pero aun así son asintomáticas y parasitológicamente negativas; personas asintomáticas, pero con microfilaremia; personas con fiebre recurrente aguda por filarias, linfadenitis y linfangitis retrógrada, con o sin microfilaremia; personas con signos crónicos que incluyen hidrocele, quiluria y elefantiasis de los miembros, mamas y genitales, cuya microfilaremia es muy pequeña o no detectable, y personas con el síndrome de eosinofilia pulmonar tropical, que se manifiesta por asma paroxística nocturna, neumopatía intersticial crónica, fiebre ligera recurrente, eosinofilia profunda y microfilarias en degeneración en los tejidos, pero no en la corriente sanguínea (filariasis oculta).

La **filariasis por *Brugia*** es causada por los nematodos *Brugia malayi* y *B. timori*. La forma periódica nocturna de la filariasis por *B. malayi* se observa en la población rural asentada en grandes arrozales a lo largo de gran parte de Asia sudoriental. La forma subperiódica afecta a los humanos, monos y carnívoros salvajes y domésticos de las selvas de Malasia e Indonesia. Las manifestaciones clínicas son semejantes a las de la filariasis de Bancroft, excepto que los ataques recurrentes y agudos de fiebre, adenitis y linfangitis retrógrada son más graves, mientras que la quiluria es rara y la elefantiasis suele limitarse a la porción distal de las extremidades, con mayor frecuencia a la porción infrarrotuliana de las piernas. Rara vez se observa linfedema de las mamas e hidrocele, si es que alguna vez se producen.

Se han descrito **infecciones por *Brugia timori*** en Timor y otras islas sudorientales de Indonesia. Las manifestaciones clínicas son similares a las de las infecciones por *B. malayi*.

Las manifestaciones clínicas de la filariasis a menudo aparecen sin microfilarias demostrables en la circulación (filariasis oculta). En unos cuantos miles de casos observados en las tropas estadounidenses durante la Segunda Guerra Mundial, se identificaron microfilarias solo en 10 a 15 pacientes, a pesar de los exámenes hematológicos repetidos. En algunos de esos casos, la infección se manifestó por notable eosinofilia, a menudo asociada con síntomas pulmonares (síndrome de eosinofilia pulmonar tropical).

Las microfilarias se detectan con facilidad durante los períodos de microfilaremia máxima. Las formas vivas pueden verse con el objetivo de poca potencia en una gota de sangre periférica (obtenida por pinchazo de la yema del dedo) en una laminilla, o en sangre hemolizada en una cámara de recuento. Los frotis de gota gruesa y delgada teñidos con colorante Giemsa permiten identificar la especie. Las microfilarias pueden concentrarse por filtración con un filtro Nucleopore (con poros de 2 a 5 µm de tamaño) en un adaptador Swinney y por la técnica de Knott (sedimentación por centrifugación de 2 ml de sangre mezclada con 10 ml de formol al 2%), o por la técnica de capa leucocítica cuantitativa (QBC), con naranja de acridina y tubo de microhematócrito.

**2. Agentes infecciosos** – *Wuchereria bancrofti, Brugia malayi* y *B. timori*, vermes filiformes largos.

**3. Distribución** – *Wuchereria bancrofti* es endémica en casi todas las regiones cálidas y húmedas del mundo incluidas América Latina (se han detectado focos dispersos en Brasil, Suriname, Guyana, Guayana Francesa, Haití, la República Dominicana y Costa Rica), África, Asia y las islas del Pacífico. Es común en las zonas urbanas donde las deficiencias sanitarias permiten la proliferación de los mosquitos vectores.

En términos generales, la periodicidad nocturna en las zonas del Pacífico infestadas por *Wuchereria* se localiza al oeste de los 140° de longitud Este, y la subperiodicidad diurna, al este de los 180° de longitud Este. *B. malayi* es endémica en las zonas rurales del sudoeste de la India, Asia sudoriental, centro y zonas costeras del norte de China y Corea del Sur. *B. timori* se presenta en las zonas rurales de las islas de Timor, Flores, Alor y Roti, en el sudeste de Indonesia.

**4. Reservorio** – Los seres humanos con microfilarias en la sangre, para *W. bancrofti* y la forma periódica de *B. malayi* y *B. timori*. En Malasia, el sur de Tailandia, las Filipinas e Indonesia, los gatos, las civetas (*Viverra tangalunga*) y los primates no humanos pueden ser reservorios para la especie subperiódica de *B. malayi*.

**5. Modo de transmisión** – Por la picadura de un mosquito que tiene larvas infectantes. *W. bancrofti* es transmitida por muchas especies, de las cuales las más importantes son *Culex quinquefasciatus, Anopheles gambiae, An. funestus, Aedes polynesiensis, Ae. scapularis* y *Ae. pseudoscutellaris*. *B. malayi* es transmitida por varias especies de *Mansonia, Anopheles* y *Aedes. B. timori* es transmitida por *An. barbirostris*. En el mosquito hembra, las microfilarias ingeridas penetran en la pared estomacal, y en los músculos torácicos se transforman en larvas infectantes, filariformes, alargadas, que emigran a la probóscide. Cuando el mosquito succiona sangre, salen las larvas y penetran en la piel después de la picadura. Circulan por los vasos sanguíneos, donde pasan por dos mudas antes de transformarse en adultos.

**6. Período de incubación** – Si bien las manifestaciones inflamatorias alérgicas pueden aparecer hasta un mes después de la infección, las microfilarias tal vez no aparezcan en la sangre antes de tres a seis meses en el caso de *B. malayi*, y de 6 a 12 meses en las infecciones por *W. bancrofti*.

**7. Período de transmisibilidad** – No se transmite directamente de una persona a otra. Las personas pueden infectar a los mosquitos cuando en su sangre periférica tienen microfilarias; la microfilaremia puede persistir durante 5 a 10 años o más después de la infección inicial. El mosquito adquiere infectividad aproximadamente 12 a 14 días después de haber succionado sangre infectada.

**8. Susceptibilidad y resistencia** – Es probable que la susceptibilidad a la infección sea universal, pero existen diferencias geográficas notables en cuanto al tipo y gravedad de la enfermedad. En las regiones endémicas se presentan infecciones repetidas, lo que ocasiona manifestaciones graves como la elefantiasis.

**9. Métodos de control –**

   *A. Medidas preventivas:*

   1) Educar a los habitantes de zonas endémicas respecto al modo de transmisión y a los métodos de control de mosquitos.

2) Identificar los vectores por detección de larvas infectantes de mosquitos atrapados con cebo humano; determinar los sitios y las horas en que pican los mosquitos y localizar sus criaderos. Si el mosquito pica de noche dentro de las viviendas, es necesario rociar las paredes interiores con un insecticida de acción residual, colocar malla metálica en las puertas y ventanas de las casas, o usar mosquiteros (de preferencia impregnados con un piretroide sintético) y repelentes contra insectos. Asimismo, se deben eliminar los lugares de reproducción tales como letrinas abiertas, neumáticos viejos, cáscaras de coco, o aplicarles larvicidas. En las zonas donde las especies de *Mansonia* son vectores, deben limpiarse los estanques de vegetación *(Pistia)* que sirven de fuente de oxígeno para las larvas.

3) El control a largo plazo puede comprender cambios en la construcción de las casas de modo que incluyan mallas metálicas, y control ambiental para eliminar los criaderos de mosquitos.

4) El tratamiento masivo con dietilcarbamazina (DEC, Banocide®, Hetrazán®, Notezine®), especialmente si es seguido del tratamiento mensual con dosis bajas de DEC (de 25 a 50 mg por kg de peso corporal) durante uno a dos años, o el uso de sal de mesa medicada con DEC (0,2 a 0,4 mg por g de cloruro de sodio) durante seis meses a dos años, ha sido eficaz. Sin embargo, en algunos casos, la aparición de reacciones adversas ha desalentado la participación comunitaria, especialmente en zonas donde la oncocercosis es endémica (véase Oncocercosis, reacción de Mazzotti). También se han utilizado ivermectina y albendazol; en la actualidad se han obtenido resultados promisorios con una sola dosis anual con combinaciones de los dos fármacos.

**B. *Control del paciente, de los contactos y del ambiente inmediato:***

1) Notificación a la autoridad local de salud: se hará en zonas endémicas escogidas; en la mayoría de los países no es obligatoria la notificación, Clase 3C (véase Notificación de Enfermedades Transmisibles). La notificación de casos con microfilarias demostradas constituye una información útil sobre las zonas de transmisión.

2) Aislamiento: no practicable. Hasta donde sea posible, hay que proteger de la picadura de los mosquitos a los pacientes con microfilaremia para aminorar la transmisión.

3) Desinfección concurrente: ninguna.

4) Cuarentena: ninguna.

5) Inmunización de los contactos: ninguna.

6) Investigación de los contactos y de la fuente de infección: únicamente como parte de una medida colectiva (véase 9A y 9C).

7) Tratamiento específico: la dietilcarbamazina (DEC, Banocide®, Hetrazán®, Notezine®) y la ivermectina hacen desaparecer rápidamente casi todas las microfilarias de la sangre, pero es posible que no destruyan todos los gusanos adultos. Después del tratamiento puede reaparecer microfilaremia de poca intensidad. Por lo tanto, normalmente es necesario repetir el tratamiento a intervalos anuales. La microfilaremia de poca intensidad puede detectarse solo por técnicas de concentración. La dietilcarbamazina puede producir reacciones generalizadas agudas en las primeras 24 horas de su administración, causadas por la muerte y degeneración de las microfilarias; estas reacciones suelen controlarse por medio de aspirina, antihistamínicos o corticosteroides. Después de la muerte de los gusanos adultos pueden surgir linfadenitis y linfangitis localizadas. Los antibióticos administrados en las fases incipientes de la infección pueden evitar algunas de las secuelas linfáticas originadas por la infección bacteriana sobreañadida.

C. *Medidas en caso de epidemia:* la medida fundamental es el control de los vectores. En las zonas de alta endemicidad es esencial la evaluación precisa de los factores bionómicos de los mosquitos vectores, la prevalencia e incidencia de la enfermedad, y los factores ambientales que rigen la transmisión en cada localidad. Incluso el control parcial con medidas contra los mosquitos puede aminorar la incidencia y restringir el foco infectante. Los resultados mensurables se logran lentamente, debido al largo período de incubación.

D. *Repercusiones en caso de desastre:* ninguna.

E. *Medidas internacionales:* ninguna.


# DIROFILARIASIS CIE-9 125.6; CIE-10 B74.8
(Filariasis zoonótica)

Algunas especies de filarias, por lo común observadas en animales salvajes o domésticos, en ocasiones infectan a las personas, pero rara vez se presenta microfilaremia. El género *Dirofilaria* causa enfermedades pulmonares y cutáneas en los seres humanos. *D. immitis,* el gusano del corazón del perro, ha producido enfermedad pulmonar en los Estados Unidos (unos 50 casos notificados) y unas cuantas infecciones señaladas en el Japón, Asia y Australia. La enfermedad se transmite a las personas por la picadura de mosquitos. El gusano se aloja en una arteria pulmonar, donde puede formar un nido trombótico que causa oclusión vascular, coagulación, necrosis y fibrosis. Los síntomas son dolor retrosternal, tos y hemoptisis. La eosinofilia es poco frecuente. El nódulo fibrótico, de 1 a 3 cm de diámetro, que suele ser asintomático, se identifica en las radiografías como una "lesión en forma de moneda".

La enfermedad cutánea es causada por varias especies que incluyen *D. tenuis,* un parásito del mapache en los Estados Unidos; *D. ursi,* que parasita osos en el Canadá, y la forma adulta de *D. repens,* un parásito de los perros y gatos en Europa, África y Asia. Los gusanos se desarrollan en las conjuntivas (o emigran a ellas) y en los tejidos subcutáneos del escroto, las mamas, los brazos y las piernas, pero la microfilaremia es rara. Otros parásitos *(Brugia)* se localizan en los ganglios linfáticos. El diagnóstico se confirma por la presencia de gusanos en cortes de tejido de lesiones extirpadas quirúrgicamente.

## OTROS NEMATODOS QUE PRODUCEN MICROFILARIAS EN LOS SERES HUMANOS

Muchos otros nematodos pueden infectar a la gente y producir microfilarias; entre ellos están *Onchocerca volvulus* y *Loa loa,* que causan oncocercosis y loiasis, respectivamente (véase la sección correspondiente a cada enfermedad). Otras infecciones son formas de mansonelosis (CIE-9 125.4 y 125.5; CIE-10 B74.4): *Mansonella perstans* está distribuida ampliamente en África occidental y el nordeste de América del Sur. El nematodo adulto aparece en las cavidades corporales y las microfilarias sin envoltura circulan sin periodicidad regular. La infección suele ser asintomática, pero se han notificado infecciones oculares por parásitos inmaduros.

En algunos países de África occidental y central es común la infección por *M. streptocerca* (CIE-9 125.6; CIE-10 B74.4), y se sospecha que causa edema cutáneo y engrosamiento de la piel, máculas hipopigmentadas, prurito y pápulas. Los nematodos adultos y las microfilarias sin envoltura aparecen en la piel, como en la oncocercosis. *M. ozzardi* (CIE-9 125.5; CIE-10 B74.4) se presenta desde la península de Yucatán, en México, hasta el norte de la Argentina y en las Antillas; su diagnóstico se basa en demostración de las filarias no periódicas, sin envoltura y circulantes. La infección suele ser asintomática, pero puede incluir manifestaciones alérgicas tales como dolor articular, prurito, cefalea y linfadenopatía.

Los jejenes *Culicoides* son los vectores principales de *M. streptocerca*, *M. ozzardi* y *M. perstans;* en la zona del Caribe, *M. ozzardi* también es transmitido por jejenes. En 1,7% de las muestras cutáneas obtenidas en Gabón se identificó *M. rodhaini*, un parásito de chimpancés.

La dietilcarbamazina (DEC) es eficaz contra *M. streptocerca* y a veces contra *M. perstans* y *M. ozzardi*. La ivermectina es eficaz contra *M. ozzardi*.

---

## FRAMBESIA                                    CIE-9 102; CIE-10 A66
(Frambesia tropical)

**1. Descripción** – Treponematosis crónica, recurrente, de origen no venéreo, que se caracteriza por lesiones cutáneas muy contagiosas (primarias y secundarias) y lesiones destructivas, no contagiosas (terciarias o tardías). La lesión inicial típica (lesión madre) consiste en un papiloma de la cara o de las extremidades (por lo común las piernas) que persiste durante varias semanas o meses; es indoloro, salvo que tenga una infección secundaria. Prolifera en forma lenta y puede formar una lesión frambesial (frambuesa) o ulcerarse (ulceropapiloma). Antes o poco después de que cicatriza la lesión inicial aparecen papilomas secundarios diseminados o satélites en brotes sucesivos, que suelen acompañarse de periostitis de los huesos largos (tibia en sable) y dedos (polidactilitis), y síntomas moderados de índole general. En las fases temprana y tardía pueden aparecer papilomas e hiperqueratosis en la palma de las manos y la planta de los pies; estas lesiones son muy dolorosas y a menudo incapacitantes. Cicatrizan de manera espontánea, pero pueden reaparecer en otros sitios durante las fases temprana y tardía.

La fase tardía, que se caracteriza por lesiones destructivas de la piel y de los huesos, se observa en 10 a 20%, aproximadamente, de los enfermos no tratados, a menudo cinco años o más después de la infección. A diferencia de la sífilis, no afecta al cerebro, los ojos, el corazón, la aorta y los órganos abdominales. No hay transmisión congénita y la infección casi nunca es mortal, si es que alguna vez lo es, pero puede ocasionar defectos deformantes e incapacidades notables.

El diagnóstico se confirma por el examen en campo oscuro o el estudio microscópico directo por medio de anticuerpos fluorescentes de los exudados de las lesiones primarias o secundarias. Las pruebas serológicas que no usan antígenos de treponema para detectar sífilis (como Venereal Disease Research Laboratory [VDRL], y reagina plasmática rápida [RPR]) muestran reactividad durante la etapa inicial, permanecen reactivas durante la infección incipiente y tienden a volverse no reactivas después de muchos años de latencia, aun sin tratamiento específico. En algunos pacientes las pruebas son reactivas con títulos bajos durante toda la vida. Las pruebas serológicas para detectar treponema (absorción de anticuerpos fluorescentes de treponema [FTA-ABS] y valoración de microhemaglutinación de anticuerpos contra *T. pallidum* [MHA-TP]) también suelen permanecer reactivas durante toda la vida.

**2. Agente infeccioso** – *Treponema pallidum,* subespecie *pertenue,* una espiroqueta.

**3. Distribución** – Es predominantemente una enfermedad de los niños que viven en zonas rurales tropicales, húmedas y cálidas; es más frecuente en los varones. La prevalencia mundial disminuyó en forma extraordinaria en los decenios de 1950 y 1960, por campañas masivas de aplicación de penicilina, pero en algunas partes de África ecuatorial y occidental ha resurgido la frambesia temprana. También se han detectado focos aislados de infección que persisten en América Latina, las islas del Caribe, India, Asia sudoriental y las islas del Pacífico meridional.

**4. Reservorio** – Los seres humanos y probablemente los primates superiores.

**5. Modo de transmisión** – Principalmente por contacto directo con los exudados de las lesiones cutáneas tempranas de personas infectadas. Es probable que se pueda transmitir indirectamente por contaminación al rascarse, por el uso de objetos perforantes, y por moscas en contacto con heridas abiertas, pero no se ha determinado la importancia de este modo de transmisión. El clima influye en la morfología, distribución e infecciosidad de las lesiones tempranas.

**6. Período de incubación** – De dos semanas a tres meses.

**7. Período de transmisibilidad** – Es variable; la enfermedad puede presentarse intermitentemente por varios años mientras persistan las lesiones húmedas. El agente infeccioso por lo regular no se detecta en las lesiones destructivas tardías.

**8. Susceptibilidad y resistencia** – No se ha comprobado la resistencia natural o racial. La infección confiere inmunidad contra la reinfección y quizá brinde protección contra la infección por otros treponemas patógenos.

**9. Métodos de control** –

A. *Medidas preventivas:* las siguientes medidas se aplican a la frambesia y a otras treponematosis no venéreas. Con las técnicas disponibles en la actualidad, es imposible diferenciar los agentes infecciosos, pero es poco probable que las diferencias entre los síndromes clínicos sean causadas solo por factores epidemiológicos o ambientales.

1) Emprender medidas sanitarias y de promoción de la salud, de tipo general; proporcionar educación sanitaria a la población en materia de treponematosis, y recalcar la importancia del saneamiento, incluido el empleo de agua y jabón en abundancia, así como del mejoramiento de las condiciones sociales y económicas durante varios años, para disminuir la incidencia de la enfermedad.

2) Organizar actividades intensivas de control, en la comunidad y adaptadas al problema local; hacer un examen clínico a toda la población y tratar a los pacientes con enfermedad activa o latente. Si la prevalencia de la enfermedad activa es mayor de 10%, se justifica dar tratamiento incluso a los contactos asintomáticos, y a veces es necesario tratar a toda la población. Para lograr buenos resultados son esenciales las revisiones clínicas periódicas y la supervisión ininterrumpida.

3) Realizar encuestas serológicas para detectar casos latentes, particularmente en los niños, con el fin de evitar las recaídas y la aparición de lesiones infectantes que perpetúen la enfermedad en la comunidad.

4) Dotar de medios para el diagnóstico y tratamiento tempranos como parte de un plan que considere, a futuro, la integración de la campaña de control masivo (9A2, en párrafos anteriores) a los servicios locales de salud permanentes.

5) Tratar las manifestaciones tardías desfigurantes e incapacitantes.

**B. *Control del paciente, de los contactos y del ambiente inmediato:***

1) Notificación a la autoridad local de salud: debe hacerse en zonas endémicas determinadas. En muchos países no es una enfermedad de notificación obligatoria, Clase 3B (véase Notificación de Enfermedades Transmisibles). La diferenciación entre las treponematosis venéreas y las no venéreas, con la notificación precisa de cada una, posee importancia particular para evaluar los resultados de las campañas masivas en el período de consolidación ulterior.

2) Aislamiento: ninguno; evitar el contacto íntimo y la contaminación del ambiente hasta que las lesiones hayan cicatrizado.

3) Desinfección concurrente: eliminación cuidadosa de la secreción de las lesiones y de los objetos contaminados con esta.

4) Cuarentena: ninguna.

5) Inmunización de los contactos: ninguna.

6) Investigación de los contactos y de la fuente de infección: es necesario tratar a todos los contactos del núcleo familiar; las personas sin enfermedad activa serán consideradas como casos latentes. En zonas de baja prevalencia, se tratará a todos los casos activos, a todos los niños y a los contactos íntimos de los casos infecciosos.

7) Tratamiento específico: penicilina. Para los pacientes de 10 años de edad o más con enfermedad activa y los contactos, basta una sola inyección intramuscular de penicilina G benzatina (Bicilina) en dosis de 1,2 millones de unidades; para los pacientes menores de 10 años de edad bastarán 0,6 millones de unidades.

C. *Medidas en caso de epidemia:* en las zonas de prevalencia elevada es necesario poner en práctica programas activos de tratamiento en masa, con las características esenciales siguientes: 1) examinar a un porcentaje elevado de la población por medio de encuestas de campo; 2) tratar a los casos activos, extendiendo el tratamiento a la familia y a los contactos de la comunidad, según la prevalencia demostrada de frambesia activa, y 3) realizar encuestas periódicas cada año durante uno a tres años, como parte de las actividades de los servicios rurales de salud pública permanentes del país.

D. *Repercusiones en caso de desastre:* no se han observado, pero puede representar un peligro para poblaciones de refugiados o que han sido desplazadas a zonas endémicas sin instalaciones higiénicas.

E. *Medidas internacionales:* para proteger a los países contra el riesgo de reinfección en sitios donde se practican programas de tratamiento en masa, los países vecinos de la zona endémica deben establecer medidas adecuadas contra la frambesia. Es posible que se necesite supervisar el desplazamiento de personas infectadas a lo largo de las fronteras (véase Sífilis, sección I, 9E). Centros Colaboradores de la OMS.

---

# GASTRITIS CAUSADA POR
## *HELICOBACTER PYLORI*     CIE-9 535; CIE-10 K29

1. **Descripción** – Infección bacteriana que causa gastritis crónica, sobre todo en el antro estomacal, y ulceropatía duodenal. La erradicación del microorganismo patógeno se acompaña de remisión de

la gastritis y de la ulceropatía. El adenocarcinoma y la enfermedad ulcerosa del estómago también guardan relación epidemiológica con la infección por *H. pylori*.

El diagnóstico puede corroborarse en una muestra de tejido gástrico para biopsia por medio de cultivo, estudio histológico o la detección de ureasa de *H. pylori* utilizando los estuches comerciales disponibles. El microorganismo necesita medios nutritivos para proliferar, como el agar enriquecido con cerebro-corazón, al que se ha agregado sangre de caballo. Se han creado medios selectivos para evitar la proliferación de contaminantes cuando se hace cultivo del material de biopsia gástrica. Los cultivos deben incubarse a 37 °C (98,6 °F) en un medio microaerófilo durante tres a cinco días. Cabe también recurrir a métodos para medir la urea en el aliento, marcada con $^{13}$C o $^{14}$C; estos se basan en la actividad de ureasa extraordinariamente grande del microorganismo. La presencia de anticuerpos séricos específicos también puede medirse, generalmente por medio de ELISA.

2. **Agente infeccioso** – *Helicobacter pylori* es un bacilo gramnegativo, curvo y alargado. En otros animales se han identificado muchas especies diferentes de *Helicobacter*; *H. cinaedi* y *H. fennelliae* han ocasionado casos de diarrea en hombres homosexuales.

3. **Distribución** – *H. pylori* tiene una distribución mundial. Solo una minoría de las personas infectadas desarrolla ulceropatía duodenal. Los individuos infectados con el microorganismo suelen tener signos histológicos de gastritis, pero la gran mayoría son asintomáticos. Los estudios serológicos transversales demuestran una mayor prevalencia a medida que aumenta la edad. La situación socioeconómica baja, particularmente en la niñez, guarda relación con la infección. En los países en desarrollo, más de 75% de los adultos están afectados, si bien la infección ocurre las más de las veces durante la niñez. Entre 20 y 50% de los adultos de países desarrollados están infectados por *H. pylori*.

4. **Reservorio** – Los seres humanos son el único reservorio identificado. Casi todas las personas infectadas son asintomáticas; sin tratamiento la infección suele ser permanente. Se ha informado del aislamiento de *H. pylori* de sitios extragástricos tales como secreciones de la boca y heces, pero es poco frecuente.

5. **Modo de transmisión** – No se ha determinado claramente el modo de transmisión, pero, casi con toda seguridad, la infección es consecuencia de la ingestión de microorganismos. Se supone que la transmisión es de tipo oral-oral, fecal-oral, o por ambos modos. Ha habido casos de transmisión de *H. pylori* por gastroscopios y electrodos de pH cuya descontaminación ha sido incompleta.

6. **Período de incubación** – Los datos obtenidos de dos voluntarios que ingirieron entre $10^6$ y $10^9$ microorganismos mostraron que la

gastritis se presentó en el término de 5 a 10 días. No se dispone de otra información sobre el tamaño del inóculo o el período de incubación.

**7. Período de transmisibilidad** – Se desconoce. Dado que la infección puede ser permanente, las personas infectadas son potencialmente infecciosas durante toda su vida. No se sabe si los pacientes con infección aguda son más infectantes que los que tienen la infección por largo tiempo. Hay algunos datos que indican que las personas con hipoclorhidria gástrica pueden ser más infectantes.

**8. Susceptibilidad y resistencia** – Se supone que todos los individuos son susceptibles a la infección. Aunque dos de los factores de riesgo más importantes son la edad cada vez mayor y las malas condiciones socioeconómicas, hay pocos datos sobre la susceptibilidad o la resistencia individuales. Se ha postulado que se necesita la participación de diversos factores para que se desarrolle la enfermedad. Al parecer, después de la infección no queda inmunidad protectora.

**9. Métodos de control –**

   *A. Medidas preventivas:*

     1) Las personas que viven en entornos limpios y sin hacinamiento tienen menos posibilidades de contagiarse de *H. pylori.*

     2) Desinfección completa de gastroscopios, electrodos de pH y otros instrumentos intragástricos.

   *B. Control del paciente, de los contactos y del ambiente inmediato:*

     1) Notificación a la autoridad local de salud: por lo común, no se justifica la notificación oficial, Clase 5 (véase Notificación de Enfermedades Transmisibles).

     2) Aislamiento: no es necesario.

     3) Desinfección concurrente: de los instrumentos intragástricos.

     4) Cuarentena: no es necesario someter a cuarentena a los pacientes infectados con *H. pylori.*

     5) Inmunización de los contactos: no se dispone de vacuna alguna contra la enfermedad.

     6) Investigación de los contactos y de la fuente de infección: no es fructífera.

     7) Tratamiento específico: las medidas contra la infección asintomática siguen siendo polémicas. Se dispone de una amplia variedad de regímenes terapéuticos para erradicar infecciones en personas con síntomas de enfermedad que se consideran atribuibles a *H. pylori.* Los mejores resultados se han obtenido de una combinación de antimicrobianos administrados por dos a cuatro semanas. Con el tratamiento no se busca eliminar temporalmente el agente patóge-

no, sino erradicarlo. Ejemplos de tratamientos por combinación incluyen: a) metronidazol, además de amoxicilina o tetraciclina, con un compuesto de bismuto como Pepto-Bismol™, o b) metronidazol y amoxicilina, con un inhibidor potente de la bomba de protones como omeprazol (Prilosec®). Se han notificado tasas de erradicación incluso de 90% con dichos regímenes. Si persiste la infección, los microorganismos aislados deben estudiarse para evaluar su resistencia a los antibióticos. Las úlceras reaparecen en los pacientes en quienes no fue posible erradicar el agente infeccioso. En países desarrollados es poco común la reinfección después de la erradicación. No hay datos sobre tasas de reinfección en países en desarrollo.

**C. Medidas en caso de epidemia:** ninguna.

**D. Repercusiones en caso de desastre:** ninguna.

**E. Medidas internacionales:** ninguna.

---

# GASTROENTERITIS VÍRICAS AGUDAS
CIE-9 008.6; CIE-10 A08

Las gastroenteritis víricas adoptan la forma inicial de una enfermedad endémica o epidémica en los lactantes, los niños y los adultos. Diversos virus (rotavirus, adenovirus entéricos, astrovirus y calicivirus que incluyen a algunos de los miembros de la familia Norwalk) infectan a los niños en sus primeros años de vida. Causan una enfermedad diarreica que puede tener suficiente gravedad como para producir deshidratación que obligue a hospitalizar a los pacientes para rehidratarlos. Otras partículas como los virus afines al agente Norwalk son causa frecuente de epidemias de gastroenteritis en niños y adultos. La epidemiología, el curso natural y la expresión clínica de las infecciones víricas intestinales se conocen mejor en los casos del rotavirus del grupo A en los lactantes, y del agente Norwalk en los adultos.

# I. ENTERITIS POR ROTAVIRUS
CIE-9 008.61; CIE-10 A08.0

(Gastroenteritis vírica esporádica, gastroenteritis vírica grave del lactante y del niño)

**1. Descripción** – Gastroenteritis esporádica, estacional, de los lactantes y los niños de corta edad, a menudo grave, que se caracteriza por vómitos y fiebre, seguidos por diarrea acuosa. La enteritis debida a rotavirus a veces ocasiona deshidratación profunda y defunciones en los niños de corta edad. Pueden surgir casos secundarios sintomáticos entre los contactos adultos en la familia, aunque son más frecuentes las infecciones subclínicas. En los niños con diversas manifestaciones clínicas a veces se han identificado infecciones por rotavirus, pero es probable que la presencia de dicho agente sea accidental y no la causa de los cuadros mencionados. El rotavirus es una causa importante de diarrea nosocomial de los recién nacidos y los lactantes. En un paciente individual, la enfermedad debida a rotavirus es indistinguible de la que ocasionan otros virus entéricos, aunque la diarrea por rotavirus suele ser más intensa, y se acompaña de fiebre y vómito con mayor frecuencia que la diarrea aguda causada por otros agentes.

El rotavirus se identifica en las heces o en el material obtenido por aplicador rectal, por métodos como microscopia electrónica, ELISA, aglutinación del látex y otras técnicas inmunológicas para las cuales se cuenta con estuches comerciales. Los signos de la infección por rotavirus se demuestran por medio de técnicas serológicas, pero el diagnóstico por lo común se basa en la demostración del antígeno del rotavirus en las heces. En los neonatos son frecuentes las reacciones positivas falsas con ELISA; las reacciones positivas deben ser confirmadas por otras pruebas.

**2. Agente infeccioso** – El rotavirus de 70 nm pertenece a la familia Reoviridae. El grupo A es común en los lactantes, y el grupo B no lo es, pero ha causado grandes epidemias en los adultos en la China, en tanto que el grupo C rara vez se observa en seres humanos. Los grupos A, B, C, D, E y F se presentan en los animales. Se conocen cuatro tipos serológicos mayores y, como mínimo, 10 serotipos menores de rotavirus humanos del grupo A, con base en sus diferencias antigénicas en la proteína de superficie 7 (VP7) de la cápsida externa, que es el principal antígeno neutralizante. Otra proteína de la misma cápsida, clasificada como VP4, se relaciona con la expresión de virulencia y también interviene en la neutralización del virus.

**3. Distribución** – Tanto en los países desarrollados como en los que están en desarrollo, el rotavirus guarda relación con aproximadamente 33% de los casos hospitalizados por enfermedad diarreica en los lactantes y niños menores de 5 años de edad. Las infecciones de rotavirus en neonatos son frecuentes en algunas situaciones, pero suelen ser asintomáticas. Esencialmente todos los niños se infectan con el virus en los primeros dos a tres años de vida, y la incidencia máxima de la enfermedad clínica se observa en los de 6 a 24 meses de edad. En las guarderías surgen brotes entre los niños. El rotavirus produce diarrea intensa con mayor frecuencia que muchos otros agentes patógenos intestinales. Se ha calculado que en los países en desarrollo esta diarrea ocasiona de 600 000 a 870 000 defunciones anuales.

En los climas templados, la diarrea por rotavirus se presenta en la forma de picos estacionales en los meses más fríos; en los climas tropicales, se producen casos durante todo el año, a menudo con un pico menos intenso en los meses más fríos y secos. En los adultos, la infección por lo común es subclínica, pero se han detectado brotes con manifestaciones clínicas en centros geriátricos. El rotavirus causa ocasionalmente diarrea de los viajeros entre los adultos, diarrea en pacientes inmunodeficientes (incluidos los que tienen sida), en los padres de niños con diarrea por rotavirus, y en los ancianos.

**4. Reservorio** – Probablemente los seres humanos. Los virus de animales no producen enfermedad en las personas; los rotavirus de los grupos B y C detectados en seres humanos son, al parecer, muy diferentes de los encontrados en animales.

**5. Modo de transmisión** – Probablemente por vía fecal-oral y por posible contacto o por diseminación de secreciones de las vías respiratorias. Los rotavirus no se multiplican eficazmente en las vías respiratorias, pero pueden detectarse en las secreciones que salen de ellas. Hay algunos datos que indican que estos agentes infecciosos podrían estar presentes en el agua contaminada.

**6. Período de incubación** – De 24 a 72 horas, aproximadamente.

**7. Período de transmisibilidad** – Durante la fase aguda de la enfermedad, y más tarde mientras persista la excreción y dispersión de virus. El rotavirus por lo común no se detecta sino hasta después del octavo día de la infección, aproximadamente, aunque se ha señalado la excreción de virus por 30 días o más en personas inmunodeficientes. Los síntomas persisten durante cuatro a seis días, en promedio.

**8. Susceptibilidad y resistencia** – La susceptibilidad alcanza su nivel máximo entre los 6 y los 24 meses de vida. A los tres años de edad, casi todos los niños han generado anticuerpos contra rotavirus. Las personas inmunodeficientes están expuestas al peligro particular de excretar por largo tiempo el antígeno de los rotavirus, y a sufrir diarrea intermitente por estos virus. La diarrea es poco frecuente en lactantes infectados menores de tres meses.

**9. Métodos de control** –

A. *Medidas preventivas:*

1) En agosto de 1998 se aprobó en los Estados Unidos el uso de una vacuna oral de rotavirus vivos, tetravalente, de monos rhesus (VRR-TV), para utilizar en lactantes de ese país. La administración debe realizarse entre las seis semanas y el año de vida. El plan recomendado es una serie de tres dosis que se administrarán a los dos, cuatro y seis meses de edad. La primera puede administrarse entre las seis semanas y los seis meses de vida, y las siguientes, con un intervalo mínimo de tres semanas entre una y otra dosis.

La primera dosis no debe administrarse a niños de siete meses o mayores, por la mayor frecuencia de reacciones febriles que produce en ellos. La segunda y la tercera dosis deben administrarse antes del primer año de vida. El empleo sistemático de la vacuna debe evitar muchas de las visitas al médico por gastroenteritis por rotavirus, y cuando menos 66% de las hospitalizaciones y muertes causados por este virus.

En investigaciones realizadas antes de la aprobación de la vacuna, se identificó a la invaginación (obstrucción intestinal en que un segmento del intestino se introduce en otro), como un posible problema asociado con el empleo de la vacuna VRR-TV. Ante las notificaciones incesantes de invaginación, en julio de 1999 los CDC, mientras se realizaban más estudios, recomendó diferir la aplicación de la vacuna a los niños programados para recibirla antes de noviembre de 1999; esta recomendación abarca a los que habían comenzado la serie de vacunas. Todos los casos de invaginación que se identifiquen después de administrar la vacuna, deben ser notificados al Vaccine Adverse Events Reporting System (VAERS, 800-822-7967; *www.fda.gov/cber/vaers/report.htm*) (Fenómenos Adversos por la Vacuna). Las recomendaciones actuales deben ser incluidas en la página de Internet de inmunizaciones de los CDC: *http://www.cdc.gov/nip*, y también en la página del CCDM: *http://www.ccdm.org.*

2) No se ha corroborado la eficacia de otras medidas preventivas. Las medidas higiénicas aplicables a las enfermedades que se transmiten por la vía fecal-oral quizá no sean eficaces para evitar la transmisión. El virus vive largo tiempo en superficies duras, en agua contaminada y en las manos. Es relativamente resistente a los desinfectantes de uso común, pero es inactivado por el cloro.

3) En guarderías infantiles, se ha demostrado que la colocación de un mameluco encima de los pañales para evitar que se dispersen las heces, disminuye la transmisión de la infección.

4) Evitar la exposición de los lactantes y los niños de corta edad a las personas con gastroenteritis aguda dentro de la familia y en instituciones (guarderías infantiles u hospitales), manteniendo prácticas sanitarias de alta calidad; no es necesario excluir a los niños de sus guarderías.

5) La inmunización pasiva por la administración oral de inmunoglobulina ha protegido a los recién nacidos de bajo peso y a los niños inmunodeficientes. El amamantamiento no modifica las tasas de infección, pero puede aminorar la intensidad de la gastroenteritis.

**B. Control del paciente, de los contactos y del ambiente inmediato:**

1) Notificación a la autoridad local de salud: notificación obligatoria de las epidemias, pero no de los casos individuales, Clase 4 (véase Notificación de Enfermedades Transmisibles).

2) Aislamiento: precauciones de tipo entérico; las personas que cuidan de los lactantes deben lavarse las manos frecuentemente.

3) Desinfección concurrente: eliminación sanitaria de los pañales; colocar mamelucos encima de los pañales para que no se dispersen las heces.

4) Cuarentena: ninguna.

5) Inmunización de los contactos: ninguna.

6) Investigación de los contactos y de la fuente de infección: en algunas poblaciones de alto riesgo deben buscarse las fuentes de la infección; se formarán cohortes con los individuos que excreten antígenos.

7) Tratamiento específico: ninguno. La terapia de rehidratación oral con una solución de glucosa y electrólitos es adecuada en la mayor parte de los casos. Será necesario administrar líquidos por vía parenteral a las personas con colapso vascular o vómitos incontrolables (véase Cólera, 9B7). Están contraindicados los antibióticos y los anticolinérgicos.

**C. Medidas en caso de epidemia:** búsqueda de los vehículos de transmisión y de la fuente de infección, sobre bases epidemiológicas.

**D. Repercusiones en caso de desastre:** un problema potencial en poblaciones de refugiados.

**E. Medidas internacionales:** Centros Colaboradores de la OMS.

## II. GASTROENTEROPATÍA VÍRICA EPIDÉMICA    CIE-9 008.6, 008.8; CIE-10 A08.1

(Enfermedad por agente Norwalk, enfermedad de tipo Norwalk, gastroenteritis vírica en adultos, gastroenteritis vírica epidémica, gastroenteritis infecciosa no bacteriana aguda, diarrea vírica, diarrea y vómitos epidémicos, vómitos invernales, náusea y vómito epidémicos)

**1. Descripción** – La enfermedad suele ser leve o moderada y de curso limitado, y a menudo se presenta en brotes con síntomas clínicos como náusea, vómito, diarrea, dolor abdominal, mialgia, cefalea, malestar general, fiebre leve o una combinación de todas estas manifestaciones. Los síntomas gastrointestinales generalmente persisten de 24 a 48 horas.

Los virus pueden identificarse en las heces por medio de microscopia inmunoelectrónica o, en lo que se refiere al virus Norwalk, por radioinmunoensayo, o por reacción en cadena de la polimerasa de transcripción inversa (RCP-TI). Por medio de microscopia inmunoelectrónica pueden obtenerse pruebas serológicas de la infección; en el caso del virus Norwalk, por radioinmunoensayo. El diagnóstico requiere un gran volumen de heces, cuyas fracciones deben almacenarse a 4 °C (39 °F) para estudios de microscopia electrónica y a –20 °C (–4 °F) para detección de antígenos. Es esencial contar con el suero de fase aguda y de convalecencia (intervalo de tres a cuatro semanas) a fin de identificar y vincular las partículas observadas por microscopia electrónica, con la causa de la enfermedad. La reacción en cadena de la polimerasa de transcripción inversa al parecer es más sensible que la microscopia inmunoelectrónica y puede utilizarse para explorar los vínculos entre grupos ampliamente dispersos de pacientes.

**2. Agentes infecciosos** – El virus Norwalk es una partícula de ADN pequeña, estructurada, de 27 a 32 nm, clasificada como calicivirus; se ha dicho que es el agente etiológico más común de los brotes de gastroenteritis no bacteriana. Se ha vinculado a otros agentes morfológicamente semejantes, pero de características antigénicas diferentes, con brotes de gastroenteritis. Estos incluyen los agentes Hawai, Taunton, Ditchling o W, Cockle, Parramatta, Oklahoma y Snow Mountain.

**3. Distribución** – Mundial y común; con gran frecuencia aparecen brotes, pero también la enfermedad se presenta de manera esporádica y afecta a todos los grupos de edad. Los brotes en los Estados Unidos suelen producirse por consumo de mariscos crudos. En un estudio que se realizó en dicho país, los anticuerpos contra el agente Norwalk se desarrollaron lentamente, y hacia el quinto decenio de la vida, más de 60% de la población los tenía. En casi todos los países en desarrollo estudiados, los anticuerpos aparecen en fechas más tempranas. En lactantes y niños de corta edad de Bangladesh y Finlandia se detectaron respuestas serológicas al virus Norwalk.

**4. Reservorio** – Los seres humanos son el único reservorio conocido.

**5. Modo de transmisión** – Probablemente por vía fecal-oral aunque se ha sugerido la transmisión por contacto y por el aire a partir de fómites para explicar la diseminación rápida en los hospitales. Varios brotes recientes han dado indicaciones concluyentes de transmisión primaria en la comunidad por medio de los alimentos, el agua y los crustáceos, y transmisión secundaria en los miembros de la familia.

**6. Período de incubación** – De 24 a 48 horas; en estudios del agente Norwalk hechos con voluntarios, los límites fueron de 10 a 50 horas.

**7. Período de transmisibilidad** – Durante la fase aguda de la enfermedad y hasta 48 horas después de que cesa la diarrea por el virus Norwalk.

**8. Susceptibilidad y resistencia** – La susceptibilidad es extensa. En voluntarios se demostró una inmunidad breve que duraba hasta 14 semanas después de inducir la enfermedad de Norwalk, pero la inmunidad a largo plazo fue variable; algunos individuos se enfermaron con la reexposición al virus ocurrida 27 a 42 meses más tarde. Los niveles de anticuerpos séricos preexistentes contra el virus Norwalk no guardaron relación con la susceptibilidad ni con la resistencia.

**9. Métodos de control** –

> **A.** *Medidas preventivas:* utilizar las mismas medidas higiénicas aplicables a las enfermedades que se transmiten por vía fecal-oral (véase Fiebre tifoidea, 9A). En particular, la cocción de los crustáceos crudos y la vigilancia de las aguas de criaderos de crustáceos evitan la infección de ese origen.
>
> **B.** *Control del paciente, de los contactos y del ambiente inmediato:*
> 1) Notificación a la autoridad local de salud: notificación obligatoria de las epidemias, pero no de los casos individuales, Clase 4 (véase Notificación de Enfermedades Transmisibles).
> 2) Aislamiento: precauciones entéricas.
> 3) Desinfección concurrente: ninguna.
> 4) Cuarentena: ninguna.
> 5) Inmunización de los contactos: ninguna.
> 6) Investigación de los contactos y de la fuente de infección: en situaciones de epidemia, determinar los medios de propagación de la infección.
> 7) Tratamiento específico: reposición de líquidos y electrólitos en los casos graves (véase Cólera, 9B7).
>
> **C.** *Medidas en caso de epidemia:* buscar los vehículos de transmisión y la fuente de infección; determinar el curso del brote para definir sus características epidemiológicas.
>
> **D.** *Repercusiones en caso de desastre:* un problema potencial.
>
> **E.** *Medidas internacionales:* ninguna.

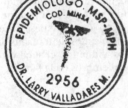

# GIARDIASIS
(Enteritis por *Giardia*)

**CIE-9 007.1; CIE-10 A07.1**

1. **Descripción** – Infección por protozoarios que ataca principalmente la porción superior del intestino delgado; suele ser asintomática, pero puede también ocasionar diversos síntomas intestinales, tales como diarrea crónica, esteatorrea, cólicos abdominales, sensación de distensión abdominal y expulsión frecuente de heces laxas, pálidas y grasosas, así como fatiga y pérdida de peso. Puede haber malabsorción de grasas y de vitaminas liposolubles. Por lo común, no hay invasión extraintestinal, pero a veces surge artritis reactiva. En la giardiasis grave puede producirse lesión de las células de las mucosas del duodeno y del yeyuno.

Normalmente, el diagnóstico se corrobora por la identificación de los quistes y trofozoitos en las heces (el examen se debe repetir al menos tres veces antes de declararlo negativo) o de trofozoitos en el líquido duodenal (obtenido por aspiración o por la prueba de la cuerda) o en la mucosa obtenida por biopsia de intestino delgado; este último método puede ser más fidedigno si son cuestionables los resultados de los exámenes de las heces, pero rara vez se necesita. La infección por *Giardia* suele ser asintomática; no obstante, la presencia de *G. lamblia* en las heces o en el material duodenal no indica necesariamente que ella sea la causa de la enfermedad. La distribución comercial de pruebas para detectar el antígeno en las heces incluye enzimoinmunoanálisis (EIA) o métodos de anticuerpos fluorescentes directos, que suelen ser más sensibles que la microscopia directa.

2. **Agente infeccioso** – *Giardia lamblia (G. intestinalis, G. duodenalis),* un protozoario flagelado.

3. **Distribución** – Mundial. La infección es más frecuente en los niños que en los adultos. La prevalencia es mayor en las zonas con mal saneamiento y en instituciones con niños que aún no controlan sus esfínteres, que incluyen guarderías infantiles. La prevalencia de positividad de las heces en diferentes zonas ha variado de 1 a 30%, según la comunidad y el grupo de edad estudiados. La infección endémica en los Estados Unidos, el Reino Unido y México suele surgir entre julio y octubre, y afecta a niños menores de cinco años de edad y a adultos de 25 a 39 años. Suele ser consecuencia del consumo de agua no filtrada de fuentes superficiales o pozos poco profundos; de nadar en masas de agua dulce, y del hecho de que un miembro menor de la familia concurra a una guardería. Se han observado grandes brotes en la comunidad por beber agua tratada pero no filtrada. Otros brotes menores han sido consecuencia de la ingestión de alimentos contaminados, de la transmisión de una persona a otra en

guarderías infantiles, y de la exposición a aguas contaminadas de sitios de recreo, tales como albercas y chapoteaderos.

**4. Reservorio** – Los seres humanos y posiblemente el castor y otros animales salvajes y domésticos.

**5. Modo de transmisión** – La transmisión de una persona a otra se produce por transferencia de los quistes de las heces de un individuo infectado por el mecanismo mano-boca, especialmente en instituciones y guarderías infantiles; esta tal vez sea la principal forma de transmisión. El coito anal también facilita la transmisión. Los brotes localizados a veces surgen por ingestión de quistes en el agua potable y de instalaciones de recreo contaminada con heces, y, con menor frecuencia, en alimentos contaminados con ellas. Las concentraciones de cloro utilizadas para el tratamiento común del agua no destruyen los quistes de *Giardia*, especialmente si el agua es fría; el agua no filtrada de corrientes o de lagos expuestos a la contaminación por heces humanas y de animales constituye una fuente común de infección.

**6. Período de incubación** – De 3 a 25 días o más, con una mediana de 7 a 10 días.

**7. Período de transmisibilidad** – Todo el período que dura la infección, que suele ser de meses.

**8. Susceptibilidad y resistencia** – La tasa de portadores asintomáticos es alta y la infección suele seguir un curso limitado (autorremitente). Por medio de estudios clínicos se ha definido la patogenicidad de *G. lamblia* para el ser humano. En los enfermos de sida la infección puede ser más grave y duradera.

**9. Métodos de control** –

    *A. Medidas preventivas:*

1) Educar sobre higiene personal a las familias, residentes y miembros del personal en instituciones, y sobre todo a quienes trabajan en guarderías o jardines infantiles, en cuanto a la necesidad de lavarse las manos antes de manipular alimentos y de comer, y después de defecar.

2) Filtrar el agua de abastecimientos públicos que estén expuestos a contaminación por heces del hombre o de los animales.

3) Proteger los abastecimientos públicos de agua contra la contaminación por heces del hombre o de los animales.

4) Eliminar las heces por medio de técnicas sanitarias.

5) Es mejor hervir el agua que se consume en situaciones de urgencia. El tratamiento químico con hipoclorito o yodo es menos fiable, y para ese fin se utilizarán 0,1 a 0,2 ml (de dos a cuatro gotas) de lejía o 0,5 ml de tintura de yodo al 2% por litro de agua, durante 20 minutos (más tiempo si el agua está fría o turbia).

**B. Control del paciente, de los contactos y del ambiente inmediato:**

1) Notificación a la autoridad local de salud: notificación de los casos en zonas seleccionadas, Clase 3B (véase Notificación de Enfermedades Transmisibles).

2) Aislamiento: precauciones entéricas.

3) Desinfección concurrente: de las heces y los artículos contaminados con ellas. En las comunidades que cuentan con un sistema de eliminación de aguas residuales moderno y adecuado, las heces se pueden eliminar directamente en las alcantarillas, sin desinfección preliminar. Limpieza terminal.

4) Cuarentena: ninguna.

5) Inmunización de los contactos: ninguna.

6) Investigación de los contactos y de las fuentes de infección: examen microscópico de las heces de los miembros de la familia y de otros contactos sospechosos, especialmente de los individuos sintomáticos.

7) Tratamiento específico: los medicamentos preferidos son metronidazol (Fiagyl®) o tinidazol (no aprobado en los Estados Unidos). Otros fármacos alternativos son la quinacrina y el albendazol. Se cuenta con la suspensión pediátrica de furazolidona para los niños de corta edad y los lactantes. En embarazadas se puede usar paromomicina. Puede producirse resistencia a los medicamentos y recaídas con cualquiera de los fármacos.

**C. Medidas en caso de epidemia:** cualquier grupo de casos procedente de una sola zona o institución obliga a realizar la investigación epidemiológica para precisar la fuente de infección y el modo de transmisión. Debe identificarse un vehículo común, como el agua, o la relación de los enfermos con una guardería infantil o un lugar de recreo; se emprenderán medidas preventivas o de control. El control de la transmisión de una persona a otra requiere prestar atención especial a la limpieza personal y la eliminación sanitaria de las heces.

**D. Repercusiones en caso de desastre:** ninguna.

**E. Medidas internacionales:** ninguna.

## GRANULOMA INGUINAL          CIE-9 099.2; CIE-10 A.58
(Donovanosis)

1. **Descripción** – Enfermedad bacteriana crónica y progresivamente destructiva de la piel y las membranas mucosas de los genitales externos y la región inguinal y anal, pero de baja transmisibilidad. Un pequeño nódulo o pápula indurados se transforman en una lesión exuberante, granulomatosa, ulcerosa o cicatrizal, de diseminación lenta, que con frecuencia es indolora. Las lesiones, de modo característico, son granulomas de color rojo cárneo, no friables, que se extienden en sentido periférico, con los bordes enrollados que los distinguen, y la formación final de tejido fibroso. Asimismo, surgen más a menudo en las superficies cálidas y húmedas, como los pliegues entre los muslos, el área perianal, el escroto, o los labios mayores y la vagina. Las regiones corporales afectadas son (en promedio) los genitales en 90% de los casos, la región inguinal en 10%, la región anal en 5 a 10%, y sitios distantes en 1 a 5% de los casos. Si no se trata, la enfermedad puede causar la destrucción extensa de los órganos genitales y diseminarse por autoinoculación a otras zonas del cuerpo.

El diagnóstico de laboratorio se basa en la demostración de los microorganismos cilíndricos intracitoplásmicos (cuerpos de Donovan) en frotis de tejido de granulación teñidos con colorantes de Wright o Giemsa, o por el estudio histológico de muestras de biopsia; como signo patognomónico, se advierten grandes células mononucleares infectadas llenas de cuerpos de Donovan teñidos intensamente. Los cultivos son difíciles de practicar y sus resultados son poco fiables. Con fines experimentales, se han usado la reacción en cadena de la polimerasa (RCP) y técnicas serológicas. Debe descartarse la presencia de *Haemophilus ducreyi* por cultivos en medios selectivos apropiados.

2. **Agente infeccioso** – Se supone que *Calymmatobacterium granulomatis (Donovania granulomatis),* un bacilo gramnegativo, es el agente etiológico, pero no se sabe con certeza.

3. **Distribución** – Enfermedad rara en los países industrializados (poco común en los Estados Unidos, aunque ocasionalmente surgen brotes aislados). Es endémica en las zonas tropicales y subtropicales, tales como el sur de la India, Papua Nueva Guinea, la zona central y norte de Australia, ocasionalmente en América Latina, las islas del Caribe y la zona central, oriental y meridional de África. Es más frecuente entre los hombres que entre las mujeres, y entre las personas de nivel socioeconómico bajo; puede afectar a los niños de uno a cuatro años de edad, pero predomina en los adultos de 20 a 40 años.

4. **Reservorio** – Los seres humanos.

**5. Modo de transmisión** – Probablemente por contacto directo con lesiones durante la actividad sexual, pero en varios estudios solo 20 a 65% de los compañeros sexuales se habían infectado, lo que sugiere que en algunos casos la transmisión no es sexual.

**6. Período de incubación** – Se desconoce; probablemente sea de 1 a 16 semanas.

**7. Período de transmisibilidad** – Se desconoce; probablemente mientras duren las lesiones abiertas de la piel o de las membranas mucosas.

**8. Susceptibilidad y resistencia** – La susceptibilidad es variable; al parecer, un ataque de la enfermedad no confiere inmunidad.

**9. Métodos de control** –

A. *Medidas preventivas:* con excepción de las que se aplican solo a la sífilis, las medidas preventivas comprenden las descritas para dicha enfermedad (véase Sífilis, 9A). Los programas educativos en zonas endémicas deben recalcar la importancia del diagnóstico y el tratamiento tempranos.

B. *Control del paciente, de los contactos y del ambiente inmediato:*
1) Notificación a la autoridad local de salud: es una enfermedad de notificación obligatoria en la mayoría de los estados de los Estados Unidos y en casi todos los países; Clase 3B (véase Notificación de Enfermedades Transmisibles).
2) Aislamiento: ninguno; evitar el contacto íntimo personal hasta que cicatricen las lesiones.
3) Desinfección concurrente: eliminación cuidadosa de los exudados de las lesiones y de los artículos con ellos contaminados.
4) Cuarentena: ninguna.
5) Inmunización de los contactos: no es aplicable; tratamiento inmediato al identificarse la infección o ante la sospecha clínica de su existencia.
6) Investigación de los contactos y de la fuente de infección: examen de los contactos sexuales.
7) Tratamiento específico: como medicamentos eficaces se han señalado la eritromicina, el trimetoprima-sulfametoxazol y la doxiciclina, pero se han detectado cepas resistentes a ellos. El tratamiento se debe continuar durante tres semanas o hasta que las lesiones muestren resolución; la recurrencia no es rara, pero por lo común el cuadro cede después del segundo tratamiento, salvo que el paciente tenga algún cáncer. La aplicación intramuscular de una sola dosis de ceftriaxona o la ingestión de una dosis de ciprofloxacino, según señalamientos aislados, pueden ser eficaces.

C. *Medidas en caso de epidemia:* ninguna.

D. *Repercusiones en caso de desastre:* ninguna.

E. *Medidas internacionales:* véase Sífilis, 9E.

---

## HEPATITIS VÍRICAS                    CIE-9 070; CIE-10 B15-B19

En la clasificación de hepatitis víricas se agrupan infecciones diferentes. Estas son principalmente hepatotrópicas y el cuadro clínico inicial entre ellas es similar, pero difieren en su origen y en algunas características epidemiológicas, inmunológicas, clínicas y patológicas. Su prevención y control varían considerablemente. Por las razones anteriores, se presentará cada una por separado.

## I. HEPATITIS VÍRICA A          CIE-9 070.1; CIE-10 B15
(Hepatitis infecciosa, hepatitis epidémica, ictericia epidémica, ictericia catarral, hepatitis de tipo A, HA)

**1. Descripción** – El comienzo de la enfermedad en adultos en zonas no endémicas por lo general es repentino e incluye fiebre, malestar general, anorexia, náusea y molestias abdominales, seguidas en pocos días de ictericia. En casi todos los países en desarrollo, la infección se produce en la niñez de manera asintomática o leve; estas últimas infecciones pueden ser detectables solo por estudios analíticos de la función hepática. La enfermedad varía desde la forma leve, que dura de una a dos semanas, hasta una forma grave e incapacitante de varios meses de duración. En 15% de los casos, la hepatitis prolongada recidivante dura incluso un año; no se sabe que se produzca infección crónica. La convalecencia suele ser prolongada. En términos generales, la gravedad de la enfermedad aumenta con la edad, pero lo más común es que haya restablecimiento completo sin secuelas ni recurrencias. La mortalidad notificada varía de 0,1 a 0,3%; sin embargo, aumenta a 1,8% en adultos mayores de 50 años; las personas con enfermedad crónica del hígado tienen un elevado peligro de morir por hepatitis A fulminante. En términos generales, se considera que esta enfermedad tiene una tasa de letalidad relativamente baja.

El diagnóstico se confirma por la demostración de anticuerpos de IgM contra el virus de la hepatitis A (IgM anti-VHA) en el suero de los pacientes con la forma aguda o que en fecha reciente estuvieron enfermos. Los anticuerpos de IgM anti-VHA se tornan detectables de 5 a 10 días después de la exposición al virus. El diagnóstico también puede hacerse por el incremento al cuádruple o más, del título de anticuerpos específicos en pares de sueros; los anticuerpos se detectan por radioinmunoensayo o ELISA. (Existen estuches comerciales de prueba para la detección de IgM y anticuerpos totales contra el virus.) Si no es posible practicar estudios de laboratorio, las pruebas epidemiológicas pueden apoyar el diagnóstico.

**2. Agente infeccioso** – El virus de la hepatitis A, un picornavirus de 27 nm (es decir, un virus de ARN con cordón positivo). Ha sido clasificado como *Hepatovirus,* un miembro de la familia Picornaviridae.

**3. Distribución** – Mundial. Se presenta en forma esporádica y epidémica, y en épocas pasadas tenía tendencia a las recurrencias cíclicas. En los países en desarrollo, los adultos suelen ser inmunes, y son raras las epidemias de hepatitis A. Sin embargo, las mejoras sanitarias en muchas partes del mundo han hecho que muchos adultos jóvenes sean susceptibles y que esté aumentando la cantidad de brotes. En los países desarrollados, la enfermedad frecuentemente se transmite entre los contactos del hogar y sexuales de los enfermos agudos, y de manera esporádica en guarderías donde se cuida a lactantes que usan pañales; entre las personas que viajan a países donde la enfermedad es endémica; entre personas que se inyectan drogas y entre varones con actividad homosexual. En los lugares donde el saneamiento es deficiente, la infección es común y aparece a edad más temprana. En los Estados Unidos, 33% de la población general muestra algún signo serológico de que ha tenido infección por el VHA.

En los países desarrollados, las epidemias a menudo evolucionan lentamente, abarcan extensas zonas geográficas y duran muchos meses. Las epidemias originadas de una fuente común pueden evolucionar de manera rápida. En los Estados Unidos se han observado ciclos epidémicos nacionales que alcanzaron su punto máximo en 1961, 1971 y 1989. En algunos brotes, se ha observado que los empleados de guarderías o los niños atendidos en ellas, los hombres con múltiples compañeros del mismo sexo y los usuarios de drogas inyectables, pueden estar expuestos a un riesgo mayor que la población general. Sin embargo, en casi la mitad de estos casos no se ha identificado la fuente de la infección. La enfermedad es más común entre los escolares y adultos jóvenes. En años recientes, en su mayor parte, la transmisión de la enfermedad se ha producido en brotes comunitarios, aunque siguen apareciendo brotes provenientes de una fuente común, como son los alimentos contaminados durante su manipulación, y los productos agrícolas también contaminados. Se han notificado brotes en personas susceptibles que trabajan con primates no humanos criados en la selva.

**4. Reservorio** – Los seres humanos y, en raras ocasiones, los chimpancés y otros primates no humanos.

**5. Modo de transmisión** – De una persona a otra por vía fecal-oral. El agente infeccioso está presente en las heces, y el número de las partículas víricas llega al máximo una o dos semanas antes de comenzar los síntomas, para disminuir rápidamente después de que surgen la disfunción hepática o los síntomas, que coinciden con la aparición de los anticuerpos circulantes contra el VHA, en el suero.

Los brotes que tuvieron su origen en una fuente común, provinieron por lo regular del consumo de agua contaminada; alimentos contaminados por manipuladores infectados, incluidos los comestibles crudos o que fueron manipulados después de su cocción; y de la ingestión de moluscos crudos o mal cocidos capturados en aguas contaminadas, y de productos contaminados, tales como lechugas y fresas. Algunos brotes en los Estados Unidos y en Europa se han vinculado con el uso de drogas inyectables y no inyectables. Aunque han sido raros, se han notificado casos de transmisión por transfusión de sangre y concentrados de factores de coagulación obtenidos de donantes virémicos, que estaban en el período de incubación.

**6. Período de incubación** – De 15 a 50 días; el promedio es de 28 a 30 días.

**7. Período de transmisibilidad** – Los estudios de transmisión en seres humanos y las pruebas epidemiológicas indican que la infectividad máxima se produce durante la segunda mitad del período de incubación y continúa algunos días después del inicio de la ictericia (o durante la actividad máxima de la aminotransferasa en los casos anictéricos). Es probable que la mayor parte de los casos no sean infecciosos después de la primera semana de la ictericia, si bien se ha registrado la excreción duradera de virus (incluso por seis meses) en lactantes y niños. No se ha observado expulsión crónica del VHA en las heces.

**8. Susceptibilidad y resistencia** – La susceptibilidad es general. La baja incidencia de enfermedad declarada en los lactantes y preescolares sugiere que las infecciones leves y anictéricas son comunes. La inmunidad homóloga después de la infección posiblemente dure toda la vida.

**9. Métodos de control** –

A. *Medidas preventivas:*

1) Educar a la población para lograr buen saneamiento e higiene personal, con atención especial al lavado meticuloso de las manos y a la eliminación sanitaria de las heces.

2) Tratar apropiadamente el agua, y contar con sistemas adecuados de distribución y de eliminación de aguas servidas.

3) Se dispone en la actualidad en los Estados Unidos de dos vacunas hechas con virus inactivados de la hepatitis A para la inmunización de personas de 2 años de vida y mayores,

antes de la exposición al agente causal. En estudios clínicos se ha demostrado que estas vacunas son seguras, inmunógenas y eficaces. En algunas personas, la protección contra la hepatitis A clínica puede aparecer en el término de 14 a 21 días después de una sola dosis de la vacuna, y en casi todos los individuos vacunados, a los 30 días de haber recibido la primera dosis se observan niveles protectores de anticuerpos. Se piensa que es necesaria una segunda dosis para protección a largo plazo. La aplicación de las vacunas a niños menores de 2 años no ha sido aprobada en los Estados Unidos; tampoco se ha definido cuáles son la dosis y la posología óptimas para superar la interferencia de los anticuerpos adquiridos pasivamente de la madre.

4) En los Estados Unidos se han planteado recomendaciones para utilizar la vacuna contra la hepatitis A, e incluyen la inmunización sistemática previa a la exposición al virus, de las personas siguientes: a) individuos que están expuestos a mayor riesgo de infectarse con el VHA, o a sus consecuencias (personas con enfermedades crónicas del hígado o trastornos de los factores de coagulación; varones con actividad homosexual; usuarios de drogas inyectables; personas que viajan a países en que la hepatitis A es endémica; individuos que trabajan con primates infectados por el VHA o con dicha partícula vírica en laboratorios de investigación); b) niños que viven en comunidades en que se observa una frecuencia siempre alta de casos de hepatitis A.

Es importante emprender la profilaxis con inmunoglobulina en el término de dos semanas de la última exposición, en todo contacto personal íntimo (por ejemplo, contactos en el núcleo del hogar, o sexuales) de enfermos de hepatitis A. Si así conviene, puede inyectarse simultáneamente en otro sitio la vacuna contra la hepatitis A; sin embargo, no se ha corroborado la eficacia de dicha vacuna sola, en comparación con la inmunoglobulina, en la profilaxis después de la exposición al virus.

5) Las normas administrativas de las guarderías infantiles deben insistir en las medidas que permitan reducir al mínimo la posibilidad de transmisión fecal-oral, incluido el lavado minucioso de las manos después de cada cambio de pañales y antes de comer. Si en un centro se presentan uno o más casos de hepatitis A o si se identifican casos en el hogar de dos o más niños que concurren a la institución, es necesario aplicar inmunoglobulina al personal y

a los niños. También habrá que considerar la administración de inmunoglobulina a los contactos y al núcleo familiar de los niños que usan pañales y acuden a los centros donde se estén produciendo los brotes, y en los cuales se hayan identificado casos en tres o más familias. En los centros afectados, hay que considerar la inmunización contra la hepatitis A del personal y del público concurrente, medida que posiblemente deberá aplicarse también en otros centros no afectados, si está indicada como parte de la inmunización sistemática o de un programa comunitario amplio de lucha contra la enfermedad.

6) A todas las personas que viajan a zonas medianamente endémicas o muy endémicas, que incluyen África, el Oriente Medio, Asia, Europa oriental y América Central y del Sur, se les debe administrar inmunoglobulina o vacuna contra la hepatitis A antes de su viaje. Cabe suponer que los viajeros estarán protegidos por cuatro semanas después de recibir la primera dosis de la vacuna. Se prefiere la vacuna contra la hepatitis A para las personas que planean viajar repetidas veces o residir por largo tiempo en zonas de endemicidad intermedia o grande de la infección por el VHA. Si se utiliza inmunoglobulina, se recomienda una sola dosis de 0,02 ml/kg de peso o de 2 ml para adultos, en caso de que se prevean exposiciones al virus dentro de un lapso de tres meses; en el caso de exposiciones más duraderas, habrá que administrar 0,06 ml/kg de peso o 5 ml, dosis que se repetirá cada cuatro a seis meses, si persiste la exposición al virus.

7) También hay que plantearse la posibilidad de usar la vacuna contra la hepatitis A en otras poblaciones expuestas a mayor peligro de infección por el VHA, tales como los varones con actividad homosexual, los usuarios de drogas inyectables y las personas que trabajan con primates infectados por el virus en cuestión o con hepatitis A en laboratorios de investigación.

8) Cocer a temperaturas de 85 °C a 90 °C (185 °F a 194 °F) durante cuatro minutos, o cocinar al vapor durante 90 segundos, las ostras, almejas y otros crustáceos obtenidos de zonas contaminadas, antes de consumirlos.

**B. Control del paciente, de los contactos y del ambiente inmediato:**

1) Notificación a la autoridad local de salud: es obligatoria en todos los estados de los Estados Unidos y en el Canadá, aunque ya no lo es en muchos otros países; Clase 2A (véase Notificación de Enfermedades Transmisibles).

2) Aislamiento: en el caso de hepatitis A confirmada, tomar precauciones de índole entérica en las primeras dos semanas de la enfermedad, pero no más de una semana después del comienzo de la ictericia; la excepción sería un brote en alguna unidad de vigilancia intensiva de neonatos. En estas unidades se deberían tomar precauciones entéricas por largo tiempo.

3) Desinfección concurrente: eliminación sanitaria de las heces, la orina y la sangre.

4) Cuarentena: ninguna.

5) Inmunización de los contactos: se les debe aplicar inmunoglobulina por vía intramuscular, a razón de 0,02 ml por kg de peso corporal, para la inmunización pasiva, tan pronto como sea posible después de la exposición, pero en el término de dos semanas. Es imposible diagnosticar con certidumbre la hepatitis A, con base en el cuadro clínico inicial solamente, razón por la cual hay que obtener la confirmación serológica de la infección en los pacientes "originales" ("caso índice"), por la medición de los anticuerpos de IgM contra el VHA antes del tratamiento de contactos que estuvieron expuestos a ella. No necesitan inmunoglobulina las personas que han recibido una dosis de vacuna contra la hepatitis A, cuando menos 30 días antes de la exposición.

La inmunoglobulina no está indicada para los contactos en la situación común que priva en oficinas, escuelas o fábricas. Habrá que administrarla a personas que no han sido inmunizadas, en las situaciones que se mencionan a continuación. Si así conviene, puede aplicarse la vacuna de la hepatitis A en forma simultánea, pero en otro sitio de inyección a: a) contactos personales íntimos que incluyen los del núcleo familiar, contactos sexuales, usuarios de drogas y otros contactos personales muy cercanos; b) guarderías, si se identifican en los niños o los empleados uno o más casos de hepatitis A, o se detectan casos en dos o más hogares de los niños atendidos en dichos centros. Habrá que aplicar inmunoglobulina solamente a contactos escolares de un caso índice en centros que no atienden a niños que usan pañales; c) en un brote de origen común, si se identifica la hepatitis A en una persona que manipula alimentos, habrá que administrar inmunoglobulina a los demás manipuladores del establecimiento. La inmunoglobulina por lo común no se aplica a los clientes; puede considerarse su uso si: i) los manipuladores de alimentos participaron en la preparación de comestibles que no fueron calentados o cocinados; ii) se advirtieron deficiencias en la higiene personal o el manipulador de alimentos tuvo diarrea, y iii) la inmunoglobulina puede administrárseles en el término de dos semanas de haber ocurrido la última exposición.

6) Investigación de los contactos y de la fuente de infección: búsqueda de casos que pasaron inadvertidos y conservación de la vigilancia de los contactos en el hogar del enfermo o, en un brote proveniente de una fuente común, de las personas expuestas al mismo riesgo.

7) Tratamiento específico: ninguno.

## C. Medidas en caso de epidemia:

1) Determinar el modo de transmisión por investigación epidemiológica, es decir, si fue de persona a persona o por un vehículo común, y detectar a la población expuesta a un mayor peligro de infección. Eliminar cualquier fuente común de infección.

2) La utilización eficaz de la vacuna contra la hepatitis A en el caso de brotes a nivel comunitario depende de varios factores que incluyen la identificación de un grupo apropiado al que esté destinada la inmunización; el inicio de la inmunización desde los comienzos del brote, y la obtención rápida de altos niveles de cobertura con la primera dosis de la vacuna (alrededor de 70% o más). Las medidas específicas de lucha contra el brote deben adaptarse a las características epidemiológicas de la hepatitis A y al programa de inmunización contra ella, si es que lo hay, en la comunidad. Entre las posibles estrategias están: a) en comunidades con programas permanentes de inmunización sistemática contra la hepatitis A de niños de corta edad, acelerar la inmunización de niños de más edad que no hayan recibido la vacuna; b) en otros brotes, como los que se producen en guarderías, hospitales, asilos y escuelas, no se considera que esté justificado el uso sistemático de vacuna contra la hepatitis A, y c) centrar la inmunización en grupos o zonas particulares (por ejemplo, grupos por edades, grupos de riesgo o regiones censales) que en opinión de los expertos tienen las mayores cifras de la enfermedad, con base en datos de vigilancia y epidemiología locales. Sin embargo, estos programas de inmunización pueden disminuir la incidencia de la enfermedad solamente en el grupo o grupos en los que se "centra" la inmunización; no se ha valorado la eficacia de esta estrategia para poner fin al brote en toda la comunidad. La cuantificación de la eficacia de esta estrategia debe

ser parte de las medidas de respuesta al brote. El empleo de la inmunoglobulina sigue siendo la medida estratégica básica para la lucha contra brotes en las situaciones mencionadas. Sin embargo, habrá que considerar la inmunización conjunta contra la hepatitis A, si así está indicada como parte del programa de inmunización sistemática o de la lucha contra los brotes a nivel comunitario.

3) Se harán esfuerzos especiales para mejorar las prácticas de saneamiento e higiene y para eliminar la contaminación fecal de los alimentos y el agua.

4) En los brotes concentrados en instituciones, se puede justificar la profilaxis en masa con inmunoglobulina y considerar el uso de vacuna contra la hepatitis A.

**D. Repercusiones en caso de desastre:** es un problema potencial cuando gran cantidad de personas están en condiciones de aglomeración, saneamiento inadecuado y deficiencia de los abastecimientos de agua; si se presentan casos de hepatitis, habrá que redoblar los esfuerzos para mejorar las medidas sanitarias y la pureza de los abastecimientos de agua. La administración masiva de inmunoglobulina no sustituye las medidas ambientales.

**E. Medidas internacionales:** ninguna.

## II. HEPATITIS VÍRICA B          CIE-9 070.3; CIE-10 B16
(Hepatitis de tipo B, hepatitis por suero, ictericia por suero homólogo, hepatitis por antígeno de Australia, HB)

**1. Descripción** – Solo una pequeña proporción de las infecciones agudas por el virus de la hepatitis B (VHB) pueden ser reconocidas sobre bases clínicas; menos de 10% de los niños y entre 30 y 50% de los adultos con esa forma aguda de hepatitis tendrán un cuadro ictérico. Cuando se presenta la enfermedad clínica, el comienzo suele ser insidioso, con anorexia, molestias abdominales vagas, náusea y vómito, a veces artralgias y erupciones, cuadro que a menudo culmina en ictericia. La fiebre puede ser leve o no presentarse. La gravedad va desde las formas no manifiestas que se detectan solo mediante pruebas de la función hepática, hasta casos fulminantes y mortales de necrosis hepática aguda. La tasa de letalidad entre pacientes hospitalizados es de aproximadamente 1%; es más alta en las personas mayores de 40 años. También se observa infección fulminante por el VHB en embarazadas y en los recién nacidos de madres infectadas.

La infección crónica por el VHB se presenta en 0,5% de los adultos de América del Norte, y en 0,1 a 20% de las personas de otras partes del mundo. Después de una infección aguda por el VHB, el peligro de que surja infección crónica varía en sentido inverso a la edad; la infección crónica por dicha partícula vírica se observa en alrededor de 90% de los lactantes infectados al nacer; en 20 a 50% de los niños infectados entre el primero y el quinto años de vida, y en aproximadamente 1 a 10% de las personas infectadas cuando tenían mayor edad en su niñez y en la etapa adulta. La infección crónica por el VHB también es común en personas con inmunodeficiencia. Los individuos con infección crónica pueden o no tener el antecedente de hepatitis clínica. Aproximadamente la tercera parte muestra aumento de la aminotransferasa; los resultados de la biopsia varían desde lo normal hasta la hepatitis crónica activa, con cirrosis o sin ella. El pronóstico de la enfermedad del hígado en tales casos es variable. Se ha calculado que de 15 a 25% de las personas con infección crónica por el VHB morirán prematuramente por cirrosis o carcinoma hepatocelular. El VHB puede ser la causa hasta de 80% de los casos de carcinoma hepatocelular en todo el mundo, y ocupa el segundo lugar, después del tabaco, entre los carcinógenos humanos conocidos.

El diagnóstico se confirma por la demostración de antígenos o anticuerpos específicos, o ambos, en el suero. Se conocen tres sistemas de antígeno-anticuerpo clínicamente útiles en casos de hepatitis B: 1) antígeno de superficie de hepatitis B (HBsAg) y anticuerpos contra dicho antígeno (anti-HBs); 2) antígeno y anticuerpos centrales (HBcAg y anti-HBc), y 3) antígeno y anticuerpo e (HBeAg y anti-HBe). Se cuenta con estuches comerciales (radioinmunoensayo y ELISA) para todos los marcadores, excepto HBcAg. Se puede detectar HBsAg en el suero desde varias semanas antes del comienzo de los síntomas, hasta días, semanas o meses después de su inicio; persiste en las infecciones crónicas. Anti-HBc aparece al comienzo de la enfermedad y persiste indefinidamente. La demostración del anticuerpo contra HBc en el suero denota infección, actual o pasada, por el VHB; en la infección aguda aparecen títulos altos de IgM contra HBc, que suelen desaparecer en el término de seis meses, aunque persisten en algunos casos de hepatitis crónica; por lo tanto, por medio de esta prueba es posible diagnosticar con exactitud la infección aguda por el VHB. HBsAg está presente en el suero durante las infecciones agudas y persiste en las infecciones crónicas. La presencia del antígeno de superficie de HB denota que la persona es potencialmente infectante; la presencia de HBeAg supone un grado relativamente alto de infectividad.

**2. Agente infeccioso** – El virus de la hepatitis B, un hepadnavirus, de ADN de doble cordón (parcialmente), de 42 nm, compuesto de una nucleocápsida central de 27 nm (HBcAg) rodeada por una cubierta de lipoproteínas externas que contiene el antígeno superficial (HBsAg). El HBsAg es antigénicamente heterogéneo y tiene un antígeno común llamado *a* y dos pares de antígenos mutuamente excluyentes, *d* e *y*, y *w* (incluye varios subdeterminantes) y *r*, con lo cual surgen cuatro subtipos mayores *adw, ayw, adr* y *ayr*. La distribución de los subtipos varía con las zonas geográficas; a causa de un determinante común *a*, la protección contra uno de los subtipos al parecer protege contra los demás, y no se han detectado diferencias en los signos clínicos que origina cada subtipo.

**3. Distribución** – La distribución es mundial, en forma endémica, con pocas variaciones estacionales. Según cálculos de la OMS, se han infectado con el VHB más de 2000 millones de personas (que incluyen unos 350 millones que padecen la infección crónica). Cada año mueren aproximadamente un millón de personas como resultado de infecciones por el VHB y se producen más de cuatro millones de nuevos casos clínicos agudos. En países en que la hepatitis por virus B es altamente endémica (prevalencia del HBsAg de 8% o mayor), casi todas las infecciones se producen durante la lactancia y la primera infancia. En países en que la hepatitis B es medianamente endémica (prevalencia del HBsAg de 2 a 7%), las infecciones por lo común afectan a todos los grupos de edad, si bien la frecuencia elevada de infección crónica persiste fundamentalmente por transmisión durante la lactancia y la primera infancia. En países de nivel endémico bajo (prevalencia del antígeno HBs menor de 2%) casi todas las infecciones se observan en adultos jóvenes, en particular personas que pertenecen a grupos de riesgo conocidos. Sin embargo, incluso en naciones con un nivel endémico bajo de hepatitis B, puede adquirirse durante la niñez una proporción alta de infecciones crónicas porque la aparición de esa forma de la enfermedad depende de la edad. Gran número de estas infecciones se evitarían por programas de prevención perinatal de hepatitis B, porque la infección afecta a hijos de madres con negatividad del antígeno HBs.

En los Estados Unidos y el Canadá, las pruebas serológicas de infección previa varían con la edad y el nivel socioeconómico. En total, 5% de la población adulta estadounidense tiene anticuerpo contra HBc y 0,5% poseen el antígeno HBs (HBsAg-positivo). La exposición al VHB puede ser común en algunos grupos de alto riesgo, tales como los usuarios de drogas inyectables, las personas que tienen relaciones heterosexuales con múltiples contactos, los varones con actividad homosexual, los contactos domiciliarios y los compañeros sexuales de individuos infectados por el VHB, el personal de atención de la salud y de seguridad pública que está expuesto a la sangre en su sitio de trabajo, los clientes y el personal de instituciones para discapacitados del desarrollo, los pacientes sometidos a hemodiálisis y los internos de instituciones correccionales.

En el pasado, las personas que recibían hemoderivados también corrían alto riesgo. En muchos países en que se exige el análisis de sangre en busca de HBsAg antes de la transfusión, y donde los factores de coagulación sanguínea de múltiples donantes (especialmente el factor antihemofílico) se tratan para destruir el virus, dicho riesgo se ha eliminado casi por completo, aunque persiste en muchos países en desarrollo. El uso de jeringas y agujas contaminadas y mal esterilizadas ha dado origen a brotes de hepatitis B entre pacientes en clínicas y consultorios médicos; este ha constituido un modo importante de transmisión en todo el mundo. En ocasiones se han detectado brotes originados en salas donde se hacen tatuajes y acupuntura. Raras veces se ha registrado la transmisión de virus de los prestadores de servicios asistenciales con positividad al HBsAg, a sus pacientes. Surgieron diversos brotes en pacientes atendidos en centros de diálisis en los Estados Unidos por el incumplimiento de prácticas recomendadas de lucha contra infecciones para evitar la transmisión del VHB y otros agentes patógenos de transmisión hemática en dichas situaciones.

**4. Reservorio** – Los seres humanos. Los chimpancés son susceptibles, pero no se ha identificado un reservorio animal en la naturaleza. Se han detectado hepadnavirus muy similares en marmotas, patos y otros animales; ninguno causa enfermedad en los seres humanos.

**5. Modo de transmisión** – Las sustancias corporales por las que puede transmitirse el VHB incluyen: sangre y hemoderivados; saliva; líquido cefalorraquídeo; líquidos peritoneal, pleural, pericárdico y sinovial; líquido amniótico; semen y secreciones vaginales, y cualquier otro líquido corporal que contenga sangre; y tejidos y órganos no fijados. La presencia del antígeno *e* o del ADN vírico denota títulos altos del virus y mayor infectividad de los líquidos mencionados.

La transmisión se produce por exposición percutánea (intravenosa, intramuscular, subcutánea o intradérmica) y a través de las mucosas a los líquidos corporales infectantes. Dado que el VHB es estable en superficies ambientales durante siete días o más, puede producirse su inoculación indirecta a través de objetos inanimados. No se ha demostrado la transmisión fecal-oral o por vectores.

Los modos principales de transmisión del VHB incluyen contacto sexual o de integrantes del núcleo familiar con una persona infectada; transmisión perinatal de la parturienta a su hijo; uso de drogas inyectables y exposición nosocomial. La transmisión sexual de varones infectados a mujeres es tres veces más eficaz que la situación opuesta es decir, de mujeres infectadas a varones. El coito anal, penetrante o receptivo, se asocia con mayor peligro de infección. En el núcleo familiar, el VHB por lo común se transmite de un niño a otro. Se ha señalado que las maquinas de afeitar y los cepillos dentales utilizados por varias personas han constituido un medio ocasional de transmisión del VHB en ese contexto. La transmisión perinatal es frecuente, en particular cuando las madres infectadas con el virus también muestran positividad del antígeno HBe. La tasa de transmisión de madres con positividad de los antígenos HBs y HBe es mayor de 70%

y la tasa de transmisión de madres que poseen el primer antígeno, pero no el segundo (HBeAg-negativa), es menor de 10%. La transmisión con el uso de drogas inyectables se produce por transferencia de sangre infectada con el virus, al compartir de manera directa jeringas y agujas, o por contaminación del equipo de preparación de la droga. Las exposiciones nosocomiales que han culminado en la transmisión del VHB incluyen transfusión de sangre o hemoderivados, hemodiálisis, acupuntura y pinchazos de aguja u otras lesiones por instrumentos cortantes sufridas por personal hospitalario. Se consideran inocuas o seguras la inmunoglobulina, la fracción de proteína plasmática tratada térmicamente, la albúmina y la fibrinolisina.

**6. Período de incubación** – Por lo general es de 45 a 180 días, con un promedio de 60 a 90 días. Puede ser tan breve que dure dos semanas hasta la aparición de HBsAg y rara vez llega a durar de seis a nueve meses; la variación depende en parte de la cantidad de virus en el inóculo y del modo de transmisión, así como de factores del huésped.

**7. Período de transmisibilidad** – Todas las personas con positividad al antígeno de superficie del virus de la hepatitis B son potencialmente infectantes. Se ha demostrado que la sangre de voluntarios inoculados experimentalmente es infectante muchas semanas antes de que comiencen los primeros síntomas, y lo sigue siendo durante todo el curso clínico agudo de la enfermedad. La infectividad de las personas con infección crónica varía desde altamente infectantes (HBeAg-positivos) hasta apenas infectantes (anti-HBe-positivos).

**8. Susceptibilidad y resistencia** – La susceptibilidad es general. Por lo regular, la enfermedad es más leve y a menudo anictérica en los niños; en los lactantes suele ser asintomática. La inmunidad protectora aparece después de la infección si surgen anticuerpos contra HBsAg (anti-HBs) y no se identifica el HBsAg (es negativo). Las personas con síndrome de Down, enfermedad linfoproliferativa o infección por el VIH, o las sometidas a hemodiálisis, al parecer tienen mayor propensión a presentar infección crónica.

**9. Métodos de control** –

   *A. Medidas preventivas:*

     1) Desde 1982 se cuenta con vacunas eficaces contra la hepatitis B. Se han aprobado dos tipos de vacunas contra esa enfermedad en los Estados Unidos y el Canadá. Se ha demostrado la inocuidad y gran capacidad de protección de ambas vacunas contra todos los subtipos del VHB. La primera es una vacuna preparada del plasma obtenido de portadores HBsAg-positivos; ya no se fabrica en los Estados Unidos, pero se utiliza ampliamente en otros países. El segundo tipo es una vacuna elaborada por la técnica de ADN recombinante (rADN); se produce por medio del

antígeno de superficie del virus de hepatitis B sintetizado por *Saccharomyces cerevisiae* (levadura de cerveza), en el cual se ha insertado un plásmido que contiene el gen de dicho antígeno. Se ha demostrado que la inmunoprofilaxis combinada pasiva-activa con inmunoglobulina contra la hepatitis B (IGHB) y la vacuna ha estimulado la producción de títulos de anti-HBs similares a los que produce la vacuna por sí sola.

a) En todos los países la estrategia primaria para evitar la infección por el VHB es la inmunización sistemática de lactantes. La inmunización de cohortes sucesivas de lactantes debe producir una población lo bastante inmune como para interrumpir la transmisión. En países con alta endemicidad de la infección por el VHB, la inmunización sistemática de lactantes eliminará de manera rápida la transmisión, porque prácticamente todas las infecciones crónicas se adquieren en la primera infancia. En países con una cifra de endemicidad intermedia y baja, la sola inmunización de los lactantes no disminuirá en forma sustancial la incidencia de la enfermedad, porque casi todas las infecciones surgen en adolescentes y adultos jóvenes. En dichos países, tal vez sea deseable vacunar a niños de mayor edad, adolescentes y adultos. Es posible que las estrategias para asegurar una cobertura alta de vacunación de cohortes de grupos sucesivos de edades alcancen su máxima eficacia al eliminar la transmisión del VHB. Además, habría que dirigir las estrategias de vacunación a grupos de alto riesgo, que representan la mayor parte de los casos en adolescentes y adultos.

b) No se necesitan pruebas antes de la inmunización para excluir a personas con anticuerpos contra HBs o HBc, pero podría ser conveniente hacerlas como medio para ahorrar dinero en los lugares donde la infección previa tenga un alto nivel de prevalencia.

c) Se cree que la inmunidad contra el VHB persiste durante 15 años como mínimo, después de inmunización cabal.

d) Las vacunas aprobadas en diversas zonas del mundo pueden tener dosis y esquemas de administración variables. Las que se han aprobado en los Estados Unidos suelen administrarse en tres dosis intramusculares: una dosis inicial, otra uno o dos meses después, y la tercera 6 a 18 meses más tarde; a los lactantes se les administra la primera al nacer, o al mes o dos meses de edad. En el caso de hijos de madres positivas al HBsAg el esquema debe ser: aplicación de la vacuna al nacer, a la edad de uno o dos meses y a los seis meses de edad. Estos niños también deben recibir 0,5 ml de IGHB (véase 9B5a). La dosis de la vacuna varía con cada fabricante; deben consultarse las instrucciones que se suministran en el envase. A mediados de 1999 se anunció que los lactantes de muy corta edad y bajo peso que recibían dosis múltiples de vacunas que contenían timerosal, tal vez recibían cantidades de mercurio que rebasaban los límites recomendados, de acuerdo con las pautas recién elaboradas sobre exposición. Se solicitó disminuir o eliminar el timerosal en las vacunas con la mayor rapidez posible. A mediados de ese año se eliminó dicho antiséptico de algunas de las vacunas de virus inactivados y de todas las elaboradas con virus vivos, existentes en el comercio. Para esas fechas, contenían timerosal solamente las vacunas contra hepatitis B aprobadas para utilizar en el nacimiento. En consecuencia, se recomendó diferir la inmunización contra dicha enfermedad hasta que tuvieran 2 a 6 meses de edad los lactantes que nacieron de madres sin el antígeno de superficie de hepatitis B, salvo que se dispusiera de vacunas contra la hepatitis B que no contuviesen timerosal. En el caso de hijos de madres que tenían el antígeno de superficie de HBs y de otras que no fueron sometidas a detección sistemática de dicha partícula durante el embarazo, las recomendaciones no se modificaron y en ellas se exigía aplicar la vacuna en el nacimiento. A mediados de septiembre de 1999 se comenzó a distribuir en los Estados Unidos la vacuna contra la hepatitis B hecha con un solo antígeno y sin conservador.

e) El embarazo no constituye una contraindicación para recibir la vacuna contra la hepatitis B.

2) La estrategia actual para prevención de la hepatitis B en los Estados Unidos incluye los componentes siguientes: a) buscar HBsAg en toda mujer embarazada y, si posee dicho antígeno, tratar a su hijo recién nacido por aplicación de IGHB y vacuna contra la hepatitis B, y administrar la vacuna contra la hepatitis B a todos los contactos domiciliarios susceptibles (véase 9B5, más adelante); b) en forma sistemática, inmunizar contra la hepatitis B a todos los lactantes; c) administrar dosis de refuerzo a niños que pertenezcan a grupos con tasas elevadas de infección cró-

nica por el VHB (nativos de Alaska y de islas del Pacífico, y niños que constituyen la primera generación de inmigrantes provenientes de países con elevada prevalencia de infección crónica por el VHB); d) administrar inmunización de refuerzo a niños y adolescentes que no hayan sido inmunizados, dando la máxima prioridad a los de 11 a 12 años, y e) intensificar los esfuerzos para inmunizar a adolescentes y adultos dentro de grupos de riesgo definido (véase 9A3, en párrafos siguientes).

3) Las personas expuestas a alto riesgo de adquirir la infección que deben recibir inmunización sistemática contra la hepatitis B antes de exponerse al virus, incluyen: a) hombres y mujeres heterosexuales activos, incluso los que en fecha reciente se contagiaron de otras enfermedades venéreas, y personas que hayan tenido actividad sexual con varios compañeros en los seis meses previos; b) varones con actividad homosexual; c) compañeros sexuales y contactos domiciliarios de personas con positividad del antígeno de superficie del virus B; d) internos de instituciones correccionales, incluidos centros de detención juvenil, prisiones y cárceles; e) prestadores de servicios de salud y seguridad pública que realizan tareas que entrañan contacto con sangre o líquidos corporales contaminados con ella; f) clientes y personal de instituciones que atienden personas con discapacidad del desarrollo; g) enfermos sometidos a hemodiálisis; h) personas con trastornos hemorrágicos que reciben hemoderivados, e i) viajeros internacionales que planean estar más de seis meses en zonas con tasas moderadas o altas de infección crónica por el VHB (2% o más), y que estarán en contacto directo con la población local.

4) Deberán esterilizarse adecuadamente todas las jeringas y agujas (incluidas las usadas en acupuntura) y estiletes para la punción de dedos; de preferencia se utilizará equipo desechable, en la medida de lo posible. Para cada persona en quien se practican pruebas cutáneas, otras inoculaciones parenterales o punción venosa, es esencial usar siempre jeringas y agujas estériles. Deben desaconsejarse los tatuajes, y obligar a que se sigan medidas sanitarias en los sitios donde se llevan a cabo.

5) En todos los bancos de sangre es necesario buscar HBsAg por medio de pruebas sensibles como radioinmunoensayo o enzimoinmunoensayo en toda la sangre donada; serán rechazadas como donantes las personas que hayan tenido hepatitis vírica y las que tengan el antecedente de inyec-

tarse drogas por la vena o que muestren signos de drogadicción, hayan recibido sangre en transfusión o se les haya
hecho un tatuaje en los seis meses anteriores. Únicamente en casos de urgencia se utilizarán donantes pagados.

6) Se limitará la administración de sangre completa no estu-
diada, o hemoderivados que puedan ser peligrosos, solo a
los pacientes que necesiten en forma urgente e inequívo-
ca esa medida terapéutica.

7) Deberán mantenerse bajo vigilancia todos los casos de hepatitis postransfusional, y se llevará un registro de todas
las personas que donaron sangre para cada paciente. Se
notificará a los bancos de sangre respecto a los portadores
potenciales, para identificar así rápidamente las dona-
ciones futuras.

8) El personal médico y odontológico infectado con el VHB
y con positividad del antígeno *e* de dicho virus no debe
practicar métodos invasores, salvo que se haya buscado el
asesoramiento de un grupo de expertos y que hayan sido
orientados sobre las circunstancias (si las hubiere) en que
pueden seguir practicando dichas técnicas.

B. *Control del paciente, de los contactos y del ambiente inmediato:*

1) Notificación a la autoridad local de salud: la notificación
oficial es obligatoria en los Estados Unidos, pero no se
exige actualmente en muchos países, Clase 2A (véase Notificación de Enfermedades Transmisibles).

2) Aislamiento: precauciones universales para evitar la exposición a sangre y líquidos corporales.

3) Desinfección concurrente: del equipo contaminado con
sangre o líquidos corporales infectantes.

4) Cuarentena: ninguna.

5) Inmunización de los contactos: los productos disponibles
para la profilaxis después de la exposición incluyen
inmunoglobulina contra la hepatitis B (IGHB) y vacuna
contra la hepatitis B. La IGHB posee títulos altos anti-HBs
(más de 1:100 000). Cuando así convenga, es importante
administrar IGHB lo más pronto posible después de la
exposición al virus patógeno.

a) Los niños que nacen de madres HBsAg-positivas deben recibir una dosis de IGHB (0,5 ml por vía intramuscular) y la vacuna en las primeras 12 horas del
nacimiento. La primera dosis de la vacuna debe aplicarse junto con la de IGHB al nacer, pero en localización distinta. La segunda y tercera dosis de la vacuna
(sin IGHB) se aplican uno a dos meses y seis meses más
tarde. Se recomienda buscar HBsAg y anti-HBs en el

niño entre los 9 y los 15 meses de edad, para conocer los buenos resultados o el fracaso del tratamiento. Los lactantes que poseen anticuerpos contra HBs pero que no tienen el antígeno HBs están protegidos y no necesitarán más dosis de la vacuna. Los lactantes que no tienen anticuerpos contra HBs ni el antígeno de superficie, deben ser vacunados de nuevo.

b) Después de la exposición percutánea (como sería el caso de un pinchazo de aguja), o de mucosas, a sangre que contenga HBsAg o que pueda contener dicho antígeno, la decisión de hacer profilaxis después de la exposición debe incluir la consideración de varios factores: i) si se dispone de la sangre original; ii) el estado de ella en cuanto al antígeno de superficie de HBs, y iii) el estado de inmunización contra la hepatitis B de la persona expuesta. En individuos que no han sido inmunizados y que están expuestos a sangre de una fuente con positividad del HBsAg, debe administrarse lo antes posible, pero por lo menos en el término de 24 horas después de la exposición de alto riesgo al pinchazo de aguja, una sola dosis de IGHB (0,06 ml por kg de peso o 5 ml para adultos) y habrá que emprender la serie de las vacunas contra la hepatitis B. Si no es factible la inmunización activa, habrá que aplicar una segunda dosis de IGHB un mes después de la primera. La IGHB por lo común no se administra en los casos de exposición por pinchazo de aguja con sangre que no se sabe que sea positiva respecto a HBsAg, o que se tenga la firme sospecha de que no lo es, ya que en estos casos el riesgo de infección es pequeño. Sin embargo, se recomienda emprender la aplicación de la vacuna contra la hepatitis B si la persona no estaba inmunizada. En el caso de individuos inmunizados y expuestos a una fuente con positividad del antígeno superficial de HB, no se necesita la profilaxis después de la exposición en quienes han mostrado una respuesta de anticuerpos protectores a la inmunización (título de anti-HBs de 10 mili UI/ml o más). En el caso de individuos en los que se desconoce la respuesta a la inmunización, debe administrarse vacuna contra la hepatitis B, IGHB o ambas.

c) Después de la exposición sexual a una persona con infección aguda por el VHB, se recomienda administrar una sola dosis de IGHB (0,06 ml/kg), si es posible dentro de los 14 días del último contacto sexual. Deberá administrarse la vacuna a todas las personas que hayan tenido contacto sexual con casos agudos y crónicos de infección por el VHB.

6) Investigación de los contactos y de la fuente de infección: consúltese el párrafo 9C, más adelante.

7) Tratamiento específico: no se cuenta con tratamiento específico alguno contra la hepatitis B aguda. El interferón alfa y la lamivudina son los únicos medicamentos aprobados para tratar la hepatitis B crónica en los Estados Unidos. Los candidatos para recibir tratamiento deben mostrar signos de hepatitis crónica de tipo B en la biopsia de hígado; el tratamiento es más eficaz en individuos que están en la fase de gran réplica del virus infectante (positividad del antígeno HBe), porque son los que mayor propensión tienen a mostrar síntomas, ser infectantes y estar expuestos al máximo peligro de sufrir secuelas perdurables. Las investigaciones han demostrado que con el interferón alfa se logran buenos resultados para detener la réplica vírica en 25 a 40%, aproximadamente, de los pacientes tratados. En promedio, 10% de los individuos que reaccionan a este producto dejan de mostrar el antígeno HBs seis meses después de recibirlo. Los datos de estudios clínicos de la administración prolongada de lamivudina han señalado la eliminación sostenida del ADN del VHB del suero, seguido de mejoría en los niveles de aminotransferasa sérica y también mejoría en la estructura histológica.

**C. Medidas en caso de epidemia:** cuando surgen dos o más casos vinculados con una fuente común de contagio, deberá buscarse otros casos más. Se emprenderán medidas estrictas de asepsia. Si algún derivado de la sangre, como el factor antihemofílico, fibrinógeno, plasma de diversos donadores o trombina interviene en el problema, se retirará ese lote y se localizará a todos los enfermos que recibieron productos del mismo, en busca de casos adicionales.

**D. Repercusiones en caso de desastre:** el descuido respecto a las precauciones de esterilización y el empleo urgente de sangre en la que no se han hecho los estudios hematológicos necesarios para las transfusiones, pueden hacer que aumente el número de casos.

**E. Medidas internacionales:** ninguna.

## III. HEPATITIS VÍRICA C     CIE-9 070.5; CIE-10 B17.1

(Hepatitis no-A, no-B transmitida por vía parenteral [HNANB-TP]; hepatitis no-B relacionada con transfusiones; hepatitis no-A, no-B postransfusional; infección por el VHC)

1. **Descripción** – El comienzo suele ser insidioso, con anorexia, molestias abdominales vagas, náusea y vómito, cuadro que evoluciona a la ictericia con menor frecuencia que en el caso de la hepatitis B. La infección inicial puede ser asintomática (más de 90% de los casos), o con manifestaciones leves, pero un elevado porcentaje de enfermos (entre 50 y 80%) terminarán por mostrar infección crónica. De estos últimos, alrededor de la mitad al final presentará cirrosis o cáncer del hígado.

El diagnóstico depende de la demostración de la presencia de anticuerpo contra el virus de la hepatitis C (anti-VHC). A finales del decenio de 1990, los únicos métodos aprobados en los Estados Unidos para diagnosticar infección por el VHC son los que miden el anticuerpo contra dicha partícula vírica. Estos métodos detectan el anticuerpo contra el VHC hasta en 97% de las personas infectadas, pero no diferencian entre infecciones aguda, crónica o después de la resolución. Como ocurre con cualquier prueba de detección sistemática, el valor predictivo positivo del enzimoinmunoanálisis (EIA) respecto al anticuerpo contra el VHC varía con la prevalencia de la infección en la población y es pequeño en agrupamientos humanos con una prevalencia de VHC menor de 10%. La práctica suplementaria de alguna técnica más específica (por ejemplo, el método de inmunoblot recombinante [RIBATM] de una muestra con positividad en el enzimoinmunoanálisis, disminuye el número de resultados positivos falsos. Los estudios suplementarios arrojarían resultados positivos, negativos o indeterminados. Se ha definido a una persona que posee anticuerpos contra el VHC como aquella cuyos resultados serológicos son positivos en los enzimoinmunoanálisis y también en pruebas suplementarias. Los individuos con negatividad en el enzimoinmunoanálisis o positividad en este tipo de técnicas y negatividad en pruebas suplementarias, han sido considerados como no infectados, salvo que existan otros datos que prueben la existencia de infección por el VHC (por ejemplo, niveles anormales de alanina aminotransferasa en individuos inmunodeficientes, o personas que no tienen otra explicación o causa de su enfermedad del hígado).

2. **Agente infeccioso** – El virus de la hepatitis C es un virus de ARN con cubierta y se lo clasifica dentro de un género distinto (*Hepacavirus*) de la familia Flaviviridae. Como mínimo, se conocen seis genotipos diferentes y más de 90 subtipos del VHC. Son escasos los datos en cuanto a diferencias en el cuadro clínico, culminación de la enfer-

medad o evolución hasta la cirrosis o el carcinoma hepatocelular (CHC) en personas con genotipos diferentes. Sin embargo, existen diferencias en las respuestas a los agentes antivíricos, según los genotipos del virus.

**3. Distribución** – La distribución es mundial. La prevalencia del VHC guarda relación directa con la de las personas que habitualmente comparten equipo para inyección de diversas drogas, así como la prevalencia de prácticas parenterales deficientes en instituciones de atención de salud. Según cálculos de la OMS, a finales del decenio de 1990, en promedio 1% de la población mundial estaba afectada por el VHC. En Europa y los Estados Unidos, la prevalencia de hepatitis C se sitúa entre 0,5 y 2,0%. En algunas zonas de África, la prevalencia excede de 4%. En Europa, la cantidad de personas con infecciones por el VHC se acerca a 1,5 millones y dicha cifra es cercana a los 4 millones en los Estados Unidos.

**4. Reservorio** – Los seres humanos; experimentalmente se ha transmitido el virus a los chimpancés.

**5. Modo de transmisión** – El virus de la hepatitis C se transmite principalmente por vía parenteral. Se ha corroborado que también se transmite por contacto sexual, pero es un mecanismo menos eficiente o frecuente que la vía parenteral.

**6. Período de incubación** – Oscila de dos semanas a seis meses, pero por lo común es de seis a nueve semanas. La infección crónica puede persistir incluso 20 años antes del comienzo de la cirrosis o del hepatoma.

**7. Período de transmisibilidad** – De una a varias semanas antes de comenzar los primeros síntomas; en casi todas las personas puede persistir por tiempo indefinido. Los puntos máximos en el número de virus (concentración) al parecer guardan relación con los picos de la actividad de la alanina aminotransferasa.

**8. Susceptibilidad y resistencia** – La susceptibilidad es general. Se desconoce el grado de inmunidad que confiere la infección; en el modelo experimental de chimpancé se han demostrado infecciones repetidas por el VHC.

**9. Métodos de control** –

A. *Medidas preventivas:* en la hepatitis C son válidas las medidas de control general contra la infección por el VHB (véase Hepatitis B, sección II, 9A en párrafos anteriores). No ha sido eficaz la inmunoglobulina con fines profilácticos. En cualquier procedimiento en bancos de sangre, hay que buscar sistemáticamente anticuerpos contra el VHC en todos los donantes. Además, se seguirán desechando unidades de sangre donada en las que se detecten altos niveles de enzimas hepáticas y aquellas en las que se identifiquen anticuerpos contra HBc. Es necesario mantener medidas tales como la inactivación sistemática del virus en productos derivados del plasma, la orientación para reducir riesgos, a personas no infectadas pero expuestas a gran peligro de estarlo (como sería el caso de los trabajadores asistenciales), y las actividades de lucha y control a nivel nosocomial.

B. *Control del paciente, de los contactos y del ambiente inmediato:* son válidas las medidas de control que se emprenden contra la infección por el VHB. Los datos disponibles sugieren que la profilaxis con inmunoglobulina después de la exposición no es eficaz para evitar la infección. La administración de interferón alfa tiene un efecto beneficioso global en aproximadamente 25% de los casos de hepatitis C crónica; no han sido eficaces los corticosteroides ni el aciclovir. Los estudios en enfermos que recibieron una combinación de ribavirina e interferón han demostrado un incremento sustancial en las cifras de respuesta sostenida, que ha alcanzado a 40 a 50%. Sin embargo, los dos fármacos causan considerables efectos adversos que obligan a la vigilancia sistemática cuidadosa. La ribavirina es teratógena y, por consiguiente, durante el período de su administración las mujeres no deben embarazarse.

C. *Medidas en caso de epidemia:* iguales que para la hepatitis B.

D. *Repercusiones en caso de desastre:* iguales que para la hepatitis B.

E. *Medidas internacionales:* asegurar que se ha hecho inactivación adecuada del virus en todos los productos biológicos que se distribuyen en el comercio internacional.

## IV. HEPATITIS DELTA          CIE-9 070.5; CIE-10 B17.0

(Hepatitis vírica D, hepatitis por virus delta, hepatitis Δ, hepatitis por agente delta, hepatitis asociada con el agente delta)

1. **Descripción** – El comienzo suele ser repentino, con signos y síntomas que se asemejan a los de la hepatitis B; la hepatitis puede ser intensa y casi siempre coexiste con una infección por el virus de la hepatitis B. La hepatitis delta puede ceder por sí sola (ser autorremitente) o evolucionar hasta volverse crónica. Los niños pueden tener una evolución clínica particularmente grave que por lo común culmina en hepatitis activa crónica. Los virus de la hepatitis delta (VHD) y de la hepatitis B (VHB) pueden producir infección concomitante, o la infección por el virus delta puede presentarse en personas con infección crónica por el VHB (infección sobreañadida). En este último caso, la hepatitis delta a veces se diagnostica errónea-

mente como exacerbación de la hepatitis B crónica. En varios estudios realizados en Europa y en los Estados Unidos, 25 a 50% de los casos de hepatitis fulminante que se pensaba eran causados por el VHB resultaron ser casos de infección concurrente con el VHD. La máxima enfermedad fulminante se observa en el caso de infecciones sobreañadidas y no de infecciones concomitantes; la presentación de un estado crónico casi siempre es producto de la infección sobreañadida.

El diagnóstico se hace por la detección de anticuerpo total contra el VHD (anti-VHD) por radioinmunoensayo o enzimoinmunoanálisis (EIA). La positividad del título de IgM denota réplica incesante; la reacción en cadena de la polimerasa con transcripción inversa es el método más sensible para detectar la viremia por el VHD.

**2. Agente infeccioso** – El VHD es una partícula viriforme de 35 a 37 nm que consiste en una capa de HBsAg y de un antígeno interno único, el antígeno delta. Con el antígeno delta está encapsulado el genoma de ARN de un solo filamento, que puede tener una conformación lineal o circular. El ARN no muestra hibridación con el ADN del VHB. El VHD no puede infectar a la célula por sí mismo y necesita coinfección con el VHB para llevar a cabo un ciclo de réplica completo. A su vez, la síntesis del VHD ocasiona supresión temporal de la síntesis de los componentes del VHB. Se considera que el VHD está más bien dentro de la nueva familia "satélite" de subviriones, de los cuales algunos son agentes patógenos de plantas en un nivel más alto de la escala filogenética. La hepatitis D es el único agente de esta familia que infecta a especies animales. Se han identificado tres genotipos del VHD: el genotipo I es el más prevalente y diseminado; el genotipo II está representado por dos partículas aisladas del Japón y Taiwán, y el genotipo III se ha identificado únicamente en la cuenca del Amazonas, en donde causa hepatitis grave y fulminante con esteatosis microvesicular (espongiocitosis).

**3. Distribución** – Mundial, pero su prevalencia varía ampliamente. Se ha calculado que 10 millones de personas están infectadas por el virus de hepatitis D y su virus "auxiliador", de tipo B. Se presenta en forma epidémica o endémica en grupos de población que presentan gran riesgo de adquirir la infección por el VHB, tales como las poblaciones en que esta última forma de hepatitis es endémica (alcanza su punto máximo en algunas zonas de Rusia, Rumania, el sur de Italia, África y América del Sur); en hemofílicos, drogadictos, y personas que están en contacto frecuente con sangre; en instituciones que albergan a individuos con retraso del desarrollo y, en menor grado, en varones homosexuales. Se han observado brotes epidémicos graves en las zonas tropicales de América del Sur (Brasil, Colombia, Venezuela), en la República Centroafricana y entre drogadictos en Worcester, Massachusetts (EUA).

**4. Reservorio** – Los seres humanos. Puede transmitirse experimentalmente a chimpancés y marmotas infectadas por el VHB y por el virus de la hepatitis de las marmotas, respectivamente.

**5. Modo de transmisión** – Se piensa que es semejante al del VHB, que incluye la exposición a sangre y líquidos serosos corporales, agujas, jeringas y hemoderivados contaminados, como el factor antihemofílico, y por transmisión sexual.

**6. Período de incubación** – Aproximadamente de dos a ocho semanas.

**7. Período de transmisibilidad** – La sangre es potencialmente infectante durante todas las fases de la infección activa por el virus delta de la hepatitis. La mayor infectividad probablemente ocurre poco antes del comienzo de la enfermedad aguda, cuando se detectan con facilidad en la sangre partículas que contienen el antígeno delta. Después del comienzo, la viremia probablemente disminuye con rapidez hasta niveles pequeños o no detectables. El VHD se ha transmitido a chimpancés por la sangre de pacientes con infección crónica, en los que no se detectaron las partículas que contienen el antígeno delta.

**8. Susceptibilidad y resistencia** – Todas las personas susceptibles a la hepatitis B o que tienen la forma crónica de ella, pueden infectarse con el VHD. Puede producirse ataque grave incluso en los niños.

**9. Métodos de control** –

    A. *Medidas preventivas:* se emprenden en las personas susceptibles a la infección por el VHB, y son iguales a las recomendadas contra la hepatitis B, en párrafos anteriores. La prevención de la infección por el VHB con la vacuna contra la hepatitis B evitará la infección por el VHD. Entre los enfermos de HB crónica, la única medida eficaz es evitar la exposición a cualquier fuente posible del virus delta. La IGHB, la inmunoglobulina y la vacuna contra la hepatitis B no protegen a las personas con HB crónica, de la infección por el VHD. Los datos de estudios hechos en Taiwán sugieren que las medidas que disminuyen la exposición sexual y el uso compartido de agujas se han acompañado de disminución en la incidencia de la infección por el VHD.

    *B., C., D.* y *E. Control del paciente, de los contactos y del ambiente inmediato; Medidas en caso de epidemia; Repercusiones en caso de desastre,* y *Medidas internacionales:* iguales que para la hepatitis B, en párrafos anteriores.

# V. HEPATITIS VÍRICA E     CIE-9 070.5; CIE-10 B17.2

(Hepatitis no-A, no-B, de transmisión entérica [HNANB-TE]; hepatitis no-A, no-B epidémica; hepatitis no-A, no-B fecal-oral)

**1. Descripción** – El curso clínico es semejante al de la hepatitis A; no hay pruebas de que exista una forma crónica. La tasa de letalidad es semejante a la de la hepatitis A, excepto en las embarazadas, en las que dicha tasa puede llegar a 20% cuando la infección se produce en el tercer trimestre del embarazo. Se han descrito casos epidémicos y esporádicos.

El diagnóstico depende de la presencia de signos clínicos y epidemiológicos y de la exclusión de otras causas de hepatitis, especialmente la de tipo A, por medios serológicos. Se han creado métodos serológicos para detectar anticuerpos contra el VHE, pero no se dispone de ellos comercialmente en los Estados Unidos. Sin embargo, en laboratorios de investigación es posible contar con algunos métodos diagnósticos, tales como enzimoinmunoensayos y métodos de mancha Western para detectar anticuerpos de tipo IgM e IgG contra el VHE en el suero; pruebas de reacción en cadena de la polimerasa para detectar ARN del virus mencionado en el suero y las heces, y métodos de bloqueo de anticuerpos inmunofluorescentes para detectar anticuerpos contra antígeno del VHE en el suero y el hígado.

**2. Agente infeccioso** – El VHE es una partícula esférica sin cubierta de ARN de un solo filamento, que tiene 32 a 34 nm de diámetro. Ha sido clasificado provisionalmente dentro de la familia Caliciviridae. Sin embargo, la organización del genoma del VHE es sustancialmente diferente de la de otros calicivirus, y no sería difícil que al final se lo clasifique dentro de una familia separada.

**3. Distribución** – El VHE constituye el principal factor etiológico de la hepatitis no-A, no-B de transmisión entérica en todo el mundo. Se han identificado brotes y casos esporádicos de hepatitis E en zonas geográficas muy diversas, sobre todo en países con deficiencias en su sanidad ambiental. Los brotes a menudo surgen en la forma de epidemia de origen hídrico, pero se han señalado casos esporádicos de epidemias que no guardan relación neta con el agua. Las tasas más altas de enfermedad clínicamente manifiesta se han observado en adultos jóvenes y adultos en la etapa intermedia de la vida; las tasas más bajas que se identifican en grupos más jóvenes, quizá sean resultado de una infección anictérica, subclínica, o con ambas características, por el VHE. En los Estados Unidos y en casi todos los demás países industrializados, se han confirmado casos de hepatitis E solo entre viajeros que retornaban de zonas donde esta infección es endémica. Se han detectado brotes en la India, Myanmar (antigua Birmania), Irán, Bangladesh, Etiopía, Nepal, Pakistán, las repúblicas del centro de Asia de la antigua Unión Soviética, Argelia, Libia, Somalia, México, Indonesia y China. Un gran brote de origen hídrico que incluyó 3682 casos se produjo en 1993 en Uttar Pradesh.

4. **Reservorio** – Estudios recientes sugieren la posibilidad de que exista un reservorio en animales domésticos, incluidos los cerdos; sin embargo, no ha sido corroborada tal suposición. El VHE es transmisible a chimpancés, macacos cinomolgus, tamarines y cerdos.

5. **Modo de transmisión** – El VHE se transmite sobre todo por la vía fecal-oral; el vehículo de transmisión probado más frecuentemente es el agua potable contaminada con heces. La transmisión tal vez también se produzca de una persona a otra por la vía fecal-oral, aunque no son comunes durante los brotes los casos secundarios dentro de familias. Estudios recientes han sugerido que la hepatitis E podría constituir una infección zoonótica con algunos puntos que coinciden con una infección en una escala "más alta" en seres humanos.

6. **Período de incubación** – Los límites son de 15 a 64 días; la media del período de incubación ha variado de 26 a 42 días en diferentes epidemias.

7. **Período de transmisibilidad** – Se desconoce; se ha detectado el VHE en las heces 14 días después de comenzar la ictericia y unas cuatro semanas después de la ingestión de alimentos o agua contaminados, y el virus ha persistido durante unas dos semanas aproximadamente.

8. **Susceptibilidad y resistencia** – Se desconoce la susceptibilidad. Más de la mitad de las infecciones por el VHE pueden ser anictéricas, y la expresión de la ictericia al parecer es mayor conforme aumenta la edad del individuo. Las mujeres en el tercer trimestre del embarazo son especialmente susceptibles a la forma fulminante de la enfermedad. No se ha explicado la presentación de grandes epidemias entre adultos jóvenes en regiones geográficas donde son fuertemente endémicos otros virus entéricos y la mayoría de la población se infecta en la lactancia.

9. **Métodos de control** –

A. *Medidas preventivas:* programas de educación para insistir en la eliminación sanitaria de las heces y el lavado cuidadoso de las manos después de la defecación y antes de manipular alimentos; cumplir las medidas básicas para evitar la transmisión fecal-oral que se incluyen bajo Fiebre tifoidea, apartado 9A. Es poco probable que la inmunoglobulina preparada con el suero de donantes en los Estados Unidos o en Europa proteja contra la hepatitis E.

B. *Control del paciente, de los contactos y del ambiente inmediato:*
   1), 2), y 3) Notificación a la autoridad local de salud, Aislamiento y Desinfección concurrente: iguales que para la hepatitis A, en apartados anteriores.

4) Cuarentena: ninguna.

5) Inmunización de los contactos: no se dispone de productos para prevenir la hepatitis E. La inmunoglobulina preparada del plasma de donantes en zonas en que no es endémica la hepatitis E no es eficaz para evitar la enfermedad clínica durante los brotes de esta forma de hepatitis, y no se ha corroborado la eficacia de la inmunoglobulina preparada del plasma reunido de personas en zonas endémicas de VHE. En investigaciones hechas con vacunas prototipo en animales, estas indujeron una infección por VHE atenuado, con la aparición de anticuerpos, pero no evitaron la excreción de las partículas víricas en las heces.

6) Investigación de los contactos y de la fuente de infección: igual que para la hepatitis A.

7) Tratamiento específico: ninguno.

C. *Medidas en caso de epidemia:* es importante detectar el modo de transmisión por medio de la investigación epidemiológica; se deben analizar los abastecimientos de agua e identificar a la población expuesta a un mayor peligro de infección. Se harán esfuerzos especiales para mejorar las prácticas sanitarias e higiénicas y así eliminar la contaminación fecal de los alimentos y el agua.

D. *Repercusiones en caso de desastre:* es un problema potencial donde hay aglomeraciones masivas y las prácticas sanitarias y los abastecimientos de agua son inadecuados. Si surgen casos, habrá que intensificar los esfuerzos para mejorar el saneamiento y la inocuidad de los abastecimientos hídricos.

E. *Medidas internacionales:* ninguna.

---

# HERPES SIMPLE
# INFECCIONES ANOGENITALES
# POR HERPESVIRUS

CIE-9 054; CIE-10 B00

CIE-10 A60

(Enfermedad por herpesvirus alfa, herpesvirus hominis, herpesvirus humano tipos 1 y 2)

1. **Descripción** – El herpes simple es una infección vírica caracterizada por una lesión primaria localizada, un período de latencia y una tendencia a reaparecer en forma localizada. Los dos agentes etiológicos, llamados virus del herpes simple (VHS) tipos 1 y 2, por

lo general producen síndromes clínicos distintos, según la vía de entrada. Ambos pueden infectar el aparato genital o la mucosa de la boca.

La infección primaria con el VHS tipo 1 puede ser leve y no manifiesta, y producirse en la niñez temprana. En aproximadamente 10% de las infecciones primarias, la enfermedad manifiesta puede ser de gravedad variable, y se caracteriza por fiebre y malestar general que persisten por una semana o más; puede acompañarse de gingivoestomatitis con lesiones vesiculares en la orofaringe, queratoconjuntivitis grave, una erupción cutánea generalizada que complica el eccema crónico, meningoencefalitis o algunas de las infecciones mortales generalizadas de los recién nacidos (herpes simple congénito, CIE-9 771.2; CIE-10 P35.2). El VHS 1 causa aproximadamente 2% de los casos de faringoamigdalitis aguda, por lo regular como infección primaria.

La reactivación de una infección latente suele ocasionar el herpes labial (vesículas febriles o "fuegos"), que se manifiesta por vesículas claras y superficiales sobre una base eritematosa, por lo regular en la cara y en los labios, que presentan una costra y cicatrizan en unos pocos días. La reactivación es desencadenada por algunas formas de traumatismo, fiebre, cambios fisiológicos o enfermedades intercurrentes, y también puede afectar otros tejidos corporales; aparece en presencia de anticuerpos circulantes cuyo nivel rara vez aumenta por la reactivación. En las personas inmunosuprimidas puede producirse enfermedad grave y extensa.

La afección del sistema nervioso central puede aparecer junto con la infección primaria, o después de la recrudescencia. El VHS tipo 1 es una causa común de meningoencefalitis. Puede haber fiebre, cefalalgia, leucocitosis, irritación meníngea, somnolencia, confusión, estupor, coma y signos neurológicos focalizados, a menudo atribuibles a una u otra región temporal. El cuadro puede confundirse con muchas otras lesiones intracraneales, incluso con absceso encefálico y meningitis tuberculosa. Debido a que la administración de medicamentos antivíricos puede disminuir la elevada mortalidad, en los casos clínicamente sospechosos es importante practicar desde fecha temprana el estudio de reacción en cadena de la polimerasa para identificar el ADN del virus herpético en el líquido cefalorraquídeo, o en biopsia de tejido cerebral, para confirmar el diagnóstico.

El VHS tipo 2 suele causar herpes genital; afecta principalmente a los adultos y se transmite por contacto sexual. Se presenta en infecciones primarias y recurrentes, con síntomas o sin ellos. En las mujeres, los sitios principales de la enfermedad primaria son el cuello uterino y la vulva; la enfermedad recurrente por lo general abarca la vulva, la piel perineal, las piernas y los glúteos. En los hombres, las lesiones aparecen en el glande o en el prepucio, y en el ano y el recto entre quienes practican relaciones sexuales anales. En ambos sexos, la infección puede afectar otros sitios anales o perineales, así como la boca, según las prácticas sexuales de los individuos. El VHS tipo 2 se ha relacionado más con meningitis aséptica y radiculitis que con meningoencefalitis.

Las infecciones neonatales se dividen en tres cuadros clínicos iniciales: infecciones diseminadas que afectan en particular el hígado, encefalitis e infección limitada a la piel, los ojos o la boca. Las dos primeras formas suelen ser mortales. Las infecciones a menudo son causadas por el VHS 2, pero también es frecuente el ataque de VSH 1. El peligro para el lactante depende de dos factores importantes de la madre: etapa del embarazo en que la mujer excreta VHS y el hecho de si la infección es primaria o secundaria. Solamente la excreción en el momento del parto es peligrosa para el recién nacido, con la rara excepción de las infecciones intrauterinas. La infección primaria de la madre eleva el riesgo de infección de 3% a más de 30%, tal vez porque la inmunidad materna confiere alguna protección.

Cambios citológicos característicos sugieren el diagnóstico (células gigantes multinucleadas con inclusiones intranucleares en el material tisular obtenido por raspado o biopsia), pero se confirma por estudios de anticuerpos fluorescentes directos o aislamiento del virus de lesiones orales o genitales, o de biopsia del encéfalo en casos de encefalitis, o por demostración del ADN del virus en la lesión o el líquido cefalorraquídeo por medio de la reacción en cadena de la polimerasa. El diagnóstico de la infección primaria puede confirmarse por el incremento al cuádruple del título de anticuerpos en pares de sueros en diversas pruebas serológicas; la demostración de IgM con especificidad para el herpes es un dato que sugiere infección primaria, aunque no la corrobora concluyentemente. En la actualidad, en los laboratorios de diagnóstico se dispone de técnicas fiables para diferenciar los anticuerpos de tipo 1 de los de tipo 2; los virus aislados pueden distinguirse fácilmente entre sí por medio de análisis de ADN. No se dispone ampliamente de pruebas serológicas con especificidad de tipo.

**2. Agente infeccioso** – El virus del herpes simple (VHS) de la familia Herpesviridae, subfamilia Alphaherpesvirinae. Los tipos 1 y 2 de VHS se diferencian inmunológicamente (en especial cuando se utilizan anticuerpos altamente específicos o monoclonales); asimismo, difieren sus patrones de proliferación en cultivo en células, huevos embrionados y animales de experimentación.

**3. Distribución** – Mundial. De 50 a 90% de los adultos poseen anticuerpos circulantes contra el VHS tipo 1; la infección inicial con el VHS tipo 1 por lo general se produce antes del quinto año de la vida, pero cada vez se notifican más infecciones primarias en adultos. La infección por el VHS tipo 2 comienza con la actividad sexual y es rara antes de la adolescencia, excepto en menores que han sido objeto de abuso sexual. En los Estados Unidos, el anticuerpo contra el VHS tipo 2 se identifica en aproximadamente 20 a 30% de los adultos. La prevalencia es mayor (hasta 60%) en los grupos socioeconómicos más bajos y en las personas con múltiples compañeros sexuales.

**4. Reservorio** – Los seres humanos.

**5. Modo de transmisión** – Es probable que el modo más importante de propagación sea el contacto con la saliva de portadores del VHS tipo 1. La infección de las manos del personal de salud (como los dentistas) por pacientes que diseminan VHS ocasiona panadizos herpéticos. Por lo común la transmisión del VHS tipo 2 es por contacto sexual. Ambos tipos del virus pueden transmitirse a diversos sitios por contactos oral-genital, oral-anal o anal-genital. La transmisión al recién nacido suele ocurrir durante su paso por el canal del parto infectado, y con menor frecuencia en el útero o después del parto.

**6. Período de incubación** – De 2 a 12 días.

**7. Período de transmisibilidad** – El VHS se aísla en un lapso de dos semanas y a veces de siete semanas después de la estomatitis o de lesiones genitales, ambas primarias. Las infecciones primarias y recurrentes pueden ser asintomáticas. Después de cualquiera de las dos, el sujeto puede excretar intermitentemente VHS de zonas de las mucosas durante años y tal vez toda la vida, en presencia de manifestaciones clínicas o sin ellas. En caso de lesiones recurrentes, la infectividad es más breve que después de la infección primaria, y por lo común no se detecta ni aísla el virus después de cinco días.

**8. Susceptibilidad y resistencia** – Es probable que la susceptibilidad del ser humano sea universal.

**9. Métodos de control** –

   *A. Medidas preventivas:*
   1) Educación para la salud e higiene personal dirigidas a reducir al mínimo la transferencia de material infectante.
   2) Evitar la contaminación de la piel de los enfermos eccematosos con material infectante.
   3) El personal de salud debe usar guantes cuando esté en contacto directo con lesiones potencialmente infectantes.
   4) Está indicada la cesárea antes de que se rompan las membranas, si a finales del embarazo aparecen infecciones primarias o recurrentes de herpes genital, por el elevado riesgo de infección del recién nacido, que es de alta letalidad (de 30 a 50%). Está contraindicado el uso de electrodos en el cuero cabelludo. El riesgo de infección mortal del neonato después de infección recurrente es mucho menor (de 3 a 5%) y se recomienda

la cesárea solo si en el momento del parto hay lesiones activas.

5) El empleo del condón de látex durante el contacto sexual puede disminuir el riesgo de infección; ningún agente antivírico ha tenido utilidad práctica en la profilaxis de la infección primaria, aunque el aciclovir puede usarse con fin preventivo para aminorar la incidencia de recurrencias y de infecciones herpéticas en las personas inmunodeficientes.

**B. Control del paciente, de los contactos y del ambiente inmediato:**

1) Notificación a la autoridad local de salud: generalmente no se justifica la notificación oficial de los casos individuales, aunque algunos estados de los Estados Unidos exigen la notificación del herpes genital, Clase 5; en algunos estados de ese país también deben notificarse las infecciones neonatales, Clase 3B (véase Notificación de Enfermedades Transmisibles).

2) Aislamiento: aislamiento de contactos en el caso de lesiones neonatales, graves diseminadas o de tipo primario; en el caso de lesiones recurrentes, drenaje y precauciones propias de secreciones. Los pacientes con lesiones herpéticas deben mantenerse alejados de los recién nacidos, de los niños con eccema o quemaduras, y de los pacientes inmunosuprimidos.

3) Desinfección concurrente: ninguna.

4) Cuarentena: ninguna.

5) Inmunización de los contactos: ninguna.

6) Investigación de los contactos y de la fuente de infección: pocas veces tiene utilidad práctica.

7) Tratamiento específico: las manifestaciones agudas de la queratitis herpética y las úlceras dendríticas incipientes pueden tratarse con trifluridina o arabinósido de adenina (vidarabina, Vira-A® o Ara-A®), en pomada o solución oftálmica. Nunca se usarán corticosteroides en el caso de que estén afectados los ojos, a menos que los administre un oftalmólogo experto. El aciclovir por vía intravenosa es útil para tratar las encefalitis por herpes simple, pero quizás no sirva para prevenir los problemas neurológicos residuales. El aciclovir (Zovirax®) por vía oral, intravenosa o tópica, aminora la diseminación del virus, disminuye el dolor y acelera la cicatrización en diversas formas de herpes como el primario, el recurrente, el rectal y el panadizo herpético. El preparado oral es el más cómodo de utilizar y puede beneficiar a los pacientes con infecciones recurrentes intensas. Sin embargo, se ha señalado la aparición de cepas mutantes del virus herpético resistentes al

aciclovir. Entre los congéneres del aciclovir aprobados en fecha reciente en los Estados Unidos, y que poseen eficacia equivalente están el valaciclovir y el famciclovir. La administración diaria de estos fármacos con fines profilácticos puede disminuir la frecuencia de recurrencias de infección por VHS en adultos. Las infecciones neonatales deben tratarse con aciclovir intravenoso.

C. *Medidas en caso de epidemia:* no son aplicables.

D. *Repercusiones en caso de desastre:* ninguna.

E. *Medidas internacionales:* ninguna.

# MENINGOENCEFALITIS POR CERCOPITHECINE HERPESVIRUS 1           CIE-9 054.3; CIE-10 B00.4
(Infección por virus B, enfermedad símica B)

Si bien el VHS tipo 1, o en raras ocasiones el tipo 2, puede causar meningoencefalitis, el cuadro es totalmente diferente del de la infección por el virus B, que es una enfermedad del sistema nervioso central causada por el cercopithecine herpesvirus 1, un virus muy afín al VHS. El virus causa una encefalomielitis ascendente que afecta a los veterinarios, trabajadores de laboratorio y otras personas que están en contacto íntimo con monos del Viejo Continente o cultivos de células de monos. Después de un período de incubación de tres días a tres semanas, el cuadro comienza en forma aguda con cefalalgia, a menudo lesiones vesiculares locales, pleocitosis linfocítica y síndromes neurológicos variables que suelen culminar en la muerte en más de 70% de los casos, de un día a tres semanas después del comienzo de los síntomas. Las pocas personas que se han restablecido presentan considerable incapacidad residual, pero en fecha reciente se ha logrado el restablecimiento completo de unos cuantos pacientes tratados con aciclovir. El virus causa una infección natural en los monos análoga a la del VHS en el hombre. Se sabe que de 30 a 80% de los monos rhesus son seropositivos. Durante períodos de estrés (envío y manipulación) presentan tasas elevadas de diseminación del virus. La enfermedad en los seres humanos es muy rara pero muy letal; se adquiere por la mordedura de monos de apariencia normal, o por exposición de la piel descubierta o de las mucosas a saliva infectada o cultivos de tejido de mono. La prevención depende del empleo de guanteletes adecuados y del cuidado para reducir al mínimo el contacto con los monos. Es necesario lavar por frotamiento y limpiar lo mejor posible con agua y jabón toda mordedura o arañazo causado por macacos o infligido por jaulas que seguramente están infectadas con las secreciones de dichos animales, y que produjo una herida sangrante. Cuando una persona que manipula animales sufre una herida profunda y penetrante que no puede limpiarse adecuadamente, cabe considerar la administración profiláctica de un agente antivírico como el aciclovir; se debe evaluar el estado del mono respecto a la presencia del virus B. La aparición de cualquier lesión cutánea o de síntomas neurológicos como prurito, dolor o sensibilidad cerca de la herida obliga a realizar una consulta médica con un experto para el diagnóstico y el posible tratamiento.

---

## HIMENOLEPIASIS
## I. HIMENOLEPIASIS POR
### *HYMENOLEPIS NANA*    CIE-9 123.6; CIE-10 B71.0
(Infección por tenia enana)

**1. Descripción** – Infección intestinal por tenias muy pequeñas que, cuando es leve, suele ser asintomática. Si la carga parasitaria es grande puede causar enteritis con diarrea o sin ella, dolor abdominal y otros síntomas vagos como palidez, pérdida de peso y debilidad.

El diagnóstico se hace por identificación microscópica de los huevos en las heces.

**2. Agente infeccioso** – *Hymenolepis nana* (tenia enana), la única tenia del hombre sin un huésped intermediario obligado.

**3. Distribución** – Parasitosis cosmopolita, más común en los climas cálidos que en los fríos, y en los secos que en los húmedos. La tenia enana es la más común de las tenias del ser humano en los Estados Unidos y en América Latina; es común en Australia, países del Mediterráneo, Oriente Medio y la India.

**4. Reservorio** – Los seres humanos; posiblemente los ratones.

**5. Modo de transmisión** – Los huevos de *H. nana* son infectantes cuando salen al exterior con las heces. El hombre se infecta por la ingestión de huevecillos en el agua o los alimentos contaminados; en forma directa por los dedos contaminados con heces (es decir, autoinfección o transmisión de una persona a otra), o por ingestión de insectos con larvas que se han desarrollado a partir de los huevos ingeridos por el insecto. Cuando son ingeridos, los huevos de *H. nana* liberan en el intestino oncosferas que penetran en las vellosidades de la mucosa y se transforman en cisticercoides; estos últimos salen de su cubierta por rotura, pasan al interior del intestino y se transforman en una tenia adulta. Algunos huevos de *H. nana* son infectantes tan pronto son liberados de las proglótides en el intestino del hombre, por lo que se producen autoinfecciones o infección de una persona a otra. Si los huevos de *H. nana* son ingeridos por gusanos de la harina, pulgas en estado larvario u otros insectos, pueden transformarse en un cisticercoide que, cuando es ingerido, es infectante para las personas y también para los roedores.

**6. Período de incubación** – El comienzo de los síntomas es variable; el desarrollo hasta la fase adulta de la tenia dura unas dos semanas.

**7. Período de transmisibilidad** – Dura todo el tiempo en que se expulsan huevos con las heces. Las infecciones por *H. nana* pueden persistir varios años.

**8. Susceptibilidad y resistencia** – Universal; la infección produce resistencia a la reinfección. Los niños son más susceptibles que los adultos; las personas inmunodeficientes y los niños desnutridos presentan infecciones intensas.

**9. Métodos de control** –

**A. *Medidas preventivas:***

1) Educar a la población respecto a la higiene personal y la eliminación sanitaria de las heces.

2) Proporcionar servicios sanitarios adecuados y mantenerlos limpios.

3) Proteger los alimentos y el agua de la contaminación con heces humanas y de los roedores.

4) Dar tratamiento para eliminar las fuentes de infección.

5) Eliminar los roedores del medio doméstico.

**B. *Control del paciente, de los contactos y del ambiente inmediato:***

1) Notificación a la autoridad local de salud: por lo regular no se justifica la notificación oficial, Clase 5 (véase Notificación de Enfermedades Transmisibles).

2) Aislamiento: ninguno.

3) Desinfección concurrente: eliminación sanitaria de las heces.

4) Cuarentena: ninguna.

5) Inmunización de los contactos: no es aplicable.

6) Investigación de los contactos y de la fuente de infección: examen fecal de los integrantes de la familia o de los miembros de instituciones asistenciales.

7) Tratamiento específico: el praziquantel (Biltricide®) o la niclosamida (Yomesán®, Niclocide®) son eficaces.

**C. *Medidas en caso de epidemia:*** los brotes en escuelas o instituciones asistenciales pueden controlarse mejor mediante el tratamiento de las personas infectadas, y prestando atención especial a la higiene personal y a la del grupo.

**D. *Repercusiones en caso de desastre:*** ninguna.

**E. *Medidas internacionales:*** ninguna.

## II. HIMENOLEPIASIS POR
*HYMENOLEPIS DIMINUTA*   CIE-9 123.6; CIE-10 B71.0
(Infección por tenia de la rata, himenolepiasis diminuta)

La teniasis de la rata, causada por *H. diminuta*, se presenta accidentalmente en los seres humanos, por lo común en los niños de corta edad. Los huevos expulsados con las heces de los roedores son ingeridos por insectos como las larvas de la pulga, coleópteros de granos y cucarachas, y se transforman en cisticercoides en el hemoceloma del insecto. La tenia madura se desarrolla en las ratas, los ratones y otros roedores que ingieren los insectos. Los seres humanos son huéspedes accidentales raros, por lo general de unas pocas tenias o de una sola, y pocas veces presentan síntomas. El diagnóstico definitivo se basa en la expulsión de los huevos característicos en las heces; el tratamiento es igual al que se aplica en el caso de *H. nana*.

## III. DIPILIDIASIS   CIE-9 123.8; CIE-10 B71.1
(Infección por tenia del perro)

Los niños de edad preescolar a veces se infectan con la tenia del perro *(Dipylidium caninum)*; la forma adulta del parásito se detecta mundialmente en perros y gatos. Rara vez o casi nunca produce síntomas en el niño, pero es muy desagradable para los padres descubrir proglótides móviles semejantes a semillas (segmentos de la tenia) en el ano o en la superficie de las heces. El niño adquiere la infección al ingerir pulgas que en su etapa larvaria ingirieron huevos provenientes de proglótides. La tenia madura en tres a cuatro semanas. La infección se previene evitando que los perros y los gatos tengan pulgas y gusanos; la niclosamida o el prazicuantel son eficaces para el tratamiento.

---

## HISTOPLASMOSIS   CIE-9 115; CIE-10 B39

Dos micosis clínicamente diferentes reciben el nombre de histoplasmosis, porque los agentes patógenos que las causan no se pueden diferenciar morfológicamente como mohos cuando se les cultiva en medios idóneos. Se dará información detallada de la infección causada por *Histoplasma capsulatum* var. *capsulatum*, y después se presentará un breve resumen de la histoplasmosis causada por *H. capsulatum*, var. *duboisii*.

## I. INFECCIÓN POR
## *HISTOPLASMA CAPSULATUM*   CIE-9 115.0; CIE-10 B39.4

(Histoplasmosis capsulati, histoplasmosis por *H. capsulatum* var. *capsulatum*; histoplasmosis americana)

**1. Descripción** – Es una micosis generalizada, de gravedad variable, cuya lesión primaria suele localizarse en los pulmones. La infección es común, pero no lo es la enfermedad clínica manifiesta. Se han identificado cinco formas clínicas:

1) Asintomática, en que solo hay hipersensibilidad a la histoplasmina.

2) Respiratoria aguda benigna, que varía desde una enfermedad respiratoria leve hasta incapacidad temporal, con malestar generalizado, fiebre, escalofríos, cefalea, mialgias, dolores retrosternales y tos seca no productiva; en ocasiones eritemas multiforme o nudoso. Entre los signos tardíos a veces se detectan pequeñas calcificaciones diseminadas en los pulmones, los ganglios hiliares y el bazo.

3) Diseminada aguda con fiebre debilitante, síntomas gastrointestinales, manifestaciones de supresión de médula ósea, hepatosplenomegalia, linfadenopatía y una evolución rápida, con mayor frecuencia en los lactantes, niños de corta edad y pacientes inmunodeficientes, como los de sida. Sin tratamiento, la enfermedad suele ser mortal.

4) Diseminada crónica con síntomas variables, como febrícula intermitente, pérdida ponderal, debilidad, hepatosplenomegalia, anormalidades hematológicas leves y enfermedad focal (por ejemplo endocarditis, meningitis o úlceras de la mucosa de la boca, laringe, estómago o intestinos, y enfermedad de Addison). Esta forma tiene una evolución subaguda que sigue un curso de 10 a 11 meses y suele culminar en la muerte si no es tratada.

5) Pulmonar crónica, que desde el punto de vista clínico y radiológico se asemeja a la tuberculosis pulmonar crónica, con cavitaciones; es más común en los hombres de mediana edad y ancianos con enfisema subyacente, y evoluciona durante meses o años, con lapsos de inactividad y a veces curación espontánea.

El diagnóstico clínico se confirma por los datos del cultivo o la identificación del hongo en frotis de exudados de úlceras, de médula ósea, esputo o sangre teñidos por colorantes Giemsa o Wright; se necesitan tinciones especiales para demostrar la presencia del hongo en biopsias de úlceras, hígado, ganglios linfáticos o pulmón. La prueba cutánea con histoplasmina es útil para los estudios epidemiológicos, pero no para el diagnóstico. Entre las pruebas serológicas de que se dispone, la de inmunodifusión es la más específica y fiable. El aumento de los títulos de fijación del complemento en pares de sueros puede observarse tempranamente en la infección aguda, y es un dato que sugiere enfermedad activa. Sin embargo, las pruebas cutáneas positivas recientes con histoplasmina pueden hacer que aumente el título contra la forma de micelio, y los estudios serológicos pueden mostrar reacciones cruzadas con otras micosis. Las reacciones negativas falsas son tan frecuentes que los resultados negativos de las pruebas serológicas no excluyen el diagnóstico. La detección del antígeno en el suero o la orina es útil para hacer el diagnóstico y para vigilar los resultados del tratamiento en la histoplasmosis diseminada.

**2. Agente infeccioso** – *Histoplasma capsulatum* var. *capsulatum* (*Ajellomyces capsulatus*), un hongo dimórfico que crece como moho en el suelo y como levadura en huéspedes animales y humanos.

**3. Distribución** – Las infecciones suelen presentarse en focos geográficos específicos de amplias zonas de América, África, el este de Asia y Australia, y son raras en Europa. En zonas del este y del centro de los Estados Unidos es prevalente la hipersensibilidad a la histoplasmina, que denota infección previa, y que llega a detectarse a veces en 80% de la población. La enfermedad clínica es mucho menos frecuente y la forma progresiva grave es rara. La prevalencia aumenta desde la niñez hasta los 15 años de edad; por lo regular no se observan diferencias por sexo, excepto que la forma pulmonar crónica es más común en los hombres. Se han detectado brotes en áreas endémicas en familias, estudiantes o en trabajadores con exposición común a excremento de aves o murciélagos o a tierra contaminada recientemente removida. La histoplasmosis también se presenta en perros, gatos, ganado bovino y caballar, ratas, mofetas, zarigüeyas, zorros y otros animales, a menudo con un cuadro clínico similar al observado en los seres humanos.

**4. Reservorio** – El suelo con gran contenido orgánico y excrementos intactos de aves, en particular alrededor y dentro de gallineros viejos, en cuevas de murciélagos y alrededor de perchas de estorninos y palomas.

**5. Modo de transmisión** – La proliferación de los microorganismos en el suelo genera microconidios y macroconidios tuberculados; la infección aparece como consecuencia de la inhalación de los conidios llevados por el aire. La transmisión de una persona a otra se produce solamente si se inocula tejido infectado en una persona sana.

**6. Período de incubación** – Los síntomas aparecen de 3 a 17 días después de la exposición, pero dicho lapso puede ser más breve después de exposición a grandes inóculos; por lo común es de 10 días.

**7. Período de transmisibilidad** – No se transmite directamente de una persona a otra.

**8. Susceptibilidad y resistencia** – La susceptibilidad es general. Las infecciones asintomáticas son muy comunes en las zonas endémicas y suelen generar una mayor resistencia a la infección. Puede presentarse en la forma de infección oportunista en las personas inmunodeficientes.

**9. Métodos de control –**

A. *Medidas preventivas:* debe reducirse al mínimo la exposición al polvo en un medio contaminado, como los gallineros y el suelo que los rodea. Rociar con agua o aceite para aplacar el polvo; usar mascarillas protectoras.

B. *Control del paciente, de los contactos y del ambiente inmediato:*

1) Notificación a la autoridad local de salud: en zonas endémicas escogidas de los Estados Unidos; en muchos países no es una enfermedad de notificación obligatoria, Clase 3B (véase Notificación de Enfermedades Transmisibles).

2) Aislamiento: ninguno.

3) Desinfección concurrente: del esputo y los artículos contaminados por él. Limpieza terminal.

4) Cuarentena: ninguna.

5) Inmunización de los contactos: ninguna.

6) Investigación de los contactos y de la fuente de infección: búsqueda de signos de infección que provengan de una fuente ambiental común entre los contactos del hogar y laborales del enfermo.

7) Tratamiento específico: se ha aprobado el uso de ketoconazol por vía oral para tratar a pacientes inmunocompetentes. También se ha aprobado el uso de itraconazol oral para la histoplasmosis pulmonar y diseminada en personas que no están infectadas por el virus de la inmunodeficiencia humana. No se debe utilizar ninguno de los dos fármacos en personas con afección del sistema nervioso central. En el caso de otros pacientes de histoplasmosis diseminada, el fármaco preferido es la amfotericina B (Fungizone®) por vía intravenosa. El itraconazol constituye un fármaco supresor crónico eficaz en personas con sida tratadas previamente con amfotericina B.

C. *Medidas en caso de epidemia:* la aparición de grupos de casos de enfermedad pulmonar aguda en una zona epidémica o fuera de ella, en particular con el antecedente de exposición al polvo dentro de espacios cerrados tales como cavernas o sitios en construcción, debe despertar la sospecha de histoplasmosis. Es necesario inspeccionar los lugares sospechosos como buhardillas, sótanos, cuevas o sitios en construcción, en que se depositen grandes cantidades de excremento de aves o guano de murciélago.

D. *Repercusiones en caso de desastre:* ninguna. Existe un peligro potencial cuando grandes grupos de población, especialmente si provienen de zonas endémicas, se ven obligados a pasar por lugares donde hay moho, o a vivir en ellos.

*E. Medidas internacionales:* ninguna.

## II. HISTOPLASMOSIS DUBOISII
**CIE-9 115.1; CIE-10 B39.5**

(Histoplasmosis por *H. capsulatum* var. *duboisii,* histoplasmosis africana)

Esta infección surge generalmente como un granuloma subagudo de la piel o de los huesos. Aunque por lo general es localizada, puede diseminarse a la piel, el tejido subcutáneo, los ganglios linfáticos, los huesos y las articulaciones, los pulmones y las vísceras abdominales. La enfermedad es más común en los hombres y puede presentarse a cualquier edad, aunque es más frecuente en el segundo decenio de la vida. Hasta la fecha se ha identificado únicamente en África y en Madagascar. El diagnóstico se hace por cultivo y por demostración de las células de levadura de *H. capsulatum* var. *duboisii* en tejidos, por frotis o biopsia. Dichas células son mucho mayores que las de la levadura de *H. capsulatum* var. *capsulatum.* Se desconoce la verdadera prevalencia de la histoplasmosis duboisii, su reservorio, modo de transmisión y período de incubación. No se transmite de una persona a otra. El tratamiento probablemente es igual al de la histoplasmosis americana.

---

## INFECCIONES POR CLAMIDIAS

Al mejorar las técnicas de laboratorio, se ha podido advertir que las clamidias causan con frecuencia cada vez mayor enfermedad en seres humanos. Las clamidias son bacterias intracelulares obligadas que difieren de los virus y de las rickettsias, pero a semejanza de estas últimas, son sensibles a los agentes antimicrobianos de amplio espectro. Las que son patógenas para los seres humanos se clasifican en tres especies:

1) *Chlamydia psittaci,* el agente etiológico de la psitacosis (véase la sección correspondiente);

2) *C. trachomatis,* que incluye varios serotipos que causan el tracoma (véase la sección correspondiente), infecciones genitales (véase más adelante), conjuntivitis por clamidias (véanse las secciones correspondientes) y neumonía del lactante (véase la sección Neumo-

nía debida a clamidias), y otros serotipos que causan linfogranuloma venéreo (véase la sección correspondiente);

3) *C. pneumoniae,* la causa de enfermedad del aparato respiratorio, incluso neumonía (véase el apartado correspondiente) y que al parecer interviene en la arteriopatía coronaria.

En la actualidad se acepta cada vez más que las clamidias son bacterias patógenas importantes que ocasionan varias infecciones de transmisión sexual, en las que las infecciones oculares y pulmonares de los lactantes son consecuencia de la infección de la vía genital de su madre.

## INFECCIONES GENITALES POR CLAMIDIAS                    CIE-9 099.8; CIE-10 A56

1. **Descripción** – Infección genital de transmisión sexual que se manifiesta en los hombres fundamentalmente en la forma de uretritis, y en las mujeres, por cervicitis mucopurulenta. Es difícil distinguir las manifestaciones clínicas de la uretritis de las de la gonorrea, e incluyen secreción mucopurulenta en cantidad moderada o escasa, prurito uretral y ardor al orinar. Se pueden presentar infecciones asintomáticas en 1 a 25% de los hombres sexualmente activos. Las posibles complicaciones o secuelas de las infecciones uretrales masculinas incluyen epididimitis, infertilidad y síndrome de Reiter. En hombres homosexuales, el coito anorrectal pasivo puede ocasionar proctitis por clamidias.

En la mujer, las manifestaciones clínicas pueden ser semejantes a las de la gonorrea, y el cuadro inicial suele ser la secreción endocervical mucopurulenta, con edema, eritema y hemorragia endocervical de fácil aparición causada por la inflamación del epitelio cilíndrico endocervical. No obstante, incluso 70% de las mujeres sexualmente activas con infecciones por clamidias son asintomáticas. Las complicaciones y secuelas incluyen salpingitis, con el riesgo de infertilidad, embarazo ectópico o dolor pelviano crónico. Las infecciones asintomáticas crónicas del endometrio y las trompas de Falopio pueden tener la misma culminación. La bartolinitis, el síndrome uretral con disuria y piuria, la perihepatitis (síndrome de Fitz-Hugh-Curtis) y la proctitis son manifestaciones menos frecuentes. La infección durante el embarazo puede ocasionar rotura prematura de las membranas y parto pretérmino, e infección de la conjuntiva o neumonía en el recién nacido. La clamidiasis endocervical se ha acompañado de un mayor peligro de contraer la infección por el virus de la inmunodeficiencia humana (VIH).

Las infecciones por clamidias pueden adquirirse al mismo tiempo que la gonorrea, y persistir después del tratamiento cabal de esta última. Debido a que suele ser difícil diferenciar clínicamente la cervicitis gonocócica de la producida por clamidias, cuando se sospeche que una de ellas está presente se recomienda el tratamiento contra ambos microorganismos. Sin embargo, no siempre es necesario tratar la gonorrea si se diagnostica y corrobora el cuadro por *C. trachomatis.*

En términos generales, la uretritis no gonocócica o la cervicitis se diagnostican por la imposibilidad de demostrar *Neisseria gonorrhoeae* por frotis y cultivo; la etiología por clamidias se confirma por examen del material del interior de la uretra o del cuello uterino obtenido por aplicador de algodón, por métodos de inmunofluorescencia directa con anticuerpos monoclonales, por enzimoinmunoensayo o por sondas de ADN, pruebas de amplificación del ácido nucleico (PAAN) o por cultivo celular. Las pruebas PAAN pueden usarse en muestras de orina. Muy pocas veces se identifican y recuperan los microorganimos intracelulares de la propia secreción. En el caso de otros agentes, consúltese la sección sobre Uretritis no gonocócica, en párrafos siguientes.

**2. Agente infeccioso** – *Chlamydia trachomatis,* inmunotipos D a K, se ha identificado en 35 a 50% de los casos de uretritis no gonocócica en los Estados Unidos.

**3. Distribución** – Común en todo el mundo; en los Estados Unidos, Canadá, Australia y Europa, la identificación ha aumentado constantemente en los últimos 20 años.

**4. Reservorio** – Los seres humanos.

**5. Modo de transmisión** – Por contacto sexual.

**6. Período de incubación** – No se ha definido; quizá sea de 7 a 14 días o más.

**7. Período de transmisibilidad** – Se desconoce. Las recaídas probablemente son comunes.

**8. Susceptibilidad y resistencia** – La susceptibilidad es general. No se ha demostrado inmunidad adquirida; la inmunidad de índole celular posee especificidad de inmunotipo.

**9. Métodos de control** –

   A. *Medidas preventivas:*

   1) Educación para la salud y sexual: las mismas medidas que se aplican contra la sífilis (véase Sífilis, 9A), con insistencia especial en el uso de condones durante las relaciones sexuales.

   2) Es indispensable la búsqueda de clamidias en todas las adolescentes sexualmente activas. La detección sistemática de clamidias en mujeres adultas también se realizará si tienen menos de 25 años de edad, compañeros sexuales múltiples o nuevos, utilizan anticonceptivos de barrera de modo inconstante, o tienen estas tres características. Tam-

bién pueden utilizarse muestras de orina en las pruebas más nuevas para detectar infección por *C. trachomatis* y así realizar la detección sistemática en adolescentes y varones adultos jóvenes.

**B. Control del paciente, de los contactos y del ambiente inmediato:**

1) Notificación a la autoridad local de salud: en los Estados Unidos, en casi todos los estados se exige la notificación de los casos individuales, Clase 2B (véase Notificación de Enfermedades Transmisibles).

2) Aislamiento: precauciones universales, como en los pacientes hospitalizados. Con el tratamiento apropiado con antibióticos, las secreciones dejan de ser infecciosas; los pacientes deben evitar las relaciones sexuales mientras no se termine el tratamiento del caso índice y de sus compañeros sexuales actuales.

3) Desinfección concurrente: cuidado para desechar artículos contaminados con secreciones uretrales y vaginales.

4) Cuarentena: ninguna.

5) Inmunización de los contactos: no es aplicable.

6) Investigación de los contactos y de la fuente de infección: se recomienda el tratamiento profiláctico de las parejas sexuales. Como mínimo, el tratamiento concomitante de los compañeros sexuales habituales parece ser un procedimiento práctico. Si los recién nacidos de madres infectadas no han recibido tratamiento sistémico, cabría considerar la práctica de una radiografía de tórax a las tres semanas de vida, y de nuevo después de 12 a 18 semanas, para descartar neumonía subclínica por clamidias.

7) Tratamiento específico: doxiciclina a razón de 100 mg por vía oral dos veces al día durante siete días, o tetraciclina, 500 mg por vía oral cuatro veces al día durante siete días. La eritromicina es otro fármaco que puede utilizarse, y es el preferido para el recién nacido y las mujeres embarazadas o con sospecha de embarazo. También es eficaz 1 g de azitromicina por vía oral, en una sola dosis.

**C. Medidas en caso de epidemia:** ninguna.

**D. Repercusiones en caso de desastre:** ninguna.

**E. Medidas internacionales:** ninguna.

# URETRITIS NO GONOCÓCICA Y NO ESPECÍFICA          CIE-9 099.4; CIE-10 N34.1

Si bien las clamidias son los agentes etiológicos que con mayor frecuencia se aíslan en caso de uretritis no gonocócica, en un número significativo de casos intervienen otros agentes. Se considera que *Ureaplasma urealyticum* es el agente etiológico en 10 a 20% de los casos de uretritis no gonocócica; rara vez se ha atribuido la uretritis al *Herpesvirus simplex* tipo 2, o a *Trichomonas vaginalis*. Si no se cuenta con instalaciones de laboratorio para demostrar la persistencia de clamidias, es mejor tratar a todos los casos de uretritis no gonocócica (junto con sus parejas sexuales) como si fueran infecciones por clamidias, en especial porque muchos enfermos en los que no se demuestra la presencia del microorganismo responden también al tratamiento con antibióticos.

---

## INFECCIONES GONOCÓCICAS    CIE-9 098; CIE-10 A54

La uretritis, la epididimitis, la proctitis, la cervicitis, la bartolinitis, la enfermedad inflamatoria pelviana (salpingitis, endometritis o ambas) y la faringitis de adultos; la vulvovaginitis de las niñas y la conjuntivitis de los recién nacidos y de los adultos son trastornos inflamatorios localizados causados por *Neisseria gonorrhoeae*. La bacteriemia gonocócica ocasiona el síndrome de artritis-dermatitis, que a veces se acompaña de endocarditis o meningitis. Otras complicaciones incluyen perihepatitis y el síndrome de infección amniótica neonatal.

*Chlamydia trachomatis* y otros agentes infecciosos pueden causar infecciones de las mismas estructuras genitales, clínicamente similares. En consecuencia, no es rara la coexistencia de ambas infecciones.

## I. INFECCIÓN GONOCÓCICA DE LAS VÍAS GENITOURINARIAS    CIE-9 098.0-098.3; CIE-10 A54.0-A54.2

(Gonorrea, uretritis gonocócica, vulvovaginitis gonocócica, cervicitis gonocócica, bartolinitis gonocócica, purgación, gota militar)

**1. Descripción** – Enfermedad bacteriana de transmisión sexual, limitada al epitelio cilíndrico y de transición, que difiere en hombres y mujeres en su evolución, gravedad y facilidad con que se la identifica. En los hombres, la infección gonocócica tiene como manifestaciones iniciales secreción purulenta de la uretra anterior con disuria, en el término de dos a siete días de la exposición a la infección.

La uretritis puede corroborarse por: a) la presencia de secreción mucopurulenta o purulenta y b) el estudio microscópico de la secreción uretral con tinción de Gram, en que se identifican cinco leucocitos o más por campo de inmersión en aceite. La tinción de Gram es muy sensible y específica para corroborar uretritis, y la presencia de infección gonocócica en varones sintomáticos. Un porcentaje pequeño de infecciones gonocócicas en varones es asintomático.

En las mujeres, después de la infección surge cervicitis mucopurulenta que a menudo es asintomática, pero en algunas personas surge secreción vaginal anormal y hemorragia vaginal después del coito. En aproximadamente 20% de los casos hay invasión uterina en el primero, segundo u otro período menstrual, con síntomas de endometritis, salpingitis o peritonitis pelviana y riesgo ulterior de infecundidad y embarazo ectópico. En las niñas prepúberes puede manifestarse vulvovaginitis crónica después del contacto genital directo con exudado de personas infectadas, en casos de abuso sexual.

En hombres homosexuales y en mujeres surgen con frecuencia infecciones faríngeas y anorrectales. Estas últimas suelen ser asintomáticas, pero pueden causar prurito, tenesmo y secreción purulenta. La conjuntivitis aparece en recién nacidos y rara vez en adultos, pero puede causar ceguera si no se la trata en forma rápida y adecuada. Se puede presentar septicemia en 0,5 a 1% de todas las infecciones gonocócicas, con artritis, lesiones cutáneas y, rara vez, endocarditis y meningitis. La artritis puede producir lesión articular permanente si no se hace oportunamente el tratamiento con los antibióticos apropiados. Pocas veces sobreviene la muerte, salvo en personas con endocarditis.

La uretritis no gonocócica y la cervicitis mucopurulenta no gonocócica son causadas por otros agentes de transmisión sexual y dificultan enormemente el diagnóstico clínico de gonorrea; los gérmenes patógenos que las causan a menudo coexisten con las infecciones gonocócicas. En muchos grupos de población, la incidencia de uretritis no gonocócica excede de la de gonorrea. De 30 a 40% de los casos de uretritis no gonocócica en los Estados Unidos y el Reino Unido son causados por *Chlamydia trachomatis* (véase Infecciones por clamidias).

El diagnóstico se hace por tinción de Gram de las secreciones, por cultivo bacteriológico en medios selectivos (como el de Thayer-Martin modificado) o por métodos que detectan ácido nucleico del gonococo. La identificación de los típicos diplococos intracelulares gramnegativos puede considerarse como un signo diagnóstico en el frotis de material uretral en los hombres; su presencia también es casi confirmatoria (especificidad de 90 a 97%) en el frotis de material cervicouterino. Métodos sensibles y específicos son los cultivos en medios selectivos, seguidos de la identificación presuncional con base en el examen macroscópico y microscópico, y procedimientos bioquímicos como las pruebas de detección de ácido nucleico. En casos con posibles implicaciones legales, hay que cultivar las muestras y confirmar la identidad de los microorganismos como *N. gonorrhoeae*, por dos métodos diferentes.

**2. Agente infeccioso** – *Neisseria gonorrhoeae*, el gonococo.

**3. Distribución** – Es una enfermedad común en todo el mundo, que afecta a ambos sexos y en particular a los adolescentes y adultos jóvenes sexualmente activos. Su prevalencia es máxima en comunidades de nivel socioeconómico bajo. En casi todos los países industrializados, en los últimos 20 años ha disminuido su incidencia. En los Estados Unidos, la incidencia de casos notificados ha disminuido desde un máximo de 468 por 100 000 personas en 1975 a 122,5 por 100 000 en 1997. En el Canadá, la incidencia disminuyó de 216,6 por 100 000 en 1980 a 18,6 por 100 000 en 1995. Sin embargo, se ha generalizado la prevalencia de resistencia a la penicilina y las tetraciclinas; la resistencia a las fluoroquinolonas es rara en los Estados Unidos (aunque es común en muchas zonas del Lejano Oeste), y no se ha corroborado la resistencia a las cefalosporinas recomendadas.

**4. Reservorio** – Es una enfermedad exclusiva de los seres humanos.

**5. Modo de transmisión** – Por contacto con exudados de las membranas mucosas de las personas infectadas, casi siempre como consecuencia de la actividad sexual. En los niños mayores de 1 año la infección se considera indicio de abuso sexual.

**6. Período de incubación** – Generalmente de dos a siete días, y a veces más, cuando se presentan síntomas.

**7. Período de transmisibilidad** – Puede durar meses si no se trata a la persona. El tratamiento eficaz suele interrumpir la transmisibilidad en cuestión de horas.

**8. Susceptibilidad y resistencia** – La susceptibilidad es general. Se han demostrado anticuerpos humorales y secretorios, pero las cepas de gonococos son antigénicamente heterogéneas y la reinfección es común. Las mujeres que usan dispositivos intrauterinos tienen mayor riesgo de presentar salpingitis en los primeros tres meses después de su inserción; algunas personas con deficiencias de los componentes del complemento son muy susceptibles a la bacteriemia. El gonococo afecta solamente el epitelio cilíndrico y de transición; por lo tanto, el epitelio vaginal de la mujer adulta (cubierto por el epitelio escamoso estratificado) es resistente a la infección, en tanto que el epitelio vaginal prepuberal cilíndrico o de transición es susceptible a ella.

**9. Métodos de control –**

**A.** *Medidas preventivas:*

1) Las medidas son iguales a las que se emprenden contra la sífilis (véase Sífilis, 9A), con excepción de las medidas que se aplican específicamente contra la gonorrea, por ejemplo, el empleo de agentes profilácticos en los ojos del recién nacido (véase la sección II, 9A2, en párrafos siguientes) y la atención especial (tratamiento presuntivo) a los contactos de los pacientes infecciosos (véase 9B6, más adelante).

2) La prevención se basa fundamentalmente en practicar relaciones sexuales sin riesgo, es decir, monogamia mutua con una pareja no infectada; evitar múltiples contactos sexuales o las relaciones sexuales anónimas o casuales, y utilizar condones de manera constante y adecuada con todos los compañeros de los que se desconoce si tienen o no alguna enfermedad de transmisión sexual.

**B.** *Control del paciente, de los contactos y del ambiente inmediato:*

1) Notificación a la autoridad local de salud: en todos los estados de los Estados Unidos y en muchos países se exige la notificación de los casos, Clase 2B (véase Notificación de Enfermedades Transmisibles).

2) Aislamiento: aislamiento de contactos de todos los neonatos y niños prepuberales con infección gonocócica hasta que se haya aplicado terapia antimicrobiana parenteral eficaz durante 24 horas. Los antibióticos eficaces en dosis adecuadas pronto transforman a las secreciones en material no infectante. Los enfermos deben abstenerse de tener relaciones sexuales hasta que se haya completado el tratamiento antimicrobiano y, para evitar la reinfección, no deberán tener contacto con sus parejas sexuales previas mientras estas no reciban tratamiento.

3) Desinfección concurrente: eliminación cuidadosa de los exudados de las lesiones y de los artículos contaminados.

4) Cuarentena: ninguna.

5) Inmunización de los contactos: no se cuenta con ella.

6) Investigación de los contactos y de la fuente de infección: entrevistas con los enfermos y notificación de las parejas o compañeros sexuales. Los entrevistadores expertos son los que obtienen los mejores resultados con los pacientes que no colaboran, pero los clínicos pueden motivar a muchos enfermos a gestionar el tratamiento de sus parejas sexuales. Se deberá examinar, someter a pruebas y tratar a las personas que en los 60 días anteriores a la aparición de los síntomas o a la confirmación del diagnóstico tuvieron

su último contacto con el caso sintomático. Se seguirán las mismas medidas (exámenes, pruebas y tratamiento) con la pareja sexual más reciente, incluso si el contacto se hizo fuera de estos límites de tiempo. Todos los recién nacidos de madres infectadas deben recibir tratamiento profiláctico.

7) Tratamiento específico: con arreglo a datos clínicos, de laboratorio o epidemiológicos (contacto de un caso diagnosticado), el tratamiento adecuado debe hacerse en la forma siguiente: en el caso de gonorrea genital no complicada en los adultos (cuello uterino, recto y uretra), el tratamiento recomendado es administrar (todos en una sola dosis): 400 mg de cefixima por vía oral; 125 mg de ceftriaxona por vía intramuscular; 500 mg de ciprofloxacino, o 400 mg de ofloxacino, todos por vía oral. En el caso de pacientes que no puedan ingerir cefalosporinas o quinolonas, se puede administrar 2,0 g de espectinomicina por vía intramuscular en una sola dosis. Ante la gran probabilidad de que los sujetos infectados por *N. gonorrhoeae* también tengan infección genital por *Chlamydia trachomatis,* se recomienda agregar sistemáticamente al tratamiento de la gonorrea no complicada: 1 g de azitromicina por vía oral en una sola dosis, o 100 mg de doxiciclina por vía oral dos veces al día durante siete días.

Se recomienda iniciar el tratamiento sistemático y eficaz contra la clamidiasis genital en todos los pacientes que reciben tratamiento contra la gonorrea, porque la infección por clamidias es frecuente en ellos. Éste tratamiento también curará la sífilis en incubación e inhibirá la aparición de gonococos resistentes a los antimicrobianos.

Las infecciones gonocócicas de la faringe son más difíciles de erradicar que las de la uretra, el cuello uterino o el recto. Pocos regímenes curan estas infecciones, más de 90% de las veces. Los regímenes recomendados en dichos casos comprenden 125 mg de ceftriaxona por vía intramuscular en una sola dosis, o 500 mg de ciprofloxacino por vía oral, también en una sola dosis.

La resistencia del gonococo a antimicrobianos corrientes depende de la presencia generalizada de plásmidos que portan genes de la resistencia. En estos casos, las cepas de gonococos son resistentes a la penicilina (NGRP); a las tetraciclinas (NGRT) y a las fluoroquinolonas (NGRQ). Se desconoce la resistencia a la tercera generación de cefalosporinas y a las de espectro extendido (como ceftriaxona y cefixima), y es rara la resistencia a la espectinomicina. De gran importancia es la resistencia a las fluoro-quinolonas (como ciprofloxacino y ofloxacino). Los casos de gonorrea por microorganismos resistentes a las fluoroquinolonas se han vuelto cada vez más generalizados en Asia y han sido notificados esporádicamente en muchas partes del mundo, incluidos los Estados Unidos. En 1997, solo 0,1% de los microorganismos aislados en este último país fueron resistentes a las fluoroquinolonas. De este modo, puede utilizarse un régimen con estos antimicrobianos contra infecciones adquiridas en los Estados Unidos, pero es esencial la vigilancia ininterrumpida para identificar resistencia a dichos antimicrobianos.

El fracaso terapéutico después de administrar cualquiera de los tratamientos antigonocócicos señalados es raro, y no es esencial recurrir a los cultivos sistemáticos para comprobar la curación. Si persisten los síntomas, es muy probable que haya habido reinfección, pero hay que obtener muestras para cultivos y pruebas de susceptibilidad a los antimicrobianos (antibioticogramas). Quizá sea recomendable detectar reinfecciones asintomáticas tardías al someter de nuevo a pruebas a pacientes de alto riesgo, después de uno a dos meses. Los individuos con infecciones gonocócicas están expuestos a un mayor peligro de infección por el VIH, por lo que se les brindará consejo y se practicarán estudios de laboratorio, ambos en forma confidencial.

C. *Medidas en caso de epidemia:* intensificación de los procedimientos "de detección sistemática", en especial el tratamiento de los contactos, sobre bases epidemiológicas.

D. *Repercusiones en caso de desastre:* ninguna.

E. *Medidas internacionales:* véase Sífilis, 9E.

# II. CONJUNTIVITIS GONOCÓCICA
# (NEONATORUM)          CIE-9 098.4; CIE-10 A54.3
(Oftalmía blenorrágica [neonatorum])

1. **Descripción** – Enfermedad que se caracteriza por enrojecimiento e inflamación aguda de la conjuntiva de uno o ambos ojos, con exudado purulento o mucopurulento, en el que se identifican los gonococos por métodos microscópicos y de cultivo. Pueden aparecer úlceras y perforación de la córnea y ceguera, si no se emprende rápidamente el tratamiento específico.

La oftalmía blenorrágica del recién nacido es solo una de varias afecciones inflamatorias agudas del ojo o de la conjuntiva que surgen en las tres primeras semanas de vida y que, en forma global, han sido denominadas oftalmía neonatorum. El gonococo es el agente infeccioso más grave, aunque no el más frecuente. La causa más común del cuadro clínico es *Chlamydia trachomatis*, que produce conjuntivitis por cuerpos de inclusión, tiende a ser menos aguda en su ataque que la gonocócica y generalmente se presenta de 5 a 14 días después del nacimiento (véase Conjuntivitis por clamidias). Toda conjuntivitis purulenta del recién nacido debe considerarse como gonocócica hasta que se compruebe lo contrario.

**2. Agente infeccioso** – *Neisseria gonorrhoeae*, el gonococo.

**3. Distribución** – Varía notablemente con la prevalencia de la infección materna y la asequibilidad de medidas para evitar la infección de los ojos del recién nacido durante el parto; la oftalmía es poco frecuente si la profilaxis ocular en los niños es adecuada. La enfermedad sigue siendo una causa importante de ceguera en todo el mundo.

**4. Reservorio** – Infección del cuello uterino de la embarazada.

**5. Modo de transmisión** – Durante el nacimiento, por contacto con el canal del parto infectado.

**6. Período de incubación** – Generalmente de uno a cinco días.

**7. Período de transmisibilidad** – Mientras persista el exudado en ausencia de tratamiento; durante 24 horas después de comenzar el tratamiento específico.

**8. Susceptibilidad y resistencia** – La susceptibilidad es general.

**9. Métodos de control** –

*A. Medidas preventivas:*

1) Prevenir la infección materna (véase la sección I, 9A, en párrafos anteriores, y también Sífilis, 9A). Diagnosticar esta enfermedad en las mujeres embarazadas, y tratar a ellas y sus compañeros sexuales. Durante el período prenatal, en especial en el tercer trimestre del embarazo, debe considerarse el cultivo sistemático de material cervical y rectal en busca de gonococos, en situaciones en que la infección es prevalente.

2) Emplear un preparado de eficacia comprobada para proteger los ojos de los recién nacidos. El método profiláctico más difundido sigue siendo la instilación de una solución de nitrato de plata al 1%, que se distribuye en cápsulas individuales de cera. También son eficaces las pomadas oftálmicas de eritromicina (0,5%) y tetraciclina (1%). En un estudio realizado en Kenya, se observó que la incidencia de oftalmía neonatorum en lactantes tratados con una solución oftálmica de yodo polivinilpirrolidona al 2,5% era significativamente menor que en recién nacidos trata-

dos con nitrato de plata al 1% o con pomada de eritromicina al 0,5%.

**B. Control del paciente, de los contactos y del ambiente inmediato:**

1) Notificación a la autoridad local de salud: en todos los estados de los Estados Unidos y en muchos países es obligatoria la notificación de los casos, Clase 2B (véase Notificación de Enfermedades Transmisibles).

2) Aislamiento: de los contactos durante las primeras 24 horas después de practicar tratamiento eficaz. Los pacientes deben ser hospitalizados, cuando sea posible. La erradicación de las bacterias después del tratamiento debe confirmarse por medio de cultivos.

3) Desinfección concurrente: eliminación cuidadosa de los exudados de la conjuntiva y de los artículos contaminados.

4) Cuarentena: ninguna.

5) Inmunización de los contactos: no es aplicable. Debe iniciarse inmediatamente el tratamiento en cuanto se identifique la infección, o ante la sospecha clínica de su existencia.

6) Investigación de los contactos y de la fuente de infección: examen y tratamiento de las madres y sus parejas sexuales.

7) Tratamiento específico: en el caso de infecciones gonocócicas en que se desconoce la susceptibilidad a los antibióticos, o si los microorganismos son resistentes a la penicilina, se recomienda utilizar una sola dosis de 25 a 50 mg de ceftriaxona por kilogramo de peso (sin exceder de 125 mg) por vía intravenosa o intramuscular. La madre y el niño deben recibir tratamiento contra infecciones por clamidias.

**C. Medidas en caso de epidemia:** ninguna.

**D. Repercusiones en caso de desastre:** ninguna.

**E. Medidas internacionales:** ninguna.

# INFECCIONES VÍRICAS CITOMEGÁLICAS

La infección por virus citomegálico (VCM) es muy común, pero con relativa rareza produce un cuadro sintomático; cuando lo causa, las manifestaciones varían con la edad y el estado de inmunocompetencia de la persona en el momento de la infección.

## ENFERMEDAD DEBIDA A VIRUS CITOMEGÁLICO
CIE-9 078.5; CIE-10 B25

## INFECCIÓN VÍRICA CITOMEGÁLICA CONGÉNITA
CIE-9 771.1; CIE-10 P35.1

1. **Descripción** – En su forma más grave, esta enfermedad vírica se desarrolla en 5 a 10% de los lactantes infectados en el útero. Estos lactantes tienen síntomas y signos de infección generalizada grave que afecta en especial el sistema nervioso central y el hígado. En grados variables surgen letargia, convulsiones, ictericia, petequias, púrpura, hepatosplenomegalia, coriorretinitis, calcificaciones intracerebrales e infiltrados pulmonares. Los supervivientes presentan retraso mental, microcefalia, incapacidades motoras, pérdida de la audición y signos de enfermedad hepática crónica. La muerte puede sobrevenir en el útero; la tasa de letalidad neonatal es alta en los niños gravemente afectados. La infección vírica citomegálica congénita se presenta en 0,3 a 1% de los recién nacidos, pero en 90 a 95% de estos casos de infecciones intrauterinas el cuadro no es manifiesto. No obstante, de 15 a 25% de estos lactantes terminan por presentar algún grado de incapacidad neurosensorial. La infección del feto puede darse durante infecciones primarias o reactivadas de la madre, pero las infecciones primarias conllevan mayor riesgo de ocasionar enfermedad sintomática y secuelas en el lactante. Los recién nacidos seronegativos que reciben transfusiones de sangre de donantes seropositivos también pueden presentar enfermedad grave.

La infección adquirida en una etapa ulterior de la vida generalmente no es manifiesta, pero puede causar un síndrome similar a la mononucleosis por virus de Epstein-Barr (VEP), de la que puede diferenciarse por medio de estudios virológicos o serológicos, o por la ausencia de anticuerpos heterófilos. La infección por virus citomegálico ocasiona hasta 10% de todos los casos de mononucleosis observados entre estudiantes universitarios y adultos hospitalizados de 25 a 34 años de edad. La infección vírica citomegálica es la causa más común de mononucleosis después de una transfusión en personas no inmunes; muchas infecciones subsiguientes a dicha transfusión no tienen signos clínicos. En pacientes inmunodeficientes e inmunosuprimidos se presenta una infección diseminada con neumonitis, retinitis, trastornos de las vías gastrointestinales (gastritis, enteritis, colitis) y hepatitis; es una manifestación grave del sida.

La infección vírica citomegálica es también la causa más común de infección después de trasplantes de órganos sólidos y de médula ósea; en el trasplante de órganos, esto es particularmente cierto en el caso de un receptor seronegativo y un donante seropositivo (portador); sin embargo, la reactivación es una causa común de enfermedad después del trasplante de médula ósea. En ambos casos la tasa de enfermedad grave se acerca a 25%.

En el recién nacido, el diagnóstico se hace al aislar el virus, o por reacción en cadena de la polimerasa, por lo común de la orina. El diagnóstico de la enfermedad por virus citomegálico en el adulto es difícil por la elevada frecuencia de las infecciones asintomáticas y recidivantes. Hay que recurrir a múltiples modalidades para el diagnóstico, en la medida de lo posible. Para demostrar la presencia del virus en los órganos, la sangre, las secreciones respiratorias o la orina, es necesario aislar el virus, detectar su antígeno (lo cual puede realizarse en el término de 24 horas) y detectar el ADN del virus citomegálico por medio de reacción en cadena de la polimerasa o por hibridación in situ. También se realizarán estudios serológicos para demostrar la presencia de anticuerpo IgM específico contra el virus citomegálico o un incremento al cuádruple del título del anticuerpo. La interpretación de los resultados exige conocer los antecedentes clínicos y epidemiológicos del paciente.

**2. Agente infeccioso** – El virus del herpes humano (beta) 5 (virus citomegálico humano), miembro de la subfamilia Betaherpesvirus, de la familia Herpesviridae; incluye otras cepas antigénicamente similares.

**3. Distribución** – Mundial. En los Estados Unidos, la infección intrauterina se observa en 0,5 a 1% de los embarazos. La infección se adquiere en la fase temprana de la vida en los países en desarrollo. La prevalencia de anticuerpos séricos en los adultos varía de 40% en las zonas muy desarrolladas a casi 100% en los países en desarrollo. En los Estados Unidos guarda relación inversa con el nivel socioeconómico y es más alta en las mujeres que en los hombres. En el Reino Unido, la prevalencia de anticuerpos guarda relación con la raza y no con la clase social. En varios grupos de población, de 8 a 60% de los lactantes comienzan a expulsar virus en la orina durante su primer año de vida, como consecuencia de haber adquirido la infección del cuello uterino o de la leche materna.

**4. Reservorio** – El único reservorio conocido del virus citomegálico humano son los seres humanos; en muchas especies animales se han identificado cepas que no son infecciosas para las personas.

**5. Modo de transmisión** – Por la exposición íntima cuando hay contacto de mucosas con tejidos, secreciones y excreciones infectadas. El virus citomegálico humano se excreta con la orina, la saliva, la leche materna, las secreciones cervicales y el semen durante las infecciones primaria y reactivada. El feto puede infectarse in utero por infección materna primaria o reactivada. La infección fetal grave con enfermedad manifiesta al nacer casi siempre se contrae durante la infección primaria de la madre, pero la infección puede surgir (generalmente, sin enfermedad manifiesta) incluso cuando antes de la concepción había anticuerpos maternos. La infección posnatal se presenta con frecuencia en niños nacidos de madres que expulsan virus citomegálicos en las secreciones cervicales durante el parto; de esta manera, la transmisión del virus desde el cuello uterino infectado durante el parto es un mecanismo de infección común en la etapa neonatal. El virus puede transmitirse a los lactantes por la leche materna infectada; esta es una fuente importante de infección, aunque no de enfermedad. La viremia puede aparecer en personas asintomáticas, y el virus puede transmitirse por transfusión de sangre, probablemente por medio de los leucocitos. Un número importante de niños atendidos en guarderías infantiles excretan el virus citomegálico, por lo que pueden constituir un reservorio comunitario. La transmisión por contacto sexual también es frecuente y se refleja por la infección casi ineludible de los varones que tienen contacto con múltiples compañeros del mismo sexo.

**6. Período de incubación** – La enfermedad que sigue a un trasplante o a la transfusión de sangre infectada comienza en el término de tres a ocho semanas de la intervención. Las infecciones adquiridas durante el nacimiento comienzan a manifestarse de 3 a 12 semanas después del parto.

**7. Período de transmisibilidad** – El virus se excreta con la orina y la saliva durante muchos meses, y puede persistir o aparecer episódicamente durante varios años después de la infección primaria. Después de la infección neonatal se puede excretar el virus durante cinco o seis años. Al parecer, los adultos excretan el virus por lapsos más breves, pero el virus persiste en la forma de infección latente. Menos de 3% de los adultos sanos son excretores faríngeos. La excreción reaparece con la inmunodeficiencia y la inmunosupresión.

**8. Susceptibilidad y resistencia** – La infección muestra una distribución muy amplia. Los fetos, los pacientes con enfermedades debilitantes, los que reciben medicamentos inmunosupresores y, en especial, los que reciben aloinjertos de órganos como riñón, corazón o médula ósea, así como los enfermos de sida, son susceptibles a la enfermedad manifiesta y grave.

**9. Métodos de control** –

*A. Medidas preventivas:*

1) Es necesario tomar precauciones al manipular pañales y lavarse meticulosamente las manos después de cambiarlos o de limpiar a los recién nacidos y lactantes después de la defecación y la micción.

2) Las mujeres en edad de procrear que trabajan en hospitales (en especial en las salas de obstetricia y pediatría) deben cumplir con las "precauciones universales"; en guarderías infantiles y en las que atienden a preescolares

(en especial las que alberguen a niños con retardo mental) deben observarse medidas estrictas de higiene como el lavado de manos.

3) En los recién nacidos de madres seronegativas, hay que evitar la transfusión de sangre de donantes con seropositividad al virus citomegálico.

4) Evitar el trasplante de órganos o tejidos de un donante con seropositividad al virus citomegálico a receptores seronegativos. Si ello fuese inevitable, puede ser útil recurrir a la inmunoglobulina hiperinmunitaria o a la administración profiláctica de antivíricos.

**B. Control del paciente, de los contactos y del ambiente inmediato:**

1) Notificación a la autoridad local de salud: por lo regular, no se justifica la notificación oficial, Clase 5 (véase Notificación de Enfermedades Transmisibles).

2) Aislamiento: ninguno. Cabe adoptar las precauciones que se siguen con las secreciones mientras permanezcan en el hospital pacientes con excreción vírica conocida.

3) Desinfección concurrente: de las secreciones de enfermos hospitalizados y de los artículos contaminados con estas.

4) Cuarentena: ninguna.

5) Inmunización de los contactos: no se dispone de vacuna alguna en el comercio.

6) Investigación de los contactos y de la fuente de infección: ninguna, por la elevada prevalencia de diseminadores asintomáticos en la población.

7) Tratamiento específico: en los Estados Unidos se ha aprobado el uso del ganciclovir por vías intravenosa y oral, y el foscarnet por vía intravenosa para tratar la retinitis por virus citomegálico en personas con inmunodeficiencias. Estos fármacos también pueden ser útiles, en particular cuando se combinan con la globulina inmunitaria contra el virus citomegálico, para tratar la neumonitis y, tal vez, enfermedades de las vías gastrointestinales en personas inmunodeficientes.

**C. Medidas en caso de epidemia:** ninguna.

**D. Repercusiones en caso de desastre:** ninguna.

**E. Medidas internacionales:** ninguna.

# INFLUENZA
## CIE-9 487; CIE-10 J10, J11

1. **Descripción** – Enfermedad vírica aguda de las vías respiratorias que se caracteriza por fiebre, cefalalgia, mialgias, postración, coriza, dolor de garganta y tos. La tos suele ser intensa y duradera, pero las demás manifestaciones por lo común son de curso limitado y el paciente se restablece en el término de dos a siete días. En general se reconoce por sus características epidemiológicas; los casos esporádicos solo pueden diagnosticarse por técnicas de laboratorio. La influenza en algunas personas a veces es muy similar a las enfermedades causadas por otros virus de las vías respiratorias. El cuadro clínico puede variar desde el del resfrío común, el crup, la bronquiolitis y la neumonía vírica, hasta las enfermedades respiratorias agudas indiferenciadas. Las manifestaciones gastrointestinales como la náusea, el vómito y la diarrea son poco frecuentes, pero en los niños pueden acompañar a la fase respiratoria, y se han notificado hasta en 25% de los niños durante brotes de influenza B y A (H1N1) en escuelas.

La influenza es importante por la rapidez con que se propagan las epidemias, la morbilidad extensa y la gravedad de las complicaciones, en particular las neumonías vírica y bacteriana. Durante las grandes epidemias, los casos más graves y la muerte se producen principalmente en los ancianos y las personas debilitadas por enfermedades crónicas cardíacas, pulmonares, renales o metabólicas, anemia o inmunosupresión. La proporción del total de defunciones asociadas con neumonía e influenza, en exceso de la proporción esperada para la fecha del año (exceso de mortalidad), varía de una epidemia a otra, y depende del tipo de virus prevalente. De 1972–1973 a 1994–1995, en cada una de las 11 epidemias diferentes que se presentaron en los Estados Unidos se calculó que hubo más de 20 000 defunciones asociadas con la influenza, y que en 6 de las 11 epidemias se produjeron más de 40 000 muertes asociadas con la influenza. En las 11 epidemias, de 80 a 90% de las defunciones correspondieron a personas mayores de 65 años de edad. Sin embargo, en la pandemia de 1918, las tasas de mortalidad más altas se observaron en los adultos jóvenes. El síndrome de Reye, que afecta el sistema nervioso central y el hígado, es una complicación rara en los niños que han ingerido salicilatos; afecta más bien a los niños con influenza tipo B y con menor frecuencia a los que tienen la de tipo A.

En la fase febril incipiente de la enfermedad, la confirmación del diagnóstico por métodos de laboratorio se hace mediante el aislamiento de los virus de la influenza de secreciones faríngeas o nasales o de material de lavado en cultivo tisular o en huevos embrionados; por la identificación directa de los antígenos víricos en células nasofaríngeas por pruebas de inmunofluorescencia directa con anticuerpos o por ELISA, o por amplificación del ARN vírico. La infección también se confirma por demostración de una respuesta serológica específica entre sueros de fase aguda y de convalecencia.

**2. Agente infeccioso** – Se han identificado tres tipos de virus de la influenza: A, B y C. El tipo A incluye tres subtipos (H1N1, H2N2 y H3N2) que han causado epidemias extensas y pandemias; el tipo B se ha vinculado pocas veces con epidemias regionales o diseminadas; el tipo C ha guardado relación con casos esporádicos y brotes localizados pequeños. El tipo vírico depende de las propiedades antigénicas de dos proteínas estructurales internas relativamente estables: la nucleoproteína y la proteína de la matriz.

Los subtipos de influenza A se clasifican por las propiedades antigénicas de las glucoproteínas de superficie: la hemaglutinina (H) y la neuraminidasa (N). La mutación frecuente de los genes que codifican las glucoproteínas de superficie de los virus de influenza A y de influenza B suscita el surgimiento de variantes que se han descrito sobre la base del sitio geográfico de aislamiento, el número de cultivo y el año de la identificación. Ejemplos de cepas prototípicas con tales designaciones incluyen A/Beijing/262/95 (H1N1), A/Japón/305/57 (H2N2), A/Sidney/5/97 (H3N2) y B/Yamanashi/166/98.

A intervalos irregulares se observa la aparición de subtipos totalmente nuevos (cambio antigénico) y solo con los virus de tipo A; ellos causan las pandemias y son consecuencia de la recombinación impredecible de los antígenos humanos y porcinos o aviarios. Los cambios antigénicos relativamente menores (desviación antigénica) en los virus A y B que causan las epidemias y brotes regionales frecuentes surgen en forma constante y obligan a la reformulación periódica anual de la vacuna contra la influenza.

**3. Distribución** – La enfermedad se presenta en pandemias, epidemias, brotes localizados y en forma de casos esporádicos. En los últimos 100 años o más, hubo pandemias en 1889, 1918, 1957 y 1968. Las tasas de ataque clínico durante las epidemias son de 10 a 20% en la comunidad general, y de 50% en los grupos de población cerrados, como escolares internos o ancianos institucionalizados. Las epidemias de influenza se presentan en los Estados Unidos casi cada año, causadas principalmente por los virus tipo A y, en ocasiones, por el virus B o por ambos virus. En las zonas templadas, las epidemias tienden a aparecer en el invierno. En los trópicos se observan a menudo en la estación de lluvias, pero en cualquier mes del año pueden presentarse brotes o casos esporádicos.

Las infecciones por el virus de la influenza con diferentes subtipos antigénicos también surgen naturalmente en cerdos, caballos, visones y focas, y en muchos animales domésticos y especies aviarias silvestres en diversas partes del mundo. Se ha señalado que hay transmisión entre las especies y recombinación de los virus de influenza A entre cerdos, seres humanos, y aves silvestres y domésticas. Los virus de la influenza humana que ocasionaron las pandemias de 1918, 1957 y 1968 contenían segmentos génicos muy similares a los de los virus de la influenza aviaria.

**4. Reservorio** – Los seres humanos lo son para las infecciones en las personas; sin embargo, los reservorios mamíferos (como los cerdos) y aviarios son fuentes probables de nuevos subtipos humanos que posiblemente surjan por recombinación genética. Nuevos subtipos de una cepa virulenta con nuevos antígenos de superficie ocasionan influenza pandémica al diseminarse en una población esencialmente no inmune.

**5. Modo de transmisión** – La propagación por el aire predomina en grupos de personas aglomeradas en espacios cerrados, como las que viajan en autobuses escolares; la transmisión también tiene lugar por contacto directo, porque el virus de la influenza puede persistir durante horas en un medio frío y con poca humedad.

**6. Período de incubación** – Es breve, por lo regular de uno a tres días.

**7. Período de transmisibilidad** – Probablemente de tres a cinco días desde el comienzo clínico en los adultos; puede llegar a siete días en los niños de corta edad.

**8. Susceptibilidad y resistencia** – Al surgir un subtipo nuevo, son igualmente susceptibles los niños y los adultos, excepto las personas que hayan estado expuestas en epidemias anteriores causadas por el mismo subtipo, o por otro antigénicamente similar. La infección confiere inmunidad contra el virus infectante específico, pero la duración e intensidad de la inmunidad dependen del grado de desviación antigénica y del número de infecciones previas. Las vacunas producen respuestas serológicas específicas contra los virus utilizados y desencadenan respuestas de refuerzo contra cepas afines que hayan infectado al individuo.

Las tasas de ataque específicas por edad durante una epidemia reflejan la inmunidad que persiste después de la exposición previa a las cepas relacionadas con el subtipo que prevaleció en la epidemia, de manera que la incidencia de la infección a menudo es mayor entre los niños en edad escolar. De ese modo, en el caso de las epidemias de influenza tipo H1N1 que se produjeron después de 1977, la incidencia de la enfermedad alcanzó su grado máximo entre las personas nacidas después de 1957. Muchas personas que nacieron antes de esa fecha tenían inmunidad parcial a la infección con virus H1N1 antigénicamente similares que circularon entre 1918 y 1957.

**9. Métodos de control** – Cada año los Centros para el Control y la Prevención de Enfermedades en los Estados Unidos y la Organización Mundial de la Salud distribuyen recomendaciones detalladas para la prevención y el control de la influenza.

**A. Medidas preventivas:**

1) Educar a la población y al personal de salud sobre los principios básicos de higiene personal, en especial el peligro de toser y estornudar sin protección y de la transmisión de las manos a las membranas mucosas.

2) La inmunización activa con vacunas disponibles hechas de virus inactivados puede generar una protección de 70 a 80% contra la infección en los adultos jóvenes sanos, cuando el antígeno de la vacuna es muy similar a las cepas circulantes del virus. En los ancianos, la vacunación es menos eficaz para evitar la infección, aunque a veces disminuye la gravedad y la incidencia de las complicaciones entre 50 y 60%, y la tasa de mortalidad, en 80%. Se calcula que entre 1989 y 1992 la tasa de hospitalización de personas de 65 años o más por neumonía e influenza en los Estados Unidos disminuyó entre 30 y 50% debido a la inmunización. La inmunización contra la influenza debe ir acompañada de la vacuna contra la neumonía neumocócica (véase el apartado correspondiente).

Una dosis puede bastar para las personas que hayan estado expuestas previamente a los virus de la influenza A y B; son necesarias dos dosis de la vacuna, administradas con un mes de diferencia, para las personas que no hayan recibido vacunación previa. Los programas de inmunización sistemática deben orientarse más bien a las personas con el mayor riesgo de presentar complicaciones graves o morir (véase Descripción, en párrafos anteriores) y a las personas que diseminarían la infección a ellos (personal de salud y contactos directos de individuos de alto riesgo). La inmunización también se recomienda para los niños que durante largo tiempo reciben aspirina, para evitar que aparezca el síndrome de Reye después de la influenza. Las vacunas trivalentes de virus vivos atenuados crioadaptadas y administradas por vía intranasal contra la influenza están en las etapas últimas de prueba de eficacia clínica en niños y adultos, y se espera que en el nuevo milenio se distribuyan a la población general.

La inmunización también debe considerarse en el caso de personas que prestan servicios esenciales a la comunidad, y se recomienda para el personal militar. Sin embargo, cualquier individuo puede beneficiarse de la vacunación.

La inmunización debe llevarse a cabo cada año **antes** del brote de influenza previsto para la comunidad (noviembre a marzo en los Estados Unidos). Para las personas que viven o viajan fuera de los Estados Unidos, la fecha de inmunización debe basarse en los patrones estacionales y cambiantes de la influenza en las diferentes zonas del planeta (abril a septiembre en el hemisferio sur y los trópicos). Las recomendaciones bianuales para modificar los componentes de la vacuna se basan en las cepas de virus circulantes, tal como lo determina la vigilancia internacional.

Contraindicaciones: la hipersensibilidad alérgica a la proteína de los huevos u otros componentes de la vacuna es una contraindicación. Durante el cumplimiento del programa de vacunación contra la influenza porcina en los Estados Unidos, en 1976, se señaló un mayor riesgo de que apareciera el síndrome de Guillain-Barré en un lapso de seis semanas después de haber sido aplicada la vacuna. Vacunas ulteriores producidas a partir de otras cepas víricas no han guardado relación neta con un mayor peligro de que se presente el síndrome mencionado.

3) La administración de clorhidrato de amantadina (Symmetrel®, Symadine®) o de clorhidrato de rimantadina (Flumadine®) es eficaz en la quimioprofilaxis de la influenza A, pero no en la de tipo B. La amantadina se ha asociado con efectos adversos en el sistema nervioso central en 5 a 10% de las personas que la reciben; esos efectos pueden ser más graves en los ancianos o individuos con deterioro de la función renal. Por tal razón, las personas con nefropatía subyacente deben recibir dosis menores, con arreglo a la magnitud de la disfunción renal. Se ha notificado que la rimantadina ocasiona menos efectos adversos en el sistema nervioso central. Debe considerarse la administración de estos fármacos a las personas o a los grupos no inmunizados expuestos a un riesgo elevado de complicaciones, como los que están internados en instituciones, cuando no se dispone de la vacunación apropiada, o como suplemento de la vacuna cuando se busca la protección máxima inmediata contra la influenza A. El fármaco debe administrarse durante toda la epidemia; este tratamiento no afectará la respuesta a la vacuna contra la influenza. Se ha demostrado que los inhibidores de la neuraminidasa de la influenza son inocuos y parcialmente eficaces en la profilaxis y el tratamiento de la influenza A y B. Estos nuevos fármacos fueron aprobados inicialmente en Australia y Suecia, y en los Estados Unidos se autorizó su venta a mediados de 1999. Se espera que los inhibidores de la neuraminidasa se distribuyan ampliamente en el mercado en el nuevo milenio.

**B.** *Control del paciente, de los contactos y del ambiente inmediato:*

1) Notificación a la autoridad local de salud: la notificación de los brotes o de los casos confirmados por el laboratorio es útil para la vigilancia de la enfermedad. Si es posible, se debe notificar la identidad del agente infeccioso conforme lo señalen los exámenes de laboratorio, Clase 1A (véase Notificación de Enfermedades Transmisibles).

2) Aislamiento: es impráctico en casi todas las circunstancias, por la demora con que se hace el diagnóstico, salvo que se cuente con estudios directos y rápidos para detectar el virus. En las epidemias, ante el mayor número de casos es conveniente aislar a los pacientes (en especial a los lactantes y a los niños de corta edad) cuando se considere que tienen influenza, colocándolos en la misma sala (técnica de cohortes) durante los primeros cinco a siete días de la enfermedad.

3) Desinfección concurrente: ninguna.

4) Cuarentena: ninguna.

5) Protección de los contactos: se ha demostrado que la amantadina y la rimantadina poseen utilidad específica como agentes quimioprofilácticos antivíricos contra las cepas de tipo A (véase 9A3, en párrafos anteriores).

6) Investigación de los contactos y de la fuente de infección: no tiene utilidad práctica.

7) Tratamiento específico: la amantadina o la rimantadina administradas en el término de 48 horas del comienzo de la influenza A clínica, por un lapso de tres a cinco días, aplacan los signos y disminuyen el número de virus en las secreciones de las vías respiratorias. Las dosis son de 5 mg por kg de peso al día en dos fracciones para los niños de 1 a 9 años de edad, y de 100 mg dos veces al día para los mayores de 9 años (si el peso es menor de 45 kg, hay que utilizar 5 mg por kg de peso al día, en dos fracciones) durante dos a cinco días. Las dosis para las personas de 65 años y más deben ser menores, al igual que para los individuos con disminución de la función hepática y renal. En el tratamiento de la influenza A y B también hay que considerar los inhibidores de la neuraminidasa recién obtenidos, que en los Estados Unidos ya se distribuyeron en la estación de influenza 1999–2000.

En etapas tardías de la terapia con uno u otro antivírico pueden surgir virus farmacorresistentes, y estos virus pueden transmitirse a otras personas; por tal motivo, habrá que considerar la técnica de aislar en cohortes a las personas que reciban antivíricos, especialmente en grupos cerrados de población con muchos individuos de alto riesgo. Es imposible vigilar a los pacientes en busca de complicaciones bacterianas, y solo en estos casos se administrarán antibióticos. Por la relación con el síndrome de Reye, es mejor no usar salicilatos en los niños.

**C. *Medidas en caso de epidemia:***

1) Los efectos graves y a menudo perturbadores de las epidemias de influenza en las actividades de la comunidad pueden mitigarse en parte mediante la planificación y la educación para la salud eficaces, particularmente a nivel local, con programas de inmunización organizados para pacientes de alto riesgo y quienes los atienden. Son esenciales la vigilancia por parte de las autoridades locales respecto a la extensión y evolución de los brotes, y la notificación de los hallazgos a la comunidad.

2) El cierre de escuelas individuales no ha sido una medida eficaz de control; por lo común se ha llevado a cabo en forma muy tardía y solo por el elevado índice de absentismo de estudiantes y profesores.

3) Los administradores de hospitales deben prever un aumento de la demanda de camas y atención médica durante los períodos de epidemia; también puede haber gran absentismo del personal de salud, como resultado de la influenza. Para evitar tal situación, el personal que presta atención de salud debe ser vacunado cada año o usar agentes antivíricos durante las epidemias de influenza A.

4) Se deben conservar reservas adecuadas de fármacos antivíricos para tratar a los individuos de alto riesgo y al personal esencial en caso de una pandemia por una nueva cepa contra la cual no se cuente con una vacuna adecuada para la fecha de la primera ola de la epidemia.

**D. *Repercusiones en caso de desastre:*** la aglomeración de personas en refugios utilizados en casos de urgencia facilita la aparición de brotes de la enfermedad, si se introduce el virus.

**E. *Medidas internacionales:*** la influenza es una enfermedad objeto de vigilancia por la OMS. Se recomiendan las siguientes medidas:

1) Notificación inmediata a la OMS de las epidemias que se presenten en un país.

2) Identificación del virus causal en las notificaciones, y envío de las cepas prototipo a alguno de los cuatro Centros de la OMS de Referencia e Investigaciones sobre la Gripe (Atlanta, Londres, Tokio y Melbourne). Las muestras de secreciones faríngeas, el material de aspiración naso-

faríngea y los pares de muestras de sangre pueden enviarse a cualquiera de los centros nacionales de referencia para la influenza reconocidos por la OMS.

3) Realización de estudios epidemiológicos e identificación rápida de los virus por parte de los organismos nacionales de salud.

4) Esfuerzos para asegurar la existencia de establecimientos comerciales, oficiales o de ambos tipos, necesarios para la producción rápida de vacuna y agentes antivíricos en cantidades adecuadas, y mantener programas para inmunizar y administrar fármacos antivíricos a las personas de alto riesgo y el personal esencial.

---

# INTOXICACIONES ALIMENTARIAS
(Intoxicación por alimentos)

Las enfermedades de origen alimentario, incluidas las intoxicaciones e infecciones alimentarias, son términos que se aplican a todas las enfermedades que se adquieren por consumo de alimentos contaminados. A menudo se les denomina de manera inexacta intoxicaciones alimentarias. Estos términos incluyen también las intoxicaciones causadas por contaminantes químicos como los metales pesados y muchos compuestos orgánicos; sin embargo, las causas más frecuentes de intoxicaciones de origen alimentario son: 1) toxinas elaboradas por proliferación bacteriana en los alimentos antes de su consumo (*Clostridium botulinum*, *Staphylococcus aureus* y *Bacillus cereus;* la intoxicación por peces escómbridos no asociada a una toxina específica pero con niveles elevados de histamina) o en los intestinos (*Clostridium perfringens*); 2) infecciones por bacterias, virus o parásitos (brucelosis, enteritis por *Campylobacter*, diarrea por *Escherichia coli*, hepatitis A, listeriosis, salmonelosis, shigelosis, toxoplasmosis, gastroenteritis víricas, teniasis, triquinosis y enfermedades por vibriones), y 3) toxinas producidas por especies de algas nocivas (intoxicaciones por ciguatera, de tipo paralítico, neurotóxico, diarreico o amnésico, por consumo de peces, mariscos o crustáceos), o la que causan especies específicas de peces (intoxicación por pez globo).

Este capítulo se ocupa específicamente de enfermedades de origen alimentario relacionadas con toxinas (con la excepción del botulismo). Las enfermedades de origen alimentario que se vinculan con infecciones por agentes específicos se exponen en capítulos precisos, que tratan de esos agentes.

Los brotes de enfermedades de origen alimentario por lo común se identifican por la aparición del cuadro clásico en un lapso breve aunque variable (de horas a semanas), después del consumo, entre personas que han comido los mismos alimentos. Es esencial el estudio de laboratorio rápido y detenido de todos los casos y de los alimentos implicados. Es difícil identificar los casos aislados de enfermedad de origen alimentario, a menos que, como ocurre en el botulismo, exista un síndrome clínico característico. La enfermedad de origen alimentario puede ser una de las causas más comunes de un cuadro clínico agudo; sin embargo, muchos casos y brotes pasan inadvertidos y no se notifican.

La prevención y el control de las enfermedades se basan en los mismos principios, sea cual sea su causa específica: evitar la contaminación de los alimentos; destruir o desnaturalizar los contaminantes y prevenir la mayor diseminación y multiplicación de los elementos contaminantes. Los problemas específicos y los modos de intervención adecuados varían de un país a otro, y dependen de factores ambientales, económicos, políticos, tecnológicos y socioculturales. Por ejemplo, la prevención se basa en la educación de los manipuladores de alimentos en cuanto a las prácticas adecuadas de cocción y almacenamiento de los alimentos y a la higiene personal. Para alcanzar estas metas, la OMS ha emitido las 10 "Reglas de oro" para la preparación higiénica de los alimentos. Estas son:

1. Elegir alimentos tratados con fines higiénicos.
2. Cocinar bien los alimentos.
3. Consumir inmediatamente los alimentos cocinados.
4. Guardar cuidadosamente los alimentos cocinados.
5. Recalentar bien los alimentos cocinados.
6. Evitar el contacto entre los alimentos crudos y los cocinados.
7. Lavarse las manos a menudo.
8. Mantener escrupulosamente limpias todas las superficies de la cocina.
9. Mantener los alimentos fuera del alcance de insectos, roedores y otros animales.
10. Utilizar agua pura.

# I. INTOXICACIÓN ALIMENTARIA ESTAFILOCÓCICA    CIE-9 005.0; CIE-10 A05.0

**1. Descripción** – Intoxicación (no infección) de comienzo repentino y a veces violento, con náusea, cólicos, vómitos y postración intensos; a menudo se acompaña de diarrea y a veces de temperatura subnormal e hipotensión arterial. La muerte es rara; por lo general la enfermedad no dura más de uno o dos días, pero la intensidad de los síntomas puede requerir hospitalización y culminar en exploración quirúrgica en casos esporádicos. El diagnóstico es más fácil cuando se identifica un grupo de casos con los síntomas agudos característicos de las vías gastrointestinales superiores y un intervalo breve entre la ingestión en común de un alimento por varias personas y el comienzo de los síntomas.

El diagnóstico diferencial incluye otras formas identificadas de intoxicación por alimentos y por tóxicos químicos.

En un brote, el diagnóstico se confirma por la identificación de un gran número de estafilococos ($10^5$ microorganismos o más por gramo de alimento) en los medios de cultivo corrientes, o la detección de enterotoxina en el alimento que al parecer causó el problema, según las pesquisas epidemiológicas. La ausencia de estafilococos en el alimento calentado no descarta el diagnóstico. La tinción de Gram del alimento puede detectar los microorganismos que hayan sido destruidos por el calor. Es posible identificar enterotoxina o termonucleasa en el alimento, en ausencia de microorganismos viables. El aislamiento de microorganismos patógenos con el mismo tipo de fago de las heces o el vómito de dos o más personas enfermas también confirma el diagnóstico. El aislamiento de un gran número de estafilococos enterotoxígenos de las heces o el vómito de una sola persona refuerza el diagnóstico. La tipificación de fagos y las pruebas para detectar enterotoxina pueden ser útiles en las investigaciones epidemiológicas, pero no se cuenta con ellas para la práctica diaria, ni están indicadas.

**2. Agente tóxico** – Las sustancias nocivas son varias enterotoxinas de *Staphylococcus aureus*, estables a la temperatura de ebullición. Los estafilococos se multiplican en los alimentos y producen las toxinas.

**3. Distribución** – Muy extendida y relativamente frecuente, y una de las principales intoxicaciones alimentarias agudas en los Estados Unidos. En promedio, 25% de las personas son portadoras del estafilococo en cuestión.

**4. Reservorio** – Los seres humanos, en casi todos los casos; a veces, vacas con las ubres infectadas, así como perros y aves de corral.

**5. Modo de transmisión** – Ingestión de un producto alimentario que contenga enterotoxina estafilocócica. Los alimentos dañinos son los que han estado en contacto con las manos de personas que los manipularon sin haberlos cocido más tarde o sin calentarlos o refrigerarlos adecuadamente, como pasteles, flanes, aderezos de ensaladas, emparedados, carnes rebanadas y productos cárnicos. La toxina también se genera en el jamón y salame mal curados o en los quesos preparados sin seguir técnicas apropiadas o mal elaborados. Cuando estos alimentos permanecen a temperatura ambiente durante varias horas antes de ser ingeridos, los estafilococos toxígenos se multiplican y elaboran la toxina termoestable.

Los microorganismos pueden ser de origen humano y provenir de secreciones purulentas de dedos u ojos infectados, abscesos, erupciones faciales acneiformes, secreciones nasofaríngeas y de la piel al parecer normal. También pueden provenir de bovinos, como la leche o los productos lácteos contaminados, en particular los quesos.

**6. Período de incubación** – El intervalo entre la ingestión del alimento y el comienzo de los síntomas es de 30 minutos a 8 horas, por lo regular de 2 a 4 horas.

**7. Período de transmisibilidad** – No es aplicable.

**8. Susceptibilidad y resistencia** – Casi todas las personas son susceptibles.

**9. Métodos de control** –

*A. Medidas preventivas:*

1) Educar a los manipuladores de alimentos sobre: a) la higiene estricta de todos esos productos, la limpieza y las medidas sanitarias en las cocinas, el control apropiado de la temperatura, el lavado de las manos, la limpieza de las uñas, y b) el peligro de trabajar cuando se padece de infecciones cutáneas, nasales y oculares, y con heridas sin cubrir.

2) Es importante disminuir al mínimo absoluto el tiempo de manipulación de los alimentos (desde su preparación inicial hasta su consumo), de modo que no exceda de cuatro horas a la temperatura ambiente. Los alimentos perecederos deben conservarse **calientes** (más de 60 °C o 140 °F) o **fríos** (menos de 10 °C o 50 °F; es mejor a menos de 4 °C o 39 °F) en recipientes poco profundos y cubiertos, si se pretende almacenarlos por más de dos horas.

3) Es necesario excluir temporalmente de la manipulación de alimentos a las personas con furúnculos, abscesos u otras lesiones purulentas de las manos, la cara o las vías nasales.

*B. Control del paciente, de los contactos y del ambiente inmediato:*

1) Notificación a la autoridad local de salud: notificación obligatoria de epidemias en casos sospechosos o confirmados, Clase 4 (véase Notificación de Enfermedades Transmisibles).

2), 3), 4), 5) y 6) Aislamiento, Desinfección concurrente, Cuarentena, Inmunización de los contactos e Investigación de los contactos y de la fuente de infección: no son pertinentes. Las medidas de control se aplican a las epidemias; rara vez se identifican casos aislados.

7) Tratamiento específico: reposición de líquidos, cuando esté indicada.

**C. Medidas en caso de epidemia:**

1) Por medio de la revisión rápida de los casos notificados, habrá que precisar el tiempo y el lugar de la exposición y la población expuesta; se obtendrá una lista completa de los alimentos servidos y se retendrán bajo refrigeración todos los sobrantes aún disponibles. Los signos clínicos más notables, junto con un cálculo del período de incubación, constituyen datos útiles acerca del agente etiológico más probable. Se obtendrán muestras de heces y vómitos para examen de laboratorio; se alertará al personal de laboratorio respecto a los agentes etiológicos sospechosos. Se entrevistará a una muestra aleatoria de personas que hayan estado expuestas. Se compararán las tasas de ataque para cada alimento ingerido y no ingerido; los alimentos supuestamente dañinos mostrarán la mayor diferencia en las tasas de ataque. La mayoría de los enfermos habrá ingerido el alimento contaminado.

2) Investíguese el origen del alimento "involucrado" y su forma de preparación y almacenamiento antes de servirlo. Búsquense las fuentes posibles de contaminación y los períodos inadecuados de refrigeración y calentamiento que pudieran haber permitido la proliferación de estafilococos. Envíese rápidamente cualquier sobrante del alimento sospechoso para examen de laboratorio; el hecho de que no se aíslen estafilococos no excluye la presencia de enterotoxina termorresistente si el alimento ha sido calentado.

3) Identifíquese a los manipuladores de alimentos que tengan infecciones de la piel, en particular de las manos. Hágase cultivo del material de todas las lesiones purulentas y del obtenido por medio de un aplicador de algodón, de las vías nasales de todos los manipuladores de alimentos. También pueden ser útiles los antibiogramas o la tipificación de fagos de cepas representativas de estafilococos productores de enterotoxina aislada de los alimentos y sus manipuladores, así como del vómito o las heces de los pacientes, o la práctica de ambos métodos.

**D. Repercusiones en caso de desastre:** un peligro potencial en situaciones que entrañan la alimentación en masa y la falta de medios de refrigeración. Problema particular en los viajes aéreos.

**E. Medidas internacionales:** Centros Colaboradores de la OMS.

## II. INTOXICACIÓN ALIMENTARIA DEBIDA A *CLOSTRIDIUM PERFRINGENS*

CIE-9 005.2; CIE-10 A05.2

(Intoxicación alimentaria por *C. welchii*, enteritis necrótica, pigbel)

**1. Descripción** – Trastorno intestinal caracterizado por la aparición repentina de cólicos, seguidos de diarrea; la náusea es común, pero por lo regular no hay vómitos ni fiebre. Generalmente es una enfermedad leve de corta duración, un día o menos, y rara vez causa la muerte en las personas sanas. En la Alemania de la posguerra y en Papua Nueva Guinea se documentó la presentación de brotes de enfermedad grave, con una tasa de letalidad elevada asociada con enteritis necrótica.

En un brote, el diagnóstico se corrobora por la demostración de *Clostridium perfringens* en cultivos anaerobios semicuantitativos de los alimentos ($10^5$ microorganismos o más por gramo) o de las heces de los pacientes ($10^6$ microorganismos o más por gramo), además de las pruebas clínicas y epidemiológicas. La detección de la enterotoxina en los excrementos de sujetos enfermos también confirma el diagnóstico. Cuando se hacen estudios de serotipificación, por lo común se demuestra el mismo serotipo en especímenes diferentes; las pruebas de serotipificación se llevan a cabo en forma indefectible solamente en el Japón y el Reino Unido.

**2. Agente infeccioso** – Las cepas de tipo A de *C. perfringens (C. welchii)* causan los típicos brotes de intoxicación alimentaria (también causan gangrena gaseosa); las cepas de tipo C ocasionan enteritis necrótica. La enfermedad es producida por las toxinas que elaboran dichos microorganismos.

**3. Distribución** – Afección bastante extendida y relativamente frecuente en los países con prácticas culinarias que permiten la multiplicación de gran número de clostridios.

**4. Reservorio** – El suelo; también las vías gastrointestinales de las personas sanas y de los animales (ganado vacuno, cerdos, aves de corral y peces).

**5. Modo de transmisión** – Por ingestión de alimentos contaminados por tierra o heces, conservados en medios que permiten la multiplicación del microorganismo. Casi todos los brotes se han vinculado con la ingestión de carnes mal cocidas o mal recalentadas, por lo general estofados, pasteles de carne y salsas hechas con carnes de res, pavo o pollo. Las esporas sobreviven a las temperaturas normales de cocción, germinan y se multiplican durante el enfriamiento lento, el almacenamiento a temperatura ambiente, el recalentamiento inadecuado o en las tres situaciones comentadas. Los brotes suelen generarse en empresas de servicio de banquetes, restaurantes, comedores y escuelas, que carecen de medios adecuados de preparación y refrigeración para servicios a gran escala. Para que surja la enfermedad clínica se requiere una intensa contaminación bacteriana (más de $10^5$ microorganismos por gramo de alimento).

**6. Período de incubación** – De 6 a 24 horas, por lo regular de 10 a 12 horas.

**7. Período de transmisibilidad** – No es aplicable.

**8. Susceptibilidad y resistencia** – Es probable que la mayoría de las personas sean susceptibles. En estudios con voluntarios no se observó resistencia después de exposiciones repetidas.

**9. Métodos de control** –

*A. Medidas preventivas:*

1) Educar a los manipuladores de alimentos respecto a los riesgos inherentes al procedimiento de cocinar a gran escala, especialmente los guisados con carnes. Cuando sea posible, se procurará servir los platillos cuando aún estén calientes, desde el momento de su preparación inicial.

2) Los platillos con carne deben servirse calientes tan pronto se hayan cocido, o serán enfriados rápidamente en un congelador de diseño apropiado y refrigerados hasta la hora de servirlos; el recalentamiento, si es necesario, debe ser completo (temperatura interna mínima de 70 °C o 158 °F, de preferencia 75 °C o 167 °F o más) y rápido. Las carnes, incluso las de aves de corral, no deben cocerse en forma parcial un día y recalentarse al día siguiente, salvo que se almacenen a temperaturas seguras. Los grandes trozos de carne deben ser cocidos completamente. Para un enfriado más rápido de los alimentos cocidos habrá que dividir los platillos de estofado y preparaciones semejantes hechas en gran volumen, en porciones pequeñas, colocarlas en recipientes poco profundos y someterlas a enfriamiento rápido.

*B., C.* y *D. Control del paciente, de los contactos y del ambiente inmediato, Medidas en caso de epidemia* y *Repercusiones en caso de desastre:* véase Intoxicación alimentaria estafilocócica (sección I, 9B, 9C y 9D, en párrafos anteriores).

*E. Medidas internacionales:* ninguna.

## III. INTOXICACIÓN ALIMENTARIA DEBIDA A *BACILLUS CEREUS*   CIE-9 005.8; CIE-10 A05.4

**1. Descripción** – Intoxicación que en algunos casos se caracteriza por náusea y vómitos de comienzo repentino, y en otros, por cólicos y diarrea. Por lo regular no persiste por más de 24 horas y rara vez es mortal.

En un brote, el diagnóstico se corrobora por la práctica de cultivos cuantitativos en medios selectivos para precisar el número de microorganismos presentes (por lo regular se necesitan más de $10^5$ microorganismos por gramo de alimento sospechoso). El diagnóstico también se confirma al aislar los gérmenes de las heces de dos o más personas enfermas, siempre y cuando no estén presentes en los excrementos de los testigos. Las pruebas para detectar enterotoxina son útiles, pero no siempre pueden practicarse.

**2. Agente tóxico** – *Bacillus cereus,* un bacilo aerobio esporógeno. Se han identificado dos enterotoxinas, una termostable que causa vómito, y otra termolábil que causa diarrea.

**3. Distribución** – Es una causa reconocida de intoxicación alimentaria en todo el mundo; en los Estados Unidos rara vez se notifica.

**4. Reservorio** – Un microorganismo de distribución amplia en el suelo y el ambiente y que continuamente se encuentra en pequeño número en los alimentos crudos, secos y elaborados.

**5. Modo de transmisión** – Por ingestión de alimentos que han sido conservados a temperatura ambiente después de su cocción, lo que ha permitido la multiplicación de los microorganismos. Los brotes acompañados de vómito a menudo se relacionan con la ingestión de arroz cocido que después de su cocción se ha conservado a temperatura ambiente, antes de recalentarlo. Los brotes con diarrea se han atribuido a diversos alimentos manipulados inapropiadamente.

**6. Período de incubación** – De una a seis horas en los casos en que predomina el vómito, y de 6 a 24 horas cuando predomina la diarrea.

**7. Período de transmisibilidad** – No se transmite de una persona a otra.

**8. Susceptibilidad y resistencia** – Se desconocen.

**9. Métodos de control** –

A. *Medidas preventivas:* no se deben dejar los alimentos a temperatura ambiente después de su cocción, pues las esporas difundidísimas de *B. cereus* sobreviven a la ebullición, germinan y se multiplican rápidamente a temperatura ambiente. Los alimentos sobrantes deben refrigerarse pronto; el recalentamiento completo debe hacerse con rapidez para evitar la multiplicación de los microorganismos.

B., C. y D. *Control del paciente, de los contactos y del ambiente inmediato, Medidas en caso de epidemia* y *Repercusiones en caso de desastre:* véase Intoxicación alimentaria estafilocócica (sección I, 9B, 9C y 9D, en párrafos anteriores).

E. *Medidas internacionales:* ninguna.

## IV. INTOXICACIÓN POR ESCÓMBRIDOS
CIE-9 988.0; CIE-10 T61.1

(Intoxicación histamínica)

En el término de unas horas de haber consumido pescado con grandes cantidades de histamina libre (más de 20 mg por 100 g de pescado), surge en ocasiones un síndrome de hormigueo y ardor alrededor de la boca, enrojecimiento y sudación de la cara, náusea y vómitos, cefalea, palpitaciones, mareos y erupciones; ello se debe a que los peces experimentan descomposición por bacterias después de su captura. Los síntomas muestran resolución espontánea en el término de 12 horas y no dejan secuelas permanentes.

El síndrome, que surge en todo el mundo, fue ocasionado inicialmente por miembros de las familias Scombroidea y Scomberesocidae (atún, escombro, cabrillas de mar y bonitos), que contienen grandes cantidades de histidina que por acción de las bacterias es descarboxilada hasta formar histamina. Sin embargo, a veces la enfermedad también es causada por peces no escómbridos, como el mahimahi (miembro de la familia de los delfines), el pejerrey (pez azul) y el salmón. Los riesgos al parecer son máximos si la persona consume pescado importado de zonas tropicales o semitropicales, y también los atrapados por pescadores aficionados que tal vez no cuentan con los medios adecuados de almacenamiento para grandes presas. El diagnóstico se confirma por detección de histamina en los peces dañinos señalados por los datos epidemiológicos.

La descomposición de la carne de pescado se evita por medio de refrigeración o radiación adecuada de las piezas cobradas. Los síntomas por lo común muestran resolución espontánea. En los casos graves, los antihistamínicos pueden ser eficaces para aliviar las manifestaciones del cuadro.

El trastorno suele ser causado por pescado, pero cualquier alimento (como algunos quesos) que contenga los aminoácidos apropiados y que experimente contaminación por algunas bacterias y su proliferación, puede ocasionar las manifestaciones propias de la intoxicación por escómbridos.

## V. CIGUATERA
CIE-9 988.0; CIE-10 T61.0

La ciguatera es un síndrome con manifestaciones gastrointestinales y neurológicas características que puede surgir en el término de una hora después de haber consumido pescado de zonas tropicales de arrecifes. En primer lugar aparecen síntomas gastrointestinales (diarrea, vómitos, dolor abdominal), por lo común en un plazo de 24 horas después de haber comido los peces dañinos. En los casos graves también puede surgir hipotensión con bradicardia paradójica. Los síntomas neurológicos a veces surgen simultáneamente con los síntomas agudos, o pueden manifestarse uno o dos días después, e incluyen dolor y debilidad en las extremidades inferiores (síntoma muy característico en los países del Caribe), así como parestesias peribucales y periféricas que persisten durante semanas o meses.

Frecuentemente se notifican síntomas más raros como "aberraciones térmicas" (los helados saben calientes y el café caliente sabe frío) y "dentera". En casos muy graves, particularmente en la zona del Pacífico septentrional, los síntomas neurológicos pueden evolucionar al coma y al paro respiratorio durante las primeras 24 horas de la enfermedad. Casi todos los enfermos se restablecen por completo en cuestión de semanas, pero a veces se observa recrudescencia intermitente de los síntomas en un lapso de meses a años.

El síndrome es causado por la presencia (en la carne del pez) de toxinas elaboradas por el dinoflagelado *Gambierdiscus toxicus* y otras algas que crecen en arrecifes submarinos. Los peces comen las algas y se vuelven tóxicos; este efecto se amplifica en la cadena alimentaria, de tal manera que los grandes peces predadores son los que muestran la intoxicación más intensa. El fenómeno se observa en todas las zonas tropicales del mundo.

La ciguatera es causa notable de morbilidad en las zonas en que es común el consumo de peces de arrecifes, como son los países del Caribe, la zona meridional de Florida, Hawai, la zona sur del Pacífico y Australia. Se ha calculado que la incidencia en la zona sur del Pacífico es de alrededor de 500 casos por 100 000 habitantes al año, con tasas 50 veces más altas notificadas en algunos grupos de islas. En las Islas Vírgenes de los Estados Unidos, se ha notificado una incidencia de 730 casos por 100 000 habitantes al año. Se calcula que más de 400 especies de peces tienen la capacidad de volverse tóxicos. A nivel mundial se presentan unos 50 000 casos de ciguatera por año. El diagnóstico se confirma al demostrar la presencia de la ciguatoxina en los peces nocivos señalados por los datos epidemiológicos.

Es importante no consumir grandes peces predadores, especialmente en zonas de arrecifes. En zonas donde se cuenta con métodos para detectar los peces tóxicos (Hawai), puede disminuirse el peligro de toxicidad sometiendo a detección sistemática a todos los grandes peces "de alto riesgo" antes de consumirlos. La aparición de peces nocivos es esporádica, y no todos los miembros de una especie o de un sitio particular son tóxicos.

El goteo intravenoso de una solución de manitol al 20% a razón de 1 g por kg de peso administrada por 45 minutos puede tener un efecto sorprendente en los síntomas agudos de la ciguatera, particularmente en los casos graves. Su efecto es más notable en los síntomas neurológicos y puede salvar la vida en los casos graves que ya presentan coma.

## VI. INTOXICACIÓN PARALÍTICA
## POR CRUSTÁCEOS    CIE-9 988.0; CIE-10 T61.2
(IPC)

La clásica intoxicación paralítica por crustáceos o mariscos es un síndrome con manifestaciones características (predominantemente neurológicas), que comienza en el término de minutos a horas después del consumo de moluscos bivalvos. Los síntomas iniciales incluyen parestesias de la boca y las extremidades, acompañadas a menudo de síntomas gastrointestinales. El cuadro muestra resolución en el término de días. En los casos graves se observan ataxia, disfonía, disfagia y parálisis muscular total, con paro respiratorio y muerte. En una revisión retrospectiva de los brotes de IPC que se produjeron en Alaska entre 1973 y 1992, 29 (25% de 117 enfermos) necesitaron ser llevados en un vuelo de urgencia a un hospital; cuatro (3%) necesitaron intubación y uno murió. El restablecimiento es completo y los síntomas por lo común desaparecen en el término de horas o días después de haber ingerido los crustáceos.

El síndrome es causado por la presencia de saxitoxinas producidas por especies de *Alexandrium* y otros dinoflagelados, concentradas en los mariscos. La concentración de las toxinas surge especialmente durante la proliferación masiva de algas, conocida como "marea roja", pero también puede surgir en ausencia de ese fenómeno. El síndrome es particularmente frecuente en mariscos de aguas frías, por encima de los 30° de latitud norte y por debajo de los 30° de latitud sur, pero puede observarse también en aguas tropicales. En los Estados Unidos, la IPC es fundamentalmente un problema de los estados de Nueva Inglaterra, Alaska, California y Washington. Varias veces cada año, en particular desde abril hasta octubre, se produce la proliferación masiva de especies de *Alexandrium*. Los crustáceos se vuelven tóxicos y siguen en ese estado varias semanas después de que desaparece la proliferación masiva de las algas; también algunas especies de crustáceos permanecen tóxicas de modo constante. Casi todos los casos se observan en personas o grupos pequeños que recogen crustáceos para consumo personal. El diagnóstico se confirma por detección de la toxina en los alimentos nocivos identificados epidemiológicamente. Ha sido posible demostrar en forma experimental la presencia de saxitoxinas en el suero durante la fase aguda de la enfermedad, y en la orina una vez que han desaparecido los síntomas agudos.

Las neurotoxinas de la IPC son termostables. En los Estados Unidos, los departamentos estatales de salud sistemáticamente vigilan las áreas de recolección de crustáceos de alto riesgo, y para ello se valen de una biocuantificación estándar en ratones; se prohíbe el acceso a dichas áreas cuando los niveles de toxina en los crustáceos exceden de 80 μg por 100 g. Cuando los niveles de la toxina exceden de dicha cifra, deben colocarse señales de precaución en áreas de cultivo de crustáceos y playas, y también advertir del hecho por los medios de comunicación.

## VII. INTOXICACIÓN NEUROTÓXICA
### POR CRUSTÁCEOS                          CIE-9 988.0; CIE-10 T61.2

La intoxicación neurotóxica por crustáceos guarda relación con la proliferación masiva del dinoflagelado *Gymnodinium breve*, que produce la brevetoxina. Desde hace siglos, en las costas de Florida se han producido las mareas rojas causadas por dicho dinoflagelado, asociadas con la muerte de peces, aves y mamíferos marinos. Los síntomas después de consumir los crustáceos tóxicos incluyen parestesias peribucales y de las extremidades, mareo y ataxia, mialgias y síntomas gastrointestinales. El cuadro tiende a ser leve y presenta resolución completa a muy breve plazo. En los brotes surgidos en 1987 en Carolina del Norte, Estados Unidos, la mediana de la duración de la enfermedad fue de 17 horas (límites de 1 a 72 horas). Se ha notificado irritación de las vías respiratorias y de los ojos, asociada con la proliferación masiva del dinoflagelado *G. breve*, al parecer por aerosolización de la toxina por la acción del viento y de las olas.

## VIII. INTOXICACIÓN DIARREICA
### POR CRUSTÁCEOS                          CIE-9 988.0; CIE-10 T61.2

La ingestión de mejillones, vieiras o almejas que se han alimentado de los flagelados *Dinophysis fortii* o *Dinophysis acuminata* ha producido un cuadro cuyos síntomas incluyen diarrea, náusea, vómitos y dolor abdominal. La notificación de casos provino inicialmente del Japón, pero en Francia y otras zonas de Europa, Canadá, Nueva Zelandia y América del Sur también se ha sabido de casos de intoxicación diarreica por crustáceos. En los Estados Unidos no se ha sabido de casos confirmados, aunque en sus aguas costeras se han identificado los microorganismos causales.

## IX. INTOXICACIÓN AMNÉSICA
### POR CRUSTÁCEOS                          CIE-9 988.0; CIE-10 T61.2

La intoxicación amnésica por crustáceos es consecuencia de la ingestión de crustáceos que contienen ácido domoico producido por la diatomea *Pseudonitzschia pungens*. En las provincias de la costa atlántica del Canadá, en 1987 se señalaron varios casos provocados por esta toxina. Sus síntomas incluyeron vómitos, cólicos abdominales, diarrea, cefalea y pérdida de la memoria a corto plazo. En las pruebas neuropsicológicas hechas meses después de la intoxicación aguda, se observó que los pacientes tenían graves déficits de la memoria anterógrada, con conservación relativa de otras funciones intelectuales; también se identificaron manifestaciones clínicas y electromiográficas de neuropatías y axonopatías motoras o sensorimotoras. Estudios neuropatológicos hechos en cuatro personas que murieron, señalaron necrosis neuronal y pérdida de neuronas, predominantemente en el hipocampo y las amígdalas cerebrales. En la actualidad, las autoridades canadienses analizan los mejillones y las almejas en busca de ácido domoico y clausuran los bancos de crustáceos y prohíben su recolección, si los niveles exceden los 20 µg por gramo.

En los Estados Unidos, en 1991 se identificó también el ácido domoico en las navajas (marisco) y los cangrejos Dungeness en las costas de los estados de Oregón y Washington, y también se le detectó en una red de alimentos marinos, en las costas de Texas. Fuera de los brotes originales del Canadá, no se han identificado casos perfectamente definidos de intoxicación amnésica por crustáceos, pero en la actualidad no se ha podido precisar la importancia clínica que tiene la ingestión de concentraciones pequeñas de ácido domoico (como en el caso de personas que consumen mariscos y anchoas obtenidas en las zonas mencionadas y en otras zonas en que proliferan especies de *Pseudonitzschia*).

## X. INTOXICACIÓN POR PEZ GLOBO (TETRODOTOXINA)     CIE-9 988.0; CIE-10 T61.2

La intoxicación por pez globo se caracteriza por parestesias, mareo, síntomas gastrointestinales y ataxia que progresan con gran rapidez hasta llegar a la parálisis y la muerte en el término de horas. La tasa de letalidad alcanza cerca de 60%. La toxina patógena es la tetrodotoxina, una neurotoxina termostable no proteínica concentrada en la piel y las vísceras de los peces globo, cochinillo de mar, el pez rueda de océano y especies de salamandras acuáticas y terrestres. Se han corroborado más de 6000 casos, la mayoría en el Japón. La toxicidad se evita al no consumir especies de peces o anfibios que producen la tetrodotoxina.

## LEGIONELOSIS

**CIE-9 482.8; CIE-10 A48.1**

(Enfermedad de los legionarios; neumonía de los legionarios)

## ENFERMEDAD DE LOS LEGIONARIOS NO NEUMÓNICA

**CIE-10 A48.2**

(Fiebre de Pontiac)

**1. Descripción** – Enfermedad bacteriana aguda con dos manifestaciones clínicas y epidemiológicas identificadas y diferentes: la enfermedad de los legionarios (CIE-10 A48.1) y la fiebre de Pontiac (CIE-10 A48.2). Ambas se caracterizan en sus comienzos por anorexia, malestar general, mialgia y cefalalgia. En el término de un día suele aparecer fiebre que se eleva rápidamente y se acompaña de escalofríos. La temperatura corporal suele alcanzar entre 39 °C y 40,5 °C (102 °F y 105 °F). Son comunes la tos seca, el dolor abdominal y la diarrea. En la enfermedad de los legionarios, las radiografías de tórax muestran a veces zonas irregulares o focales de consolidación, que pueden evolucionar hasta la afección bilateral y al final producir insuficiencia respiratoria. La tasa de letalidad de casos hospitalizados de enfermedad de los legionarios ha llegado hasta 39%; en general, es más alta entre las personas con deficiencias inmunitarias.

La fiebre de Pontiac no ha ocasionado neumonía o muerte. Los pacientes se restablecen espontáneamente en el término de dos a cinco días, sin tratamiento; este síndrome clínico podría representar más bien una reacción al antígeno inhalado que una invasión bacteriana.

El diagnóstico depende del aislamiento del microorganismo causal en medios especiales, de su demostración por inmunofluorescencia directa en la tinción del tejido afectado o en secreciones de las vías respiratorias, de la detección de antígenos de *Legionella pneumophila* serogrupo 1 en la orina por radioinmunoanálisis o por un incremento del cuádruple o más en el título de anticuerpos inmunofluorescentes entre el suero de fase aguda y el extraído de tres a seis semanas después.

**2. Agente infeccioso** – *Legionellae,* bacilos gramnegativos con poca capacidad de tinción que necesitan cisteína y otros nutrientes para proliferar in vitro. En la actualidad se han identificado 18 serogrupos de *L. pneumophila;* sin embargo, el serogrupo 1 es el que causa la enfermedad con mayor frecuencia. Se han aislado microorganismos afines, tales como *L. micdadei, L. bozemanii, L. longbeachae* y *L. dumoffii,* predominantemente en pacientes con deficiencias inmunitarias y con neumonía. En total se conocen 35 especies de *Legionella* con 45 serogrupos, como mínimo.

**3. Distribución** – La legionelosis no es nueva ni está localizada. El primer caso comprobado tuvo lugar en 1947 y el primer brote verificado, en 1957 en Minnesota, Estados Unidos. Desde esa fecha, la enfermedad ha sido identificada en toda América del Norte y también en Australia, África, América del Sur y Europa. Aunque se registran casos todo el año, tanto los casos esporádicos como los brotes se producen con mayor frecuencia en el verano y en el otoño. Las encuestas serológicas sugieren una prevalencia de anticuerpos contra el serogrupo 1 de *L. pneumophila*, con un título de 1:128 o más, en 1 a 20% de la población general, en los pocos lugares estudiados. La proporción de casos con neumonía de origen comunitario que corresponde a la enfermedad de los legionarios oscila de 0,5 a 5%.

Por lo común, los brotes de legionelosis tienen tasas de ataque bajas (de 0,1 a 5%) en la población en riesgo. La fiebre de Pontiac epidémica ha tenido una tasa de ataque elevada (aproximadamente 95%) en varios brotes.

**4. Reservorio** – Es probable que el agua sea el reservorio predominante. Los sistemas de agua caliente (duchas) y las torres de enfriamiento para acondicionamiento de aire; condensadores para evaporación, humidificadores, tanques de remolino, dispositivos de inhaloterapia y fuentes decorativas han sido señalados como el reservorio desde el punto de vista epidemiológico. El microorganismo se ha aislado del agua de las torres y condensadores mencionados, de los grifos de agua caliente y fría, y de las duchas y tinas con agua caliente, así como de riachuelos y lagunas y del suelo de sus orillas. El microorganismo sobrevive meses en el agua de grifos y en la destilada. No se ha definido con claridad la relación de la enfermedad de los legionarios con alteraciones o excavaciones del suelo.

**5. Modo de transmisión** – Hay pruebas epidemiológicas que confirman la transmisión por el aire. Es posible que existan otros modos de transmisión, entre ellos la aspiración de agua.

**6. Período de incubación** – La enfermedad de los legionarios tiene un período de incubación de 2 a 10 días, y con mayor frecuencia de cinco a seis días; la fiebre de Pontiac, de 5 a 66 horas, y con mayor frecuencia de 24 a 48 horas.

**7. Período de transmisibilidad** – No se ha corroborado la transmisión directa de una persona a otra.

**8. Susceptibilidad y resistencia** – La enfermedad afecta con frecuencia creciente a personas mayores (muchos enfermos tienen como mínimo 50 años de edad), especialmente a los fumadores y a los pacientes con diabetes mellitus, enfermedad pulmonar crónica, nefropatías, cáncer o con deficiencias inmunitarias, particularmente quienes reciben corticosteroides o han recibido un órgano en trasplante. La razón entre hombres y mujeres es de 2,5:1. La enfermedad se presenta muy rara vez en sujetos menores de 20 años; se han producido varios brotes entre pacientes hospitalizados.

9. **Métodos de control** –

A. *Medidas preventivas:* cuando no estén en actividad, las torres de enfriamiento deben ser drenadas y limpiadas mecánicamente en forma periódica para eliminar las escamas y el sedimento. Hay que utilizar biocidas apropiados para limitar la proliferación de microorganismos que forman limo. En los aparatos de inhaloterapia no debe utilizarse agua corriente del grifo. No se han definido pautas preventivas para los sistemas domiciliarios de abastecimiento de agua que sean eficaces en función de su costo; la conservación de las temperaturas en el sistema de agua caliente a 50 °C o más (122 °F) puede aminorar el riesgo de transmisión.

B. *Control del paciente, de los contactos y del ambiente inmediato:*
   1) Notificación a la autoridad local de salud: en zonas escogidas de los Estados Unidos; en muchos países no es una enfermedad de notificación obligatoria, Clase 3B (véase Notificación de Enfermedades Transmisibles).
   2) Aislamiento: ninguno.
   3) Desinfección concurrente: ninguna
   4) Cuarentena: ninguna.
   5) Inmunización de los contactos: ninguna.
   6) Investigación de los contactos y de la fuente de infección: búsqueda de casos adicionales (en los hogares o en los negocios) debidos a la infección proveniente de una fuente ambiental común. Después de un solo caso nosocomial confirmado, debe realizarse la investigación en busca de una fuente hospitalaria.
   7) Tratamiento específico: la eritromicina parece ser el medicamento más indicado; también pueden ser eficaces los macrólidos nuevos, como la claritromicina y la azitromicina. La rifampicina puede ser un complemento útil, pero no debe utilizarse sola. La experiencia con las fluoroquinolonas es alentadora, pero escasa. La penicilina, las cefalosporinas y los aminoglucósidos son ineficaces.

C. *Medidas en caso de epidemia:* búsqueda de exposición común entre los casos y de posibles fuentes ambientales de infección. Han sido eficaces las medidas de descontaminación de las fuentes sospechosas por métodos como la cloración, el sobrecalentamiento de los sistemas de abastecimiento de agua o ambos procedimientos.

D. *Repercusiones en caso de desastre:* no se conoce ninguna.

E. *Medidas internacionales:* ninguna.

## LEISHMANIASIS
## I. LEISHMANIASIS CUTÁNEA Y MUCOCUTÁNEA

CIE-9 085; CIE-10 B55
CIE-9 085.1-085.5;
CIE-10 B55.1-B55.2

(Botón de Aleppo, de Bagdad o de Delhi; furúnculo oriental; en América: espundia, uta y úlcera del chiclero)

1. **Descripción** – Enfermedad polimorfa de la piel y de las membranas mucosas causada por varios protozoarios pertenecientes a especies del género *Leishmania*; son parásitos intracelulares obligados en los seres humanos y otros huéspedes mamíferos. La enfermedad comienza con una pápula que se agranda y típicamente se transforma en úlcera indolora. Las lesiones pueden ser únicas o múltiples y, ocasionalmente, no ulceradas y difusas. Pueden cicatrizar espontáneamente en el término de semanas o meses o persistir durante un año o más. En algunas personas, diversas especies parásitas (sobre todo en el Nuevo Mundo), se diseminan y producen lesiones de las mucosas (espundia), incluso años después de que ha curado la lesión cutánea primaria. Estas secuelas, que afectan a los tejidos nasofaríngeos, se caracterizan por destrucción tisular progresiva y a menudo por la presencia de pocos parásitos; pueden ser muy desfigurantes. La recurrencia de las lesiones cutáneas después de la cura aparente puede observarse en forma de úlceras, pápulas o nódulos en la úlcera original cicatrizada o muy cerca de ella.

El diagnóstico se hace por la identificación microscópica de la forma no móvil intracelular del parásito (amastigote) en frotis teñidos del material obtenido de las lesiones, y por cultivo de la forma extracelular móvil (promastigote) en medios adecuados. La prueba intradérmica (reacción de Montenegro) con antígeno obtenido de las formas flageladas o promastigotes (no disponible en los Estados Unidos) por lo común es positiva en la enfermedad establecida; sin embargo, no es útil en el caso de lesiones muy tempranas o en la enfermedad anérgica. Pueden practicarse pruebas serológicas (inmunofluorescencia indirecta o ELISA), pero en forma típica los niveles de anticuerpo son muy pequeños o no detectables, de manera que posiblemente no sean útiles para el diagnóstico, excepto en la leishmaniasis mucocutánea. La identificación de la especie obliga al acopio de pruebas biológicas (desarrollo en flebótomos, medios de cultivo y animales); inmunológicas (anticuerpos monoclonales); moleculares (técnica de ADN) y bioquímicas (análisis de isoenzimas).

2. **Agentes infecciosos** – En el Viejo Mundo, *Leishmania tropica, L. major, L. aethiopica*. En el Nuevo Mundo, complejos de especies de *L. braziliensis* y *L. mexicana*. Los miembros del complejo de *L. braziliensis*

producen con mayor frecuencia lesiones de las mucosas. *L. tropica* es la causa habitual de las lesiones cutáneas de "leishmaniasis recidivante". Los miembros del complejo de *L. donovani* por lo común causan enfermedad visceral en el Viejo Mundo; en el Nuevo Mundo, el microorganismo patógeno es *L. chagasi*. Ambos pueden causar leishmaniasis cutánea sin ataque visceral simultáneo, así como leishmaniasis dérmica después de kala-azar.

**3. Distribución** – La enfermedad se observa en Pakistán, India, y en fecha reciente en China, el Oriente Medio incluidos Irán y Afganistán; regiones meridionales de la antigua Unión Soviética, el litoral del Mediterráneo; la sabana subsahariana de África y Sudán, las zonas montañosas de Etiopía, Kenya y Namibia; la parte centro meridional de Texas (Estados Unidos), México (especialmente en Yucatán), toda América Central, República Dominicana y todos los países de América del Sur, excepto Chile y Uruguay. Con frecuencia creciente se ha detectado en América Central, en particular en Honduras, una forma no ulcerada, similar a queloide, que ha recibido el nombre de leishmaniasis cutánea atípica. El número de casos de leishmaniasis difusa en México y la República Dominicana es cada vez mayor. En algunas zonas del Viejo Mundo pueden estar en peligro grupos de población urbanos, incluso niños. En el Nuevo Mundo, la enfermedad por lo común está limitada a grupos ocupacionales, como los que trabajan en zonas boscosas, o a personas cuyas casas están en un bosque o cerca de él, y a las que visitan dichas zonas desde países no endémicos. Por lo regular es más frecuente en las zonas rurales que en las urbanas.

**4. Reservorio** – Es variable, según la localidad; seres humanos, roedores salvajes, ciervos axis acuáticos, desdentados (perezosos), marsupiales y carnívoros (Canidae), a menudo inclusive perros domésticos; en muchas zonas se desconoce la identidad de los huéspedes.

**5. Modo de transmisión** – Se transmite desde un huésped en el reservorio zoonótico, por la picadura de un flebótomo hembra infectante. Después de alimentarse de un huésped mamífero infectado, los promastigotes móviles se desarrollan y se multiplican en el intestino del flebótomo, y en un plazo de 8 a 20 días surgen parásitos infectantes que son introducidos con la picadura. En los seres humanos y otros mamíferos, los microorganismos son captados por los macrófagos y en ellos se transforman en amastigotes, que se multiplican en el interior de dichos macrófagos hasta que se rompen propagándose a otros macrófagos. Se han señalado casos de transmisión de una persona a otra, y por transfusión de sangre y contacto sexual, pero han sido raros.

**6. Período de incubación** – De por lo menos una semana a muchos meses.

**7. Período de transmisibilidad** – No es típica la transmisión de una persona a otra, pero la infecciosidad persiste para los flebótomos mientras haya parásitos en las lesiones; en los casos no tratados, por lo regular es de pocos meses a dos años. En muchos pacientes, al final la curación es espontánea. En una pequeña proporción de pacientes infectados con *L. amazonensis* o *L. aethiopica* pueden surgir lesiones cutáneas difusas, con abundantes parásitos, y que no curan espontáneamente. Las infecciones con parásitos del complejo *L. braziliensis* también curan de manera espontánea, pero en una pequeña proporción surgen lesiones metastásicas de mucosas meses o años después.

**8. Susceptibilidad y resistencia** – La susceptibilidad probablemente es general. Puede quedar inmunidad permanente después de curar las lesiones por *L. tropica* o *L. major,* pero quizá no brinde protección contra otras especies de leishmania. Se desconocen los factores que causan la enfermedad tardía mutilante, como la espundia; años después de la infección primaria pueden reactivarse infecciones ocultas. El factor más importante en la inmunidad es la aparición de una respuesta adecuada mediada por células.

**9. Métodos de control** –

 **A. *Medidas preventivas:***

Las medidas de control varían de una zona a otra, según los hábitos de los huéspedes mamíferos y de los flebótomos vectores. Cuando se conocen los hábitos de los insectos pueden aplicarse medidas de control, que incluyen:

1) Detección sistemática de los casos y tratamiento rápido. Esta medida es válida e importante para todas las formas de leishmaniasis, para evitar que surjan lesiones de las mucosas en la forma del Nuevo Mundo, y la "leishmaniasis recidivante" del Viejo Mundo, especialmente cuando los seres humanos son el reservorio más importante o el único.

2) Aplicación periódica de insecticidas de acción residual. Los flebótomos tienen un radio de vuelo relativamente corto y son muy susceptibles al rociamiento sistemático con insecticidas de acción residual. El rociamiento debe abarcar el exterior y el interior de puertas y otras aberturas, si la transmisión se produce en las viviendas. El rociamiento debe abarcar los posibles criaderos de flebótomos del Viejo Mundo, tales como muros de piedra, albergues de animales y basureros.

La exclusión de los vectores por medio de telas metálicas requiere el uso de material de malla fina (de 10 a 12 orificios por centímetro lineal o de 25 a 30 orificios por pulgada lineal, con orificios de un tamaño que no exceda de 0,89 mm o 0,035 pulgadas). Están en fase de investigación los mosquiteros impregnados de insecticidas.

3) Eliminación de basureros y otros sitios que sirvan de criaderos de flebótomos del Viejo Mundo.

4) Exterminio de los jerbos (y sus madrigueras) identificados como reservorios en zonas locales, por penetración profunda del arado y arrancamiento de quenopodiáceas. Control de perros en zonas específicas.

5) En el Nuevo Mundo, evítese penetrar en las zonas muy boscosas e infestadas de flebótomos, especialmente después del atardecer; utilícense repelentes de insectos y ropas protectoras, si la exposición a los flebótomos es inevitable.

6) Aplicar medidas ambientales y silvícolas apropiadas (desforestación, si es posible).

**B. Control del paciente, de los contactos y del ambiente inmediato:**

1) Notificación a la autoridad local de salud: de ordinario no se justifica la notificación oficial, Clase 5 (véase Notificación de Enfermedades Transmisibles).

2) Aislamiento: ninguno. Solo tiene utilidad teórica.

3) Desinfección concurrente: ninguna.

4) Cuarentena: ninguna.

5) Inmunización de los contactos: ninguna.

6) Investigación de los contactos y de la fuente de infección: debe identificarse el ciclo de transmisión local e interrumpirlo de la manera más práctica posible.

7) Tratamiento específico: principalmente con compuestos de antimonio pentavalentes, como estibogluconato de sodio (Pentostam®), que en los Estados Unidos se obtiene de los Centros para el Control y la Prevención de Enfermedades, Atlanta, Georgia; en América del Sur y en otras partes se utiliza el antimoniato de meglumina (Glucantime®). La pentamidina se utiliza como fármaco de segunda línea contra la leishmaniasis cutánea. Los imidazoles, como el ketoconazol y el itraconazol, pueden tener actividad moderada contra algunas especies de *Leishmania*. La amfotericina B (Fungizone®) puede ser necesaria en la forma mucosa de América del Sur, cuando la enfermedad no mejora con los antimónicos. Aunque con algunas cepas se observa curación espontánea de las lesiones cutáneas simples, las infecciones adquiridas en las regiones geográficas donde es común la enfermedad de las mucosas deben ser tratadas en forma rápida.

**C. Medidas en caso de epidemia:** en las zonas de alta incidencia debe hacerse todo lo posible por controlar la enfermedad aportando los medios diagnósticos y tomando las medidas apropiadas contra los flebótomos y los huéspedes mamíferos reservorios.

**D. Repercusiones en caso de desastre:** ninguna.

**E. Medidas internacionales:** Centros Colaboradores de la OMS.

## II. LESHMANIASIS VISCERAL      CIE-9 085.0; CIE-10 B55.0
(Kala-azar)

**1. Descripción** – Enfermedad crónica generalizada causada por protozoos intracelulares del género *Leishmania*. Se caracteriza por fiebre, hepatosplenomegalia, linfadenopatía, anemia, leucopenia, trombocitopenia, y emaciación y debilidad progresivas. El cuadro clínico manifiesto, si no es tratado, por lo común culmina en la muerte. La fiebre tiene comienzo gradual o repentino, es persistente e irregular, a menudo con dos exacerbaciones al día; después se alternan períodos de apirexia y fiebre baja. Las lesiones dérmicas después de kala-azar pueden surgir después de la curación aparente de la enfermedad sistémica.

El diagnóstico se hace preferentemente por cultivo del microorganismo en material de biopsia o aspirado, o por demostración de los amastigotes intracelulares (cuerpos de Leishman-Donovan) en frotis teñidos de material de médula ósea, bazo, hígado, ganglios linfáticos o sangre. Por medio de la reacción en cadena de la polimerasa, es posible detectar un macrófago infectado por leishmania en 8 ml de sangre periférica (véase la Sección I, en párrafos anteriores).

**2. Agentes infecciosos** – En forma típica, pero no exclusiva, *Leishmania donovani, L. infantum, L. tropica* y *L. chagasi*.

**3. Distribución** – Enfermedad propia de las zonas rurales de algunas regiones tropicales y subtropicales que se presenta en focos en la India, Bangladesh, Pakistán, China, regiones meridionales de la antigua Unión Soviética, el Oriente Medio (incluida Turquía), la cuenca del Mediterráneo, México, América Central y del Sur (principalmente Brasil) y en el Sudán, Kenya, Etiopía y partes de la sabana subsahariana en África. En muchas zonas afectadas, por lo común aparece en la forma de casos aislados entre los lactantes, niños y adolescentes, pero en ocasiones presenta olas epidémicas. El empleo de insecticidas antipalúdicos modifica la incidencia. En los lugares donde la población canina se ha reducido drásticamente, la frecuencia de la enfermedad en los seres humanos también ha disminuido.

**4. Reservorio** – Entre los reservorios conocidos y supuestos se encuentran los seres humanos, los cánidos salvajes y los perros domésticos. Los seres humanos son el único reservorio conocido en la India, Nepal y Bangladesh.

**5. Modo de transmisión** – Por la picadura de flebótomos infectantes (véase la Sección I, 5, en párrafos anteriores).

**6. Período de incubación** – Por lo regular es de dos a seis meses con límites de 10 días a varios años.

**7. Período de transmisibilidad** – No suele transmitirse de una persona a otra, pero es infectante para los flebótomos mientras los parásitos persistan en la sangre circulante o en la piel del mamífero que es el reservorio huésped. La infectividad para los flebótomos persiste inclusive después del restablecimiento clínico de los pacientes.

**8. Susceptibilidad y resistencia** – La susceptibilidad es general. Al parecer el kala-azar induce inmunidad homóloga de larga duración. Existen bastantes pruebas de que las infecciones asintomáticas y subclínicas son frecuentes, y de que la malnutrición predispone a la enfermedad clínica y a la activación de infecciones no manifiestas. La enfermedad sintomática se observa entre pacientes de sida, quizás como reactivación de infecciones latentes.

**9. Métodos de control** –

A. *Medidas preventivas:* véase la Sección I, 9A, en párrafos anteriores. En zonas escogidas, eliminación del reservorio canino doméstico.

B. *Control del paciente, de los contactos y del ambiente inmediato:*
1) Notificación a la autoridad local de salud: debe hacerse en zonas endémicas seleccionadas, Clase 3B (véase Notificación de Enfermedades Transmisibles).
2) Aislamiento: precauciones con la sangre y líquidos corporales.
3) Desinfección concurrente: ninguna.
4) Cuarentena: ninguna.
5) Inmunización de los contactos: ninguna.
6) Investigación de los contactos y de la fuente de infección: por lo común, ninguna.
7) Tratamiento específico: son eficaces el estibogluconato de sodio (Pentostam®), que en los Estados Unidos se obtiene de los Centros para el Control y la Prevención de Enfermedades, Atlanta, Georgia, y el antimoniato de meglumina (Glucantime®). Los pacientes que no mejoren con los antimónicos pueden recibir amfotericina B o pentamidina, aunque estos medicamentos no se emplean sistemáticamente por su toxicidad. En algunas regiones como Kenya y la India, la enfermedad responde menos al tratamiento que en los países del Mediterráneo, por lo que se requiere de ciclos de tratamiento más largos que los utilizados típicamente.

C. *Medidas en caso de epidemia:* las medidas eficaces de control deben incluir el conocimiento del ciclo de transmisión y de las características ecológicas locales, seguido de la adopción de medidas prácticas para detener la propagación de la enfermedad.

**D. Repercusiones en caso de desastre:** ninguna.

**E. Medidas internacionales:** programas institucionales coordinados de control entre países vecinos donde la enfermedad es endémica. Centros Colaboradores de la OMS.

---

# LEPRA                                    CIE-9 030; CIE-10 A30
(Enfermedad de Hansen)

1. **Descripción** – Enfermedad bacteriana crónica de la piel, los nervios periféricos y, en la forma lepromatosa, las vías respiratorias superiores. Las manifestaciones varían en un espectro continuo que va desde la lepra lepromatosa hasta la tuberculoide, que constituyen los dos prototipos extremos. En la forma lepromatosa, los nódulos, las pápulas, las máculas y los infiltrados difusos son simétricos, bilaterales, numerosos y extensos; el ataque de la mucosa nasal puede causar costras, obstrucción de la respiración y epistaxis; la afección de los ojos comprende iritis y queratitis.

En la lepra tuberculoide, las lesiones cutáneas son únicas o escasas, con demarcación neta, anestésicas o hipestésicas y asimétricas bilaterales; el ataque de los nervios periféricos tiende a ser grave. La lepra limítrofe (o dimorfa) tiene características de los dos prototipos (lepromatosa y tuberculoide) y es más lábil, con tendencia a volverse lepromatosa en el paciente no tratado, y tuberculoide en el tratado. Una forma temprana de la enfermedad, la lepra indeterminada, se manifiesta por una mácula hipopigmentada con bordes poco precisos y, si no se emprende el tratamiento, puede evolucionar a las formas tuberculoide, limítrofe o lepromatosa. Las manifestaciones clínicas incluyen las "reacciones" de la lepra, que son episodios agudos adversos que han recibido los nombres de eritema nudoso de la lepra en los pacientes lepromatosos, y reacciones de inversión, en la lepra limítrofe.

El diagnóstico clínico se basa en el examen completo de la piel; se deben buscar signos de afección de los nervios periféricos (hipestesia, anestesia, parálisis, consunción muscular y úlceras tróficas) y palpar en forma bilateral los nervios periféricos (nervio cubital en el codo, nervio peroneo en la cabeza del peroné y la rama del nervio occipital mayor) en busca de agrandamiento y dolor al tacto. Las lesiones cutáneas se estudian para determinar la sensación (tacto ligero, pinchazo de alfiler y discriminación de la temperatura).

El diagnóstico diferencial incluye muchas enfermedades infiltrantes de la piel, como linfomas, lupus eritematoso, psoriasis, esclerodermia y neurofibromatosis. La leishmaniasis cutánea difusa, algunas micosis, el mixedema y la paquidermoperiostosis pueden asemejarse a la lepra lepromatosa, pero no se identifican en ellas bacilos acidorresistentes. Varios trastornos cutáneos como vitiligo, tiña versicolor, pitiriasis alba, discromía nutricional, nevos y cicatrices pueden remedar la lepra tuberculoide.

El diagnóstico de la lepra lepromatosa (la forma multibacilar) se corrobora decididamente al demostrar la presencia de bacilos acidorresistentes en frotis de piel hechos con el método de incisión y raspado; en la enfermedad tuberculoide (la forma paucibacilar) los bacilos pueden ser tan pocos que no se identifiquen. En la medida de lo posible, hay que enviar para biopsia, a un patólogo experto en el diagnóstico de lepra, un fragmento de piel limitado a la zona afectada. La afección de nervios con bacilos acidorresistentes es signo patognomónico de lepra.

**2. Agente infeccioso** – *Mycobacterium leprae.* El microorganismo no se ha desarrollado en medios bacteriológicos o cultivos celulares. Puede proliferar en la almohadilla plantar de los ratones a razón de $10^6$ por g de tejido; en las infecciones diseminadas, en el armadillo de nueve bandas prolifera a razón de $10^9$ a $10^{10}$ por gramo.

**3. Distribución** – La OMS estimó que la prevalencia mundial en 1997 era de 1,15 millones de pacientes. Las tasas de prevalencia de más de 5 por 1000 habitantes son comunes en las zonas rurales de las regiones tropicales y subtropicales; las condiciones socioeconómicas pueden ser más importantes que el propio clima. Las principales zonas endémicas se localizan en el sur y el sudeste de Asia, que incluye Filipinas, Indonesia, Papua Nueva Guinea, algunas islas del Pacífico, India, Bangladesh, Myanmar e Indonesia; África tropical y algunas zonas de América Latina. Las tasas notificadas en América van de menos de 0,1 a 14 por 10 000 habitantes.

Los casos nuevos diagnosticados en los Estados Unidos se han presentado principalmente en California, Florida, Hawai, Luisiana, Texas y la ciudad de Nueva York; también se han presentado en Puerto Rico. Casi todos los casos se manifiestan en inmigrantes y refugiados que adquirieron la enfermedad en sus países de origen; sin embargo, la enfermedad sigue siendo endémica en California, Hawai, Luisiana, Texas y Puerto Rico.

**4. Reservorio** – Los seres humanos son el único reservorio de importancia comprobada. En armadillos ferales de Louisiana y Texas se ha identificado una enfermedad natural idéntica a la lepra experimental de ese animal, y existen informes que sugieren que la enfermedad de los armadillos se ha transmitido naturalmente a los seres humanos. La lepra adquirida en forma natural se ha observado en un mono mangabey y en un chimpancé capturados en Nigeria y Sierra Leona, respectivamente.

**5. Modo de transmisión** – No se ha definido con claridad el modo exacto de transmisión, pero al parecer son importantes el contacto directo en el hogar y el contacto por largo tiempo. Por las secreciones nasales de los pacientes lepromatosos no tratados se dispersan diariamente millones de bacilos, y se ha demostrado que estos permanecen viables durante siete días, como mínimo, en las secreciones nasales secas. De las úlceras cutáneas en la forma lepromatosa se dispersan también gran número de bacilos. Los microorganismos tal vez penetran por las vías respiratorias superiores y posiblemente a través de la piel con soluciones de continuidad. Se supone que en los niños menores de 1 año, la transmisión es transplacentaria.

**6. Período de incubación** – Varía de 9 meses a 20 años, y el promedio es probablemente de unos 4 años para la lepra tuberculoide y el doble para la lepra lepromatosa. La enfermedad rara vez aparece en los niños menores de 3 años; sin embargo, se han identificado más de 50 casos en niños menores de 1 año, y el de menor edad tenía 2,5 meses.

**7. Período de transmisibilidad** – Las pruebas clínicas y de laboratorio sugieren que en la mayor parte de los casos la infecciosidad desaparece en el término de tres meses de tratamiento continuo y regular con dapsona (DDS) o clofazimina, o en el término de tres días de tratamiento con rifampicina.

**8. Susceptibilidad y resistencia** – La persistencia y la forma de la lepra dependen de la capacidad de desarrollar eficazmente inmunidad mediada por células. La prueba con lepromina comprende la inyección intradérmica de *M. leprae;* la presencia o ausencia de la induración a los 28 días recibe el nombre de reacción de Mitsuda. La reacción es negativa en la lepra lepromatosa, y es positiva en la tuberculoide y en una proporción de adultos normales. El método tiene muy escasa utilidad en la clasificación diagnóstica y como marcador de inmunidad protectora, razón por la cual el Comité de Expertos en Lepra de la OMS recomienda utilizar la lepromina solo con fines de investigación

La tasa de resultados positivos en la población general aumenta con la edad. Además, una elevada prevalencia de transformaciones linfocíticas específicas y la presencia de anticuerpos específicos contra *M. leprae* entre los contactos directos de los enfermos de lepra sugieren que la infección es frecuente; sin embargo, solo en una pequeña proporción de personas se manifiesta la enfermedad clínica.

**9. Métodos de control** – La disponibilidad de medicamentos eficaces para el tratamiento y la eliminación rápida de la infectividad, como la rifampicina, han cambiado la atención de los pacientes de lepra, que han pasado del aislamiento social, con la desesperanza que ello conllevaba, al tratamiento ambulatorio La hospitalización se reserva solo para tratar las reacciones, corregir quirúrgicamente las deformidades y tratar las úlceras resultantes de la anestesia de las extremidades.

**A. Medidas preventivas:**

1) Proporcionar educación para la salud que destaque la disponibilidad de múltiples medicamentos para el tratamiento, la ausencia de infecciosidad en los pacientes sometidos a tratamiento continuo y la prevención de incapacidades físicas y sociales.

2) Detectar los casos, en particular los de tipo multibacilar infeccioso, e instaurar el tratamiento temprano con fármacos múltiples, de manera ambulatoria regular.

3) En estudios de campo realizados en Uganda, India, Malawi, Myanmar y Papua Nueva Guinea, la aplicación profiláctica del *Bacillus Calmette-Guérin* (BCG), al parecer logró disminuir considerablemente la incidencia de lepra tuberculoide entre los contactos. En la India, un estudio señaló protección notable contra la lepra, pero no contra la tuberculosis. Otros estudios realizados en Myanmar y la India indicaron menor protección que en Uganda. Los estudios de quimioprofilaxis sugieren que con dapsona o acedapsona puede lograrse una protección aproximada de 50% contra la enfermedad, pero no se recomienda su uso, salvo que la supervisión sea minuciosa. La vacuna con BCG, en combinación con *M. leprae* muertos, al parecer no mejoró la protección lograda con BCG sola.

**B. Control del paciente, de los contactos y del ambiente inmediato:**

1) Notificación a la autoridad local de salud: la notificación de los casos es obligatoria en la mayoría de los estados de los Estados Unidos y países, y es recomendable en todos, Clase 2B (véase Notificación de Enfermedades Transmisibles).

2) Aislamiento: no se requiere en los casos de lepra tuberculoide; en los casos de lepra lepromatosa se debe aislar a los contactos hasta corroborar que se ha practicado tratamiento multimedicamentoso. La hospitalización a menudo está indicada durante el tratamiento de las reacciones. No se necesitan procedimientos especiales cuando se hospitaliza a los enfermos, pero en un hospital general a veces conviene un cuarto aislado, por razones estéticas o sociales. No están indicadas las restricciones en el trabajo ni en la asistencia a la escuela de los pacientes cuya enfermedad no se considere infecciosa.

3) Desinfección concurrente: de las secreciones nasales de los pacientes infecciosos. Limpieza terminal.

4) Cuarentena: ninguna.

5) Inmunización de los contactos: no se practica rutinariamente (véase 9A3, en párrafos anteriores).

6) Investigación de los contactos y de la fuente de infección: el examen inicial es más productivo, pero se recomienda el examen periódico de las personas que están en contacto estrecho con el paciente, tanto en el hogar como en otros lugares, a intervalos de 12 meses, por lo menos, durante cinco años después del último contacto con el caso infeccioso.

7) Tratamiento específico: dada la prevalencia extensa de la resistencia a la dapsona y la aparición de resistencia a la rifampicina, es esencial que se combinen los regímenes quimioterapéuticos. El esquema mínimo recomendado por la OMS para la lepra multibacilar comprende 600 mg de rifampicina una vez al mes; 100 mg de dapsona (DDS) al día, y 300 mg de clofazimina una vez al mes, junto con 50 mg al día. La administración mensual de rifampicina y clofazimina se hará bajo supervisión. El Comité de Expertos en Lepra de la OMS, ha dictaminado que la duración mínima del tratamiento contra la lepra multibacilar se puede acortar a 12 meses, en vez de los 24 meses recomendados anteriormente. El tratamiento debe continuar por mayor tiempo, según sea necesario, hasta que los frotis de material cutáneo sean negativos. En la forma paucibacilar temprana de la lepra (tuberculoide), o en personas con una sola lesión cutánea, basta una sola dosis de varios fármacos (600 mg de rifampicina, 400 mg de ofloxacino y 100 mg de minociclina). En las personas con lepra paucibacilar que tienen varias lesiones en la piel, hay que seguir durante seis meses el régimen recomendado: 600 mg de rifampicina una vez al mes (bajo supervisión) y 100 mg de dapsona diariamente. Se debe vigilar a los pacientes en tratamiento en busca de efectos adversos de los medicamentos, reacciones leproides y aparición de úlceras tróficas. En algunos casos las complicaciones obligan al tratamiento en un centro de referencia.

C. *Medidas en caso de epidemia:* no son aplicables.

D. *Repercusiones en caso de desastre:* cualquier interrupción de los planes de tratamiento es grave. Durante las guerras, a menudo se ha descuidado el diagnóstico y el tratamiento de los enfermos de lepra.

E. *Medidas internacionales:* los controles internacionales deben limitarse solamente a los casos infecciosos no tratados. Centros Colaboradores de la OMS.

# LEPTOSPIROSIS · CIE-9 100; CIE-10 A27

(Enfermedad de Weil, fiebre canícola, ictericia espiroquética [hemorrágica], fiebre del cieno, leptospirosis porcina)

1. **Descripción** – Grupo de enfermedades bacterianas zoonóticas con manifestaciones variables. El cuadro frecuente incluye fiebre de comienzo repentino, cefalalgia, escalofríos, mialgia intensa (en las pantorrillas y en los muslos) y sufusión de las conjuntivas. Otras manifestaciones que pueden coexistir son fiebre difásica, meningitis, erupciones (exantema del paladar), anemia hemolítica, hemorragia en la piel y en las mucosas, insuficiencia hepatorrenal, ictericia, confusión y depresión mentales, miocarditis y afección de los pulmones, con o sin hemoptisis. En las zonas donde la leptospirosis es endémica, la mayor parte de las infecciones no se manifiestan por signos clínicos o son demasiado leves como para diagnosticarse de manera definitiva.

La leptospirosis a veces se diagnostica erróneamente como meningitis, encefalitis o influenza, y las pruebas serológicas de la infección leptospirósica se advierten en 10% de los casos con meningitis y encefalitis por lo demás no diagnosticadas. La enfermedad clínica dura de unos pocos días a tres semanas o más. En términos generales muestra dos fases: la leptospirémica o febril, seguida de la convalecencia o fase inmune. El restablecimiento de los casos no tratados puede durar varios meses. Las infecciones pueden ser asintomáticas. La gravedad depende de las serovariedades infectantes. La tasa de letalidad es baja, pero aumenta conforme avanza la edad y puede llegar a 20% o más en los pacientes con ictericia y lesión renal que no hayan sido tratados con diálisis renal; la muerte sobreviene principalmente por insuficiencia hepatorrenal, anormalidades vasculares con hemorragia, síndrome de dificultad respiratoria del adulto o arritmias por miocarditis.

Los tipos de leptospiras tienden a aparecer en sitios diferentes, de tal manera que en las pruebas serológicas se utiliza un conjunto de leptospiras prevalecientes en la localidad. Las dificultades para el diagnóstico han entorpecido la lucha contra la enfermedad en diversas situaciones, y han hecho que se agrave su intensidad y aumente su tasa de mortalidad. El diagnóstico se confirma por la elevación de los títulos en pruebas serológicas específicas, como la de aglutinación microscópica, y por el aislamiento de leptospiras en la sangre (en los primeros siete días) o en el líquido cefalorraquídeo (del cuarto al décimo día) durante la fase aguda de la enfermedad, y de la orina después del décimo día, en medios especiales. La inoculación de cobayos, cricetos o jerbos de corta edad suele arrojar resultados positivos. También se utilizan las técnicas de inmunofluorescencia y ELISA para detectar las leptospiras en las muestras clínicas y de necropsia.

2. **Agente infeccioso** – Las leptospiras, que son miembros de la orden Spirochaetales. Las leptospiras patógenas pertenecen a la especie *Leptospira interrogans,* que se ha subdividido en serovariedades. Se han identificado más de 200 serovariedades que pertenecen a unos 23 serogrupos, sobre la base de similitudes serológicas. Se siguen haciendo cambios importantes en la nomenclatura de las leptospiras, de acuerdo con la afinidad de ADN. Las serovariedades más identificadas en los Estados Unidos son *icterohaemorrhagiae, canicola, autumnalis, hebdomidis, australis* y *pomona*. En el Reino Unido, Nueva Zelandia y Australia se ha observado predominantemente la infección por *L. interrogans* serovariedad *hardjo* entre personas que están en contacto con ganado infectado.

3. **Distribución** – Mundial; se presenta en las zonas urbanas y rurales, desarrolladas y en desarrollo, excepto en las regiones polares. Constituye un riesgo ocupacional de los trabajadores de arrozales y de campos de caña de azúcar, granjeros, trabajadores de alcantarillados, mineros, veterinarios, criadores de animales, trabajadores de rastros, trabajadores de vaquerías y de establecimientos piscícolas, y militares; se presentan brotes entre las personas expuestas a masas de agua dulce de ríos, corrientes, canales o lagos contaminadas por orina de animales domésticos y salvajes, y a la orina y a los tejidos de animales infectados. Es un peligro para los bañistas, deportistas y personas que acampan al aire libre en zonas infectadas. La enfermedad afecta predominantemente a los hombres y se relaciona con la ocupación. Al parecer su frecuencia está aumentando entre niños urbanos. En Nicaragua, un brote importante que hubo en 1995 causó enorme mortalidad. En 1997 y 1998 se identificaron brotes en la India, Singapur, Tailandia y Kazajstán.

4. **Reservorio** – Animales salvajes y domésticos; las serovariedades varían con el animal afectado. Los casos notables son las ratas (*icterohaemorrhagiae*), los cerdos (*pomona*), el ganado bovino (*hardjo*), los perros (*canicola*) y los mapaches (*autumnalis*). En los Estados Unidos, los cerdos parecen ser el reservorio de la serovariedad *bratislava;* en Europa también lo son los tejones. Otros huéspedes animales con estados de portador muy breves incluyen roedores ferales, ciervos, ardillas, zorros, mofetas, mapaches, zarigüeyas y mamíferos marinos (lobos marinos) Las serovariedades que infectan a los reptiles y anfibios (ranas) al parecer no infectan al ser humano, pero se han observado casos sospechosos en Barbados y Trinidad. En los animales portadores aparece una infección asintomática en los túbulos renales, y la leptospiruria persiste por largo tiempo o, especialmente en las especies que actúan como reservorios, durante toda la vida.

**5. Modo de transmisión** – Contacto de la piel, especialmente si está excoriada, o de las membranas mucosas, con agua, tierra húmeda o vegetación contaminadas (en especial caña de azúcar) con la orina de animales infectados, como ocurre al nadar, por la inmersión accidental o por excoriaciones ocupacionales; contacto directo con la orina o los tejidos de animales infectados; a veces por la ingestión de alimentos contaminados con orina de ratas infectadas y, una que otra vez, por inhalación de gotitas en aerosol de líquidos contaminados.

**6. Período de incubación** – Por lo general 10 días, con límites de 4 a 19 días.

**7. Período de transmisibilidad** – Es rara la transmisión directa de una persona a otra. Las leptospiras pueden excretarse con la orina durante un mes, pero en los seres humanos y otros animales se ha observado leptospiruria incluso hasta 11 meses después de la enfermedad aguda.

**8. Susceptibilidad y resistencia** – La susceptibilidad humana es general; la inmunidad a una serovariedad específica surge después de la infección o, a veces, de la inmunización, pero quizá no proteja contra la infección por otra serovariedad.

**9. Métodos de control** –

*A. Medidas preventivas:*

1) Educar a la población respecto a los modos de transmisión y a la necesidad de que se evite nadar o vadear en aguas que pueden estar contaminadas, y de utilizar medios de protección adecuados, si el trabajo obliga a dicha exposición.

2) Proteger, por medio de botas, guantes y delantales, a los trabajadores expuestos por su ocupación al riesgo de leptospirosis.

3) Identificar las aguas y los suelos que puedan estar contaminados y, de ser posible, proceder al drenaje de esas aguas.

4) Controlar a los roedores en las viviendas, especialmente las rurales y las que se usan con fines recreativos. Se quemarán los campos de caña de azúcar antes de la cosecha.

5) Segregar a los animales domésticos infectados y proteger las zonas de vivienda, trabajo y recreo contra la contaminación proveniente de la orina de animales infectados.

6) La inmunización de los animales domésticos y de granja evita la enfermedad, pero no necesariamente la infección ni la dispersión de los microorganismos con la orina. La vacuna debe estar preparada con las especies de leptospiras que predominan en la localidad.

7) La inmunización de las personas en riesgo de exposiciones ocupacionales a serovariedades específicas se ha llevado a cabo en Japón, China, Italia, España, Francia e Israel.

8) En Panamá se ha demostrado que la doxiciclina es eficaz para prevenir la leptospirosis en personal militar expuesto, cuando se administra por vía oral una dosis de 200 mg a la semana durante los períodos de exposición intensa.

**B. Control del paciente, de los contactos y del ambiente inmediato:**

1) Notificación a la autoridad local de salud. En muchos estados de los Estados Unidos y en gran número de países es obligatoria la notificación de los casos, Clase 2B (véase Notificación de Enfermedades Transmisibles).

2) Aislamiento: precauciones respecto a la sangre y a los líquidos corporales.

3) Desinfección concurrente: artículos contaminados con orina.

4) Cuarentena: ninguna.

5) Inmunización de los contactos: ninguna.

6) Investigación de los contactos y de la fuente de infección: investíguese la posibilidad de exposición a animales infectados y a aguas potencialmente contaminadas.

7) Tratamiento específico: las penicilinas, las cefalosporinas, la lincomicina y la eritromicina tienen actividad inhibitoria in vitro. En ensayos doblemente anónimos en que los testigos recibieron placebo, se ha demostrado que la doxiciclina y la penicilina G son eficaces; la penicilina G y la amoxicilina fueron eficaces incluso después de haber transcurrido siete días de la enfermedad. Es esencial emprender lo antes posible el tratamiento específico en forma rápida.

**C. Medidas en caso de epidemia:** se deben buscar las fuentes de infección tales como las piscinas u otras masas de agua contaminadas; se eliminará de ellas la contaminación o se prohibirá su uso. Hay que investigar fuentes industriales u ocupacionales de la infección, inclusive el contacto directo con animales.

**D. Repercusiones en caso de desastre:** puede surgir un problema después de la inundación de algunas zonas por una capa de agua freática alta.

**E. Medidas internacionales:** Centros Colaboradores de la OMS.

# LINFOGRANULOMA VENÉREO    CIE-9 099.1; CIE-10 A55
(Linfogranuloma inguinal, bubón climático o tropical, LGV)

**1. Descripción** – Infección de transmisión sexual por clamidias que comienza con una pequeña erosión evanescente e indolora, una pápula, un nódulo o una lesión herpetiforme en el pene o en la vulva, a menudo inadvertida. Los ganglios linfáticos regionales muestran supuración, seguida por extensión del proceso inflamatorio a los tejidos contiguos. En el hombre se observan bubones inguinales que pueden adherirse a la piel, mostrar fluctuación y culminar con la formación de fístulas. En la mujer el ataque de los ganglios inguinales es menor; la afección se localiza principalmente en los ganglios pelvianos, con extensión al recto y al tabique rectovaginal, de lo cual surge proctitis, estenosis del recto y fístulas. La proctitis puede ser consecuencia del coito rectal; el LGV es causa muy común de la proctitis intensa en los hombres homosexuales. En uno u otro sexo puede haber elefantiasis de los genitales. Por lo común se presentan fiebre, escalofríos, cefalalgia, artralgias y anorexia. La evolución de la enfermedad suele ser prolongada y producir gran incapacidad, pero por lo regular no es una infección mortal. En raras ocasiones se observa sepsis generalizada, con artritis y meningitis.

El diagnóstico se hace por la demostración de las clamidias por inmunofluorescencia, enzimoinmunoanálisis, sondas de ADN, reacción en cadena de la polimerasa, cultivo del material obtenido por aspiración del bubón, o por pruebas serológicas de microinmunofluorescencia específica. La medición de la fijación del complemento tiene utilidad diagnóstica si se advierte un incremento al cuádruple o un título aislado de 1:64 o más. El resultado negativo de la prueba de fijación del complemento descarta el diagnóstico.

**2. Agente infeccioso** – *Chlamydia trachomatis*, de inmunotipos L-1, L-2 y L-3; guarda relación con los microorganismos del tracoma y de las infecciones oculogenitales por clamidias.

**3. Distribución** – Mundial, en especial en las zonas tropicales y subtropicales; es mucho más común de lo que generalmente se pensaba. Es endémica en Asia y África, particularmente en los estratos socioeconómicos bajos. La incidencia por edad corresponde a la actividad sexual. El granuloma se diagnostica menos comúnmente en las mujeres, quizá por la frecuencia de infecciones asintomáticas en ellas; sin embargo, las diferencias entre los sexos no son importantes en los países con alta endemicidad. La enfermedad afecta a todas las razas. En los climas templados ataca de modo predominante a los hombres homosexuales.

**4. Reservorio** – Los seres humanos y a menudo las personas asintomáticas (en particular las mujeres).

**5. Modo de transmisión** – Por contacto directo con las lesiones abiertas de personas infectadas, por lo regular durante el acto sexual.

**6. Período de incubación** – Es variable, con límites de 3 a 30 días para la lesión primaria; si el bubón es la primera manifestación, de 10 a 30 días y hasta varios meses.

**7. Período de transmisibilidad** – Variable, de semanas a años, mientras existan lesiones activas.

**8. Susceptibilidad y resistencia** – La susceptibilidad es general; no se ha precisado el estado de resistencia natural o adquirida.

**9. Métodos de control** –

    A. *Medidas preventivas:* con excepción de las específicas contra la sífilis, las medidas preventivas son las mismas que se aplican en las enfermedades de transmisión sexual. Véase Sífilis, 9A, y Granuloma inguinal, 9A.

    B. *Control del paciente, de los contactos y del ambiente inmediato:*
      1) Notificación a la autoridad local de salud: es una enfermedad de notificación obligatoria en zonas endémicas específicas, y no lo es en muchos países, Clase 3B (véase Notificación de Enfermedades Transmisibles).
      2) Aislamiento: ninguno. Deben evitarse las relaciones sexuales hasta que cicatricen las lesiones.
      3) Desinfección concurrente: ninguna. Eliminación cuidadosa de los exudados de las lesiones y de los objetos contaminados con ellos.
      4) Cuarentena: ninguna.
      5) Inmunización de los contactos: no es aplicable; tratamiento rápido cuando se identifique o haya sospecha clínica de la infección.
      6) Investigación de los contactos y de la fuente de infección: búsqueda de los contactos sexuales infectados. Los contactos recientes de los casos activos confirmados deben ser sometidos a tratamiento específico.
      7) Tratamiento específico: la tetraciclina y la doxiciclina son eficaces en todas las etapas, incluso la de bubones y la de lesiones ulceradas; se deben administrar por vía oral durante dos semanas, por lo menos. Si la tetraciclina está contraindicada, puede recurrirse a la eritromicina o a las sulfonamidas. No se deben cortar los bubones; el drenaje se hace por aspiración a través de tejido sano.

    C. *Medidas en caso de epidemia:* no son aplicables.

    D. *Repercusiones en caso de desastre:* ninguna.

    E. *Medidas internacionales:* véase Sífilis, 9E.

## LISTERIOSIS                    CIE-9 027.0; CIE-10 A32

1. **Descripción** – Enfermedad bacteriana que por lo común se manifiesta como meningoencefalitis, septicemia o ambos cuadros, en recién nacidos y adultos, y por fiebre y aborto en las mujeres embarazadas. Las personas expuestas al mayor riesgo comprenden los recién nacidos, ancianos, individuos con deficiencias inmunitarias y también las mujeres embarazadas. La meningoencefalitis (rara en la embarazada) puede comenzar en forma repentina con fiebre, cefalea intensa, náusea, vómitos y signos de irritación meníngea, o puede ser subaguda, particularmente en el huésped con deficiencias inmunitarias o en el anciano. En los comienzos pueden aparecer delirio y coma; a veces hay colapso y choque. A veces también se observan endocarditis, lesiones granulomatosas en el hígado y otros órganos, abscesos internos o externos localizados y, en raras ocasiones, lesiones cutáneas pustulosas o papulares.

El huésped normal que se contagia de listeriosis puede mostrar solamente un cuadro febril leve y agudo, pero la mujer embarazada puede contagiar la infección al feto. Los niños pueden nacer muertos, nacer con septicemia o mostrar meningitis en el período neonatal, aunque la madre no haya mostrado síntomas en el parto. El curso del posparto de la madre por lo común es normal, pero la tasa de letalidad es de 30% en los recién nacidos, y de casi 50% cuando el cuadro comienza en el término de los primeros cuatro días de vida. En una epidemia reciente, la tasa global de letalidad entre mujeres adultas no embarazadas fue de 35%; de ese grupo, 11% tenía menos de 40 años y 63% más de 60 años de edad.

El diagnóstico se confirma por el aislamiento del agente infeccioso del líquido cefalorraquídeo, sangre, líquido amniótico, placenta, meconio, loquios, material de lavado gástrico y de otros sitios de infección. *Listeria monocytogenes* puede aislarse fácilmente de sitios que por lo común son estériles, en los medios más usados de cultivo, y es necesario diferenciarla de otros bacilos grampositivos, en particular los difteroides. La identificación del microorganismo en muestras contaminadas es más frecuente si se usan los mejores medios enriquecidos y selectivos con que se cuenta. El examen microscópico del líquido cefalorraquídeo o del meconio permite el diagnóstico presuntivo; las pruebas serológicas son poco fiables.

2. **Agente infeccioso** – *Listeria monocytogenes,* una bacteria grampositiva de forma bacilar; las infecciones humanas son causadas con mayor frecuencia por las serovariedades I/2a, I/2b y 4b.

3. **Distribución** – Es una infección que pocas veces se diagnostica; en los Estados Unidos la incidencia de casos que requieren hospitalización es de aproximadamente 1 por 200 000 habitantes. En general se manifiesta de manera esporádica; sin embargo, en años recientes

se han identificado varios brotes en todas las estaciones del año. Cerca de 30% de los casos clínicos surgen en las tres primeras semanas de vida; en las mujeres adultas no embarazadas, la infección aparece especialmente después de los 40 años de edad. Se han notificado casos nosocomiales. En todas las edades se producen infecciones asintomáticas, aunque solo son de importancia durante el embarazo. La mujer puede abortar en cualquier momento del embarazo, pero principalmente en la segunda mitad. La infección perinatal se adquiere en el último trimestre

**4. Reservorio** – El principal reservorio del microorganismo lo constituyen el suelo, el forraje, el agua, el lodo y los ensilajes (granos, semillas). Al empleo estacional de los ensilajes como pienso, a menudo sigue una mayor incidencia de listeriosis en los animales. Otros reservorios son los mamíferos infectados, domésticos y salvajes, las aves de corral y las personas. El estado de portador fecal asintomático es común en el ser humano (hasta 10%) y ha sido mucho más frecuente en trabajadores de rastros y en personal de laboratorio que manipula cultivos de *Listeria monocytogenes*. Los quesos elaborados con leche no pasteurizada (blandos) pueden facilitar la proliferación de *Listeria* durante su maduración y han causado brotes de la enfermedad. A diferencia de muchos otros microorganismos patógenos que son transmitidos por los alimentos, *Listeria* tiende a multiplicarse en los alimentos refrigerados que están contaminados.

**5. Modo de transmisión** – Se han notificado brotes de listeriosis después de la ingestión de leche cruda o contaminada y quesos no pasteurizados (blandos), y de vegetales contaminados y alimentos preparados (como el paté). Una proporción importante de casos esporádicos quizá se deba a transmisión por alimentos. Pueden presentarse lesiones papulares en las manos y en los brazos por contacto directo con el material infectante.

En las infecciones neonatales, el microorganismo se transmite de la madre al feto en el útero o durante el paso por el conducto infectado del parto. Rara vez se han producido epidemias en salas cuna, atribuidas al uso de equipo y materiales contaminados.

**6. Período de incubación** – Es variable; los brotes han surgido de 3 a 70 días después de exposiciones aisladas a un producto sospechoso. Se calcula que la mediana del período de incubación es de tres semanas.

**7. Período de transmisibilidad** – Las madres de los recién nacidos infectados pueden dispersar el agente infeccioso con las secreciones vaginales y la orina de 7 a 10 días después del parto, y rara vez por más tiempo. A pesar de ello, las personas infectadas pueden excretar los microorganismos en las heces durante varios meses.

**8. Susceptibilidad y resistencia** – Los fetos y los recién nacidos son muy susceptibles. Los niños y los adultos jóvenes generalmente son resistentes, pero los mayores de 40 años de edad lo son en menor grado, en particular las personas inmunodeficientes y los ancianos. La enfermedad suele sobreañadirse a otros trastornos debilitantes como el cáncer, el trasplante de órganos, la diabetes y el sida. Hay pocos datos de inmunidad adquirida, incluso después de infección grave y duradera.

**9. Métodos de control** –

**A. *Medidas preventivas:***

1) Las mujeres embarazadas y las personas con deficiencias inmunitarias no deben consumir quesos blandos como el Brie, Camembert y otros quesos frescos al estilo mexicano. Deben cocinar hasta que hiervan los sobrantes de alimento u otros comestibles como salchichas. Tampoco deben consumir carnes frías y embutidos, y su alimentación incluirá carnes perfectamente cocidas y productos hechos con leche pasteurizada. Deben evitar el contacto con materiales que puedan ser infectantes, como los fetos abortados de animales de granja.

2) Garantizar que todos los alimentos de origen animal sean inocuos. En la medida de lo posible habrá que pasteurizar todos los productos lácteos. Los quesos blandos deben someterse a radiación después de su maduración; de lo contrario se hará vigilancia microbiológica de los productos lácteos no pasteurizados, como los quesos blandos, por medio de cultivos en busca de *Listeria.*

3) Es necesario retirar del mercado alimentos preparados y contaminados por *Listeria monocytogenes* (por ejemplo, durante la vigilancia bacteriológica sistemática).

4) Se deben lavar las hortalizas crudas de la mejor manera posible, antes de consumirlas.

5) Hay que cocer perfectamente los alimentos crudos de origen animal, como las carnes de res, cerdo o aves de corral.

6) Se lavarán minuciosamente las manos, los cuchillos y las tablas de picar o cortar, después de manipular alimentos crudos.

7) No conviene usar estiércol no tratado para fertilizar productos hortenses.

8) Los veterinarios y los granjeros deben tomar precauciones adecuadas al manipular fetos abortados y animales enfermos o muertos, especialmente ovejas que hayan muerto de encefalitis.

**B. *Control del paciente, de los contactos y del ambiente inmediato:***

1) Notificación a la autoridad local de salud: en muchos estados de los Estados Unidos y en algunos países es

obligatoria la notificación de los casos, Clase 2B; en otros países se exige la notificación especial de grupos de casos, Clase 4 (véase Notificación de Enfermedades Transmisibles).

2) Aislamiento: precauciones entéricas.

3) Desinfección concurrente: ninguna.

4) Cuarentena: ninguna.

5) Inmunización de los contactos: ninguna.

6) Investigación de los contactos y de la fuente de infección: deben analizarse frecuentemente los datos sobre la vigilancia, en busca de posibles grupos de casos. Todo grupo sospechoso debe ser estudiado para identificar la exposición a una fuente común.

7) Tratamiento específico: la penicilina o la ampicilina solas o combinadas con aminoglucósidos. En los pacientes alérgicos a la penicilina se prefiere usar trimetoprima-sulfametoxazol o eritromicina. Las cefalosporinas, incluso las de tercera generación, no son eficaces para el tratamiento de la listeriosis clínica. En fecha reciente se ha observado resistencia del microorganismo a la tetraciclina. Se debe hacer tinción de Gram del meconio de todos los recién nacidos en que se sospeche la infección, en busca de bacterias grampositivas cortas de forma bacilar parecidas a *L. monocytogenes*. Si se encuentran, habrá que administrar antibióticos profilácticos como precaución.

C. *Medidas en caso de epidemia:* investigar los brotes para saber si existe una fuente común de infección, y prevenir las nuevas exposiciones a ella.

D. *Repercusiones en caso de desastre:* ninguna.

E. *Medidas internacionales:* ninguna.

---

# LOAIASIS                    CIE-9 125.2; CIE-10 B74.3

(Infección por Loa loa, filariasis ocular de África, tumefacción de Calabar)

1. **Descripción** – Enfermedad crónica causada por filarias, que se caracteriza por la migración del gusano adulto a través de los tejidos

subcutáneos o más profundos del cuerpo, causando hinchazones transitorias de varios centímetros de diámetro en cualquier parte del organismo. Las hinchazones pueden ser antecedidas por dolor localizado acompañado de prurito. Un síntoma importante es el prurito en los brazos, el tórax, la cara y los hombros. Entre los nombres locales están los de "edemas fugitivos" y "tumefacción de Calabar". La migración debajo de las conjuntivas bulbares puede acompañarse de dolor y edema. A veces surgen reacciones alérgicas como urticaria gigante y fiebre.

Las infecciones por otras filarias como *Wuchereria bancrofti, Onchocerca volvulus, Mansonella (Dipetalonema) perstans* y *M. streptocerca* son comunes en áreas en que *Loa loa* es endémica, razón por la que deben incluirse en el diagnóstico diferencial.

Las larvas (microfilarias) permanecen en la sangre periférica durante el día, y su presencia se puede demostrar en frotis de gota gruesa de sangre teñidos, en sedimento de sangre lacada teñido o por filtración en membranas. La eosinofilia es frecuente. En la sangre de personas con infección oculta, es posible detectar ADN específico de *Loa loa*. El antecedente de haber viajado es esencial para el diagnóstico.

**2. Agente infeccioso** – *Loa loa*, un nematodo filárido.

**3. Distribución** – Difundida ampliamente en las zonas lluviosas y boscosas de África, especialmente en África central. En la cuenca del río Congo están infectados hasta 90% de los habitantes indígenas de algunas aldeas.

**4. Reservorio** – Los seres humanos.

**5. Modo de transmisión** – Se transmite por moscas de los ciervos del género *Chrysops. Chrysops dimidiata, C. silacea* y otras especies ingieren sangre que contiene las microfilarias; las larvas se desarrollan hasta llegar a la etapa infectante en un lapso de 10 a 12 días en el insecto, emigran a la probóscide y pasan al huésped humano por la picadura de la mosca infectante.

**6. Período de incubación** – Por lo regular los síntomas surgen varios años después de la infección, pero pueden presentarse incluso a los cuatro meses. Las microfilarias pueden aparecer en la sangre periférica seis meses después de la infección.

**7. Período de transmisibilidad** – El gusano adulto puede persistir en el ser humano y generar microfilarias que pueden estar presentes en la sangre hasta por 17 años. En la mosca, la transmisibilidad dura de 10 a 12 días después de su infección, hasta que todas las larvas infectantes hayan emigrado o muera el insecto.

**8. Susceptibilidad y resistencia** – La susceptibilidad es universal; se producen infecciones repetidas y la inmunidad, si existe, no se ha demostrado.

9. **Métodos de control –**

A. *Medidas preventivas:*

1) Las medidas contra las larvas acuáticas de las moscas son eficaces, pero no han sido prácticas, dado que por lo regular las zonas húmedas y lodosas de los criaderos son muy extensas.

2) La dietiltoluamida (Deet®, Aután®) o el dimetilftalato aplicados a la piel descubierta son repelentes eficaces contra los insectos vectores.

3) Empleo de ropas protectoras (camisas de manga larga y pantalones largos).

4) En el caso de residentes temporales en zonas endémicas cuyo peligro de exposición es grande o duradero, una dosis semanal de dietilcarbamazina (300 mg) tiene utilidad profiláctica.

B. *Control del paciente, de los contactos y del ambiente inmediato:*

1) Notificación a la autoridad local de salud: generalmente no se exige la notificación oficial, Clase 5 (véase Notificación de Enfermedades Transmisibles).

2) Aislamiento: en la medida de lo posible, habrá que proteger a los pacientes con microfilaremia de las picaduras de moscas *Chrysops* para disminuir la transmisión.

3) Desinfección concurrente: ninguna.

4) Cuarentena: ninguna.

5) Inmunización de los contactos: ninguna.

6) Investigación de los contactos y de la fuente de infección: ninguna; es un problema de la comunidad.

7) Tratamiento específico: la dietilcarbamazina (DEC, Banocide®, Hetrazán®, Notezine®) elimina las microfilarias y puede matar al gusano adulto logrando así la curación. Sin embargo, durante el tratamiento suelen presentarse reacciones de hipersensibilidad (a veces graves), controlables con esteroides, antihistamínicos o ambos tipos de medicamentos. Si la microfilaremia es intensa (más de 2000 microfilarias por ml de sangre) existe el peligro de meningoencefalitis, y hay que comparar las ventajas del tratamiento con el riesgo de causar encefalopatía, que puede ser mortal; por tal motivo, el tratamiento con dietilcarbamazina debe individualizarse y emprenderse bajo estricta supervisión médica. La ivermectina (Mectizán®) también aminora la microfilaremia y sus efectos adversos son menos intensos que los de la DEC. El albendazol también ocasiona una disminución lenta de la microfilaremia y posiblemente destruya a los vermes adultos. Si es practicable, está indicada la extracción quirúrgica del

gusano adulto migratorio que está debajo de las conjuntivas bulbares. Se ha señalado la aparición de encefalopatía por *Loa loa* después de la administración de ivermectina contra la oncocercosis.

**C. Medidas en caso de epidemia:** no son aplicables.

**D. Repercusiones en caso de desastre:** ninguna.

**E. Medidas internacionales:** ninguna.

---

# MELIOIDOSIS
CIE-9 025; CIE-10 A24
(Enfermedad de Whitmore)

**1. Descripción** – Enfermedad bacteriana poco frecuente, que presenta gran variedad de formas clínicas que van desde una infección no manifiesta o la consolidación pulmonar asintomática hasta un cuadro de neumonitis necrosante con septicemia fulminante y mortal (o sin ella). El cuadro clínico puede remedar al de la fiebre tifoidea o, con mayor frecuencia, al de la tuberculosis, e incluye la formación de cavernas en los pulmones, empiema, abscesos crónicos y osteomielitis.

El diagnóstico depende del aislamiento del agente causal, cuya presencia se confirma por el incremento del título de anticuerpos en pruebas serológicas. Debe considerarse siempre la posibilidad de que exista melioidosis en el caso de cualquier enfermedad supurativa de origen no explicado, especialmente en las neumopatías con cavitaciones, en un paciente que vive en el Asia sudoriental o en otras zonas endémicas, o que volvió de ellas; la enfermedad puede manifestarse incluso 25 años después de la exposición al microorganismo causal.

**2. Agente infeccioso** – *Pseudomonas pseudomallei,* el bacilo de Whitmore.

**3. Distribución** – El cuadro clínico es poco común y suele presentarse en personas que tienen excoriaciones, laceraciones o quemaduras de la piel y que han estado en contacto directo con tierra y agua superficial contaminadas. Puede surgir como complicación de una herida abierta o después de la aspiración de agua. Se han registrado casos en el Asia sudoriental (Myanmar, Tailandia, Malasia, Indonesia y Viet Nam), las Filipinas, Irán, Turquía, el nordeste de Australia, Papua Nueva Guinea, Guam, Burkina Faso (Alto Volta), Côte d'Ivoire, Sri Lanka, Madagascar, Brasil, Ecuador, Panamá, México, Haití, El Salvador, Puerto Rico y Aruba, aunque no se limitan a tales sitios. En algunas de esas zonas, de 5 a 20% de los trabajadores agrícolas tienen anticuerpos demostrables, pero carecen del antecedente de enfermedad clínica manifiesta; en Tailandia se la considera una enfermedad de los cultivadores de arroz.

**4. Reservorio** – El agente patógeno es saprófito en algunos suelos y aguas. Puede infectar a algunos animales, tales como ovejas, cabras, caballos, cerdos, monos y roedores (y a diversos animales y aves en zoológicos). No hay pruebas de que sean reservorios importantes, excepto porque transfieren el agente infeccioso a nuevos focos.

**5. Modo de transmisión** – Por lo general, por contacto con tierra o agua contaminadas, a través de heridas abiertas o no manifiestas de la piel, por aspiración o ingestión de agua contaminada o por inhalación del polvo de la tierra.

**6. Período de incubación** – Puede durar hasta dos días. Sin embargo, a veces transcurren años entre la supuesta exposición y la aparición de manifestaciones clínicas.

**7. Período de transmisibilidad** – No se ha corroborado la transmisión de una persona a otra; solo se ha señalado después de contacto sexual con un individuo con infección prostática. Las infecciones adquiridas en el laboratorio son poco comunes, pero pueden ocurrir, en especial si las técnicas utilizadas producen aerosoles.

**8. Susceptibilidad y resistencia** – La enfermedad en los seres humanos es poco común, incluso en las personas de zonas endémicas, que han tenido contacto directo con el suelo o el agua que contienen el agente infeccioso. Muchos pacientes asintomáticos con infección crónica terminan por mostrar manifestaciones clínicas después de sufrir lesiones o quemaduras graves, o aparece la melioidosis como consecuencia de alguna enfermedad predisponente, como la diabetes o la insuficiencia renal. Los trastornos mencionados pueden desencadenar la enfermedad o provocar su recrudescencia en las personas infectadas asintomáticas.

**9. Métodos de control** –

   *A. Medidas preventivas:*
      1) Las personas con enfermedades debilitantes tales como la diabetes, o con heridas traumáticas, deben evitar la exposición a la tierra o el agua, por ejemplo, en arrozales de zonas endémicas.
      2) En las zonas endémicas es importante limpiar de manera inmediata y meticulosa las laceraciones, abrasiones o quemaduras de la piel que se hayan contaminado con tierra del suelo o agua superficial.

   *B. Control del paciente, de los contactos y del ambiente inmediato:*
      1) Notificación a la autoridad local de salud: no se exige la notificación oficial, Clase 5 (véase Notificación de Enfermedades Transmisibles).

2) Aislamiento: precauciones de tipo respiratorio y con el material de drenaje de fístulas.
3) Desinfección concurrente: eliminación higiénica del esputo y los exudados de las heridas.
4) Cuarentena: ninguna.
5) Inmunización de los contactos: ninguna.
6) Investigación de los contactos y de la fuente de infección: no se conocen portadores humanos.
7) Tratamiento específico: el agente más eficaz es el trimetoprima-sulfametoxazol, con el cual cabe esperar resultados favorables en casi todos los casos subagudos y crónicos. Para enfermos con sepsis aguda, algunos especialistas recomiendan la combinación de ceftazidima con trimetoprima-sulfametoxazol y gentamicina. En un estudio realizado en Tailandia, las recaídas fueron significativamente menos frecuentes después del tratamiento con ceftazidima, o una combinación de varios medicamentos orales, como cloramfenicol, doxiciclina y trimetoprima-sulfametoxazol. El mejor tratamiento en casos de septicemia grave resultó ser la ceftazidima intravenosa y, como otra opción, la combinación de amoxicilina y clavulanato.

**C. Medidas en caso de epidemia:** no son aplicables a seres humanos; es una enfermedad esporádica.

**D. Repercusiones en caso de desastre:** ninguna.

**E. Medidas internacionales:** ninguna. Habrá que considerar la posibilidad de introducción de la enfermedad cuando se trasladen animales a zonas donde esta se desconoce.

# MUERMO                    CIE-9 024; CIE-10 A24.0

El muermo es una enfermedad sumamente transmisible de los caballos, mulos y burros; ha desaparecido de la mayor parte de las zonas del mundo, aunque se piensa que en Asia y en algunos países de la zona oriental del Mediterráneo existen focos enzoóticos. En el continente americano se sabe que ya no existe muermo clínico. La infección en los seres humanos se ha registrado en forma rara y esporádica, y afecta casi exclusivamente a las personas cuyas ocupaciones comprenden el contacto con animales o el trabajo en laboratorios (veterinarios, carniceros que manipulan carne de caballo y patólogos). La infección por el agente etiológico, *Pseudomonas mallei (Actinobacillus mallei)*, el bacilo del muermo, no se diferencia serológicamente de la causada por *P. pseudomallei;* el diagnóstico específico se hace solo por la identificación del microorganismo aislado. La prevención depende del control del muermo en las especies equinas y de los cuidados para manipular los microorganismos causales. El tratamiento es el mismo que el de la melioidosis.

---

# MENINGITIS
## I. MENINGITIS VÍRICA                    CIE-9 047.9; CIE-10 A87
(Meningitis aséptica, meningitis serosa, meningitis no bacteriana o abacteriana)
(Meningitis no piógena: CIE-9 322.0; CIE-10 G03.0)

1. **Descripción** – Síndrome clínico relativamente común que rara vez es grave, y que puede ser causado por muy diversos virus; se caracteriza por fiebre de comienzo repentino, con signos y síntomas de ataque meníngeo, pleocitosis en el líquido cefalorraquídeo (por lo regular por mononucleares, pero puede haber polimorfonucleares en las etapas incipientes), aumento de proteínas, nivel de glucosa normal y ausencia de bacterias. Algunos tipos causados por virus echo y coxsackie se caracterizan por una erupción similar a la rubéola; también pueden aparecer vesículas y petequias. El cuadro agudo rara vez excede de 10 días. A veces surgen parestesias transitorias y manifestaciones encefalíticas; la parálisis es muy rara. Los signos residuales que persisten por un año o más pueden incluir debilidad, espasmo muscular, insomnio y cambios de la personalidad. El restablecimiento suele ser completo. Los síntomas de las vías gastrointestinales y respiratorias pueden ser causados por infecciones por enterovirus.

Diversas enfermedades producidas por agentes no víricos a veces remedan la meningitis aséptica, entre ellas la meningitis piógena, la tuberculosa y la criptococócica tratadas inadecuadamente, o la causada por otros hongos, la sífilis cerebrovascular y el linfogranuloma venéreo. Es necesario diferenciar las reacciones postinfecciosas y posvacunales, incluso las secuelas de sarampión, parotiditis y varicela, de las que se producen después de la inmunización antirrábica y antivariólica; estos síndromes suelen ser de tipo encefalítico. La leptospirosis, la listeriosis, la sífilis, la coriomeningitis linfocítica, la hepatitis vírica, la mononucleosis infecciosa, la influenza y otras enfermedades pueden producir el mismo síndrome clínico, y se exponen por separado en secciones individuales.

En circunstancias óptimas, en aproximadamente la mitad de los casos puede hacerse una identificación específica por medio de técnicas serológicas y de aislamiento. En las fases iniciales es factible aislar fácilmente el virus de muestras de material de lavado faríngeo y de las heces, y a veces del líquido cefalorraquídeo y de la sangre, mediante técnicas de cultivo celular y de inoculación de animales.

2. **Agentes infecciosos** – La enfermedad es causada por muy diversos agentes infecciosos, muchos de los cuales producen otras enfermedades específicas. Muchos virus son capaces de originar el cuadro meningítico. En cerca de la mitad o más de los enfermos, no hay un agente demostrable. En los períodos epidémicos, la parotiditis puede ser responsable de más de 25% de los casos con causa conocida en poblaciones no inmunizadas. En los Estados Unidos, los enterovirus (picornavirus) producen casi todos los casos de origen conocido. Los virus coxsackie del grupo B tipos 1 a 6 ocasionan cerca de la tercera parte de los casos y los virus echo tipos 2, 5, 6, 7 y 9 (en su mayor parte), 10, 11, 14, 18 y 30, aproximadamente la mitad. En casos esporádicos el cuadro es causado por virus coxsackie (grupo A, tipos 2, 3, 4, 7, 9 y 10), arbovirus, virus del sarampión, del herpes simple, varicela, coriomeningitis linfocítica, adenovirus y otros más. La incidencia de tipos específicos varía con el sitio geográfico y con la época. Las leptospiras pueden ser responsables de hasta 20% de los casos de meningitis aséptica en diversas zonas del mundo (véase Leptospirosis).

3. **Distribución** – Mundial, en las formas epidémica y esporádica. Se desconoce su incidencia real. El aumento estacional a fines del verano y comienzos del otoño se debe principalmente a arbovirus y enterovirus, en tanto que los brotes de finales del invierno pueden ser causados más bien por el virus de la parotiditis.

4., 5., 6., 7. y 8. **Reservorio, Modo de transmisión, Período de incubación, Período de transmisibilidad** y **Susceptibilidad y resistencia** – Varían con el agente infeccioso (consúltense las enfermedades específicas en sus secciones individuales).

9. **Métodos de control** –

A. *Medidas preventivas:* dependen de la causa (véase la enfermedad específica).

B. *Control del paciente, de los contactos y del ambiente inmediato:*

1) Notificación a la autoridad local de salud: en zonas endémicas seleccionadas; en muchos países y estados de los Estados Unidos no es una enfermedad de notificación obligatoria, Clase 3B (véase Notificación de Enfermedades Transmisibles). Si se confirma su presencia mediante técnicas de laboratorio, habrá que especificar el agente infeccioso; en caso contrario, se señalará que no se ha identificado la causa de la enfermedad.

2) Aislamiento: el diagnóstico específico depende de los datos de laboratorio, que por lo regular no están disponibles antes de que el paciente se haya restablecido. Por lo tan-

to, están indicadas las precauciones de tipo entérico durante siete días después de haber comenzado la enfermedad, salvo que se corrobore que no se debió a enterovirus.

3) Desinfección concurrente: no se necesitan precauciones especiales, excepto las prácticas sanitarias corrientes.

4) Cuarentena: ninguna.

5) Inmunización de los contactos: véase la enfermedad específica.

6) Investigación de los contactos y de la fuente de infección: por lo regular no está indicada.

7) Tratamiento específico: ninguno contra los agentes víricos comunes que causan la enfermedad.

C. *Medidas en caso de epidemia:* véase la enfermedad específica.

D. *Repercusiones en caso de desastre:* ninguna.

E. *Medidas internacionales:* Centros Colaboradores de la OMS.

## II. MENINGITIS BACTERIANA          CIE-9 320; CIE-10 G00

La incidencia notificada de meningitis bacteriana, después que han transcurrido más de 10 años desde la aprobación de la primera vacuna contra *Haemophilus influenzae* serotipo b (Hib), es de 2,2 casos por 100 000 habitantes por año en los Estados Unidos, y por lo menos las dos terceras partes de ellos corresponden a niños menores de 5 años de edad. Cualquier agente puede causar la infección a cualquier edad, pero desde finales del decenio de 1990 los agentes predominantes son *Neisseria meningitidis* y *Streptococcus pneumoniae.* La enfermedad meningocócica surge en forma esporádica y también en epidemias; en muchas zonas del mundo es la causa principal de meningitis bacteriana. En los Estados Unidos se ha eliminado en gran medida la infección por Hib de las meninges, que constituía una de las causas más frecuentes de meningitis bacteriana. Las causas bacterianas menos comunes de meningitis, tales como estafilococos, bacterias entéricas, estreptococos del grupo B y listerias, afectan a las personas con susceptibilidad específica (como los recién nacidos y los pacientes con deficiencias inmunitarias), o como consecuencia de traumatismos craneoencefálicos.

## II.A. INFECCIÓN MENINGOCÓCICA    CIE-9 136; CIE-10 A39
(Fiebre cerebroespinal)

## MENINGITIS MENINGOCÓCICA    CIE-9 036.0; CIE-10 A39.0
(Meningococemia, no meningitis: CIE-10 A39.2-A39.4)

**1. Descripción –** Enfermedad bacteriana aguda que se caracteriza por comienzo repentino, con fiebre, cefalalgia intensa, náusea y a menudo vómitos, rigidez de la nuca y frecuentemente erupción petequial con máculas rosadas o, en muy raras ocasiones, vesículas. A menudo surgen delirio y coma; a veces se producen casos fulminantes con postración súbita, equimosis y choque desde el comienzo. En épocas pasadas, la tasa de letalidad excedía de 50%, pero con el diagnóstico oportuno, el tratamiento actual y las medidas de sostén, la tasa de letalidad está entre 5 y 15%.

En países donde la enfermedad es endémica, de 5 a 10% de los habitantes pueden ser portadores asintomáticos con la nasofaringe colonizada por *Neisseria meningitidis*. En la minoría de las personas con colonización nasofaríngea la enfermedad evolucionará hasta su forma invasora, que se caracteriza por uno o más síndromes clínicos, incluso bacteriemia, sepsis, meningitis o neumonía. Muchos pacientes con sepsis presentan una erupción petequial, a veces con afección articular. La meningococemia puede surgir sin extensión a las meninges, y debe sospecharse en los casos de enfermedad febril aguda sin otra explicación, que se acompaña de erupción petequial y leucocitosis. En la meningococemia fulminante, la tasa de mortalidad sigue siendo elevada, aunque se emprenda rápidamente el tratamiento antibacteriano.

El diagnóstico se confirma mediante la identificación del meningococo en el líquido cefalorraquídeo o en la sangre. En pacientes cuyos cultivos son negativos, el diagnóstico puede ser reforzado por la identificación de polisacáridos meningocócicos con especificidad de grupo en el líquido cefalorraquídeo, por medio de aglutinación de látex, contrainmunoelectroforesis y técnicas de coaglutinación, o identificación del ADN del meningococo en el líquido cefalorraquídeo o en el plasma, por medio de la reacción en cadena de la polimerasa. El examen microscópico del frotis teñido (Gram) del material obtenido de las petequias puede revelar la presencia de los microorganismos.

**2. Agente infeccioso –** *N. meningitidis,* el meningococo. Los microorganismos del grupo A han producido las epidemias más importantes en los Estados Unidos (ninguna desde 1945) y en otros países; en la actualidad, los grupos B, C e Y (a finales del decenio de 1990), son responsables de la mayor parte de los casos en los Estados Unidos.

Algunos genotipos han guardado relación con brotes de la enfermedad. Se han identificado como agentes patógenos otros serogrupos (por ejemplo, los grupos W-135, X y Z). Aunque los microorganismos pertenecientes a algunos de estos serogrupos pueden ser menos virulentos, todos han producido infecciones mortales y casos secundarios. Por lo común, los brotes por *N. meningitidis* son causados por cepas muy similares. La subtipificación de los cultivos aislados por métodos como la electroforesis con enzimas y múltiples locus, o la electroforesis en gel en un campo de pulsos de fragmentos de ADN con restricción enzimática, permite a veces identificar la "cepa que causa un brote" y definir mejor la magnitud de este último.

**3. Distribución** – Las infecciones meningocócicas tienen una distribución muy amplia. La mayor incidencia se observa a finales del invierno y comienzo de la primavera. La enfermedad meningocócica, si bien ataca predominantemente a los niños de muy corta edad, por lo común afecta a los niños y a los adultos jóvenes; en muchos países es más frecuente en los hombres que en las mujeres, y es más común entre los adultos recién agrupados que viven en condiciones de hacinamiento (barracas e instituciones). Desde hace muchos años existe una amplia zona de elevada incidencia en la región subsahariana del África central, en la que la enfermedad suele ser causada por microorganismos del grupo A. En 1996 se produjo en África Occidental la epidemia de mayores proporciones de enfermedad meningocócica registrada, con cerca de 150 000 casos notificados en Burkina Faso, Chad, Malí, Níger y Nigeria. En los últimos 10 años, también se han sucedido epidemias en Nepal y la India, Etiopía, Sudán y otros países africanos por el meningococo del grupo A. En los decenios de 1980 y 1990, el meningococo del grupo B se ha vuelto la causa más común de enfermedad en Europa y gran parte de las Américas. En muchos países de Europa, América Central y del Sur, y más recientemente en Nueva Zelandia y la costa noroeste del Pacífico en los Estados Unidos, se han notificado epidemias caracterizadas por un fuerte incremento de su incidencia, la que se multiplicó de 5 a 10 veces. A partir de 1990, en el Canadá y los Estados Unidos se han observado con frecuencia cada vez mayor los brotes de origen comunitario de enfermedad por meningococo del grupo C. Estos brotes han afectado particularmente a jóvenes de edad escolar y universitaria, y en ocasiones ha habido transmisión entre personas que se congregaron en bares o clubes nocturnos. A finales del decenio de 1990, la enfermedad por el grupo Y tuvo la misma frecuencia que la causada por los grupos B y C en muchas partes de los Estados Unidos. La circulación de nuevas cepas de meningococos suele caracterizarse por un aumento en la edad promedio de personas en las que se diagnostica enfermedad meningocócica.

**4. Reservorio** – Los seres humanos.

**5. Modo de transmisión** – La enfermedad se transmite por contacto directo, que incluye gotitas y secreciones de las vías nasales y de la faringe de las personas infectadas; suele causar solamente una infección subclínica de las mucosas; la invasión que llega a producir enfermedad sistémica es relativamente rara. La prevalencia de portadores puede ser de 25% o más sin que existan casos clínicos de meningitis. Durante las epidemias, más de la mitad de los reclutas de una unidad militar pueden ser portadores sanos de meningococos patógenos. La transmisión por fómites es insignificante.

**6. Período de incubación** – Varía de 2 a 10 días; por lo regular, es de tres a cuatro días.

**7. Período de transmisibilldad** – Persiste hasta que los meningococos desaparecen de las secreciones de la nariz y de la boca. Los meningococos suelen desaparecer de la nasofaringe en el lapso de 24 horas siguientes al inicio del tratamiento con antimicrobianos a los que sean sensibles y que alcancen concentraciones importantes en las secreciones bucofaríngeas. La penicilina suprime temporalmente los meningococos, pero por lo común no los erradica de la boca y la nasofaringe.

**8. Susceptibilidad y resistencia** – La susceptibilidad a la enfermedad clínica es pequeña y disminuye con la edad; prevalece una elevada proporción de portadores en relación con el número de casos. Las personas que sufren deficiencia de algunos componentes del complemento muestran propensión especial a recurrencias. Los individuos cuyo bazo haya sido extirpado son susceptibles a la enfermedad bacteriémica. Aparece inmunidad con especificidad de grupo, de duración no precisada, incluso después de las infecciones subclínicas.

**9. Métodos de control** –

*A. Medidas preventivas:*

1) Educar a la población sobre la necesidad de evitar el contacto directo y la exposición a la infección por gotitas.

2) Evitar el hacinamiento en las viviendas y los lugares de trabajo, tales como barracas, escuelas, campamentos y buques.

3) En los Estados Unidos y en otros países se ha autorizado el uso de vacunas antimeningocócicas que contienen los polisacáridos de los grupos A, C, Y y W-135, para su empleo en adultos y en niños mayores; en la actualidad, en los Estados Unidos se puede conseguir solamente la vacuna cuadrivalente. La vacuna antimeningocócica es eficaz en adultos y en los Estados Unidos se aplica a reclutas militares desde 1971; en el decenio de 1990, se ha usado para controlar los brotes de origen comunitario y universitario de enfermedad del grupo C. Debería administrarse a las per-

sonas de grupos de alto riesgo mayores de 2 años de edad y especialmente susceptibles a presentar infecciones meningocócicas graves, a las que no tienen bazo, a los individuos en etapa terminal de deficiencia de complemento y al personal de laboratorio que está expuesto en su trabajo diario a *N. meningitidis* en soluciones que pueden aplicarse en aerosol. Lamentablemente, el componente C es poco inmunógeno e ineficaz en los menores de 2 años de edad. La vacuna con componente del serogrupo A tal vez sea eficaz en los niños de menor edad; sin embargo, para los de 3 meses a 2 años de edad se utilizan dos dosis con un intervalo de tres meses, en vez de la dosis única que se administra a los niños mayores de 2 años de edad. La duración de la protección es limitada, especialmente en los menores de 5 años de edad. En los Estados Unidos no se recomienda la inmunización sistemática de la población civil. La inmunización disminuirá el riesgo de las personas que planean viajar y tener contacto prolongado con los habitantes locales de países donde existen enfermedades meningocócicas epidémicas de los grupos A o C. Es importante considerar la reinmunización en un plazo de tres a cinco años, si subsisten las indicaciones para recibir la vacuna. En los Estados Unidos no se ha aprobado una vacuna eficaz contra los meningococos del grupo B si bien se han producido varias que han demostrado cierta eficacia en niños de mayor edad y en adultos. Están en fase de estudios vacunas conjugadas contra los serogrupos A y C, pero hasta finales de 1999 no se había corroborado su eficacia. En lo referente a lactantes y niños de corta edad, se han obtenido vacunas conjugadas contra meningococos de los serogrupos A, C, Y y W135, por medio de métodos semejantes a los utilizados para obtener las vacunas conjugadas de *Haemophilus influenzae* de tipo b. Se espera que estas vacunas se utilicen sistemáticamente en el Reino Unido alrededor del año 2000 y que estén disponibles en los Estados Unidos dos a cuatro años después.

**B.** *Control del paciente, de los contactos y del ambiente inmediato:*

1) Notificación a la autoridad local de salud: notificación obligatoria de los casos en la mayoría de los estados de los Estados Unidos y de los países, Clase 2A (véase Notificación de Enfermedades Transmisibles).

2) Aislamiento: aislamiento de tipo respiratorio durante 24 horas, después de haber comenzado la quimioterapia.

3) Desinfección concurrente: de las secreciones nasofaríngeas y los objetos contaminados con ellas. Limpieza terminal.

4) Cuarentena: ninguna.

5) Protección de los contactos: es necesaria la vigilancia minuciosa de los contactos del grupo familiar, de los usuarios de guarderías y de otros contactos íntimos, en busca de los signos tempranos de la enfermedad, en especial la fiebre, para emprender sin demora el tratamiento adecuado; se considerará la posibilidad de administrar algún agente quimioterapéutico eficaz de manera profiláctica a los contactos íntimos, tales como los que integran el grupo familiar, el personal militar que comparte dormitorios y las personas socialmente cercanas con las que se pueda haber compartido los utensilios de la comida, por ejemplo, amigos íntimos en la escuela, pero no toda la clase. El caso de las guarderías infantiles constituye una excepción, ya que todos los niños de corta edad deben recibir fármacos profilácticos después de haberse identificado un caso índice, aun cuando no se trate de amigos muy cercanos. El antibiótico más indicado como agente profiláctico es la rifampicina en dosis de 600 mg dos veces al día durante dos días para los adultos; los niños mayores de 1 mes de edad recibirán 10 mg por kg de peso, y los menores de 1 mes, 5 mg por kg de peso. Es mejor no usar la rifampicina en embarazadas. Dicho antibiótico puede disminuir la eficacia de los anticonceptivos orales.

Para los adultos, es eficaz la ceftriaxona en una sola dosis de 250 mg por vía intramuscular; para los menores de 15 años de edad, 125 mg por vía intramuscular. A los adultos, cabe darles ciprofloxacino en una dosis única de 500 mg por vía oral. Si se ha demostrado que los microorganismos son sensibles a la sulfadiazina, puede administrarse a los adultos y niños mayores en dosis de 1,0 g cada 12 horas en un total de cuatro tomas. En el caso de los lactantes y los niños de corta edad, la dosis es de 125 a 150 mg por kg de peso al día distribuida en cuatro fracciones iguales, en dos días consecutivos. Desde 1993 no se fabrica la sulfadiazina en los Estados Unidos, y a veces se necesita el auxilio de los Centros para el Control y la Prevención de Enfermedades de ese país para obtenerla. El personal de salud rara vez está expuesto a riesgos, aunque atienda a pacientes infectados; la profilaxis inmediata se justifica solo si hay exposición íntima a secreciones nasofaríngeas (por ejemplo, en el caso de reanimación boca a boca). Por el escaso tiempo para realizarla, la vacunación de los contactos íntimos del grupo familiar carece de utilidad práctica.

6) Investigación de los contactos y de la fuente de infección: los cultivos de exudado faríngeo o nasofaríngeo carecen de utilidad para decidir quién debe ser objeto de medidas profilácticas, porque el estado de portador es variable y no existe una relación constante, como la que se observa en la población normal y en una epidemia.

7) Tratamiento específico: el medicamento preferido en caso de enfermedad meningocócica comprobada es la penicilina por vía parenteral, en dosis adecuadas. También son eficaces la ampicilina y el cloramfenicol. Sin embargo, se ha notificado la aparición de cepas resistentes a la penicilina en numerosos países, como España, Inglaterra y los Estados Unidos. En Viet Nam y en Francia se ha señalado la aparición de cepas resistentes al cloramfenicol. El tratamiento debe comenzar inmediatamente después que se haga el diagnóstico clínico presuntivo, incluso antes de identificar a los meningococos. En los niños, mientras se determina el agente etiológico específico, el tratamiento debe ser eficaz contra *Haemophilus influenzae* de tipo b (Hib) y también contra *Streptococcus pneumoniae*. Si bien la ampicilina es el fármaco más indicado contra los dos microorganismos siempre y cuando sean sensibles a ella, debe combinarse con una cefalosporina de tercera generación o sustituirse por cloramfenicol o vancomicina en los muchos lugares donde se sabe que aparecen cepas de *H. influenzae* de tipo b resistentes a la ampicilina, o cepas de *S. pneumoniae* resistentes a la penicilina. Antes de salir del hospital, los pacientes con enfermedad meningocócica o por Hib deben recibir rifampicina para asegurar la eliminación del microorganismo, si no se utilizaron con fines terapéuticos una cefalosporina de tercera generación o ciprofloxacino.

C  *Medidas en caso de epidemia:*

1) Cuando se produce un brote debe prestarse mayor atención a la vigilancia adecuada, el diagnóstico temprano y el tratamiento inmediato de los casos sospechosos. Resulta de gran utilidad sospechar fuertemente la existencia de un cuadro de meningitis.

2) Aislar y separar a los individuos, y ventilar los aposentos y dormitorios de todas las personas que están expuestas a la infección por vivir en condiciones de hacinamiento o congestionamiento, como es el caso de los soldados, mineros y prisioneros.

3) La quimioprofilaxis masiva no suele ser eficaz para controlar los brotes. Sin embargo, con brotes que surgen en

poblaciones pequeñas (como una sola escuela) puede considerarse la administración de quimioprofilaxis a todas las personas dentro de esa cohorte, en particular si el brote es causado por un serogrupo no incluido en la vacuna disponible. Si se emprende tal medida, se incluirá en ella a todos los miembros de la comunidad, simultáneamente. También hay que considerar la profilaxis en todos los contactos íntimos, independientemente de que se trate o no a toda la población pequeña (véase 9B5, en párrafos anteriores).

4) Habrá que considerar decididamente el empleo de la vacuna en todos los grupos de edad afectados si surge un brote en la comunidad o en una gran institución, causado por los grupos A, C, W-135 o Y (véase 9A3, en párrafos anteriores). La vacuna antimeningocócica ha sido muy eficaz para frenar las epidemias por los serogrupos A y C. Las medidas siguientes pueden ser útiles para decidir si se inmuniza a personas en peligro durante posibles brotes de meningitis por el grupo C: a) determinar las características epidemiológicas del brote para conocer la edad mínima común y el denominador social (por ejemplo, escuelas, guarderías, organizaciones, clubes nocturnos, población) entre las personas afectadas; b) calcular las tasas de ataque por la cepa que causó el brote en la población en peligro; y c) identificar, si es posible, los subtipos de *N. meningitidis* de los pacientes afectados, y para ello valerse de métodos de tipificación molecular. Si cuando menos han surgido en un lapso de 90 días tres casos de enfermedad por el grupo C con el mismo subtipo, se estarán produciendo nuevos casos y la tasa de ataque rebasará los 10 casos por grupo C por 100 000 personas en la población en peligro; en esta situación, habrá que considerar la inmunización de los integrantes del grupo en peligro.

**D. *Repercusiones en caso de desastre:*** en situaciones de hacinamiento forzoso pueden aparecer epidemias.

**E. *Medidas internacionales:*** Centros Colaboradores de la OMS. A pesar de que no está indicado en el Reglamento Sanitario Internacional, algunos países exigen un certificado válido de inmunización contra la meningitis meningocócica, como Arabia Saudita a los peregrinos religiosos.

## II.B. MENINGITIS POR HEMÓFILOS
### CIE-9 320.0; CIE-10 G00.0
(Meningitis por *Haemophilus influenzae*)

**1. Descripción** – Antes de que se generalizara el uso de vacunas conjugadas contra *Haemophilus* b, esta meningitis bacteriana era la más común en los niños de 2 meses a 5 años de edad en los Estados Unidos. La enfermedad casi siempre se acompaña de bacteriemia. Su comienzo puede ser subagudo, pero por lo común repentino; los síntomas comprenden fiebre, vómito, letargia e irritación meníngea, con abombamiento de las fontanelas en los lactantes, o rigidez de la nuca y la espalda en los niños de mayor edad. Es común que se presenten estupor progresivo o coma. En ocasiones, el paciente tiene fiebre leve durante varios días, con síntomas más sutiles del sistema nervioso central.

El diagnóstico puede hacerse mediante el aislamiento de los microorganismos de la sangre o del líquido cefalorraquídeo. Puede identificarse el polisacárido capsular específico por contrainmunoelectroforesis o técnicas de aglutinación del látex.

**2. Agente infeccioso** – Con mayor frecuencia, *Haemophilus influenzae* serotipo b (Hib). Este microorganismo también puede causar epiglotitis, neumonía, artritis séptica, celulitis, pericarditis, empiema y osteomielitis. Otros serotipos rara vez causan meningitis.

**3. Distribución** – Mundial; es más prevalente en el grupo de edad de 2 meses a 3 años, y es poco común después de los 5 años. En los países en desarrollo, la incidencia más alta corresponde a los niños menores de 6 meses de edad, y en los Estados Unidos, a los de 6 a 12 meses de edad. Antes de contar con la vacuna en los Estados Unidos, se produjeron unos 12 000 casos de meningitis por Hib en niños menores de 5 años, en comparación con los 25 casos (aproximadamente) notificados en 1998. A finales del decenio de 1990, con la aplicación generalizada de la vacuna en la niñez temprana, prácticamente han desaparecido los casos de meningitis por Hib; el número de casos actualmente es más alto en adultos que en niños de corta edad. A veces se observan casos secundarios en familias y en guarderías infantiles.

**4. Reservorio** – Los seres humanos.

**5. Modo de transmisión** – Por infección con gotitas y secreciones nasofaríngeas durante el período infectante. El sitio de entrada más frecuente es la nasofaringe.

**6. Período de incubación** – Se desconoce; probablemente sea breve, de dos a cuatro días.

**7. Período de transmisibilidad** – Todo el tiempo que estén presentes los microorganismos; puede ser duradero incluso sin secreciones nasales. La enfermedad deja de ser transmisible durante las 24 a 48 horas siguientes al comienzo del tratamiento eficaz con antibióticos.

**8. Susceptibilidad y resistencia** – Se supone que es universal. La inmunidad depende de la presencia de anticuerpos circulantes bactericidas o anticapsulares, o de los dos tipos, adquiridos por vía transplacentaria, infección previa o inmunización.

**9. Métodos de control –**

**A. *Medidas preventivas:***

1) Inmunizar sistemáticamente a los niños. Se ha demostrado que diversas vacunas con conjugados de proteínas y polisacáridos previenen la meningitis en los niños de 2 meses de edad y más, y se ha autorizado su distribución en los Estados Unidos, en forma individual o en combinación con otras vacunas. Se recomienda comenzar la inmunización a los 2 meses de edad y seguir con dosis adicionales después de dos meses; las dosis varían con el tipo de vacuna empleada. En todos los casos, se necesitan dosis de refuerzo entre los 12 y los 15 meses de vida. La inmunización no se recomienda sistemáticamente en niños mayores de 5 años.

2) Vigilancia para detectar algún caso en los grupos de población susceptible, como los de guarderías infantiles y grandes hogares temporales de niños adoptivos.

3) Orientar a los padres sobre el riesgo de que se produzcan casos secundarios en sus hijos de 4 años de edad o menos, y la necesidad de evaluación y tratamiento rápidos, si surgen fiebre o rigidez de la nuca.

**B. *Control del paciente, de los contactos y del ambiente inmediato:***

1) Notificación a la autoridad local de salud: en zonas endémicas seleccionadas (Estados Unidos), Clase 3B (véase Notificación de Enfermedades Transmisibles).

2) Aislamiento: aislamiento de tipo respiratorio por 24 horas, después de comenzar la quimioterapia.

3) Desinfección concurrente: ninguna.

4) Cuarentena: ninguna.

5) Protección de los contactos: profilaxis con rifampicina (por vía oral una vez al día durante cuatro días, en dosis de 20 mg por kg de peso, de modo que la dosis máxima sea de 600 mg por día) para todos los contactos del núcleo familiar (incluidos los adultos), en los hogares donde haya uno o más lactantes (además del caso índice) menores de 12 meses de edad, o un niño de 1 a 3 años inmunizado inadecuadamente. Cuando han surgido dos casos o más

de enfermedad invasora en un lapso de 60 días, o cuando niños no inmunizados, o inmunizados en forma incompleta, acuden a las instalaciones de atención infantil (guarderías), está indicado administrar rifampicina a quienes acuden a ella y también al personal supervisor. Cuando ha acaecido un solo caso, es punto de controversia si se emprende la profilaxis con dicho antibiótico.

6) Investigación de los contactos y de la fuente de infección: observación de los contactos menores de 6 años de edad, y especialmente de los lactantes, incluidos los del núcleo familiar, las guarderías infantiles y las salas cuna, en busca de signos de enfermedad, sobre todo fiebre.

7) Tratamiento específico: la ampicilina ha sido el medicamento preferido (por vía parenteral, a razón de 200 a 400 mg por kg de peso al día). Sin embargo, dado que aproximadamente 30% de las cepas son resistentes porque producen β-lactamasa, se recomienda usar ceftriaxona, cefotaxima o cloranfenicol, en forma combinada o solos, hasta que se conozca la sensibilidad del microorganismo a los antibióticos. El paciente debe recibir rifampicina antes de salir del hospital, para asegurar la eliminación del microorganismo.

*C. Medidas en caso de epidemia:* no son aplicables.

*D. Repercusiones en caso de desastre:* ninguna.

*E. Medidas internacionales:* ninguna.

## II.C. MENINGITIS NEUMOCÓCICA
### CIE-9 320.1; CIE-10 G00.1

La tasa de letalidad por meningitis neumocócica es elevada. Esta enfermedad puede ser fulminante y se presenta con bacteriemia, pero no necesariamente con otros focos, aunque puede haber otitis media o mastoiditis. Por lo común, se manifiesta de modo repentino con fiebre alta, letargia o coma y signos de irritación meníngea. Es una enfermedad esporádica en los lactantes de corta edad y en los ancianos, y en algunos grupos de alto riesgo que incluyen individuos sin bazo o hipogammaglobulinémicos. La fractura de la base del cráneo con comunicación persistente con la nasofaringe constituye un factor predisponente de la meningitis. (Véase Neumonía neumocócica.)

## II.D. MENINGITIS NEONATAL       CIE-9 320.8, 771.8; CIE-10 P37.8, P35-P37, G00, G03

Los niños afectados por meningitis neonatal manifiestan letargia, convulsiones, crisis apneicas, alimentación deficiente, hipotermia o hipertermia y, a veces, insuficiencia respiratoria, por lo común en la primera semana de vida extrauterina. El número de leucocitos puede aumentar o disminuir. El cultivo de líquido cefalorraquídeo indica la proliferación de estreptococos del grupo B, *Listeria monocytogenes* (véase Listeriosis), o *E. coli* K-1 u otros microorganismos adquiridos en el conducto del parto. Los niños de 2 semanas a 2 meses de edad pueden presentar síntomas semejantes; en el líquido cefalorraquídeo se identifican estreptococos del grupo B o microorganismos del grupo *Klebsiella-Enterobacter-Serratia* adquiridos en la sala cuna. La meningitis en ambos grupos se acompaña de septicemia. El tratamiento incluye ampicilina, junto con una cefalosporina de la tercera generación o un aminoglucósido, hasta que se haya identificado el microorganismo causal y precisado su susceptibilidad a los antibióticos.

---

## MIALGIA EPIDÉMICA       CIE-9 074.1; CIE-10 B33.0
(Pleurodinia epidémica, enfermedad de Bornholm, garra del diablo)

**1. Descripción** – Virosis aguda que se caracteriza por paroxismos de dolor intenso y espasmódico en el tórax o en el abdomen, que pueden ser agravados por los movimientos, y que suele acompañarse de fiebre y a menudo cefalalgia. El dolor tiende a ser más abdominal que torácico en los lactantes y niños de corta edad, pero en los niños mayores y en los adultos ocurre lo contrario. La mayoría de los enfermos se restablece durante la primera semana de la enfermedad, pero suele haber recaídas. No se han notificado casos mortales. Las epidemias localizadas son características. Es importante diferenciar la mialgia epidémica de otras enfermedades más graves que requieren tratamiento médico o quirúrgico.

Las complicaciones son poco frecuentes e incluyen orquitis, pericarditis, neumonía y meningitis aséptica. Durante los brotes de mialgia epidémica se han identificado casos de miocarditis del recién nacido por virus coxsackie del grupo B. La miocarditis en el adulto es una complicación rara, pero siempre debe considerarse la posibilidad de que se presente.

La detección de síntomas similares en muchos miembros de la familia sugiere el diagnóstico; se confirma por un incremento significativo en el título de anticuerpos contra los agentes etiológicos específicos, en sueros de fase aguda y convalecencia, o por aislamiento del virus de las secreciones faríngeas o heces de los pacientes, en cultivo celular, o en ratones neonatos.

**2. Agentes infecciosos** – Virus coxsackie del grupo B, tipos 1-3, 5 y 6, y virus echo 1 y 6. Se ha informado que muchos virus coxsackie de los grupos A y B y virus echo han causado casos esporádicos.

**3. Distribución** – Es una enfermedad poco común que se presenta en el verano y a principios del otoño, y que ataca a personas de cualquier edad, pero principalmente a los niños de 5 a 15 años de edad y a los adultos jóvenes. Son frecuentes los casos múltiples en el núcleo familiar. Se han presentado brotes en Europa, Australia, Nueva Zelandia y América del Norte.

**4. Reservorio** – Los seres humanos.

**5. Modo de transmisión** – Se transmite en forma directa por vía fecal-oral, por contacto con gotitas de las vías respiratorias de una persona infectada, o de manera indirecta por contacto con objetos recién contaminados con heces o secreciones faríngeas de una persona infectada, que puede ser asintomática. Se han identificado virus coxsackie del grupo B en aguas negras y en moscas, aunque no se ha definido la relación que guardan con la transmisión de infecciones en el ser humano.

**6. Período de incubación** – Por lo regular, dura de tres a cinco días.

**7. Período de transmisibilidad** – Al parecer, comprende la fase aguda de la enfermedad; las heces pueden contener virus durante varias semanas.

**8. Susceptibilidad y resistencia** – La susceptibilidad probablemente sea general. Supuestamente la infección confiere inmunidad específica contra el tipo de virus causal.

**9. Métodos de control** –

   *A. Medidas preventivas:* ninguna.

   *B. Control del paciente, de los contactos y del ambiente inmediato:*

     1) Notificación a la autoridad local de salud: notificación obligatoria de las epidemias, Clase 4 (véase Notificación de Enfermedades Transmisibles).

     2) Aislamiento: por lo regular, se limita a precauciones de índole entérica. En vista de que es posible que se presente enfermedad grave en el recién nacido, si un paciente de la unidad obstétrica o la sala cuna presenta una enfermedad que sugiere infección por enterovirus, inmediatamente deben instituirse las precauciones. En forma semejan-

te, las personas (incluido el personal médico) de las que se sospeche que tienen infecciones por enterovirus deben ser excluidas de las visitas de las unidades obstétricas y salas cuna; tampoco podrán estar en contacto con los lactantes ni con las mujeres cercanas al término del embarazo.

3) Desinfección concurrente: eliminar rápida y eficazmente las secreciones respiratorias y las heces; lavar o eliminar los artículos y objetos contaminados. Hay que prestar atención cuidadosa al lavado minucioso e inmediato de las manos cuando se manipulan secreciones, heces y objetos contaminados.

4) Cuarentena: ninguna.

5) Inmunización de los contactos: ninguna.

6) Investigación de los contactos y de la fuente de infección: carece de valor práctico.

7) Tratamiento específico: ninguno.

**C. Medidas en caso de epidemia:** aviso general a los médicos sobre la presencia de una epidemia y la necesidad de diferenciar la enfermedad de otras más graves que requieren tratamiento médico o quirúrgico de urgencia.

**D. Repercusiones en caso de desastre:** ninguna.

**E. Medidas internacionales:** ninguna.

---

| | |
|---|---|
| **MICETOMA** | **CIE-9 039; CIE-10 B47** |
| **ACTINOMICETOMA** | **CIE-9 039; CIE-10 B47.1** |
| **EUMICETOMA** | **CIE-9 117.4; CIE-10 B47.0** |

(Maduromicosis, pie de Madura)

**1. Descripción** – Síndrome clínico causado por diversos actinomicetos (bacterias) y eumicetos (hongos) aerobios, que se caracteriza por tumefacción y supuración de los tejidos subcutáneos y formación de trayectos fistulosos con gránulos visibles en el pus que sale de ellos. Las lesiones por lo regular aparecen en los pies o en la parte inferior de las piernas, a veces en las manos, los hombros y la espalda, y rara vez en otros sitios.

Puede ser difícil diferenciar el micetoma de la osteomielitis crónica y la botriomicosis; esta última es una entidad clínica y patológicamente semejante, causada por muy diversas bacterias que incluyen estafilococos y bacterias gramnegativas.

La confirmación del diagnóstico depende de la identificación de los gránulos en preparados de material fresco o en cortes histopatológicos y del aislamiento del actinomiceto o el hongo causal en medios de cultivo.

**2. Agentes infecciosos** – El eumicetoma es causado principalmente por *Madurella mycetomatis, M. grisea, Pseudallescheria (Petriellidium) boydii, Scedosporium (Monosporium) apiospermum, Exophiala (Phialophora) jeanselmei, Acremonium (Cephalosporium) recifei, A. falciforme, Leptosphaeria senegalensis, Neotestudina rosatii, Pyrenochaeta romeroi* o varias otras especies. El actinomicetoma es causado por *Nocardia brasiliensis, N. asteroides, N. otitidiscaviarum, Actinomadura madurae, A. pelletieri, Nocardiopsis dassonvillei* o *Streptomyces somaliensis.*

**3. Distribución** – Es una enfermedad rara en el territorio continental de los Estados Unidos y común en México, el norte de África, Asia meridional y otras zonas tropicales y subtropicales, en especial en sitios donde la gente anda descalza (como en el Sudán).

**4. Reservorio** – El suelo y la vegetación en fase de descomposición.

**5. Modo de transmisión** – Por implantación subcutánea de conidios o hifas de origen saprófito, a través de heridas penetrantes (por espinas o astillas).

**6. Período de incubación** – Por lo regular es de meses.

**7. Período de transmisibilidad** – No se transmite de una persona a otra.

**8. Susceptibilidad y resistencia** – Si bien los agentes etiológicos son de naturaleza diversa, la infección clínica es rara, lo cual sugiere resistencia intrínseca.

**9. Métodos de control** –

A. *Medidas preventivas:* protección contra los pinchazos, por medio de calzado y ropas protectoras.

B. *Control del paciente, de los contactos y del ambiente inmediato:*

1 ) Notificación a la autoridad local de salud: por lo común no se justifica la notificación oficial, Clase 5 (véase Notificación de Enfermedades Transmisibles).

2) Aislamiento: ninguno.

3) Desinfección concurrente: ninguna. Limpieza ordinaria.

4) Cuarentena: ninguna.

5) Inmunización de los contactos: ninguna.

6) Investigación de los contactos y de la fuente de infección: no está indicada.

7) Tratamiento específico: algunos pacientes con eumicetoma pueden beneficiarse del itraconazol o del ketoconazol. Algunas personas con actinomicetoma pueden beneficiarse de la administración de clindamicina, trimetoprima-

sulfametoxazol o sulfonamidas de acción prolongada. A diferencia de la actinomicosis, la penicilina por lo regular no es útil. La extirpación de las lesiones pequeñas puede ser provechosa; en caso de lesiones avanzadas, a veces es necesario amputar la extremidad.

**C. Medidas en caso de epidemia:** no son aplicables, pues se trata de una enfermedad esporádica.

**D. Repercusiones en caso de desastre:** ninguna.

**E. Medidas internacionales:** Centros Colaboradores de la OMS.

---

## MOLUSCO CONTAGIOSO    CIE-9 078.0; CIE-10 B08.1

**1. Descripción** – Enfermedad vírica de la piel que causa pápulas de superficie lisa, firmes y esféricas con umbilicación del vértice. El color de las lesiones puede ser rosáceo, blanco, transparente o amarillento. Casi todas las pápulas del molusco tienen de 2 a 5 mm de diámetro, pero en ocasiones se identifican pápulas de células gigantes (de más de 15 mm de diámetro). Las lesiones en los adultos son más comunes en la mitad inferior de la pared abdominal, el pubis, los genitales o la cara interna de los muslos; en los niños suelen presentarse en la cara, el tronco y la zona proximal de las extremidades. Las lesiones tienden a diseminarse en las personas con infección por el VIH. A veces son pruríticas y tienen orientación lineal, lo cual sugiere autoinoculación por rascado. En algunos pacientes también pueden confluir de 50 a 100 lesiones y formar una sola placa.

Sin tratamiento, el molusco contagioso persiste de seis meses a dos años. Cada lesión tiene una duración promedio de dos a tres meses. Las lesiones a veces desaparecen de manera espontánea, o como consecuencia de la respuesta inflamatoria después de traumatismo o infección bacteriana secundaria. El tratamiento (por ejemplo, la eliminación mecánica de las lesiones del molusco) puede abreviar el curso de la enfermedad.

El diagnóstico se basa en el cuadro clínico cuando existen múltiples lesiones. Para confirmarlo, el núcleo puede exprimirse en una laminilla y estudiarse por microscopio común en busca de las clásicas inclusiones intracitoplásmicas basófilas Feulgen-positivas, que son los "cuerpos del molusco" o "cuerpos de Henderson-Paterson". El diagnóstico se confirma por medio de estudios histopatológicos.

**2. Agente infeccioso** – Miembro de la familia Poxviridae, género *Molluscipoxvirus;* el género comprende como mínimo dos especies que se diferencian en mapas de fragmentación de endonucleasa de ADN. El virus no se ha obtenido por multiplicación en cultivo celular.

3. **Distribución** – Mundial. Las pruebas serológicas no se han estandarizado adecuadamente. La inspección de la piel es la única técnica de detección inicial con que se cuenta. Por tal motivo, los estudios epidemiológicos de la enfermedad han sido limitados. Solamente se han hecho encuestas de población en Papua Nueva Guinea y en las Islas Fiji, donde la incidencia máxima se observa en la niñez.

4. **Reservorio** – Los seres humanos.

5. **Modo de transmisión** – Por lo regular, por contacto directo. La transmisión sigue mecanismos sexuales y no sexuales; los últimos incluyen el contagio por medio de fómites. También se ha sospechado la posibilidad de autoinoculación.

6. **Período de incubación** – En caso de inoculación experimental, de 19 a 50 días. Los informes clínicos indican que es de siete días a seis meses.

7. **Período de transmisibilidad** – Se desconoce, pero probablemente dure mientras persistan las lesiones.

8. **Susceptibilidad y resistencia** – Puede afectar a personas de cualquier edad, pero con mayor frecuencia ataca a los niños. La enfermedad es más común en los pacientes de sida, quienes pueden tener diseminación de las lesiones.

9. **Métodos de control** –

A. *Medidas preventivas:* evitar el contacto con personas afectadas.

B. *Control del paciente, de los contactos y del ambiente inmediato:*
   1) Notificación a la autoridad local de salud: por lo general, no se justifica la notificación oficial, Clase 5 (véase Notificación de Enfermedades Transmisibles).
   2) Aislamiento: por lo regular, no está indicado. Es necesario excluir a los niños infectados y con lesiones visibles, de los deportes que obliguen al contacto muy cercano, como la lucha libre.
   3) Desinfección concurrente: ninguna.
   4) Cuarentena: ninguna.
   5) Inmunización de los contactos: ninguna.
   6) Investigación de los contactos y de la fuente de infección: examen de las parejas sexuales cuando así proceda.
   7) Tratamiento específico: está indicado para reducir al mínimo el peligro de transmisión. Raspado con anestesia local o aplicación tópica de cantaridina o agentes exfoliativos (ácido salicílico o láctico). La congelación con nitrógeno líquido tiene algunos partidarios.

C. *Medidas en caso de epidemia:* interrumpir las actividades que entrañen contacto directo.

**D.** *Repercusiones en caso de desastre:* ninguna.

**E.** *Medidas internacionales:* ninguna.

---

## MONONUCLEOSIS INFECCIOSA   CIE-9 075; CIE-10 B27

(Mononucleosis por herpesvirus gamma, mononucleosis por virus de Epstein-Barr, fiebre glandular, angina monocítica)

**1. Descripción** – Síndrome vírico agudo caracterizado por un cuadro clínico que incluye fiebre, dolor e inflamación de la garganta (a menudo con faringoamigdalitis exudativa), linfadenopatía (especialmente de la cadena cervical posterior) y esplenomegalia; en el cuadro hematológico se advierte mononucleosis y linfocitosis de 50% o más, con 10% o más de células atípicas. Los estudios serológicos se caracterizan por la presencia de anticuerpos heterófilos y contra el virus de Epstein-Barr (VEB). El restablecimiento por lo común ocurre en pocas semanas, pero una proporción muy pequeña de enfermos necesita meses para recuperar su nivel de energía anterior a la enfermedad. No hay pruebas de que esta situación se deba a la persistencia anormal de la infección en una forma crónica.

En niños de corta edad, la enfermedad suele ser leve y más difícil de identificar. En aproximadamente 4% de los adultos jóvenes infectados se manifiesta ictericia, si bien en 95% de ellos se detectarán anormalidades en las pruebas de función hepática; en 50% surge esplenomegalia. La enfermedad dura de una a varias semanas y rara vez culmina en la muerte; es más intensa en los adultos mayores.

El agente causal, el virus de Epstein-Barr, guarda relación íntima con la patogenia de varios linfomas y del cáncer nasofaríngeo (véase Neoplasias malignas relacionadas con agentes infecciosos). En personas con un trastorno inmunoproliferativo recesivo ligado al cromosoma X, surgen a veces cuadros inmunoproliferativos mortales que comprenden una expansión policlonal de los linfocitos B infectados por el VEB; a veces se presentan también en pacientes con defectos inmunitarios adquiridos, como los enfermos de sida, las personas que reciben trasplantes y las que tienen otros trastornos médicos que obligan a usar terapia inmunosupresora por largo tiempo.

Se sabe que de 10 a 15% de los casos de mononucleosis infecciosa son heterófilo-negativos. La forma heterófilo-negativa de otro síndrome similar a la mononucleosis infecciosa es causada por virus citomegálico y comprende de 5 a 7% del "síndrome de mononucleosis" (véase Infecciones por virus citomegálico). Otras causas raras son la toxoplasmosis (véase el apartado correspondiente) y el cuadro causado por virus herpético de tipo 6 (véase Exantema súbito que sigue a rubéola). Una enfermedad similar a la mononucleosis puede surgir en etapa temprana en pacientes infectados por el VIH. La diferenciación depende de los resultados de laboratorio, incluida la detección de IgM contra el VEB; solo el VEB desencadena la aparición de anticuerpos heterófilos "verdaderos". Este virus explica más de 80% de los casos del "síndrome de mononucleosis", con positividad y negatividad de anticuerpos heterófilos.

El diagnóstico de laboratorio se basa en la identificación de linfocitosis mayor del 50% (con 10% o más de formas anormales); anomalías en las pruebas de función hepática (aspartato amino-transferasa, AST), o un título elevado de anticuerpos heterófilos después de la absorción de suero, con riñón de cobayo. La prueba más sensible que puede obtenerse en el comercio es la de absorción de eritrocitos de caballo; la de hemolisina de células de buey es la más específica de las pruebas comunes. La técnica más utilizada es un método comercial de aglutinación cualitativa en laminilla. Los niños de muy corta edad posiblemente no muestren aumento del título de anticuerpos heterófilos; en el cuadro clínico del anciano rara vez se detectan formas atípicas y heterófilo-negativas. La prueba de inmunofluorescencia para detectar anticuerpos de IgM e IgA específicos contra el antígeno de la cápsida vírica (ACV) o anticuerpos contra el "antígeno temprano" del virus causal, es muy útil en el diagnóstico de casos heterófilo-negativos; por lo regular, en la fase aguda de la enfermedad no se identifican anticuerpos específicos contra el antígeno nuclear del VEB. Por esa razón, la positividad del título contra el ACV y la negatividad del título contra el antígeno nuclear del VEB son respuestas diagnósticas características de una infección primaria temprana por el VEB.

2. **Agente infeccioso** – El virus de Epstein-Barr, un virus herpético 4 (gamma), muy similar en su morfología a otros virus herpéticos, pero con diferencias serológicas; infecta y transforma a los linfocitos B.

3. **Distribución** – Mundial. La infección es muy común y está muy difundida entre los niños de corta edad en los países en desarrollo y en los grupos de población con niveles socioeconómicos bajos, en los que suele ser leve o asintomática. La mononucleosis infecciosa típica aparece más bien en los países desarrollados, en los que la edad en que se produce la infección se retrasa hasta afectar a los niños mayores o a los adultos jóvenes, de manera que se la identifica más comúnmente entre estudiantes secundarios y universitarios. En promedio, 50% de las personas infectadas presentarán mononucleosis infecciosa clínica; las demás serán en su mayor parte asintomáticas.

4. **Reservorio** – Los seres humanos.

**5. Modo de transmisión** – Diseminación de una persona a otra por la vía bucofaríngea, por medio de la saliva. Los niños de corta edad pueden infectarse por la saliva que se encuentra en las manos del personal de enfermería y auxiliar, en los juguetes o, en los países en desarrollo, al premasticar la madre el alimento para su hijo. El beso facilita la diseminación entre los adultos jóvenes. La transmisión también puede hacerse por transfusión de sangre a receptores susceptibles, pero es rara la enfermedad clínica inmediata. La reactivación del VEB puede intervenir en la aparición de neumonía intersticial en los lactantes infectados por el VIH y en la leucoplasia de células vellosas y tumores de células B en adultos infectados por el VIH.

**6. Período de incubación** – De cuatro a seis semanas.

**7. Período de transmisibilidad** – Es prolongado; la excreción del virus por el exudado faríngeo puede persistir en forma acelular durante un año o más después de la infección; de 15 a 20% o más de los adultos sanos con positividad de anticuerpos contra el VEB son portadores del virus en la boca y la faringe por largo tiempo.

**8. Susceptibilidad y resistencia** – La susceptibilidad es general; la infección confiere un alto grado de resistencia; la inmunidad por una infección no identificada durante la niñez puede explicar las tasas bajas de enfermedad clínica en los grupos socioeconómicos bajos. En las personas inmunodeficientes puede reactivarse el VEB, lo que trae como consecuencia el aumento de los títulos de anticuerpos contra el VEB, excepto los anticuerpos heterófilos, y puede culminar en la aparición de linfomas.

**9. Métodos de control** –

    A. *Medidas preventivas:* no se han precisado. Es importante utilizar medidas higiénicas (para evitar la contaminación con saliva de personas infectadas) que incluyan el lavado meticuloso de las manos y no beber líquidos de un recipiente común para reducir al mínimo el contacto con la saliva.

    B. *Control del paciente, de los contactos y del ambiente inmediato:*
      1) Notificación a la autoridad local de salud: la notificación oficial por lo común no está justificada, Clase 5 (véase Notificación de Enfermedades Transmisibles).
      2) Aislamiento: ninguno.
      3) Desinfección concurrente: de los objetos contaminados con secreciones de la nariz y de la garganta.
      4) Cuarentena: ninguna.
      5) Inmunización de los contactos: ninguna.
      6) Investigación de los contactos y de la fuente de infección: es de poca utilidad en los casos aislados.
      7) Tratamiento específico: ninguno. Los antiinflamatorios no esteroideos o los esteroides en dosis pequeñas decrecien-

tes en un lapso de una semana, aproximadamente, son útiles en casos tóxicos graves y en personas con afección intensa de la boca y la faringe y disminución del calibre de las vías respiratorias.

**C. Medidas en caso de epidemia:** ninguna.

**D. Repercusiones en caso de desastre:** ninguna.

**E. Medidas internacionales:** ninguna.

---

## NAEGLERIASIS Y ACANTAMIBIASIS

CIE-9 136.2; CIE-10 B60.2, B60.1

(Meningoencefalitis amibiana primaria)

**1. Descripción** – En la naegleriasis, un ameboflagelado de vida libre invade el cerebro y las meninges a través de la mucosa nasal y el nervio olfatorio, y causa el síndrome típico de meningoencefalitis piógena fulminante (meningoencefalitis amibiana primaria [MEAP]), con dolor de garganta, cefalalgia frontal intensa, alucinaciones olfatorias ocasionales, náusea, vómito, fiebre alta, rigidez de la nuca y somnolencia, seguido de muerte en un lapso de 10 días, por lo regular en el quinto o sexto día. La enfermedad ataca más bien a jóvenes activos inmunocompetentes, de ambos sexos.

Por el contrario, varias especies de *Acanthamoeba* y *Balamuthia mandrillaris* (amibas leptomixidas) pueden invadir el encéfalo y las meninges de individuos inmunodeficientes, probablemente como consecuencia de la penetración a través de una lesión de la piel y sin afectar a los tejidos de las vías nasales y olfatorias. Esto causa una enfermedad granulomatosa (encefalitis amibiana granulomatosa [EAG]), caracterizada por comienzo insidioso y un curso que va de ocho días a varios meses.

En la acantamibiasis, además de causar EAG, algunas especies de *Acanthamoeba (A. polyphaga, A. castellanii)* han ocasionado lesiones granulomatosas crónicas de la piel, con invasión secundaria del sistema nervioso central o sin ella. Las infecciones de los ojos (conjuntivitis por *Acanthamoeba*, CIE-10 H13.1) y de la córnea (queratoconjuntivitis por *Acanthamoeba*, CIE-10 H19.2) han culminado en ceguera.

El diagnóstico de los casos sospechosos de ambos síndromes se logra por medio del estudio microscópico de preparaciones en húmedo del líquido cefalorraquídeo recién obtenido, en el cual se identifican las amibas móviles, y en frotis teñidos de dicho líquido. En caso de sospecha de infecciones por *Acanthamoeba*, el diagnóstico puede hacerse por el estudio microscópico de raspaduras, material obtenido con aplicador de algodón o aspirado de las lesiones oculares y cutáneas, o por cultivo en agar sin sustancias nutritivas, en el que se haya inoculado *Escherichia coli, Klebsiella aerogenes* u otras especies de *Enterobacter* idóneas. Para el aislamiento de *Balamuthia* se necesitan cultivos en células de mamíferos. Los trofozoitos de *Naegleria* pueden mostrar flagelos después de unas cuantas horas en el agua. Es posible diferenciar entre sí las especies patógenas de *N. fowleri, Acanthamoeba* y *Balamuthia* sobre bases morfológicas y por estudios inmunológicos. Las amibas pueden tomarse erróneamente por macrófagos y confundirse con *Entamoeba histolytica* cuando el diagnóstico microscópico se hace en un campo con poca amplificación.

**2. Agentes infecciosos** – *Naegleria fowleri,* varias especies de *Acanthamoeba (A. culbertsoni, A. polyphaga, A. castellanii, A. astronyxis)* y *Balamuthia mandrillaris.*

**3. Distribución** – Los microorganismos están distribuidos en todo el mundo, en el entorno. En muchos países de todos los continentes se han diagnosticado más de 160 casos de meningoencefalitis amibiana primaria en personas sanas; más de 100 casos de encefalitis amibiana granulomatosa en individuos inmunoincompetentes (incluso varias personas con sida), y más de 1000 casos de queratitis, principalmente entre portadores de lentes de contacto.

**4. Reservorio** – *Acanthamoeba* y *Naegleria* son microorganismos de vida libre en hábitats acuáticos y terrestres. Poco se sabe del reservorio de *Balamuthia.*

**5. Modo de transmisión** – La infección por *Naegleria* se contrae al introducirse el agua contaminada en las vías nasales, con mayor frecuencia al bucear o nadar en aguas dulces, especialmente en estanques o lagos en zonas de clima cálido o a fines del verano; en manantiales de aguas termales o en grandes masas de agua calentadas por otras que salen de plantas industriales; o en agua caliente de tinas, balnearios de aguas minerales o piscinas públicas con deficiencias de mantenimiento sanitario. Los trofozoitos de *Naegleria* colonizan los tejidos nasales y luego invaden el cerebro y las meninges al propagarse por los nervios olfatorios.

Los trofozoitos de *Acanthamoeba* y *Balamuthia* llegan al sistema nervioso central por medio de la sangre, probablemente desde una lesión de la piel u otro sitio de colonización primaria, a menudo en enfermos crónicos o sometidos a tratamiento inmunosupresor, sin el antecedente de haber nadado o de tener alguna fuente conocida de infección. Las infecciones oculares se han presentado principalmente entre portadores de lentes de contacto blandas. Entre las causas de infección corneal se han encontrado el uso de solución salina casera como agente limpiador o humectante, y la exposición a aguas termales o agua caliente de tinas.

**6. Período de incubación** – De tres a siete días en los casos corroborados de infección por *Naegleria;* el lapso es mucho más largo para la infección por *Acanthamoeba* y *Balamuthia.*

**7. Período de transmisibilidad** – No se ha comprobado la transmisión de una persona a otra.

**8. Susceptibilidad y resistencia** – Se desconocen. Algunas personas aparentemente sanas contraen la infección por *Naegleria*, y los pacientes inmunosuprimidos tienen mayor susceptibilidad a la infección por *Acanthamoeba* y quizá por *Balamuthia*. No se han identificado *Naegleria* ni *Balamuthia* en personas asintomáticas, pero sí *Acanthamoeba* en las vías respiratorias de personas sanas.

**9. Métodos de control –**

**A.** *Medidas preventivas:*

1) Educar a la población respecto al peligro de nadar en lagos y estanques donde se han producido casos corroborados o sospechosos de la infección, y de permitir que el agua pase a las vías nasales al bucear o nadar debajo del agua.

2) Proteger la nasofaringe del contacto o la exposición al agua que pueda contener *N. fowleri*. En la práctica, es difícil cumplir con esta medida preventiva porque las amibas viven en masas de agua muy diversas, incluidas las de piscinas públicas.

3) Se considera que son inocuas las aguas de piscinas que contengan cloro libre residual a razón de una o dos partes por millón. En los Estados Unidos no se han señalado casos de infecciones adquiridas en piscinas corrientes con agua clorada.

4) Las personas que usan lentes de contacto blandas no deben llevarlas puestas mientras nadan o toman baños calientes en tinas, y deben cumplir estrictamente con las medidas de uso y cuidado recomendadas por los fabricantes y por los profesionales de la salud.

**B.** *Control del paciente, de los contactos y del ambiente inmediato:*

1) Notificación a la autoridad local de salud: no es una enfermedad de notificación obligatoria en la mayoría de los países, Clase 3B (véase Notificación de Enfermedades Transmisibles).

2) Aislamiento: ninguno.

3) Desinfección concurrente: ninguna.

4) Cuarentena: ninguna.

5) Inmunización de los contactos: no es aplicable.

6) Investigación de los contactos y de la fuente de infección: el antecedente de haber nadado o de la introducción de

agua en las vías nasales en los siete días anteriores al comienzo de los síntomas puede sugerir el origen de la infección por *Naegleria*.

7) Tratamiento específico: *N. fowleri* es sensible a la amfotericina B (Fungizone®); después de administrar amfotericina B y miconazol por vías intravenosa e intrarraquídea, junto con rifampicina por vía oral, se ha logrado el restablecimiento del enfermo. A pesar de la sensibilidad de los microorganismos a los antibióticos en los estudios de laboratorio, pocas veces se ha alcanzado la recuperación completa. En el caso de infecciones oculares, no se dispone de un tratamiento fiable, pero se ha informado que el isetionato de propamidina tópico (Brolene®) ha sido eficaz en varios casos; también se ha recomendado el uso de clotrimazol, miconazol y pimaricina.

**C. Medidas en caso de epidemia:** pueden aparecer innumerables casos después de la exposición a una fuente manifiesta de infección. Siempre que se presente un grupo de casos, se justifica la investigación epidemiológica inmediata y la prohibición de nadar en aguas supuestamente contaminadas.

**D. Repercusiones en caso de desastre:** ninguna.

**E. Medidas internacionales:** ninguna.

---

# NEOPLASIAS MALIGNAS RELACIONADAS CON AGENTES INFECCIOSOS

Algunos agentes infecciosos constituyen factores de riesgo en la génesis de diversas neoplasias malignas. Se ha planteado que en la patogenia de algunas neoplasias cancerosas de humanos intervienen directa o indirectamente diversos parásitos, la bacteria *Helicobacter pylori* y algunos virus. Estas neoplasias suelen representar la culminación tardía de la infección vírica. Es posible que en cada tipo de cáncer intervengan en forma decisiva cofactores externos (ambientales) e internos (genéticos y fisiológicos, a niveles inmunológico y molecular). El agente infeccioso no es una causa necesaria ni suficiente en todos los casos de neoplasias malignas relacionadas con él; en algunos casos intervienen otras causas y casi siempre participan los cofactores.

La mayoría de los agentes infecciosos que al parecer intervienen en el origen de los tumores son virus. Una característica común de casi todos los cánceres por virus, es la persistencia del virus después de una infección en los comienzos de la vida o la presencia de inmunosupresión, lo que conduce a la integración y la aparición del cáncer, por lo regular en el clon monocelular (tumor monoclonal). Intervienen virus de ADN y de ARN.

Los cuatro virus de ADN que tienen la mayor posibilidad de ser carcinógenos en forma directa o indirecta son: 1) el virus de la hepatitis B (VHB); 2) el virus de Epstein-Barr (VEB): 3) el virus del papiloma humano (VPH, principalmente los tipos 16 y 18) y 4) el herpesvirus humano 8 (HVH-8), llamado también herpesvirus vinculado con el sarcoma de Kaposi (HVSK). Los tres primeros están distribuidos de modo muy amplio a nivel mundial y producen más infecciones asintomáticas que manifiestas; la mayoría de ellas culmina en un estado de latencia susceptible de reactivación. Los requisitos para la relación causal serían la monoclonalidad de las células tumorales y la integración del virus a dichas células. Las neoplasias malignas que se vinculan con ellos son relativamente raras y surgen solo en sitios geográficos y en huéspedes especiales.

Entre los virus de ARN, los retrovirus, que incluyen el virus linfotrópico humano de células T (VLHT-1) y el de la inmunodeficiencia humana (VIH-1), guardan relación con la leucemia con linfoma de células T. A diferencia de los virus oncógenos de ADN, estos virus tienen una distribución menos extensa y una localización geográfica más precisa. Los virus mencionados han sido señalados decididamente como elementos que intervienen en la causalidad de cánceres específicos, con base en pruebas serológicas, virológicas y epidemiológicas.

## I. CARCINOMA HEPATOCELULAR    CIE-9 155.0; CIE-10 C22.0

(CHC, cáncer primario del hígado, carcinoma hepatocelular primario)

La infección crónica de las hepatitis B o C constituye un factor de riesgo importante para que surja cáncer hepatocelular primario (CHC o CHP). Estudios prospectivos en Taiwán han señalado un incremento de 100 veces del riesgo de contraer CHC entre personas con infección crónica por el virus de la hepatitis B (VHB), en comparación con los no portadores. Muchos enfermos pasan por fases de hepatitis crónica y cirrosis antes de que aparezca el tumor.

La detección periódica sistemática de portadores del VHB en busca de alfa-fetoproteína, un marcador serológico relacionado con CHC, o la detección masiva por ultrasonogramas pueden, en algunos casos, detectar el tumor en una etapa temprana en que es extirpable.

El CHC es una de las neoplasias malignas más comunes en muchas partes de Asia y África; la frecuencia máxima se observa en zonas con la prevalencia más alta de portadores de VHB, que incluyen casi todas las zonas de Asia, África y el Pacífico meridional. Las tasas de ataque están en nivel intermedio en el subcontinente indio y Oriente Medio, y son relativamente bajas en América del Norte y Europa occidental. La infección por el virus de la hepatitis C (VHC), según algunos estudios de casos y testigos, guarda un vínculo importante con el CHC en personas con infecciones por el VHB o sin ellas; además, existen datos de estudios de laboratorio que señalan las propiedades transformantes del VHC. La infección por el VHC puede constituir la causa predominante de CHC en el Japón.

Véase la sección correspondiente a la hepatitis B para la revisión de los métodos de control. La administración de la vacuna contra la hepatitis B (HB), sola o en combinación con la globulina inmunitaria de hepatitis B (GIHB) a todos los neonatos, evitará la aparición del tumor. La inmunización interrumpe la transmisión de la infección por el VHB de madre a hijo. La OMS recomienda que todos los países agreguen la vacuna contra la hepatitis B en sus esquemas sistemáticos de inmunización infantil. En muchos países, incluso en los Estados Unidos, se ha puesto en práctica la inmunización sistemática, que a la larga deberá eliminar el VHB y controlar el CHC causado por él. Es necesario notificar los casos de carcinoma hepatocelular a un registro de tumores. No se dispone de vacuna alguna contra la infección por el VHC, pero la búsqueda sistemática de anticuerpos contra este virus en los abastecimientos de sangre en bancos, evitará su transmisión por transfusión.

## II. LINFOMA DE BURKITT    CIE-9 200.2; CIE-10 C83.7
(LB, linfoma de Burkitt africano, linfoma de Burkitt endémico, tumor de Burkitt)

El linfoma de Burkitt es un tumor monoclonal de linfocitos B. Está distribuido en todo el mundo, pero es hiperendémico en zonas altamente palúdicas, como las de África tropical y las planicies de Papua Nueva Guinea. Estas zonas tienen una gran precipitación pluvial (por lo regular, mayor de un metro por año) y están a menos de 1000 metros de altura sobre el nivel del mar. En niños africanos, el tumor frecuentemente afecta al maxilar inferior. También puede aparecer, aunque rara vez, en pacientes inmunosuprimidos (personas que han recibido un órgano en trasplante, otras con inmunodeficiencia familiar y ligada al cromosoma X y, con mayor frecuencia, los pacientes de sida: en alrededor de 25 a 30% de estos, la neoplasia guarda relación con el virus de Epstein-Barr [VEB]). Los tumores pueden ser monoclonales, policlonales o mixtos; no todos son del tipo Burkitt, pero todos son sarcomas linfoblásticos agudos.

El VEB, un virus herpético que origina la mononucleosis infecciosa, desempeña un papel importante en la patogenia de 97% de los casos de linfoma de Burkitt en África y Papua Nueva Guinea, donde la infección por el VEB se produce en la primera infancia y donde el paludismo que interviene como cofactor, es holoendémico. El VEB también se relaciona con el linfoma de Burkitt en aproximadamente 30% de los casos en las zonas donde este linfoma es de baja endemicidad, y en las no palúdicas (linfoma de Burkitt americano). El período de inducción, según algunos cálculos, es de 2 a 12 años después de la infección primaria por el VEB, pero es más breve en los pacientes de sida que desarrollan el linfoma relacionado con el VEB (a menudo en el sistema nervioso central). Se ha dicho que la infección por el VEB interviene netamente en el origen del linfoma de Burkitt africano, según pruebas serológicas, virológicas y epidemiológicas. La prevención de la infección por el VEB en los comienzos de la vida y el control del paludismo (véase Paludismo, sección 9) podrían disminuir la incidencia del tumor en África y Papua Nueva Guinea. Están en fase de estudio vacunas con subunidades del virus. La quimioterapia oncológica suele ser eficaz para tratar el tumor, una vez aparecido. Es necesario notificar los casos a un registro de tumores.

## III. CARCINOMA NASOFARÍNGEO          CIE-9 147.9; CIE-10 C11

El carcinoma nasofaríngeo (CNF) es un tumor maligno de las células epiteliales de la nasofaringe que suele afectar a los adultos entre los 20 y 40 años de edad. En algunos grupos de ascendencia china que provienen del sur de la China y de Taiwán, incluso entre aquellos que emigraron a otros países (incluidos los Estados Unidos), se ha observado una incidencia aproximadamente 10 veces mayor que en la población general. Sin embargo, el riesgo disminuye en generaciones siguientes después de la migración desde Asia.

El anticuerpo de IgA contra el antígeno de la cápsida del VEB en el suero y las secreciones nasofaríngeas constituye una de las características de la enfermedad, y se ha utilizado en la China para la detección primaria del tumor. Dicho anticuerpo puede surgir varios años antes de la presentación clínica del CNF, y su reaparición después del tratamiento anticipa la recurrencia de la neoplasia.

Las pruebas serológicas y virológicas que relacionan al VEB con el carcinoma nasofaríngeo son semejantes a las señaladas en el caso del linfoma de Burkitt africano (título alto de anticuerpos contra el VEB; genoma presente en las células tumorales); esta relación se ha detectado sea cual fuere el origen geográfico del paciente. El tumor tiene una distribución mundial, pero su frecuencia es más elevada en la zona meridional de China, el sudeste asiático, el norte y el este de África y las regiones árticas. La razón entre hombres y mujeres es de 2:1. Los chinos con perfiles antigénicos HLA-2 y SIN-2 tienen un riesgo aproximadamente cinco veces mayor.

La infección por el VEB aparece en los comienzos de la vida, en medios donde es más común el carcinoma nasofaríngeo; sin embargo, el tumor no aparece antes de los 20 a 40 años de edad, lo cual sugiere la coexistencia de algún factor secundario reactivador, con invasión epitelial en una época ulterior de la vida. Puede ser que las infecciones repetidas de las vías respiratorias o los irritantes químicos como las nitrosaminas presentes en los alimentos secos, intervengan en su patogenia. La mayor frecuencia del tumor en personas originarias de China meridional, independientemente de su residencia ulterior, y el vínculo que muestra con algunos haplotipos HLA, sugieren susceptibilidad genética. La menor incidencia entre las personas que han emigrado a los Estados Unidos y a otros países sugiere que intervienen además uno o varios factores ambientales como posibles cofactores, como serían las nitrosaminas que están en el pescado ahumado y otros alimentos.

En las zonas muy endémicas, la detección temprana por medio de estudios de reconocimiento sistemático de anticuerpos de IgA contra el antígeno de la cápsida del VEB permite emprender tratamiento oportuno. Está en estudio una vacuna contra el VEB hecha con una subunidad del virus. La quimioterapia después del diagnóstico temprano es el único tratamiento específico. Deben notificarse los casos a un registro de tumores.

## IV. NEOPLASIAS MALIGNAS POSIBLEMENTE RELACIONADAS CON EL VIRUS DE EPSTEIN-BARR (VEB)

**IV. A. ENFERMEDAD DE HODGKIN**

CIE-9 201;
CIE-10 C81

La enfermedad de Hodgkin es un tumor del sistema linfático que comprende cuatro tipos histológicos: esclerosis nodular, predominio linfocítico, celularidad mixta y depleción de linfocitos. El cuadro histológico se caracteriza por la presencia de una célula altamente específica, aunque no patognomónica, que es la de Reed-Sternberg (CRS); esta célula también aparece en casos de mononucleosis infecciosa.

La causa de la enfermedad no se ha precisado, pero una cantidad cada vez mayor de pruebas señalan la presencia del virus de Epstein-Barr (VEB) en por lo menos la mitad de los casos. La enfermedad de

Hodgkin es más frecuente en los países desarrollados, pero con una incidencia ajustada por edad relativamente baja. Es más frecuente en medios socioeconómicos más altos, en familias más pequeñas y en personas de raza blanca, que en las de raza negra (afroestadounidenses).

Los casos que surgen después de mononucleosis infecciosa, cuyo punto máximo de aparición en los Estados Unidos se localiza entre los 17 y 19 años de edad, aparecen unos 10 años más tarde. Sin embargo, los casos en adultos y ancianos, si guardan relación con el VEB, quizá sean resultado de la reactivación del virus en presencia de un sistema inmunitario en deterioro. La elevada frecuencia de VEB en la enfermedad de Hodgkin en personas con sida y el período de incubación relativamente breve, al parecer tienen un vínculo con la inmunodeficiencia profunda debida a la infección por el VIH, pero no se sabe si la presencia del VEB en la célula tumoral es causa o efecto.

Entre los pacientes de sida, en particular los infectados por abuso de drogas intravenosas, una proporción significativamente mayor de los casos de enfermedad de Hodgkin guarda relación con el VEB. Es necesario notificar los casos a un registro de tumores.

## IV. B. LINFOMAS NO HODGKIN (LNH)     CIE-10 B21.2, C83.0, C83.8, C83.9, C85

La incidencia de linfomas en los pacientes de sida es de 50 a 100 veces mayor que entre la población general. Muchos de estos linfomas guardan relación con el virus de Epstein-Barr (VEB), pero el virus de la inmunodeficiencia humana es el que con mayor frecuencia guarda relación con los tumores del linfoma no Hodgkin (LNH), como los linfomas de alta gradación y los que afectan al sistema nervioso central. Desde 1980 se ha señalado un incremento extraordinario en la frecuencia de LNH en varones blancos solteros y jóvenes, con sida. Aproximadamente 4% de los enfermos de sida presentan como cuadro inicial un linfoma, y quizá 30% terminarán por presentar una neoplasia de ese tipo, si viven lo suficiente. No se sabe si el VEB es un factor causal en estos linfomas vinculados con el VEB en individuos con sida, o si simplemente penetra en la célula tumoral después de su formación, pero las pruebas que se orientan hacia la primera posibilidad son cada vez más numerosas.

En años recientes se ha observado un incremento notable en la frecuencia de LNH, que no se explica por el aumento de enfermos de sida. La enfermedad suele aparecer en presencia de otras formas de inmunodeficiencia, como las que se observan en personas que han recibido un órgano en trasplante, en pacientes a quienes se administran fármacos inmunosupresores y en individuos con formas hereditarias de inmunodeficiencia. Se cuenta con pocos datos epidemiológicos que indican los factores de riesgo que intervienen. En muchos casos de LNH se observan patrones alterados de anticuerpos contra el VEB, que son característicos de los detectados en estados de inmunodeficiencia, y dichas modificaciones anteceden a la aparición del LNH. Las técnicas moleculares han demostrado la presencia del genoma del VEB en 10 a 15% de las células tumorales de la forma espontánea del LNH. Es necesario notificar los casos a un registro de tumores.

## V. SARCOMA DE KAPOSI

CIE-9 173.0-173.9;
CIE-10 C46.0-C46.9

(Sarcoma hemorrágico pigmentado múltiple idiopático)

El sarcoma de Kaposi (SK) es una neoplasia vascular en la que se observa proliferación de células fusiformes. Se caracteriza por la aparición de máculas, placas y nódulos de color rojo púrpura o pardo azulado en la piel y otros órganos. Las lesiones cutáneas pueden ser firmes o compresibles, solitarias o múltiples. El SK, descrito originalmente en 1872, se consideraba como un tumor raro de origen desconocido antes que afectara con frecuencia a los enfermos de sida.

Se conocen cuatro formas epidemiológicas diferentes del SK. La forma clásica afecta a varones adultos y ancianos de extracción judía europea oriental o mediterránea, preferentemente. La segunda forma epidémica que aparece en zonas de África ecuatorial, afecta a todos los grupos de edad; en ninguna de las dos formas se ha identificado un factor ambiental desencadenante y ninguna se ha acompañado de deficiencia del sistema inmunitario. A diferencia de ello, los dos tipos restantes del sarcoma, es decir, el vinculado con el trasplante de órganos en receptores que reciben tratamiento inmunosupresor y el de los individuos infectados por el VIH-1, se acompañan de deficiencia inmunitaria. En sus cuatro formas, el sarcoma afecta predominantemente a varones. La forma epidémica del sarcoma tiene como manifestación inicial el curso clínico más "agresivo" y se observa casi exclusivamente en individuos infectados por el VIH. A pesar de las diferencias en el cuadro clínico y en el estado serológico por VIH-1, sería más adecuado considerar las cuatro formas del sarcoma como una sola entidad, dadas las características inmunohistoquímicas idénticas que muestran las células fusiformes peculiares del tumor.

En la actualidad se piensa que el agente causal del SK es el herpesvirus vinculado con el sarcoma de Kaposi (HVSK), llamado también herpesvirus humano 8 (HVH-8); este virus, identificado en 1994, es un nuevo *Gammaherpesvirus* humano vinculado con un herpesvirus oncógeno en monos, *Herpesvirus saimiri*. Prácticamente en todos los casos de SK se han obtenido pruebas de una infección vírica y algunas pautas de señalamientos indican que desempeña un papel etiológico fundamental en la enfermedad. La infección por el HVSK precede al sarcoma clínico de Kaposi, guarda un vínculo importante con el mayor peligro de SK en todas las poblaciones estudiadas hasta la fecha, y se orienta hacia la célula endotelial (fusiforme), que en opinión de los expertos es el elemento determinante de la tumorogénesis del sarcoma. Se ha demostrado también que el HVSK induce la transformación de células endoteliales primarias.

Los análisis seroepidemiológicos sugieren que el HVSK tiene una distribución más limitada que cualquiera de los otros siete virus herpéticos del ser humano. En América del Norte, la seroprevalencia varía de 0 a 1% en donantes de sangre, y es de alrededor de 35% en individuos infectados por el VIH, pero llega a 100% en enfermos de SK que tienen sida. A diferencia de ello, en Milán, Italia, donde el SK es endémico, los donantes de sangre mostraron un 4% de seropositividad. Los datos sugieren que en África central se advierten cifras todavía mayores de HVSK (58% de las personas de 14 a 84 años fueron HVSK positivos en un estudio, en tanto que la seroprevalencia aumentó de manera lineal con la mayor edad y también fue similar en varones y mujeres).

Los análisis serológicos sugieren también que la infección aparece de manera fundamental en personas sexualmente activas, en particular hombres homosexuales. Los datos en apoyo de la transmisión sexual provienen de las diferencias extraordinarias en el peligro de SK en individuos con sida que adquirieron el VIH por transmisión sexual y en aquellos cuyas infecciones por el VIH provinieron de exposición a hemoderivados: la proporción de enfermos de sida hemofílicos y que recibieron transfusiones, que terminaron por presentar un SK, está en límites de 1 a 3%. Los datos de otros modos de transmisión provienen de lactantes hijos de mujeres VIH-1 positivas, que a muy temprana edad desarrollaron un SK. En África, la elevada seroprevalencia en adolescentes y el incremento de la prevalencia en forma relativamente lineal con la edad, sugiere que pudieran ser importantes los mecanismos no sexuales de transmisión del HVSK.

No existe cura identificada del SK, aunque se han observado remisiones parciales y completas. Es necesario notificar los casos a un registro de tumores.

## VI. NEOPLASIA MALIGNA DEL TEJIDO LINFÁTICO

CIE-9 202; CIE-10 C84.1, C84.5, C91.4, C91.5

(Leucemia de células T del adulto [LCTA], linfosarcoma de células T [LSCT], linfoma de células T periféricas [LCTP] [enfermedad de Sézary], linfoma de células vellosas)

La leucemia de células T del adulto (LCTA), una leucemia/linfoma que se origina en las células T, se observa a menudo en el Japón y es idéntica al linfosarcoma/leucemia de células T (LSCT) que aparece con menor frecuencia en países del Caribe, la costa del Pacífico de América del Sur, África ecuatorial y la zona meridional de los Estados Unidos. Estas neoplasias malignas afectan principalmente a los adultos y se vinculan con el virus linfotrópico humano de células T (VLHT-1), miembro de la familia de los retrovirus. La infección en los comienzos de la vida, predominantemente por medio de la leche materna, predispone a la aparición del tumor en la vida adulta, con una incidencia máxima alrededor de los 50 años de vida. Ello sugiere un menor riesgo de leucemia de células T del adulto, si la infección se produce en una etapa ulterior de la vida, como ocurre por transferencia de sangre o sus productos, abuso de drogas intravenosas, o transmisión sexual. El mismo virus causa paraparesia espástica tropical (llamada también mielopatía relacionada con el VLHT-1 en el Japón). Los adultos japoneses y los individuos de raza negra caribeña, están expuestos al máximo riesgo.

Según pruebas serológicas, virológicas y epidemiológicas, el agente infeccioso VLHT-1 interviene netamente en la génesis de la leucemia/linfoma. En términos generales, los métodos de control son los que se siguen para la prevención del sida (véase sida, sección 9). No se ha corroborado la eficacia de analizar la sangre de los donantes en busca de anticuerpos anti-VLHT-1 y 2. En los Estados Unidos, muy rara vez hay transmisión por la sangre de donantes, dada la bajísima prevalencia del virus en la población general, pero en estudios de las unidades de sangre de donantes se lleva a cabo sistemáticamente la búsqueda del virus. Es necesario notificar los casos a un registro de tumores.

## VII. CÁNCER CERVICOUTERINO    CIE-9 180; CIE-10 C53
(Carcinoma del cuello uterino)

El cáncer cervicouterino ocupa el sexto lugar entre las neoplasias más comunes en todo el mundo, y es el que afecta con mayor frecuencia a las mujeres de muchas zonas en desarrollo económico. Se observa en países con fuerte influencia de las pautas de vida occidental; la incidencia es más alta en mujeres que tienen antecedentes de contactos sexuales frecuentes desde edad temprana con múltiples compañeros sexuales, y que pertenecen a los grupos socioeconómicos más bajos. Se ha observado que tres cuartas partes de todas las pacientes residen en países en desarrollo.

Se ha señalado insistentemente la participación del virus del papiloma humano (VPH), como factor causal del cáncer cervicouterino. Si bien el VPH suele producir verrugas benignas y de otro tipo (véase Verrugas víricas), se han identificado los tipos 16 y 18 de VPH en tejidos de neoplasia cervicouterina, y el genoma ha estado dentro de las células en 80 a 90% de las neoplasias. Es necesario notificar los casos a un registro de tumores.

---

# NEUMONÍA
## I. NEUMONÍA NEUMOCÓCICA     CIE-9 481; CIE-10 J13

1. **Descripción** – Infección bacteriana aguda que se caracteriza en forma típica por comienzo repentino, con escalofríos y fiebre, dolor pleurítico, disnea, taquipnea, tos que produce esputo "herrumbroso" y leucocitosis. El comienzo puede ser menos repentino, especialmente en los ancianos, y a veces en las radiografías de tórax se advierten los primeros signos de la neumonía. En lactantes y niños de corta edad, las manifestaciones iniciales pueden consistir en fiebre, vómitos y convulsiones. La consolidación puede ser bronconeumónica, en vez de segmentaria o lobular, especialmente en los niños y en los ancianos. La neumonía neumocócica es causa importante de muerte en los lactantes y los ancianos. La tasa de letalidad, que antes era de 20 a 40% entre los pacientes hospitalizados, con el tratamiento antimicrobiano ha disminuido a niveles de 5 y 10%, pero sigue siendo de 20 a 40% entre las personas con enfermedades graves subyacentes o alcoholismo. En países en desarrollo, las tasas de letalidad en niños suelen exceder de 10%, y llegar hasta 60% en lactantes menores de 6 meses de vida.

El diagnóstico etiológico temprano es importante para orientar el tratamiento específico. Dicho diagnóstico puede sospecharse por la presencia de muchos diplococos grampositivos, junto con leucocitos polimorfonucleares en el esputo teñido con colorante de Gram, y se puede confirmar mediante el aislamiento de neumococos de la sangre o de las secreciones obtenidas de las vías respiratorias inferiores de adultos por aspiración transtraqueal percutánea.

2. **Agente infeccioso** – *Streptococcus pneumoniae* (neumococo). Aproximadamente 90% de las infecciones bacteriémicas en los Estados Unidos dependen de 23 tipos capsulares de un total de 83 tipos conocidos.

3. **Distribución** – Es una enfermedad de endemicidad continua, en especial en los niños, en los ancianos y en las personas con trastornos médicos subyacentes; es más frecuente en los grupos socioeconómicos más bajos y en los países en desarrollo. Surge en todos los climas y estaciones, y su incidencia alcanza el máximo en invierno y primavera en las zonas templadas. Por lo regular, es esporádica en los Estados Unidos, pero pueden surgir epidemias en grupos de población

cerrados y en la fase de urbanización rápida. Se han descrito epidemias recurrentes en mineros sudafricanos; la incidencia es alta en algunas zonas geográficas (por ejemplo, en Papua Nueva Guinea), y en los niños de muchos países en desarrollo, entre quienes suele ser la causa más frecuente de muerte. Las epidemias de influenza a menudo se acompañan de una mayor incidencia de neumonía. Mundialmente, se observa cada vez más una resistencia grande y creciente a los antibióticos como la penicilina y, ocasionalmente, a las cefalosporinas de la tercera generación.

**4. Reservorio** – Los seres humanos. Con frecuencia se detectan los neumococos en las vías respiratorias superiores de personas sanas de todo el mundo.

**5. Modo de transmisión** – Por diseminación de gotitas, por contacto oral directo, o, de manera indirecta, por objetos recién contaminados con secreciones de las vías respiratorias. La transmisión del microorganismo de una persona a otra es común, pero es poco frecuente la enfermedad entre los contactos casuales y las personas que atienden enfermos.

**6. Período de incubación** – No se ha precisado; se piensa que puede ser breve, incluso de uno a tres días.

**7. Período de transmisibilidad** – Es posible que persista hasta que las secreciones de la boca y de las vías nasales ya no contengan neumococos virulentos en cantidad significativa. La penicilina hace que el paciente infectado con cepas susceptibles deje de ser infeccioso en el término de 24 a 48 horas.

**8. Susceptibilidad y resistencia** – La susceptibilidad a la infección sintomática por neumococos aumenta por cualquier proceso que afecte a la integridad anatómica o fisiológica de las vías respiratorias inferiores, incluidas la influenza, el edema pulmonar de cualquier causa, la broncoaspiración después de intoxicación alcohólica o de otras causas, las enfermedades pulmonares crónicas o la exposición a sustancias irritantes presentes en el aire. Los ancianos y las personas con los cuadros médicos crónicos siguientes tienen mayor riesgo: asplenia anatómica o funcional, enfermedad drepanocítica, enfermedades cardiovasculares crónicas, diabetes mellitus, cirrosis, enfermedad de Hodgkin, linfoma, mieloma múltiple, insuficiencia renal crónica, síndrome nefrótico, infección por el virus de la inmunodeficiencia humana (VIH) y trasplante reciente de órganos. Por lo regular, después de un ataque se produce inmunidad específica contra el serotipo capsular infectante, que puede durar años. En países en desarrollo, la malnutrición y el bajo peso al nacer son cofactores de riesgo importantes en relación con la neumonía en lactantes y niños de corta edad.

9. **Métodos de control –**

A. *Medidas preventivas:*

1) Siempre que sea factible, se evitará el hacinamiento en salas y dormitorios, especialmente en instituciones, cuarteles y embarcaciones.

2) Las personas de alto riesgo deben recibir la vacuna polivalente que tenga los polisacáridos capsulares de los 23 tipos de neumococos que causan 90% de todas las infecciones neumocócicas en los Estados Unidos; esta vacuna no es eficaz en niños menores de 2 años. Las personas con riesgo alto de sufrir una infección mortal son las de 65 años de edad y más; las que tienen asplenia anatómica o funcional, anemia drepanocítica o infección por el VIH, y diversas enfermedades crónicas sistémicas como cardiopatías y neumopatías, cirrosis del hígado, insuficiencia renal y diabetes mellitus. Puesto que el riesgo de infección y las tasas de letalidad aumentan con la edad, los beneficios de la inmunización también aumentan.

Para la mayor parte de los pacientes que cumplan con los requisitos ("elegibles"), se recomienda aplicar una sola vez la vacuna antineumocócica de 23 valencias; sin embargo, la reinmunización suele ser segura e inocua y habría que aconsejar la vacunación a las personas "elegibles" cuyo estado de inmunización se desconozca. Se recomienda la reinmunización en personas que tienen más de 2 años de vida y que están expuestas al máximo peligro de sufrir una infección grave por neumococos (por ejemplo, los pacientes asplénicos) y los que posiblemente muestren una disminución rápida en los niveles de anticuerpos contra neumococos, a condición de que hayan transcurrido cinco años o más desde que recibieron la primera dosis de la vacuna. También habrá que considerar la reinmunización después de tres años, en los niños con asplenia funcional o anatómica (por ejemplo, enfermedad drepanocítica o esplenectomía) y en los pacientes cuyo cuadro se acompañe de una rápida disminución de anticuerpos después de la inmunización inicial (por ejemplo, los que presentan síndrome nefrótico, insuficiencia renal o un riñón en trasplante) que tendrán 10 años de edad o más para la fecha de la revacunación. Además, se administrará una segunda dosis de la vacuna a personas de 65 años y mayores, si han transcurrido más de cinco años desde la vacunación anterior, o tenían menos de 65 años en la fecha de la primera inmunización. Gran parte de los tipos de antígenos neumocócicos en la vacuna de

23 valencias constituyen inmunógenos débiles en los niños menores de 2 años de edad. Dada la prevalencia diferente de los serotipos, la vacuna puede tener menor eficacia en países en desarrollo. A finales de 1999 se hacían valoraciones de las vacunas conjugadas con proteínas neumocócicas en investigaciones en seres humanos y, si resultan eficaces, quizá se apruebe su empleo en niños.

**B. Control del paciente, de los contactos y del ambiente inmediato:**
1) Notificación a la autoridad local de salud: notificación obligatoria de las epidemias, pero no de los casos individuales, Clase 4 (véase Notificación de Enfermedades Transmisibles). En algunos estados de los Estados Unidos se ha impuesto la notificación obligatoria de los microorganismos resistentes a la penicilina.
2) Aislamiento: en los hospitales puede justificarse el aislamiento de tipo respiratorio de pacientes con microorganismos resistentes a los antibióticos y que puedan transmitir la infección a otros enfermos con riesgo alto de contraer la enfermedad neumocócica.
3) Desinfección concurrente: de las secreciones nasofaríngeas. Limpieza terminal.
4) Cuarentena: ninguna.
5) Inmunización de los contactos: ninguna (véase 9C más adelante).
6) Investigación de los contactos y de la fuente de infección: carece de utilidad práctica.
7) Tratamiento específico: si son escasas las instalaciones de diagnóstico y puede ser mortal cualquier retraso en el tratamiento, habrá que iniciar la administración de antibióticos a lactantes y niños de corta edad, con base en el diagnóstico presuntivo fundado en signos clínicos, en particular taquipnea y tiraje subcostal. Es importante trasladar sin demora a un hospital a los menores de 2 meses de edad, para su atención. La penicilina G por vía parenteral es el antimicrobiano preferido; se puede utilizar eritromicina en las personas hipersensibles a la penicilina. Con frecuencia cada vez mayor se han identificado neumococos resistentes a la penicilina y a otros antimicrobianos, por lo que es necesario precisar la sensibilidad de las cepas aisladas de los sitios normalmente estériles, incluidos la sangre y el líquido cefalorraquídeo. En los Estados Unidos, donde es frecuente la resistencia a los betalactámicos, habrá que incluir vancomicina en los regímenes iniciales para tratar la meningitis que quizá se deba a neumococos, hasta que se conozca la susceptibilidad de

los microorganismos. En lo que se refiere a la neumonía y a otras infecciones por neumococos, es posible que los antibióticos beta-lactámicos parenterales sean eficaces en la mayor parte de los casos. Raras veces está indicada la vancomicina (si alguna vez lo está) en infecciones por neumococos que no atacan el sistema nervioso central. En países en desarrollo, la OMS recomienda administrar trimetoprima-sulfametoxazol, ampicilina o amoxicilina para el tratamiento en el hogar de la neumonía no grave (tos y taquipnea sin tiraje subcostal), en niños menores de 5 años de edad.

C. **Medidas en caso de epidemia:** en brotes en instituciones o en otros grupos de población cerrados, habrá que emprender la inmunización con la vacuna de 23 valencias, salvo que se sepa que ella no incluye el tipo de polisacárido que causó la enfermedad.

D. **Repercusiones en caso de desastre:** el hacinamiento de grupos humanos en albergues temporales supone el peligro de la enfermedad, especialmente en los niños de corta edad o en los ancianos.

E. **Medidas internacionales:** ninguna.

## II. NEUMONÍA DEBIDA A MICOPLASMA
### (Neumonía atípica primaria)

CIE-9 483; CIE-10 J15.7

1. **Descripción** – Es, en forma predominante, una enfermedad bacteriana febril de las vías respiratorias inferiores; con menor frecuencia, una faringitis que a veces evoluciona hasta producir bronquitis o neumonía. El comienzo es gradual, con cefalalgia, malestar general, tos (a menudo paroxística), dolor faríngeo y, menos frecuentemente, dolor subesternal que puede ser pleurítico. El esputo, en el comienzo escaso, puede aumentar después. La infiltración pulmonar temprana en forma dispersa e irregular, a menudo es más extensa en las radiografías que lo que indican los signos clínicos. En los casos graves, la neumonía puede avanzar de un lóbulo a otro y ser bilateral. En alrededor de la tercera parte de los casos se presenta leucocitosis después de la primera semana. La duración de la enfermedad varía de días a un mes o más. La infección bacteriana secundaria y otras complicaciones como la afección del sistema nervioso central y el síndrome de Stevens-Johnson son infrecuentes, y los casos mortales son raros.

Es necesario diferenciar esta enfermedad de las neumonitis causadas por muchos otros agentes, tales como bacterias, adenovirus, virus de la influenza, sincicial de las vías respiratorias, parainfluenza, sarampión, fiebre Q, psitacosis, algunas micosis y tuberculosis.

El diagnóstico se basa en el aumento de los títulos de anticuerpos entre el suero de la fase aguda y el de la de convalecencia, incremento que acaece en el curso de varias semanas. Casi siempre aumenta la velocidad de eritrosedimentación. Se observa la aparición de criohemaglutininas en la mitad o dos tercios de los enfermos hospitalizados, pero es un signo inespecífico. El nivel del título de criohemaglutininas puede reflejar la gravedad de la enfermedad. Es posible cultivar el agente infeccioso en medios especiales.

**2. Agente infeccioso** – *Mycoplasma pneumoniae,* bacteria de la familia Mycoplasmataceae.

**3. Distribución** – Se presenta en todo el mundo en forma esporádica, endémica y a veces epidémica, en particular en instituciones con personas internadas y en grupos militares. Las tasas de ataque varían de 5 a más de 50 por 1000 por año en grupos militares, y de uno a tres casos por 1000 por año en la población civil. Las epidemias aparecen con mayor frecuencia a finales del verano y en el otoño; la enfermedad endémica no sigue un ritmo estacional, pero puede mostrar gran variación de un año a otro y en zonas geográficas diferentes. No hay selectividad en cuanto a raza o sexo; la neumonía se presenta en todas las edades, pero es asintomática o muy leve en los niños menores de 5 años de edad. La enfermedad clínica y manifiesta es más frecuente entre los escolares y los adultos jóvenes.

**4. Reservorio** – Los seres humanos.

**5. Modo de transmisión** – Probablemente por la inhalación de gotitas, por el contacto directo con una persona infectada (incluidas tal vez las que tienen infecciones subclínicas) o con objetos recién contaminados con secreciones nasofaríngeas de un individuo que está en la fase aguda de la enfermedad y que tose. Son frecuentes los casos secundarios de neumonía entre los contactos, los miembros del núcleo familiar y las personas que atienden a los pacientes.

**6. Período de incubación** – De 6 a 32 días.

**7. Período de transmisibilidad** – Se desconoce; probablemente dure menos de 20 días. El tratamiento no erradica el microorganismo de las vías respiratorias, en las que persiste hasta 13 semanas.

**8. Susceptibilidad y resistencia** – La neumonía clínica se presenta en 3 a 30% de las infecciones por *M. pneumoniae,* según la edad. La enfermedad varía desde una faringitis afebril leve hasta una enfermedad febril que afecta a las vías respiratorias superiores o inferiores. Se desconoce la duración de la inmunidad; pueden producirse segundos ataques. La resistencia se ha correlacionado con la presencia de anticuerpos humorales que persisten hasta un año.

9. **Métodos de control –**

A. *Medidas preventivas:* se evitará en lo posible el hacinamiento en las viviendas y en los dormitorios, especialmente en instituciones con personas internadas, cuarteles y embarcaciones.

B. *Control del paciente, de los contactos y del ambiente inmediato:*

1) Notificación a la autoridad local de salud: notificación obligatoria de las epidemias, pero no de los casos individuales, Clase 4 (véase Notificación de Enfermedades Transmisibles).

2) Aislamiento: ninguno. Las secreciones de las vías respiratorias pueden ser infectantes.

3) Desinfección concurrente: de las secreciones nasofaríngeas. Limpieza terminal.

4) Cuarentena: ninguna.

5) Inmunización de los contactos: ninguna.

6) Investigación de los contactos y de la fuente de infección: es útil para detectar casos clínicos tratables entre los miembros del grupo familiar.

7) Tratamiento específico: eritromicina, otros macrólidos o una tetraciclina. Se prefiere la eritromicina o los otros macrólidos para los niños menores de 8 años de edad, para evitar que las tetraciclinas manchen los dientes inmaduros. Ninguno de los dos antibióticos elimina los microorganismos de la faringe; durante el tratamiento pueden aparecer micoplasmas resistentes a la eritromicina.

C. *Medidas en caso de epidemia:* no se cuenta con medidas de control de eficacia comprobada.

D. *Repercusiones en caso de desastre:* ninguna.

E. *Medidas internacionales:* Centros Colaboradores de la OMS.

## III. NEUMONÍA DEBIDA A
### *PNEUMOCYSTIS CARINII*      CIE-9 136.3; CIE-10 B59
(Neumonía intersticial plasmocelular, NPC)

1. **Descripción –** Enfermedad pulmonar aguda o subaguda, a menudo mortal, especialmente en los lactantes desnutridos, prematuros y con enfermedad crónica. En los niños mayores y en los adultos se presenta como una infección oportunista que acompaña al empleo de inmunosupresores y a enfermedades del sistema inmunitario. Constituye un grave problema en las personas con síndrome de inmunodeficiencia adquirida (véase sida). Clínicamente se advierte disnea progresiva, taquipnea y cianosis, con o sin fiebre. Los signos en la auscultación, excepto los estertores, suelen ser mínimos o

inexistentes. De manera típica, las radiografías de tórax muestran infiltrados intersticiales bilaterales. Los exámenes de autopsia indican que los pulmones están pesados y sin aire, con engrosamiento de los tabiques interalveolares y un material espumoso que contiene cúmulos de parásitos dentro de los espacios alveolares.

El diagnóstico se corrobora mediante la demostración del agente causal en el material obtenido de cepillado bronquial, biopsia abierta del pulmón y aspiración pulmonar, o en frotis del moco traqueobronquial. Los microorganismos se identifican por tinción con metenamina argéntica, azul de toluidina O, Giemsa, Gram-Weigert, violeta de cresilo o estudios con anticuerpos por inmunofluorescencia indirecta. En la actualidad, no existen métodos serológicos ni de cultivo satisfactorios para el diagnóstico.

**2. Agente infeccioso** – *Pneumocystis carinii*. Por lo común, se lo considera un parásito protozoario, pero estudios recientes han señalado que la secuencia de ADN del microorganismo se asemeja muy íntimamente a la de un hongo.

**3. Distribución** – La enfermedad se ha identificado en todos los continentes. Puede ser endémica y epidémica en los lactantes debilitados, desnutridos o con inmunosupresión. En los Estados Unidos, Europa y Australia, afectaba aproximadamente a 60% de los pacientes de sida antes de que se administraran en forma sistemática medicamentos profilácticos. En pacientes de sida en África, prácticamente no se ha notificado NPC.

**4. Reservorio** – Los seres humanos. Se ha demostrado la presencia de los microorganismos en roedores, ganado vacuno, perros y otros animales, pero ante la presencia amplísima de dicho microorganismo y su persistencia subclínica en el ser humano, al parecer es poca la importancia que tienen para la salud pública las posibles fuentes animales de infección de los seres humanos.

**5. Modo de transmisión** – Se ha demostrado en ratas la transmisión de un animal a otro por partículas que se diseminan por el aire. Se desconoce el modo de transmisión en los seres humanos. En un estudio se señaló que cerca de 75% de las personas normales tenían el anticuerpo humoral contra *P. carinii* a los 4 años de edad, lo cual sugirió que la infección subclínica es común en los Estados Unidos. La neumonitis en el huésped con deficiencia inmunitaria puede ser causada por la reactivación de una infección latente o por una infección recién adquirida.

**6. Período de incubación** – Se desconoce. El análisis de datos de brotes en instituciones con personas internadas y los estudios realizados en animales indica que la enfermedad suele comenzar uno a dos meses después de haberse establecido el estado de inmunosupresión.

7. **Período de transmisibilidad** – Se desconoce.

8. **Susceptibilidad y resistencia** – La susceptibilidad se intensifica con la premadurez, las enfermedades crónicas debilitantes y las afecciones o tratamientos que disminuyen los mecanismos de inmunidad. El factor de riesgo predominante para la NPC es la infección por el virus de la inmunodeficiencia humana (VIH).

9. **Métodos de control** –

A. *Medidas preventivas:* se ha demostrado que la profilaxis con trimetoprima-sulfametoxazol oral o con pentamidina (por aerosol) es eficaz (mientras el enfermo recibe el medicamento) para evitar la reactivación endógena en las personas inmunosuprimidas, especialmente las que tienen infección por el VIH, las que reciben tratamiento contra la leucemia linfática y las que hayan recibido un órgano en trasplante.

B. *Control del paciente, de los contactos y del ambiente inmediato:*
   1) Notificación a la autoridad local de salud: por lo general, no se justifica la notificación oficial, Clase 5 (véase Notificación de Enfermedades Transmisibles). Cuando la enfermedad se presenta en personas con manifestaciones de infección por el VIH, en muchos estados de los Estados Unidos se exige la notificación de los casos, Clase 2B (véase Notificación de Enfermedades Transmisibles).
   2) Aislamiento: ninguno.
   3) Desinfección concurrente: no se cuenta con conocimientos suficientes al respecto.
   4) Cuarentena: ninguna.
   5) Inmunización de los contactos: ninguna.
   6) Investigación de los contactos y de la fuente de infección: ninguna.
   7) Tratamiento específico: el tratamiento preferido es trimetoprima-sulfametoxazol. Otros fármacos que pueden usarse son la pentamidina (por vía intramuscular o intravenosa), y el trimetrexato con leucovorina; en la actualidad están en fase de estudio intensivo otros medicamentos.

C. *Medidas en caso de epidemia:* los conocimientos del origen del microorganismo y su forma de transmisión son tan incompletos que no hay medidas aceptadas de modo general.

D. *Repercusiones en caso de desastre:* ninguna.

E. *Medidas internacionales:* ninguna.

# IV. NEUMONÍA DEBIDA A CLAMIDIAS

## IV. A. NEUMONÍA DEBIDA A CHLAMYDIA TRACHOMATIS   CIE-9 482.8; CIE-10 P23.1

(Neumonía eosinófila neonatal, neumonía congénita por *Chlamydia*)

**1. Descripción** – Enfermedad pulmonar subaguda por clamidias, que se presenta en la primera infancia, sobre todo en los hijos de madres con infección del cuello uterino. El cuadro clínico se caracteriza por un comienzo insidioso, tos (típicamente "cortada"), ausencia de fiebre, presencia de infiltrados dispersos en diversas zonas en la radiografía de tórax con hiperinflación, eosinofilia y títulos elevados de IgM e IgG. En cerca de 50% de los casos se observa un pródromo de rinitis y conjuntivitis neonatal. La enfermedad suele durar de una a tres semanas, pero puede prolongarse hasta dos meses. Las manifestaciones de la enfermedad son muy amplias y varían desde la rinitis hasta la neumonía grave. Muchos lactantes con neumonía terminan por presentar asma o neumopatía obstructiva.

El diagnóstico se confirma por técnicas de inmunofluorescencia directa. La definición del inmunotipo infectante se basa en el aislamiento del agente causal en cultivos celulares de material obtenido en la nasofaringe posterior, o en la demostración del anticuerpo sérico específico en un título de 1:32 o mayor, por microinmunofluorescencia. Un título elevado de anticuerpo IgG específico corrobora el diagnóstico.

**2. Agente infeccioso** – *Chlamydia trachomatis*, tipos inmunológicos D a K (excluidos los inmunotipos que causan linfogranuloma venéreo).

**3. Distribución** – Probablemente coincide con la distribución mundial de la infección genital por clamidias. El trastorno ha sido identificado en los Estados Unidos y en diversos países de Europa, pero no se han detectado epidemias.

**4. Reservorio** – Los seres humanos. Se ha inducido la infección experimental con *C. trachomatis* en primates no humanos y en ratones, pero no se tiene conocimiento de que en la naturaleza surjan infecciones en animales.

**5. Modo de transmisión** – Se transmite al niño desde el cuello uterino infectado, durante el parto, con la infección nasofaríngea resultante (y a veces conjuntivitis por clamidias). No se ha corroborado la transmisión por las vías respiratorias.

**6. Período de incubación** – Se desconoce, pero la neumonía puede atacar a niños de 1 a 18 semanas de edad (con mayor frecuencia entre 4 y 12 semanas). Por lo común, la infección nasofaríngea no se detecta antes de las dos semanas de edad.

**7. Período de transmisibilidad** – Se desconoce.

**8. Susceptibilidad y resistencia** – Se desconoce; los anticuerpos de la madre no protegen al niño contra la infección.

**9. Métodos de control** –

A. *Medidas preventivas:* las mismas que se siguen para la conjuntivitis por clamidias (véase Conjuntivitis, sección IV).

B. *Control del paciente, de los contactos y del ambiente inmediato:*

1) Notificación a la autoridad local de salud: generalmente no se justifica la notificación oficial, Clase 5 (véase Notificación de Enfermedades Transmisibles).

2) Aislamiento: precauciones universales.

3) Desinfección concurrente: de las secreciones nasofaríngeas.

4) Cuarentena: ninguna.

5) Inmunización de los contactos: ninguna.

6) Investigación de los contactos y de la fuente de infección: examinar a los padres en busca de infección y tratarlos si se la detecta.

7) Tratamiento específico: la eritromicina por vía oral (50 mg por kg de peso al día) es el tratamiento preferido para los lactantes. Otra opción posible es el sulfisoxazol.

C. *Medidas en caso de epidemia:* no se ha identificado ninguna epidemia.

D. *Repercusiones en caso de desastre:* ninguna.

E. *Medidas internacionales:* ninguna.

## IV. B. NEUMONÍA DEBIDA A *CHLAMYDIA PNEUMONIAE*    CIE-9 482.8; CIE-10 J16.0

**1. Descripción** – Enfermedad aguda de las vías respiratorias causada por clamidias, que se manifiesta en el comienzo con tos, a menudo dolor de garganta y ronquera, y fiebre. El esputo es escaso y algunos pacientes se quejan de dolor retrosternal. Por lo común, se advierten estertores pulmonares. El cuadro clínico es semejante al de la infección por micoplasmas. En las radiografías se identifican diversas anomalías que incluyen infiltrados bilaterales y, a veces, derrames pleurales. La enfermedad suele ser leve, pero el restablecimiento es relativamente lento y la tos persiste de dos a seis semanas; en los adultos de más edad, la bronquitis y la sinusitis pueden tornarse crónicas. Rara vez sobreviene la muerte en los casos no complicados.

El diagnóstico de laboratorio es de índole serológica fundamentalmente: la prueba de fijación del complemento identifica los anticuerpos contra los antígenos del grupo de clamidias, y por inmunofluorescencia específica para IgM e IgG en sueros obtenidos tres semanas después de la infección inicial, se detectan los anticuerpos contra el agente. En caso de reinfección, el anticuerpo IgG aparece tempranamente y alcanza un nivel alto. Las personas tratadas desde la fase incipiente con tetraciclina pueden mostrar una respuesta inadecuada a los anticuerpos. El microorganismo se aísla de muestras obtenidas de la faringe por medio de aplicadores de algodón y cultivadas en el saco vitelino de huevos embrionados; también se pueden cultivar en líneas celulares especiales.

**2. Agente infeccioso** – *Chlamydia pneumoniae,* cepa TWAR, es el nombre de la especie para el microorganismo, que posee diferencias morfológicas y serológicas netas de *C. psittaci* y *C. trachomatis.*

**3. Distribución** – Probablemente mundial. Se ha confirmado la presencia de la enfermedad en Finlandia, Dinamarca, Noruega, Suecia, Reino Unido, Hungría, Alemania, España, Canadá, Australia, Japón, Filipinas y Estados Unidos. El aislamiento original se hizo en Taiwán. Los anticuerpos son raros en los niños menores de 5 años de edad; su prevalencia aumenta en los adolescentes y en los adultos jóvenes, hasta llegar a una "meseta" estable de 50% entre los 20 y 30 años de edad; la prevalencia permanece alta en los ancianos. La enfermedad clínica surge con mayor frecuencia en los adultos jóvenes, pero afecta a personas de cualquier edad; 8 de 18 casos notificados en el Canadá correspondieron a personas mayores de 70 años, y la de mayor edad tenía 90 años (se restableció). No se ha observado un patrón estacional en la presentación de la enfermedad.

**4. Reservorio** – Posiblemente los seres humanos. No se ha encontrado relación con aves ni se ha aislado el microorganismo o los anticuerpos en palomas y otras aves capturadas en el sitio de un brote, ni en perros o gatos.

**5. Modo de transmisión** – No definido; entre las posibilidades están el contacto directo con secreciones y la diseminación por medio de fómites por el aire.

**6. Período de incubación** – Se desconoce; puede ser de 10 días como mínimo.

**7. Período de transmisibilidad** – No definido, pero se supone que es duradero, ya que algunos brotes en personal militar han durado incluso ocho meses.

**8. Susceptibilidad y resistencia** – Se supone que la susceptibilidad es universal y es mayor la probabilidad de que surja enfermedad clínica cuando hay alguna afección crónica preexistente. Los datos serológicos de una respuesta inmunitaria "anamnésica" sugieren inmunidad después de la infección; sin embargo, en personal militar se han observado segundos episodios de neumonía con un tipo secundario de respuesta serológica al segundo ataque.

9. **Métodos de control –**

A. *Medidas preventivas:*
   1) Evitar el hacinamiento en los dormitorios y en las viviendas.
   2) Aplicar medidas de higiene personal: cubrirse la boca al toser y estornudar; eliminar las secreciones de la boca y las vías nasales en forma sanitaria y lavarse las manos frecuentemente.

B. *Control del paciente, de los contactos y del ambiente inmediato:*
   1) Notificación a la autoridad local de salud: notificación obligatoria de las epidemias, pero no de los casos individuales, Clase 4 (véase Notificación de Enfermedades Transmisibles).
   2) Aislamiento: ninguno. Hay que practicar precauciones universales.
   3) Desinfección concurrente: del material secretado por la nariz y la garganta.
   4) Cuarentena: ninguna.
   5) Inmunización de los contactos: ninguna.
   6) Investigación de los contactos y de las fuentes de infección: se examinará a todos los miembros del grupo familiar en busca de infección y se tratará a los que resulten positivos.
   7) Tratamiento específico: tetraciclina o eritromicina por vía oral, a razón de 2 g al día durante 10 a 14 días. También pueden utilizarse los nuevos macrólidos azitromicina y claritromicina. Se ha observado asimismo que son eficaces las nuevas fluoroquinolonas.

C. *Medidas en caso de epidemia:* identificación de los casos y administración del tratamiento apropiado.

D. *Repercusiones en caso de desastre:* ninguna.

E. *Medidas internacionales:* ninguna.

# OTRAS NEUMONÍAS
CIE-9 480, 482;
CIE-10 J12, J13, J15, J16.8, J18

Entre los virus conocidos, los adenovirus, el virus sincicial de las vías respiratorias, los de la parainfluenza y tal vez otros no identificados pueden ocasionar neumonitis. Estos agentes infecciosos producen enfermedad de las vías respiratorias superiores con mayor frecuencia que neumonía, razón por la cual se presentan en la sección correspondiente a virosis agudas de las vías respiratorias. La neumonía vírica aparece en el sarampión, la influenza y la varicela. La infección por *Chlamydia psittaci* se expone en el apartado de Psitacosis. La neumonía también es causada por infección por rickettsias (fiebre Q) y *Legionella*. Puede surgir con la fase invasora de infecciones por nematodos, como la ascariasis, y con micosis, como la aspergilosis, la histoplasmosis y la coccidioidomicosis.

La neumonía puede ser causada por diversas bacterias patógenas que comúnmente se localizan en la boca, la nariz y la faringe, tales como *Haemophilus influenzae, Staphylococcus aureus, Klebsiella pneumoniae, Streptococcus pyogenes* (estreptococos hemolíticos del grupo A), *Neisseria meningitidis* (en particular el grupo Y), especies de *Bacteroides, Moraxella catarrhalis* y cocos anaerobios, que pueden producir neumonía, especialmente si coexisten con infecciones víricas como la influenza o con una infección sobreañadida después del tratamiento con antibiótico de amplio espectro, como complicación de una neumopatía crónica y después de broncoaspiración del contenido gástrico o de una traqueostomía. La neumonía por *H. influenzae* ocupa el segundo lugar en frecuencia entre las infecciones de esta índole en países en desarrollo, y constituye una de las causas principales de muerte en niños menores de 5 años de edad. Con el empleo creciente del tratamiento antimicrobiano e inmunosupresor, en la actualidad son cada vez más comunes las neumonías causadas por bacilos entéricos gramnegativos, especialmente las ocasionadas por *Escherichia coli, Pseudomonas aeruginosa* y especies de *Proteus*. El tratamiento depende del microorganismo específico de que se trate.

---

# NOCARDIOSIS                    CIE-9 039.9; CIE-10 A43

1. **Descripción** – Enfermedad bacteriana crónica que por lo general se origina en los pulmones, y que puede diseminarse por vía sanguínea y producir abscesos en el cerebro, los tejidos subcutáneos y otros órganos; la tasa de letalidad es alta, excepto en los casos de afección subcutánea. El aislamiento frecuente de *Nocardia asteroides* de individuos con otras neumopatías crónicas pudiera representar casos de colonización endobronquial. El agente etiológico también causa enfermedad cutánea, linfocutánea o de ambos tipos en las extremidades, y micetomas actinomicóticos (véanse Micetoma, Actinomicetoma y Eumicetoma).

El estudio microscópico de frotis de esputo, pus o líquido cefalorraquídeo teñidos podría indicar la presencia de filamentos grampositivos, débilmente acidorresistentes y ramificados; la confirmación por cultivo es deseable, pero difícil, ante la heterogeneidad de microorganismos intercurrentes. Por medio de biopsia o necropsia se confirma la patogenia.

**2. Agentes infecciosos** – Complejo de *Nocardia asteroides* (que incluye *N. asteroides* propiamente dicho, *N. farcinica* y *N. nova); N. brasiliensis, N. transvalensis* y *N. otitidiscaviarum;* actinomicetos aerobios.

**3. Distribución** – Es una enfermedad esporádica en el ser humano y en los animales en todo el mundo. No hay datos de diferencias debidas a edad, sexo o raza.

**4. Reservorio** – Es un saprófito del suelo que se encuentra en todo el mundo.

**5. Modo de transmisión** – Se supone que las especies de *Nocardia* entran en el cuerpo principalmente por inhalación de polvo contaminado. La inoculación o la contaminación de una herida con tierra puede ocasionar infección cutánea.

**6. Período de incubación** – Incierto; probablemente es de días a semanas.

**7. Período de transmisibilidad** – No se transmite directamente de una persona a otra, ni de animales a seres humanos.

**8. Susceptibilidad y resistencia** – Se desconocen. El hipercorticismo suprarrenal endógeno o iatrógeno y, probablemente, la proteinosis alveolar pulmonar predisponen a la infección. Las especies de *Nocardia* pueden causar infección oportunista en los pacientes con deficiencias inmunológicas.

**9. Métodos de control –**

A. *Medidas preventivas: ninguna.*

B. *Control del paciente, de los contactos y del ambiente inmediato:*

    1) Notificación a la autoridad local de salud: por lo regular, no se justifica la notificación oficial, Clase 5 (véase Notificación de Enfermedades Transmisibles).

    2) Aislamiento: ninguno.

    3) Desinfección concurrente: de las secreciones y los apósitos contaminados con ellas.

    4) Cuarentena: ninguna.

    5) Inmunización de los contactos: ninguna.

    6) Investigación de los contactos y de la fuente de infección: no está indicada.

    7) Tratamiento específico: el trimetoprima-sulfametoxazol, el sulfisoxazol o la sulfadiazina son eficaces en las infecciones sistémicas si se administran tempranamente y por lapsos prolongados. En los pacientes alérgicos a las sulfas y que no tienen abscesos cerebrales se puede probar la minociclina. En las personas que no mejoran con las sulfonamidas se agrega a estas amikacina, imipenema o

dosis altas de ampicilina. A veces es necesario el drenaje quirúrgico de los abscesos, además de la antibioticoterapia.

**C. Medidas en caso de epidemia:** no son aplicables, pues se trata de una enfermedad esporádica.

**D. Repercusiones en caso de desastre:** ninguna.

**E. Medidas internacionales:** ninguna

---

## ONCOCERCOSIS
(Ceguera de los ríos)

**CIE-9 125.3; CIE-10 B73**

**1. Descripción** – Enfermedad crónica no mortal, causada por una filaria que forma nódulos fibrosos en los tejidos subcutáneos, particularmente en la cabeza y los hombros (América) o en la cintura pelviana y las extremidades inferiores (África). Los vermes adultos se encuentran en esos nódulos, que son superficiales, y también adoptan la forma de masas enmarañadas profundas sobre el periostio de los huesos o cerca de las articulaciones. La filaria hembra expulsa microfilarias que emigran a través de la piel y que, al morir, suelen causar una erupción con prurito intenso, alteraciones de la pigmentación propias de una dermatitis crónica, edema y atrofia de la piel. Los cambios en la pigmentación, especialmente en los miembros inferiores, producen un aspecto de "piel de leopardo", en tanto que la pérdida de la elasticidad de la piel y la presencia de linfadenitis pueden causar lo que se conoce como "ingle colgante". Las microfilarias a menudo llegan a los ojos, donde su invasión y muerte ulterior producen alteraciones visuales y ceguera; pueden detectarse en órganos y tejidos diferentes de la piel y los ojos, aunque no se ha dilucidado la importancia clínica de esta situación. En las infecciones intensas, las microfilarias también están en la sangre, las lágrimas, el esputo y la orina.

El diagnóstico de laboratorio se hace por la demostración de las microfilarias por medio del examen microscópico de material fresco obtenido por biopsia superficial de la piel, después de incubación en agua o solución salina; por la presencia de microfilarias en la orina, o al extirpar los nódulos y detectar los vermes adultos. En las zonas endémicas se debe diferenciar la microfilariasis de otras enfermedades por filarias. Otros signos diagnósticos comprenden las manifestaciones oculares, como la observación de microfilarias en la córnea, la cámara anterior del ojo o el humor vítreo, utilizando lámpara de hendidura. En infecciones leves en las que es difícil demostrar la presencia de microfilarias en la piel y en los ojos, cabe usar la prueba de Mazzotti de estimulación (que puede ser peligrosa en las personas intensamente infectadas). La administración de 25 mg de citrato de dietilcarbamazina por vía oral, o la aplicación local del mismo producto, ocasionará el prurito característico. Esta reacción no se usa ya en muchos países. A veces se practica reacción en cadena de la polimerasa en material obtenido de raspado de la piel, para detectar el ADN del parásito.

**2. Agente infeccioso** – *Onchocerca volvulus,* una filaria que pertenece a la clase Nematoda.

**3. Distribución** – La distribución geográfica en el continente americano se limita a Guatemala (principalmente en las faldas occidentales de la cordillera volcánica), sur de México (estados de Chiapas y Oaxaca), focos en el norte y sur de Venezuela, zonas pequeñas de Colombia, Ecuador y Brasil (estados de Amazonas y Goiás). En África subsahariana, la oncocercosis ataca en una zona que va desde Senegal hasta Etiopía y Angola en el oeste, y Malawi en el este; también en el Yemen. En algunas zonas endémicas de África occidental, hasta años recientes un elevado porcentaje de la población estaba infectada, y el deterioro de la visión y la ceguera constituían problemas graves. Los grupos humanos abandonaban los valles y emigraban a regiones más altas y seguras, donde las tierras eran menos fértiles. De este modo, la enfermedad tenía graves consecuencias socioeconómicas. Este problema se ha solucionado en gran parte gracias a las actividades del Programa de Lucha contra la Oncocercosis en África Occidental (OCP).

**4. Reservorio** – Los seres humanos. La enfermedad puede transmitirse experimentalmente a chimpancés, y en raras ocasiones se ha observado en la naturaleza en gorilas. Otras especies de *Onchocerca* en animales no infectan al hombre, pero pueden coexistir con *O. volvulus* en el insecto vector.

**5. Modo de transmisión** – Únicamente por la picadura de insectos hembra del género *Simulium* infectados: en América Central, principalmente *S. ochraceum;* en América del Sur, los complejos *S. metallicum* y *S. sanguineum/amazonicum, S. quadrivittatum* y otras especies; en África, los complejos *S. damnosum* y *S. neavei,* así como *S. albivirgulatum* en el Zaire. Las microfilarias ingeridas por el simúlido que se alimenta de sangre de la persona infectada penetran en los músculos torácicos del insecto, se transforman en larvas infectantes, emigran a la cápsula cefálica y son liberadas en la piel y penetran en un nuevo huésped cuando el simúlido vuelve a alimentarse.

**6. Período de incubación** – Las microfilarias por lo común se detectan en la piel solo un año o más después de la picadura infectante, pero en Guatemala se las ha identificado en niños de tan solo 6 meses de edad. En África los vectores pueden ser infectantes siete días después de succionar sangre, pero en Guatemala el período de incubación extrínseca es mucho más largo (hasta 14 días) a causa de las temperaturas más bajas.

**7. Período de transmisibilidad** – Los simúlidos se infectan al picar a las personas mientras persistan en la piel microfilarias vivas, es decir, por 10 a 15 años si las personas no son tratadas después de la última exposición a picaduras de simúlidos. La enfermedad no se transmite directamente de una persona a otra.

**8. Susceptibilidad y resistencia** – La susceptibilidad probablemente es universal. Pueden producirse reinfecciones de personas infectadas; la gravedad de la enfermedad depende de los efectos acumulativos de las infecciones repetidas.

**9. Métodos de control** –

*A. Medidas preventivas:*

1) Evitar la picadura de los simúlidos cubriendo la mayor parte posible del cuerpo y la cabeza o empleando repelente contra insectos, como la dietiltoluamida (Deet®).

2) Identificar la especie vectora y sus criaderos; controlar y combatir las larvas, que suelen proliferar en corrientes de curso rápido y en canales artificiales, mediante el empleo de insecticidas biodegradables, como el temefós (Abate®) en bajas concentraciones, en dosis de 0,05 mg por litro durante 10 minutos cada semana en la estación de lluvias, y de 0,1 mg por litro durante 10 minutos a la semana, en la estación seca. El insecticida biológico *Bacillus thuringiensis* serotipo H-14, que se distribuye en forma de suspensión acuosa, se utiliza en dosis 2,5 veces mayores que el temefós. A diferencia de este último, es poco probable que surja resistencia contra *B. thuringiensis* H-14, que tiene un lapso de permanencia más breve y que necesita, por consiguiente, innumerables aplicaciones en diversos puntos del río. Puede emplearse el rociamiento aéreo para destruir los criaderos en operaciones de control a gran escala, como las que se han realizado en África. Debido a la topografía montañosa, dichos métodos generalmente no son aplicables en el continente americano. La eliminación de *S. neavei* (que se desarrolla en cangrejos) ha sido eficaz con el uso de insecticidas.

3) Contar con medios e instalaciones para el diagnóstico y el tratamiento.

*B. Control del paciente, de los contactos y del ambiente inmediato:*

1) Notificación a la autoridad local de salud: por lo regular no se justifica la notificación oficial, Clase 5 (véase Notificación de Enfermedades Transmisibles).

2) Aislamiento: ninguno.

3) Desinfección concurrente: ninguna.

4) Cuarentena: ninguna.

5) Inmunización de los contactos: ninguna.

6) Investigación de los contactos y de la fuente de infección: se trata de un problema de la comunidad.

7) Tratamiento específico: Merck y Compañía ha suministrado ivermectina (Mectizán®) para tratar la oncocercosis en los seres humanos. En una sola dosis oral de 150 μg por kg de peso, con un nuevo tratamiento al año, este medicamento disminuye el número de microfilarias y la morbilidad; destruye las microfilarias y también bloquea su liberación desde el útero de la hembra adulta, suprimiendo eficazmente el número de microfilarias en la piel y en los ojos por un lapso de 6 a 12 meses.

Están en marcha investigaciones para obtener medicamentos inocuos y eficaces que esterilicen o destruyan al verme adulto; algunos estudios están en la etapa de ensayo clínico. Se ha señalado que el albendazol interviene en la embriogénesis.

El citrato de dietilcarbamazina (DEC, Banocide®, Hetrazán®, Notezine®) es eficaz contra las microfilarias, pero puede producir reacciones adversas intensas que mejoran solo parcialmente con los corticosteroides. Este fármaco ya no se recomienda para la oncocercosis, excepto si se le usa junto con suramina para el tratamiento completo de pacientes escogidos. La suramina (Bayer 205, Naphuride®, Antrypol®), que en los Estados Unidos puede obtenerse de los Centros para el Control y la Prevención de Enfermedades, Atlanta, Georgia, destruye las filarias adultas y hace que poco a poco desaparezcan las microfilarias. Este medicamento puede provocar nefrotoxicidad y otras reacciones adversas, por lo que es necesaria la supervisión minuciosa por parte del médico. Por sus posibles efectos adversos graves, ninguno de los dos medicamentos es útil para el tratamiento colectivo.

En América Central, los nódulos por lo general se producen en la cabeza, y su extirpación, que se practica a menudo, puede aminorar los síntomas y evitar la ceguera.

C. **Medidas en caso de epidemia:** en zonas de elevada prevalencia es necesario hacer esfuerzos coordinados para reducir la incidencia con las medidas señaladas en el apartado 9A, en párrafos anteriores.

**D. Repercusiones en caso de desastre:** ninguna.

**E. Medidas internacionales:** el Programa de Lucha contra la Oncocercosis en África Occidental (OCP), ejecutado de manera coordinada por el Banco Mundial, el Programa de las Naciones Unidas para el Desarrollo, la FAO y la OMS, abarca 11 países donde la oncocercosis de la sabana ("ceguera") es endémica. El control consiste fundamentalmente en combatir los simúlidos mediante la aplicación sistemática de insecticidas en los criaderos ubicados en los ríos de la región. En la actualidad se distribuye ivermectina a escala cada vez mayor en las comunidades, como un suplemento de las medidas larvicidas. Sin embargo, en la zona noroccidental del área de acción del OCP, la administración de ivermectina constituye la única medida de control. El Programa de Eliminación de la Oncocercosis en las Américas (PEOA) es una empresa común en la que participan muchas naciones y organismos para eliminar la ceguera y las secuelas cutáneas en casi todos los focos endémicos de las Américas para el año 2000. Se basa en la administración sostenida de ivermectina cada año o dos veces por año, junto con una mejor educación para la salud y participación comunitaria.

---

# PALUDISMO
(Malaria)

**CIE-9 084; CIE-10 B50-B54**

1. **Descripción** – Enfermedad parasitaria; las cuatro formas de paludismo humano pueden ser tan semejantes respecto a sus síntomas que es prácticamente imposible diferenciarlas por especies si no se hacen estudios de laboratorio. Aún más, el patrón febril de los primeros días de la infección se asemeja al que se observa en las etapas incipientes de otras enfermedades bacterianas, víricas y parasitarias. Incluso demostrar la presencia del parásito, particularmente en zonas intensamente palúdicas, no significa de modo obligado que el paciente tiene paludismo exclusivamente (puede también tener fiebre amarilla, fiebre de Lassa o fiebre tifoidea en sus comienzos). La forma más grave, que es el paludismo por **P. falciparum** (terciana maligna, CIE-9 084.0; CIE-10 B50), puede mostrar un cuadro clínico muy variado que incluye fiebre, escalofríos, sudores, tos, diarrea, dificultad respiratoria y cefalalgia, y evolucionar hasta llegar a mostrar ictericia, defectos de coagulación, choque, insuficiencia renal y he-

pática, encefalopatía aguda, edema pulmonar y cerebral, coma y muerte. Es causa posible de coma y otros síntomas del sistema nervioso central como la desorientación y el delirio, en cualquier persona no inmune que haya retornado recientemente de una zona tropical. El tratamiento rápido es esencial, incluso en los casos leves, porque pueden aparecer en forma repentina complicaciones irreversibles; en los niños no tratados y en los adultos no inmunes, la tasa de letalidad puede ser de 10 a 40%, o mayor.

Las otras formas de paludismo humano, como la causada por *P. vivax* (terciana benigna; CIE-9 084.1; CIE-10 B51); *P. malariae* (cuartana; CIE-9 084.2; CIE-10 B52); y *P. ovale* (CIE-9 084.3; CIE-10 B53), por lo regular no amenazan la vida. La enfermedad puede comenzar con malestar indefinido y fiebre, que aumenta poco a poco en un lapso de varios días, seguido por escalofríos fuertes y aumento rápido de la temperatura, que por lo regular se acompaña de cefalalgia y náusea y culmina en sudores profusos. Después de un lapso sin fiebre se repite el ciclo de escalofríos, fiebre y sudores todos los días, en días alternos o cada tercer día. La duración del ataque primario no tratado varía desde una semana hasta un mes o más. Las recaídas verdaderas después de períodos sin parasitemia (en el caso de las infecciones por *P. vivax* y *P. ovale*) pueden surgir a intervalos regulares durante cinco años. Las infecciones palúdicas pueden persistir toda la vida, con crisis febriles recurrentes.

Las personas parcialmente inmunes o que han estado tomando medicamentos profilácticos pueden mostrar un cuadro clínico atípico y un período de incubación duradero.

La confirmación del diagnóstico de laboratorio se hace por la demostración de los parásitos del paludismo en frotis de sangre. Pueden ser necesarios estudios microscópicos repetidos cada 12 a 24 horas, por la variación del número de parásitos *P. falciparum* en la sangre periférica; a veces no se puede demostrar la presencia de parásitos en los frotis de pacientes que han sido tratados en fecha reciente o que están bajo tratamiento activo. Están en estudio varios métodos. Los más prometedores son las tiras colorimétricas que detectan antígenos circulantes del plasmodio en la corriente sanguínea. Estos procedimientos se han aprobado en varios países, pero hasta finales de 1999 ninguno de ellos había recibido aprobación en los Estados Unidos. El diagnóstico por medio de reacción en cadena de la polimerasa es el método más sensible con que se cuenta, pero es una técnica especializada que no se practica en forma general en los laboratorios de diagnóstico. Los anticuerpos, demostrables por inmunofluorescencia y otras pruebas, después de la primera semana de infección pueden aparecer y persistir por años, e indicar enfermedad palúdica previa, lo cual no es útil para el diagnóstico de la enfermedad actual.

**2. Agentes infecciosos** – Los esporozoarios parásitos *Plasmodium vivax, P. malariae, P. falciparum* y *P. ovale.* En las zonas endémicas no son raras las infecciones mixtas.

**3. Distribución** – El paludismo endémico ya no se observa en muchos países de la franja templada ni en algunas zonas de los países subtropicales, pero aún constituye una causa importante de enfermedad en muchas zonas tropicales y subtropicales; se identifican zonas de alta transmisibilidad en la periferia de las zonas boscosas en América del Sur (p. ej., Brasil), en el Asia sudoriental (Tailandia e Indonesia), y toda el África subsahariana. El paludismo por *P. ovale* se observa sobre todo en el África subsahariana, zona en que es menos frecuente la forma por *P. vivax.*

La enfermedad por *P. falciparum,* refractaria a la cura con 4-aminoquinolinas (como cloroquina) y otros antipalúdicos (como mefloquina y combinaciones de sulfas y pirimetamina), aparece en las zonas tropicales de ambos hemisferios, particularmente en la región amazónica y en partes de Tailandia y Camboya. En Papua Nueva Guinea se ha detectado *P. vivax* refractario a la cloroquina; este es un plasmodio prevalente en Irian Jaya (Indonesia), y también se ha notificado su presencia en Sumatra (Indonesia), las Islas Salomón y Guyana. Algunas cepas de *P. vivax* en su fase hepática pueden ser relativamente resistentes al tratamiento con primaquina. En los Estados Unidos, a mediados del decenio de 1980 se produjeron algunos brotes de paludismo autóctonos. Cada año la OMS publica información actualizada sobre los focos de paludismo resistente a los medicamentos; también puede obtenerse información de Malaria Section, CDC, Atlanta, Georgia, o al consultar la página de internet de los CDC (*http://www.cdc.gov/travel*).

**4. Reservorio** – Los seres humanos son el único reservorio importante del paludismo. Los primates no humanos pueden tener infección natural con muchas especies palúdicas como *P. knowlesi, P. cynomolgi, P. brazilianum, P. inui, P. schwetzi* y *P. simium,* que pueden infectar experimentalmente a los seres humanos, pero la transmisión natural es rara.

**5. Modo de transmisión** – Por la picadura de una hembra anofelina infectante. Casi todas las especies se alimentan al atardecer y en las primeras horas de la noche; algunos vectores importantes tienen períodos máximos de picadura cerca de la medianoche o durante las primeras horas de la mañana. Cuando una hembra del género *Anopheles* ingiere sangre que tiene el parásito en sus etapas sexuales (gametocitos), los gametos masculino y femenino se unen y forman el oocineto en el estómago del mosquito, que penetra en la pared estomacal y en su cara externa forma un quiste en el cual se desarrollan miles de esporozoitos; esto ocurre en el lapso de 8 a 35 días, según la especie del parásito y la temperatura a que está expuesto el vector. Los esporozoitos emigran a los órganos del mosquito infectado y algunos llegan a las glándulas salivales, maduran en ellas y son infectantes cuando se inyectan en una persona, cada vez que el insecto se alimenta de sangre.

En el huésped susceptible, los esporozoitos entran en los hepatocitos y se transforman en los esquizontes exoeritrocíticos. Los hepatocitos se rompen y miles de parásitos asexuales (merozoitos tisulares) llegan al torrente sanguíneo a través de los sinusoides hepáticos e invaden los eritrocitos para crecer y multiplicarse cíclicamente. Muchos se transformarán en formas asexuales, de trofozoitos a esquizontes hemáticos maduros, que rompen el eritrocito en el término de 48 a 72 horas y liberan de 8 a 30 merozoitos eritrocíticos (según la especie) que invaden otros eritrocitos. Los síntomas clínicos surgen puntualmente con cada ciclo a causa de la rotura de gran número de esquizontes eritrocíticos. En el interior de los eritrocitos infectados, algunos de los merozoitos pueden transformarse en las formas sexuales masculina (microgametocitos) o femenina (macrogametocitos).

El tiempo que transcurre entre la picadura y la detección del parásito en un frotis de gota gruesa de sangre es el "período prepatente", que varía de 6 a 12 días en los casos de infección por *P. falciparum;* de 8 a 12 días en el caso de *P. vivax* y *P. ovale*, y de 12 a 16 días en el caso de *P. malariae* (puede ser más breve o más largo). Se sabe que de 6 a 12 meses después de la exposición a algunas cepas de *P. vivax* puede haber ataques primarios tardíos. Por lo regular los gametocitos aparecen en la corriente sanguínea en el término de tres días después de la parasitemia con *P. vivax* y *P. ovale*, y después de 10 a 14 días de la infección con *P. falciparum*. Algunas formas exoeritrocíticas de *P. vivax* y de *P. ovale* son formas latentes (hipnozoitos) que permanecen en los hepatocitos y maduran meses o años después y producen recaídas. Este fenómeno no ocurre en el paludismo por *P. falciparum* y *P. malariae*, y la reaparición de dichas formas de la enfermedad ha sido el resultado de un tratamiento inadecuado o de la infección con cepas resistentes a los medicamentos. En el caso de *P. malariae,* pueden persistir durante años números pequeños de parásitos eritrocíticos hasta multiplicarse en un momento futuro a un grado que puede ocasionar de nuevo la enfermedad clínica. El paludismo puede transmitirse por inyección o transfusión de sangre de personas infectadas, o por el empleo de agujas y jeringas contaminadas, como ocurre en los toxicómanos. Rara vez hay transmisión congénita, pero la muerte prenatal es frecuente en el caso de embarazadas infectadas.

**6. Período de incubación** – El lapso que media entre la picadura del mosquito infectante y la aparición de los síntomas clínicos es de 7 a 14 días para *P. falciparum*; de 8 a 14 días para *P. vivax* y *P. ovale*, y de

7 a 30 días para *P. malariae*. Con algunas cepas de *P. vivax*, principalmente en las zonas templadas, puede haber un período de incubación más largo, de 8 a 10 meses. Cuando la infección se debe a una transfusión de sangre, los períodos de incubación dependen del número de parásitos inoculados y suelen ser breves, pero pueden llegar hasta unos dos meses. La supresión subóptima con medicamentos (como los usados en la profilaxis) puede prolongar el período de incubación.

**7. Período de transmisibilidad** – En lo que se refiere a la infectividad de los mosquitos, esta dura mientras en la sangre de los pacientes existan gametocitos infectantes; ello varía con la especie y la cepa del parásito y con la respuesta al tratamiento. Los pacientes no tratados o insuficientemente tratados pueden ser fuente de infección para los mosquitos por más de tres años con la forma *P. malariae*, de uno a dos años en el caso de *P. vivax*, y por lo regular no más de un año con la forma *P. falciparum;* el mosquito permanece infectante durante toda su vida. La transmisión por transfusión puede producirse mientras permanezcan en la sangre circulante formas asexuales; en el caso de *P. malariae* puede continuar durante 40 años o más. La sangre almacenada puede permanecer infectante durante un mes, como mínimo.

**8. Susceptibilidad y resistencia** – Excepto en algunas personas con rasgos genéticos determinados, la susceptibilidad es universal. En comunidades con alta endemicidad, donde la exposición a los anofelinos infectantes es continua durante muchos años, los adultos muestran tolerancia o resistencia a la enfermedad clínica. La mayoría de los africanos de raza negra muestra resistencia natural a la infección por *P. vivax*, lo cual se relaciona con la ausencia del factor Duffy en sus eritrocitos. Las personas con el rasgo drepanocítico tienen una parasitemia relativamente pequeña cuando se infectan con *P. falciparum* y, por consiguiente, están relativamente protegidas de la enfermedad grave.

**9. Métodos de control** –

   *A. Medidas preventivas:*

     *I. Medidas comunitarias*

     1) Fomentar la disminución de los criaderos y controlar las etapas larvarias de los anofelinos mediante mejoras sanitarias que culminen en la eliminación permanente o la disminución de los criaderos de mosquitos cercanos a los asentamientos poblacionales. Otras medidas complementarias muy eficaces en la lucha permanente contra el paludismo son los métodos para eliminar el agua no utilizable de represas (la que entra y la que sale de ellas) y acelerar el flujo de agua en los canales naturales o artificiales (rectificación y limpieza de la vía de agua y sus riberas). El empleo de métodos químicos y biológicos de control en

agua de represas que se utiliza, obliga a dedicar más dinero y esfuerzos repetitivos que el mantenimiento necesario para la eliminación permanente de los criaderos, pero es otro complemento importante en la lucha contra el paludismo, a nivel local de transmisión.

2) La aplicación a gran escala de cualquier insecticida de acción residual contra los vectores anofelinos adultos debe ir precedida de una evaluación detenida de las características de la transmisión en la zona problemática. Incluso en los focos de transmisión caracterizados por la presencia de mosquitos que tienden a reposar y alimentarse en el interior de las viviendas (vectores endófilos y endofágicos), la aplicación sola de insecticidas de acción residual en las paredes interiores de las viviendas quizá no culmine obligadamente en la erradicación permanente del paludismo. La aplicación del insecticida residual en las paredes interiores de las viviendas y en otras superficies por lo común será ineficaz en sitios en que los vectores han desarrollado resistencia a esos insecticidas o no penetran en las viviendas.

3) Otras consideraciones importantes de un plan integrado de lucha deben incluir:

a) Acceso a los servicios asistenciales para el diagnóstico temprano y el tratamiento inmediato.

b) Vigilancia epidemiológica intersectorial de los patrones de migración y circulación de poblaciones humanas; ellos introducen y propagan especies de *Plasmodium* en zonas ecológicamente predispuestas a la transmisión.

c) Medidas de información pública orientadas a grupos expuestos a riesgos; por ejemplo, la mejor forma de protegerse a sí mismo, a su familia y a su comunidad.

d) Una medida importante en la lucha antipalúdica es el tratamiento inmediato y eficaz de las formas agudas y crónicas. Además, la mortalidad por todas las infecciones por *P. falciparum* guarda una asociación importante con la tardanza en el diagnóstico y en el inicio de tratamiento eficaz.

e) Hay que interrogar a los donantes de sangre respecto a los antecedentes de paludismo, viajes a una zona palúdica o permanencia en ella. En casi todas las zonas no endémicas, los viajeros asintomáticos que no han recibido fármacos antipalúdicos pueden donar sangre seis meses después (en los Estados Unidos el período es de un año) de haber retornado de un área endémica. Se pueden aceptar como donantes a los viajeros que han permanecido más de seis meses en una zona palúdica si han recibido antipalúdicos y no han sufrido paludismo, o a las personas que migraron o que son visitantes provenientes de un área endémica, tres años después de interrumpir el uso profiláctico de antipalúdicos y de la salida del área endémica, si han permanecido asintomáticas. Se considera que si ha transcurrido más de seis meses de permanencia en un área palúdica, la persona es "residente" de ella y el donante debe ser evaluado como si se tratara de un migrante proveniente de esa zona. El migrante o el visitante que viene de una zona en que el paludismo es o ha sido endémico, puede ser durante muchos años fuente de infección inducida por transfusiones. Estas zonas incluyen (aunque no exclusivamente) países en que el paludismo es endémico en el continente americano, la zona tropical de África, Papua Nueva Guinea, el sur y el sudeste asiático, e incluso países de la región mediterránea de Europa en la que ya no se observa la transmisión de plasmodios y de la enfermedad.

## II. Medidas de protección personal

Ante la reaparición del paludismo en los últimos 10 años, se exponen en detalle las guías siguientes para prevenir la enfermedad, en particular la profilaxis y el tratamiento. Es importante que quienes viajan a zonas palúdicas se percaten de que sigue siendo de suma importancia la protección contra las picaduras de mosquitos; ningún régimen profiláctico antipalúdico brinda protección completa; no es necesario recetar o administrar automáticamente fármacos antipalúdicos con fines profilácticos a todos los individuos que viajan a zonas palúdicas; se recomienda un autotratamiento de "contingencia" o urgencia si se presenta una enfermedad febril en un área en que priva el paludismo por *P. falciparum* y no se dispone fácilmente de atención médica profesional.

1) Las medidas para disminuir el peligro de ser picado por mosquitos incluyen:

   a) Permanecer en el interior de las viviendas entre el atardecer y el amanecer, en que suelen atacar los mosquitos anofelinos. Conviene usar ropas de manga larga y pantalones largos cuando haya que salir de la casa por la noche, y no usar colores oscuros que atraen a los mosquitos.

   b) Aplicar repelente de insectos en la piel al descubierto: seleccionar uno que contenga N, N-dietil-m-toluamida (Deet®) o dimetil ftalato. Sin embargo, no hay que excederse de las recomendaciones hechas por los fabricantes para su uso, en particular en los niños de corta edad.

c) Permanecer en edificios bien construidos y con mantenimiento satisfactorio, en la zona más urbanizada del lugar.

d) Utilizar telas metálicas finas sobre puertas y ventanas; si no se dispone de telas metálicas, cerrar por las noches las puertas y las ventanas.

e) Si las características del alojamiento permiten la entrada de mosquitos, es necesario utilizar un mosquitero sobre la cama, con sus orillas introducidas debajo del colchón, y asegurar que el mosquitero no esté roto y que tampoco haya mosquitos en el interior; se obtiene mayor protección si se humedece el mosquitero con insecticidas a base de piretroides sintéticos.

f) Rociar por la noche las habitaciones con insecticidas en aerosol o expulsados por dispositivos manuales u operados por batería, que contengan tabletas impregnadas de piretroides, o quemar piretroides en espirales u otras presentaciones.

2) Es importante que las personas que están o estarán expuestas a los mosquitos en zonas palúdicas reciban la información siguiente:

a) El peligro de contraer paludismo varía de un país a otro y dentro de zonas diferentes de cada país. Es importante consultar la lista de países en la publicación anual de la OMS *Viajes internacionales y salud: vacunas exigidas y consejos sanitarios.*

b) Las embarazadas y los niños de corta edad expuestos al contagio e infectados son extraordinariamente susceptibles de presentar paludismo grave y complicado (véase más adelante).

c) Si se demora el tratamiento, el paludismo puede causar la muerte. Es indispensable solicitar inmediatamente el auxilio médico si se sospecha el ataque de la enfermedad; se debe examinar una muestra de sangre para buscar en ella los parásitos de la enfermedad, en varias ocasiones y con una diferencia de varias horas.

d) Los síntomas del paludismo pueden ser leves; es necesario sospechar la presencia de la enfermedad si una semana después de entrar en una zona de transmisión palúdica, la persona muestra fiebre de cualquier tipo, malestar con o sin cefalea, dorsalgia, mialgias, debilidad, vómitos, diarrea y tos. Es indispensable hacer inmediatamente una consulta médica.

3) Se debe informar a las embarazadas y a los padres de niños de corta edad de lo siguiente:

a) El paludismo en la embarazada agrava el peligro de muerte materna, aborto, muerte fetal y muerte neonatal.

b) No se harán visitas a zonas palúdicas, salvo que sea absolutamente necesario.

c) Hay que extremar las precauciones para protegerse de las picaduras de mosquitos.

d) Para la profilaxis se recomiendan los siguientes fármacos en las dosis señaladas: cloroquina (5,0 mg por kg de peso por semana, el equivalente a 8,0 mg de sal difosfato por kg de peso por semana, 6,8 mg de sal fosfato por kg de peso por semana y 6,1 de sal clorhidrato por kg de peso por semana) y proguanil (3,0 mg por kg de peso por día, el equivalente a 3,4 mg de sal clorhidrato por kg de peso por día). En los Estados Unidos no se cuenta con proguanil. En las zonas donde *P. falciparum* es resistente a la cloroquina, hay que administrar cloroquina y proguanil en los primeros tres meses del embarazo; cabe considerar la profilaxis con mefloquina (5,0 mg por kg de peso por semana, el equivalente a 5,48 mg de sal de clorhidrato por kg de peso por semana); hay que iniciar este tratamiento en el cuarto mes del embarazo.

e) Es importante no administrar doxiciclina con fines profilácticos.

f) Hay que solicitar inmediatamente el auxilio médico si se sospecha la presencia de paludismo; la embarazada y los menores de edad deben recibir el tratamiento "contingente" solo si no se cuenta inmediatamente con la ayuda médica. Dicha ayuda también debe conseguirse tan pronto sea posible después del tratamiento contingente (véase 9AII4 y 9AII5c).

g) La profilaxis contra el paludismo es importante para proteger a los niños de corta edad. Los lactantes pueden recibir 5 mg de cloroquina por kg de peso por semana, además de 3 mg de proguanil por kg de peso por día (en los Estados Unidos no se dispone de proguanil).

h) Las mujeres en edad de procrear pueden tomar 5 mg de mefloquina por kg de peso por semana con fines profilácticos, pero durante tres meses después de interrumpir su uso no deben embarazarse. Las pruebas acumuladas de mujeres que recibieron inadvertidamente quimioprofilaxis con mefloquina durante el embarazo, y también datos de investigaciones clínicas, no han demostrado efectos embriotóxicos ni patógenos. Por consiguiente, puede administrarse dicho medicamento en el segundo y el tercer trimestre del embarazo. Son escasos los datos de su empleo en el primer trimestre, pero en situaciones en que la mujer no sabe que está embarazada, la profilaxis con mefloquina no ha sido considerada como indicación para terminar el embarazo.

i) Las mujeres en edad de procrear pueden recibir 1,5 mg de clorhidrato de doxiciclina por kg de peso por día como recurso profiláctico, pero es mejor que no se embaracen en el término de una semana después de haber interrumpido su uso.

j) Si la mujer se embaraza durante la etapa de profilaxis con antipalúdicos (excepto con la combinación de cloroquina y proguanil), el médico que la atiende debe solicitar al fabricante del fármaco información sobre riesgos de malformaciones congénitas.

4) Tratamiento contingente: los factores más importantes que rigen la supervivencia en personas con paludismo por *P. falciparum* son el diagnóstico temprano y el tratamiento inmediato. Es necesario que prácticamente todas las personas no inmunes expuestas al paludismo, o que tienen la infección palúdica, tengan la posibilidad de recibir inmediatamente atención médica cuando se sospeche que están enfermas. Sin embargo, algunas personas expuestas a alto riesgo de infección necesitan viajar de 12 a 24 horas como mínimo para obtener atención médica competente. En estos casos, la OMS recomienda que el personal médico suministre o recete antipalúdicos que la propia persona llevará consigo para autoadministrarse en caso de exposición. Estas personas deben recibir instrucciones precisas para la detección de los síntomas, el régimen completo de tratamiento que deberán realizar, los posibles efectos adversos y las medidas por emprender en caso de ineficacia de los medicamentos. Además, también deben saber que el autotratamiento es una medida temporal y que, a pesar de todo, necesitan atención médica a la brevedad posible.

5) Profilaxis: los individuos no inmunes que se expondrán a los mosquitos en zonas palúdicas deben recurrir a las medidas protectoras contra sus picaduras y también beneficiarse del empleo de supresores quimioprofilácticos.

Es importante comparar los posibles efectos adversos de consumir por largo tiempo (de tres a cinco meses) un fármaco o una combinación de medicamentos recomendados para usar en cualquier zona particular, con la posibilidad real de ser picado por un mosquito infectado. En muchos países con zonas palúdicas, entre ellos los de Asia sudoriental y otros de América del Sur, quizás no exista riesgo de exposición de los visitantes o residentes de muchas zonas urbanas, de tal manera que tal vez no estén indicados los fármacos supresores. En otros centros urbanos, en particular en países del subcontinente indio, puede existir el peligro de exposición al paludismo. De haber riesgo de cualquier tipo, habrá que recurrir a todas las medidas de protección. La distribución geográfica y la sensibilidad de los plasmodios a fármacos específicos cambian rápidamente: es importante solicitar la información más reciente sobre los patrones de sensibilidad a los medicamentos, antes de recetar o administrar quimioprofilácticos.

a) Para la supresión del paludismo en las personas no inmunes que residen temporalmente en lugares endémicos donde los plasmodios son sensibles a la cloroquina, o que viajan a dichas zonas (afirmación válida para finales de 1999) (América Central al oeste del Canal de Panamá, Haití y la República Dominicana, zonas palúdicas del Oriente Medio y China continental), se recomienda el plan siguiente: una vez por semana, 5 mg de cloroquina base (Aralen®) por kg de peso (300 mg de cloroquina base o 500 mg de fosfato de cloroquina para el adulto promedio), o 5 mg de hidroxicloroquina base (Plaquenil®) por kg de peso corporal, hasta llegar a 310 mg de la base o 400 mg de la sal, que son las dosis del adulto. Este régimen no está contraindicado durante el embarazo. Es importante continuar con el mismo esquema de administración del fármaco durante cuatro semanas después de salir de las zonas endémicas. Con dosis profilácticas pueden surgir efectos adversos leves que se alivian al tomar el fármaco con los alimentos; o se puede sustituir por hidroxicloroquina. La psoriasis, particularmente en africanos y estadounidenses de raza negra, puede mostrar exacerbación; la cloroquina puede interferir en la respuesta inmunitaria a la vacuna antirrábica intradérmica.

b) La farmacoterapia supresora del paludismo para viajeros que estarán en peligro de exposición a la infección por *P. falciparum* resistente a la cloroquina (Asia sudoriental, África subsahariana, zonas selváticas y lluviosas de América del Sur e islas del Pacífico occidental), consiste en mefloquina sola (5 mg por kg de peso por semana). El tratamiento supresor debe continuar semanalmente y se iniciará una o dos semanas antes del viaje, para continuar con la misma periodicidad durante el viaje o la residencia en zonas palúdicas, y durante cuatro semanas después de haber retornado a zonas no palúdicas. La mefloquina está contraindicada únicamente en personas que tienen hipersensibilidad confirmada a ella. No es recomendable su uso en mujeres en el primer trimestre del embarazo, salvo que sea inevitable la exposición a *P. falciparum* resistente a la cloroquina (véase 9AII3h en párrafos anteriores). El tratamiento supresor no debe continuar por más de 12 a 20 semanas con el mismo fármaco. Para personas que estarán por largo tiempo en zonas de alto riesgo, hay que comparar el carácter estacional de la transmisión y las mejores medidas protectoras contra las picaduras de mosquitos, con el riesgo a largo plazo de reacciones medicamentosas.

Hasta finales de 1999 no se recomendaba usar mefloquina para personas con arritmias cardíacas subyacentes, ni para individuos con el antecedente reciente de epilepsia o de trastornos psiquiátricos graves. Otro régimen que puede utilizarse en el caso de viajeros que no pueden recibir mefloquina y para aquellos que viajarán a zonas endémicas de paludismo de Tailandia (las zonas rurales boscosas que están principalmente en los límites con Camboya y Myanmar) es la administración de doxiciclina sola a razón de 100 mg una vez al día. La doxiciclina puede causar diarrea, vaginitis moniliásica y fotosensibilidad. No debe administrarse a las embarazadas ni a los niños menores de 8 años de edad. La profilaxis con doxiciclina puede comenzar de uno a dos días antes de viajar a las zonas palúdicas, y continuará diariamente durante el tiempo que dure el viaje y cuatro semanas después de abandonar la zona palúdica.

Los viajeros que deben permanecer por largo tiempo en una zona palúdica y que están en riesgo de ser infectados por cepas de *P. falciparum* resistentes a la cloroquina, o aquellos en quienes no se recomienda usar la mefloquina o la doxiciclina, deben recibir cloroquina sola una vez por semana. Datos escasos indican que dicho plan, junto con la administración diaria de proguanil (paludrine, 200 mg), es más eficaz que la cloroquina sola en África, pero no se puede esperar que evite la mayor parte de los casos; en Asia y en Oceanía no se obtiene un beneficio mayor con la adición de proguanil a la cloroquina sola. (El proguanil no se distribuye en los Estados Unidos.) Los viajeros de esta categoría deben llevar consigo una dosis terapéutica de un antipalúdico con eficacia contra las cepas de la localidad, o Fansidar® (sulfadoxina, 500 mg y pirimetamina, 25 mg), salvo que tengan el antecedente de intolerancia a la sulfonamida. En el caso de una enfermedad febril, y que no se cuente fácilmente con atención médica, el sujeto deberá recibir la dosis antipalúdica completa (en el caso del Fansidar®, la dosis para el adulto es de tres tabletas), y consultar al médico a la mayor brevedad posible. **Cabe destacar que este autotratamiento presuntivo es solo una medida temporal, y que es indispensable la evaluación médica a muy breve plazo.**

En áreas en que *P. vivax* y *P. falciparum* son resistentes a la cloroquina, hubo proposiciones de utilizar otro régimen profiláctico para los adultos que no tuvieran deficiencia de glucosa-6-fosfato deshidrogenasa (G-6-F) y las mujeres que no estuvieran embarazadas ni amamantando, todo ello basado en estudios clínicos publicados a finales del decenio de 1990. Este régimen consiste en usar únicamente primaquina base a razón de 0,5 mg por kg de peso por día, comenzando el primer día de exposición, para continuar durante una semana después de abandonar la zona de riesgo. Con el cumplimiento de este régimen se alcanzó una eficacia protectora cercana a 95% contra *P. falciparum* y de 85 a 90% en el caso de *P. vivax* en el Pacífico meridional y América del Sur. Los efectos adversos más frecuentes fueron el dolor epigástrico o abdominal y los vómitos en menos de 10% de quienes recibieron dicho fármaco. Con la administración diaria de primaquina a largo plazo, es decir, incluso durante 50 semanas, se observó un ligero incremento del nivel de metahemoglobina a 5,8%, que disminuyó a la mitad una semana después de haber terminado la administración de primaquina.

c) Estos fármacos quimiosupresores no eliminan los parásitos intrahepáticos, de modo que el paludismo clínico por *P. vivax* o *P. ovale* puede reaparecer después de que se interrumpe la administración del medicamento. Suele ser eficaz la primaquina base, a razón de 0,3 mg por kg de peso al día durante 14 días (15 mg de la base o 26,3 mg de fosfato de primaquina para el adulto promedio), y puede administrarse junto con el medicamento supresor o después de él, una vez que la persona ha salido de las zonas endémicas. Sin embargo, puede producir hemólisis en las personas con deficiencia de glucosa-6-fosfato deshidrogenasa. La decisión de administrar primaquina se toma sobre bases individuales, después de considerar el riesgo potencial de reacciones adversas, y por lo común está indicada solo para personas que tienen exposición duradera, por ejemplo los misioneros, los voluntarios de los Cuerpos de Paz y algunos miembros del personal militar. Es posible que con el ataque de algunas cepas del Asia sudoriental, del Pacífico sudoccidental y de América del Sur se requieran dosis diarias mayores (30 mg de la base).

Otra posibilidad es la administración de 0,75 mg de primaquina base por kg de peso una vez por semana, en un total de ocho dosis (45 mg de la base o 79 mg de fosfato de primaquina, para el adulto promedio), después de salir de las zonas endémicas. Antes de administrar primaquina se debe examinar al paciente para detectar deficiencia de glucosa-6-fosfato deshidrogenasa. La primaquina no debe administrarse durante el embarazo, pero hay que continuar la administración semanal de cloroquina durante el resto de la gestación.

**B. Control del paciente, de los contactos y del ambiente inmediato:**

1) Notificación a la autoridad local de salud: es obligatoria la notificación de los casos como Enfermedad objeto de Vigilancia por la OMS, Clase 1A (véase Notificación de Enfermedades Transmisibles), en las zonas no endémicas, y es preferible limitar la notificación a los casos confirmados por frotis (Estados Unidos); la Clase 3C es la medida más práctica en las zonas endémicas.

2) Aislamiento: en los pacientes hospitalizados se tomarán precauciones propias del manejo de sangre. Del atardecer al amanecer, los pacientes deben permanecer en sitios a prueba de mosquitos.

3) Desinfección concurrente: ninguna.

4) Cuarentena: ninguna.

5) Inmunización de los contactos: no es aplicable.

6) Investigación de los contactos y de la fuente de infección: determinar si existen antecedentes de infección o de posible exposición previa. Si el paciente señala antecedentes de haber compartido una aguja intravenosa, se deberá

investigar y tratar a todas las personas que compartieron el equipo. En el caso de paludismo inducido por transfusión, hay que localizar a todos los donantes para examinar su sangre en busca de parásitos palúdico y de anticuerpos contra el paludismo; los donantes en los que se identifiquen parásitos deben recibir tratamiento.

7) Tratamiento específico de todas las formas de paludismo:

a) El tratamiento del paludismo debido a infección por *P. falciparum, P. vivax, P. malariae* y *P. ovale* sensibles a la cloroquina incluye la administración por vía oral de un total de 25 mg de cloroquina base por kg de peso durante un período de tres días: 15 mg por kg el primer día (10 mg por kg inicialmente y 5 mg por kg seis horas después; dosis de 600 y 300 mg para el adulto promedio); 5 mg por kg el segundo día, y 5 mg por kg el tercer día. La especie de *P. vivax* adquirida en Oceanía puede ser resistente a la cloroquina y, en estos casos, se debe repetir el tratamiento o administrar una sola dosis de 25 mg de mefloquina por kg de peso.

b) Para el tratamiento de urgencia de los adultos con infecciones graves o complicadas, o de las personas que no pueden retener el medicamento administrado por vía oral, se puede utilizar biclorhidrato de quinina, a razón de 20 mg base por kg de peso diluidos en 500 ml de solución salina normal, glucosada o plasma, que se administrará por vía intravenosa lenta (en un lapso de dos a cuatro horas); si es necesario, se repetirá la dosis en menor cantidad (10 mg por kg) en el término de ocho horas, y se seguirá con la misma dosis baja cada ocho horas hasta que pueda sustituirse por quinina por vía oral. La dosis para niños es igual. Si en el término de 48 horas se advierte mejoría y es imposible medir en forma seriada los niveles del fármaco, habrá que disminuir en 30% cada dosis; un efecto adverso frecuente es la hipoglucemia.

En los Estados Unidos no se cuenta con quinina para uso parenteral, pero puede emplearse la quinidina parenteral que es igualmente eficaz para el tratamiento del paludismo grave. Se administra una dosis inicial de 10 mg de gluconato de quinidina base por kg de peso por vía intravenosa lenta en un lapso de una a dos horas, seguida de un goteo intravenoso constante, a razón de 0,02 mg base por kg de peso por minuto, de preferencia controlado por una bomba de goteo constante, y con vigilancia de la función cardíaca y del equilibrio hídrico por medio de un catéter en vena central; la velocidad de goteo de la solución de quinidina debe lentificarse temporalmente o interrumpirse, si el intervalo QT excede de 0,6 segundos; si aumenta más de 50% el complejo QRS, o la hipotensión no mejora con la fluidoterapia. La administración por goteo intravenoso puede continuar por un máximo de 72 horas. Se debe interrumpir el uso de todos los medicamentos parenterales tan pronto como pueda iniciarse la administración por vía oral.

En infecciones muy graves por *P. falciparum*, especialmente cuando hay afección del estado psíquico o parasitemia cercana a 10% o mayor, habrá que considerar la exanguinotransfusión. Si el enfermo adquirió la infección, especialmente los casos graves, en zonas en que hay resistencia a la quinina (para finales de 1999, en las zonas de la frontera tailandesa) se utilizará artemetero por vía intramuscular (3,2 mg por kg de peso el primer día, seguidos de 1,6 mg por kg al día); o artesunato por vías intravenosa o intramuscular (2 mg por kg el primer día, seguidos de 1 mg por kg al día). En casos hiperparasitémicos puede administrarse 1 mg de artesunato por kg de peso, de cuatro a seis horas después de la primera dosis (para limitar la posible neurotoxicidad, no debe administrarse por más de cinco a siete días, o hasta que al paciente se le pueda administrar por vía oral un antipalúdico eficaz, como por ejemplo 25 mg de mefloquina por kg). Estos fármacos no se distribuyen en los Estados Unidos, y se usan solo en combinación con otros antipalúdicos.

c) En el caso de infecciones por *P. falciparum* adquiridas en zonas donde existen cepas resistentes a la cloroquina, se administrarán 30 mg de quinina por kg de peso al día, distribuidos en tres dosis durante tres a siete días. (En el caso de infecciones graves se administrará la quinina por vía intravenosa como se indicó en párrafos anteriores); junto con la quinina se administrará doxiciclina (2 mg por kg de peso dos veces al día, hasta un máximo de 100 mg por dosis), o tetraciclina (20 mg por kg de peso por dosis, hasta un máximo de 250 mg al día) en cuatro dosis diarias durante siete días. Puede interrumpirse el uso de la quinina después de tres días, excepto en infecciones adquiridas en Tailandia y la cuenca amazónica, en cuyo caso habrá que continuar administrando quinina durante los siete días completos. La dosis de 15 a 25 mg de mefloquina por kg de peso es eficaz para tratar la infección por *P. falciparum* resistente a la cloroquina en casi todas las zonas del mundo, pero por sí misma es poco eficaz contra *P. falciparum* en Tailandia y países vecinos. También se han notificado casos de ineficacia en el Brasil. Se debe hacer todo el esfuerzo posible para escoger el tratamiento que produzca los mejores resultados en la zona en que se contrajo la enfermedad, porque los patrones de resistencia a los medicamentos pueden variar con el tiempo y el lugar.

d) En infecciones por *P. vivax* adquiridas en Papua Nueva Guinea o Irian Jaya, Indonesia, debe utilizarse mefloquina a razón de 15 mg por kg de peso en una sola dosis. Otra opción es el uso de halofantrina; consúltense las instrucciones del fabricante.

e) Para la prevención de recaídas en el caso de infecciones por *P. vivax* y *P. ovale* adquiridas por picadura de mosquitos, se administrará primaquina, como se indica en 9A5c, al terminar el tratamiento de un ataque agudo. Es deseable examinar a todos los pacientes (en especial a los africanos y estadounidenses de raza negra, asiáticos y mediterráneos) para detectar deficiencia de glucosa-6-fosfato deshidrogenasa y evitar la hemólisis inducida por los medicamentos. Muchas personas, en particular los africanos y los estadounidenses de raza negra, pueden tolerar la hemólisis, pero se debe considerar la posibilidad de interrumpir inmediatamente el uso de la primaquina y comparar el problema inducido, con la posible recurrencia del paludismo. La primaquina no es necesaria cuando la enfermedad no ha sido transmitida por mosquitos (como en el caso de la adquirida por transfusión), porque en esta situación no existe la fase hepática.

C. *Medidas en caso de epidemia:* es preciso evaluar la naturaleza y la extensión de la epidemia. Se intensificarán la detección de casos y las medidas de lucha contra los insectos adultos y las larvas de vectores importantes: la eliminación de los criaderos, el tratamiento de los casos agudos, la protección personal y el empleo de medicamentos supresores. Debe considerarse el tratamiento masivo.

D. *Repercusiones en caso de desastre:* a través de la historia, el paludismo ha acompañado a las guerras y a los disturbios sociales, o ha sido consecuencia de ellos. Cualquier cambio climático o edáfico anormal que estimule la aparición de criaderos de mosquitos en las zonas endémicas puede originar un aumento de los casos de paludismo.

**E.** *Medidas internacionales:*

1) Entre las medidas internacionales importantes se cuentan:

   a) Desinsectar los aviones antes de que entren en ellos los pasajeros, por aplicación de algún tipo de insecticida en aerosol al cual sean susceptibles los vectores.

   b) Desinsectar los aviones, barcos y otros vehículos al llegar a su destino, si la autoridad de salud del lugar de llegada tiene motivos para sospechar la importación de los vectores del paludismo.

   c) Imponer y mantener medidas sanitarias rígidas contra los mosquitos en todos los puertos y aeropuertos dentro del radio de vuelo de los insectos.

2) En circunstancias especiales, administrar medicamentos antipalúdicos a los migrantes, refugiados, trabajadores estacionales y personas que participen en movimientos periódicos masivos en una zona o país donde se ha eliminado el paludismo, y que puedan estar infectados. La administración de 30 a 45 mg de primaquina base (de 0,5 a 0,75 mg por kg) en una sola dosis, evita que los gametocitos de *P. falciparum* se vuelvan infectantes.

3) El paludismo es una Enfermedad objeto de Vigilancia por la OMS, pues su control es un elemento esencial de la estrategia mundial de atención primaria de salud. Se espera que las autoridades de salud nacionales notifiquen a la OMS dos veces al año lo siguiente:

   a) las zonas originalmente palúdicas sin riesgo presente de infección;

   b) los casos de paludismo importados a las zonas sin la enfermedad, pero con el riesgo continuo de transmisión;

   c) las zonas con cepas de parásitos resistentes a la cloroquina, y

   d) los puertos y aeropuertos internacionales exentos de paludismo.

4) Centros Colaboradores de la OMS.

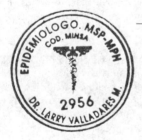

# PARACOCCIDIOIDOMICOSIS    CIE-9 116.1; CIE-10 B41
(Blastomicosis sudamericana, granuloma paracoccidioideo)

**1. Descripción** – Micosis crónica grave y a veces mortal (conocida también como de tipo del adulto), que se caracteriza por la presencia de infiltrados pulmonares dispersos, lesiones ulceradas de la mucosa (oral, nasal y gastrointestinal) y de la piel, o ambas manifestaciones. La linfadenopatía es frecuente. En los casos diseminados pueden estar afectadas todas las vísceras; la glándula suprarrenal es especialmente susceptible. La forma juvenil (aguda), que es menos común, se caracteriza por ataque del sistema reticuloendotelial y disfunción de la médula ósea.

La blastomicosis queloide (enfermedad de Lobo), que solo afecta la piel y que antes se confundía con la paracoccidioidomicosis, es causada por *Loboa loboi*, un hongo conocido solo en su forma tisular, y que no se ha reproducido todavía en medios de cultivo. El diagnóstico se confirma histológicamente o por cultivo del agente infeccioso. Las técnicas serológicas son útiles para el diagnóstico.

**2. Agente infeccioso** – *Paracoccidioides brasiliensis*, un hongo dimorfo.

**3. Distribución** – La enfermedad es endémica en las regiones tropicales y subtropicales de América del Sur y, en menor medida, de América Central y México. Los trabajadores que están en contacto con el suelo, como los agricultores, peones y obreros de la construcción, están particularmente expuestos al riesgo. La mayor incidencia se observa en los adultos de 30 a 50 años, y es mucho más común en los hombres que en las mujeres.

**4. Reservorio** – Posiblemente el suelo o el polvo cargado de hongos.

**5. Modo de transmisión** – Se sospecha que se adquiere por inhalación de tierra o polvo contaminados.

**6. Período de incubación** – Muy variable, de un mes a muchos años.

**7. Período de transmisibilidad** – No se sabe de casos de transmisión directa de la enfermedad clínica de una persona a otra.

**8. Susceptibilidad y resistencia** – Se desconocen.

**9. Métodos de control** –

*A. Medidas preventivas:* ninguna.

*B. Control del paciente, de los contactos y del ambiente inmediato:*
1) Notificación a la autoridad local de salud: por lo regular no se justifica la notificación oficial, Clase 5 (véase Notificación de Enfermedades Transmisibles).
2) Aislamiento: ninguno.
3) Desinfección concurrente: de los exudados y artículos contaminados. Limpieza terminal.

4) Cuarentena: ninguna.

5) Inmunización de los contactos: ninguna.

6) Investigación de los contactos y de la fuente de infección: no está indicada.

7) Tratamiento específico: el itraconazol parece ser el medicamento preferido para todos los pacientes, excepto los muy graves que requieren hospitalización, quienes deben recibir amfotericina B por vía intravenosa (Fungizone®), seguida de la terapia prolongada con itraconazol. Las sulfonamidas son más baratas, pero menos eficaces que los azoles.

C. *Medidas en caso de epidemia:* no son aplicables, pues se trata de una enfermedad esporádica.

D. *Repercusiones en caso de desastre:* ninguna.

E. *Medidas internacionales:* ninguna.

---

# PARAGONIMIASIS                    CIE-9 121.2; CIE-10 B66.4

(Distomiasis pulmonar, enfermedad
del pulmón por trematodo oriental)

**1. Descripción** – Enfermedad por trematodos en que los pulmones son los órganos más frecuentemente afectados. Los síntomas incluyen tos, hemoptisis y a veces dolor pleurítico. En las radiografías los hallazgos pueden comprender infiltrados difusos, segmentarios o con ambas características, nódulos, cavidades y quistes anulares, y tales manifestaciones pueden acompañarse o no de derrames pleurales. La localización extrapulmonar en órganos como el sistema nervioso central, los tejidos subcutáneos, la pared intestinal, la cavidad peritoneal, el hígado, los ganglios linfáticos y las vías genitourinarias no es rara, y se detectan en ellos trematodos. La infección suele persistir durante años y la persona infectada puede parecer sana. En las radiografías de tórax de inmigrantes asiáticos puede diagnosticarse erróneamente la paragonimiasis como tuberculosis.

El esputo por lo general contiene estrías de pigmento pardo anaranjado, a veces de distribución difusa, en las que con el microscopio pueden verse masas de huevecillos cuya presencia confirma el diagnóstico. Sin embargo, los colorantes acidorresistentes que se emplean para identificar a los bacilos de la tuberculosis destruyen los huevecillos e impiden el diagnóstico. Los huevos también pueden ser ingeridos, en especial por los niños, y aparecer en las heces, cuando se utilizan algunas técnicas de concentración. Se dispone de una prueba serológica muy sensible y específica de inmunoblot, que en los Estados Unidos puede obtenerse de los CDC en Atlanta, Georgia.

**2. Agentes infecciosos** – *Paragonimus westermani, P. skrjabini* y otras especies en Asia; *P. africanus* y *P. uterobilateralis* en África; *P. mexicanus (P. peruvianus)* y otras especies en el continente americano, y *P. kellicotti* en los Estados Unidos y el Canadá.

**3. Distribución** – La enfermedad ha sido notificada en el Lejano Oriente, Asia sudoccidental, la India, África y el continente americano. China es actualmente el principal país endémico, donde se ha calculado que 20 millones de personas están infectadas; probablemente le siguen en frecuencia Laos, la provincia de Manipur de la India y Myanmar. La enfermedad ha sido eliminada casi del todo en el Japón, y menos de 1000 personas están infectadas en Corea. Entre los países de América Latina, el más afectado es el Ecuador, donde se calcula que hay unos 500 000 enfermos; también se han señalado casos en Brasil, Colombia, Costa Rica, México, Perú y Venezuela. La enfermedad es menos común en los Estados Unidos y el Canadá.

**4. Reservorio** – Los seres humanos, los perros, los gatos, los cerdos y los carnívoros salvajes son los huéspedes definitivos y actúan como reservorios.

**5. Modo de transmisión** – La infección se produce cuando se ingiere carne cruda, salada, marinada o parcialmente cocida de cangrejos de agua dulce como *Eriocheir* y *Potamon*, y de langostinos como *Cambaroides* que contienen larvas infectantes (metacercarias). Las larvas salen del quiste y quedan libres en el duodeno, penetran la pared intestinal, emigran a través de los tejidos, se encapsulan (por lo regular en los pulmones) y culminan su evolución hasta llegar a la forma adulta que produce huevos. Los huevos son expectorados con el esputo, pero si este se deglute, se expulsan en las heces, llegan al agua dulce y siguen su evolución embrionaria en el término de dos a cuatro semanas. Las larvas (miracidios) son liberadas y penetran en los caracoles de agua dulce idóneos (*Semisulcospira, Thiara, Aroapyrgus* y otros géneros), y pasan por un ciclo de desarrollo de unos dos meses. Del caracol emergen larvas (cercarias) que penetran en los cangrejos y langostinos de agua dulce, en los cuales se enquistan. La conservación de los crustáceos en vino, salmuera o vinagre, práctica común en Asia, no destruye las larvas enquistadas. Muchas infecciones afectan a turistas que prueban alimentos autóctonos o exóticos.

**6. Período de incubación** – Los trematodos maduran y comienzan a depositar huevos de 6 a 10 semanas después de que la persona ingiere las larvas infectantes. El intervalo entre la ingestión de las larvas y la aparición de los síntomas es prolongado, poco preciso y depende del órgano afectado y del número de vermes.

7. **Período de transmisibilidad** – Las personas infectadas pueden expulsar huevos incluso durante 20 años; no se ha definido la duración de la infección en los huéspedes moluscos y crustáceos. No se transmite directamente de una persona a otra.

8. **Susceptibilidad y resistencia** – La susceptibilidad es general.

9. **Métodos de control** –

A. *Medidas preventivas:*
1) Educar a la población en las zonas endémicas respecto al ciclo de vida del parásito.
2) Insistir en la cocción completa de los crustáceos.
3) Eliminación sanitaria del esputo y de las heces.
4) En algunas zonas es factible combatir a los caracoles por medio de molusquicidas.

B. *Control del paciente, de los contactos y del ambiente inmediato:*
1) Notificación a la autoridad local de salud: por lo regular no se justifica la notificación oficial, Clase 5 (véase Notificación de Enfermedades Transmisibles).
2) Aislamiento: ninguno.
3) Desinfección concurrente: del esputo y de las heces.
4) Cuarentena; ninguna.
5) Inmunización de los contactos: ninguna.
6) Identificación de los contactos y de la fuente de infección: ninguna.
7) Tratamiento específico: praziacuantel (Biltricide®), triclabendazol y bitionol (Bitin®). Este último fármaco no se fabrica pero en los Estados Unidos puede obtenerse en los CDC para distribución interna solamente.

C. *Medidas en caso de epidemia:* en una zona endémica, la aparición de grupos pequeños de casos, o incluso de infecciones esporádicas, constituye una indicación importante de que se deben examinar las aguas de la localidad en busca de caracoles, cangrejos y langostinos infectados, e identificar a los huéspedes mamíferos que actúan como reservorios, para establecer las medidas apropiadas de control.

D. *Repercusiones en caso de desastre:* ninguna.

E. *Medidas internacionales:* Centros Colaboradores de la OMS.

# PAROTIDITIS INFECCIOSA      CIE-9 072; CIE-10 B26
## (Paperas)

**1. Descripción** – Enfermedad vírica aguda que se caracteriza por fiebre, hinchazón y dolor al tacto de una o más glándulas salivales, por lo regular la parótida, y a veces las sublinguales o las submaxilares. La orquitis, que suele ser unilateral, se observa en 20 a 30% de los hombres pospúberes, e incluso en 31% de las mujeres mayores de 15 años aparece mastitis; la esterilidad es una secuela extraordinariamente rara. No menos de 40 a 50% de las infecciones parotidíticas se han acompañado de síntomas de las vías respiratorias, particularmente en los niños menores de 5 años. No todos los casos de parotiditis son causados por infección por el virus de la enfermedad; sin embargo, otros agentes que causan inflamación de las parótidas no originan parotiditis en escala epidémica. La parotiditis origina pérdida neurosensorial de la audición en los niños, con una incidencia de cinco por 100 000 casos. La encefalitis es rara (uno a dos de cada 10 000 casos); en 4% de los casos surge pancreatitis, por lo regular leve, pero no se ha corroborado la relación sugerida con la diabetes.

Son raras las secuelas permanentes como parálisis, convulsiones e hidrocefalia, y también rara vez los enfermos mueren por la parotiditis. La parotiditis durante el primer trimestre del embarazo puede aumentar la tasa de aborto espontáneo, pero no hay pruebas definitivas de que la enfermedad durante la gestación produzca malformaciones congénitas.

La infección parotidítica aguda se confirma por un aumento significativo del título de anticuerpos IgG en sueros de la fase aguda y de convalecencia; por la presencia de IgM específica del virus de la parotiditis, o por identificación del virus en cultivos. Las pruebas serológicas que se utilizan para confirmar la presencia de infección aguda reciente incluyen el método ELISA (prueba de inmunosorción enzimática), inhibición de la hemaglutinación y fijación de complemento. La inmunidad a la parotiditis se corrobora por la presencia de anticuerpos IgG con especificidad contra el virus de la enfermedad, por técnicas como enzimoinmunoensayo, anticuerpos inmunofluorescentes o neutralización. El virus puede aislarse de la mucosa del vestíbulo de la boca desde siete días antes hasta nueve días después del agrandamiento de las glándulas salivales, y en la orina, por un lapso que va de seis días antes a 15 días después del inicio de la parotiditis.

**2. Agente infeccioso** – El virus de la parotiditis infecciosa, miembro de la familia Paramyxoviridae, del género *Paramyxovirus*, que guarda relación antigénica con los virus de la parainfluenza.

**3. Distribución** – La parotiditis infecciosa se identifica con menor regularidad que otras enfermedades transmisibles comunes de la niñez, como el sarampión y la varicela, aunque los estudios serológicos indican que 85% o más de los adultos han tenido parotiditis infecciosa sin que hubieran sido vacunados. Cerca de una tercera parte de las personas susceptibles y expuestas tienen infecciones no manifiestas; muchas de las infecciones de los niños menores de 2 años de edad son subclínicas. El invierno y la primavera son las estaciones de mayor incidencia.

En los Estados Unidos, la incidencia de parotiditis ha disminuido impresionantemente desde que se comenzó a usar en forma amplia la vacuna antiparotidítica aprobada en 1967. Esta disminución se ha observado en todos los grupos de edad, pero con los programas eficaces de inmunización para los niños y los preescolares, actualmente el mayor riesgo de la infección se observa en los niños de mayor edad, los adolescentes y los adultos jóvenes. En el decenio de 1980, los brotes de parotiditis se atribuyeron al hecho de que no se había inmunizado a las personas susceptibles, pero los brotes más recientes han aparecido en poblaciones vacunadas prácticamente en su totalidad. En el decenio de 1990 disminuyó de modo sostenido la incidencia anual de parotiditis. En 1997 se notificaron en los Estados Unidos menos de 700 casos de la enfermedad.

**4. Reservorio** – Los seres humanos.

**5. Modo de transmisión** – Por el aire, o por diseminación de gotitas y por contacto directo con la saliva de una persona infectada.

**6. Período de incubación** – De 15 a 18 días, con límites de 14 a 25 días.

**7. Período de transmisibilidad** – El virus se ha aislado de la saliva desde seis a siete días antes de la parotiditis manifiesta hasta nueve días después del comienzo clínico de la enfermedad. El período de infecciosidad máxima ocurre unos dos días antes del comienzo de la enfermedad, y dura incluso cuatro días después de que esta aparece. Las infecciones no manifiestas pueden ser transmisibles.

**8. Susceptibilidad y resistencia** – La inmunidad suele ser permanente y surge tanto después de las infecciones no manifiestas como las clínicamente declaradas. Muchos adultos, en particular los que nacieron antes de 1957, pueden haber sido infectados por mecanismos naturales y ser considerados inmunes, aunque no hayan tenido la enfermedad manifiesta. La demostración de la presencia de anticuerpos IgG de parotiditis, por métodos serológicos, es prueba aceptable de inmunidad a la enfermedad.

**9. Métodos de control** –

   *A. Medidas preventivas:*

     1) La educación sanitaria de la población por parte del personal de salud pública debe tener como meta la vacunación contra la parotiditis de todos los individuos suscepti-

bles mayores de 1 año de edad que nacieron en 1957 o en años siguientes.

2) Se cuenta con una vacuna de virus vivos atenuados (cepa Jeryl Lynn) introducida en los Estados Unidos en 1967, y que se distribuye sola o en combinación con las vacunas preparadas con virus vivos contra la rubéola y el sarampión (MMR). La incidencia notificada de reacciones adversas depende de la cepa del virus de parotiditis utilizada para preparar la vacuna. En investigaciones con testigos, la incidencia de fiebre en las personas vacunadas fue semejante a la que mostraron quienes recibieron placebo. Se ha notificado la aparición de parotiditis, por lo común unilateral, en 1% de las personas, unas dos semanas después de haber recibido la vacuna utilizada en los Estados Unidos. En raras ocasiones se han señalado otras reacciones como meningitis aséptica, encefalitis y trombocitopenia.

La vacunación de las personas ya inmunes, sea por infección con el virus salvaje o por la vacuna, no se acompaña de un riesgo mayor de reacciones adversas. Más de 95% de las personas que reciben la vacuna desarrollan inmunidad de larga duración, que puede ser permanente. La vacuna puede aplicarse en cualquier fecha después del primer año de vida; es preferible aplicarla en la combinación MMR, entre los 12 y los 15 meses de edad.

En los Estados Unidos, las recomendaciones actuales de aplicar dos dosis de la vacuna MMR protegerán contra la parotiditis infecciosa. Se recomienda aplicar a los 12 meses de vida la primera dosis de MMR y la segunda, entre los 4 y los 6 años de edad. Sin embargo, en un plan de vacunación acelerada con MMR, o si se realizan campañas de "puesta al día" del plan de vacunación, puede aplicarse la segunda dosis incluso un mes (28 días) después de haber aplicado la primera. Se harán todos los esfuerzos para inmunizar antes de la pubertad a las personas sin antecedentes definidos de parotiditis o de inmunización contra la enfermedad.

La vacuna está contraindicada en las personas inmunodeficientes; sin embargo, la administración de una dosis pequeña de esteroides (menos de 2 mg por kg de peso por día), los esteroides administrados en días alternos, o el uso tópico o en aerosol de esteroides, no constituyen contraindicaciones para aplicar la vacuna contra la parotiditis. Por razones teóricas, la vacuna no debe aplicarse a las mujeres embarazadas o que tratan de embarazarse en los siguientes tres meses, aunque no existen pruebas de que ella ocasione daño al feto. Véase Sarampión o Rubéola para obtener datos sobre el almacenamiento y transporte de la vacuna, y para mayores detalles sobre indicaciones y contraindicaciones.

**B. Control del paciente, de los contactos y del ambiente inmediato:**

1) Notificación a la autoridad local de salud: la notificación es selectiva, Clase 3B (véase Notificación de Enfermedades Transmisibles).

2) Aislamiento: aislamiento de tipo respiratorio y uso de una habitación privada durante nueve días desde el comienzo de la hinchazón, o menos si la hinchazón ha cedido. La persona no debe acudir a la escuela o a su lugar de trabajo durante nueve días después del comienzo de la parotiditis, si allí coincide con contactos susceptibles (individuos no vacunados).

3) Desinfección concurrente: de los objetos contaminados con las secreciones nasofaríngeas.

4) Cuarentena: exclusión de las personas susceptibles de la escuela o del lugar de trabajo desde el 12.° hasta el 25.° día después de la exposición, si allí coinciden con otras personas susceptibles.

5) Inmunización de los contactos: si bien la inmunización después de la exposición a la parotiditis natural tal vez no proteja a los contactos, sí protegerá de la infección en exposiciones ulteriores, a aquellos que no desarrollen la enfermedad. La inmunoglobulina humana no es eficaz y no se recomienda su uso.

6) Investigación de los contactos y de la fuente de infección: se debe vacunar a los contactos susceptibles.

7) Tratamiento específico: ninguno.

**C. Medidas en caso de epidemia:** vacunar a las personas susceptibles, en especial a las que están en riesgo de exposición; la identificación inicial de los individuos susceptibles por medio de pruebas serológicas no es práctica ni necesaria, pues no existe riesgo en vacunar a las personas inmunes.

**D. Repercusiones en caso de desastre:** ninguna.

**E. Medidas internacionales:** ninguna.

# PEDICULOSIS Y FTIRIASIS                 CIE-9 132; CIE-10 B85

1. **Descripción** – Infestación de piojos de la cabeza (*Pediculus humanus capitis*) en el cabello, las cejas y las pestañas; infestación de piojos del cuerpo (*P. h. corporis*) que incluye la ropa (especialmente a lo largo de las costuras interiores). La infestación de ladillas (*Phthirus pubis*) por lo común se observa en la zona pubiana; también puede abarcar las zonas pilosas de la cara (incluidas las pestañas en caso de invasión intensa), axilas y superficies corporales. Las infestaciones por lo común ocasionan prurito intenso y excoriación del cuero cabelludo o del cuerpo. Pueden surgir infecciones secundarias, con linfadenitis regional (en especial la cervical).

2. **Agentes infestantes** – *Pediculus humanus capitis*, el piojo de la cabeza; *P. humanus corporis*, el piojo del cuerpo, y *Phthirus pubis*, la ladilla; incluyen las formas adultas, las ninfas y las liendres que infestan a las personas. Los piojos muestran especificidad de huésped y los de animales inferiores no infestan a las personas, aunque pueden estar en su cuerpo por un período transitorio. Machos y hembras son hematófagos.

El piojo del cuerpo es la especie que interviene en brotes de tifus epidémico causado por *Rickettsia prowazeki*, fiebre de las trincheras causada por *R. quintana* y fiebre recurrente epidémica causada por *Borrelia recurrentis*.

3. **Distribución** – Mundial. En todas partes son comunes los brotes causados por el piojo de la cabeza entre los escolares y los niños internados en instituciones. Los piojos del cuerpo son prevalentes en poblaciones de higiene personal deficiente, en especial en climas fríos en los que se usa ropa gruesa y el baño es poco frecuente, o en casos en que las personas no se cambian de ropa (refugiados).

4. **Reservorio** – Los seres humanos.

5. **Modo de transmisión** – Para el piojo de la cabeza y del cuerpo, por contacto directo con la persona infestada o con los objetos que haya usado; para el piojo del cuerpo, por contacto indirecto con pertenencias personales de los individuos infestados, en especial ropa y sombreros. Los piojos de la cabeza y del cuerpo sobreviven solo una semana sin alimento. Por lo común, las ladillas se transmiten por contacto sexual. Los piojos abandonan a los huéspedes con fiebre; esta y el hacinamiento aumentan la posibilidad de transferencia de una persona a otra.

6. **Período de incubación** – El ciclo vital está compuesto de tres fases: huevos, ninfas y adultos. La temperatura más idónea para el ciclo vital es de 32 °C (89,6 °F). Los huevos del piojo de la cabeza no eclosionan a temperaturas menores de 22 °C (71,6 °F). En circunstancias óptimas, las larvas de los piojos salen de los huevos en un pla-

zo de 7 a 10 días. La etapa de ninfa dura de 7 a 13 días, según las temperaturas. El ciclo de huevo a huevo es de tres semanas, en promedio. El ciclo vital promedio de los piojos del cuerpo o de la cabeza abarca un período de 18 días y el de las ladillas, 15 días.

**7. Período de transmisibilidad** – La transmisibilidad dura mientras haya piojos vivos en la persona infestada o en los fómites. Los piojos de la cabeza y del cuerpo viven aproximadamente un mes. Las liendres o huevecillos conservan su viabilidad en las ropas durante 30 días. Sin alimento y separados del huésped, los piojos de la cabeza y del cuerpo viven siete días y las ladillas solo dos. Las ninfas sin alimento viven solo 24 horas.

**8. Susceptibilidad y resistencia** – Cualquier persona puede padecer la infestación de piojos si privan las circunstancias apropiadas de exposición. Las infestaciones repetidas pueden culminar en hipersensibilidad de la piel.

**9. Métodos de control** –

    *A. Medidas preventivas:*

      1) Educación sanitaria de la población sobre la utilidad de la detección temprana, de la higiene segura y minuciosa del cabello, y de lavar la ropa de vestir y de cama con agua caliente (55 °C o 131 °F durante 20 minutos) o en seco, o secar en máquina (ciclo caliente), para destruir las liendres y los piojos.

      2) Es necesario evitar el contacto físico con las personas infestadas y con sus pertenencias, en especial la ropa de vestir y de cama.

      3) Inspección directa regular de todos los niños en grupos, en busca de piojos de la cabeza y, cuando esté indicado, del cuerpo y de la ropa.

      4) En situaciones de alto riesgo, utilizar repelentes adecuados en el cabello, la piel y la ropa.

    *B. Control del paciente, de los contactos y del ambiente inmediato:*

      1) Notificación a la autoridad local de salud: por lo regular no se justifica la notificación oficial; es necesario informar a las autoridades escolares respecto a cualquier infestación entre los educandos, Clase 5 (véase Notificación de Enfermedades Transmisibles).

      2) Aislamiento: en el caso de los piojos corporales, aislamiento de los contactos hasta 24 horas (si es posible) después de aplicar un insecticida eficaz.

      3) Desinfección concurrente: la ropa de vestir y de cama y otros objetos deben lavarse con agua caliente o en seco, o se les debe aplicar un insecticida químico eficaz que destruya los huevos (véase 9B7, más adelante).

4) Cuarentena: ninguna.
5) Inmunización de los contactos: no es aplicable.
6) Investigación de los contactos y de la fuente de infestación: examen de los integrantes del núcleo familiar y de otros contactos personales directos, y tratamiento de los individuos infestados.
7) Tratamiento específico: contra los piojos de la cabeza y las ladillas: permetrina al 1% (un piretroide sintético) en crema o enjuague (NIX®); piretrinas sinergizadas con butóxido de piperonilo (A-200 Pyrinate®, RID® y XXX®, Pronto, productos comerciales R & C que contienen piretrinas con butóxido de piperonilo), carbarilo, benzoato de bencilo; lociones de hexacloruro de gamma benceno al 1% (Lindano, Kwell®; no se recomienda para los lactantes, los niños de corta edad ni las embarazadas o mujeres que amamantan a sus hijos). Ninguno de los compuestos anteriores tiene eficacia absoluta, de tal manera que puede necesitarse un nuevo tratamiento después de un intervalo de 7 a 10 días, si sobreviven las liendres.

Contra los piojos del cuerpo: la ropa de vestir y de cama debe lavarse en un ciclo de agua caliente en una lavadora automática o se le aplicarán pediculicidas por medio de aplicadores electromecánicos, manuales o envases de 60 g (2 onzas) con casquete rociador. Los fármacos en polvo recomendados por la OMS incluyen malatión al 1%, permetrina al 0,5%, temefós (Abate®) al 2%, yodofenfos al 5%, propoxur al 1%, carbarilo al 5%, DDT al 10% o hexacloruro de gamma benceno o lindano al 1% (está muy difundida la resistencia al DDT y al lindano).

C. *Medidas en caso de epidemia:* se recomienda el tratamiento en masa como se señala en el apartado 9B7, en párrafos anteriores, utilizando insecticidas que sean eficaces, según datos obtenidos mediante una vigilancia cuidadosa, contra las cepas prevalentes de piojos. En epidemias de tifus las personas pueden protegerse a sí mismas usando ropas de seda o material plástico perfectamente ajustadas alrededor de las muñecas, los tobillos y el cuello, y humedeciendo las ropas con repelente.

D. *Repercusiones en caso de desastre:* las enfermedades en que los piojos del cuerpo y de la cabeza son vectores aparecen con más facilidad en épocas de disturbios sociales (véase Tifus, sección I, Tifus epidémico transmitido por piojos).

E. *Medidas internacionales:* ninguna.

# PESTE

CIE-9 020; CIE-10 A20

1. **Descripción** – Zoonosis específica que afecta a los roedores y a sus pulgas, que transmiten la infección bacteriana a diversos animales y a las personas. Los signos y síntomas iniciales pueden ser inespecíficos e incluir fiebre, escalofríos, malestar general, mialgias, náusea, postración y dolores de garganta y cabeza. Suele surgir linfadenitis en los ganglios linfáticos que reciben el drenaje del sitio de la picadura de la pulga, y así constituir la lesión inicial. Esta es la peste bubónica, y afecta con mayor frecuencia a los ganglios linfáticos inguinales (90%) y menos comúnmente a los de las zonas axilar y cervical. Los ganglios están hinchados, inflamados y dolorosos al tacto, y pueden supurar. Es frecuente la presencia de fiebre. Todas las formas, que incluyen los casos en que no aparece linfadenopatía, pueden evolucionar a la peste septicémica por diseminación por la corriente sanguínea a diversas partes del cuerpo, entre ellas las meninges. A veces se observa choque endotóxico y coagulación intravascular diseminada (CID), sin signos localizados de infección. La afección secundaria de los pulmones culmina en neumonía y a veces se presenta mediastinitis o derrame pleural. Este tipo de peste neumónica secundaria es de importancia especial, pues las gotitas del esputo en aerosol pueden constituir la causa de transmisión interpersonal, y así ocasionar la peste neumónica primaria o la forma faríngea. La situación anterior puede culminar en brotes localizados o epidemias devastadoras. A pesar de que la peste de contagio natural suele tener la forma de peste bubónica, la diseminación planeada de aerosoles como consecuencia de una guerra biológica o un acto terrorista, se manifestaría más bien por peste neumónica.

La peste bubónica no tratada conlleva una tasa de letalidad de 50 a 60%. Los microorganismos de la peste se han identificado en cultivos faríngeos de contactos asintomáticos de enfermos de peste neumónica. Sin tratamiento, la peste septicémica primaria y la neumónica siempre son mortales. Las formas de tratamiento actual disminuyen extraordinariamente la letalidad de la peste bubónica; las formas neumónica y septicémica también mejoran si se identifican y tratan tempranamente. Sin embargo, las personas que no reciben tratamiento adecuado contra la peste neumónica primaria en el término de 18 horas de haber comenzado los síntomas de las vías respiratorias, posiblemente no sobrevivirán.

La identificación de los microorganismos gramnegativos, ovoides, de coloración bipolar, en forma de "alfiler de seguridad", en el examen microscópico directo del material aspirado de un bubón, del esputo o del líquido cefalorraquídeo, permite hacer un diagnóstico presuntivo, pero no concluyente, de la infección. La práctica de una prueba de anticuerpos fluorescentes o de ELISA con captura de antígeno es más específica y particularmente útil en los casos esporádicos. El diagnóstico se confirma por el cultivo y la identificación del microorganismo causal en el exudado de los bubones, en la sangre, el líquido cefalorraquídeo o el esputo, o por el aumento o disminución al cuádruple (o más) del título de anticuerpos. La proliferación lenta del microorganismo a temperaturas de incubación normales, puede ocasionar la identificación errónea por parte de los sistemas automatizados. La prueba que se utiliza con mayor frecuencia para el diagnóstico serológico es la de hemaglutinación pasiva, con la Fracción-1 de *Yersinia pestis* como antígeno. El personal médico debe conocer las zonas donde la enfermedad es endémica, y sospechar tempranamente el diagnóstico de peste. Lamentablemente, la enfermedad a menudo se diagnostica de modo erróneo, en particular en viajeros que la contraen en una zona endémica, pero que la manifiestan después de retornar a su lugar de origen.

2. **Agente infeccioso** – *Yersinia pestis*, el bacilo de la peste.

3. **Distribución** – La peste sigue siendo una amenaza, porque en vastas zonas del mundo existe la infección de roedores salvajes, y el contacto de esos roedores con ratas domésticas se produce frecuentemente en algunas zonas enzoóticas. La peste de los roedores salvajes existe en la mitad occidental de los Estados Unidos, en grandes zonas de América del Sur, en África norcentral, oriental y meridional, en Asia central y sudoriental, y en el extremo sudeste de Europa, cerca del mar Caspio. Existen algunos focos naturales de peste en la Federación de Rusia y en Kazajstán. La peste urbana se ha podido erradicar en casi todo el mundo; sin embargo, en el decenio de 1990 se han producido casos de peste humana en algunos países de África como Botswana, Kenya, Madagascar, Malawi, Mozambique, Tanzanía, Uganda, Zambia, Zimbabwe y la República Democrática del Congo. La peste es endémica en China, Laos, Mongolia, Myanmar, la India y, especialmente, en Viet Nam, donde entre 1962 y 1972 se notificaron miles de casos de peste bubónica urbana y rural, y brotes dispersos de peste neumónica. En el continente americano, los focos del nordeste del Brasil y la región andina (Perú, Ecuador y Bolivia) siguen generando casos esporádicos y brotes ocasionales, incluido el de peste neumónica de 1998 en el Ecuador.

En la zona occidental de los Estados Unidos, la peste humana es esporádica y se presenta en forma de casos individuales o de grupos pequeños de casos con un origen común en una zona, por lo regular después de la exposición a roedores salvajes o a sus pulgas. En el período de 10 años comprendidos entre 1987 y 1996, hubo un promedio anual de 10 casos de peste (límites, de 2 a 15 casos). Desde 1925 en los Estados Unidos no ha habido transmisión directa de una persona a otra, aunque en 20% de los casos de peste bubónica en años recientes se presentó peste neumónica secundaria. Entre 1977 y 1994 se observaron 17 casos de peste neumónica primaria adquirida de gatos domésticos con esa forma de la enfermedad.

**4. Reservorio** – Los vertebrados que son el reservorio natural de la peste incluyen los roedores salvajes (en especial las ardillas terrestres). Los lagomorfos (conejos y liebres), los carnívoros salvajes y los gatos domésticos también pueden ser fuente de infección para los seres humanos. A pesar de que el microorganismo puede permanecer viable varias semanas en agua, harinas y granos húmedos, es destruido por la exposición a la luz solar durante varias horas.

**5. Modo de transmisión** – La peste humana se adquiere naturalmente como consecuencia de la intrusión del hombre en el ciclo zoonótico (llamado también selvático o rural) durante una epizootia o después de ella, o por la introducción de roedores salvajes o sus pulgas infectadas en el hábitat de personas y la infección de los roedores comensales y sus pulgas; ello puede hacer que surja peste epizoótica o epidémica en ratas domésticas. Los animales domésticos, en particular los gatos y perros caseros, pueden transportar al hogar pulgas de roedores salvajes infectadas con la peste; los gatos a veces transmiten la infección por mordeduras o rasguños, y pueden presentar abscesos por peste que han sido fuente de infección de veterinarios.

La causa más frecuente de exposición, que culmina en la enfermedad humana en todo el mundo, es la picadura de pulgas infectadas (en especial *Xenopsylla cheopis,* la pulga oriental de la rata). Otras fuentes importantes incluyen la manipulación de tejidos de animales infectados, sobre todo roedores y conejos, pero también de carnívoros; en raras ocasiones también son importantes las gotitas suspendidas en el aire provenientes de personas enfermas o gatos caseros con peste faríngea o neumónica, y la manipulación descuidada de cultivos de laboratorio. En el caso de un ataque de terrorismo biológico, probablemente sean dispersados por aerosol los bacilos de la peste. En la región andina de América del Sur y en otros sitios donde aparece la peste y abunda la pulga del "hombre" en los animales domésticos, tiene gran trascendencia la transmisión de una persona a otra por medio de las pulgas *Pulex irritans.* Algunas ocupaciones y modos de vida (la caza, incluso mediante trampas, la posesión de gatos y la residencia rural) conllevan un mayor riesgo de exposición.

**6. Período de incubación** – De uno a siete días; puede ser un poco más largo en las personas inmunizadas. Para la peste neumónica primaria es de uno a cuatro días, por lo general menos.

**7. Período de transmisibilidad** – Las pulgas pueden permanecer infectantes durante meses, si existen condiciones propicias de temperatura y humedad. La peste bubónica no se transmite directamente de una persona a otra, salvo que exista contacto con pus de bubones supurantes. La peste neumónica puede ser sumamente contagiosa en condiciones climáticas adecuadas; el hacinamiento facilita la transmisión.

**8. Susceptibilidad y resistencia** – La susceptibilidad es general. La inmunidad después del restablecimiento es relativa, y a veces no protege contra un gran inóculo.

**9. Métodos de control** –

A. *Medidas preventivas:* el objetivo fundamental es disminuir la posibilidad de que las personas sufran picaduras de pulgas infectadas, de que tengan contacto directo con tejidos y exudados infectantes, o de que estén expuestas a enfermos de peste neumónica.

1) Educar a la población en las zonas enzoóticas sobre los modos de exposición humana y de animales domésticos; la importancia de contar con edificaciones a prueba de ratas, de evitar que los roedores peridomésticos tengan acceso a los alimentos y al abrigo, mediante el almacenamiento y la eliminación adecuada de alimentos, basura y otros desechos, y la importancia de evitar las picaduras de pulgas mediante el empleo de insecticidas y repelentes. En las zonas de peste selvática y rural se debe recomendar a la población que use repelentes de insectos, que no acampe cerca de madrigueras de roedores y que no manipule a dichos animales, sino que notifique la presencia de animales muertos o enfermos a las autoridades de salud o a los cuidadores de los parques. Los perros y los gatos de dichas zonas deben ser tratados periódicamente con insecticidas apropiados.

2) Deben hacerse revisiones periódicas de la población de roedores para determinar la eficacia de los programas sanitarios, o evaluar las posibilidades de que se presente peste epizoótica. A veces es necesaria la supresión de las ratas por envenenamiento (véase 9B6, más adelante) para reforzar las medidas básicas de sanidad ambiental; la erradicación de las ratas debe anteceder a las medidas para controlar las pulgas. Hay que conservar la vigilancia de los focos naturales mediante pruebas bacteriológicas de los roedores salvajes enfermos o muertos y hacer estudios serológicos de la población de carnívoros salvajes y de perros y gatos callejeros, para definir las zonas de actividad de la peste. La recolección y el estudio de pulgas de roedores salvajes y sus nidos o madrigueras también pueden ser medidas apropiadas.

3) Control de las ratas en los barcos y muelles y en los almacenes por medio de instalaciones a prueba de ratas o fu-

migación periódica, todo ello combinado, cuando sea necesario, con la eliminación de las ratas y de sus pulgas en embarcaciones y cargamentos, especialmente en la carga transportada en contenedores antes del embarque y al llegar de lugares donde exista la peste endémica.

4) Usar guantes al cazar y manipular animales salvajes.

5) La inmunización activa con una vacuna preparada con bacterias muertas confiere alguna protección contra la peste bubónica (pero no contra la forma neumónica primaria) a casi todas las personas, por lo menos durante algunos meses, si se administra en una serie primaria de tres dosis con intervalos de uno a tres meses entre la primera y la segunda dosis; la tercera dosis se aplicará de cinco a seis meses después; es necesario aplicar dosis de refuerzo cada seis meses si persiste la exposición de alto riesgo. Después de la tercera dosis de refuerzo, los intervalos entre las dosis pueden ser anuales o bienales. Está justificada la vacunación de las personas que visitan zonas epidémicas y del personal de laboratorio y de campo que manipula bacilos de la peste o animales infectados, pero no debe confiarse en ella como única medida preventiva. Salvo en personas que viven en zonas enzoóticas, como el oeste de los Estados Unidos, no está indicada la inmunización de rutina. En algunos países se usan vacunas de microorganismos vivos atenuados, pero pueden producir más reacciones adversas y no hay pruebas de que brinden mayor protección.

B. *Control del paciente, de los contactos y del ambiente inmediato:*

1) Notificación a la autoridad local de salud: el Reglamento Sanitario Internacional exige universalmente la notificación de los casos sospechosos o confirmados, Clase 1 (véase Notificación de Enfermedades Transmisibles). Dada la rareza de la peste neumónica primaria adquirida por contagio natural, la aparición de un solo caso debe obligar a las autoridades de salud pública y judiciales a considerar la posibilidad de exposición a un acto terrorista o de guerra biológica.

2) Aislamiento: por medio de un insecticida eficaz contra las pulgas locales, inocuo para las personas, elimínense las pulgas del paciente, en especial de su ropa y equipaje; si es una medida práctica, habrá que hospitalizarlo. Para los pacientes con peste bubónica, si no tienen tos y la radiografía de tórax no aporta datos positivos, están indicadas las precauciones respecto a drenaje y secreciones durante 48 horas después de haber comenzado el tratamiento efi-

caz. Para los pacientes de peste neumónica se requiere el aislamiento estricto con precauciones contra la diseminación por el aire, hasta que se hayan completado 48 horas de tratamiento con antibióticos apropiados y el paciente muestre evolución clínica favorable (véase 9B7, más adelante).

3) Desinfección concurrente: del esputo, las secreciones purulentas y los objetos contaminados con ellas. Limpieza terminal. Los cadáveres de personas y animales que hayan muerto de peste deben manipularse con las más estrictas precauciones de asepsia.

4) Cuarentena: los contactos directos de los pacientes de peste neumónica deben recibir quimioprofilaxis (véase 9B5, más adelante) y ser sometidos a vigilancia durante siete días; los que se nieguen a recibir quimioprofilaxis se mantendrán en aislamiento estricto y bajo supervisión cuidadosa durante siete días.

5) Protección de los contactos: en casos de epidemia en que se sabe que han participado las pulgas del hombre habrá que desinfestar con un insecticida apropiado a los contactos de los pacientes de peste bubónica. Se debe evaluar la necesidad de que todos los contactos íntimos reciban quimioprofilaxis. Los contactos íntimos de los casos confirmados o sospechosos de peste neumónica (incluido el personal médico) deberán someterse a quimioprofilaxis con 15 a 30 mg de tetraciclina por kg de peso o 30 mg de cloramfenicol por kg de peso diariamente, divididos en cuatro dosis, durante una semana después de cesar la exposición.

6) Investigación de los contactos y de la fuente de infección: localícense a las personas expuestas en el hogar o de modo directo a la peste neumónica y a los roedores enfermos o muertos y sus pulgas. La erradicación de las pulgas debe preceder o coincidir con las medidas contra los roedores. Es necesario rociar con un insecticida apropiado para erradicar pulgas, y eficaz contra las pulgas locales, las zonas de paso de las ratas y sus madrigueras en los focos y sus inmediaciones donde se sepa o se sospeche la presencia de peste. En el caso de roedores salvajes que no hacen madrigueras se pueden emplear cebos con insecticida. Si se trata de ratas de zonas urbanas, se llevará a cabo la desinfestación rociando o espolvoreando las viviendas, dependencias y mobiliarios, y aplicando polvo insecticida al cuerpo y la ropa de las personas residentes en las inmediaciones. Se debe eliminar la

población de ratas por medio de campañas planeadas y enérgicas de envenenamiento y con medidas complementarias intensivas para reducir las madrigueras y fuentes de alimentación.

7) Tratamiento específico: la estreptomicina es el fármaco preferido; puede usarse gentamicina si no se dispone de estreptomicina; otra posibilidad es usar tetraciclinas y cloramfenicol. Es necesario administrar cloramfenicol para tratar la meningitis por *Y. pestis*. Todos son sumamente eficaces si se utilizan en fase temprana (en el término de 8 a 18 horas después del comienzo de la peste neumónica). Después de una respuesta satisfactoria a los medicamentos, la reaparición de la fiebre a veces es consecuencia de una infección secundaria o de un bubón purulento que puede necesitar incisión y drenaje.

**C. Medidas en caso de epidemia:**

1) Investigación de todas las defunciones por sospecha de peste, mediante autopsia y exámenes de laboratorio cuando estén indicados. Es necesario instituir y poner en práctica la búsqueda intensiva de los casos. Se establecerán las mejores instalaciones posibles para el diagnóstico y el tratamiento, y se dará la voz de alerta a las instituciones médicas para que notifiquen inmediatamente los casos, con el fin de utilizar al máximo los servicios de diagnóstico y tratamiento.

2) Se tratará de aplacar la histeria colectiva mediante boletines informativos y educativos adecuados en la prensa y otros medios de información pública.

3) Se instituirá una campaña intensiva para erradicar las pulgas en círculos cada vez más amplios a partir de los focos conocidos.

4) Se emprenderá la eliminación de los roedores en las zonas afectadas, **solo después de haber logrado la erradicación satisfactoria de las pulgas.**

5) Se protegerá a todos los contactos como se indica en el apartado 9B5, en párrafos anteriores.

6) Se protegerá a los trabajadores de campo contra las pulgas, espolvoreando sus ropas con insecticida en polvo y empleando diariamente repelentes de insectos.

**D. Repercusiones en caso de desastre:** la peste puede transformarse en un problema significativo en las zonas endémicas en caso de disturbios sociales y en condiciones antihigiénicas y de hacinamiento. Véanse los párrafos anteriores y los siguientes para la adopción de medidas apropiadas.

**E. *Medidas internacionales:***

1) Notificación telegráfica por parte de los gobiernos, en el término de 24 horas, a la OMS y a los países vecinos, del primer caso de peste importado, el primero transferido o el primero autóctono de cualquier zona donde antes no existiera la enfermedad. Es necesario notificar los focos recién descubiertos o con reactivación de la peste entre los roedores.

2) Las medidas aplicables a los barcos, aviones y medios de transporte terrestre procedentes de las zonas de peste se describen en el Reglamento Sanitario Internacional. Las reglas correspondientes están en fase de revisión y comenzarán a tener vigencia en el año 2002 o después.

3) Todos los barcos deben estar libres de roedores, o se practicará la desratización periódica.

4) Es necesario que los edificios de los puertos de mar y los aeropuertos estén construidos a prueba de ratas; se aplicará el insecticida apropiado y se practicará la desratización con un rodenticida eficaz.

5) Para los viajeros internacionales: las normas internacionales exigen que antes de emprender un viaje internacional desde una zona donde haya epidemia de peste neumónica, las personas sospechosas de exposición a la infección deben ser aisladas durante seis días después de la última exposición. A la llegada de un barco o un avión infestados en que haya casos de infección comprobados o sospechosos, los viajeros deben ser desinsectados y permanecer bajo vigilancia durante un lapso no mayor de seis días desde la fecha de su llegada. La inmunización contra la peste no puede exigirse como requisito para la admisión de una persona en un territorio.

6) Centros Colaboradores de la OMS.

**F. *Medidas contra el terrorismo biológico: Y. pestis*** está distribuida en todo el mundo; se dispone de técnicas para su producción masiva y diseminación por aerosol; la tasa de letalidad de la peste neumónica primaria es alta, y existe la posibilidad real de propagación secundaria. Por las razones expuestas, se considera como un grave problema de salud pública algún ataque con materiales biológicos de la peste. Es probable que si surgen algunos casos esporádicos no se tomen en consideración o no se atribuyan a un acto deliberado de terrorismo biológico. Todo caso sospechoso de peste debe ser notificado inmediatamente por teléfono al departamento de salud local. La aparición repentina de muchos enfermos con un cuadro inicial de fiebre, tos, una evolución fulminante y una alta tasa de letalidad, debe ser motivo de alerta y sospecha de carbunco o peste; si la tos se acompaña principalmente de hemoptisis, estos signos iniciales orientan hacia el diagnóstico tentativo de peste neumónica. En el caso de un brote sospechoso o confirmado de peste neumónica, hay que cumplir con las medidas terapéuticas y de contención señaladas en el apartado 9B, en párrafos anteriores.

---

# PINTA                          CIE-9 103; CIE-10 A67
(Carate)

**1. Descripción** – Infección de la piel, no venérea y de evolución aguda y crónica, causada por treponemas. En el término de una a ocho semanas después de la infección, aparece una pápula indolora, descamativa, con linfadenopatía satélite, por lo regular en las manos, las piernas o el dorso de los pies. En el lapso de 3 a 12 meses surge una erupción maculopapular y eritematosa secundaria, que puede evolucionar hasta que surgen máculas discrómicas terciarias de tamaño variable. Las máculas, que contienen treponemas, pasan por etapas de pigmentación que incluyen azul, violeta y castaño, y por último quedan cicatrices sin treponemas, despigmentadas (acrómicas). Las lesiones están en diferentes fases de evolución y son más comunes en la cara y las extremidades. La pinta no afecta a otros órganos o sistemas ni produce incapacidad física o muerte.

Por medio del examen en campo oscuro se identifican las espiroquetas en las lesiones discrómicas (pero no en las acrómicas), o también por estudio con anticuerpos por inmunofluorescencia directa. Las pruebas serológicas que se hacen para la sífilis por lo común se tornan reactivas antes de la erupción secundaria o durante ella, y después se comportan como en la sífilis venérea.

**2. Agente infeccioso** – *Treponema carateum,* una espiroqueta.

**3. Distribución** – En las zonas tropicales del continente americano, la pinta se identifica en grupos de población rural aislada que vive en condiciones antihigiénicas de hacinamiento. Es predominantemente una enfermedad de los niños mayores y de los adultos. Los estudios que realizaron a mitad del decenio de 1990 la Organización Panamericana de la Salud y la Organización Mundial de la Salud en poblaciones amazónicas perfectamente identificadas en Brasil, Perú y Venezuela, detectaron pocos casos que eran más bien antiguos (inactivos). La Organización Mundial de la Salud ha llegado a la conclusión de que la pinta es un problema residual y que es una infección que está en fase de eliminación y erradicación.

**4. Reservorio** – Los seres humanos.

**5. Modo de transmisión** – Se supone que la transmisión de una persona a otra tiene lugar por contacto directo y prolongado con las lesiones de la piel iniciales y discrómicas tempranas. La localización de las lesiones primarias sugiere que la puerta de entrada puede ser un traumatismo; las lesiones en los niños surgen en las zonas corporales que más se rascan. Se sospecha que varios artrópodos picadores y hematófagos pueden ser vectores biológicos, especialmente los simúlidos, aunque no se ha demostrado.

**6. Período de incubación** – De dos a tres semanas.

**7. Período de transmisibilidad** – Se desconoce; puede ser transmisible mientras las lesiones discrómicas de la piel permanezcan activas, a veces durante muchos años. No es muy contagiosa y tal vez se necesiten años de contacto íntimo para la transmisión.

**8. Susceptibilidad y resistencia** – No se han precisado; es posible que sean iguales a las de otras treponematosis.

**9. Métodos de control** –

*A. Medidas preventivas:* las mismas que se aplican a otras treponematosis no venéreas se aplican a la pinta (véase Frambesia, 9A).

*B. Control del paciente, de los contactos y del ambiente inmediato:*
1) Notificación a la autoridad local de salud: en determinadas zonas endémicas; en la mayoría de los países no es una enfermedad de notificación obligatoria, Clase 3B (véase Notificación de Enfermedades Transmisibles).
2), 3), 4), 5), 6) y 7) Aislamiento, Desinfección concurrente, Cuarentena, Inmunización de los contactos, Investigación de los contactos y de la fuente de infección y Tratamiento específico: igual que para la Frambesia, 9B, incisos 2 a 7.

*C.,D.* y *E. Medidas en caso de epidemia, Repercusiones en caso de desastre* y *Medidas internacionales:* véase Frambesia, C, D y E.

---

# POLIOMIELITIS AGUDA     CIE-9 045; CIE-10 A80
(Fiebre poliviral, parálisis infantil)

**1. Descripción** – Enfermedad vírica que a menudo se identifica por la parálisis fláccida de comienzo agudo. La infección por el virus de la poliomielitis se observa en las vías gastrointestinales, con diseminación a los ganglios regionales y, en la menor parte de los casos, al sistema nervioso. La parálisis flácida se presenta en menos de 1% de las infecciones por el virus de la poliomielitis; más de 90% de las infecciones son asintomáticas o incluyen una fiebre inespecífica. Aproximadamente 1% de los cuadros infecciosos presenta meningitis aséptica. Los síntomas de la enfermedad leve incluyen fiebre, malestar general, cefalalgia, náusea y vómitos. Si la enfermedad evoluciona a la forma aguda, pueden aparecer mialgias intensas y rigidez del cuello y la espalda, con parálisis flácida. La parálisis de la poliomielitis, en forma característica, es asimétrica, y con fiebre desde el comienzo. El grado máximo de la parálisis se alcanza a corto plazo, por lo común en tres o cuatro días. El sitio de la parálisis depende de la localización de la destrucción de las células en la médula espinal o en el tallo encefálico. Los miembros inferiores son afectados con mayor frecuencia que los superiores. La parálisis de los músculos de la respiración, de la deglución o de ambos puede ser mortal. Durante la convalecencia mejora moderadamente la parálisis, pero si esta persiste por más de 60 días, posiblemente sea permanente. Muchos años después de haberse resuelto la infección original, y en contadas ocasiones, reaparece la debilidad muscular (síndrome pospoliomielítico), lo cual al parecer no se relaciona con la persistencia del virus.

En países muy endémicos, los casos típicos de poliomielitis se identifican por su cuadro clínico. En países sin poliomielitis o con una frecuencia baja de la enfermedad, es importante diferenciarla de otros cuadros paralíticos, por aislamiento del virus de las heces. Otros enterovirus (en particular los enterovirus tipos 70 y 71), y los virus echo y coxsackie a veces causan una enfermedad que remeda la poliomielitis paralítica.

La causa más frecuente de parálisis flácida aguda (PFA) que es necesario diferenciar de la poliomielitis es el síndrome de Guillain-Barré (SGB); en este último la parálisis es simétrica en forma típica, y puede progresar durante lapsos de hasta 10 días. La fiebre, la cefalea, la náusea, los vómitos y la pleocitosis, que son característicos de la poliomielitis, por lo común no se observan en el SGB; en la mayor parte de los casos de SGB se advierte un gran contenido proteínico, con escasas células en el líquido cefalorraquídeo, y cambios sensitivos. Una causa importante de parálisis flácida aguda en el norte de China, que quizá aparezca en otras zonas, es la llamada neuropatía axónica motora aguda ("síndrome paralítico de China"); se presenta en epidemias estacionales y se asemeja mucho a la poliomielitis. Por lo común no se detectan fiebre ni pleocitosis en el líquido cefalorraquídeo, pero la parálisis puede persistir durante varios meses. Otras causas importantes de parálisis flácida aguda incluyen mielitis transversa, neuritis traumática, neuropatías infecciosas y tóxicas, parálisis transmitida por garrapatas, miastenia grave, porfiria, botulismo, intoxicación con insecticidas, polimiositis, triquinosis y parálisis periódica.

El diagnóstico diferencial de la poliomielitis no paralítica aguda incluye otras formas de meningitis no bacteriana aguda, meningitis purulenta, absceso cerebral, meningitis tuberculosa, leptospirosis, coriomeningitis linfocítica, mononucleosis infecciosa, diversas encefalitis, neurosífilis y encefalopatías tóxicas.

El diagnóstico definitivo de laboratorio se hace mediante el aislamiento del virus de muestras de heces, líquido cefalorraquídeo o secreciones orofaríngeas, en diversos sistemas de cultivo celular humano o símico (células de primates). Hay laboratorios especializados que pueden utilizar técnicas para diferenciar las cepas de virus salvajes, de las de la vacuna. El diagnóstico presuntivo puede hacerse por el aumento de los niveles de anticuerpos al cuádruple o más; sin embargo, es probable que existan ya anticuerpos neutralizantes con especificidad de tipo cuando surge la parálisis, de manera que quizás no se demuestre en muestras de pares de sueros un aumento significativo del título. Asimismo, la respuesta de anticuerpos después de la vacunación remeda a la que se observa después de la infección con el virus salvaje; el empleo amplio de las vacunas hechas de poliovirus vivos dificulta la interpretación del nivel de anticuerpos, excepto para descartar poliomielitis en el caso de niños inmunocompetentes en los que no hayan aparecido anticuerpos.

**2. Agente infeccioso** – Poliovirus (género *Enterovirus*) tipos 1, 2 y 3; todos los tipos causan parálisis. El tipo 1 es el que se aísla con mayor frecuencia en los casos paralíticos; el tipo 3, con menor frecuencia, y el tipo 2, muy pocas veces. El tipo 1 es el que más a menudo ocasiona las epidemias. Muchos de los casos relacionados con la vacuna son producidos por los tipos 2 ó 3.

**3. Distribución** – Antes de contar con las vacunas antipoliomielíticas, la enfermedad tenía distribución mundial. Como consecuencia de las mejoras universales en los programas de inmunización y la iniciativa mundial de la OMS para erradicar la poliomielitis, la circulación de los virus de la poliomielitis se ha circunscrito a un número cada vez menor de países. El último caso de poliomielitis por poliovirus salvaje autóctono confirmado por cultivo en el continente americano se detectó en agosto de 1991 en el Perú. La poliomielitis está a punto de ser erradicada en todo el planeta. El mayor peligro de la enfermedad se localiza en el subcontinente indio y, en menor magnitud, en los países del occidente y el centro de África. Los países en guerra en esas regiones están expuestos al peligro particular de epidemias porque ha sido destruida su infraestructura sanitaria. La OMS ha fijado como fecha límite para la erradicación mundial el final del año 2000, pero muchos expertos piensan que llevará un poco más de tiempo alcanzar dicho objetivo.

Es probable que en casi todos los países industrializados haya cesado la transmisión del virus salvaje de la poliomielitis, pero los casos importados siguen amenazando a diversos países en todo el mundo. En 1992–1993 se produjo un brote de poliomielitis en un grupo religioso de los Países Bajos que rechaza la inmunización. También se identificó el virus entre los miembros de un grupo religioso similar en el Canadá, aunque no se produjeron casos de la enfermedad. También se han identificado casos de poliomielitis en países industrializados, en turistas que nunca fueron inmunizados y en inmigrantes no vacunados que fueron de visita a su país de origen. Con excepción de esos pocos casos importados, todos los contadísimos casos de poliomielitis identificados en países industrializados han sido causados por cepas del virus de la vacuna. En los Estados Unidos, cada año se presentaban de 5 a 10 casos de poliomielitis relacionados con la vacuna, cuando la principal vacuna que se usaba era la vacuna oral de poliovirus vivos. En promedio, la mitad de ellos se observaban en contactos adultos de personas vacunadas.

En las zonas endémicas, los casos de poliomielitis se presentan en forma esporádica y en epidemias, con un incremento en su número a finales del verano y en el otoño en los países de clima templado. En los países tropicales se advierte una frecuencia máxima estacional en las temporadas cálidas y lluviosas, pero es menos intensa.

La poliomielitis sigue siendo más bien una enfermedad de lactantes y niños de corta edad. En muchos países endémicos, de 70 a 80% de los casos corresponden a menores de 3 años de edad, y de 80 a 90%, a niños menores de 5 años de edad. Los grupos expuestos a mayor riesgo incluyen personas susceptibles, tales como quienes rechazan la inmunización, poblaciones de minorías, emigrantes por razones económicas y otros niños no registrados, nómadas, refugiados y poblaciones urbanas pobres.

**4. Reservorio** – Los seres humanos, con mayor frecuencia las personas con infecciones no manifiestas, sobre todo los niños. No se han identificado portadores a largo plazo de los virus salvajes (véase más adelante).

**5. Modo de transmisión** – Fundamentalmente por contagio de una persona a otra, más bien por la vía fecal-oral; el virus se detecta con mayor facilidad y por un período más prolongado en las heces que en las secreciones faríngeas. Sin embargo, en las zonas en que las condiciones sanitarias son satisfactorias, la diseminación de tipo faríngeo adquiere una importancia relativamente mayor. En raras ocasiones se ha informado que la leche, los alimentos y otros materiales contaminados con heces constituyeron el vehículo de transmisión. No se han obtenido pruebas fidedignas de la diseminación por insectos; rara vez se ha implicado en la transmisión al agua potable o las aguas residuales.

**6. Período de incubación** – Por lo común es de 7 a 14 días para los casos paralíticos, con límites notificados de 3 a posiblemente 35 días.

**7. Período de transmisibilidad** – No se conoce con exactitud, pero el virus se puede transmitir durante todo el tiempo en que es excretado. El poliovirus es demostrable en las secreciones faríngeas 36 horas después de la exposición a la infección, y en las heces, 72 horas después, tanto en los casos clínicos como en los no manifiestos. El virus, de modo característico, persiste en la garganta durante aproximadamente una semana, y en las heces, de tres a seis semanas o más. Los individuos afectados son más infectantes durante los primeros días antes y después del comienzo de los síntomas.

**8. Susceptibilidad y resistencia** – La susceptibilidad a la infección es universal, pero la parálisis se observa solo en 1% de las infecciones, aproximadamente. Algunos de estos pacientes se restablecen y se observa parálisis residual en 0,1 a 1% de ellos. La frecuencia de parálisis en los adultos infectados no inmunes es mayor que la observada entre los lactantes y los niños de corta edad no inmunizados. La inmunidad con especificidad de tipo, al parecer permanente, surge después de las infecciones clínicas y de las asintomáticas. Los segundos ataques son raros y se deben a la infección con poliovirus de tipo diferente. Los niños que nacen de madres inmunes muestran inmunidad pasiva transitoria.

La administración de inyecciones intramusculares, los traumatismos y las operaciones quirúrgicas durante el período de incubación o de enfermedad prodrómica, pueden desencadenar parálisis de la extremidad afectada. La amigdalectomía agrava el peligro de afección bulbar. Asimismo, la actividad muscular excesiva en el período prodrómico puede predisponer a la parálisis.

**9. Métodos de control** –

**A. *Medidas preventivas:***

1) Educar a la población sobre las ventajas de la inmunización en la niñez temprana.

2) A fines de 1999, los productos disponibles en el comercio eran la vacuna trivalente oral de virus vivos atenuados (VPO) y la vacuna inyectable de virus inactivados (VPI). Su empleo varía en diferentes países.

La VPO simula la infección natural e induce la producción de anticuerpos circulantes y la resistencia intestinal; también inmuniza a algunos contactos susceptibles, por diseminación secundaria. En algunos países en desarrollo se han señalado tasas más bajas de seroconversión y una menor eficacia de la vacuna VPO, pero ello puede ser superado por la administración de dosis adicionales en campañas suplementarias. El amamantamiento no disminuye de modo significativo la protección que genera la VPO. La OMS recomienda utilizar solo vacuna VPO en los programas de inmunización de los países en desarrollo por su bajo costo, facilidad de administración y mayor capacidad de generar inmunidad en la población.

La VPI, a semejanza de la VPO, brinda una protección individual excelente al inducir la aparición de anticuerpos circulantes que bloquean la propagación del virus al sistema nervioso central. Tanto la VPI como la VPO inducen inmunidad intestinal. En muchos países industrializados se ha cambiado al uso de VPI sola para la inmunización de rutina, cuando fue claro después de muchos años que se habían eliminado los virus salvajes de la poliomielitis.

Se han identificado cinco personas con cuadros de inmunodeficiencia primaria subyacente que durante cuatro a siete años o más excretaron virus vivos atenuados después de recibir la VPO. Está en fase de revisión la importancia de dichos casos ante la posibilidad de que al final se abandone la inmunización antipoliomielítica y se efectúan estudios para buscar más casos de esa índole en los países en desarrollo.

3) Recomendaciones para inmunizaciones sistemáticas:

De 1962 a 1997, en los Estados Unidos la VPO fue la vacuna preferida para la inmunización de rutina. En enero de 1997 los CDC recomendaron administrar la VPI a los 2 y a los 4 meses de edad, y la VPO entre los 12 y los 18 meses, y los 4 y 6 años de edad. A partir de enero del año 2000, todos los niños estadounidenses deben recibir cuatro dosis de VPI al cumplir 2 meses, 4 meses, 6 a 18 meses y 4 a 6 años de edad. La VPO se utilizará solamente en las circunstancias especiales siguientes: 1) campañas de vacunación masiva para controlar brotes de poliomielitis paralítica; 2) niños no inmunizados que necesitan viajar en un lapso menor de cuatro semanas a zonas en que la poliomielitis es endémica, y 3) hijos de progenitores que no aceptan el número recomendado de inyecciones de la vacuna. Estos niños pueden recibir VPO solamente para cubrir la tercera o cuarta dosis, o ambas. En tal situación, el personal de salud pública debe administrar VPO solo después de exponer a los padres o cuidadores los riesgos de la poliomielitis paralítica asociados con el uso de la vacuna. Un hecho previsto es que en el futuro, en los Estados Unidos habrá poca disponibilidad de VPO. En los países en desarrollo, la OMS recomienda administrar VPO a las 6, 10 y 14 semanas de vida. En los países donde la poliomielitis es endémica se recomienda administrar una dosis adicional de VPO a los recién nacidos.

En los países en que la poliomielitis es endémica, la OMS recomienda emprender campañas nacionales de inmunización en que se administren dos dosis de VPO con una diferencia de un mes, a todos los niños menores de 5 años de edad, independientemente de su estado de inmunización. Es ideal que estas campañas se lleven a cabo durante la estación fría y seca para lograr el provecho máximo. Cuando en un país particular se ha logrado un nivel elevado de control, se recomienda realizar campañas de inmunización en zonas consideradas de alto riesgo.

Las contraindicaciones para usar la VPO incluyen estados de deficiencia inmunitaria congénita (deficiencia de linfocitos B, displasia tímica), administración actual de fármacos inmunosupresores, estados patológicos y clínicos que se acompañan de inmunosupresión (infección por el VIH o sida, linfoma, leucemia, cáncer generalizado), y la presencia de personas inmunodeficientes en el núcleo familiar de los niños que recibirán la vacuna (en estas personas debe utilizarse la VPI). Sin embargo, en las zonas donde la poliomielitis todavía constituye un problema, la OMS recomienda administrar la VPO a los lactantes que pudieran tener infección por el VIH. La diarrea no se considera como contraindicación para aplicar la VPO.

Cuando la vacuna recomendada era la VPO, la tasa de poliomielitis paralítica que causaba entre quienes la recibían o sus contactos sanos era de aproximadamente un caso por cada 2,5 millones de dosis en los Estados Unidos. En Rumania, las inyecciones múltiples de antibióticos se asociaban con un mayor riesgo de poliomielitis relacionada con la vacuna.

Inmunización de los adultos: no se considera necesaria la inmunización de rutina de los adultos que viven en el territorio continental de los Estados Unidos y en el Canadá, pero se aconseja la inmunización primaria de los adultos no vacunados que viajen a los países con poliomielitis endémica, a los miembros de comunidades o grupos de población en que existe la enfermedad por poliovirus, al personal de laboratorio que puede tener que manipular muestras que contienen virus, y al personal de salud que pudiera estar expuesto a pacientes que excreten el poliovirus salvaje. En los adultos, se prefiere la VPI para la inmunización primaria; se aplican dos dosis de la vacuna, con un intervalo de uno a dos meses, y de 6 a 12 meses después se aplica una tercera dosis. Las personas que hayan completado previamente un esquema de inmunización y que estarán expuestas a un riesgo mayor, pueden recibir una dosis adicional de VPI.

**B.** *Control del paciente, de los contactos y del ambiente inmediato:*

1) Notificación a la autoridad local de salud: la notificación de los casos de poliomielitis paralítica es obligatoria como Enfermedad objeto de Vigilancia por la OMS, Clase 1A. En los países que han emprendido la erradicación de la poliomielitis, hay que notificar todos los casos de parálisis fláccida aguda (PFA), incluido el síndrome de Guillain-Barré, que se presenten en niños menores de 15 años de edad. En informes complementarios habrá que indicar los resultados del cultivo del virus de las heces, información demográfica, antecedentes de inmunización, exploración clínica y el examen de la parálisis residual después de 60 días. Deben registrarse los antecedentes de inmunización y los números de lote de las vacunas. Los casos no paralíticos también se notificarán a la autoridad local de salud, Clase 2A (véase Notificación de Enfermedades Transmisibles).

2) Aislamiento: en el hospital deben tomarse las precauciones entéricas, si la enfermedad es causada por el virus salvaje; el aislamiento en el hogar es poco útil, porque muchos contactos del núcleo familiar se infectan antes de que se diagnostique la poliomielitis.

3) Desinfección concurrente: de las secreciones faríngeas, las heces y los objetos contaminados con ambas. En las comunidades que cuentan con un sistema de eliminación de aguas residuales moderno y adecuado, las heces y la orina se pueden eliminar directamente en las alcantarillas, sin desinfección preliminar. Limpieza terminal.

4) Cuarentena: carece de valor para la comunidad.

5) Protección de los contactos: se recomienda la inmunización de los contactos del núcleo familiar y de otros contactos cercanos, pero quizás no contribuya al control inmediato; por lo común, el virus ya ha infectado a los contactos cercanos susceptibles cuando se diagnostica el primer caso.

6) Investigación de los contactos y de la fuente de infección: la aparición de un solo caso paralítico en una comunidad debe ser motivo para emprender una investigación inmediata. La búsqueda minuciosa de casos adicionales de parálisis fláccida aguda en la zona que rodea a dicho paciente asegura la detección temprana, facilita el control y permite el tratamiento apropiado de los casos no identificados ni notificados.

7) Tratamiento específico: ninguno; la atención de las complicaciones de la poliomielitis en la fase aguda de la enfermedad requiere de la participación de un experto y de equipo, especialmente para los pacientes que necesitan asistencia respiratoria. Se utiliza fisioterapia para lograr la función máxima después de la poliomietitis paralítica, y también para evitar muchas deformidades que son manifestaciones tardías de la enfermedad.

C. *Medidas en caso de epidemia:* en los países que han emprendido medidas para la erradicación de la poliomielitis, un solo caso de la enfermedad se considera como una urgencia de salud pública. Al momento de investigar el caso, las autoridades de salud pública decidirán si en la comunidad se necesitan programas suplementarios de inmunización.

D. *Repercusiones en caso de desastre:* el hacinamiento de grupos no inmunes y el colapso de la infraestructura sanitaria constituyen peligros de epidemias.

E. *Medidas internacionales:*

1) La poliomielitis es una Enfermedad objeto de Vigilancia por la OMS, y se tiene como meta su erradicación para el año 2000. Se espera que los sistemas nacionales de salud notifiquen rápidamente a la OMS, por telégrafo o por medios electrónicos, los brotes que se produzcan, y que complementen tal información, tan pronto como sea posible, con detalles acerca de la naturaleza y la extensión del brote. El aislamiento primario del virus suele lograrse en un laboratorio nacional que forme parte de la Red de Laboratorios para la Erradicación Mundial de la Poliomielitis. Una vez identificado, a menudo se utiliza la epidemiología molecular para rastrear el origen del brote. Se espera que los países envíen notificaciones mensuales sobre casos de poliomielitis y de parálisis fláccida aguda, a sus respectivas oficinas de la OMS.

La Organización Panamericana de la Salud (OPS) se había fijado como meta erradicar la poliomielitis del continente americano a finales del decenio de 1990. En 1994, una comisión internacional independiente certificó que en el continente americano no había habido casos autóctonos de poliomielitis desde agosto de 1991.

2) Los viajeros internacionales susceptibles que visiten zonas de alta prevalencia deben recibir la inmunización adecuada.

3) Centros Colaboradores de la OMS.

---

## PSITACOSIS                    CIE-9 073; CIE-10 A70

(Infección por *Chlamydia psittaci,* ornitosis, fiebre de los loros, clamidiasis aviaria)

**1. Descripción** – Enfermedad infecciosa aguda y generalizada producida por clamidias, con un cuadro clínico inicial variable en el que son comunes la fiebre, cefalalgia, erupciones, mialgia, escalofríos y enfermedad de las vías respiratorias superiores o inferiores. A menudo los síntomas respiratorios son bastante leves en comparación con la neumonía extensa demostrable por radiografía. En los comienzos no hay tos, o no es productiva; el esputo, si está presente, es mucopurulento y escaso. En pocas ocasiones hay dolor pleural y esplenomegalia; por lo común el pulso es lento en relación con la temperatura. La encefalitis, la miocarditis y la tromboflebitis son complicaciones ocasionales; a veces se producen recaídas. La enfermedad en los seres humanos suele ser leve o moderada, pero puede ser grave, especialmente en los ancianos que no reciben tratamiento.

El diagnóstico puede sospecharse en pacientes con síntomas apropiados que tengan el antecedente de exposición a aves, y cuyos niveles de anticuerpos a los antígenos de clamidias hayan aumentado o estén en fase de aumento en muestras reunidas con una diferencia de dos a tres semanas. El diagnóstico se confirma solamente si se cuenta con el auxilio de un laboratorio de alta seguridad, por el aislamiento del agente infeccioso del esputo, la sangre o los tejidos obtenidos en la autopsia de ratones, o en cultivos de huevos o tejidos. Puede ser difícil aislar el agente, en especial si el enfermo ha recibido antibióticos de amplio espectro.

**2. Agente infeccioso** – *Chlamydia psittaci.*

**3. Distribución** – Mundial. Puede guardar relación con aves domésticas enfermas o aparentemente sanas. A veces surgen brotes en núcleos familiares individuales, en tiendas de mascotas, pajarerías, aviarios y jaulas con diversos pájaros en zoológicos, así como en palomares. Casi todos los casos humanos son esporádicos, y es probable que muchas infecciones pasen inadvertidas.

**4. Reservorio** – Principalmente pericos, loros y periquitos australianos; con menor frecuencia, aves de corral, palomas, canarios y aves marinas. Las aves aparentemente sanas pueden ser portadoras y a veces diseminan el agente infeccioso, en particular cuando se las somete a situaciones agobiantes de hacinamiento y transporte.

**5. Modo de transmisión** – Por lo general la infección se adquiere por inhalación del agente infeccioso procedente de los excrementos secos y de las secreciones y el polvo de las plumas de las aves infectadas. La fuente más común de exposición son las psitácidas importadas y le siguen en frecuencia las granjas donde se crían pavos, pichones y patos; las plantas de preparación de carnes de aves a veces han dado origen a enfermedades ocupacionales. Los gansos y las palomas también pueden ocasionar la enfermedad en los seres humanos. Se ha sabido de casos de infecciones en personal de laboratorio y, extraordinariamente, de transmisión de una persona a otra, cuando un enfermo padece de tos paroxística durante la fase aguda de la infección. Sin embargo, en tales situaciones posiblemente el agente patógeno sea *C. pneumoniae* (véase Neumonías, sección IV B, Neumonía causada por *Chlamydia pneumoniae*), y no *C. psittaci*.

**6. Período de incubación** – De una a cuatro semanas.

**7. Período de transmisibilidad** – Las aves enfermas y las que al parecer están sanas pueden diseminar el agente en forma intermitente y en ocasiones de manera continua, durante semanas o meses.

**8. Susceptibilidad y resistencia** – La susceptibilidad es general y después de la infección la inmunidad es incompleta y transitoria. Los adultos de edad más avanzada pueden padecer un cuadro más grave. No hay pruebas de que las personas que tienen anticuerpos en el suero en cualquier concentración estén protegidas.

**9. Métodos de control** –

    *A. Medidas preventivas:*

      1) Educar a la población sobre el peligro de la exposición, doméstica u ocupacional, a las aves infectadas. El personal médico encargado de la salud ocupacional en las plantas de preparación de carne de aves debe estar consciente de que algunas infecciones respiratorias febriles con cefalalgia y mialgias entre los trabajadores pueden ser psitacósicas.

      2) Reglamentar la importación, la crianza y el transporte de aves de la familia de las psitácidas. Evitar o eliminar las infecciones mediante cuarentena o tratamiento apropiado con antibióticos.

      3) Las aves psitácidas que se vendan en el mercado deben criarse en un medio exento de psitacosis, y manipularse

de manera que se evite cualquier infección. Las tetraciclinas pueden ser eficaces para controlar la enfermedad en las psitácidas, si se administran apropiadamente de modo que se ingieran en forma adecuada, durante 30 días como mínimo y, de preferencia, 45 días. A veces el tratamiento es ineficaz.

4) Vigilancia de los sitios donde se venden animales caseros y de los aviarios donde se hayan producido casos de psitacosis u obtenido aves vinculadas epidemiológicamente con los casos, y de las granjas o plantas de preparación de carne de aves en que, por métodos epidemiológicos, se haya localizado la psitacosis humana. Las aves infectadas deben ser tratadas o sacrificadas; deben limpiarse y desinfectarse sus albergues con un compuesto fenólico.

**B. Control del paciente, de los contactos y del ambiente inmediato:**

1) Notificación a la autoridad local de salud: en casi todos los estados de los Estados Unidos y en otros países es obligatoria la notificación de los casos, Clase 2A (véase Notificación de Enfermedades Transmisibles).

2) Aislamiento: ninguno. Se debe indicar a los pacientes con tos que utilicen pañuelos desechables para sus secreciones.

3) Desinfección concurrente: de todas las secreciones. Limpieza terminal.

4) Cuarentena: en las granjas o los sitios donde haya aves domésticas infectadas hasta que se haya sacrificado a todas las aves enfermas, o hayan recibido adecuadamente tetraciclina y se hayan desinfectado los locales.

5) Inmunización de los contactos: ninguna.

6) Investigación de los contactos y de la fuente de infección: debe indagarse la procedencia de las aves sospechosas. Se las sacrificará y se sumergirán sus cuerpos en un desinfectante con fenol al 2% o su equivalente. Se debe colocar el cuerpo en una bolsa de plástico, que se cerrará en forma segura, y se enviará congelado (o en hielo seco) al laboratorio más cercano que pueda practicar la detección y el aislamiento de *Chlamydia*. Si es imposible sacrificar a las aves sospechosas, se enviará al laboratorio en un medio de transporte apropiado y dentro de un recipiente adecuado, con arreglo a la reglamentación postal, material de la cloaca obtenido por aplicador de algodón o heces para cultivo; después de obtener el material de cultivo, las aves deben ser tratadas con una tetraciclina.

7) Tratamiento específico: antibióticos del grupo de las tetraciclinas administrado durante 10 a 14 días después

de que se haya normalizado la temperatura corporal. Si la tetraciclina está contraindicada, como en el caso de las embarazadas y de los niños menores de 9 años de edad, cabe recurrir a la eritromicina.

**C.** *Medidas en caso de epidemia:* si bien los casos por lo regular son esporádicos o se limitan a brotes en el seno de la familia, las epidemias provenientes de aviarios o tiendas de aves infectadas pueden ser extensas. Los brotes de psitacosis en bandadas de pavos y patos deben notificarse a las autoridades de agricultura y de salud. Las grandes dosis de tetraciclina suprimen pero no eliminan la infección en bandadas de aves, y por ello pueden complicar los estudios de detección.

**D.** *Repercusiones en caso de desastre:* ninguna.

**E.** *Medidas internacionales:* cumplimiento recíproco de los reglamentos de los diversos países que rigen la importación de aves psitácidas.

---

# RABIA
(Hidrofobia, lisa)

### CIE-9 071; CIE-10 A82

**1. Descripción** – Encefalomielitis vírica aguda casi siempre mortal; su comienzo suele ser precedido por sensación de angustia, cefalalgia, fiebre, malestar general y alteraciones sensitivas indefinidas que a menudo guardan relación con el sitio de una herida anterior, provocada por la mordedura de un animal. La excitabilidad y la aerofobia son frecuentes. La enfermedad evoluciona hasta la aparición de paresia o parálisis, con espasmo de los músculos de la deglución, lo que provoca miedo al agua (hidrofobia); después surgen delirio y convulsiones. Sin intervención médica, la enfermedad suele durar de dos a seis días o un poco más, y a menudo la muerte sobreviene a consecuencia de parálisis respiratoria.

El diagnóstico se corrobora por tinción específica de tejido cerebral con anticuerpos fluorescentes, o por aislamiento del virus en ratón o en sistemas de cultivo celular. El diagnóstico presuntivo puede hacerse por la tinción específica con anticuerpos fluorescentes de cortes de piel congelada, obtenida de la nuca a nivel de la línea de implantación del cabello. El diagnóstico serológico se basa en pruebas de neutralización en ratones o en cultivos celulares.

**2. Agente infeccioso** – El virus de la rabia, un rabdovirus del género *Lyssavirus.* Todos los miembros de este género guardan relación antigénica, pero por medio de los anticuerpos monoclonales y la definición de secuencia de nucleótidos víricos se demuestran diferencias propias de cada especie animal o del sitio geográfico del cual provino el virus. Los virus similares a los de la rabia que existen en África (Mokola y Duvenhage) solo en raras ocasiones han guardado relación con una enfermedad mortal en el hombre, similar a la rabia. Un nuevo virus del género *Lyssavirus*, identificado originalmente en 1996 en algunas especies de zorros voladores y murciélagos de Australia, se ha asociado con dos defunciones en seres humanos, con cuadros similares al de la rabia. El virus ha sido llamado provisionalmente lisavirus de murciélagos australianos y tiene una relación muy cercana con el virus clásico de la rabia, pero no es idéntico a él. Algunas de estas enfermedades causadas por virus similares al de rabia pueden diagnosticarse como rabia con la prueba estándar de anticuerpos fluorescentes.

3. **Distribución** – Mundial, con unas 35 000 a 40 000 defunciones al año, casi todas en los países en desarrollo. De 1980 a 1997, en los Estados Unidos se han diagnosticado 36 muertes por rabia y de ellas, 12 podrían haber sido adquiridas fuera del país. De las personas que probablemente se infectaron en los Estados Unidos, más de la mitad fallecieron de rabia transmitida por murciélagos. A partir del decenio de 1950, las defunciones de personas por rabia en los Estados Unidos han ido disminuyendo poco a poco como consecuencia de la vacunación antirrábica sistemática de perros y gatos domésticos, y la eficacia cada vez mayor de regímenes profilácticos después de la exposición.

La rabia es una enfermedad fundamentalmente de animales. En la actualidad, las únicas zonas sin rabia en la población de animales incluyen Australia, Nueva Zelandia, Nueva Guinea, Japón, Hawai, Taiwán, Oceanía, el Reino Unido, Irlanda, Islandia, la parte continental de Noruega, Suecia, Finlandia, Portugal, Grecia y algunas de las islas de las Antillas y del Atlántico. La rabia urbana (o canina) es transmitida por perros, en tanto que la forma selvática es una enfermedad de los carnívoros salvajes y de los murciélagos, que esporádicamente ataca a perros, gatos y ganado doméstico. En Europa estaba muy extendida la rabia de los zorros, pero el número de casos ha disminuido desde 1978, cuando se inició la inmunización antirrábica por vía oral; en Europa occidental ha disminuido en forma drástica la cantidad de casos desde 1992, excepto los correspondientes a rabia de murciélagos. Desde 1986, se han notificado casos de rabia en murciélagos en Dinamarca, Holanda y la antigua Alemania Occidental. En los Estados Unidos y el Canadá, la rabia selvática, por lo común, se observa en mapaches, mofetas, zorros, coyotes y murciélagos. En la zona oriental de los Estados Unidos, desde hace más de un decenio se ha sabido de una epizootia progresiva entre mapaches, que ahora está llegando a Nueva Inglaterra, y actualmente afecta a coyotes y perros en el sur de Texas; la diseminación de virus a animales domésticos es más común en los gatos.

**4. Reservorio** – Muchos cánidos salvajes y domésticos, entre ellos perros, zorros, coyotes, lobos y chacales; también las mofetas, los mapaches, las mangostas y otros mamíferos mordedores. En México, América Central y América del Sur hay poblaciones infectadas de vampiros y murciélagos frugívoros e insectívoros; en los Estados Unidos, el Canadá y actualmente Europa, se han identificado murciélagos insectívoros infectados. En los países en desarrollo, el perro sigue siendo el reservorio principal. Rara vez contraen la infección los conejos, las zarigüeyas, las ardillas de diversos tipos (incluidas las listadas), las ratas y ratones, y, en caso de mordeduras, raras veces se necesita profilaxis antirrábica (si es que alguna vez se necesita).

**5. Modo de transmisión** – La saliva llena del virus del animal rabioso se introduce por mordedura o por rasguño (o, muy excepcionalmente, por alguna lesión reciente en la piel, o a través de las membranas mucosas intactas). La transmisión de una persona a otra es posible en teoría, porque la saliva del individuo infectado puede contener el virus, aunque esto nunca se ha corroborado. Se ha sabido de trasplantes de córnea obtenida de personas que murieron de una enfermedad del sistema nervioso central no diagnosticada, que ocasionaron rabia en los receptores. La propagación aérea se ha corroborado en una caverna que albergó a miles de murciélagos, y en ambiente de laboratorio, aunque esto sucede muy rara vez. En América Latina es común la transmisión de vampiros infectados a los animales domésticos. En los Estados Unidos, los murciélagos insectívoros rabiosos pocas veces transmiten la enfermedad a otros animales terrestres, salvajes o domésticos.

**6. Período de incubación** – Por lo general es de tres a ocho semanas y rara vez es de solo nueve días o hasta de siete años, lo que depende de la magnitud de la herida, el sitio de laceración en relación con la cantidad de fibras nerviosas y la distancia del encéfalo, la cantidad y la cepa de virus introducidos, la protección conferida por la ropa y otros factores. En prepúberes se han observado períodos de incubación prolongados.

**7. Período de transmisibilidad** – En los perros y gatos, de tres a siete días antes de que comiencen los signos clínicos (rara vez más de cuatro días) y durante todo el curso de la enfermedad. En cepas de rabia de perros etíopes, se han observado períodos de excreción más prolongados antes de comenzar los signos clínicos (14 días). En un estudio, los murciélagos excretaron virus durante 12 días antes de que se manifestara la enfermedad; en otro estudio, las mofetas excretaron virus durante al menos ocho días antes de comenzar los síntomas clínicos. Algunas mofetas pueden dispersar el virus hasta 18 días antes de morir.

**8. Susceptibilidad y resistencia** – Todos los mamíferos son susceptibles, en diverso grado, pero tal situación puede ser influida por la cepa del virus. Los seres humanos son más resistentes a la infección que varias especies de animales. En una población de iraníes no tratados, mordidos por animales rabiosos comprobados, aproximadamente solo 40% presentaron la enfermedad.

**9. Métodos de control** –

**A. Medidas preventivas:**

1) En países enzoóticos, registrar, expedir licencias y vacunar a todos los perros; capturar y someter a eutanasia a los animales vagabundos y sin dueño. Se debe vacunar a todos los gatos. También hay que educar a los dueños de animales caseros y a la población acerca de la importancia de cumplir con las restricciones impuestas a los perros y a los gatos (por ejemplo, que en las zonas densamente pobladas es necesario llevar a los perros con correa mientras estén fuera del domicilio del dueño; no recoger ni tocar animales de especie alguna, salvajes o domésticos, que muestren un comportamiento extraño o estén enfermos, ya que pueden ser peligrosos; notificar a la policía, al departamento local de salud o a ambas instituciones, acerca de estos animales y de los que hayan mordido a una persona o a otro animal; aislar y observar a tales animales como medida preventiva contra la rabia), y de no tener en el hogar animales salvajes como mascotas. En lugares donde el control de la población canina no es sociológicamente práctico, la vacunación repetitiva de todos los perros ha resultado.

2) Mantener una vigilancia activa de la rabia en animales. Debe establecerse en los laboratorios la capacidad de realizar pruebas de anticuerpos fluorescentes a todos los animales salvajes a los cuales hayan estado expuestos seres humanos o animales domésticos, y a todos los animales domésticos con sospecha clínica de sufrir la enfermedad. Hay que educar a los médicos, los veterinarios y los funcionarios encargados del control de animales sobre la necesidad de capturar a aquellos animales a los que hayan estado expuestos seres humanos y animales domésticos, para someterlos a estudios y eutanasia.

3) Detención y observación clínica, por 10 días, de los perros y gatos aparentemente sanos que hayan mordido a una persona (los perros y gatos indeseados pueden ser someti-

dos a eutanasia inmediatamente, para luego buscar en ellos el virus de la rabia, por microscopia fluorescente); los perros y gatos que presenten signos sospechosos de la enfermedad deben ser sacrificados y examinados para detectar el virus de la rabia. Si el animal era infectante en el momento de la mordedura, los signos de la rabia aparecerán por lo regular en el término de cuatro a siete días, acompañados de un cambio de conducta, excitabilidad o parálisis, seguidos de la muerte. Todos los animales salvajes que hayan mordido a una persona se sacrificarán inmediatamente y se examinará su cerebro en busca de signos de la enfermedad. En caso de mordedura de un animal casero o de zoológico muy apreciados que muestren una conducta normal, puede considerarse la profilaxis para la persona después de la exposición; en este caso, en vez de sacrificar al animal, se conservará en cuarentena de 3 a 12 semanas.

4) Las cabezas intactas de animales sospechosos de haber muerto de rabia, empacadas en hielo (no congeladas), deberán enviarse inmediatamente al laboratorio para detectar el antígeno vírico por medio de tinción de anticuerpos fluorescentes o, en ausencia de esta técnica, para su examen microscópico en busca de los cuerpos de Negri, seguido de inoculación de ratones.

5) Someter a eutanasia inmediata a los perros o gatos no vacunados que hayan sido mordidos por animales rabiosos. Si se escoge la detención, se conservará al animal en una perrera autorizada o en un depósito municipal seguro, por seis meses por lo menos, bajo supervisión veterinaria, y se le aplicará la vacuna contra la rabia 30 días antes de dejarlo en libertad. Si ha sido vacunado previamente, se lo vacunará de nuevo sin demora y se le retendrá (sujeto con correa y aislado) por 45 días por lo menos.

6) La inmunización oral de animales salvajes que sirven como reservorios, por medio de vacunas de virus atenuados o recombinantes en vectores, ha sido eficaz para eliminar la rabia de los zorros en algunas zonas de Europa y Canadá. Esta técnica se encuentra en fase de evaluación en los Estados Unidos, para lo cual se distribuyen por vía aérea cebos que contengan vacuna recombinante.

7) Los programas de colaboración con las autoridades encargadas de la conservación de la fauna salvaje para disminuir el número de zorros, mofetas, mapaches y otros huéspedes salvajes terrestres de la rabia selvática, pueden utilizarse en zonas enzoóticas circunscritas cerca de los

campamentos y sitios de habitación del hombre. Si se emprende la reducción focal de la población de dichas especies, la medida debe mantenerse para evitar que la zona se vuelva a poblar desde la periferia.

8) Las personas expuestas a gran riesgo (por ejemplo, los veterinarios, el personal que cuida la fauna salvaje en las zonas enzoóticas o epizoóticas, y los cuidadores de parques de dichas zonas, el personal de perreras de cuarentena, el personal de campo y de laboratorio que trabaja en actividades antirrábicas y los viajeros que permanecen por largo tiempo en zonas donde la rabia es endémica) deben recibir inmunización previa a la exposición. En la actualidad, en los Estados Unidos se dispone de tres tipos de vacunas: la vacuna antirrábica producida en células diploides humanas (VCDH), que es una vacuna de virus inactivos preparada con virus cultivados en esas células; la vacuna antirrábica adsorbida (VRA), que se hace de virus inactivados cultivados en células diploides de monos rhesus, y la vacuna purificada hecha de células de embrión de pollo (CEPP), preparada con virus inactivados y multiplicados en cultivos primarios de fibroblastos de pollo. (En otros países se cuenta con vacunas potentes obtenidas de cultivos celulares.) Cada vacuna se aplica en tres dosis de 1,0 ml por vía intramuscular los días 0, 7 y 21 ó 28; este régimen ha sido tan satisfactorio que ya no se recomienda la realización sistemática de pruebas serológicas después de la vacunación, aunque puede ser conveniente en grupos de alto riesgo de exposición, o en personas inmunodeficientes.

Si el peligro de exposición persiste, se aplican dosis únicas de refuerzo o, de preferencia, se mide cada dos años en el suero el nivel de anticuerpos neutralizantes, y se administran dosis de refuerzo según estén indicadas. Se ha aprobado también el uso de VCDH para la inmunización previa a la exposición, en dosis intradérmicas de 0,1 ml aplicadas en los días 0, 7 y 21 ó 28. Si la vacunación se realiza como preparativo para un viaje a una zona donde la rabia es endémica, deben transcurrir 30 días o más después de la serie de tres dosis antes de viajar; de lo contrario, debe utilizarse el régimen intramuscular. En general, en los Estados Unidos los resultados con la vacuna intradérmica han sido satisfactorios, pero la respuesta promedio de anticuerpos es un poco menor y puede ser más breve que con el plan de tres dosis de 1,0 ml por vía intramuscular. Sin embargo, la aparición de anticuerpos después de aplicar la vacuna intradérmica ha sido irregular en algunos grupos que recibían cloroquina con fin profiláctico contra el paludismo; por lo tanto, no se recurrirá a la inmunización intradérmica en esa situación, salvo que se cuente con la capacidad de efectuar pruebas en los sueros en busca de anticuerpos neutralizantes. No se ha valorado la respuesta inmunitaria en el caso de antipalúdicos estructuralmente similares a la cloroquina (por ejemplo, mefloquina, hidroxicloroquina), pero hay que adoptar precauciones semejantes en personas que reciben dichos fármacos. La VRA y la CEPP no deben usarse por vía intradérmica.

9) La prevención de la rabia después de la mordedura de animales ("profilaxis después de la exposición") consiste en lo siguiente:

a) **Tratamiento de la herida:** la prevención más eficaz de la rabia consiste en la limpieza inmediata y completa con abundante agua y jabón o detergente, de todas las heridas causadas por la mordedura o el rasguño de un animal. La herida no debe suturarse, salvo que sea inevitable por razones de estética o de conservación de tejido. Si son necesarias, las suturas se colocarán después de la infiltración local de antisuero (véase 9b, más adelante), deben quedar laxas y no impedirán la salida libre de sangre y líquidos de drenaje.

b) **Protección inmunológica específica:** la prevención inmunológica de la rabia humana se basa en la aplicación de inmunoglobulina antirrábica humana (IGRH) tan pronto como sea posible después de la exposición, para neutralizar el virus en la herida, y en la aplicación de la vacuna en otro sitio, para generar inmunidad activa. En los Estados Unidos se ha aprobado solamente el uso de IGRH; en otros países se cuenta con la inmunoglobulina equina purificada (IGER). Los estudios en animales sugieren que la enfermedad en seres humanos causada por el lisavirus de murciélagos australianos puede evitarse mediante el uso de la vacuna y de la inmunoglobulina antirrábicas, y se recomienda dicha profilaxis después de la exposición en el caso de personas que han sido mordidas o han sufrido alguna excoriación causada por cualquier murciélago en Australia. A diferencia de ello, la vacuna antirrábica no es eficaz para tratar la infección por lisavirus del murciélago africano.

**Inmunización pasiva:** si se cuenta con la inmunoglobulina antirrábica humana, esta debe utilizarse en dosis únicas de 20 UI por kg de peso; la mitad de esta dosis se infiltrará dentro y alrededor de la mordedura, si es posible, y el resto se aplicará por vía intramuscular. Si se utiliza suero de origen animal, su administración deberá ser precedida de una dosis intradérmica o subcutánea de prueba, a fin de detectar sensibilidad alérgica, y la dosis aumentará hasta un total de 40 Ul por kg de peso.

**Vacuna:** de preferencia se aplicará VCDH (o VRA) en cinco dosis de 1,0 ml por vía intramuscular en la región deltoidea; la primera, tan pronto como sea posible después de la mordedura (al mismo tiempo que la dosis única de inmunoglobulina antirrábica), y las otras dosis, 3, 7, 14 y 28 a 35 días después de la primera dosis. (En varios países se utiliza la vía —y la dosis— intradérmica en múltiples sitios para la profilaxis después de la exposición, pero esta modalidad no ha sido aprobada en los Estados Unidos.) En las personas con posible inmunodeficiencia, en el momento de aplicar la última dosis de la vacuna, se obtendrá una muestra de suero a fin de detectar anticuerpos contra la rabia. Si en el curso de la inmunización aparecen reacciones de sensibilización, se consultará al departamento de salud o a los especialistas en infectología. Si la persona ha recibido previamente toda una serie de vacunas antirrábicas con una vacuna aprobada, o tenía ya en el suero anticuerpos neutralizantes después de la inmunización previa a la exposición (véase 9A8, en párrafos anteriores), o había recibido otro régimen después de la exposición, solo se necesitan dos dosis de vacuna, una inmediatamente y la segunda, tres días después. En caso de exposición grave (por ejemplo, mordeduras en la cabeza), cabe administrar una tercera dosis el séptimo día. Con este régimen no se aplica inmunoglobulina antirrábica.

c) A continuación se presenta una guía general para la profilaxis en diversas circunstancias: si el ataque no fue provocado, no se capturó al animal y se sabe que existe rabia en esa especie en la zona, se administrará inmunoglobulina antirrábica humana y se aplicará la vacuna. Las mordeduras de mamíferos carnívoros salvajes y murciélagos se consideran como exposiciones potenciales a la rabia, salvo que los datos de laboratorio no la confirmen. Si se captura al animal, puede someterse inmediatamente a eutanasia (si el dueño y las autoridades de salud están de acuerdo) y su cerebro se estudiará con la técnica de anticuerpos fluorescentes para saber si es necesario el tratamiento antirrábico. La decisión de aplicar inmunoglobulina antirrábica humana y vacuna inmediatamente después de la exposición a perros y gatos o durante el lapso de observación (véase 9A3, en párrafos anteriores) se basará en la conducta del animal, la presencia de rabia en la zona y las circunstancias en que ocurrió la mordedura (véase la Guía para la profilaxis antirrábica, páginas 538–539).

d) La aplicación de las vacunas antirrábicas actuales supone un riesgo muy pequeño de encefalitis posvacunal; en los Estados Unidos se han notificado solo dos casos de enfermedad neuroparalítica transitoria. De las personas que recibieron cinco dosis de 1,0 ml, 25% comunicaron reacciones locales tales como dolor, eritema, hinchazón o prurito en el sitio de la inyección. En aproximadamente 20% se notificaron reacciones generalizadas mínimas de cefalalgia, náusea, mialgias, dolor abdominal y mareos. Muy pocas veces se han notificado reacciones "similares a la enfermedad del suero", que incluyeron fundamentalmente urticaria, prurito generalizado y sibilancias.

Sin embargo, entre las personas que reciben dosis de refuerzo para la profilaxis previa a la exposición, ha aumentado la frecuencia de reacciones de hipersensibilidad aproximadamente en 6% de quienes la reciben; estas reacciones sobrevienen de 2 a 21 días después de aplicar VCDH y se manifiestan por erupción prurítica generalizada, urticaria, posible artralgia, artritis, angioedema, náusea, vómitos, fiebre y malestar general. Estos síntomas han cedido con antihistamínicos; en pocos casos ha sido necesario administrar corticosteroides o adrenalina. Las personas expuestas a la rabia y que muestran los síntomas anteriores deben completar el número exigido de inyecciones, pero en un medio adecuado que cuente con lo necesario para tratar estas reacciones. Son raras las reacciones alérgicas generalizadas en las personas que reciben dosis de refuerzo de VRA y, según se sabe, su frecuencia es menor de 1%. No se han atribuido reacciones importantes a la inmunoglobulina antirrábica (de origen humano); sin embargo, el antisuero de origen no humano produce enfermedad del suero en 5 a 40% de las personas que lo reciben. Las nuevas globulinas animales purificadas, en particular la equina, al parecer suponen un riesgo de 1% solamente. Estos riesgos deben ponderarse con el de contraer la enfermedad.

e) En caso de mordedura de animales se seguirán los siguientes pasos, adaptados del Octavo Informe del Comité de Expertos de la OMS sobre Rabia, 1992, y del Comité Asesor del Servicio de Salud Pública de los Estados Unidos sobre Prácticas de Inmunización (*MMWR*, Rabies Prevention-United States, 1999;48 No. RR-1; enero de 1999):

---

**Lista de tratamiento en caso de mordedura de animales**

1. Límpiese y lávese la herida inmediatamente bajo un chorro de agua (primeros auxilios).
2. Bajo supervisión médica, límpiese la herida con todo cuidado.
3. Aplíquese inmunoglobulina antirrábica, vacuna antirrábica o ambas, según se indique.
4. Cuando se necesite, empréndase la profilaxis antitetánica y el tratamiento contra infecciones bacterianas.
5. No se recomienda suturar o cerrar la herida, salvo que sea inevitable.

---

B. *Control del paciente, de los contactos y del ambiente inmediato:*

1) Notificación a la autoridad local de salud: en la mayoría de los países y estados (EUA) es obligatoria la notificación de los casos, Clase 2A (véase Notificación de Enfermedades Transmisibles).

2) Aislamiento: aislamiento de los contactos en cuanto a las secreciones respiratorias, mientras dure la enfermedad.

3) Desinfección concurrente: de la saliva de los enfermos y de los objetos contaminados con ella. Aunque no se ha corroborado la transmisión del enfermo al personal médico, las personas que atiendan directamente al paciente deben saber de los peligros de la infección por la saliva y usar guantes de goma y batas protectoras, así como tomar algunas medidas para evitar la exposición a la saliva que disemina el enfermo al toser, y que puede llegar a la cara de la persona que lo atiende.

4) Cuarentena: ninguna.

5) Inmunización de los contactos: los contactos que tienen una herida abierta o membrana mucosa expuesta a la saliva del paciente deben recibir tratamiento antirrábico específico (véase 9A 9b en párrafos anteriores).

6) Investigación de los contactos y de la fuente de infección: búsqueda del animal rabioso y de otras personas y animales que hayan sido mordidos.

7) Tratamiento específico: para la rabia clínica, atención médica intensiva de apoyo.

**C. Medidas en caso de epidemia (epizootia):** se aplican únicamente a los animales; es una enfermedad esporádica en los seres humanos.

1) Establecer control de la zona según la jurisdicción de las leyes estatales, las normas de salud pública y los reglamentos locales, en colaboración con las autoridades agropecuarias y encargadas de la conservación de la fauna salvaje.

2) Vacunar en forma masiva a perros y gatos por medio de programas intensivos auspiciados por las autoridades, en puestos de vacunación temporales y de urgencia. Para la protección de otros animales domésticos hay que utilizar vacunas aprobadas y adecuadas para cada especie.

3) En las zonas urbanas de los Estados Unidos y de otros países desarrollados, el cumplimiento estricto de los reglamentos que exigen la captura, detención y eutanasia de los perros sin dueño o vagabundos, y de los perros no vacunados que estén fuera de las casas de sus dueños, así como el control de la población canina por medio de castración, ovariotomía o administración de fármacos han sido eficaces para interrumpir los ciclos de transmisión.

4) La inmunización de animales salvajes por medio de cebos que contengan la vacuna ha frenado satisfactoriamente la rabia de zorros en Europa occidental y en el Canadá, y está en fase de estudios clínicos en los Estados Unidos; se espera que sea eficaz para controlar la diseminación de la rabia en zonas epizóticas.

**D. Repercusiones en caso de desastre:** la enfermedad puede constituir un problema si es de introducción reciente o enzoótica en una zona donde hay muchos perros vagabundos o animales salvajes que actúan como reservorio.

**E. Medidas internacionales:**

1) En muchos países y estados en que no hay rabia, se exige el cumplimiento estricto por parte de los viajeros y de las personas encargadas del transporte público, de las leyes y normas nacionales que obligan a la cuarentena durante cuatro a seis meses. Se exigen a veces la vacunación de animales, certificados de salud y origen, o la identificación de los animales por microchip.

2) Centros Colaboradores de la OMS.

## GUÍA PARA LA PROFILAXIS ANTIRRÁBICA DESPUÉS DE LA EXPOSICIÓN

Las recomendaciones siguientes constituyen solo una guía. Al aplicarlas, se tendrán en cuenta la especie animal de que se trate, las circunstancias de la mordedura u otra exposición, el estado de vacunación del animal y la presencia de rabia en la región. Si surge alguna duda sobre la necesidad de profilaxis antirrábica, debe consultarse a las autoridades locales o estatales de salud pública.

| Tipo de animal | Evaluación y destino del animal | Recomendaciones para la profilaxis después de la exposición |
|---|---|---|
| Perros, gatos y hurones | Sano y disponible para 10 días de observación | No debe emprenderse la profilaxis, salvo que el animal manifieste signos clínicos de rabia* |
| | Rabioso o sospechoso de tener la enfermedad | Inmunizar inmediatamente |
| | Se desconoce (escapó, por ejemplo) | Consultar a las autoridades de salud pública |
| Mofetas, mapaches, zorros y casi todos los demás carnívoros; murciélagos | Considérese rabioso al animal, salvo que las pruebas de laboratorio demuestren lo contrario† | Considerar la inmunización inmediata |

| Ganado, roedores pequeños, lagomorfos (conejos y liebres); grandes roedores (marmota de Norteamérica y castores) y otros mamíferos | Considérese individualmente cada caso | Es necesario consultar a las autoridades de salud pública. Las mordeduras de varios tipos de ardillas, cricetos, cobayos, jerbos, "chipmunks" (ardillas listadas), ratas, ratones y otros roedores pequeños, conejos y liebres, casi nunca requieren profilaxis antirrábica después de la exposición. |

* Durante el período de observación, que es de 10 días, se iniciará la profilaxis ulterior a la exposición al aparecer el primer signo de enfermedad en un perro, gato o hurón que haya mordido a alguien. Si el animal muestra signos clínicos de rabia debe ser sacrificado inmediatamente (por eutanasia) y sometido a estudios.

† Es necesario sacrificar por eutanasia y estudiar al animal, tan pronto sea posible. No se recomienda mantenerlo en observación. Si las pruebas de anticuerpos fluorescentes hechas en el animal son negativas, se debe interrumpir la vacunación.

*Fuente.* Adaptado de las recomendaciones del Comité Asesor del Servicio de Salud Pública de los Estados Unidos sobre Prácticas de Inmunización (CAPI) *MMWR.* Recommendations and Reports, Vol. 48/No. RR-1;1999.

# RICKETTSIOSIS TRANSMITIDAS POR GARRAPATAS
CIE-9 082; CIE-10 A77
(Grupo de las fiebres maculosas)

Las rickettsiosis constituyen un grupo de enfermedades clínicamente similares, causadas por rickettsias muy afines. Son transmitidas por garrapatas Ixodes (duras), que se encuentran distribuidas ampliamente en todo el mundo; las especies varían mucho según la zona geográfica. Contra todas estas rickettsiosis se pueden aplicar medidas similares de control, y el tratamiento con tetraciclinas y cloramfenicol es eficaz.

Los inmunoensayos enzimáticos y las pruebas de anticuerpos por inmunofluorescencia indirecta por lo regular se tornan positivos en la segunda semana de la enfermedad; las pruebas de fijación del complemento que emplean antígenos de fiebres maculosas con especificidad de grupo, lo hacen un poco después. Las reacciones de Weil-Felix con *Proteus* OX-19 y *Proteus* OX-2 son mucho menos específicas y sus resultados deben confirmarse por medio de pruebas serológicas más directas.

## I. FIEBRE MACULOSA DE LAS MONTAÑAS ROCOSAS
CIE-9 082.0; CIE-10 A77.0
(Tifus norteamericano transmitido por garrapatas, fiebre maculosa del Nuevo Mundo, tifus transmitido por garrapatas, fiebre de São Paulo)

1. **Descripción** – Enfermedad prototipo del grupo de las fiebres maculosas debidas a rickettsias, caracterizada por fiebre moderada o alta de comienzo repentino, que por lo general dura de dos a tres semanas en enfermos no tratados, malestar general notable, mialgias profundas, cefalalgias intensas, escalofríos e hiperemia conjuntival. Entre el tercero y el quinto días suele aparecer erupción maculopapulosa en las extremidades, que pronto abarca las palmas de las manos y las plantas de los pies, y se propaga rápidamente a casi todo el cuerpo. Por lo regular en el sexto día, o poco después, surge un exantema petequial en 40 a 60% de los enfermos. La tasa de letalidad es de 13 a 25% en caso de no administrarse el tratamiento específico; con la detección y el tratamiento oportunos, los enfermos rara vez mueren, aunque de 3 a 5% de los casos notificados en los Estados Unidos en años recientes han sido mortales. Entre los factores de riesgo propios de la enfermedad en su forma más grave y mortal se incluyen el retraso del inicio de la antibioticoterapia y el hecho de que el paciente sea mayor de 40 años de edad. La ausencia de la erupción típica, su aparición tardía, o el hecho de que no sea identificada de

modo oportuno, en particular en personas de piel oscura, contribuyen al retraso en el diagnóstico y a una mayor letalidad.

La fiebre maculosa de las Montañas Rocosas (FMMR) en sus fases iniciales puede confundirse con ehrlichiosis, meningococemia (véase Meningitis) o infección por enterovirus.

El diagnóstico se confirma por la respuesta serológica a antígenos específicos. En las fases incipientes, las rickettsias pueden detectarse en la sangre, por la reacción en cadena de la polimerasa, y en biopsias de la piel, por medio de técnicas de inmunotinción o de la reacción en cadena de la polimerasa.

**2. Agente infeccioso** – *Rickettsia rickettsii.*

**3. Distribución** – Se observa en todos los Estados Unidos entre los meses de abril y septiembre. De los casos notificados en 1993, aproximadamente 50% correspondieron a la región meridional del Atlántico y más de 20% a la porción occidental de la región sur-central; las tasas de incidencia más elevadas se observaron en Carolina del Norte y Oklahoma. Se han notificado pocos casos en la región de las Montañas Rocosas. En el oeste de los Estados Unidos afecta más a los hombres adultos, mientras que en el este la incidencia es mayor en los niños; la diferencia depende de las circunstancias de exposición a las garrapatas infectadas. La infección también se observa en Canadá, el oeste y centro de México, Panamá, Costa Rica, Colombia, Argentina y Brasil.

**4. Reservorio** – En la naturaleza, la infección se perpetúa por el paso transovárico y transestadial en las garrapatas. Las rickettsias pueden transmitirse a los perros, a algunos roedores y a otros animales; las infecciones en los animales suelen ser subclínicas, pero se ha observado la enfermedad declarada en los roedores y en los perros.

**5. Modo de transmisión** – Generalmente, por la picadura de una garrapata infectada. La garrapata tiene que estar adherida durante varias horas (de cuatro a seis) y succionar sangre para que las rickettsias se reactiven e infecten a la persona. La contaminación de abrasiones en la piel o en las mucosas por tejidos de la garrapata aplastada o sus heces, también puede causar infección. En el este y el sur de los Estados Unidos, el vector común es *Dermacentor variabilis,* la garrapata norteamericana del perro; en el noroeste, *D. andersoni,* la garrapata selvática de las Montañas Rocosas. El principal vector en América Latina es *Amblyomma cajennense.*

**6. Período de incubación** – De 3 a unos 14 días.

**7. Período de transmisibilidad** – No se transmite directamente de una persona a otra. La garrapata permanece infectante durante toda su vida, que por lo general es de 18 meses.

**8. Susceptibilidad y resistencia** – La susceptibilidad es general. Un ataque probablemente confiere inmunidad duradera.

9. **Métodos de control –**

   A. *Medidas preventivas:*
   1) Véase también Enfermedad de Lyme, 9A. Después de exposición a hábitats infestados de garrapatas, despréndanse estas si están adheridas o trepan por el cuerpo.
   2) La eliminación de garrapatas en los perros y el empleo de collares con repelentes contra ellas reduce al mínimo la población de estos ácaros cerca de las viviendas.
   3) No hay ninguna vacuna aprobada en los Estados Unidos. La investigación de una vacuna corriente con microorganismos muertos no evitó la infección en 75% de los vacunados.

   B. *Control del paciente, de los contactos y del ambiente inmediato:*
   1) Notificación a la autoridad local de salud: es obligatoria en la mayoría de los países y en casi todos los estados de los Estados Unidos, Clase 2B (véase Notificación de Enfermedades Transmisibles).
   2) Aislamiento: ninguno.
   3) Desinfección concurrente: sacar cuidadosamente todas las garrapatas adheridas.
   4) Cuarentena: ninguna.
   5) Inmunización de los contactos: innecesaria.
   6) Investigación de los contactos y de la fuente de infección: no es útil, salvo como medida colectiva (véase Enfermedad de Lyme, 9C).
   7) Tratamiento específico: tetraciclinas (por lo común, doxiciclina) en dosis diarias orales o intravenosas durante cinco a siete días y por 48 horas, como mínimo, después que el paciente esté afebril. También puede usarse cloramfenicol, pero solamente si existen contraindicaciones para emplear tetraciclinas. El tratamiento debe emprenderse con base en consideraciones clínicas y epidemiológicas, sin esperar los datos confirmatorios por parte del laboratorio.

   C. *Medidas en caso de epidemia:* véase Enfermedad de Lyme, 9C.

   D. *Repercusiones en caso de desastre:* ninguna.

   E. *Medidas internacionales:* Centros Colaboradores de la OMS.

## II. FIEBRE BOTONOSA          CIE-9 082.1; CIE-10 A77.1

(Fiebre mediterránea transmitida por garrapatas, fiebre exantemática del Mediterráneo, fiebre de Marsella, tifus de Kenya transmitido por garrapatas, tifus de la India transmitido por garrapatas, tifus de Israel transmitido por garrapatas)

**1. Descripción** – Enfermedad febril benigna o grave que dura de pocos días a dos semanas; puede haber una lesión primaria o escara en el sitio de la picadura de la garrapata. La lesión (llamada "tâche noire" o mancha negra), suele aparecer al comenzar la fiebre, y es una pequeña úlcera de 2 a 5 mm de diámetro con un centro oscuro y una aureola roja; puede haber linfadenomegalia regional. En algunas zonas tales como la del Negev en Israel, rara vez se observan las lesiones primarias. Entre el cuarto y el quinto día aparece una erupción maculopapulosa y generalizada, que por lo común abarca las palmas de las manos y las plantas de los pies, y que persiste de seis a siete días; con antibióticos la fiebre no dura más de dos días. La tasa de letalidad es muy baja (menos de 3%), incluso sin tratamiento específico.

El diagnóstico se confirma por medio de pruebas serológicas, reacción en cadena de la polimerasa o tinciones inmunológicas de tejidos obtenidos por biopsia. El cultivo de los microorganismos en monocapas de fibroblastos humanos permite demostrar su presencia por medio de inmunofluorescencia directa.

**2. Agente infeccioso** – *Rickettsia conorii* y microorganismos muy afines.

**3. Distribución** – Se distribuye ampliamente en todo el continente africano, en la India y en las partes de Europa y del Oriente Medio adyacentes a los mares Mediterráneo, Negro y Caspio. En la actualidad, la zona endémica europea se ha extendido hacia el norte, porque los turistas a menudo llevan consigo a sus perros. Estos últimos se infestan de garrapatas infectadas que se multiplican y forman colonias al volver al sitio de origen, y así tiene lugar la transmisión. En las zonas más templadas, la mayor incidencia se observa durante los meses cálidos, cuando abundan las garrapatas; en las regiones tropicales tiene lugar durante todo el año.

**4. Reservorio** – Como en la fiebre maculosa de las Montañas Rocosas (véase la sección I, 4, en párrafos anteriores).

**5. Modo de transmisión** – En la zona del Mediterráneo, por picadura de *Rhipicephalus sanguineus* infectada, la garrapata parda del perro.

**6. Período de incubación** – Generalmente, de cinco a siete días.

**7., 8. y 9. Período de transmisibilidad, Susceptibilidad y resistencia y Métodos de control** – Iguales a los de la Fiebre maculosa de las Montañas Rocosas (véase la sección I, 7, 8 y 9, en párrafos anteriores).

## III. FIEBRE AFRICANA POR
## PICADURA DE GARRAPATAS CIE-9 082.8; CIE-10 77.8

**1. Descripción** – Clínicamente semejante a la fiebre botonosa (véase la sección II en párrafos anteriores), aunque en la fiebre africana la erupción difusa suele ser sutil o no aparece, en cambio, en ella surgen con más frecuencia que en la fiebre botonosa, escaras múltiples, linfangitis, linfadenopatía y edema localizado en el sitio de la escara. Se observan a veces brotes de la enfermedad cuando grupos de viajeros (como las personas que van de safari a África) son picados por garrapatas. A menudo la enfermedad surge como casos importados en los Estados Unidos y en Europa.

**2. Agente infeccioso** – *Rickettsia africae.*

**3. Distribución** – Países de África subsahariana, incluidos Botswana, Zimbabwe, Swazilandia y Sudáfrica.

**4. Reservorio** – Igual que en la fiebre maculosa de las Montañas Rocosas (véase la sección I, 4, en párrafos anteriores).

**5. Modo de transmisión** – Como en la fiebre maculosa de las Montañas Rocosas (véase la sección I, 5, en párrafos anteriores). El vector principal probablemente sea *Amblyomma hebreum.*

**6. Período de incubación** – De 1 a 15 días (mediana, cuatro días después de la picadura de la garrapata).

**7., 8. y 9. Período de transmisibilidad, Susceptibilidad y resistencia y Métodos de control** – Igual a los de la fiebre maculosa de las Montañas Rocosas (véase la sección I, 7, 8 y 9, en párrafos anteriores).

## IV. TIFUS DE QUEENSLAND CIE-9 082.3;
## TRANSMITIDO POR GARRAPATAS CIE-10 A77.3

**1. Descripción** – Clínicamente similar a la fiebre botonosa (véase la sección II, en párrafos anteriores).

**2. Agente infeccioso** – *Rickettsia australis.*

**3. Distribución** – Queensland, Nueva Gales del Sur, Tasmania y zonas costeras de Victoria oriental, Australia.

**4. Reservorio** – Como en la fiebre maculosa de las Montañas Rocosas (véase la sección I, 4, en párrafos anteriores).

**5. Modo de transmisión** – Como en la fiebre maculosa de las Montañas Rocosas (véase la sección I, 5, en párrafos anteriores). El vector principal probablemente sea *Ixodes holocyclus*, que infesta a pequeños marsupiales y roedores salvajes.

**6. Período de incubación** – De 7 a 10 días, aproximadamente.

**7., 8. y 9. Período de transmisibilidad, Susceptibilidad y resistencia** y **Métodos de control** – Iguales a los de la fiebre maculosa de las Montañas Rocosas (véase la sección I, 7, 8 y 9, en párrafos anteriores).

## V. FIEBRE DEL NORTE DE ASIA TRANSMITIDA POR GARRAPATAS

CIE-9 082.2;
CIE-10 A77.2

(Tifus siberiano transmitido por garrapatas)

**1. Descripción** – Clínicamente similar a la fiebre botonosa (véase la sección II, en párrafos anteriores).

**2. Agente infeccioso** – *Rickettsia sibirica.*

**3. Distribución** – Región asiática de la antigua Unión Soviética, norte de China y la República Popular de Mongolia.

**4. Reservorio** – Como en la fiebre maculosa de las Montañas Rocosas (véase la sección I, 4, en párrafos anteriores).

**5. Modo de transmisión** – Por picadura de garrapatas de los géneros *Dermacentor* y *Haemaphysalis,* que infestan a algunos roedores salvajes.

**6. Período de incubación** – De dos a siete días.

**7., 8. y 9. Período de transmisibilidad, Susceptibilidad y resistencia** y **Métodos de control** – Iguales a los de la fiebre maculosa de las Montañas Rocosas (véase la sección I, 7, 8 y 9, en párrafos anteriores).

## VI. RICKETTSIOSIS VESICULOSA

CIE-9 083.2; CIE-10 A79.1

(Rickettsiosis varioliforme o vesicular)

Enfermedad febril aguda transmitida por ácaros. Después de la lesión cutánea inicial en el sitio de la picadura de un ácaro, por lo común acompañada de linfadenopatía, aparece fiebre; a continuación, surge una erupción cutánea vesicular diseminada, que por lo regular no afecta a las palmas de las manos ni a las plantas de los pies, y que dura solo algunos días. Se la puede confundir con la varicela. La persona rara vez muere y la infección mejora con tetraciclinas. El diagnóstico se hace por técnicas serológicas, reacción en cadena de la polimerasa o técnicas de inmunotinción de tejidos obtenidos por biopsia. La enfermedad es causada por *Rickettsia akari*, miembro del grupo de rickettsias que causan las fiebres maculosas, y que se transmite del ratón (*Mus musculus*) a los seres humanos por un ácaro

(*Liponyssoides sanguineus*). Se ha presentado predominantemente en zonas urbanas del este de los Estados Unidos; la mayor parte de los casos se han descrito en Nueva York y en la antigua Unión Soviética. La incidencia ha disminuido notablemente gracias a cambios en la eliminación de la basura en casas de vecindad, de tal forma que solamente se han diagnosticado pocos casos en años recientes. En la antigua Unión Soviética se ha informado que las ratas comensales constituyen el reservorio. En África y en Corea se ha aislado *R. akari*. La prevención se logra mediante la eliminación de los roedores, junto con el control de los ácaros.

---

# RUBÉOLA                                          CIE-9 056; CIE-10 B06
### (Sarampión alemán)

# RUBÉOLA CONGÉNITA              CIE-9 771.0; CIE-10 P35.0
### (Síndrome de rubéola congénita)

1. **Descripción** – Enfermedad vírica febril de poca intensidad, que se caracteriza por una erupción maculopapular y puntiforme difusa, que a veces se asemeja a la del sarampión o la escarlatina. Los niños por lo regular presentan pocos signos generales o no los muestran, pero los adultos a veces sufren un pródromo de uno a cinco días, constituido por fiebre leve, cefalalgia, malestar generalizado, coriza mínima y conjuntivitis. La linfadenopatía postauricular, occipital y cervical posterior es el signo más característico y se presenta de 5 a 10 días antes de la erupción. Hasta la mitad de las infecciones pueden surgir sin erupción manifiesta. La leucopenia es común y se observa trombocitopenia, pero las manifestaciones hemorrágicas son raras. La artralgia y, con menor frecuencia, la artritis complican una proporción importante de las infecciones, particularmente entre las mujeres adultas. La encefalitis y la trombocitopenia son complicaciones raras en los niños; la primera se presenta con mayor frecuencia en los adultos.

La rubéola es una enfermedad importante porque puede producir anomalías en el feto. El síndrome de rubéola congénita afecta hasta a 90% de los recién nacidos de madres que contrajeron la enfermedad en el primer trimestre del embarazo; el riesgo de un solo defecto congénito disminuye a entre 10 y 20% aproximadamente para la decimosexta semana, y los defectos son raros cuando la madre se infecta después de la vigésima semana de gestación.

Los fetos infectados en los comienzos de la vida embrionaria están expuestos a mayor riesgo de muerte intrauterina, aborto espontáneo y malformaciones congénitas de importantes órganos y sistemas, que incluyen defectos aislados o combinados, tales como sordera, cataratas, microftalmia, glaucoma congénito, microcefalia, meningoencefalitis, retraso mental, persistencia del conducto arterioso, defectos del tabique interauricular o interventricular, púrpura, hepatosplenomegalia, ictericia y osteopatía radiolúcida. Los casos moderados y graves de rubéola congénita por lo común se reconocen en el momento del nacimiento; es posible que los casos leves, que tienen solo ligeras deficiencias cardíacas o sordera parcial, no se descubran hasta meses o años después del nacimiento. La diabetes mellitus insulinodependiente se reconoce como una manifestación frecuente y tardía de la rubéola congénita. Las malformaciones congénitas, e incluso la muerte fetal, pueden observarse después de una rubéola asintomática de la mujer embarazada.

A menudo es necesario diferenciar la rubéola del sarampión (véase Sarampión), de la escarlatina (véase Enfermedades estreptocócicas) y de otros exantemas similares (véase Eritema infeccioso y Exantema súbito). Se observan también máculas y maculopápulas en 1 a 5% de los pacientes con mononucleosis infecciosa (en especial si recibieron ampicilina), en caso de infecciones por algunos enterovirus, y después de la administración de ciertos medicamentos.

El diagnóstico clínico de la rubéola suele ser impreciso, de tal modo que la confirmación por estudios de laboratorio constituye la única forma viable de identificar la enfermedad aguda. La rubéola se confirma al demostrar el gran aumento en el título de anticuerpos específicos en muestras de suero de fase aguda y de convalecencia, por pruebas como ELISA, inhibición de la hemaglutinación, hemaglutinación pasiva o aglutinación del látex, o por la presencia de IgM específica de rubéola, lo que indica una infección reciente.

Es importante obtener los sueros en la fase más temprana posible (en el término de 7 a 10 días) después de comenzar la enfermedad, y de nuevo entre 7 y 14 días (de preferencia de dos a tres semanas) más tarde. El virus puede aislarse de la faringe desde una semana antes hasta dos semanas después de comenzar la erupción. A veces se identifica el virus en muestras de sangre, orina o heces. Sin embargo, el aislamiento del virus es un procedimiento lento que dura de 10 a 14 días. El diagnóstico de rubéola congénita en el recién nacido se confirma por la presencia de anticuerpos de IgM específicos en una sola muestra, por la persistencia del título de dichos anticuerpos más allá de la fecha en que, según cálculos, se hace la transferencia pasiva de anticuerpos de IgG maternos, o por el aislamiento del virus que puede excretarse con las secreciones de la faringe o en la orina, hasta por un año. El virus puede detectarse también en las cataratas, hasta en los primeros tres años de vida.

**2. Agente infeccioso** – Virus de la rubéola (familia Togaviridae, género *Rubivirus*).

**3. Distribución** – Mundial; universalmente endémica, excepto en las comunidades remotas y aisladas, sobre todo en algunos archipiélagos que tienen epidemias cada 10 a 15 años. Es más prevalente en el invierno y la primavera. En los Estados Unidos se produjeron epidemias extensas en 1935, 1943 y 1964, y en Australia, en 1940. Antes de que se autorizara la vacuna en 1969 en los Estados Unidos, cada seis a nueve años se registraban aumentos notables en la incidencia de la rubéola. Durante el decenio de 1990 disminuyó ininterrumpidamente la incidencia de rubéola en los Estados Unidos; sin embargo, aumentó en forma constante en el mismo lapso el porcentaje de casos en personas nacidas fuera del país. En el decenio mencionado, los brotes de rubéola surgieron en los Estados Unidos en los lugares de trabajo, así como en instituciones de diversa índole, comunidades y otros entornos en los que se congregan adolescentes y adultos jóvenes, afectando principalmente a personas que no estuvieron incluidas en programas de vacunación.

**4. Reservorio** – Los seres humanos.

**5. Modo de transmisión** – Por contacto con las secreciones nasofaríngeas de las personas infectadas. La infección se produce por diseminación de gotitas o por contacto directo con los pacientes. En medios cerrados, como los de reclutas militares, pueden sufrir la infección todas las personas susceptibles expuestas. Los lactantes con rubéola congénita expulsan grandes cantidades de virus con las secreciones faríngeas y con la orina, y son fuente de infección para sus contactos.

**6. Período de incubación** – De 14 a 17 días, con límites de 14 a 21 días.

**7. Período de transmisibilidad** – Aproximadamente una semana antes y por lo menos unos cuatro días después de comenzar la erupción; es una enfermedad sumamente contagiosa. Los infantes con rubéola congénita pueden expulsar virus durante meses después del nacimiento.

**8. Susceptibilidad y resistencia** – La susceptibilidad es general después que el recién nacido pierde los anticuerpos maternos que obtuvo a través de la placenta. La inmunidad activa se adquiere por infección natural o por inmunización; por lo general, es permanente después de la infección natural y se espera que dure largo tiempo, tal vez toda la vida, después de la vacunación, pero ello puede depender del contacto con casos endémicos. En los Estados Unidos, 10% de la población general permanece susceptible. Los hijos de mujeres inmunes suelen estar protegidos de seis a nueve meses, según la cantidad de anticuerpos que hayan recibido de la madre a través de la placenta.

**9. Métodos de control** – Los intentos para controlar la rubéola se hacen fundamentalmente para evitar los defectos en los hijos de las mujeres que adquieren la enfermedad durante el embarazo.

### A. *Medidas preventivas:*

1) Educar a la población general respecto a los modos de transmisión y la necesidad de vacunación. Los dispensadores de atención de salud deben aconsejar la inmunización contra la rubéola a todas las personas susceptibles. Es necesario intensificar esfuerzos para vacunar a adolescentes y adultos jóvenes susceptibles, y prestar atención particular a la valoración del estado de inmunidad de personas nacidas fuera de los Estados Unidos.

2) Una sola dosis de vacuna preparada con virus vivos atenuados de rubéola desencadena una producción importante de anticuerpos en 98 a 99% de las personas susceptibles. La vacuna se presenta en polvo, y después de reconstituida debe conservarse entre 2 °C y 8 °C (35,6 °F a 46,4 °F) o a temperaturas más bajas, y quedar protegida de la luz para que no pierda su potencia. El virus de la vacuna puede identificarse en la nasofaringe de algunos receptores entre la segunda y la cuarta semana después de la vacunación (más comúnmente, solo durante unos días), pero no es transmisible. En los Estados Unidos se recomienda inmunizar a todos los niños de 12 a 15 meses de edad con una vacuna que, además de poseer la fracción de virus vivos atenuados de rubéola, contenga vacuna antisarampionosa y contra la parotiditis (MMR), y administrar una segunda dosis de MMR al iniciar la fase escolar o en la adolescencia. La aparición ininterrumpida de rubéola en personas nacidas fuera de los Estados Unidos indica que debe ponerse el acento en la inmunización de dicha población. Se recomienda la vacunación de todas las mujeres susceptibles no embarazadas y sin contraindicaciones. Es necesario vacunar a las adultas jóvenes susceptibles que tienen contacto con niños de corta edad, o que se congregan en universidades y otro tipo de instituciones. Todo el personal médico debe estar inmunizado contra la rubéola, en particular el que está en contacto con pacientes en clínicas prenatales. La inmunidad se corrobora por la presencia de anticuerpos específicos contra la rubéola, o por un documento escrito que pruebe que la persona fue vacunada en el primer año de vida o después de esa fecha.

La vacuna no se aplicará a las personas con inmunodeficiencia o que reciben inmunosupresores; sin embargo, se recomienda usar MMR en individuos con infección asintomática por el VIH. Es necesario considerar el uso de esta vacuna en personas con infecciones sintomáticas por el VIH. Ante preocupaciones de índole teórica, no deben recibir la vacuna las mujeres con embarazo corroborado ni las que planean embarazarse en los tres meses siguientes. Sin embargo, los datos de un registro llevado en los CDC indicaron que de 321 mujeres que recibieron la vacuna contra la rubéola durante el embarazo, todas dieron a luz niños a término sanos.

Entre las precauciones razonables dentro de un programa de inmunización contra la rubéola, figura la de preguntar a las mujeres pospúberes si están embarazadas, excluir a las que dicen estarlo y explicarles a las demás los riesgos teóricos y la necesidad de evitar el embarazo en los siguientes tres meses. El estado de inmunidad de una persona puede estimarse con bastante precisión solo por pruebas serológicas, pero no es necesario tal procedimiento antes de la inmunización, pues la vacuna puede aplicarse sin peligro a una persona inmune. En algunos países se inmuniza de manera sistemática a las niñas de 11 a 13 años de edad, con identificación previa de anticuerpos o sin ella. En muchos países, incluidos los Estados Unidos, Australia y los del norte de Europa, se recomienda una segunda dosis de vacuna MMR para adolescentes de ambos sexos. Para mayores detalles véase Sarampión, 9A1.

3) En caso de infección natural en los comienzos del embarazo, habrá que considerar la posibilidad de aborto, ya que el feto está muy expuesto a sufrir daños. En estudios hechos en embarazadas vacunadas inadvertidamente, no se identificaron defectos congénitos en los nacidos vivos; por tal razón, la vacunación de una mujer que más tarde resulta estar embarazada no debe considerarse una indicación para aborto, sino que se le explicarán los riesgos potenciales y la decisión final dependerá de cada mujer y de su médico.

4) La inmunoglobulina aplicada después de la exposición en los comienzos del embarazo posiblemente no evite la infección ni la viremia, pero puede modificar o suprimir los síntomas. A veces se aplica en grandes dosis (20 ml) a las embarazadas susceptibles expuestas a la enfermedad, en quienes no cabría considerar el aborto por ningún motivo, pero no se ha definido la utilidad de tal práctica.

**B. Control del paciente, de los contactos y del ambiente inmediato:**
1) Notificación a la autoridad local de salud: deben notificarse todos los casos de rubéola o de rubéola congénita. En los

Estados Unidos es obligatoria la notificación de los casos, Clase 3B (véase Notificación de Enfermedades Transmisibles). La notificación temprana de los casos sospechosos permitirá establecer medidas oportunas de control.

2) Aislamiento: en hospitales e instituciones es necesario que los pacientes sospechosos de padecer rubéola sean sometidos a precauciones de aislamiento relativas a contactos y ubicados en cuartos privados; se intentará evitar la exposición de las mujeres embarazadas no inmunes. Se excluirá a los niños de las escuelas y a los adultos de sus tareas durante siete días después de haber comenzado la erupción. Los lactantes con síndrome de rubéola congénita pueden excretar virus por largo tiempo. Todas las personas que estén en contacto con ellos deben ser inmunes a la enfermedad, y se tomarán con los pequeños medidas de aislamiento de contactos. En niños menores de 12 meses, las precauciones de aislamiento deben regularse durante cualquier hospitalización, salvo que después de los tres meses de vida no se detecte el virus en cultivos de material faríngeo y de orina.

3) Desinfección concurrente: ninguna.

4) Cuarentena: ninguna.

5) Inmunización de los contactos: la inmunización, a pesar de que no está contraindicada (excepto durante el embarazo), no necesariamente evitará la infección o la enfermedad. No está indicada la inmunización pasiva con inmunoglobulina (excepto, tal vez, en las situaciones previstas en el apartado 9A4, en párrafos anteriores).

6) Investigación de los contactos y de la fuente de infección: identificar a los contactos de la mujer embarazada, especialmente en el primer trimestre. Esos contactos deberán ser sometidos a pruebas serológicas para determinar si son susceptibles o para detectar infección temprana (presencia de anticuerpos de IgM) y, con arreglo a los resultados, deberán recibir consejos.

7) Tratamiento específico: ninguno.

**C. Medidas en caso de epidemia:**

1) Para el control de brotes se necesita la notificación inmediata de todos los casos confirmados y sospechosos, así como la vacunación de todos los contactos susceptibles.

2) Es necesario informar a la comunidad médica y a la población general sobre las epidemias de rubéola, para así identificar y proteger a las mujeres embarazadas susceptibles.

**D. Repercusiones en caso de desastre:** ninguna.

**E. Medidas internacionales:** ninguna.

## SALMONELOSIS                    CIE-9 003; CIE-10 A02.0

**1. Descripción** – Enfermedad bacteriana que comúnmente se manifiesta por enterocolitis aguda, de comienzo repentino, que incluye cefalalgia, dolor abdominal, diarrea, náusea y a veces vómitos. La deshidratación, especialmente en los lactantes y en los ancianos, puede ser grave. Casi siempre hay fiebre. Con frecuencia, la anorexia y la diarrea persisten durante días. La infección puede comenzar en la forma de una enterocolitis aguda y transformarse en septicemia o infección focal. A veces el agente infeccioso se localiza en cualquier tejido del cuerpo y origina abscesos y otras manifestaciones, tales como artritis séptica, colecistitis, endocarditis, meningitis, pericarditis, neumonía, pioderma o pielonefritis. Las defunciones son raras, excepto en los niños de muy corta edad y las personas de edad muy avanzada, y en los individuos debilitados o inmunosuprimidos. Sin embargo, la morbilidad y los costos concomitantes de la salmonelosis pueden ser altos.

En los casos de septicemia es posible aislar *Salmonella* en los medios de cultivo entéricos, de las heces y de la sangre, durante las fases agudas de la enfermedad. En los casos de enterocolitis, la excreción del microorganismo por las heces suele persistir durante varios días o semanas después de terminada la fase aguda de la enfermedad. La administración de antibióticos puede no acortar la duración de la excreción de los microorganismos. Para detectar las infecciones asintomáticas es preferible usar de 3 a 10 g de materia fecal, en vez del material obtenido por escobilladura rectal, y, como primer paso, inocularlo en un medio enriquecido adecuado; hay que reunir muestras en un lapso de varios días porque los microorganismos a veces se expulsan de manera intermitente. Los estudios serológicos no son útiles para el diagnóstico.

**2. Agentes infecciosos** – Se ha propuesto una nueva nomenclatura de *Salmonella*, basada en las similitudes de su ADN. Con base en ella, se reconocerían solo dos especies: *Salmonella bongori* y *Salmonella enterica* (los nombres del género y la especie se registran en cursivas). Habría que considerar todos los patógenos del ser humano como serovariedades, dentro de la subespecie I de *S. enterica*. La nomenclatura propuesta señalaría el cambio de esta manera: en vez de *S. typhi*, se escribiría *S. enterica* serovariedad Typhi, que se abreviaría *S.* Thyphi (obsérvese que la palabra Typhi no se escribe en cursivas y se usa una letra mayúscula inicial). Algunas organizaciones gubernamentales han adoptado la nueva nomenclatura, aunque todavía a mediados de 1999 no había sido aprobada oficialmente. En el capítulo presente usamos la nueva nomenclatura.

Innumerables serotipos de *Salmonella* son patógenos para los animales y las personas (las cepas de origen humano que causan fiebres tifoidea y paratifoidea se presentan por separado). Se advierte gran variación de un país a otro en cuanto a la prevalencia relativa de los diferentes serotipos; en la mayor parte de los países donde hay vigilancia de *Salmonella*, los dos microorganismos notificados con mayor frecuencia son *Salmonella enterica* serovariedad Typhimurium (*S. Typhimurium*) y *Salmonella enterica* serovariedad Enteritidis (*S. Enteritidis*). De más de 2000 serotipos conocidos, en los Estados Unidos se han detectado solamente 200 en un año particular. En muchas zonas, un pequeño número de serotipos son los que causan la mayor parte de los casos confirmados.

**3. Distribución** – Mundial; se notifica con frecuencia mucho mayor en países de América del Norte y Europa, por poseer mejores sistemas de notificación. Se clasifica a la salmonelosis como enfermedad de origen alimentario, pues los alimentos contaminados (principalmente los de origen animal) constituyen el modo predominante de transmisión. Solo una pequeña proporción de los casos se identifica sobre bases clínicas, y en los países industrializados se calcula que apenas 1% de los casos clínicos son notificados. La tasa de incidencia de la infección es mayor en los lactantes y en los niños de corta edad. Desde el punto de vista epidemiológico, la gastroenteritis por *Salmonella* puede surgir en pequeños brotes en la población general. De 60 a 80% de todos los casos son esporádicos; sin embargo, a veces se producen grandes brotes en hospitales, instituciones para niños, restaurantes y hogares de ancianos, por alimentos contaminados en su origen o, con menor frecuencia, durante su manipulación por una persona enferma o un portador, pero pueden deberse a la transmisión de una persona a otra. Se calcula que en los Estados Unidos se producen anualmente unos cinco millones de casos de salmonelosis. Una epidemia que llegó a 25 000 casos en dicho país fue consecuencia de un abastecimiento no clorado de agua municipal; la epidemia de mayor magnitud observada afectó a 285 000 personas, y fue causada por leche mal pasteurizada.

**4. Reservorio** – Animales domésticos y salvajes de diverso tipo, incluidos porcinos, bovinos, aves de corral, roedores y mascotas caseras tales como iguanas, diversas variedades de tortugas, polluelos, perros y gatos; también el ser humano, es decir, pacientes, portadores convalecientes y, en especial, casos leves y no identificados. El estado de portador crónico es raro en los seres humanos, pero es común en los animales y en las aves.

**5. Modo de transmisión** – Por ingestión de los microorganismos en un alimento proveniente de animales infectados, o contaminado por las heces de un animal o persona infectados. Incluye huevos crudos y mal cocidos (por lapsos inadecuados para una temperatura particular), y sus productos; leche cruda y productos lácteos hechos con ella; agua contaminada; carne y sus derivados; aves de corral y productos avícolas. También las tortugas, iguanas y polluelos usados como mascotas, así como los productos farmacéuticos de origen animal no esterilizados, son fuentes potenciales de salmonelosis. En fecha reciente se identificó el origen de varios brotes de salmonelosis en el consumo de frutas y hortalizas crudas, contaminadas durante su rebanado. La infección también se transmite a los animales de granja a través de los alimentos que consumen y de fertilizantes preparados con sobras de carne contaminada, desperdicios, y harina de pescado y de hueso; la infección se disemina al multiplicarse las bacterias durante la crianza y la matanza. Es importante la transmisión fecal-oral de una persona a otra, en especial cuando existe diarrea; los lactantes y los adultos con incontinencia de las heces suponen un riesgo mayor de transmisión que los portadores asintomáticos. En el caso de varios serotipos, basta la ingestión de unos pocos microorganismos en vehículos que amortiguan el ácido gástrico, para producir la infección, pero por lo común se necesitan más de $10^{2\text{-}3}$ microorganismos.

El origen de epidemias de infección por *Salmonella* suele hallarse en alimentos tales como los productos de carne elaborados, la carne de aves de corral mal cocida y sus productos, los alimentos mal cocidos o poco cocidos que contengan huevos y sus productos, la leche cruda o los productos lácteos no pasteurizados, incluida la leche en polvo, y los alimentos contaminados con las heces de un manipulador infectado. El origen de las epidemias también puede encontrarse en alimentos tales como las carnes y los productos de aves de corral que hayan sido procesados o preparados con utensilios contaminados, o en superficies de trabajo o en mesas contaminadas previamente. La infección de pollos y huevos por *S.* Enteritidis ha ocasionado brotes y casos aislados, en especial en la zona nordeste de los Estados Unidos y en Europa, y ha producido la mayor parte de los casos con este serotipo en los Estados Unidos. Los microorganismos pueden multiplicarse en diversos alimentos, especialmente la leche, hasta alcanzar un número (inóculo) muy alto; el abuso en la temperatura durante la preparación de los alimentos y la contaminación cruzada durante su manipulación constituyen los factores de riesgo más importantes. Las epidemias en los hospitales tienden a seguir un curso prolongado, persistiendo los microorganismos en el ambiente; a menudo, se inician en alimentos contaminados y continúan con la transmisión de una persona a otra por las manos del personal o por instrumentos contaminados. Las salas de maternidad en que se producen infecciones (a veces asintomáticas) de los lactantes constituyen fuentes de ulterior diseminación. En algunos brotes extensos, la causa fue contaminación fecal de abastecimientos públicos de agua no clorada. En años recientes se han identificado brotes en sitios geográficos muy alejados, debidos a la ingestión de tomates o melones de proveedores únicos.

**6. Período de incubación** – De 6 a 72 horas, por lo regular de 12 a 36 horas.

**7. Período de transmisibilidad** – Durante toda la evolución de la infección; es muy variable; usualmente de unos días a varias semanas. A veces el estado de portador temporal continúa durante meses, especialmente en los lactantes. Según los serotipos, cerca de 1% de los adultos infectados y alrededor de 5% de los niños menores de 5 años de edad pueden excretar el microorganismo por más de un año.

**8. Susceptibilidad y resistencia** – La susceptibilidad es general y usualmente aumenta por aclorhidria, administración de antiácidos, cirugía gastrointestinal, administración previa o actual de antibióticos de amplio espectro, neoplasias, tratamiento inmunosupresor y otros cuadros debilitantes, incluida la malnutrición. La gravedad de la enfermedad guarda relación con el serotipo, el número de microorganismos ingeridos y factores relacionados con el huésped. Las personas infectadas por el VIH están en peligro de presentar septicemia recurrente no tifoídica por *Salmonella*. La septicemia en las personas con enfermedad drepanocítica aumenta el peligro de infección sistémica focal, por ejemplo, la osteomielitis.

**9. Métodos de control** –

*A. Medidas preventivas:*

1) Educar a los manipuladores y preparadores de alimentos respecto a la importancia de: a) lavarse con todo cuidado las manos antes, durante y después de preparar alimentos; b) refrigerar los alimentos en recipientes pequeños; c) cocer completamente todos los alimentos de origen animal, en especial aves, carne de cerdo, productos hechos con huevo y platillos preparados con carne; d) evitar la nueva contaminación en la cocina una vez que se ha completado la cocción, y e) conservar la cocina perfectamente limpia y proteger los alimentos preparados de la contaminación por roedores e insectos.

2) Educar al público para que no consuma huevos crudos o cocidos en forma incompleta, tales como ciertos huevos fritos, o los usados en algunas bebidas con huevo o en helados caseros, ni utilice huevos sucios o con el cascarón resquebrajado.

3) Al preparar platillos en los que habría que juntar muchos huevos antes de la cocción, conviene utilizar productos pasteurizados o radiados, al igual que si el plato preparado luego no es sometido a cocción.

4) Excluir a las personas con diarrea de las tareas que entrañen la manipulación de alimentos y del cuidado de pacientes hospitalizados, ancianos y niños.

5) Orientar con todo detalle a los portadores identificados, sobre la necesidad de lavarse minuciosamente las manos después de la defecación (y antes de manipular alimentos), y prohibirles que manipulen alimentos que consumirán otras personas, durante todo el tiempo en que excreten microorganismos.

6) Se debe reconocer el riesgo de que surjan infecciones por *Salmonella* en los animales caseros (mascotas). Los polluelos, patitos y tortugas son particularmente peligrosos para los niños de corta edad.

7) Contar con instalaciones y alentar el uso de la radiación de carnes y huevos.

8) Inspeccionar las condiciones sanitarias y supervisar adecuadamente rastros, instalaciones de elaboración de alimentos, molinos de forrajes, puestos de selección de huevos y carnicerías.

9) Establecer programas de control de *Salmonella* (control de alimentos, limpieza y desinfección, control de vectores, y otras medidas sanitarias e higiénicas).

10) Cocer adecuadamente o tratar por medios térmicos, que incluyan la pasteurización o la radiación, los alimentos hechos con productos animales y preparados para animales (harinas de carne, de hueso o de pescado y alimentos para animales caseros), para eliminar los agentes patógenos, y a continuación emprender medidas para impedir la recontaminación.

**B. *Control del paciente, de los contactos y del ambiente inmediato:***

1) Notificación a la autoridad local de salud: notificación obligatoria de los casos, Clase 2B (véase Notificación de Enfermedades Transmisibles).

2) Aislamiento: para los pacientes hospitalizados, precauciones de tipo entérico en la manipulación de las heces y de la ropa personal y de cama contaminada. Se evitará que las personas sintomáticas manipulen alimentos y atiendan directamente a lactantes, ancianos y pacientes inmunodeficientes o internados. Conviene excluir a las personas infectadas asintomáticas con hábitos de higiene cuestionables, y así pueden exigirlo las normas estatales o locales. Si es indispensable la exclusión, el permiso para retornar al trabajo en el caso de los manipuladores de alimentos o de las personas dedicadas a la atención de pacientes, requiere por lo regular que dos cultivos de heces consecutivos reuni-

dos con una diferencia no menor de 24 horas sean negativos en cuanto a *Salmonella;* si se han administrado antibióticos, el primer cultivo debe hacerse por lo menos 48 horas después de la última dosis. Se debe insistir en el lavado cuidadoso de las manos.

3) Desinfección concurrente: de las heces y de los objetos contaminados con ellas. En las comunidades que cuentan con un sistema de eliminación de aguas servidas moderno y adecuado, las heces se pueden eliminar directamente en las alcantarillas, sin desinfección preliminar. Limpieza terminal.

4) Cuarentena: ninguna.

5) Inmunización de los contactos: no se cuenta con inmunización.

6) Investigación de los contactos y de las fuentes de infección: se harán cultivos de heces de todos los contactos del hogar que hayan participado en la manipulación de alimentos, la atención directa de enfermos o el cuidado de niños de corta edad o de ancianos en instituciones.

7) Tratamiento específico: en la enterocolitis sin complicaciones no suele estar indicado tratamiento alguno, excepto la rehidratación y la reposición de electrólitos mediante una solución de rehidratación oral (véase Cólera, 9B7). Puede ocurrir que los antibióticos no eliminen el estado de portador y hagan surgir cepas resistentes o infecciones más graves. Sin embargo, se les debe administrar antibióticos a los niños menores de 2 meses de edad, a los ancianos y a las personas debilitadas, las que tienen enfermedad drepanocítica o las infectadas por el VIH, o a los pacientes con fiebre continua o elevada o con manifestaciones de infecciones extraintestinales. La resistencia de *Salmonella* no tifoídica a los antimicrobianos es variable; en adultos, el ciprofloxacino es muy eficaz, pero no ha sido aprobada su administración a los niños; también pueden usarse ampicilina o amoxicilina. Otros fármacos a los que se puede recurrir cuando intervienen cepas resistentes a los antimicrobianos son trimetoprima-sulfametoxazol y cloramfenicol. Los individuos infectados por el VIH pueden necesitar terapia permanente para evitar la septicemia por *Salmonella.*

C. *Medidas en caso de epidemia:* véase Intoxicaciones alimentarias, de origen estafilocócico, 9C1 y 9C2. Búsquese el antecedente de errores entre los manipuladores de alimentos, por ejemplo, el empleo de ingredientes crudos y peligrosos, cocción inadecuada, abusos en la temperatura y el tiempo de preparación, y contaminación cruzada. En los Estados Unidos, en los brotes producidos por *S*. Enteritidis en los cuales se sabe que ha habido consumo de platillos preparados con huevo, habrá que hacer investigaciones hasta detectar los huevos contaminados y su origen; es conveniente la notificación al Departamento de Agricultura de ese país.

**D. Repercusiones en caso de desastre:** constituye un peligro en situaciones de alimentación en masa y falta de higiene.

**E. Medidas internacionales:** Centros Colaboradores de la OMS.

---

# SARAMPIÓN                          CIE-9 055; CIE-10 B05
(Morbilli)

**1. Descripción** – Enfermedad vírica aguda, sumamente contagiosa, con síntomas prodrómicos de fiebre, conjuntivitis, coriza, tos y manchas pequeñas con centro blanco o blanco azulado sobre una base eritematosa en la mucosa del vestíbulo de la boca (manchas de Koplik). Entre el tercero y el séptimo día aparece una erupción característica, con manchas rojas parduscas, que comienza en la cara y después se generaliza, dura de cuatro a siete días y a veces termina en descamación furfurácea. La leucopenia es común. La enfermedad es más grave en los lactantes y en los adultos que en los niños. Las complicaciones pueden ser consecuencia de la réplica vírica o de una infección bacteriana sobreañadida, e incluyen otitis media, neumonía, laringotraqueobronquitis (crup), diarrea y encefalitis.

En los Estados Unidos, en el decenio de 1990, la tasa aproximada de defunciones por sarampión fue de dos a tres muertes por cada 1000 casos; las defunciones se observan más bien en niños menores de 5 años de edad, principalmente por neumonía y, a veces, por encefalitis. El sarampión es una enfermedad más grave entre los niños de muy corta edad y en los malnutridos, en los que puede acompañarse de erupciones hemorrágicas, enteropatía con pérdida de proteínas, otitis media, úlceras bucales, deshidratación, diarrea, ceguera e infecciones cutáneas graves. Los niños con hipovitaminosis A clínica o subclínica están expuestos a un riesgo particularmente grande. Se ha calculado que las tasas de letalidad en los países en desarrollo alcanzan entre 3 y 5%, pero en algunos sitios suelen ser de 10 a 30%. Se ha informado de defunciones a corto y largo plazo en los lactantes y en los niños. En los menores cuya nutrición es apenas suficiente, el sarampión a menudo desencadena kwashiorkor agudo y exacerba la deficiencia de vitamina A, lo que puede culminar en ceguera. En muy raras ocasiones aparece panencefalitis esclerosante subaguda (PEES) (en promedio, un caso por cada 100 000), años después del sarampión, como una secuela tardía; en más de 50% de las personas con PEES se diagnosticó el sarampión en los primeros dos años de vida.

El diagnóstico suele basarse en datos clínicos y epidemiológicos, aunque se prefiere la confirmación por estudios de laboratorio. Puede confirmarse por la presencia de anticuerpos IgM específicos contra el sarampión, que aparecen tres a cuatro días después de comenzar la erupción, o un aumento significativo de las concentraciones de anticuerpos entre los sueros obtenidos en la fase aguda y la de convalecencia. Las técnicas menos utilizadas incluyen la identificación del antígeno vírico en material obtenido con aplicador de la mucosa nasofaríngea, empleando la técnica de anticuerpos fluorescentes, o el aislamiento del virus en cultivo celular de muestras de sangre o material nasofaríngeo obtenido con aplicador, recogidas antes del cuarto día de la erupción, o de muestras de orina obtenidas antes del octavo día de la erupción.

**2. Agente infeccioso** – El virus del sarampión, miembro del género *Morbillivirus,* de la familia Paramyxoviridae.

**3. Distribución** – Antes de la vacunación generalizada, el sarampión era común en la niñez, de tal forma que al llegar a los 20 años más de 90% de la población había tenido la infección; pocas personas se libraban de la enfermedad durante su vida. El sarampión era endémico en las grandes comunidades metropolitanas, y alcanzaba proporciones epidémicas cada dos o tres años, más o menos. En las comunidades y zonas más pequeñas, los brotes tendían a ser más espaciados y un poco más graves. Con intervalos mayores entre un brote y otro, como sucede en el Ártico y en algunas islas, los brotes de sarampión a menudo afectaban a una gran proporción de la población, con una tasa alta de letalidad. Gracias a los programas de vacunación eficaz de los niños, los casos de sarampión en los Estados Unidos, el Canadá y otros países como Finlandia y la República Checa, han disminuido en 99%, y por lo regular se observan en niños de muy corta edad no vacunados, o en niños de mayor edad, en adolescentes y en adultos jóvenes que han recibido solo una dosis de la vacuna.

En los Estados Unidos se observó un aumento notable en la incidencia del sarampión en el período comprendido entre 1989 y 1991. La mayoría de los casos se presentó en niños no inmunizados, incluidos los menores de 15 meses de edad. Además, se han observado brotes sostenidos en grupos de escolares entre el 2 y el 5% de los que no mostraron seroconversión después de recibir una dosis de vacuna. Se observaron brotes similares en el Canadá antes de que se adoptara el programa de inmunización con dos dosis. Desde que se adoptó dicho programa, la incidencia de sarampión disminuyó hasta niveles bajos antes no alcanzados, y datos recientes indican la interrupción de la transmisión endógena en los Estados Unidos. En América Latina, los programas para administrar dosis suplementarias de vacuna contra el sarampión en campañas llevadas a cabo durante las jornadas nacionales de vacunación han resultado en la eliminación casi completa del sarampión en casi todos los países de la región. En 1994, los países de América acordaron fijar como objetivo para alcanzar a finales del 2005 la eliminación completa de la transmisión del sarampión. En climas templados, el sarampión surge principalmente a finales del invierno y comienzos de la primavera. En climas tropicales, circula sobre todo en la estación seca.

4. **Reservorio** – Los seres humanos.

5. **Modo de transmisión** – Por diseminación de gotitas suspendidas en el aire o por contacto directo con secreciones nasales o faríngeas de personas infectadas y, con menor frecuencia, por medio de artículos recién contaminados con secreciones nasofaríngeas. El sarampión es una de las enfermedades infecciosas más contagiosas.

6. **Período de incubación** – Es de aproximadamente 10 días, pero puede ser de 7 a 18 días desde la exposición hasta el comienzo de la fiebre, y de unos 14 días hasta que aparece la erupción; rara vez dura de 19 a 21 días. La inmunoglobulina, cuando se administra para la protección pasiva después del tercer día del período de incubación, puede prolongar este último.

7. **Período de transmisibilidad** – Varía desde un día antes de comenzar el período prodrómico (por lo común cuatro días antes del inicio de la erupción), hasta cuatro días después de aparecer la erupción; el contagio es mínimo después del segundo día de la erupción. No se ha demostrado que el virus de la vacuna sea transmisible.

8. **Susceptibilidad y resistencia** – Son susceptibles todas las personas que no han padecido la enfermedad, o que no han sido inmunizadas cabalmente. La inmunidad adquirida después de la enfermedad es permanente. Los niños nacidos de madres que han tenido la enfermedad están protegidos durante los primeros seis a nueve meses de vida o más, según la cantidad de anticuerpos residuales que la madre haya tenido en el momento de embarazarse y la rapidez de degradación de dichos anticuerpos. Los anticuerpos maternos interfieren con la respuesta a la vacuna. La administración de la vacuna a los 12–15 meses de edad produjo inmunidad en 94 a 98% de los niños; la revacunación puede aumentar los niveles de inmunidad y hacer que lleguen al 99%. Los hijos de madres con inmunidad inducida por la vacuna reciben menos anticuerpos pasivos y pueden volverse susceptibles al sarampión y necesitar vacuna antisarampionosa a edad más temprana.

## 9. Métodos de control –

### A. Medidas preventivas:

1) La educación del público por parte de los departamentos de salud y los médicos particulares debe alentar la inmunización contra el sarampión de todos los lactantes, niños, adolescentes y adultos jóvenes susceptibles que hayan nacido en 1957 o después. La inmunoglobulina administrada en el término de seis días después de la exposición puede brindar protección parcial o completa a aquellos en quienes la vacuna está contraindicada y a las personas no inmunizadas que se identifiquen después de las 72 horas de haber estado expuestas al sarampión en familias o instituciones.

2) Vacunación: la vacuna antisarampionosa de virus vivos atenuados es el agente preferido, y está indicada en todas las personas no inmunes al sarampión, salvo que exista alguna contraindicación específica (véase 9A2c, más adelante). Una sola inyección de vacuna antisarampionosa de virus vivos, que suele combinarse con otras vacunas de virus vivos (parotiditis y rubéola) y administrarse junto con otras vacunas o toxoides inactivados, deberá inducir inmunidad activa en 94 a 98% de las personas susceptibles, tal vez por toda la vida, al producir una infección no transmisible, leve o asintomática. Una segunda dosis puede incrementar los niveles de inmunidad hasta 99%.

Alrededor de 5 a 15% de las personas no inmunes a las que se administre la vacuna pueden sufrir malestar generalizado, fiebre de 39,4 °C (103 °F) que comienza entre los 5 y 12 días después de la vacunación; estos síntomas duran de uno a dos días y se toleran bien. A veces se observan erupciones cutáneas, coriza, tos leve y manchas de Koplik. En contadas ocasiones surgen convulsiones por fiebre que no dejan secuelas; la mayor incidencia se observa en niños con antecedente de tales reacciones o que tienen algún familiar muy cercano (padres o hermanos) que las haya sufrido. Se han notificado encefalitis y encefalopatía después de la aplicación de la vacuna antisarampionosa (aproximadamente un caso por millón de dosis distribuidas).

En los Estados Unidos, para reducir el número de casos de ineficacia de la vacuna, actualmente se recomienda aplicar en forma sistemática dos dosis. La primera se administrará entre los 12 y los 15 meses de edad o tan pronto como sea posible a partir de esa fecha, y la segunda dosis, cuando el niño inicia su ciclo escolar (entre los 4 y 6 años de edad), pero puede administrarse incluso cuatro semanas después de la primera dosis, en entornos y situaciones en que el riesgo de exposición al sarampión es grande. Las dos dosis por lo general deben administrarse en combinación con las vacunas contra la parotiditis y la rubéola (MMR).

La vacunación de rutina con MMR a los 12 meses de edad es particularmente importante en zonas en que están presentándose casos de sarampión. Durante un brote en una comunidad, puede adelantarse la vacunación y practicarla en niños de 6 a 11 meses de edad, y para ello usar vacuna antisarampionosa monovalente. Después se administra una segunda dosis de la vacuna entre los 12 y los 15 meses de edad, y una tercera dosis al inicio del ciclo escolar.

Estudios hechos en África y en América Latina indican que la edad óptima para la vacunación en los países en desarrollo depende de la persistencia de los anticuerpos maternos en el niño y el mayor riesgo de exposición al sarampión a edad más temprana. En casi todos los entornos, la OMS recomienda aplicar la vacuna contra el sarampión a los nueve meses de vida. En América Latina, la OPS recomienda actualmente la vacunación de rutina a los 12 meses de edad y campañas periódicas suplementarias llamadas jornadas nacionales de vacunación, para evitar brotes.

a) Envío y almacenamiento de la vacuna: si la vacuna ha sido manipulada o almacenada de modo inadecuado, la inmunización probablemente no brinde protección. Antes de su reconstitución, la vacuna antisarampionosa liofilizada es relativamente estable y puede almacenarse a temperaturas de refrigeración de 2 °C a 8 °C (35,6 °F a 46,4 °F) y utilizarse en forma segura durante un año o más. La vacuna reconstituida se conservará a temperaturas de refrigeración y deberá descartarse al cabo de ocho horas. Las formas liofilizada y reconstituida se protegerán de la exposición duradera a la luz ultravioleta, pues esta puede inactivar el virus.

b) Revacunaciones: en los Estados Unidos, además de la revacunación sistemática cuando el niño ingresa a la escuela, también es necesario revacunar a las personas que ingresan al colegio secundario o a instituciones educacionales después de completar el ciclo secundario, o a las que se incorporan a instituciones médicas, salvo que tengan el antecedente corroborado de sarampión o la comprobación serológica de inmunidad a la enfermedad, o que hayan recibido dos dosis de vacunas que incluyen la antisarampionosa. En las personas que hayan recibido solo vacuna de virus inactivados, la revacunación puede producir reacciones más graves, tales como edema local e induración, linfadenopatía y fiebre, pero las protegerá del síndrome del sarampión atípico.

c) Contraindicaciones para emplear las vacunas de virus vivos:

  i) Los pacientes con enfermedades por inmuno-deficiencia primaria que afectan la función de los linfocitos T, o con deficiencia inmunitaria adquirida por leucemia, linfoma o cánceres generalizados, o por tratamiento con corticosteroides, radiación, fármacos alquilantes o antimetabolitos, no deben recibir vacunas de virus vivos. Sin embargo, la infección por el virus de la inmunodeficiencia humana (VIH) no constituye contraindicación absoluta para recibirlas. En los Estados Unidos, puede considerarse la vacunación con MMR en personas asintomáticas infectadas por el VIH que no muestran manifestaciones de inmunosupresión grave. La OMS recomienda la vacunación antisarampionosa de todos los lactantes y niños, sea cual fuere su estado de infección por el VIH, porque en ellos es mayor el riesgo de sarampión más grave.

  ii) En caso de enfermedad aguda grave con fiebre o sin ella, se diferirá la vacunación hasta que el paciente se restablezca de la fase aguda de la enfermedad; enfermedades febriles leves o moderadas, tales como la diarrea o las infecciones de las vías respiratorias superiores, no constituyen contraindicación para recibir la vacuna.

  iii) La vacuna antisarampionosa no debe administrarse a las personas con hipersensibilidad anafiláctica a dosis previas de la misma vacuna, a la gelatina o a la neomicina. La alergia a los huevos, incluso si es anafiláctica, no se considera ya contraindicación para recibir la vacuna.

  iv) El embarazo. Sobre bases teóricas solamente, no debe vacunarse a las mujeres embarazadas; es necesario advertir a las demás mujeres sobre el riesgo teórico de daño fetal, si se embarazan en el término de 30 días después de recibir la vacuna antisarampionosa monovalente, o a los tres meses de haber recibido la vacuna MMR.

v) La vacuna debe administrarse como mínimo 14 días antes de aplicar inmunoglobulina o de una transfusión, ya que la primera y los productos hemáticos interfieren en la respuesta a la vacuna antisarampionosa por diversos períodos, que dependen de la dosis de inmunoglobulina. La dosis corriente administrada para prevenir la hepatitis A interfiere durante tres meses; las dosis muy grandes de inmunoglobulina intravenosa interfieren por un período de 11 meses, inclusive.

3) Una forma importante y eficaz de controlar el sarampión en los Estados Unidos y algunas provincias del Canadá es el requisito de la vacunación antisarampionosa para asistir a la escuela, desde los jardines infantiles y guarderías hasta la universidad. Dado que se han observado brotes sostenidos en escuelas cuya población tiene índices de inmunización mayores de 95%, se necesitan niveles todavía mayores de inmunidad para prevenirlos. Lo anterior puede lograrse por la revacunación sistemática como un requisito para ingresar a las instituciones educacionales.

**B. Control del paciente, de los contactos y del ambiente inmediato:**

1) Notificación a la autoridad local de salud: notificación obligatoria de los casos en muchos países y en casi todos los estados de los Estados Unidos, Clase 2A (véase Notificación de Enfermedades Transmisibles). La notificación temprana (en un plazo de 24 horas) permite combatir mejor cualquier brote.

2) Aislamiento: no es práctico en la comunidad general; los niños con sarampión no deben asistir a la escuela durante cuatro días, por lo menos, después del inicio de la erupción. En los hospitales, el aislamiento de tipo respiratorio desde que comienza la etapa catarral del período prodrómico hasta el cuarto día de la erupción, reduce la exposición de otros pacientes de alto riesgo.

3) Desinfección concurrente: ninguna.

4) Cuarentena: no suele ser práctica. A veces es útil la cuarentena en instituciones, salas de hospital o residencias de estudiantes; conviene aislar estrictamente a los lactantes si se presenta un caso de sarampión en alguna institución.

5) Inmunización de los contactos: la administración de vacunas de virus vivos, si se hace en el término de 72 horas después de la exposición, puede brindar protección. Puede utilizarse inmunoglobulina hasta seis días después de la exposición, en el caso de contactos susceptibles en el

hogar o de otros contactos en quienes sea muy grande el riesgo de complicaciones (en particular, contactos menores de 1 año de edad, embarazadas o personas inmunodeficientes), o en quienes está contraindicada la vacuna antisarampionosa. La dosis es de 0,25 ml por kg (0,11 ml por libra), hasta un máximo de 15 ml. En el caso de personas inmunodeficientes se administra 0,5 ml por kg de peso hasta un máximo de 15 ml. La vacuna de virus vivos debe administrarse de 6 a 7 meses más tarde a las personas para quienes no está contraindicada la vacunación.

6) Investigación de los contactos y de la fuente de infección: se debe localizar e inmunizar a los contactos susceptibles expuestos para limitar la propagación de la enfermedad. Se desconoce la existencia de portadores.

7) Tratamiento específico: ninguno.

**C. Medidas en caso de epidemia:**

1) Se necesita la notificación inmediata (en un plazo de 24 horas) de los casos sospechosos, y la ejecución de programas integrales de vacunación para proteger a todas las personas susceptibles y limitar así la propagación. En los Estados Unidos, en caso de brotes en guarderías, jardines infantiles, escuelas y universidades, debe vacunarse a todas las personas que no tengan pruebas de haber recibido durante el primer año de vida o después de esa fecha, dos dosis de vacuna de virus vivos, por lo menos, con una diferencia de un mes, salvo en las que un médico haya diagnosticado probadamente sarampión o tengan signos de inmunidad corroborados por estudios de laboratorio.

2) En el caso de brotes dentro de instituciones, todos los pacientes nuevos deben ser vacunados o recibir inmunoglobulina antisarampionosa.

3) En muchos países menos desarrollados, el sarampión tiene una tasa relativamente alta de letalidad. Si se cuenta con la vacuna, es esencial administrarla de inmediato al comenzar una epidemia, para limitar la propagación. Si el suministro de vacuna es escaso, se dará prioridad a los niños de corta edad, en quienes el riesgo es mayor.

**D. Repercusiones en caso de desastre:** la introducción del sarampión en grupos de refugiados con una elevada proporción de personas susceptibles, a veces culmina en una epidemia devastadora, con altas tasas de letalidad.

**E. Medidas internacionales:** ninguna.

## SHIGELOSIS
CIE-9 004; CIE-10 A03
(Disentería bacilar)

**1. Descripción** – Infección bacteriana aguda que afecta al intestino grueso y a la porción distal del intestino delgado, y que se caracteriza por diarrea acompañada de fiebre, náusea y a veces toxemia, vómitos, cólicos y tenesmo. En los casos típicos, las heces contienen sangre y moco (disentería), que es el resultado de la aparición de úlceras de la mucosa y de la confluencia de microabscesos causados por los microorganismos invasores en las criptas del colon; sin embargo, muchos casos presentan como cuadro inicial el de diarrea acuosa. Las convulsiones pueden ser una complicación importante en los niños de corta edad. La bacteriemia es rara. Se observan casos leves y asintomáticos. La enfermedad suele ser de curso limitado y durar un promedio de cuatro a siete días. La gravedad de la infección y la tasa de letalidad dependen del huésped (edad y estado de nutrición previo) y del serotipo. *Shigella dysenteriae* 1 (el bacilo de Shiga) suele ocasionar cuadros y complicaciones graves, que incluyen megacolon tóxico y síndrome urémico hemolítico; las tasas de letalidad han llegado a 20% entre los casos hospitalizados, incluso en años recientes. En cambio, muchas infecciones por *S. sonnei* tienen una evolución clínica breve y una tasa de letalidad casi insignificante, excepto en los huéspedes inmunodeficientes. Algunas cepas de *S. flexneri* causan una artropatía reactiva (síndrome de Reiter) en las personas predispuestas genéticamente que tienen el antígeno HLA-B27.

El diagnóstico bacteriológico se hace por el aislamiento de *Shigella* de las heces y el material obtenido por escobilladura rectal. La preparación rápida de las muestras en el laboratorio y el empleo de varios métodos apropiados (agar de MacConkey de baja selectividad y de tipo diferencial junto con otro de alta selectividad, como CSLD o agar S/S) aumentan la posibilidad de identificar y aislar *Shigella*. Hay que hacer un intento especial para aislar *S. dysenteriae tipo* 1, porque este microorganismo es inhibido en algunos medios selectivos como el agar S/S. A menudo la infección se acompaña de la presencia de células de un gran número de leucocitos en heces, que se detectan por estudios microscópicos del moco que cubre el excremento, teñido con azul de metileno o con tinción de Gram.

**2. Agentes infecciosos** – El género *Shigella* comprende cuatro especies o serogrupos: grupo A, *S. dysenteriae;* grupo B, *S. flexneri;* grupo C, *S. boydii,* y grupo D, *S. sonnei.* Los grupos A, B y C se subdividen en 12, 14 y 18 serotipos y subtipos, respectivamente, designados por números arábigos y letras minúsculas (por ejemplo, *S. flexneri* 2a). En contraste, *S. sonnei* incluye solo un serotipo. Es necesario un plásmido específico de virulencia para que *Shigella* manifieste su capacidad de invadir células epiteliales. El inóculo para los seres humanos es pequeño (de 10 a 100 bacterias causaron la enfermedad en voluntarios).

**3. Distribución** – Mundial; se calcula que la shigelosis causa unas 600 000 defunciones al año en todo el mundo. Las dos terceras partes de los casos y casi todas las defunciones se observan en niños menores de 10 años de edad. Pocas veces la enfermedad afecta a los niños menores de 6 meses de edad. Los índices de ataque secundario en núcleos familiares pueden llegar a 40%. Son comunes los brotes en hombres homosexuales, en condiciones de hacinamiento y en caso de deficiencia de la higiene personal, como ocurre en las cárceles, instituciones para niños, centros de atención diurna, hospitales psiquiátricos y campamentos de refugiados con gran hacinamiento. La shigelosis es endémica en los climas tropicales y templados; los casos notificados representan solo una pequeña proporción del total, incluso en las zonas desarrolladas.

Por lo regular, en una comunidad está presente más de un serotipo; también se observan infecciones mixtas con otros agentes patógenos intestinales. En términos generales, gran parte de los microorganismos aislados en los países en desarrollo incluyen *S. flexneri*, *S. boydii* y *S. dysenteriae*. En cambio, en los países desarrollados, *S. sonnei* es el más común y *S. dysenteriae* el menos común. En todas las zonas del mundo han surgido cepas de *Shigella* (incluida *S. dysenteriae* 1) resistentes a múltiples antibióticos, situación que depende del empleo generalizado de agentes antimicrobianos.

**4. Reservorio** – Los seres humanos constituyen el único reservorio importante. Sin embargo, se han registrado brotes duraderos en colonias de primates.

**5. Modo de transmisión** – Predominantemente por transmisión fecal-oral directa o indirecta, de un paciente sintomático o de un portador que por un lapso breve es asintomático. La infección puede surgir después de ingerir muy pocos microorganismos (de 10 a 100). Los principales causantes de la transmisión son las personas que no se lavan las manos ni se limpian las uñas minuciosamente después de defecar. En esta situación pueden diseminar la infección a otras personas por contacto físico directo, o de manera indirecta al contaminar los alimentos. Como resultado de la contaminación fecal directa puede producirse la transmisión por el agua y la leche; las moscas transportan los microorganismos de las letrinas a los alimentos al descubierto.

**6. Período de incubación** – Por lo común de uno a tres días, pero puede variar de 12 a 96 horas; hasta una semana en el caso de *S. dysenteriae* 1.

**7. Período de transmisibilidad** – Durante la fase aguda de la infección y hasta que ya no esté presente en las heces el agente infeccioso, lo cual suele ocurrir en un lapso de cuatro semanas después de la enfermedad. Los portadores asintomáticos pueden transmitir la infección, y en raras ocasiones el estado de portador puede persistir durante meses o más. El tratamiento antimicrobiano apropiado por lo regular reduce la duración del estado de portador a unos pocos días.

8. **Susceptibilidad y resistencia** – La susceptibilidad es general en el caso de infecciones posteriores a la ingestión de un número pequeño de microorganismos; en las zonas endémicas la enfermedad es más grave en los niños de corta edad que en los adultos, y en estos últimos, muchas infecciones pueden ser asintomáticas. Los ancianos, los individuos debilitados y las personas de cualquier edad que padecen de malnutrición son particularmente sensibles a la forma grave de la enfermedad y a la muerte. El amamantamiento protege a los lactantes y niños de corta edad. En estudios con vacunas experimentales orales hechas de microorganismos vivos de serotipos específicos y vacunas parenterales de conjugados de polisacáridos, se ha demostrado protección breve (un año) contra la infección con el serotipo homólogo.

9. **Métodos de control** – Ante los diversos problemas que puede generar la shigelosis, las autoridades de salud deben estar preparadas para evaluar la situación local y tomar las medidas apropiadas para evitar la diseminación de la enfermedad. No es posible adoptar una serie de directrices específicas aplicables a todas las situaciones. Las medidas generales para mejorar la higiene son importantes, pero a menudo difíciles de llevar a cabo debido a su costo. La principal medida de control para disminuir las tasas de transmisión en casi todos los entornos es la promoción organizada del lavado minucioso de las manos con agua y jabón.

La posible tasa elevada de letalidad de las infecciones por *S. dysenteriae* 1, junto con la resistencia a los antibióticos, obliga a emprender medidas similares a las que se siguen contra la fiebre tifoidea, incluida la necesidad de identificar las causas de todas las infecciones. En cambio, una infección aislada por *S. sonnei* en un solo hogar no justificaría tales medidas urgentes. Los brotes de origen alimentario o hídrico de una fuente común exigen investigación e intervención inmediatas, sea cual sea la especie infectante. Los brotes en instituciones pueden requerir medidas excepcionales, tales como albergar por separado a los enfermos y a las personas de nuevo ingreso, un programa vigoroso de lavado de manos supervisado, y cultivos repetidos de material obtenido de los pacientes y de las personas que los atienden. Los brotes más difíciles de controlar son los que afectan a grupos de niños de corta edad (que todavía no tienen control de esfínteres), de deficientes mentales, y aquellos que surgen en situaciones en que no se cuenta con abastecimiento suficiente de agua. El cierre de los centros de atención diurna afectados puede hacer que se traslade a los niños infectados a otros centros y, como consecuencia, se transmita la infección a esos otros centros, por lo que no constituye una medida eficaz de control. Es evidente que se necesita una vacuna eficaz que brinde protección por largo tiempo.

A. **Medidas preventivas:** las mismas descritas para la fiebre tifoidea, 9A1 a 9A10, excepto que no se cuenta con una vacuna comercial.

B. **Control del paciente, de los contactos y del ambiente inmediato:**

1) Notificación a la autoridad local de salud: en la mayoría de los estados (Estados Unidos) y países es obligatoria la notificación de los casos, Clase 2B (véase Notificación de Enfermedades Transmisibles). La identificación y notificación de brotes en escuelas e instituciones adquiere importancia especial.

2) Aislamiento: durante la fase aguda de la enfermedad hay que seguir precauciones de tipo entérico. Dado que la dosis infectante necesaria para producir el cuadro clínico es extraordinariamente pequeña, los pacientes con infecciones diagnosticadas por *Shigella* no deben manipular alimentos ni cuidar a niños enfermos hasta que se haya corroborado que dos muestras sucesivas de heces o de material obtenido por escobilladura rectal (reunidas con una diferencia de 24 horas o más, pero no antes de 48 horas después de haber interrumpido el empleo de antimicrobianos) están exentas de *Shigella*. Es necesario recalcar a los pacientes la importancia y la eficacia de lavarse las manos con agua y jabón después de defecar, como una forma de interrumpir la transmisión de *Shigella* a los contactos.

3) Desinfección concurrente: de las heces y de los objetos contaminados por las mismas. En las comunidades que cuentan con un sistema de eliminación de aguas servidas moderno y adecuado, las heces se pueden eliminar directamente en las alcantarillas, sin desinfección preliminar. Limpieza terminal.

4) Cuarentena: ninguna.

5) Atención de los contactos: en la medida de lo posible, los contactos enfermos de los pacientes de shigelosis no deben encargarse de la manipulación de alimentos ni del cuidado de los niños o de los enfermos, hasta que cese la diarrea y se obtengan resultados negativos en dos cultivos de heces consecutivos hechos en muestras obtenidas con una diferencia de 24 horas, como mínimo, y después de 48 horas (como mínimo) de haber interrumpido el uso

de antibóticos. Si es inevitable el trato con dichos contactos, hay que hacer hincapié en el lavado meticuloso de las manos después de defecar y antes de manipular alimentos o de cuidar a niños o a enfermos.

6) Investigación de los contactos y de la fuente de infección: la búsqueda de casos leves no diagnosticados y portadores convalecientes entre los contactos puede resultar infructuosa para la identificación de los casos esporádicos, y pocas veces contribuye a controlar un brote. La práctica de cultivos de material obtenido de los contactos debe limitarse generalmente a las personas que manipulan alimentos, atienden a enfermos y a niños en hospitales, y otras situaciones en que la diseminación de la infección es muy posible.

7) Tratamiento específico: cuando la diarrea es acuosa o surgen signos de deshidratación, es muy importante la reposición de líquidos y electrólitos (véase Cólera, 9B7). Los medicamentos antibacterianos (trimetoprima-sulfametoxazol, ciprofloxacino u ofloxacino por vía oral en los adultos; trimetoprima-sulfametoxazol, ampicilina o ácido nalidíxico por vía oral, o ceftriaxona por vía parenteral en los niños) aplacan su intensidad y acortan el curso de la enfermedad y la duración de la excreción del agente patógeno; deben utilizarse en casos individuales si lo justifica la gravedad de la enfermedad, o para proteger a los contactos (por ejemplo, en centros de atención diurna o en instituciones), cuando esté indicado desde el punto de vista epidemiológico. En los últimos 50 años, *Shigella* captó enormemente la atención por la propensión que mostraron las personas a adquirir resistencia a los nuevos antimicrobianos que en los comienzos habían sido muy eficaces. Es común la resistencia a múltiples antibióticos, de modo que la elección de medicamentos específicos dependerá del antibiograma de la cepa aislada o de los patrones de susceptibilidad local a los agentes antimicrobianos. En muchas zonas, la elevada prevalencia de resistencia de *Shigella* al trimetoprima-sulfametoxazol, la ampicilina y la tetraciclina ha obligado a confiar en las fluoroquinolonas, por ejemplo el ciprofloxacino, como tratamiento de primera línea. En los niños no están indicados los agentes antimotilidad, como la loperamida, porque pueden prolongar la enfermedad; asimismo, es mejor no usarlos en los adultos. Sin embargo, si se administran en intentos de aplacar los cólicos intensos que a menudo acompañan a la shigelosis, su uso debe limitarse a una o

dos dosis a lo sumo, y nunca se administrarán sin fármacos antimicrobianos acompañantes.

**C. Medidas en caso de epidemia:**

1) Es necesario notificar inmediatamente a la autoridad local de salud la aparición de cualquier grupo de casos con trastornos diarreicos agudos, aunque no se haya identificado específicamente el agente causal.

2) Investigación de las fuentes de abastecimiento de alimentos, agua y leche, y cumplimiento de las medidas sanitarias generales.

3) Por lo común no se recomienda la administración de antibióticos con fines profilácticos.

4) Dar gran difusión a la importancia de lavarse perfectamente las manos después de defecar; suministrar jabón y toallas de papel individuales, si no se cuenta con ellos.

**D. Repercusiones en caso de desastre:** cuando la higiene personal y el saneamiento ambiental son insuficientes, puede haber un problema potencial (véase Fiebre tifoidea).

**E. Medidas internacionales:** Centros Colaboradores de la OMS.

---

# SÍFILIS
## I. SÍFILIS VENÉREA
(Lúes)

**CIE-9 090-096; CIE-10 A50-A52**

**1. Descripción** – Treponematosis aguda y crónica que se caracteriza clínicamente por una lesión primaria, una erupción secundaria que afecta la piel y las membranas mucosas, largos períodos de latencia y lesiones tardías en la piel, los huesos, las vísceras y el sistema nervioso central y el cardiovascular. La lesión primaria (chancro) aparece unas tres semanas después de la exposición, en la forma de una úlcera indolora e indurada, con exudado seroso, en el sitio de la invasión inicial. Antes de la lesión inicial se produce la invasión del torrente sanguíneo, y generalmente surgen ganglios linfáticos satélites, indoloros, no fluctuantes y firmes (bubones).

La infección puede darse sin la presencia manifiesta de un chancro, es decir, puede estar oculta en el recto o en el cuello uterino. Después de cuatro a seis semanas, incluso sin tratamiento específico, el chancro comienza a mostrar involución, y en aproximadamente un tercio de los casos no tratados puede surgir una erupción secundaria generalizada, a menudo con síntomas generales leves. Se considera como clásica la erupción maculopapulosa simétrica que abarca las palmas de las manos y las plantas de los pies, y su linfadenopatía acompañante. Las manifestaciones secundarias muestran resolución de modo espontáneo en el término de semanas a 12 meses; una vez más, aproximadamente un tercio de los casos de sífilis secundaria no tratados terminarán por ser clínicamente latentes durante semanas o años. En los primeros años de la latencia pueden reaparecer las lesiones infecciosas de la piel y de las membranas mucosas.

En cualquier momento puede producirse la enfermedad del sistema nervioso central: en la forma de meningitis sifilítica aguda en la sífilis secundaria o latente temprana, más tarde en la forma de sífilis meningovascular y, por último, en la forma de paresia o tabes dorsal. La latencia a veces persiste durante toda la vida. En otros casos, y en forma impredecible, aparecen lesiones tardías e incapacitantes (de 5 a 20 años después de la infección inicial) en la aorta (sífilis cardiovascular), o surgen gomas en la piel, las vísceras, los huesos, las superficies mucosas o en todos estos órganos. En las primeras etapas rara vez se produce la muerte o incapacidad grave; las manifestaciones tardías acortan la vida, afectan la salud y limitan la productividad de la persona. La infección concurrente por el VIH puede aumentar el riesgo de sífilis del sistema nervioso central. Es importante incluir la neurosífilis en el diagnóstico diferencial de una persona infectada por el VIH y con síntomas del sistema nervioso central.

La infección del feto se produce con gran frecuencia en las infecciones tempranas no tratadas de las mujeres embarazadas y con menor frecuencia en etapas ulteriores de la fase de latencia. A menudo ocasiona aborto o muerte del feto, y puede causar la muerte del lactante debido a parto prematuro de un producto de bajo peso al nacer, o por enfermedad sistémica. La infección congénita puede producir manifestaciones tardías, entre ellas el ataque del sistema nervioso central, que a veces ocasionan estigmas como los dientes de Hutchinson, nariz en silla de montar, tibias en sable, queratitis intersticial y sordera. La sífilis congénita puede ser asintomática, especialmente en las primeras semanas de la vida.

El diagnóstico de laboratorio de la sífilis por lo común se corrobora por estudios serológicos de la sangre y el líquido cefalorraquídeo, cuando están indicados. Las pruebas reactivas positivas con antígenos no treponémicos (tales como reagina plasmática rápida [RPR] y el método del Venereal Disease Research Laboratory [VDRL]) deben confirmarse por estudios que utilicen antígenos treponémicos (por ejemplo, absorción de anticuerpos treponémicos fluorescentes [FTA-Abs], ensayo de microhemaglutinación de anticuerpos a *Treponema pallidum* [MHA-TP] o anticuerpo hemaglutinante contra *T. pallidum* [TPHA]), cuando se disponga de ellos, para facilitar la exclusión de reacciones biológicas positivas falsas. Para la detección inicial en recién nacidos se prefiere el suero a la sangre del cordón umbilical, porque con esta última hay un mayor número de reacciones positivas falsas. El examen en campo oscuro o por contraste de fase, o la tinción de anticuerpos fluorescentes de exudados de lesiones o material aspirado de los ganglios linfáticos (si no se ha administrado antibiótico alguno) pueden confirmar la presencia de sífilis primaria y secundaria. Las pruebas serológicas por lo común no son reactivas en la etapa primaria temprana mientras persiste el chancro. El examen en campo oscuro de todas las lesiones ulcerosas de los genitales puede ser útil, en particular cuando se sospeche sífilis primaria seronegativa y temprana.

**2. Agente infeccioso** – *Treponema pallidum*, subespecie *pallidum*, una espiroqueta.

**3. Distribución** – Muy amplia. Afecta más bien a personas jóvenes, sexualmente activas. En los Estados Unidos el grupo de edad más afectado es el de 20 a 29 años. Las diferencias raciales en la incidencia reflejan más bien factores sociales que biológicos. La sífilis por lo común es más prevalente en las zonas urbanas que en las rurales, y en los hombres más que en las mujeres. La elevada prevalencia observada entre hombres homosexuales a finales del decenio de 1970 y principios del de 1980 ha disminuido a partir de 1983.

En muchas zonas de los Estados Unidos, en particular en las áreas urbanas y las rurales del sur, en 1986 comenzaron a aumentar las tasas notificadas de sífilis y de sífilis congénita, tendencia que continuó en 1990, para después disminuir. Este aumento se observó fundamentalmente en las clases socioeconómicas más bajas, en especial en adolescentes; entre los factores de riesgo están el consumo de drogas ilícitas, la prostitución, el sida y el inicio de la vida sexual a edad más temprana. Desde 1985, 1991 fue el primer año en que disminuyó el número de casos notificados de sífilis, y se desconocen las razones de tal reducción. La sífilis venérea temprana y la congénita han aumentado significativamente en gran parte del mundo desde 1957.

**4. Reservorio** – Los seres humanos.

**5. Modo de transmisión** – Durante las relaciones sexuales, por contacto directo con exudados infecciosos de lesiones iniciales húmedas, evidentes o no manifiestas, de la piel y de las membranas mucosas; la exposición casi siempre tiene lugar durante el coito. En raras ocasiones se transmite por el beso o al acariciar a niños con sífilis congénita temprana. La infección del feto desde la madre infectada suele producirse durante el embarazo por transmisión transplacentaria.

Se puede transmitir la sífilis por transfusión de sangre, si el donante está en la fase temprana de la enfermedad. En teoría, es posible contraer la infección por contacto con objetos contaminados, pero sería extraordinariamente raro. Algunos profesionales de la salud han contraído lesiones primarias en las manos después del examen clínico de lesiones infecciosas.

**6. Período de incubación** – De 10 días a 3 meses, por lo común 3 semanas.

**7. Período de transmisibilidad** – Existe transmisibilidad cuando están presentes las lesiones mucocutáneas húmedas de la sífilis primaria y secundaria. Sin embargo, la diferencia entre las dos etapas infecciosas mencionadas y la etapa latente temprana no infecciosa de la enfermedad es algo arbitraria en lo tocante a la transmisibilidad, porque las lesiones en las etapas primaria y secundaria tal vez no se adviertan en el individuo infectado. Las lesiones de la sífilis secundaria pueden reaparecer con frecuencia cada vez menor, en un lapso de hasta cuatro años después de la infección. Sin embargo, la transmisión de la infección es rara después del primer año. Por esto, en los Estados Unidos la sífilis infecciosa temprana suele definirse como la que termina después del primer año de la infección.

La transmisión de la sífilis de la madre al feto es más probable si ella está en la fase temprana de la enfermedad, pero puede producirse durante todo el período de latencia. Los pequeños infectados pueden tener lesiones mucocutáneas húmedas, más generalizadas que en la sífilis del adulto, y constituyen una fuente posible de infección.

**8. Susceptibilidad y resistencia** – La susceptibilidad es universal, aunque solo cerca de 30% de las exposiciones culminan en infección. La infección genera inmunidad contra *Treponema pallidum* en forma gradual y, en cierta medida, contra treponemas heterólogos. A menudo no se genera inmunidad si el paciente se ha sometido a tratamiento temprano en las fases primaria y secundaria. La infección concurrente por el VIH puede aminorar la respuesta normal del huésped contra *T. pallidum*.

**9. Métodos de control** –

A. *Medidas preventivas:* en términos generales, las siguientes medidas preventivas se aplican contra todas las enfermedades de transmisión sexual (ETS), a saber: sífilis, infección por el VIH, chancroide, linfogranuloma venéreo, granuloma inguinal, gonorrea, infección por virus del herpes simple, infecciones genitales por el virus del papiloma humano (verrugas genitales), tricomoniasis, vaginosis bacteriana, hepatitis B de transmisión sexual, enfermedades causadas por *Chlamydia* y micoplasmas genitales.

La importancia de la detección temprana y el tratamiento eficaz de los pacientes de sífilis en fase transmisible y de sus contactos no debe impedir que se busque a las personas con sífilis latente, para evitar recaídas e incapacidad por las manifestaciones tardías.

1) A nivel comunitario, promoción de medidas generales para fomentar la salud, y educación para la salud y sexual que recalque la conveniencia de diferir el inicio de la actividad sexual hasta la etapa en que se alcance la madurez sexual; destacar la importancia de establecer relaciones monógamas mutuas y disminuir el número de parejas sexuales. Las pruebas serológicas para detectar la sífilis deben formar parte de la investigación de todos los casos de enfermedades de transmisión sexual y ser parte habitual de los estudios prenatales. En la población con prevalencia elevada, la sífilis congénita se previene por estudios serológicos al comienzo y al final del embarazo y durante el parto, y el tratamiento de los reactores positivos.

2) Protección de la comunidad, evitando y controlando las enfermedades de transmisión sexual en los trabajadores sexuales y en sus clientes, disuasión de la promiscuidad sexual (múltiples parejas; actos sexuales con extraños, sujetos anónimos o casuales), y mediante la enseñanza de métodos de profilaxis personal aplicables antes, durante y después de la exposición, especialmente el empleo adecuado y constante de condones.

3) Proveer servicios de diagnóstico y tratamiento tempranos; fomentar su utilización mediante la educación de la población en cuanto a los síntomas de las enfermedades de transmisión sexual y los modos de propagación, y hacer que dichos servicios sean culturalmente apropiados, accesibles y aceptables fácilmente, sea cual sea la situación económica. Emprender programas intensivos de detección de casos, que incluyan entrevistas con los pacientes y notificación de contactos sexuales; para la sífilis, practicar exámenes serológicos repetidos de detección a grupos especiales con elevada incidencia de enfermedades de transmisión sexual. Llevar a cabo la vigilancia serológica de los casos para descartar otras infecciones de transmisión sexual, como la causada por el VIH.

B. *Control del paciente, de los contactos y del ambiente inmediato:*

1) Notificación a la autoridad local de salud: la notificación de los casos de sífilis infecciosa temprana y de sífilis congénita se exige en todos los estados de los Estados Unidos y con criterio variable en otros países, Clase 2A (véase Notificación de Enfermedades Transmisibles); en muchos estados de los Estados Unidos se exige la notificación de exámenes serológicos (reactivos) y de campo oscuro positivos hechos por los laboratorios. Debe respetarse la intimidad de la persona.

2) Aislamiento: en los pacientes hospitalizados, seguir las precauciones universales respecto a sangre y secreciones corporales. Los pacientes deben abstenerse de tener relaciones sexuales mientras no se complete el tratamiento y no desaparezcan las lesiones, y después deben evitar esas relaciones con sus parejas previas que no hayan sido examinadas ni tratadas, para no reinfectarse.

3) Desinfección concurrente: ninguna, en los casos debidamente tratados; se tendrá cuidado de evitar el contacto con secreciones de las lesiones abiertas u objetos contaminados con las mismas.

4) Cuarentena: ninguna.

5) Inmunización de los contactos: no se cuenta con ella.

6) Investigación de los contactos y de las fuentes de infección: el aspecto fundamental para lograr el éxito en cualquier campaña para el control de la sífilis es la entrevista con los pacientes para identificar a los contactos sexuales de los que se adquirió la infección y a las personas a las que el paciente pudo haber infectado. Los entrevistadores expertos son los que logran los mejores resultados. La fase en que se encuentra la enfermedad es el factor que rige el criterio para la notificación de los contactos sexuales: a) en el caso de la sífilis primaria, todos los contactos sexuales durante los tres meses anteriores al comienzo de los síntomas; b) en el de la sífilis secundaria, los contactos durante los seis meses anteriores; c) en el de la sífilis latente temprana, los de los 12 meses anteriores, si es imposible precisar la fecha en que se produjeron las lesiones primaria y secundaria; d) en el caso de la sífilis tardía y latente tardía, los cónyuges y los hijos de las madres infectadas, y e) en el de la sífilis congénita, todos los miembros inmediatos de la familia. Todos los contactos sexuales identificados de casos confirmados de sífilis temprana que hayan estado expuestos durante los 90 días anteriores al examen deben recibir tratamiento. Los enfermos y sus parejas sexuales deben ser alentados para que obtengan consejo y se hagan exámenes para detectar infección por el VIH.

Los hijos de todas las madres serorreactivas deben ser tratados con penicilina, si es imposible confirmar que la madre recibió tratamiento adecuado antes del último mes del embarazo.

7) Tratamiento específico: la administración de penicilina G de acción prolongada (benzatina), en una sola dosis de 2,4 millones de unidades aplicada por vía intramuscular

el día del diagnóstico de la sífilis primaria, secundaria o latente temprana, garantiza la eficacia del tratamiento, aun cuando el paciente no regrese.

Otro tratamiento en el caso de que los pacientes sean alérgicos a la penicilina, y en ausencia de embarazo, es la administración por vía oral de 100 mg de doxiciclina dos veces al día durante 14 días, o de 500 mg de tetraciclina por vía oral cuatro veces al día durante 14 días.

Los estudios serológicos son importantes para cerciorarse de que el tratamiento sea adecuado; las pruebas se deben repetir a los tres y seis meses después del tratamiento, y más tarde si es necesario. En los pacientes infectados por el VIH, las pruebas deben repetirse a los 30, 60 y 90 días y, después de ese lapso, a intervalos de tres meses. Cualquier aumento al cuádruple del título denota la necesidad de volver a tratar al paciente.

El hecho de que las pruebas no treponémicas no muestren una disminución a la cuarta parte tres meses después del tratamiento de la sífilis primaria o secundaria permite identificar a las personas en peligro de fracaso terapéutico. En las fases tardías de la sífilis están indicadas dosis mayores y períodos más largos de tratamiento (por ejemplo, 2,4 millones de unidades de penicilina benzatina por vía intramuscular cada semana durante tres semanas, en total 7,2 millones de unidades). Hay que prestar atención al análisis del líquido cefalorraquídeo, especialmente si existe un mayor riesgo de neurosífilis: en las personas en quienes el tratamiento no ha sido eficaz, en las personas infectadas por el VIH y en los pacientes con signos neurológicos.

En caso de neurosífilis, cabe administrar penicilina G cristalina acuosa, a razón de 3 a 4 millones de unidades cada cuatro horas por vía intravenosa durante 10 a 14 días (de 18 a 24 millones de unidades diariamente). Otro tratamiento consiste en administrar de 2 a 4 millones de unidades de penicilina procaína por vía intramuscular diariamente, y además 500 mg de probenecida por vía oral cuatro veces al día, durante 10 a 14 días. Los buenos resultados del tratamiento deben corroborarse por vigilancia de los títulos serológicos y estudios apropiados del líquido cefalorraquídeo cada seis meses, hasta que el recuento celular sea normal.

En el caso de embarazadas alérgicas a la penicilina, es necesario confirmar por medio de pruebas cutáneas la alergia a los determinantes mayor y menor de la penicilina, si se cuenta con los antígenos para la prueba. La eritromicina se puede utilizar en las embarazadas alérgicas a la penicilina, pero su uso conlleva un elevado índice de fracasos. Los pacientes con alergia confirmada a la penicilina pueden ser desensibilizados y recibir después la dosis usual de penicilina que corresponda a la fase de su sífilis.

En la sífilis congénita temprana, el tratamiento incluye penicilina G cristalina acuosa, a razón de 50 000 unidades por kg de peso al día, por vía intravenosa o intramuscular cada 12 horas en los primeros siete días de vida, y después de esa fecha, cada 8 horas durante 10 a 14 días. En la sífilis congénita tardía, si el líquido cefalorraquídeo es normal y no hay ataque del sistema nervioso, puede tratarse a los niños como si tuvieran sífilis latente. Si hay anormalidades en el líquido cefalorraquídeo, hay que practicar el tratamiento para la neurosífilis: 200 000 unidades por kg de peso al día, de penicilina G cristalina acuosa cada seis horas durante 10 a 14 días.

**C. Medidas en caso de epidemia:** intensificación de las medidas descritas en los apartados 9A y 9B.

**D. Repercusiones en caso de desastre:** ninguna.

**E. Medidas internacionales:**
1) Examen de los grupos de adolescentes y de adultos jóvenes que provienen de zonas con elevada prevalencia de infecciones por treponemas.
2) Cumplimiento de convenios internacionales (por ejemplo, el Acuerdo de Bruselas) respecto a registros, suministro de servicios de diagnóstico y tratamiento, y entrevistas con los contactos en los puertos, como los marineros de buques mercantes extranjeros.
3) Medidas que faciliten el intercambio internacional rápido de información relativa a los contactos.
4) Centros Colaboradores de la OMS.

# II. SÍFILIS ENDÉMICA NO VENÉREA     CIE-9 104.0; CIE-10 A65
(Bejel, Njovera)

**1. Descripción** – Enfermedad aguda con distribución geográfica limitada, que se caracteriza clínicamente por erupción de la piel y de las membranas mucosas, por lo general sin una llaga primaria manifiesta. Con frecuencia, las primeras lesiones son placas mucosas en la boca, a las que pronto siguen pápulas húmedas en los pliegues cutáneos y lesiones más secas en el tronco y en las extremidades. Otras lesiones incipientes en la piel son las de tipo macular o papular, a menudo hipertróficas, y con frecuencia circinadas, que se asemejan a las de la sífilis venérea. Es común la hiperqueratosis plantar y palmar, a menudo con grietas dolorosas, y también la despigmentación e hiperpigmentación irregular de la piel y la alopecia. Las lesiones inflamatorias o destructivas de la piel, de los huesos largos y de la nasofaringe son manifestaciones tardías. A diferencia de la sífilis venérea, raras veces ataca los sistemas nervioso y cardiovascular. La tasa de letalidad es baja.

La presencia de microorganismos se demuestra en las lesiones mediante examen de campo oscuro en la fase temprana de la enfermedad. Las pruebas serológicas para la sífilis son reactivas en las fases tempranas, lo siguen siendo durante muchos años, y poco a poco tienden a volverse negativas; la respuesta al tratamiento es igual que en la sífilis venérea.

**2. Agente infeccioso** – *Treponema pallidum,* subespecie *endemicum,* una espiroqueta prácticamente idéntica a la que causa la sífilis.

**3. Distribución** – Enfermedad común de la niñez en zonas localizadas donde privan niveles socioeconómicos bajos y deficiencia en el saneamiento y en la vivienda. Se presenta en los países del Mediterráneo oriental y de Asia; en África existen numerosos focos, particularmente en las regiones áridas.

**4. Reservorio** – Los seres humanos.

**5. Modo de transmisión** – Por contacto directo o indirecto con lesiones incipientes e infectantes de la piel y de las membranas mucosas; esto último es facilitado con el empleo común de utensilios para comer y beber y, en términos generales, por deficiencias en la higiene. No existe la transmisión congénita.

**6. Período de incubación** – De dos semanas a tres meses.

**7. Período de transmisibilidad** – Hasta que desaparezcan las erupciones húmedas de la piel y las placas mucosas; a veces dura varias semanas o meses.

**8. Susceptibilidad y resistencia** – Semejantes a las de la sífilis venérea.

**9. Métodos de control** –

A. *Medidas preventivas:* las que se recomiendan contra las treponematosis no venéreas. Véase Frambesia, 9A.

B. *Control del paciente, de los contactos y del ambiente inmediato:*
   1) Notificación a la autoridad local de salud: debe hacerse en zonas endémicas determinadas; en la mayoría de los países no es una enfermedad de notificación obligatoria, Clase 3B (véase Notificación de Enfermedades Transmisibles).
   2), 3), 4), 5), 6) y 7) Aislamiento, Desinfección concurrente,

Cuarentena, Inmunización de los contactos, Investigación de los contactos y de la fuente de infección y Tratamiento específico: consúltese Frambesia, 9B, cuyas medidas son aplicables a todas las treponematosis no venéreas.

C. **Medidas en caso de epidemia:** intensificación de las actividades de prevención y control.

D. **Repercusiones en caso de desastre:** ninguna.

E. **Medidas internacionales:** véase Frambesia, 9E. Centros Colaboradores de la OMS.

---

# SÍNDROME DE INMUNODEFICIENCIA ADQUIRIDA
CIE-9 042-044;
CIE-10 B20-B24

(Infección por el virus de la inmunodeficiencia humana, sida)

**1. Descripción** – El sida es un síndrome clínico grave, que fue identificado como tal en 1981. El síndrome representa la última etapa clínica de la infección por el virus de la inmunodeficiencia humana (VIH). En el término de semanas a meses después de la infección por el virus, muchas personas terminan por presentar una enfermedad aguda de curso limitado similar a la mononucleosis, que dura de una a dos semanas. Después de ese período, las personas infectadas pueden permanecer asintomáticas durante meses o años antes de que aparezcan otras manifestaciones clínicas. La gravedad de las infecciones oportunistas vinculadas con el VIH o de cánceres ulteriores, en términos generales, guarda relación directa con el grado de disfunción del sistema inmunitario. Se han identificado más de una docena de infecciones oportunistas y diversos cánceres, que constituyen indicadores suficientemente específicos de la inmunodeficiencia subyacente, y que fueron incluidos en la definición inicial de caso de sida elaborada por los CDC en los Estados Unidos en 1982. Estas enfermedades, si se diagnosticaban por medio de técnicas histológicas o de cultivo estándares, o ambas, cumplían con la definición del sida de los CDC para vigilancia si se habían descartado otras causas identificadas de la inmunodeficiencia.

En 1987 se revisó la definición mencionada para incluir más enfermedades indicadoras y para aceptar como diagnóstico presuntivo algunas de las enfermedades indicadoras si en las pruebas de laboratorio se detectaban signos de infección por el VIH. En 1993, los CDC volvieron a revisar la definición de caso de sida para vigilancia, de modo que incluyera más enfermedades indicadoras. Además, se considera como caso de sida a todo individuo infectado por el VIH con un número de linfocitos CD4+ menor de 200/mm$^3$, o un porcentaje de linfocitos T CD4+ del total de linfocitos menor de 14%, independientemente de su estado clínico. Salvo el criterio sobre la disminución del número de linfocitos CD4, la definición hecha por los CDC en 1993 ha sido aceptada ampliamente para uso clínico en casi todos los países desarrollados, aunque sigue siendo demasiado compleja para usar en los países en desarrollo. Estos últimos, a menudo carecen de instalaciones adecuadas de laboratorio para el diagnóstico histológico o por cultivo de las enfermedades indicadoras "sustitutas" específicas. En 1994, la OMS revisó una definición de caso de sida en África para usar en países en desarrollo; esta definición incorpora métodos serológicos de detección del VIH, si se dispone de ellos, e incluye algunas enfermedades indicadoras, aceptándolas como entidades diagnósticas en individuos seropositivos. Las manifestaciones clínicas del VIH en los lactantes y en los niños de corta edad se superponen con el retraso del crecimiento, las inmunodeficiencias hereditarias y otros problemas de salud en la infancia. En los Estados Unidos, los CDC y la OMS han publicado definiciones de caso para niños (sida).

Se ha estimado que la proporción de personas infectadas por el VIH, que no han recibido tratamiento contra este virus y que al final presentarán sida, excede de 90%. En caso de no recibir tratamiento eficaz contra el virus, la tasa de letalidad es muy alta: en los países desarrollados, casi todos los pacientes (de 80 a 90%) han muerto en el término de tres a cinco años después del diagnóstico de sida. Sin embargo, el empleo rutinario de fármacos profilácticos para impedir la neumonía por *Pneumocystis carinii* y otras infecciones oportunistas en los Estados Unidos y en casi todos los países desarrollados, ha permitido diferir la aparición del sida y la muerte en forma significativa, antes de que se disponga sistemáticamente de un tratamiento eficaz contra el VIH.

Desde 1985 se cuenta en el comercio con métodos serológicos para detectar anticuerpos contra el VIH, y la prueba de detección inicial más utilizada (enzimoinmunoensayo o ELISA) es muy sensible y específica. Sin embargo, si la prueba muestra reactividad, debe suplementarse con otra más específica, como la de Western blot o de inmunofluorescencia indirecta. La falta de reactividad de una prueba suplementaria es un argumento en contra de la primera prueba de enzimoinmunoensayo reactiva; la reacción positiva la refuerza y, en caso de un resultado indeterminado con la técnica de Western blot, son necesarios nuevos estudios. En vez del empleo sistemático de las pruebas Western blot y de inmunofluorescencia indirecta, la OMS recomienda recurrir a otro método de enzimoinmunoensayo cuya metodología, características antigénicas o ambos factores sean independientes de los métodos de enzimoinmunoensayo iniciales. Ante la importancia extrema que para la persona tiene la positividad de una prueba de anticuerpos contra el VIH, se recomienda confirmar la primera prueba positiva con una segunda muestra del paciente, de tal forma que se eliminen las posibilidades de equívocos en el etiquetado y errores de transcripción.

Casi todas las personas infectadas por el VIH generan anticuerpos detectables en el término de uno a tres meses de la infección; en ocasiones, se observa un período más largo, hasta de seis meses, y solo en casos muy raros algunas personas terminan por generar anticuerpos después de ese lapso. Se dispone de otras pruebas para detectar infecciones por el VIH durante el período que transcurre después de la infección pero antes de la seroconversión, como son las pruebas serológicas para identificar antígeno circulante VIH (p24) y la reacción en cadena de la polimerasa para identificar secuencias del ácido nucleico vírico. El período sin manifestaciones clínicas ni de laboratorio que media entre la detección más temprana posible del virus y la seroconversión es breve (menos de dos semanas) y, por esa causa, rara vez se confirma por dichas pruebas el diagnóstico de infección por el VIH. Sin embargo, estas pruebas son particularmente útiles para diagnosticar la infección por el VIH en neonatos y lactantes de corta edad cuyas madres están infectadas, porque los anticuerpos maternos contra el virus, transferidos de manera pasiva al niño, suelen originar resultados positivos falsos en las pruebas de enzimoinmunoensayo contra el VIH aun hasta los 15 meses de vida. Se usa más a menudo el número absoluto de linfocitos T auxiliares (CD4+) o su porcentaje, para valorar la intensidad de la infección por el VIH y así auxiliar a los clínicos en la toma de decisiones terapéuticas.

**2. Agente infeccioso** – El virus de la inmunodeficiencia humana (VIH), que es un retrovirus. Se han identificado dos tipos: tipo 1 (VIH-1) y tipo 2 (VIH-2). Desde los puntos de vista serológico y geográfico estos virus son relativamente diferentes, pero comparten algunas características epidemiológicas. La patogenicidad del VIH-2 es menor que la del VIH-1.

**3. Distribución** – El sida fue identificado por primera vez en 1981, como una entidad clínica propia; sin embargo, en retrospectiva, en los Estados Unidos y en otras zonas del mundo (Haití, África y Europa) se produjeron casos aislados en el decenio de 1970. A finales de 1999, en los Estados Unidos se habían notificado más de 700 000 casos de sida. Estados Unidos tiene el mayor número de casos registrados, pero las cifras acumulativas y anuales estimadas de casos de sida son mucho mayores en casi todos los países de África subsahariana. La OMS calcula que para 1999 se habían producido en promedio 13 millones de casos de sida en el mundo (aproximadamente dos terceras partes en los países de África subsahariana).

En los Estados Unidos, en los últimos 10 años se ha observado un cambio en la distribución de casos de sida, con base en los comportamientos o factores de riesgo. Si bien la epidemia sigue afectando más a los hombres que tienen relaciones sexuales con otros hombres, las tasas más altas de incremento en los casos notificados de sida en la segunda mitad del decenio de 1990 se han observado en mujeres y grupos de población minoritarios. En 1993, el sida surgió como la causa principal de muerte en estadounidenses de 25 a 44 años, pero descendió al segundo lugar en 1996, cuando fue desplazado por las lesiones no intencionales. Sin embargo, la infección por el VIH sigue siendo la causa principal de muerte en varones y mujeres de raza negra de 25 a 44 años. La disminución en las cifras de incidencia y de muerte por sida en los Estados Unidos desde mediados del decenio de 1990 puede atribuirse en buena parte a la terapia antirretrovírica más eficaz, si bien han intervenido en alguna medida los esfuerzos de prevención y la evolución natural de la epidemia. La infección por el VIH y el sida vinculados con la inyección de drogas siguen teniendo importancia fundamental en la epidemia de infección por el VIH que afecta a los grupos minoritarios de color en los Estados Unidos. La transmisión heterosexual del VIH se ha incrementado de manera sostenida y constante en dicho país, y es el modo predominante de transmisión del virus en todos los países en desarrollo. La enorme diferencia del acceso a la terapia con antirretrovíricos en países desarrollados y en países en desarrollo se refleja en la disminución de la cantidad anual de muertes por sida verificada en los primeros desde mediados del decenio de 1990, en comparación con el incremento anual siempre constante de la cifra de defunciones por esa causa en casi todos los países en desarrollo que tienen una elevada prevalencia de ataque del VIH.

En los Estados Unidos y en otros países desarrollados occidentales, la incidencia anual de ataque por el VIH disminuyó extraordinariamente poco antes de mediados de 1980, y desde esa fecha ha permanecido en un nivel relativamente bajo. Sin embargo, en los países más afectados de África subsahariana, la incidencia anual del VIH siguió siendo alta en los decenios de 1980 y 1990. Fuera de esos países africanos, las tasas elevadas de prevalencia de infección por el VIH (más de 1%) en la población total de 15 a 49 años se observaron solo en algunos países de la zona del Caribe y en el sur y sudeste de Asia. De los 33,4 millones de personas que, según las estimaciones, viven con VIH/sida en todo el mundo en 1999, se ha calculado que hay 22,5 millones en países de África subsahariana, 6,7 millones en el sur y el sudeste de Asia, 1,4 millones en América Latina y 665 000 en los Estados Unidos. En el mundo, el sida ha ocasionado más de 14 millones de muertes, incluidos 2,5 millones en 1998. El VIH-1 es el más prevalente en todo el mundo; se ha detectado VIH-2 sobre todo en el occidente de África, y algunos casos en países vinculados epidemiológicamente con esta zona.

**4. Reservorio** – Los seres humanos.

**5. Modo de transmisión** – El virus de la inmunodeficiencia humana se transmite de una persona a otra, por contacto sexual; al compartir agujas y jeringas contaminadas por el virus; por la transfusión de sangre infectada o hemoderivados, y por el trasplante de órganos y tejidos infectados por el VIH. A veces se ha identificado el virus en la saliva, las lágrimas, la orina y las secreciones bronquiales, pero no se ha notificado la transmisión después del contacto con tales secreciones. El peligro de transmisión del VIH por las relaciones sexuales es mucho menor que el de la mayor parte de los demás agentes de transmisión sexual. Sin embargo, la presencia de una enfermedad concomitante de transmisión sexual, en particular la que muestra úlceras, como un chancroide, facilita en gran medida la transmisión del virus. Los factores determinantes básicos de la transmisión sexual del VIH son los patrones y la prevalencia de comportamientos de riesgo sexual, tales como las relaciones sexuales sin protección, con varios compañeros sexuales, concurrentes o consecutivos. Ningún dato de estudios de laboratorio o de tipo epidemiológico indica que se haya transmitido la infección por el VIH por picaduras de insectos. El riesgo de transmisión por prácticas de sexo oral no se puede cuantificar con facilidad, pero al parecer es muy bajo.

Se sabe que de 15 a 30% de los niños nacidos de madres infectadas por el VIH se infectan antes, durante o poco después del parto; el tratamiento de las gestantes con antirretrovíricos como la zidovudina disminuye significativamente las infecciones de los lactantes. Estos pueden contraer la infección si son amamantados por su madre infectada, y dicha práctica explica hasta la mitad de los casos de transmisión del VIH de la madre al hijo. Después de la exposición directa del personal de salud a sangre infectada por el VIH por lesión con agujas u otros objetos punzantes, la tasa de seroconversión es menor de 0,5%, mucho más baja que la del riesgo de infección por el virus de la hepatitis B (aproximadamente de 25%), después de una exposición similar.

**6. Período de incubación** – Es variable. Se sabe que suelen transcurrir de uno a tres meses desde el momento de la infección hasta la aparición de anticuerpos detectables, pero el lapso que va desde la infección por el VIH hasta el diagnóstico de sida varía desde menos de 1 año a 15 años o más. Sin tratamiento antirretrovírico efectivo, cerca de la mitad de los adultos infectados tendrá sida 10 años después de la infección. La mediana del período de incubación en los lactantes infectados es más breve que en los adultos. La mayor disponibilidad de antirretrovíricos eficaces desde mediados del decenio de 1990 ha disminuido significativamente la aparición y evolución del sida en los Estados Unidos y en muchos otros países desarrollados.

**7. Período de transmisibilidad** – Se desconoce; se supone que comienza muy poco después de iniciarse la infección por el VIH y que dura toda la vida. Las pruebas epidemiológicas sugieren que la infecciosidad aumenta conforme se agrava la deficiencia inmunitaria y los síntomas clínicos, y por la presencia de otras enfermedades de transmisión sexual. Estudios epidemiológicos indican que la infecciosidad es alta en el período inicial que sigue a la infección.

**8. Susceptibilidad y resistencia** – Se desconoce, pero se supone que la susceptibilidad es general. La raza, el sexo y el embarazo al parecer no modifican la susceptibilidad a la infección por el VIH o el sida. La presencia de otras infecciones de transmisión sexual, en especial las que se acompañan de úlceras, puede agravar la susceptibilidad, así como la presencia del prepucio (no haber practicado la circuncisión). Este último factor quizá se vincule con un nivel general de higiene del pene. No se ha dilucidado si los africanos evolucionan desde la infección por el VIH hasta la aparición de sida con mayor rapidez que otras poblaciones. El único factor aceptado que modifica en grado significativo la evolución de la infección vírica hasta la aparición de sida, es la edad que tiene la persona en el momento de la infección inicial. Los adolescentes y los varones y mujeres adultos que se infectan en edad temprana, evolucionan con mayor lentitud hasta la aparición del sida, que los infectados en edades posteriores.

Las posibles interacciones entre el VIH y otros agentes patógenos infectantes ha originado enorme preocupación entre los médicos y especialistas de salud pública. La única interacción importante identificada hasta la fecha es con la infección por *Mycobacterium tuberculosis (Mtbc)*. Las personas con infección latente por *Mtbc* infectadas también con el VIH terminan por presentar tuberculosis clínica con mayor frecuencia. En vez del riesgo permanente del 10% de desarrollar tuberculosis, de 60 a 80% de los adultos con las dos infecciones pueden mostrar a la larga tuberculosis. Dicha interacción ha originado una pandemia paralela de tuberculosis; en algunas poblaciones urbanas de África subsahariana en que de 10 a 15% de la población de adultos tiene las dos infecciones (por VIH y *Mtbc*), las cifras anuales de tuberculosis aumentaron de 5 a 10 veces en la segunda mitad del decenio de 1990. No existen datos concluyentes que señalen que cualquier infección, incluida la causada por *Mtbc*, acelera la progresión hasta el sida en personas infectadas por el VIH.

**9. Métodos de control –**

A. *Medidas preventivas:* el programa de prevención del VIH/sida será solo eficaz si se logra un compromiso político y comunitario absoluto para cambiar o disminuir (o ambas cosas) los comportamientos de alto riesgo de contagio del VIH.

1) La educación para la salud, tanto del público general como la que se imparte en las escuelas, debe hacer hincapié en que la actividad sexual con varios compañeros, sobre todo concurrentes o consecutivos, así como el compartir instrumentos para inyectarse drogas, aumenta el riesgo de infección por el VIH. También se debe brindar a los estudiantes los conocimientos y los medios necesarios para evitar conductas peligrosas o disminuir su frecuencia. Para los jóvenes en edad escolar deben crearse programas que tomen en consideración las necesidades y los niveles de desarrollo de los estudiantes y de las personas que no asisten a las escuelas. También hay que ocuparse de satisfacer las necesidades específicas de los grupos minoritarios, de las personas cuya lengua materna es diferente, y de las que tienen deficiencias visuales o auditivas.

2) La única forma segura de evitar la infección por contacto sexual es la abstención o la práctica de relaciones sexuales monogámicas con una persona que no esté infectada. De lo contrario, es importante utilizar en forma correcta condones de látex cada vez que la persona tenga contacto sexual vaginal, anal u oral. Los condones de látex con lubricantes hidrófilos disminuyen el peligro de transmisión sexual.

3) La ampliación de las instalaciones para el tratamiento de los usuarios de drogas podría disminuir la transmisión del VIH. Se han evaluado programas para enseñar métodos de descontaminación a quienes utilizan agujas, y programas centrados en el "intercambio de agujas"; ambos han demostrado ser eficaces.

4) Los servicios de orientación y de pruebas para detectar el VIH en forma anónima, confidencial, o de ambas maneras, están en operación en todos los estados de los Estados Unidos. En las clínicas para el tratamiento de enfermedades de transmisión sexual, tuberculosis y drogadicción, deben brindarse servicios de orientación, pruebas voluntarias para detectar el VIH y envío a consulta médica; también se brindarán estos servicios a quienes acuden a los centros de atención prenatal o de planificación familiar, en las instituciones donde se atiende a varones homosexuales, y en las comunidades en que la seroprevalencia del VIH es alta. Es importante recomendar a las personas sexualmente activas que soliciten de inmediato tratamiento de las enfermedades de transmisión sexual.

5) Todas las embarazadas deben recibir en los comienzos del embarazo consejos referentes al contagio del VIH, y se las alentará a someterse a pruebas para detectar la infección por el virus como parte corriente de la atención prenatal estándar; en las mujeres con resultados positivos habrá que evaluar la necesidad de administrar zidovudina (ZDV) para evitar la transmisión prenatal y perinatal del VIH.

6) La Administración de Alimentos y Medicamentos de los Estados Unidos de América (FDA) ha elaborado normas para evitar la contaminación del plasma y la sangre con el VIH. Es necesario examinar todas las unidades de sangre donada en busca de anticuerpos contra el VIH, y solamente podrá utilizarse la sangre que muestre resultados negativos. Las personas que hayan tenido conductas que supongan el riesgo de infección por el VIH no deben donar plasma, sangre, órganos para trasplante, tejidos o células (incluido semen para inseminación artificial). Las organizaciones que reúnen sangre, plasma u otros órganos (incluidos los bancos de semen, leche o huesos) deben transmitir esta recomendación a los posibles donantes, y someter a prueba a todos los donantes. Cuando sea posible, el semen, la leche o los huesos donados deben congelarse y conservarse durante tres a seis meses. Puede considerarse que los donantes cuyos estudios arrojaron resultados negativos después de ese intervalo, no estaban infectados para la fecha de la donación.

7) Los médicos deben cumplir estrictamente las indicaciones clínicas para transfusiones. Hay que alentar el empleo de las transfusiones autólogas.

8) Se utilizarán solamente los productos con factores de coagulación que hayan sido sometidos a pruebas de detección sistemática del VIH y tratados para inactivarlo.

9) Se tomarán medidas estrictas para la manipulación, el empleo y la eliminación de jeringas y otros instrumentos cortantes. El personal de salud debe utilizar guantes de látex, protectores oculares y otro equipo individual de protección para evitar el contacto con sangre o líquidos visiblemente sanguinolentos. Cualquier gota de sangre del paciente que entre en contacto con la piel del personal de salud debe limpiarse con agua y jabón inmediatamente. Las precauciones anteriores deben practicarse al atender a **todos** los enfermos y en todos los métodos de laboratorio ("precauciones universales").

10) La OMS recomienda la vacunación de todos los niños asintomáticos infectados por el VIH, con las vacunas del

Programa Ampliado de Inmunización; los que tienen síntomas no deben recibir la vacuna BCG. En los Estados Unidos, no se recomienda usar la vacuna BCG ni la antipoliomielítica oral en niños infectados por el VIH, sean cuales fueren sus síntomas; en todos los niños infectados por el VIH se recomienda utilizar la vacuna MMR (sarampión-parotiditis-rubéola) de virus vivos.

B. *Control del paciente, de los contactos y del ambiente inmediato:*

1) Notificación a la autoridad local de salud: en todas las jurisdicciones de salud en los Estados Unidos y en la mayoría de los países es obligatoria la notificación oficial de los casos de sida. Muchos estados de los Estados Unidos también han puesto en marcha la notificación obligatoria de las infecciones por el VIH. En algunos países o provincias puede requerirse a veces la notificación oficial, Clase 2B (véase Notificación de Enfermedades Transmisibles).

2) Aislamiento: el aislamiento de la persona infectada por el VIH es innecesario, ineficaz e injustificado. En todos los pacientes hospitalizados se deben aplicar las precauciones universales (véase el Glosario). Hay que poner en práctica precauciones adicionales y adecuadas para otras infecciones específicas que surgen en los pacientes de sida.

3) Desinfección concurrente: del equipo contaminado con sangre y líquidos corporales, y de la excreta y las secreciones visiblemente contaminadas con sangre y con dichos líquidos; se utilizará para ello lejía o germicidas tuberculicidas.

4) Cuarentena: ninguna. Los enfermos y sus parejas sexuales no deben donar sangre, plasma, órganos para trasplante, tejidos, células, semen para inseminación artificial ni leche materna para bancos de leche humana.

5) Inmunización de los contactos: ninguna.

6) Investigación de los contactos y de la fuente de infección: en los Estados Unidos, en la medida de lo posible, el individuo infectado por el VIH debe notificar esta situación a sus contactos sexuales y compañeros con quienes ha compartido agujas. La notificación por parte del personal de salud se justifica solamente si el paciente, después de haber recibido los consejos y orientación apropiados, sigue oponiéndose a revelar la situación a su pareja, y si el prestador de servicios de salud tiene la seguridad de que no causará daño al caso índice al avisar al cónyuge o compañero. Es importante tomar medidas para proteger la confidencialidad del paciente.

7) Tratamiento específico: están indicados el diagnóstico temprano de la infección y el envío oportuno para evaluación médica. Consúltense las fuentes más actuales de información en cuanto a medicamentos, esquemas terapéuticos y dosis apropiadas. En los Estados Unidos, una de las dependencias de los CDC, la National AIDS Clearinghouse (1-800-458-5231) con página de Internet Clearinghouse World Wide Web, *http://www.cdcnpin.org*, se encarga de actualizar periódicamente las pautas de tratamiento de la infección por el VIH y del sida.

a) Antes de que se contara con antirretrovíricos relativamente eficaces, disponibles en los Estados Unidos sistemáticamente hacia la mitad del decenio de 1990, solo se disponía de tratamiento contra las enfermedades oportunistas que eran consecuencia de la infección por el VIH. Se recomienda el uso profiláctico de trimetoprima-sulfametoxazol por vía oral, junto con pentamidina en aerosol como un refuerzo menos eficaz, para evitar la neumonía por *P. carinii*. En toda persona infectada por el VIH deberán efectuarse pruebas cutáneas tuberculínicas y evaluaciones para determinar la presencia de enfermedad activa. Si se detecta tuberculosis activa, hay que administrar tratamiento antituberculoso, pero si no se la detecta, los individuos con positividad a la tuberculina, o que son anérgicos pero que en fecha reciente estuvieron expuestos a la infección, deben recibir isoniazida durante 12 meses como medida preventiva.

b) La decisión de emprender o cambiar el uso de antirretrovíricos debe orientarse sobre la base de la revisión constante de los parámetros de laboratorio que incluya la carga viral, es decir, ARN del VIH en plasma y el número de linfocitos T CD4+, y la valoración del estado clínico del enfermo. Los resultados de estas dos pruebas de laboratorio constituyen una información importante sobre el estado virológico e inmunológico de la persona y el peligro de que el cuadro evolucione y llegue al sida. Una vez tomada la decisión de emprender el tratamiento antirretrovírico, este debe ser intensivo y orientado hacia la máxima supresión de los virus. En términos generales, habrá que utilizar en los comienzos un inhibidor de la proteasa y dos inhibidores no nucleósidos de la transcriptasa inversa. Es posible utilizar otros regímenes, pero se los considera subóptimos.

Los adolescentes y las embarazadas deben recibir consideraciones especiales, y en ellos hay que emplear regímenes terapéuticos específicos.

c) Hasta mediados de 1999, la azidotimidina (AZT) era el único fármaco que disminuía el peligro de transmisión del VIH en la etapa perinatal si se administraba con arreglo al régimen siguiente: después de la 14ª semana de gestación, la embarazada debía iniciar el tratamiento por vía oral, y continuarlo durante todo el embarazo; durante el parto, el medicamento se le administraba por vía endovenosa, y el neonato recibía el medicamento por vía oral en las primeras seis semanas de vida. Se ha demostrado que este régimen quimioprofiláctico reduce 66% el riesgo de transmisión perinatal. También se sabe que un ciclo más breve con AZT disminuye aproximadamente 40% el riesgo de la transmisión en ese lapso.

Los datos de un estudio publicado en Uganda en julio de 1999, señalan que se obtuvieron mejores resultados con una sola dosis de nevirapina administrada durante el parto a las gestantes infectadas por el VIH, seguida de otra dosis sola administrada al neonato en el término de 72 horas de haber nacido, que con los ciclos largo y corto con AZT. Se observó que 13,1% de los lactantes tratados con nevirapina terminaron por mostrar la infección por el VIH, en comparación con 21,5% del grupo que recibió AZT. La dosis de nevirapina cuesta menos de cuatro dólares, de tal manera que en el nuevo milenio son mayores las posibilidades de evitar la transmisión del VIH de la madre al hijo en los países en desarrollo. Sin embargo, en los países más pobres de África, el establecimiento de servicios para realizar pruebas de VIH y ofrecer la orientación necesaria a las mujeres en la fase prenatal sigue siendo una empresa difícil. Además, la falta general de tratamiento antirretrovírico para los adultos significa que seguirá en aumento la cantidad de huérfanos por causa del sida en los países mencionados.

d) El tratamiento del personal de salud expuesto por sus ocupaciones al contacto con sangre y otros líquidos corporales en los que se sospecha la presencia de VIH, es complejo. Hay que tomar en consideración la naturaleza de la exposición y factores tales como la posibilidad de embarazo y la existencia de cepas de VIH farmacorresistentes, antes de recomendar la profilaxis posterior a la exposición al virus. Hasta 1999, las recomendaciones para realizar la profilaxis incluían un régimen básico de cuatro semanas con la administración de dos fármacos (zidovudina y lamivudina) en la mayor parte de los casos de exposición al VIH, así como un régimen ampliado que incluye la adición de un inhibidor de la proteasa (indinavir o nelfinavir) para las exposiciones que suponen mayor peligro de transmisión, o si se sabe o se sospecha que existe resistencia a uno o más de los antirretrovíricos recomendados para la profilaxis posterior a la exposición. Las organizaciones asistenciales deben contar con protocolos que promuevan o faciliten el acceso inmediato a los cuidados posteriores a la exposición, y la notificación de las exposiciones.

**C. Medidas en caso de epidemia:** en la actualidad, la infección por el VIH ha alcanzado niveles de pandemia, y se ha notificado un gran número de infecciones en las Américas, Europa, África y el sudeste de Asia. (Véase el apartado 9A en cuanto a recomendaciones.)

**D. Repercusiones en caso de desastre:** el personal de urgencias debe seguir las mismas precauciones universales que el personal de salud; si no se cuenta con guantes de látex y la superficie de la piel se pone en contacto con sangre, es necesario lavarla lo antes posible. Conviene usar mascarillas, visores y ropas protectoras cuando se practiquen técnicas que puedan producir chorros o diseminación de sangre o líquidos sanguinolentos. Los servicios de transfusión de urgencia deben usar sangre donada en la cual se hayan buscado anticuerpos contra el VIH y, si es imposible realizar tal procedimiento de detección, debe aceptarse solamente sangre de donantes que no muestren conductas de riesgo de contagio del VIH, de preferencia donantes en quienes pruebas anteriores hayan arrojado resultados negativos respecto a la presencia de anticuerpos contra el VIH.

**E. Medidas internacionales:** en 1987 se puso en marcha un programa mundial de prevención y atención coordinado por la OMS. Desde 1995, este programa ha sido coordinado por ONUSIDA. Casi todos los países del mundo han establecido programas de prevención y atención del sida. Varios países han instituido en forma obligatoria la práctica de pruebas para la detección del sida o del VIH para la entrada de viajeros extranjeros (sobre todo para los que solicitan visas de residente o a largo plazo, como las de trabajo o estudio). La OMS y el ONUSIDA no ha apoyado tales medidas.

---

## SÍNDROME DE KAWASAKI    CIE-9 446.1; CIE-10 M30.3
(Enfermedad de Kawasaki, síndrome de los ganglios linfáticos mucocutáneos, síndrome mucocutáneo linfonodular febril agudo)

**1. Descripción** – Vasculitis sistémica febril aguda, de remisión espontánea, de la niñez temprana, quizás de origen infeccioso o tóxico, caracterizada por un cuadro clínico que incluye fiebre alta fluctuante que no mejora con los antibióticos (dura 12 días en promedio) y se acompaña de irritabilidad notable y cambios del ánimo; adenopatía cervical no supurativa (por lo común solitaria y a menudo unilateral); congestión bilateral no exudativa de la conjuntiva bulbar, un enantema que consiste en erupción en la lengua ("lengua aframbuesada"), congestión orofaríngea, y sequedad y grietas o eritema en los labios; cambios en los miembros que consisten en edema, eritema o descamación periungueal o generalizada, y un exantema eritematoso polimorfo generalizado que suele afectar al tronco y al perineo, y que puede variar desde una erupción maculopapular morbiliforme, hasta otra urticariana y un exantema vasculítico.

De manera típica, se observan tres fases: 1) una fase febril aguda que dura unos 10 días, caracterizada por fiebre alta y fluctuante, erupción, adenopatía, eritema o edema periféricos, conjuntivitis y enantema; 2) una fase subaguda que dura unas dos semanas y se caracteriza por trombocitosis, descamación y resolución de la fiebre, y 3) una fase de convalecencia larga durante la cual desaparecen poco a poco los signos clínicos.

La tasa de letalidad va de 0,1 a 1,0%, y la mitad de las defunciones se producen en el término de dos meses de la enfermedad.

No existe una prueba de laboratorio patognomónica para detectar el síndrome de Kawasaki, pero son signos frecuentes de estudios de laboratorio el incremento de la velocidad de eritrosedimentación y el aumento del nivel de proteína C reactiva y del número de plaquetas a más de 450 000 por $mm^3$ (unidades SI: $450 \times 10^9/l$). El diagnóstico se basa en la presencia de fiebre que dura más de cinco días, la exclusión de otras causas, y por lo menos cuatro de los signos siguientes: 1) congestión bilateral de las conjuntivas; 2) congestión o grietas en los labios, o congestión faríngea o "lengua aframbuesada"; 3) eritema de las palmas de las manos o de las plantas de los pies, o edema de las manos o de los pies, o descamación generalizada y periungueal; 4) erupción, y 5) linfadenopatía cervical (por lo menos un ganglio de 1,5 cm o mayor). El criterio de que la fiebre persista durante más de cinco días no es válido si se administra globulina inmunitaria intravenosa (GIIV) dentro de los cinco días de haber comenzado el trastorno, mientras la persona estaba aún febril. El síndrome de Kawasaki atípico puede diagnosticarse con menos de cinco de los criterios diagnósticos si existe un aneurisma corroborado de arteria coronaria.

**2. Agente infeccioso** – Se desconoce. En la actualidad, se ha propuesto que la causa es una toxina bacteriana superantigénica secretada por *Staphylococcus aureus* o estreptococos del grupo A, aunque esto no ha sido confirmado ni aceptado generalmente.

**3. Distribución** – Mundial, aunque la mayor parte de los casos (más de 100 000) se han notificado en el Japón, país donde se ha corroborado la existencia de epidemias nacionales. En los Estados Unidos, se calcula que el número de casos nuevos cada año es de unos 2000. En promedio, 80% de los casos se diagnostican en niños menores de 5 años de edad, con una incidencia máxima entre los de 1 a 2 años de edad; ataca más a los niños que a las niñas. La frecuencia de la enfermedad es más alta en el invierno y en la primavera. Se han notificado brotes en varias ciudades y estados a lo largo y a lo ancho de los Estados Unidos. En el Japón, país en que se ha identificado y vigilado la enfermedad desde 1970, en el período comprendido entre 1984 y 1985 se produjo la máxima incidencia. Desde esa fecha, la tasa de incidencia ha sido uniforme, y en 1996 fue de 108 casos por 100 000 niños hospitalizados.

**4. Reservorio** – Se desconoce; tal vez los seres humanos.

**5. Modo de transmisión** – Se desconoce; no hay pruebas convincentes de transmisión de una persona a otra, ni siquiera dentro de las familias. Aspectos como la variación estacional, el ataque limitado más bien a los niños, y la frecuencia de brotes en comunidades, son congruentes con un origen infeccioso.

**6. Período de incubación** – Se desconoce.

**7. Período de transmisibilidad** – Se desconoce.

**8. Susceptibilidad y resistencia** – Los niños, especialmente los que tienen antepasados asiáticos, son más propensos a contraer el síndrome de Kawasaki, pero ante el número relativamente pequeño de estos niños en los Estados Unidos, la mayor parte de los casos han sido notificados en niños de las razas negra y blanca. Muy pocas veces se han notificado recurrencias.

**9. Métodos de control** –

   *A. Medidas preventivas:* se desconocen.

**B. Control del paciente, de los contactos y del ambiente inmediato:**

1) Notificación a la autoridad local de salud: en los Estados Unidos la notificación es voluntaria al Sistema de Vigilancia del Síndrome de Kawasaki, Centros para el Control y la Prevención de Enfermedades (CDC 55.54 Rev. 1-91) por medio de los departamentos de salud locales y estatales. Se debe notificar inmediatamente la aparición de grupos de casos y las epidemias, Clase 5 (véase Notificación de Enfermedades Transmisibles).

2) Aislamiento: ninguno.

3) Desinfección concurrente: ninguna.

4) Cuarentena: ninguna.

5) Inmunización de los contactos: no es aplicable.

6) Investigación de los contactos y de la fuente de infección: no es útil, excepto cuando se producen brotes y grupos de casos.

7) Tratamiento específico: la administración intravenosa de grandes dosis de inmunoglobulina (de preferencia en una sola aplicación) en el término de 10 días de comenzar la fiebre puede disminuir esta última, así como los signos inflamatorios y la posibilidad de que se forme un aneurisma; conviene considerar su uso aunque la duración de fiebre exceda los 10 días. Aproximadamente 10% de los pacientes pueden no reaccionar a dicha medida y quizá necesiten repetir el tratamiento. Se recomienda administrar grandes dosis de aspirina durante la fase aguda, seguidas de dosis menores durante dos meses, como mínimo. Conviene diferir la aplicación de la vacuna del sarampión, de la varicela o de ambas enfermedades, después de la aplicación de inmunoglobulina intravenosa.

**C. Medidas en caso de epidemia:** es necesario investigar los brotes y los grupos de casos, para dilucidar su origen y los factores de riesgo.

**D. Repercusiones en caso de desastre:** ninguna.

**E. Medidas internacionales:** ninguna.

## TENIASIS                    CIE-9 123; CIE-10 B68
## TENIASIS INTESTINAL
## POR *TAENIA SOLIUM*         CIE-9 123.0; CIE-10 B68.0
(Tenia de la carne de cerdo)

## TENIASIS POR
## *TAENIA SAGINATA*           CIE-9 123.2; CIE-10 B68.1
(Tenia de la carne de res)

## CISTICERCOSIS               CIE-9 123.1; CIE-10 B69
(Cisticerciasis, cisticercosis por *Taenia solium*)

**1. Descripción** – La teniasis es una infección intestinal causada por la forma adulta de grandes tenias, y la cisticercosis, una infección tisular producida por la forma larvaria de una especie, *Taenia solium*. Las manifestaciones clínicas de la infección por la tenia adulta son variables, si aparecen, y pueden incluir nerviosismo, insomnio, anorexia, pérdida de peso, dolores abdominales y trastornos digestivos. Salvo las molestias causadas por segmentos de gusanos expulsados por el ano, muchas infecciones son asintomáticas. La teniasis suele ser una infección no letal, pero la etapa larvaria de *T. solium* puede causar cisticercosis mortal.

La infección en los seres humanos por la forma larvaria de la tenia de la carne de cerdo, la cisticercosis, puede producir enfermedad somática grave que afecta por lo común el sistema nervioso central. Cuando la persona ingiere los huevos o las proglótides de la tenia del cerdo, los huevos eclosionan en el intestino delgado y las larvas emigran a los tejidos subcutáneos, músculos estriados y otros tejidos y órganos vitales, donde forman cisticercos. Las consecuencias pueden ser graves si las larvas se localizan en los ojos, el sistema nervioso central o el corazón. En el caso de la cisticercosis somática, las convulsiones epileptiformes, los signos de hipertensión intracraneal o las perturbaciones psiquiátricas sugieren firmemente la afección cerebral. La neurocisticercosis puede causar incapacidad grave, con una tasa de letalidad relativamente baja.

La infección por la tenia adulta se diagnostica al identificar las proglótides (segmentos), los huevos o los antígenos del gusano en las heces o el material obtenido por escobilladura rectal. Desde el punto de vista morfológico es imposible diferenciar los huevos de *T. solium* de los de *T. saginata*. El diagnóstico específico se basa en las características morfológicas del escólex (cabeza), de las proglótides grávidas, o de ambos segmentos.

Los estudios serológicos específicos deben confirmar el diagnóstico clínico de cisticercosis. Los cisticercos subcutáneos pueden ser visibles o palpables; la identificación microscópica de uno de ellos, obtenido por extirpación, confirma el diagnóstico. La cisticercosis intracerebral y de otros tejidos puede diagnosticarse por tomografía axial computarizada o resonancia magnética, o por radiografías cuando se calcifican los cisticercos.

**2. Agentes infecciosos** – *Taenia solium,* la tenia de la carne de cerdo, causa infección intestinal en su forma adulta, e infección somática por medio de las larvas (cisticercos). *T. saginata,* la tenia de la carne de res, causa solamente infección intestinal por el gusano adulto en los seres humanos.

**3. Distribución** – Mundial. Es particularmente frecuente en los lugares donde la carne de res o de cerdo se ingiere cruda o insuficientemente cocida, y en los que las condiciones sanitarias permiten a los cerdos y a las reses tener acceso a las heces humanas. La prevalencia es más alta en diversas zonas de América Latina, África, Asia sudoriental y Europa oriental; la infección es común en inmigrantes que provienen de esas zonas. La transmisión de *T. solium* es rara en los Estados Unidos y el Canadá, y aún más rara en el Reino Unido y la península escandinava. En los Estados Unidos, se ha notificado con frecuencia cada vez mayor la transmisión por contacto fecal-oral con inmigrantes que tienen infecciones por *T. solium* importadas. Es poco probable que los inmigrantes provenientes de zonas endémicas diseminen la infección en países con sanidad satisfactoria.

**4. Reservorio** – Los seres humanos son huéspedes definitivos de ambas especies de tenias; el ganado bovino constituye el huésped intermediario de *T. saginata,* y los cerdos, de *T. solium.*

**5. Modos de transmisión** – Los huevos de *T. saginata* expulsados con las heces de una persona infectada infectan solo al ganado bovino, y en la carne de las reses el parásito se transforma en "cysticercus bovis", la fase larvaria de *T. saginata.* La infección en las personas se produce como consecuencia de la ingestión de carne de res cruda o insuficientemente cocida que contiene los cisticercos; en el intestino, las larvas se transforman en la tenia adulta que se adhiere a la mucosa del yeyuno.

La infección intestinal en los seres humanos (teniasis por *T. solium*) es consecuencia de la ingestión de carne de cerdo cruda o mal cocida, con el desarrollo posterior del gusano adulto en el intestino. Sin embargo, la cisticercosis humana puede producirse por transferencia directa de los huevos de *T. solium* de las heces de una persona que alberga tenias adultas, a su propia boca (autoinfección) o a la de otra persona, o en forma indirecta, por la ingestión de agua o alimentos contaminados por huevos. Cuando las personas o los cerdos ingieren huevos de *T. solium,* el embrión sale del huevo, penetra en la pared intestinal, pasa a los vasos linfáticos o sanguíneos y es transportado a diversos tejidos en los cuales se desarrolla hasta producir la cisticercosis.

**6. Período de incubación** – Los síntomas de la cisticercosis pueden surgir en cuestión de días hasta 10 años o más después de la infección. Los huevos aparecen en las heces de 8 a 12 semanas después de la infección con la tenia adulta *T. solium*, y de 10 a 14 semanas después de la infección con *T. saginata*.

**7. Período de transmisibilidad** – *T. saginata* no se transmite directamente de una persona a otra, pero *T. solium* sí puede ser transmitida. Los huevos de las dos especies se diseminan en el ambiente mientras el gusano permanezca en el intestino, a veces por más de 30 años; los huevos pueden conservar su viabilidad en el ambiente durante meses.

**8. Susceptibilidad y resistencia** – La susceptibilidad es general. Al parecer, la infección no confiere resistencia, pero rara vez se ha notificado la presencia de más de una tenia en una persona.

**9. Métodos de control** –

*A. Medidas preventivas:*

1) Educar a la población para evitar la contaminación fecal de la tierra, el agua y los alimentos destinados a la gente y a los animales; evitar el uso de aguas servidas para irrigar los pastizales, y cocer completamente la carne de cerdo y de res.

2) La identificación y el inmediato tratamiento o la aplicación de las precauciones de tipo entérico para las personas que alberguen la forma adulta de *T. solium* son esenciales para evitar la cisticercosis humana. Los huevos de *T. solium* son infectantes inmediatamente después de que salen del huésped, y son capaces de producir una enfermedad grave en los seres humanos. Son necesarias medidas apropiadas para proteger al paciente de sí mismo, así como a sus contactos.

3) El congelamiento de la carne de cerdo o de res a temperaturas menores de 5 °C (23 °F) durante más de cuatro días destruye eficazmente los cisticercos. La radiación (1 kGy) es muy eficaz.

4) La inspección de las reses y de los cerdos en canal detectará solamente una proporción de los animales sacrificados infectados, que se desecharán o someterán a radiación o procesos de cocción.

5) Se debe impedir el acceso de los cerdos a las letrinas y a las heces humanas.

*B. Control del paciente, de los contactos y del ambiente inmediato:*

1) Notificación a la autoridad local de salud: la notificación es selectiva, Clase 3C (véase Notificación de Enfermedades Transmisibles).

2) Aislamiento: no se recomienda aislamiento alguno. Las heces de los pacientes con teniasis por *T. solium* no tratada pueden ser infectantes (véase 9A2, en párrafos anteriores).

3) Desinfección concurrente: eliminación sanitaria de las heces; insistir en medidas estrictas de sanidad y lavado minucioso de las manos después de defecar y antes de comer, especialmente en lo que se refiere a *T. solium.*

4) Cuarentena: ninguna.

5) Inmunización de los contactos: ninguna.

6) Investigación de los contactos y de la fuente de infección: evaluar los contactos sintomáticos.

7) Tratamiento específico: El prazicuantel (Biltricide®), es eficaz para el tratamiento de las infecciones intestinales por *T. saginata* y *T. solium.* La niclosamida (Nicloside®, Yomesán®) es ahora un fármaco de segunda línea y no se le consigue fácilmente. En la cisticercosis, la intervención quirúrgica puede aliviar algunos síntomas. Los pacientes de cisticercosis activa del sistema nervioso central deben ser tratados en el hospital con prazicuantel o albendazol; por lo común se administran corticosteroides durante un lapso breve, para controlar el edema cerebral producido por los cisticercos moribundos o muertos.

*C. Medidas en caso de epidemia:* ninguna.

*D. Repercusiones en caso de desastre:* ninguna.

*E. Medidas internacionales:* ninguna.

# TENIASIS ASIÁTICA

En las Filipinas, Corea, Taiwán, Indonesia y Tailandia se han notificado infecciones por tenias similares a *T. saginata* adquiridas por las personas al consumir hígado y otras vísceras de cerdo mal cocidas; en estudios experimentales el verme produjo cisticercos solo en el hígado de cerdos, bovinos, cabras y monos. Se ha definido que dichas tenias son genéticamente diferentes, y han recibido nombres diversos según sus especies o subespecies.

# TÉTANOS
(Trismo)
(Tétanos obstétrico: CIE-10 A34)

**CIE-9 037; CIE-10 A35**

**1. Descripción** – Enfermedad aguda producida por una exotoxina del bacilo tetánico, que prolifera en medios anaerobios en el sitio de una lesión. Se caracteriza por contracciones musculares dolorosas, primeramente en los maseteros y en los músculos del cuello y después en los del tronco. En los niños prepúberes y en los adultos, uno de los primeros signos comunes que sugieren tétanos es la rigidez abdominal, aunque a veces tal signo se limita a la zona de la lesión. Se presentan espasmos generalizados, a menudo inducidos por estímulos sensoriales; los signos típicos del espasmo tetánico son la posición de opistótonos y la expresión facial conocida como "risa sardónica". A veces no se obtienen antecedentes de la lesión o de la aparente vía de entrada del microorganismo. La tasa de letalidad varía de 10 a 90%, y alcanza su valor máximo en los lactantes y en los ancianos; varía en sentido inverso a la duración del período de incubación y a la disponibilidad de personal experto en la unidad de cuidados intensivos y de recursos asistenciales.

Los intentos de confirmación del diagnóstico por medio de estudios de laboratorio son poco útiles. Rara vez se aísla el microorganismo en el sitio de la infección y, por lo regular, no se advierte una respuesta detectable de anticuerpos.

**2. Agente infeccioso** – *Clostridium tetani,* el bacilo tetánico.

**3. Distribución** – Mundial; esporádica y poco común en los Estados Unidos y en casi todos los países industrializados. De 1995 a 1997 se notificaron 124 casos provenientes de 33 estados de los Estados Unidos; 60% se observaron en personas de 20 a 59 años de edad; 35% de los enfermos tenían 60 años o más, y 5% eran menores de 20 años de edad. La tasa de letalidad aumentó con la edad, de 2,3% en el grupo de 20 a 39 años a 18% en el de 60 años o más. El tétanos en los usuarios de drogas por inyección, sin una lesión aguda conocida, comprendió 11% de los 124 casos notificados, en comparación con 3,6% en el lapso de 1991 a 1994. Aún se notifica a los CDC un promedio de 50 casos al año. La enfermedad es más común en las regiones agrícolas y en las zonas subdesarrolladas donde existe mayor posibilidad de contacto con las excreta de animales, y donde la inmunización es inadecuada; es una causa importante de defunción en muchos países de Asia, África y América del Sur, especialmente en las zonas rurales y tropicales donde es común el tétanos neonatal (véase más adelante). El empleo parenteral de drogas por parte de los adictos, especialmente por vía intramuscular o subcutánea, puede originar casos individuales y brotes ocasionales delimitados.

**4. Reservorio** – El intestino de los caballos y otros animales, incluidos los seres humanos, en el cual el microorganismo es un habitante normal e inocuo. La tierra o los objetos contaminados con heces de animales o humanas. Las esporas tetánicas están diseminadas ampliamente en el entorno y pueden contaminar heridas de todos los tipos.

**5. Modo de transmisión** – Las esporas tetánicas se introducen en el cuerpo, por lo común a través de una herida punzante contaminada con tierra, polvo de la calle o heces de animales o humanas; por medio de desgarros, quemaduras o lesiones insignificantes o inadvertidas, o por inyección de drogas contaminadas que se venden en la calle. A veces se presenta tétanos después de algunas técnicas quirúrgicas, como la circuncisión. La presencia de tejido necrótico, cuerpos extraños o ambos, facilita la proliferación del agente anaerobio patógeno. Se han producido casos después de lesiones que fueron consideradas demasiado insignificantes para justificar la atención médica.

**6. Período de incubación** – De 3 a 21 días, aunque puede variar de un día a varios meses, con arreglo a las características, la extensión y el sitio de la herida; el promedio es de 10 días. Casi todos los casos surgen en el término de 14 días. Por lo regular los períodos más breves de incubación guardan relación con heridas contaminadas más intensamente, enfermedad más grave y un pronóstico peor.

**7. Período de transmisibilidad** – No se transmite directamente de una persona a otra.

**8. Susceptibilidad y resistencia** – La susceptibilidad es general. La inmunidad activa se induce por el toxoide tetánico y persiste por lo menos 10 años después de la inmunización completa; la inyección de inmunoglobulina tetánica (TIG) o de antitoxina tetánica (equina) confiere inmunidad pasiva transitoria. Los niños nacidos de madres con inmunización activa adquieren inmunidad pasiva que los protege del tétanos neonatal. El restablecimiento después de la enfermedad puede no producir inmunidad, y pueden presentarse segundos ataques. Después del restablecimiento conviene practicar la inmunización primaria.

**9. Métodos de control** –

A. *Medidas preventivas:*

1) Educar a la población sobre la necesidad de inmunización completa con toxoide tetánico, los peligros de las heridas punzantes cerradas en que la complicación del tétanos surge con facilidad, y la posible necesidad, después de la lesión, de practicar la profilaxis activa, pasiva o ambas.

2) La inmunización activa universal con toxoide tetánico adsorbido genera protección durable por lo menos duran-

te 10 años; después de completar la serie básica inicial, las dosis aisladas de refuerzo originan niveles altos de inmunidad. El toxoide generalmente se aplica junto con el toxoide de la difteria y la vacuna contra la tos ferina como antígeno triple (DPT o DPaT) (o doble [DT] a los niños menores de 7 años de edad en los que esté contraindicada la vacuna contra la tos ferina), o con el toxoide diftérico (Td) para las personas mayores. Para los niños de 7 años o mayores, en los Estados Unidos se cuenta con preparados que incluyen las vacunas conjugadas de *Haemophylus influenzae* tipo b (DPT-Hib), y también preparados que incluyen vacuna acelular contra la tos ferina (DPaT). En algunos países se obtienen DPT, DT y T en combinación con la vacuna antipoliomielítica de virus inactivados. En países con programas de inmunización incompleta para niños, todas las mujeres embarazadas deben recibir dos dosis de toxoide tetánico. Los preparados no adsorbidos (simples) son menos inmunógenos para la inmunización primaria o dosis de refuerzo. Las reacciones locales menores a la inyección del toxoide tetánico son relativamente frecuentes; las reacciones locales o sistémicas intensas son poco frecuentes pero se producen, en particular después de un número excesivo de dosis previas administradas.

a) El esquema recomendado para la inmunización antitetánica es igual al que se sigue contra la difteria (véase Difteria, 9A).

b) Aunque se recomienda el toxoide tetánico para uso universal, independientemente de la edad de las personas, es especialmente importante para los trabajadores que están en contacto con tierra, aguas servidas y animales domésticos; militares, policías y otras personas expuestas a un riesgo mayor de padecer lesiones traumáticas, y adultos de mayor edad y ancianos expuestos a un riesgo más alto de padecer tétanos y la mortalidad que él conlleva. La inmunidad materna inducida por la vacuna es importante para evitar el tétanos neonatal.

c) Se debe conservar la protección activa mediante la aplicación de dosis de refuerzo de Td cada 10 años.

d) En el caso de niños y adultos con inmunodeficiencia grave o infectados por el VIH, está indicada la aplicación del toxoide tetánico siguiendo el mismo programa y dosis que se siguen en las personas inmunocompetentes, a pesar de que la respuesta inmunitaria quizá sea subóptima.

3) Profilaxis para el tratamiento de la herida: la profilaxis antitetánica en los pacientes con heridas se basa en la evaluación cuidadosa para determinar si la lesión está limpia o contaminada, los antecedentes de inmunización de la persona, el empleo apropiado del toxoide tetánico, de la inmunoglobulina tetánica o de ambos (véase la Guía para la profilaxis antitetánica, página 605), la limpieza de la herida y, en situaciones que lo requieran, el desbridamiento quirúrgico y el empleo adecuado de antibióticos.

a) Las personas inmunizadas en forma completa que sufren heridas pequeñas y no contaminadas necesitarán una dosis de refuerzo del toxoide solamente si han transcurrido más de 10 años desde que se aplicó la última dosis. En el caso de heridas grandes, contaminadas, o con ambas características, se aplicará inmediatamente, el mismo día en que se produjo la lesión, una sola dosis de refuerzo del toxoide tetánico (de preferencia Td), si la persona no lo recibió en los últimos cinco años.

b) Las personas que no completaron una serie primaria de toxoide tetánico necesitarán una dosis del toxoide tan pronto como sea posible después de producida la herida, y pueden requerir inmunización pasiva con inmunoglobulina tetánica humana si la herida es grande, está contaminada con tierra que contiene excreta de animales o posee ambas características. En el momento de producirse la lesión, deberán utilizarse las vacunas DPT, DPaT, DT o Td, con arreglo a la edad del paciente y a sus antecedentes de inmunización, así como al final, para completar la serie primaria.

En las personas cuyas lesiones no estén limpias o no sean pequeñas, en las que se desconozcan los antecedentes de vacunación o que hayan recibido menos de tres dosis de toxoide tetánico previamente, está indicada la inmunización pasiva con 250 UI de inmunoglobulina tetánica (como mínimo) por vía intramuscular (o de 1500 a 5000 UI de antitoxina de origen animal, si no se cuenta con la inmunoglobulina). Cuando se aplican juntos el toxoide tetánico y la inmunoglobulina tetánica o la antitoxina, hay que utilizar jeringas y sitios diferentes de aplicación.

Si se aplica antitoxina de origen animal, es esencial evitar una reacción anafiláctica, para lo cual se deberá inyectar en plano intradérmico como primera medida 0,02 ml de una dilución de la antitoxina al 1:100 en solución salina fisiológica, y tener a mano una jeringa que contenga adrenalina. Se necesita realizar una prueba preliminar con una dilución de la antitoxina al 1:1000, si se sabe de exposición anterior a sueros animales, junto con una inyección semejante de solución salina como testigo negativo. Si después de 15 a 20 minutos se produce una roncha con eritema en su periferia, cuyo diámetro tenga 3 mm más que el testigo negativo, será necesario desensibilizar al individuo. La penicilina aplicada durante siete días puede destruir a *C. tetani* en la herida, pero ello no elimina la necesidad de emprender el tratamiento rápido de la lesión, junto con la inmunización apropiada.

**B. *Control del paciente, de los contactos y del ambiente inmediato:***
1) Notificación a la autoridad local de salud: en todos los estados de los Estados Unidos y en la mayoría de los países se exige la notificación de los casos, Clase 2B (véase Notificación de Enfermedades Transmisibles).
2) Aislamiento: ninguno.
3) Desinfección concurrente: ninguna.
4) Cuarentena: ninguna.
5) Inmunización de los contactos: ninguna.
6) Investigación de los contactos y de la fuente de infección: es necesario investigar los casos, para precisar las circunstancias en que se produjo la lesión.
7) Tratamiento específico: inmunoglobulina tetánica por vía intramuscular en dosis de 3000 a 6000 UI. Si no se cuenta con inmunoglobulina, se debe administrar por vía intravenosa una gran dosis única de antitoxina tetánica (equina) después de hacer pruebas apropiadas para detectar hipersensibilidad; es necesario aplicar grandes dosis diarias de metronidazol intravenoso durante 7 a 14 días. Si es posible, se debe desbridar ampliamente la herida. No está indicado el desbridamiento amplio del muñón umbilical en los recién nacidos. Se conservará el paso libre de aire por las vías respiratorias y se utilizarán los sedantes que estén indicados; el uso de relajantes musculares junto con la traqueotomía o la intubación nasotraqueal y la respiración mecánica pueden salvar la vida del enfermo. Simultáneamente con el tratamiento, hay que emprender la inmunización activa.

**C. *Medidas en caso de epidemia:*** en las raras situaciones de brotes, es necesario investigar y buscar drogas contaminadas que se venden en la calle.

D. *Repercusiones en caso de desastre:* las perturbaciones sociales (conflictos militares, sublevaciones) y los desastres naturales (inundaciones, huracanes, terremotos) que causan innumerables traumatismos en poblaciones no inmunizadas crearán una mayor necesidad de aplicar inmunoglobulina tetánica o antitoxina tetánica y toxoide para tratar a los lesionados.

E. *Medidas internacionales:* para los viajeros internacionales se recomienda actualizar la inmunización contra el tétanos.

## TÉTANOS NEONATAL                    CIE-9 771.3; CIE-10 A33

El tétanos neonatal es un problema grave de salud en muchos países en desarrollo donde los servicios de maternidad son limitados y la inmunización contra el tétanos es inadecuada. En los últimos cinco años, las tasas de incidencia de esta enfermedad disminuyeron considerablemente en muchos países en desarrollo gracias a la inmunización con toxoide tetánico de las mujeres en edad de procrear. Sin embargo, y a pesar de la disminución, la OMS calcula que en los países en desarrollo se producen anualmente más de 500 000 defunciones por tétanos neonatal. La mayoría de los niños afectados nacen fuera del hospital, de madres no inmunizadas atendidas por parteras tradicionales.

La enfermedad generalmente se produce por introducción de las esporas tetánicas a través del cordón umbilical durante el parto al cortar el cordón con un instrumento sucio, o después del parto, al "curar" el muñón umbilical con sustancias intensamente contaminadas con esporas tetánicas, a menudo como parte de ritos de la natalidad.

En los recién nacidos, la incapacidad de alimentarse (succionar) es el signo inicial más común. El tétanos es característico de un recién nacido que en los primeros días de vida extrauterina succiona y llora normalmente; más tarde muestra dificultad progresiva y luego incapacidad para alimentarse debido a trismo, rigidez generalizada con espasmos o convulsiones, y opistótonos. El período promedio de la incubación de la enfermedad es de unos 6 días, con límites de 3 a 28 días. En términos generales, la tasa de letalidad por tétanos neonatal es muy alta; entre los casos con períodos de incubación breves, excede de 80%.

La prevención del tétanos neonatal se puede lograr con una combinación de dos estrategias: por el aumento de la cobertura de la inmunización con toxoide tetánico en las mujeres en edad de procrear, en especial de las embarazadas, y mediante el mejoramiento de la atención obstétrica haciendo hincapié en aumentar la proporción de partos atendidos por personas expertas.

Las medidas de control importantes incluyen la acreditación de las parteras; la supervisión profesional y la enseñanza en cuanto a métodos, equipo y técnicas de asepsia obstétrica, y la educación de las madres, los familiares y las personas auxiliares respecto a la práctica de asepsia estricta del muñón umbilical del recién nacido; este último aspecto es de suma importancia en muchas zonas poco desarrolladas donde se usan tirillas de bambú para cortar el cordón umbilical y donde tradicionalmente se aplican al ombligo ceniza, emplastos de estiércol de vaca u otras sustancias contaminadas. En esos lugares es importante identificar a toda mujer en edad de procrear que acuda a un establecimiento de salud, y proporcionarle la vacunación, sea cual sea la razón de su visita.

Las mujeres no inmunizadas deben recibir por lo menos dos dosis del toxoide tetánico con arreglo al siguiente esquema: la primera en el primer contacto asistencial o lo más tempranamente posible durante el embarazo; la segunda, cuatro semanas después de la primera y, de preferencia, por lo menos dos semanas antes del parto. Una tercera dosis puede aplicarse de 6 a 12 meses después de la segunda o durante el siguiente embarazo. Otras dos dosis adicionales pueden administrarse por lo menos a intervalos anuales cuando la madre se ponga en contacto con el servicio de salud o durante nuevos embarazos. El total de cinco dosis la protegerá durante todo el período de procreación. Las mujeres cuyos hijos están expuestos al riesgo de mostrar tétanos neonatal, pero que de niñas recibieron tres o cuatro dosis de DPT o DPaT, necesitan solo la aplicación de dos dosis de toxoide tetánico durante su primer embarazo.

#### Guía para la profilaxis antitetánica en el tratamiento sistemático de heridas[1]

| Antecedente de inmunización antitetánica (dosis) | Heridas pequeñas y limpias | | Todas las demás heridas | |
|---|---|---|---|---|
| | Td[2] | TIG | Td[2] | TIG |
| Incierta o menos de 3 | Sí | No | Sí | Sí |
| 3 o más | No[3] | No | No[4] | No |

[1]Consultar detalles importantes en el texto.

[2]Para los niños menores de 7 años de edad, se prefiere DPaT o DPT (DT si está contraindicada la vacuna contra la tos ferina) al toxoide tetánico solo. A partir de los 7 años de edad se prefiere Td al toxoide tetánico solo.

[3]Sí, si transcurrieron más de 10 años desde la última dosis.

[4]Sí, si transcurrieron más de 5 años desde la última dosis (no se necesitan dosis más frecuentes de refuerzo, y a veces agravan los efectos adversos).

## TIFUS                                          CIE-10 A75
### I. TIFUS EPIDÉMICO
### TRANSMITIDO POR PIOJOS          CIE-9 080; CIE-10 A75.0
(Tifus transmitido por piojos, tifus exantemático, tifus clásico)

**1. Descripción** – Rickettsiosis de comienzo variable y a menudo repentino, caracterizada por cefalalgia, escalofríos, postración, fiebre y dolores generalizados. En el quinto o sexto día aparece una erupción macular que comienza en la parte superior del tronco y luego se disemina por todo el cuerpo, pero que, por lo regular, no se extiende a la cara, las palmas de las manos o las plantas de los pies. La toxemia suele ser intensa y la enfermedad termina por defervescencia (lisis) rápida después de unas dos semanas de fiebre. Si no se aplica el tratamiento específico, la tasa de letalidad aumenta con la edad y varía de 10 a 40%. Puede haber infecciones leves sin erupción, sobre todo en los niños y en las personas protegidas parcialmente por inmunización previa. La enfermedad puede recrudecerse años después del ataque primario (enfermedad de Brill-Zinsser, CIE-9 081.1; CIE-10 A75.1); esta afección es más leve, ocasiona menos complicaciones y tiene una tasa de letalidad más baja.

Con gran frecuencia se utiliza la prueba de inmunofluorescencia para la confirmación en el laboratorio, pero es posible que no distinga entre el tifus transmitido por piojos y el murino (CIE-9 081.0; CIE-10 A75.2), salvo que se practique absorción diferencial con el respectivo antígeno de rickettsia antes de hacer la prueba. Otros métodos diagnósticos son enzimoinmunoanálisis, reacción en cadena de la polimerasa, tinción histoquímica de tejidos, fijación del complemento con antígenos de rickettsia con especificidad de grupo o lavadas con especificidad de tipo, o pruebas de neutralización de toxinas. Las pruebas de anticuerpos con frecuencia se tornan positivas en la segunda semana. En la enfermedad aguda el anticuerpo inicial es IgM y en la enfermedad de Brill-Zinsser, es IgG.

**2. Agente infeccioso** – *Rickettsia prowazekii.*

**3. Distribución** – El tifus se presenta en zonas frías donde la gente vive en condiciones antihigiénicas y está infestada de piojos; en épocas de guerra y hambre pueden producirse epidemias enormes y explosivas. Existen focos endémicos en las regiones montañosas de México, América Central y del Sur, centro y este de África, y numerosos países de Asia. En los Estados Unidos, el último brote de tifus transmitido por piojos se registró en 1921; esta rickettsiosis existe en forma de zoonosis de las ardillas voladoras (*Glaucomys volans*), y hay datos serológicos que indican que se han infectado personas por esa fuente, posiblemente por la pulga de dichas ardillas. La mayoría de los enfermos eran residentes de los estados de la costa oriental, pero también se han notificado casos en Indiana, California, Illinois, Ohio, Tennessee y Virginia Occidental.

**4. Reservorio** – Los seres humanos son el reservorio por el cual la infección persiste durante los períodos interepidémicos. Aunque no constituyen una fuente importante de enfermedad en las personas, algunos casos esporádicos se han vinculado con ardillas voladoras.

**5. Modo de transmisión** – El piojo del cuerpo, *Pediculus humanus corporis*, se infecta al alimentarse con la sangre de un enfermo de tifus agudo. Las personas con enfermedad de Brill-Zinsser pueden infectar a los piojos y servir de foco de nuevos brotes en las comunidades infestadas por dichos artrópodos. Los piojos infectados excretan rickettsias en las heces y por lo común defecan en el momento de alimentarse. Las personas se infectan al frotar las heces o aplastar el piojo sobre el sitio de la picadura o sobre otras abrasiones superficiales. Algunas infecciones han sido causadas por la inhalación de heces secas, pulverizadas, de piojos infectantes. Se supone que la transmisión en que interviene la ardilla voladora se produce por picadura de la pulga que la infesta, pero esto no se ha corroborado.

**6. Período de incubación** – De 1 a 2 semanas, por lo general 12 días.

**7. Período de transmisibilidad** – La enfermedad no se transmite directamente de una persona a otra. Los pacientes son infectantes para los piojos durante el período febril y quizá durante dos o tres días después de que se normaliza la temperatura. El piojo infectante expulsa rickettsias con sus heces durante dos a seis días después de haber ingerido la sangre infectada, y antes si se lo aplasta; invariablemente, muere en el término de las dos semanas siguientes a la infección. Las rickettsias pueden sobrevivir durante semanas en el piojo muerto.

**8. Susceptibilidad y resistencia** – La susceptibilidad es general. Un ataque por lo regular confiere inmunidad permanente.

**9. Métodos de control** –

   *A. Medidas preventivas:*

     1) Aplicar polvo insecticida de acción residual y eficaz, a intervalos adecuados, en forma manual o por medio de un pulverizador mecánico, a la ropa y a las personas de grupos de población que viven en condiciones que facilitan la infestación por los piojos. Es necesario que el insecticida sea eficaz para combatir los piojos locales.

     2) Mejorar las condiciones de vida y proporcionar instalaciones para bañarse y lavar la ropa.

     3) Poner en práctica medidas profilácticas en el caso de personas expuestas a riesgo excesivo, consistentes en la aplicación de un insecticida de acción residual a su ropa, en forma de polvos o soluciones que la impregnen.

**B. Control del paciente, de los contactos y del ambiente inmediato:**

1) Notificación a la autoridad local de salud: es obligatoria la notificación del tifus transmitido por piojos, por ser una Enfermedad objeto de Vigilancia por la OMS, Clase 1A (véase Notificación de Enfermedades Transmisibles).

2) Aislamiento: no es necesario después de despiojar adecuadamente al enfermo, su ropa, su vivienda y a los contactos del hogar.

3) Desinfección concurrente: aplicación de polvos insecticidas a la ropa de vestir y de cama del enfermo y de sus contactos, y lavado de ambos tipos de ropa. Los piojos tienden a abandonar el cuerpo anormalmente caliente o frío, en busca de un cuerpo normotérmico y con ropa (véase el apartado 9A1 en párrafos anteriores). Si la muerte por tifus transmitido por piojos sobreviene antes del despioje, habrá que eliminar los piojos del cuerpo y de la ropa mediante la aplicación cuidadosa de un insecticida.

4) Cuarentena: las personas susceptibles que están expuestas al tifus transmitido por piojos, por lo regular deben ser sometidas a cuarentena durante 15 días después de la aplicación de un insecticida de acción residual.

5) Tratamiento de los contactos: todos los contactos inmediatos deben ser sometidos a vigilancia durante dos semanas.

6) Investigación de los contactos y de la fuente de infección: se harán esfuerzos para detectar la fuente inmediata de la infección.

7) Tratamiento específico: en el contexto de una epidemia, es curativa una sola dosis de 200 mg de doxiciclina. Las tetraciclinas o el cloramfenicol se usan por vía oral en una dosis de 2 ó 3 g, seguida por dosis diarias de 1 ó 2 g por día en cuatro fracciones, hasta que el enfermo no tenga fiebre (por lo común, dos días) y durante un día más. En el caso de un enfermo muy grave que posiblemente tenga tifus, hay que comenzar el tratamiento adecuado sin esperar la confirmación por estudios de laboratorio.

**C. Medidas en caso de epidemia:** la medida obligatoria para combatir rápidamente el tifus consiste en aplicar un insecticida de acción residual a todos los contactos. En situaciones y zonas donde la infestación está muy difundida, está indicada la aplicación sistemática de un insecticida de acción residual a todas las personas de la comunidad. El tratamiento de los enfermos durante una epidemia también puede disminuir la diseminación de la enfermedad.

**D.** *Repercusiones en caso de desastre:* cabe esperar que el tifus constituya un problema importante en poblaciones infestadas por piojos en las zonas endémicas, si tienen lugar perturbaciones sociales y existen condiciones de hacinamiento.

**E.** *Medidas internacionales:*

1) Los gobiernos deben notificar telegráficamente a la OMS y a los países vecinos la aparición de un caso o de un brote de tifus transmitido por piojos en una zona anteriormente exenta de la enfermedad.

2) Viajeros internacionales: ningún país exige en la actualidad la vacunación contra el tifus para entrar a su territorio.

3) El tifus epidémico transmitido por piojos es una Enfermedad objeto de Vigilancia por la OMS. Centros Colaboradores de la OMS.

## II. TIFUS ENDÉMICO
## TRANSMITIDO POR PULGAS    CIE-9 081.0; CIE-10 A75.2
(Tifus murino)

**1. Descripción** – Rickettsiosis de evolución parecida a la del tifus transmitido por piojos, pero más benigna. La tasa de letalidad para todas las edades es menor de 1%, pero aumenta con la edad. La ausencia de infestación de piojos, su distribución estacional y la aparición esporádica de casos permiten diferenciarlo del tifus transmitido por piojos. Para el diagnóstico de laboratorio, consúltese la sección I, apartado 1, en párrafos anteriores.

**2. Agente infeccioso** – *Rickettsia typhi (Rickettsia mooseri); Rickettsia felis.*

**3. Distribución** – Mundial. Se localiza en zonas en donde coexisten en los mismos edificios los seres humanos y las ratas. En los Estados Unidos se notifican menos de 80 casos al año. El mayor número de casos se observa a finales del verano y en el otoño; los casos tienden a aparecer en forma aislada, pero una elevada proporción se ha notificado en Texas y el sur de California. Pueden aparecer múltiples casos en la misma casa.

**4. Reservorio** – Ratas, ratones y quizás otros mamíferos pequeños. La infección persiste en la naturaleza por el ciclo rata-pulga-rata, en el cual las ratas constituyen el reservorio (por lo común, *Rattus rattus* y *R. norvegicus),* pero la infección no es manifiesta. Se ha identificado un microorganismo muy similar llamado *Rickettsia felis,* en un ciclo gatos-pulga de gatos-zarigüeyas en California y tal vez en otros sitios.

**5. Modo de transmisión** – Las pulgas infectantes de la rata (por lo regular, *Xenopsylla cheopis)* defecan rickettsias mientras chupan sangre, y así contaminan el sitio de la picadura y otras heridas cutáneas recientes. Algún caso ocasional puede ser consecuencia de la inhalación de heces secas de pulgas infectantes. La infección por *Rickettsia felis* se observa en zarigüeyas, gatos, perros y otros animales salvajes y domésticos; es de curso limitado, pero estos animales pueden transportar pulgas de gato infectantes *Ctenocephalides felis* a las personas.

6. **Período de incubación** – De 1 a 2 semanas, por lo general 12 días.

7. **Período de transmisibilidad** – No se transmite directamente de una persona a otra. Una vez infectadas, las pulgas permanecen así de por vida (hasta un año).

8. **Susceptibilidad y resistencia** – La susceptibilidad es general. Un ataque confiere inmunidad.

9. **Métodos de control** –

A. *Medidas preventivas:*

1) Aplicación de polvos insecticidas de acción residual a las vías de paso, madrigueras y refugios de ratas.

2) Antes de emprender medidas de control de roedores habrá que esperar que la acción de los insecticidas disminuya la población de pulgas para evitar la mayor exposición de las personas (véase Peste, 9A2–9A3, 9B6).

B. *Control del paciente, de los contactos y del ambiente inmediato:*

1) Notificación a la autoridad local de salud: en la mayoría de los estados de los Estados Unidos y de los países es obligatoria la notificación de los casos, Clase 2B (véase Notificación de Enfermedades Transmisibles).

2) Aislamiento: ninguno.

3) Desinfección concurrente: ninguna.

4) Cuarentena: ninguna.

5) Inmunización de los contactos: ninguna.

6) Investigación de los contactos y de la fuente de infección: búsqueda de roedores o zarigüeyas en las proximidades de los locales o en el hogar del enfermo.

7) Tratamiento específico: el mismo que se hace contra la fiebre maculada de las Montañas Rocosas (véanse párrafos anteriores).

C. *Medidas en caso de epidemia:* en las zonas endémicas con registro de muchos casos, debe utilizarse un insecticida de acción residual eficaz contra las pulgas de las ratas o de los gatos para disminuir la población de estos insectos y la incidencia de infección en los seres humanos.

D. *Repercusiones en caso de desastre:* cabe esperar la aparición de casos cuando coexisten en forma obligada las personas, las ratas y las pulgas, pero el tifus murino no ha sido la enfermedad que más ha contribuido a las tasas de enfermedad en tales situaciones.

*E. Medidas internacionales:* Centros Colaboradores de la OMS.

## III. TIFUS DE LAS MALEZAS    CIE-9 081.2; CIE-10 A75.3
(Enfermedad de Tsutsugamushi, tifus transmitido por ácaros)

1. **Descripción** – Rickettsiosis que se caracteriza por una úlcera cutánea primaria (escara) en "sacabocado", que corresponde al sitio de fijación del ácaro infectante. El comienzo febril agudo se observa varios días después, con cefalalgia, transpiración profusa, congestión conjuntival y linfadenopatía. A finales de la primera semana de fiebre surge en el tronco una erupción maculopapular de color rojo opaco, que se extiende a las extremidades y desaparece en pocos días. A menudo hay tos y signos radiográficos de neumonitis. Sin tratamiento con antibióticos, la fiebre persiste unos 14 días. La tasa de letalidad en los casos no tratados varía de 1 a 60%, según el lugar, la cepa de rickettsia y la exposición previa a la enfermedad; la mortalidad es siempre más alta entre los ancianos.

El diagnóstico definitivo se hace mediante el aislamiento del agente infeccioso por inoculación de sangre del enfermo en ratones. El diagnóstico por medio de pruebas serológicas es complicado por las diferencias antigénicas de diversas cepas de la rickettsia causal; la prueba de inmunofluorescencia es la preferida, pero también se dispone de inmunoensayos enzimáticos. Muchos enfermos muestran reacción de Weil-Felix positiva con la cepa *Proteus* OXK.

2. **Agente infeccioso** – *Orientia tsutsugamushi,* con múltiples cepas serológicamente diferentes.

3. **Distribución** – Asia central, oriental y sudoriental; desde Siberia sudoriental y el norte del Japón hasta el norte de Australia y Vanuatu, extendiéndose por el oeste hasta Pakistán, incluso a más de 10 000 metros sobre el nivel del mar en el Himalaya, y prevalece particularmente en el norte de Tailandia. Los seres humanos adquieren la infección en algunas de las innumerables "islas de tifus", pequeñas y perfectamente delimitadas, algunas de ellas no mayores de unos cuantos metros cuadrados, donde coexisten en forma simultánea rickettsias, vectores y roedores que sirven de reservorio. El tipo de ocupación de las personas influye mucho en la distribución por sexos; la enfermedad afecta principalmente a los trabajadores adultos que frecuentan terrenos llenos de maleza u otras zonas infestadas de ácaros, tales como sectores desbrozados de la selva, zonas reforestadas, nuevos asentamientos e incluso regiones del desierto recién irrigadas. Las epidemias se presentan cuando penetran en las zonas endémicas personas susceptibles, especialmente en operaciones militares,

durante las cuales han llegado a infectarse de 20 a 50% de las tropas en el término de semanas o meses.

**4. Reservorio** – Las larvas infectantes de ácaros trombicúlidos. Los vectores más comunes para las personas son las especies *Leptotrombidium akamushi, L. deliensis* y otras afines (que varían con la localidad). La infección se perpetúa en los ácaros por transmisión transovárica.

**5. Modo de transmisión** – Por la picadura de larvas del ácaro infectadas; las ninfas y los adultos no se alimentan de sangre de huéspedes vertebrados.

**6. Período de incubación** – Generalmente de 10 a 12 días, pero varía de 6 a 21 días.

**7. Período de transmisibilidad** – No se transmite directamente de una persona a otra.

**8. Susceptiblidad y resistencia** – La susceptibilidad es general. Un ataque confiere inmunidad prolongada contra la cepa homóloga de *O. tsutsugamushi,* pero solo transitoria contra cepas heterólogas. La infección heteróloga contraída pocos meses después produce una enfermedad leve, pero luego de un año ocasiona el cuadro típico. En las personas que permanecen en zonas endémicas toda su vida o que han recibido tratamiento incompleto (véase más adelante), se observan segundos e incluso terceros ataques de tifus de las malezas adquirido en condiciones naturales (por lo regular, benignos o no manifiestos). Ninguna vacuna experimental ha resultado eficaz.

**9. Métodos de control** –

   **A.** *Medidas preventivas:*

   1) Es necesario impedir el contacto con ácaros infectados, por medio de profilaxis personal contra el ácaro vector, para lo cual se pueden impregnar la ropa de vestir y las frazadas con sustancias acaricidas (permetrina y benzoato de bencilo), y aplicar repelentes de ácaros (dietiltoluamida, Deet®) a las partes expuestas del cuerpo.

   2) La eliminación de los ácaros de los sitios específicos se logra con la aplicación de hidrocarburos clorados como lindano, dieldrín o clordano al suelo y a la vegetación, en los alrededores de campamentos, construcciones mineras y otros sitios muy poblados de zonas endémicas.

   3) En un pequeño grupo de voluntarios de Malasia, la administración de una dosis semanal de doxiciclina durante siete semanas (200 mg por semana en una sola dosis) constituyó un régimen profiláctico eficaz.

   **B.** *Control del paciente, de los contactos y del ambiente inmediato:*

   1) Notificación a la autoridad local de salud: debe hacerse en determinadas zonas endémicas (después de diferenciar la enfermedad del tifus murino y del transmitido por

piojos). En muchos países no es una enfermedad de notificación obligatoria, Clase 3A (véase Notificación de Enfermedades Transmisibles).

2) Aislamiento: ninguno.

3) Desinfección concurrente: ninguna.

4) Cuarentena: ninguna.

5) Inmunización de los contactos: ninguna.

6) Investigación de los contactos y de la fuente de infección: ninguna (véase 9C, más adelante).

7) Tratamiento específico: se utiliza una de las tetraciclinas por vía oral en una dosis inicial, seguida de dosis diarias divididas, hasta que cese la fiebre (en promedio a las 30 horas). El cloramfenicol es igualmente eficaz y debe administrarse a individuos que tengan contraindicadas las tetraciclinas (véase sección I, 9B7, en párrafos anteriores). Si el tratamiento se inicia en los primeros tres días de la enfermedad, es probable que esta se recrudezca, salvo que se administre un segundo ciclo de antibioticoterapia, después de un intervalo de seis días. En Malasia, dosis únicas de doxiciclina (5 mg por kg de peso) resultaron eficaces cuando se administraron en el séptimo día, y en las islas Pescadores (zona de Taiwán), cuando se administraron en el quinto día; la administración más temprana se vinculó con algunas recaídas. La azitromicina también se ha utilizado con buenos resultados en embarazadas.

C. **Medidas en caso de epidemia:** es necesario emplear con todo rigor los procedimientos descritos en esta sección (9A1 y 9A2, en párrafos anteriores), en la zona afectada; se observará diariamente a todas las personas en peligro de contraer la fiebre y de mostrar lesiones primarias. Ante el primer signo de la enfermedad se emprenderá el tratamiento.

D. **Repercusiones en caso de desastre:** solamente si los centros de refugiados están en una "isla de tifus" o cerca de ella.

E. **Medidas internacionales:** Centros Colaboradores de la OMS.

## TOS FERINA
## POR *BORDETELLA PERTUSSIS*    CIE-9 033.0; CIE-10 A37.0
## POR *BORDETELLA*
## *PARAPERTUSSIS*    CIE-9 033.1; CIE-10 A37.1

1. **Descripción** – Enfermedad bacteriana aguda que afecta las vías respiratorias. La fase catarral inicial es de comienzo insidioso, con tos irritante que poco a poco se vuelve paroxística, por lo regular en el término de una a dos semanas, y que dura de uno a dos meses o más. Los paroxismos se caracterizan por accesos repetidos y violentos de tos; cada serie comprende innumerables toses sin inspiración intermedia y puede ser seguida por un estridor respiratorio de tono alto característico. Los paroxismos con frecuencia culminan con la expulsión de mucosidades claras y adherentes, a menudo seguida de vómito. Los lactantes menores de 6 meses de edad, los adolescentes y los adultos frecuentemente no tienen el cuadro típico de estridores o tos paroxística.

En la actualidad, el número de defunciones por tos ferina en los Estados Unidos es pequeño; cerca de 80% de las muertes se producen en niños menores de 1 año de edad, y de ese grupo, 70% tienen menos de 6 meses de edad. La tasa de letalidad en los Estados Unidos no alcanza al 1% en lactantes menores de 6 meses de edad. La morbilidad es un poco mayor en las mujeres que en los hombres. En poblaciones no inmunizadas, especialmente en las que sufren malnutrición subyacente y múltiples infecciones intestinales y de las vías respiratorias, la tos ferina es una de las enfermedades que causa la mayor cantidad de muertes en los lactantes y niños de corta edad. La causa más común de defunción es la neumonía; en ocasiones, también se observan encefalopatía mortal, probablemente de origen hipóxico, e inanición por vómitos repetidos.

En años recientes, en los Estados Unidos la tos ferina se ha observado con frecuencia cada vez mayor en los adolescentes y los adultos jóvenes, con una intensidad que varía desde un cuadro respiratorio leve y atípico hasta el síndrome florido. Muchos de estos casos se presentan en personas inmunizadas, e indican el debilitamiento de la inmunidad.

La infección por *Bordetella parapertussis* causa una enfermedad semejante, pero, por lo regular, más leve. En general, aparece en los escolares y es relativamente poco frecuente. La diferenciación entre *B. parapertussis* y *B. pertussis* se basa en las diferencias identificadas en cultivos y en estudios bioquímicos e inmunológicos. Se ha notificado un síndrome clínico agudo similar asociado con virus, en especial los adenovirus, aunque la tos suele durar menos de 28 días.

El diagnóstico se basa en el aislamiento del microorganismo causal en medios apropiados de cultivo del material nasofaríngeo obtenido durante las fases catarral y paroxística temprana. La tinción directa de las secreciones nasofaríngeas por anticuerpos fluorescentes puede permitir el diagnóstico presuntivo rápido, pero debe realizarla un técnico de laboratorio experimentado, pues puede haber resultados positivos falsos o negativos falsos. No se han estandarizado para usar en el diagnóstico de tos ferina métodos como la reacción en cadena de la polimerasa ni métodos serológicos. Ellos se usan preferentemente como valoraciones presuntivas, junto con cultivos.

**2. Agentes infecciosos** – *B. pertussis*, el bacilo de pertussis; *B. parapertussis*, el de parapertussis.

**3. Distribución** – Es una enfermedad endémica común entre los niños, en particular los de corta edad, en cualquier zona, independientemente del origen étnico, el clima o la situación geográfica. Los brotes surgen periódicamente. En los últimos 40 años se ha observado una notable disminución de las tasas de incidencia y mortalidad, sobre todo en comunidades que fomentan programas de inmunización activa, donde la nutrición es adecuada y existen servicios de atención médica. De 1980 a 1989, en los Estados Unidos se notificó un promedio de 2800 casos anuales, pero en el período comprendido entre 1995 y 1998, los casos notificados aumentaron en promedio a casi 6500 al año. Con niveles mayores de inmunización en América Latina, los casos notificados disminuyeron de 120 000 en 1980 a 40 000 en 1990. En los países donde se descuidó la inmunización, aumentaron las tasas de incidencia (por ejemplo, en Inglaterra, en el Japón a comienzos del decenio de 1980, y en Suecia).

**4. Reservorio** – Se piensa que los seres humanos son los únicos huéspedes.

**5. Modo de transmisión** – Ante todo, por contacto directo con las secreciones de las mucosas de las vías respiratorias de las personas infectadas, y probablemente por las gotitas suspendidas en el aire. La infección suele ser introducida en el núcleo familiar por alguno de los hijos mayores, y a veces por uno de los progenitores.

**6. Período de incubación** – Por lo común es de 7 a 20 días.

**7. Período de transmisibilidad** – Es especialmente transmisible en la fase catarral temprana, antes de la fase de tos paroxística. A partir de entonces, la transmisibilidad disminuye poco a poco y llega a niveles ínfimos en unas tres semanas para los contactos no familiares, a pesar de que persisten la tos espasmódica y el estridor. Con fines de control, la fase de transmisibilidad se extiende desde la etapa catarral temprana hasta tres semanas después de comenzar los paroxismos típicos en los pacientes que no han recibido antibióticos. Cuando se los trata con eritromicina, el período de infecciosidad dura solo cinco días o menos después del comienzo de la administración del medicamento.

**8. Susceptibilidad y resistencia** – La susceptibilidad de personas no inmunizadas es universal. No se ha demostrado inmunidad transplacentaria en los lactantes. Es predominantemente una enfermedad de la niñez; las tasas de incidencia de la enfermedad notificada (es decir, diagnosticada) son más elevadas entre los niños menores de 5 años de edad. Los casos leves y atípicos que pasan inadvertidos surgen en cualquier grupo de edad. Un ataque confiere inmunidad definida y duradera, aunque a veces se observan segundos ataques (algunos causados por *B. parapertussis*). Los casos de enfermedad en adolescentes y adultos inmunizados en los Estados Unidos reflejan el debilitamiento de la inmunidad, y son una fuente cada vez más grande de infección de niños de corta edad no inmunizados.

**9. Métodos de control** –

**A. Medidas preventivas:**

1) Se debe educar a la población, en especial a los padres de los lactantes, sobre los peligros de la tos ferina, y sobre las ventajas de emprender la inmunización a los 2 meses de edad y de cumplir fielmente con el plan de vacunación. Este aspecto sigue siendo importante por la gran publicidad que se ha dado a las reacciones adversas relativamente raras.

2) Se recomienda la inmunización activa primaria contra la infección por *B. pertussis*, con tres dosis de vacuna consistente en una suspensión de bacterias muertas, por lo común en combinación con los toxoides diftérico y tetánico, adsorbidas en sales de aluminio (toxoides diftérico y tetánico y vacuna contra la tos ferina adsorbida, USP, DPT). En los Estados Unidos, se usan preparados acelulares (DPaT) que contienen dos o más antígenos protectores de *B. pertussis*, para servir como la serie primaria (tres dosis) y como dosis de refuerzo. Los preparados no adsorbidos ("simples") (no disponibles en los Estados Unidos, excepto en Michigan) no brindan ventaja alguna ni para la inmunización primaria ni como dosis de refuerzo. En ese país, se recomienda aplicar la vacuna triple DPaT a los 2, 4 y 6 meses de edad, y las de refuerzo, entre los 15 y 18 meses de vida, y al ingresar a la escuela. Después de cumplir el niño 7 años, no se recomienda utilizar vacunas que contengan antígeno de *B. pertussis*. Algunos países recomiendan la administración, el número de dosis, o ambas, en edades diferentes (por ejemplo, en muchos países en desarrollo se aplica la vacuna triple a las 6, 10 y 14 semanas de edad).

Las vacunas DPaT o DPT pueden aplicarse simultáneamente con la vacuna oral contra la poliomielitis (VPO); con la vacuna antipoliomielítica de virus inactivados (VPI); con la vacuna contra *Haemophilus influenzae* tipo b (Hib), y las vacunas contra la hepatitis B, el sarampión, la parotiditis infecciosa y la rubéola (MMR), en diferentes sitios. En los Estados Unidos, se ha aprobado recientemente la combinación de vacunas que contienen DPaT o DPT y Hib.

En ese país, el antecedente familiar de convulsiones no se considera contraindicación para aplicar la vacuna contra la tos ferina. Los antipiréticos pueden evitar las convulsiones por fiebre. Es importante diferir la inmunización con la vacuna triple DPT o DPaT, si el niño presenta una infección febril intercurrente; sin embargo, un cuadro leve con fiebre o sin ella no constituye una contraindicación. En los lactantes de corta edad en quienes se sospecha enfermedad neurológica progresiva, puede diferirse durante algunos meses el comienzo de la inmunización para permitir que se haga el diagnóstico y evitar una posible confusión respecto a la causa de los síntomas. En algunos casos de enfermedad neurológica progresiva, el niño debe recibir la vacuna DT y no DPaT o DPT. Tampoco constituyen una contraindicación los trastornos neurológicos estables, tales como las convulsiones que están controladas.

En términos generales, la vacuna contra la tos ferina no se aplica a partir de los 7 años de edad, porque las reacciones a ella pueden aumentar en los niños mayores y en los adultos. Los que presenten reacciones graves tales como convulsiones, llanto persistente o muy intenso, colapso o temperaturas superiores a 40,5 °C (más de 105 °F) no deben recibir más dosis de vacuna contra la tos ferina, si los riesgos son mayores que los beneficios. Debe utilizarse DPaT en circunstancias en que esté indicado proseguir con su aplicación (por ejemplo, durante algún brote de tos ferina). La reacción anafiláctica o una encefalopatía aguda en el término de 48 a 72 horas de la vacunación constituyen contraindicaciones absolutas para administrar más dosis de vacuna contra la tos ferina. Después de aplicar la vacuna DPaT, en contadas ocasiones aparecen reacciones sistémicas y locales poco intensas que no constituyen contraindicaciones para futuras dosis.

Se calcula que la eficacia de la vacuna en niños que han recibido como mínimo tres dosis, es de 80%; la protección es mayor contra la enfermedad grave y comienza a

debilitarse después de los tres años. La inmunización activa que se inicia después de la exposición no protegerá
contra la enfermedad que surja por tal exposición, pero
tampoco está contraindicada. Se logra mejor protección
cumpliendo fielmente el esquema de vacunación recomendado. La inmunización pasiva es ineficaz y ya no se cuenta
en el comercio con la inmunoglobulina contra la tos ferina.
La vacuna contra *B. pertussis* no protege de la infección
por *B. parapertussis*.

3) En presencia de un brote de la enfermedad hay que considerar la posibilidad de proteger al personal de salud muy
expuesto al riesgo, para lo cual se administrará eritromicina
durante 14 días. A pesar de que la vacuna DPaT no se recomienda actualmente (finales de 1999) para personas de 7
años o más de edad, posiblemente para ese fin se aprueben
nuevos preparados acelulares (como TdPa).

B. *Control del paciente, de los contactos y del ambiente inmediato:*

1) Notificación a la autoridad local de salud: en todos los
estados de los Estados Unidos y en casi todos los países es
obligatoria la notificación de los casos, Clase 2B (véase
Notificación de Enfermedades Transmisibles). La notificación temprana permite controlar mejor los brotes.

2) Aislamiento: aislamiento de tipo respiratorio en los casos
identificados. Hay que separar a los casos sospechosos, de
los lactantes y niños de corta edad, especialmente de los
lactantes no inmunizados, hasta que los pacientes hayan
recibido antibióticos durante cinco días, por lo menos, en
un esquema mínimo de 14 días. Es necesario el aislamiento durante tres semanas de los casos sospechosos que no
reciben antibióticos.

3) Desinfección concurrente: de las secreciones nasofaríngeas
y de los objetos contaminados con ellas. Limpieza terminal.

4) Cuarentena: es necesario excluir de las escuelas, centros
de atención diurna (guarderías) y sitios de reunión pública, a los contactos del núcleo familiar menores de 7 años
de edad cuya inmunización sea inadecuada, durante un
período de 21 días después de la última exposición, o hasta que los casos y los contactos hayan recibido antibióticos
apropiados durante cinco días, en un esquema mínimo
de 14 días.

5) Protección de los contactos: la inmunización pasiva no es
eficaz; tampoco es provechoso emprender la inmunización activa que proteja contra la infección después de una
exposición reciente. Es necesario administrar una dosis
de vacuna DPaT o DPT lo más pronto posible después de

la exposición, a los contactos cercanos menores de 7 años de edad que no hayan recibido cuatro dosis de vacuna DPaT o DPT, ni una dosis de ellas en los últimos tres años. Se recomienda administrar eritromicina durante 14 días a los contactos del núcleo familiar y a otros contactos cercanos, sea cual fuere su estado de inmunización.

6) Investigación de los contactos y de la fuente de infección: en situaciones en que un lactante o un niño de corta edad no inmune esté o pueda estar expuesto al riesgo, conviene identificar los casos tempranos o inadvertidos y atípicos.

7) Tratamiento específico: la eritromicina acorta el período de transmisibilidad, pero no aplaca los síntomas, excepto cuando se administra durante el período de incubación, en la fase catarral o en los comienzos de la fase paroxística de la enfermedad.

C. *Medidas en caso de epidemia:* debe investigarse la presencia de casos no identificados o no notificados, para proteger del contagio a los preescolares y emprender medidas preventivas adecuadas para los niños menores de 7 años de edad expuestos. A veces conviene la inmunización acelerada, en la cual la primera dosis se aplica a las cuatro a seis semanas de edad, y la segunda y la tercera, a intervalos de cuatro semanas; si los niños no han recibido el plan de vacunación completo, se debe completar la inmunización.

D. *Repercusiones en caso de desastre:* la tos ferina es un problema potencial si se presenta en campamentos de refugiados en condiciones de hacinamiento, donde hay numerosos niños no inmunizados.

E. *Medidas internacionales:* asegurar la inmunización primaria completa de los lactantes y de los niños de corta edad antes de que viajen a otros países; se debe analizar la necesidad de aplicar dosis de refuerzo. Centros Colaboradores de la OMS.

---

## TOXOCARIASIS          CIE-9 128.0; CIE-10 B83.0

(Síndrome de larva migrans visceral, larva migrans visceral, larva migrans ocular, infestación por *Toxocara* [canis] [cati])

**1. Descripción** – Infección crónica, por lo común con un cuadro benigno, que ataca predominantemente a niños de corta edad, pero que se ha observado con frecuencia cada vez mayor en los adultos; se debe a la migración de formas larvarias de especies de *Toxocara* a los órganos y tejidos. Se caracteriza por eosinofilia de duración variable, hepatomegalia, hiperglobulinemia, síntomas pulmonares y fiebre. En caso de infestación aguda e intensa, el número de leucocitos puede llegar a 100 000 por mm³ o más (unidades SI: más de $100 \times 10^9$/l), con 50 a 90% de eosinófilos. Los síntomas pueden persistir durante un año o más. Pueden surgir neumonía, dolor abdominal crónico, una erupción generalizada y trastornos neurológicos locales. A veces se observa endoftalmitis (causada por larvas que penetran en los ojos), por lo común en niños de mayor edad, que puede resultar en pérdida de la visión del ojo afectado. Las lesiones retinianas deben diferenciarse de las del retinoblastoma y de otras masas de la retina. La enfermedad rara vez es mortal.

La técnica ELISA practicada con antígenos de la fase larvaria tiene una sensibilidad de 75 a 90% para detectar la larva migrans visceral y en las infecciones oculares. Para incrementar la especificidad de la técnica ELISA usada para la detección inicial, pueden usarse las pruebas de inmunoelectrotransferencia (Western blot).

**2. Agentes infecciosos** – *Toxocara canis* y *T. cati*, predominantemente el primero.

**3. Distribución** – Probablemente mundial. La forma grave se observa esporádicamente y afecta sobre todo a niños de 14 a 40 meses de edad, aunque también a los de mayor edad. Los hermanos suelen presentar eosinofilia u otros signos de infección leve o residual. Los estudios serológicos en niños asintomáticos han mostrado índices con límites muy amplios en diferentes poblaciones, con un promedio de 3% en los Estados Unidos, que ha llegado a 23% en algunos subgrupos de la población de ese país. A nivel internacional, la seroprevalencia va de niveles bajos, como 0 a 4% en Madrid y en Alemania, a 31% en niños irlandeses, 66% en zonas rurales de España, y hasta 83% en algunas poblaciones caribeñas. La infección aguda se presenta con menor frecuencia en los adultos.

**4. Reservorio** – Los perros y los gatos (*T. canis* y *T. cati*, respectivamente). Los cachorros se infectan por la migración transplacentaria y transmamaria de las larvas, y a las tres semanas de edad comienzan a expulsar huevos con las heces. La infección en la perra puede terminar o quedar en fase inactiva al llegar a la madurez sexual; con la preñez, sin embargo, las larvas de *T. canis* se vuelven activas e infectan a través de la leche a los fetos y las crías recién nacidas. Las diferencias por sexo y edad son menos notables en los gatos; los animales de mayor edad son un poco menos susceptibles que los más jóvenes.

**5. Modo de transmisión** – En la mayoría de las infecciones en niños, por transmisión directa o indirecta de huevos infectantes de

*Toxocara*, de la tierra contaminada a la boca, directamente por comer tierra infectada (pica) o, en forma indirecta, al consumir verduras crudas no lavadas. Algunas infecciones surgen a veces después de ingerir larvas en el hígado crudo de res, ovejas o pollos infectados. Los huevos llegan a la tierra por las heces de los gatos o perros infectados; en algunos parques de los Estados Unidos y del Reino Unido, 30% de las muestras de tierra contenían huevos. En algunos parques del Japón, incluso 75% de los cajones de arena donde juegan los niños, contenían huevecillos. Son necesarias de una a tres semanas de incubación para que los huevos se tornen infectantes, pero permanecen viables e infectantes en la tierra durante muchos meses; la desecación los afecta desfavorablemente.

Después de su ingestión, los huevos embrionados liberan las larvas en el intestino, las larvas penetran por las paredes del intestino y emigran hasta el hígado y los pulmones por los sistemas linfático y circulatorio. Desde el hígado, se extienden a otros tejidos, en particular los de los pulmones y los órganos abdominales (larva migrans visceral) o de los ojos (larva migrans ocular), lesionándolos por migración e inducción de lesiones granulomatosas. Los parásitos no muestran réplica en el huésped humano ni en otros huéspedes de etapa final (paraténicos); sin embargo, durante años pueden persistir larvas viables en los tejidos, por lo común sin producir enfermedad sintomática. Cuando el nuevo huésped ingiere los tejidos del huésped paraténico, las larvas pueden infectarlo.

**6. Período de incubación** – En los niños, semanas o meses, según la intensidad de la infección, la reinfección y la sensibilidad del paciente. Las manifestaciones oculares pueden surgir de 4 a 10 años después de la infección inicial. En infecciones adquiridas por la ingestión de hígado crudo, se han señalado lapsos de incubación brevísimos, incluso de horas o días.

**7. Período de transmisibilidad** – No se transmite directamente de una persona a otra.

**8. Susceptibilidad y resistencia** – La incidencia más baja en los niños de mayor edad y los adultos se relaciona más bien con una menor exposición. Pueden producirse reinfecciones.

**9. Métodos de control** –

*A. Medidas preventivas:*

1) Educar a la población, especialmente a los dueños de animales domésticos, respecto a las fuentes y el origen de la infección, y en particular acerca del peligro que representa la pica; sobre la exposición en zonas contaminadas por las heces de cachorros no tratados, y acerca del riesgo que supone la ingestión de hígado crudo o mal cocido de animales expuestos a perros o gatos. Los padres de niños de

corta edad deben considerar con todo cuidado el peligro que representa tener animales domésticos, y la forma de reducir el riesgo al mínimo.

2) Evitar la contaminación de la tierra con heces de perros y gatos en las inmediaciones de las casas y en los lugares de juego de los niños, especialmente en las zonas urbanas y en las obras de construcciones multifamiliares. Hay que solicitar a los propietarios de gatos y perros que los cuiden en forma responsable, lo cual incluye la limpieza y eliminación inmediata de las heces de dichos animales, en zonas de acceso público. Es necesario el control de perros y gatos callejeros sin dueño.

3) Se debe exigir que se eliminen las heces de perros y gatos expulsadas en los lugares donde juegan los niños. Los cajones de arena donde juegan los niños son sitios atractivos para los gatos, que defecan en ellos, por lo que se deben cubrir cuando no se utilizan.

4) Hay que desparasitar a los perros y a los gatos a las tres semanas de edad, y repetir el tratamiento tres veces a intervalos de dos semanas, y después, cada seis meses. Hay que tratar a las perras que amamantan a sus cachorros. Es necesaria la eliminación sanitaria de las heces expulsadas como consecuencia del tratamiento, así como de otras deposiciones.

5) Es necesario lavarse minuciosamente las manos después de manipular tierra y antes de comer.

6) Enseñar a los niños a que no se lleven objetos sucios a la boca.

**B. Control del paciente, de los contactos y del ambiente inmediato:**

1) Notificación a la autoridad local de salud: por lo regular, no se justifica la notificación oficial, Clase 5 (véase Notificación de Enfermedades Transmisibles).

2) Aislamiento: ninguno.

3) Desinfección concurrente: ninguna.

4) Cuarentena: ninguna.

5) Inmunización de los contactos: ninguna.

6) Investigación de los contactos y de la fuente de infección: búsqueda del sitio de infección del caso índice; identificar a otras personas expuestas. Intensificar las medidas preventivas (véase 9A en párrafos anteriores). No está indicado el tratamiento de las personas con positividad en la prueba ELISA pero asintomáticas; cabe considerar alguna forma de tratamiento para las personas con hipereosinofilia.

7) Tratamiento específico: el mebendazol o el albendazol son los antihelmínticos preferidos, por su inocuidad relativa. Se han utilizado dietilcarbamazina y tiabendazol; su eficacia, en el mejor de los casos, es cuestionable.

**C. Medidas en caso de epidemia:** no son aplicables.

**D. Repercusiones en caso de desastre:** ninguna.

**E. Medidas internacionales:** ninguna.

## GNATOSTOMIASIS                    CIE-9 128.1; CIE-10 B83.1

La gnatostomiasis es otra forma de larva migrans visceral, común en Tailandia y en otras localidades de Asia sudoriental, causada por *Gnathostoma spinigerum,* parásito nematodo de los perros y de los gatos. Después de la ingestión de carne de pescado y aves de corral mal cocida o que contenga larvas en la tercera fase, los parásitos emigran por los tejidos de las personas o animales y forman lesiones inflamatorias o abscesos en diversas partes del cuerpo. Las larvas pueden invadir el cerebro y producir lesiones focales acompañadas de pleocitosis eosinófila. Es cuestionable la eficacia de los antihelmínticos, que incluyen albendazol y mebendazol, y se los considera fármacos experimentales.

## LARVA MIGRANS CUTÁNEA        CIE-9 126; CIE-10 B76.9
## POR *ANCYLOSTOMA*
## *BRAZILIENSE*                         CIE-9 126.2; CIE-10 B76.0
## POR *ANCYLOSTOMA*
## *CANINUM*                              CIE-9 126.8; CIE-10 B76.0
(Erupción serpiginosa)

Las larvas infectantes de los anquilostomas del perro y del gato (*Ancylostoma braziliense* y *Ancylostoma caninum*) producen en el hombre una dermatitis llamada "erupción serpiginosa", que afecta a trabajadores de ciertos servicios públicos, jardineros, niños, bañistas del mar y otras personas que tengan contacto con el suelo arenoso contaminado con heces de perros y gatos. En los Estados Unidos, el trastorno es más prevalente en el sudeste. Las larvas, que penetran por la piel, emigran a través de ella durante largos períodos, pero, con el tiempo, pueden penetrar en tejidos más profundos. Cada larva traza un "rastro" serpiginoso, avanza de milímetros a centímetros por día, y produce prurito intenso, que es más notable por la noche. La enfermedad cutánea es de curso limitado y se cura espontáneamente después de varias semanas o meses. Es posible destruir las larvas congelando la zona por medio de nebulización con cloruro de etilo.

El tiabendazol es eficaz como pomada local y el albendazol o la ivermectina lo son a nivel sistémico. Ocasionalmente, las larvas de *A. caninum* emigran al intestino delgado y pueden causar enteritis eosinófila; estas infecciones zoonóticas mejoran con pamoato de pirantel, mebendazol o albendazol.

---

## TOXOPLASMOSIS            CIE-9 130; CIE-10 B58
## TOXOPLASMOSIS CONGÉNITA     CIE-9 771.2; CIE-10 P37.1

**1. Descripción** – Enfermedad sistémica por protozoarios coccidios. Las infecciones a menudo son asintomáticas, o surgen en la forma de un cuadro agudo que comprende solamente linfadenopatía, u otro similar a la mononucleosis infecciosa, con fiebre, linfadenopatía y linfocitosis que persisten durante semanas o días. Con la aparición de una respuesta inmunitaria disminuye la parasitemia, pero en los tejidos persisten quistes de *Toxoplasma* que contienen microorganismos viables. Dichos quistes tisulares pueden reactivarse cuando se debilita el sistema inmunitario. Entre las personas inmunodeficientes, la infección primaria o reactivada puede causar cerebritis, coriorretinitis, neumonía, afección generalizada de los músculos estriados, miocarditis, erupción maculopapular, la muerte, o todo este conjunto de manifestaciones. A menudo la toxoplasmosis cerebral es componente del sida.

La infección primaria en los comienzos del embarazo puede ocasionar la infección del feto, con muerte fetal o coriorretinitis, lesión cerebral con calcificación intracerebral, hidrocefalia, microcefalia, fiebre, ictericia, erupción cutánea, hepatosplenomegalia, líquido cefalorraquídeo xantocrómico y convulsiones que se manifiestan desde que nace el niño o poco después. En etapas ulteriores del embarazo, la infección de la madre produce enfermedad leve o subclínica del feto, con manifestaciones tardías, tales como coriorretinitis crónica o recurrente. En embarazadas inmunosuprimidas con seropositividad a *Toxoplasma*, puede reactivarse la infección latente, que rara vez culmina en toxoplasmosis congénita. Los microorganismos inactivos por una infección latente pueden reactivarse y causar toxoplasmosis cerebral, en particular en individuos inmunodeficientes, como los pacientes de sida.

El diagnóstico se basa en signos clínicos y en la confirmación por medio de estudios serológicos, la demostración del agente en tejidos o líquidos corporales por biopsia o necropsia, o la identificación en animales o en cultivos celulares. El aumento de los niveles de anticuerpos corrobora la presencia de infección activa; la presencia de IgM específica o de niveles crecientes de títulos de IgG en una serie de sueros de lactantes, o ambos fenómenos, constituye una prueba concluyente de infección congénita. Los niveles elevados de anticuerpos IgG pueden persistir durante años sin relación con la enfermedad activa.

2. **Agente infeccioso** – *Toxoplasma gondii*, un protozoario coccidio intracelular propio de los gatos, que pertenece a la familia Sarcocystidae, agrupado en la clase Sporozoa.

3. **Distribución** – Mundial; afecta a los mamíferos y a las aves. La infección en los seres humanos es común.

4. **Reservorio** – Los huéspedes definitivos de *T. gondii* son los gatos y otros felinos que se contagian principalmente por la ingestión de mamíferos infectados (en especial roedores) y aves, y en raras ocasiones adquieren la infección por las heces de otros gatos infectados. Solo los felinos albergan al parásito en sus vías intestinales, donde tiene lugar la fase sexual del ciclo vital del microorganismo, después de la cual excretan los oocistos con las heces durante 10 a 20 días o, rara vez, por mayor tiempo.

Los huéspedes intermediarios de *T. gondii* son corderos, cabras, roedores, cerdos, ganado vacuno, pollos y aves; todos pueden ser portadores de la forma infectante de *T. gondii* (cistozoito y bradizoito) en los tejidos, especialmente en los músculos y en el cerebro. Los quistes tisulares permanecen viables por algún tiempo, quizá durante toda la vida del animal.

5. **Modo de transmisión** – La infección transplacentaria se produce cuando una mujer embarazada tiene los taquizoitos en fase de división rápida circulando en la corriente sanguínea, por lo común durante la infección primaria. Los niños pueden contagiarse al ingerir oocistos infectantes provenientes de cajas de arena, lugares de juego y patios donde han defecado los gatos. Las infecciones pueden adquirirse por el consumo de carne infectada cruda o mal cocida (de cerdo o de cordero, rara vez de res) que contenga quistes tisulares, o por la ingestión de oocistos infectantes en el agua o en los alimentos contaminados con heces de gato. Un brote se vinculó con la inhalación de oocistos esporulados. La leche de cabras y de vacas infectadas puede contener taquizoitos; un brote guardó relación epidemiológica con el consumo de leche cruda de cabra. La infección raras veces se adquiere por transfusión de sangre o trasplante de órganos de un donante infectado.

6. **Período de incubación** – De 10 a 23 días en un brote que tuvo como fuente común la ingestión de carne poco cocida; de 5 a 20 días en un brote relacionado con gatos.

7. **Período de transmisibilidad** – No se transmite directamente de una persona a otra, salvo en el útero. Los oocistos expulsados por los

gatos esporulan y se tornan infectantes de uno a cinco días después, y pueden seguir en ese estado durante un año en el agua o en la tierra húmeda. Los quistes en los músculos de los animales infectados permanecen infectantes mientras la carne sea comestible y esté cruda.

8. **Susceptibilidad y resistencia** – La susceptibilidad a la infección es general, pero la inmunidad se adquiere fácilmente y la mayor parte de las infecciones son asintomáticas. Se desconoce la duración y el grado de la inmunidad, pero se supone que es duradera o permanente; los anticuerpos persisten durante años, quizá durante toda la vida. Los pacientes que reciben citotóxicos o inmunosupresores, o los enfermos de sida, están expuestos a un alto riesgo de desarrollar la enfermedad por reactivación de la infección.

9. **Métodos de control** –

A. *Medidas preventivas:*

1) Educar a las embarazadas respecto a las medidas preventivas siguientes:

a) Consumir carne sometida a radiación o cocinarla a 66 °C (150 °F). La congelación de la carne disminuye su infecciosidad, pero no la elimina por completo.

b) Salvo que tengan anticuerpos identificados contra *T. gondii,* las embarazadas no deben limpiar los recipientes con arena donde orinan los gatos, ni estarán en contacto con ellos, si se desconoce lo que han comido. Deben usar guantes durante las labores de jardinería y lavarse perfectamente las manos después del trabajo y antes de comer.

2) A los gatos se les dará alimentos secos, enlatados o hervidos, y se les impedirá la caza (es decir, se los conservará como animales caseros, dentro del hogar solamente).

3) Deben eliminarse diariamente las heces y la arena donde orinan los gatos (antes de que los esporocitos se vuelvan infectantes). Las heces pueden echarse en el retrete, quemarse o enterrarse a gran profundidad. Los recipientes con arena en que orinan los gatos deben desinfectarse todos los días con agua hirviendo; hay que usar guantes al manipular material que pueda ser infectante, y lavarse perfectamente las manos después de hacerlo. La arena seca debe eliminarse sin sacudirla, para que no se dispersen los oocistos en el aire.

4) Es necesario lavarse perfectamente las manos después de manipular carne cruda o de estar en contacto con tierra quizá contaminada con heces de gatos, y antes de comer.

5) Hay que controlar a los gatos callejeros y evitar que tengan acceso a cajas y cúmulos de arena utilizados por los

niños para jugar. Las cajas de arena deben cubrirse mientras no se utilicen.

6) Los pacientes de sida que presenten toxoplasmosis sintomática intensa deben recibir tratamiento profiláctico durante toda su vida con pirimetamina, sulfadiazina y ácido folínico.

**B. Control del paciente, de los contactos y del ambiente inmediato:**

1) Notificación a la autoridad local de salud: por lo general, no se exige, pero es opcional en algunos países y en estados de los Estados Unidos, para facilitar el conocimiento de la epidemiología de la enfermedad, Clase 3C (véase Notificación de Enfermedades Transmisibles).

2) Aislamiento: ninguno.

3) Desinfección concurrente: ninguna.

4) Cuarentena: ninguna.

5) Inmunización de los contactos: ninguna.

6) Investigación de los contactos y de la fuente de infección: en los casos de infección congénita, es necesario medir los títulos de anticuerpos en la madre; en los casos adquiridos se cuantificarán los títulos de anticuerpos en los miembros de la familia y se determinará si hubo exposición común a heces de gato, tierra, carne cruda o animales infectados.

7) Tratamiento específico: el tratamiento no siempre está indicado en los casos en que el huésped es inmunocompetente y sano, excepto en caso de infección inicial durante el embarazo, o por la presencia de coriorretinitis, miocarditis o afección de otros órganos. El tratamiento preferido para los casos de enfermedad sintomática grave es la combinación de pirimetamina (Daraprim®), sulfadiazina y ácido folínico (para evitar la depresión de la médula ósea) durante cuatro semanas. Además de los agentes mencionados, se ha utilizado la clindamicina para tratar la toxoplasmosis ocular. En la afección ocular está indicado el uso de los corticosteroides sistémicos cuando puede haber pérdida irreversible de la visión por ataque de la mácula, el haz papilomacular o el nervio óptico.

El tratamiento de la embarazada es problemático. Comúnmente se usa espiramicina para evitar la infección transplacentaria; habrá que considerar la adición de pirimetamina y sulfadiazina si los estudios de ultrasonido o de otra índole corroboran la infección fetal. Sin embargo, ante la preocupación acerca de la posible teratogenicidad, es mejor no administrar pirimetamina en las primeras 16 semanas del embarazo; en esta circunstancia, debe usarse la sulfadiazina sola. El lactante cuya madre haya tenido infección primaria o haya estado infectada por el VIH durante la gestación, debe tratarse con pirimetamina-sulfadiazina-ácido folínico durante su primer año de vida, o hasta que se descarte la infección congénita, para evitar coriorretinitis y otras secuelas. No se han sentado pautas claras para atender a lactantes hijos de madres infectadas por el VIH y que muestran seropositividad respecto a *Toxoplasma*.

C. *Medidas en caso de epidemia:* ninguna.

D. *Repercusiones en caso de desastre:* ninguna.

E. *Medidas internacionales:* ninguna.

---

**TRACOMA**                               **CIE-9 076; CIE-10 A71**

1. **Descripción** – Conjuntivitis por clamidias, de comienzo insidioso o repentino; la infección puede persistir durante varios años si no se trata, pero la duración de toda la vida que caracteriza a la enfermedad activa en las zonas hiperendémicas es consecuencia de la reinfección frecuente. La enfermedad se caracteriza por la presencia de folículos linfoides y la inflamación difusa de las conjuntivas (hipertrofia papilar), particularmente en la conjuntiva tarsal que cubre el párpado superior. La inflamación produce vascularización superficial de la córnea (pannus) y cicatrices en la conjuntiva; estas últimas se intensifican con la gravedad y duración del proceso inflamatorio.

Las cicatrices notables de la conjuntiva causan deformidades de los párpados y las pestañas (triquiasis y entropión), que a su vez ocasionan abrasión crónica de la córnea, deterioro visual y ceguera en la vida adulta. Las infecciones bacterianas secundarias son comunes en los grupos de población con tracoma endémico y contribuyen a la transmisibilidad y gravedad de la enfermedad.

El tracoma en su fase incipiente es una enfermedad endémica de la niñez en familias o comunidades de algunos países en desarrollo. No obstante, las etapas iniciales de la infección pueden ser idénticas a las de la conjuntivitis causada por otras bacterias (inclusive las debidas a las cepas genitófilas de *Chlamydia trachomatis*). El diagnóstico diferencial incluye los nódulos de tipo molusco contagioso de los párpados, reacciones tóxicas a las gotas oftálmicas administradas por largo tiempo, e infección estafilocócica crónica del borde del párpado. La reacción alérgica a los lentes de contacto (conjuntivitis papilar gigante) puede producir un síndrome similar al del tracoma, con nódulos en los cartílagos tarsales (papilas gigantes), cicatrices en la conjuntiva y pannus de la córnea.

El diagnóstico de laboratorio se hace por la detección de cuerpos elementales de clamidias dentro del citoplasma de células epiteliales del material conjuntival obtenido por raspado, teñido con Giemsa, o por medio de inmunofluorescencia después de fijar con metanol el material extendido, por detección del antígeno de clamidias por enzimoinmunoensayo o sondas de ADN, o por aislamiento del agente en cultivo celular especial.

**2. Agente infeccioso** – *Chlamydia trachomatis* serovariedades A, B, Ba y C. Algunas cepas son prácticamente idénticas a las que causan la conjuntivitis por clamidias (véase la sección correspondiente), y en infecciones de genitales por clamidias se han aislado las serovariedades B, Ba y C.

**3. Distribución** – Mundial; se presenta como enfermedad endémica con mayor frecuencia en las comunidades rurales más pobres de los países en desarrollo. En las zonas endémicas, la enfermedad afecta a los niños, cede durante la adolescencia y deja grados variables de cicatrices que pueden ser invalidantes. El tracoma que puede causar ceguera aún está muy extendido en el Oriente Medio, África septentrional y subsahariana, parte del subcontinente indio, Asia sudoriental y la China. En América Latina, Australia (entre los aborígenes) e islas del Pacífico existen focos pequeños de tracoma que causa ceguera.

En los Estados Unidos es raro el tracoma en la actualidad, y afecta a grupos de población donde existen condiciones higiénicas deficientes, pobreza y hacinamiento, particularmente en las regiones secas y polvorientas, como en algunas reservas indígenas del sudoeste del país. Las complicaciones tardías (entropión y triquiasis) afectan a los ancianos que tuvieron la enfermedad en su niñez. Estas personas rara vez son infecciosas.

**4. Reservorio** – Los seres humanos.

**5. Modo de transmisión** – Por contacto directo con secreciones infectantes de los ojos o nasofaríngeas en los dedos, o por contacto indirecto con fómites contaminados, tales como toallas o ropa personal, con secreciones nasofaríngeas de personas infectadas y con objetos contaminados con ellas. Las moscas contribuyen a la propagación de la enfermedad, en especial *Musca sorbens* en África y el Oriente Medio, y la especie *Hippelates* en la parte meridional de los Estados Unidos. En los niños con la enfermedad activa puede identificarse *Chlamydia* en la nasofaringe y en el recto, pero las serovariedades del tracoma al parecer no poseen un reservorio genital en las comunidades endémicas.

**6. Período de incubación** – De 5 a 12 días (según estudios practicados en voluntarios).

**7. Período de transmisibilidad** – Mientras existan lesiones activas en las conjuntivas y en las mucosas anexas, lo cual puede durar algunos años. Con la cicatrización, la concentración del agente en los tejidos disminuye en gran medida, pero aumenta de nuevo con la reactivación y la recurrencia de exudados infectantes. La infectividad acaba a los dos o tres días de comenzar el tratamiento con antibióticos, mucho antes de que mejore el cuadro clínico.

**8. Susceptibilidad y resistencia** – La susceptibilidad es general; no hay pruebas de que la infección confiera inmunidad ni de que las vacunas experimentales sean útiles para evitar o disminuir la intensidad en los casos declarados. En las zonas endémicas, los niños padecen la enfermedad activa con mayor frecuencia que los adultos. La gravedad de la infección suele guardar relación con las condiciones de vivienda, en particular, deficiencias de la higiene; la exposición a vientos secos, polvo y arena fina también puede contribuir.

**9. Métodos de control** –

   *A. Medidas preventivas:*

     1) Educar a la población sobre la necesidad de higiene personal, en especial acerca del riesgo de compartir artículos de tocador.

     2) Mejorar las medidas básicas de sanidad, que incluyen la disponibilidad y el uso de agua y jabón; instar a las personas a que se laven la cara, pero eviten el uso compartido de toallas.

     3) Proveer los medios adecuados para localizar los casos y para tratarlos, especialmente entre preescolares.

     4) Realizar investigaciones epidemiológicas para identificar factores importantes relacionados con la frecuencia de la enfermedad en cada situación específica.

   *B. Control del paciente, de los contactos y del ambiente inmediato:*

     1) Notificación a la autoridad local de salud: se exige la notificación de los casos en algunos estados de los Estados Unidos y en países con baja endemicidad, Clase 2B (véase Notificación de Enfermedades Transmisibles).

     2) Aislamiento: no es práctico en la mayoría de las zonas en que se presenta la enfermedad. Con los pacientes hospitalizados hay que seguir las precauciones respecto a drenaje y secreciones.

     3) Desinfección concurrente: de las secreciones oculares o nasales y de los artículos contaminados con ellas.

     4) Cuarentena: ninguna.

     5) Inmunización de los contactos: ninguna.

6) Investigación de los contactos y de la fuente de infección: se debe buscar la infección en los miembros de la familia y en los compañeros de juego o de la escuela.

7) Tratamiento específico: en las zonas donde la enfermedad es grave y muy prevalente, a menudo se utiliza el tratamiento masivo de toda la población, en especial de los niños, con pomadas de tetraciclina o eritromicina en esquemas variables de aplicación, por ejemplo, dos veces al día durante cinco días consecutivos, o una vez al mes durante seis meses. Las sulfonamidas, las tetraciclinas, la eritromicina y la azitromicina por vía oral también son eficaces en las fases activas de la enfermedad.

*C. Medidas en caso de epidemia:* en las regiones de prevalencia hiperendémica, las campañas de tratamiento masivo han logrado buenos resultados y disminuido la gravedad y la frecuencia de la enfermedad cuando fueron acompañadas de educación en materia de higiene personal y del mejoramiento de las condiciones sanitarias del ambiente, en particular, de un buen abastecimiento de agua.

*D. Repercusiones en caso de desastre:* ninguna.

*E. Medidas internacionales:* Centros Colaboradores de la OMS.

---

# TRICOMONIASIS                    CIE-9 131; CIE-10 A59

**1. Descripción** – Enfermedad común y persistente del aparato genitourinario, causada por un protozoario, que en las mujeres se caracteriza por vaginitis, a menudo con pequeñas petequias o lesiones hemorrágicas puntiformes "de color de fresa", y una secreción profusa, poco espesa, espumosa y verde amarillenta de olor fétido. Puede causar uretritis o cistitis, pero a menudo es asintomática; también puede ocasionar complicaciones obstétricas y facilitar la infección por el VIH. En los hombres, el agente infeccioso invade y persiste en la próstata, la uretra o las vesículas seminales, y a menudo produce solo síntomas leves, pero puede causar hasta 5 a 10% de los casos de uretritis no gonocócica en algunas zonas.

La tricomoniasis suele coexistir con la gonorrea, hasta en 40% de los infectados, según algunos estudios; si se diagnostica tricomoniasis, hay que hacer una evaluación completa de los agentes patógenos que intervienen en las enfermedades de transmisión sexual (examen para detectar enfermedades venéreas).

El diagnóstico se hace por identificación del parásito móvil, por estudio microscópico de secreciones o por cultivo, que es la técnica más sensible. Las tricomonas se identifican también en el frotis de Papanicolaou.

**2. Agente infeccioso** – *Trichomonas vaginalis,* un protozoario flagelado.

**3. Distribución** – Es una enfermedad de amplia distribución geográfica y frecuente en todos los continentes y en todas las razas, especialmente en los adultos, con mayor incidencia entre las mujeres de 16 a 35 años de edad. En general, aproximadamente 20% de las mujeres pueden infectarse en los años de vida reproductiva.

**4. Reservorio** – Los seres humanos.

**5. Modo de transmisión** – Por contacto con secreciones vaginales y uretrales de las personas infectadas durante las relaciones sexuales.

**6. Período de incubación** – De 4 a 20 días, con un promedio de siete días; muchas personas son portadoras asintomáticas durante años.

**7. Período de transmisibilidad** – Lo que dura la infección persistente, a veces años.

**8. Susceptibilidad y resistencia** – La susceptibilidad a la infección es general, pero la enfermedad clínica afecta principalmente a las mujeres.

**9. Métodos de control** –

A. *Medidas preventivas:* educar a la población para que acuda al médico en caso de secreción anormal de los genitales y se abstenga de mantener relaciones sexuales mientras no se complete la investigación y el tratamiento de la persona y su(s) compañero(s). Promover conductas sexuales "sin riesgos", entre ellas el uso de condón, en los contactos sexuales no monogámicos.

B. *Control del paciente, de los contactos y del ambiente inmediato:*
1) Notificación a la autoridad local de salud: por lo regular, no se justifica la notificación oficial, Clase 5 (véase Notificación de Enfermedades Transmisibles).
2) Aislamiento: ninguno; deben evitarse las relaciones sexuales durante el período de infección y tratamiento.
3) Desinfección concurrente: ninguna; el microorganismo no resiste la desecación.
4) Cuarentena: ninguna
5) Inmunización de los contactos: ninguna.
6) Investigación de los contactos y de la fuente de infección: es necesario evaluar a los compañeros sexuales en busca de otras enfermedades de transmisión sexual y someterlos a tratamiento concurrente.

7) Tratamiento específico: el metronidazol (Flagyl®), el tinidazol (Fasigyn®) o el ornidazol (Tiberal®) por vía oral son eficaces en los hombres y en las mujeres; están contraindicados durante el primer trimestre del embarazo. Cabe usar cotrimazol, que producirá alivio sintomático y puede curar hasta 50% de los pacientes. Debe tratarse simultáneamente a las parejas sexuales, para evitar la reinfección. Se han notificado algunos casos de resistencia al metronidazol, y pueden ser tratados con paromomicina intravaginal.

**C. Medidas en caso de epidemia:** ninguna.

**D. Repercusiones en caso de desastre:** ninguna.

**E. Medidas internacionales:** ninguna.

---

# TRICURIASIS  CIE-9 127.3; CIE-10 B79
(Tricocefaliasis, infección por *Trichuris trichiura*)

**1. Descripción** – Infección del intestino grueso por nematodos, a menudo asintomática. Las infecciones graves pueden producir heces mucosanguinolentas y diarrea. En los niños con grandes cantidades de tricocéfalos pueden producirse prolapso rectal, dedos hipocráticos, hipoproteinemia, anemia y retardo del crecimiento.

El diagnóstico se hace por la demostración de huevos de los parásitos en las heces o por observación sigmoidoscópica de los parásitos adheridos a la pared de la porción inferior del colon, en infecciones grandes. Es preciso distinguir los huevos de las especies de *Trichuris* de los de las especies de *Capillaria*.

**2. Agente infeccioso** – *Trichuris trichiura* (*Trichocephalus trichiurus*), un nematodo; el tricocéfalo humano.

**3. Distribución** – Mundial, especialmente en las regiones cálidas y húmedas.

**4. Reservorio** – Los seres humanos. Los tricocéfalos de animales no infectan a las personas.

**5. Modo de transmisión** – Indirecto, particularmente por ingestión de tierra (pica) o de verduras contaminadas; no se transmite directamente de una persona a otra. Los huevos expulsados con las heces necesitan de 10 a 14 días, como mínimo, en la tierra húmeda y caliente para que se tornen infectantes. Después de la ingestión de los huevos infectantes provenientes de la tierra contaminada, eclosionan las larvas, se fijan en la mucosa del ciego y del colon ascendente y se desarrollan hasta llegar a la forma adulta. Los huevos aparecen en las heces de 70 a 90 días después de la ingestión de las formas embrionadas; a veces los síntomas surgen mucho antes.

**6. Período de incubación** – Indefinido.

**7. Período de transmisibilidad** – En los portadores no tratados puede ser de varios años.

**8. Susceptibilidad y resistencia** – La susceptibilidad es universal.

**9. Métodos de control** –

A. *Medidas preventivas:*
1) Educar a todos los miembros de la familia, particularmente a los niños, respecto al uso de los retretes.
2) Contar con instalaciones adecuadas para eliminar las heces.
3) Fomentar hábitos de higiene apropiados, en especial el lavado meticuloso de las manos antes de manipular alimentos; evitar la ingestión de tierra, mediante el lavado minucioso de las verduras u otros alimentos que puedan estar contaminados con ella.

B. *Control del paciente, de los contactos y del ambiente inmediato:*
1) Notificación a la autoridad local de salud: por lo regular, no se justifica la notificación oficial, Clase 5 (véase Notificación de Enfermedades Transmisibles). Se debe informar a las autoridades escolares de salud, si la frecuencia del parásito en la población escolar es extraordinaria.
2) Aislamiento: ninguno.
3) Desinfección concurrente: ninguna; eliminación sanitaria de las heces.
4) Cuarentena: ninguna.
5) Inmunización de los contactos: ninguna.
6) Investigación de los contactos y de las fuentes de infección: hay que examinar las heces de todos los miembros sintomáticos de la familia, en especial de los niños y de sus compañeros de juego.
7) Tratamiento específico: el mebendazol (Vermox®) es el medicamento preferido. Otros fármacos que pueden usarse son albendazol (Zentel®) y oxantel (no se distribuye en los Estados Unidos). Por regla general, es mejor no tratar a las embarazadas en el primer trimestre de gestación, salvo que haya indicaciones médicas específicas.

C. *Medidas en caso de epidemia:* no son aplicables.

D. *Repercusiones en caso de desastre:* ninguna.

E. *Medidas internacionales:* ninguna.

# TRIPANOSOMIASIS
## I. TRIPANOSOMIASIS AFRICANA
(Enfermedad del sueño)

## CIE-9 086; CIE-10 B56-B57

## CIE-9 086.3-086.5; CIE-10 B56

1. **Descripción** – Enfermedad sistémica por protozoarios. En sus primeras fases puede encontrarse un chancro doloroso, que surgió como pápula y se convirtió en nódulo, en el sitio de la picadura primaria de la mosca tsetsé; también puede haber fiebre, cefalalgia intensa, insomnio, linfadenomegalia indolora, anemia, edema local y erupción. En etapas ulteriores se observa consunción, somnolencia y signos de invasión del sistema nervioso central. La tripanosomiasis gambiense (CIE-9 086.3; CIE-10 B56.0) puede seguir una evolución de varios años. La tripanosomiasis rhodesiense (CIE-9 086.4; CIE-10 B56.1) es mortal en el término de semanas o meses, sin tratamiento. Las dos formas de la enfermedad siempre son mortales si no se tratan.

El diagnóstico se hace por la detección de los tripanosomas en la sangre, la linfa o el líquido cefalorraquídeo. En la forma gambiense, y con menor frecuencia en la rhodesiense, casi siempre se necesitan métodos de concentración de los parásitos, tales como centrifugación con tubo capilar, cuantificación de la capa de leucocitos, o centrifugación con miniintercambio aniónico. En la tripanosomiasis rhodesiense a veces es útil la inoculación de ratas o ratones de laboratorio. El material de aspiración de ganglios linfáticos puede servir para detectar el parásito. La presencia de anticuerpos específicos se demuestra por medio de técnicas como ELISA, anticuerpos por inmunofluorescencia indirecta y aglutinación; en la tripanosomiasis africana es frecuente observar niveles altos de inmunoglobulinas, en especial IgM. Se detectan antígenos circulantes con diversas técnicas inmunológicas, tales como el método de aglutinación indirecta con tarjeta TrypTech CIATT.

2. **Agentes infecciosos** – *Trypanosoma brucei gambiense* y *T. b. rhodesiense,* hemoflagelados. Los criterios para diferenciar las especies no son absolutos; se considera que los hemoflagelados identificados en caso de enfermedad virulenta y de progresión rápida corresponden a *T. b. rhodesiense,* en especial si la enfermedad se contrajo en África oriental; los casos de África occidental y central suelen tener un curso más crónico, y se considera que son causados por *T. b. gambiense.*

3. **Distribución** – La enfermedad está circunscrita a África tropical, entre las latitudes 15° norte y 20° sur, que corresponden a la zona de distribución de la mosca tsetsé. En las regiones endémicas se ha identificado la infección hasta en 0,1 a 2% de la población; durante bro-

tes epidémicos la prevalencia puede llegar a 70%. Se pueden presentar brotes cuando, por cualquier causa, se intensifica el contacto entre las personas y la mosca, o cuando se introducen cepas virulentas de tripanosomas en una zona infestada de moscas tsetsé por desplazamiento de moscas infectadas o de huéspedes que actúan como reservorio. En los sitios donde el grupo *Glossina palpalis* constituye el principal vector, como en África occidental y central, la infección se produce principalmente a lo largo de las corrientes de agua, en las riberas de ríos y arroyos, con grandes bosques.

En África oriental y alrededor del lago Victoria, donde los principales vectores pertenecen al grupo *G. morsitans,* la infección se presenta en sabanas secas más vastas. *G. fuscipes,* del grupo Palpalis, ha causado los brotes de tripanosomiasis rhodesiense en Kenya y Zaire, y ha sido el vector transmisor de la enfermedad en situaciones peridomésticas en Uganda, desde 1976.

**4. Reservorio** – En el caso de *T. b. gambiense,* los seres humanos constituyen el principal reservorio; sin embargo, no se ha precisado la importancia que en este sentido tienen los animales domésticos y salvajes. Estos últimos, en especial los gamos y los antílopes, así como el ganado doméstico, constituyen los principales reservorios animales de *T. b. rhodesiense.*

**5. Modo de transmisión** – Por la picadura de una *Glossina* infectante, la mosca tsetsé. Los vectores principales en la naturaleza son seis especies: *Glossina palpalis, G. tachinoides, G. morsitans, G. pallidipes, G. swynnertoni* y *G. fuscipes.* La mosca tsetsé se infecta al ingerir sangre de personas o animales que contiene tripanosomas. Los parásitos se multiplican en la mosca durante 12 a 30 días, según la temperatura y otros factores, hasta que aparecen las formas infectantes en sus glándulas salivales. Una vez infectada, la mosca tsetsé permanece infectante durante toda su vida (tres meses en promedio, pero puede llegar a 10 meses); la infección no se transmite de una generación de moscas a otra. En los seres humanos puede producirse transmisión congénita. Es posible la transmisión mecánica directa por la sangre en la probóscide de la *Glossina* y otros insectos que pican al hombre, como los tábanos, o en accidentes de laboratorio.

**6. Período de incubación** – En las infecciones más virulentas por *T. b. rhodesiense,* generalmente es de tres días a pocas semanas; en la infección más crónica por *T. b. gambiense,* hay un período más largo que puede durar meses o años.

**7. Período de transmisibilidad** – En lo que se refiere a la mosca tsetsé, dura todo el tiempo que el parásito persiste en la sangre de la persona o del animal infectado. La parasitemia aparece en "oleadas" de intensidad variable en los casos no tratados, y se observa en todas las etapas de la enfermedad. En un estudio de la forma rhodesiense se detectó parasitemia solo en 60% de los casos infectados.

8. **Susceptibilidad y resistencia** – La susceptibilidad es general. Se han corroborado algunas infecciones asintomáticas por *T. b. gambiense* y *T. b. rhodesiense*. Se ha mencionado el restablecimiento espontáneo en algunos casos de tripanosomiasis gambiense sin invasión del sistema nervioso central, pero este hecho no se ha confirmado.

9. **Métodos de control** –

A. *Medidas preventivas:* la selección de los métodos apropiados de prevención debe basarse en el conocimiento de la ecología local de los vectores y agentes infecciosos. Por lo tanto, en una zona geográfica dada, se debe dar prioridad a una o más de las medidas siguientes:

1) Educar a la población sobre las medidas de higiene personal para protegerse de las picaduras de la mosca tsetsé.

2) Reducir la población de parásitos mediante encuestas en la población humana para detectar casos de infección y tratarlos.

3) Destruir los hábitats de la mosca tsetsé vectora si es necesario, pero no se recomienda la destrucción indiscriminada de la vegetación. Es útil desbrozar arbustos y matorrales alrededor de poblados si se comprueba la transmisión peridoméstica. El aprovechamiento de las zonas desbrozadas para cultivos agrícolas podría resultar en la solución permanente del problema de los vectores.

4) Reducir la población de moscas por medio de trampas y mallas apropiadas impregnadas con deltametrina y por empleo local de insecticidas de acción residual (son eficaces los piretroides sintéticos, el DDT al 5% y el dieldrín al 3%); en situaciones de urgencia, es útil el rociamiento con insecticidas en aerosol desde helicópteros o avionetas de ala fija.

5) Prohibir la donación de sangre de personas que hayan visitado zonas endémicas de África, o que hayan vivido allí.

B. *Control del paciente, de los contactos y del ambiente inmediato:*

1) Notificación a la autoridad local de salud: en zonas endémicas seleccionadas se llevarán registros escritos de la prevalencia y se fomentarán medidas de control; en la mayoría de los países no es una enfermedad de notificación obligatoria, Clase 3B (véase Notificación de Enfermedades Transmisibles).

2) Aislamiento: no es factible. Hay que evitar que las moscas tsetsé ingieran sangre de enfermos con tripanosomas. En algunos países se han impuesto restricciones legales al desplazamiento y traslado de enfermos no tratados.

3) Desinfección concurrente: ninguna.
4) Cuarentena: ninguna.
5) Inmunización de los contactos: ninguna.
6) Investigación de los contactos y de la fuente de infección: si el enfermo pertenece a un grupo de turistas, habrá que dar la voz de alerta y estudiar a las demás personas de ese grupo.
7) Tratamiento específico: si el líquido cefalorraquídeo no muestra cambios en su contenido celular o proteínico, la suramina es el medicamento más indicado contra las infecciones por *T. b. rhodesiense,* y la pentamidina contra las infecciones por *T. b. gambiense.* No obstante, ninguno de estos medicamentos cruza la barrera hematoencefálica. *T. b. rhodesiense* puede ser resistente a la pentamidina. El melarsoprol (Mel-B®) se ha utilizado eficazmente para el tratamiento de pacientes con anormalidades del líquido cefalorraquídeo ocasionadas por uno u otro parásito, pero en 5 a 10% de los pacientes pueden producirse efectos adversos graves. La suramina y el melarsoprol se pueden obtener por medio del Servicio de Medicamentos de los Centros para el Control y la Prevención de Enfermedades, Atlanta, EUA, con fines de investigación. Estudios recientes han indicado que la eflornitina (difluorometilornitina [DFMO]) (Ornidyl®) podría ser preferible para tratar la enfermedad del sistema nervioso central por la forma gambiense; sin embargo, a finales de 1999 no se la obtenía por conducto de los CDC y no hay certeza de su futura disponibilidad por parte de la OMS. Todos los enfermos tratados deben ser examinados 3, 6, 12 y 24 meses después del tratamiento, en busca de posibles infecciones recurrentes.

C. *Medidas en caso de epidemia:* es urgente realizar encuestas bien organizadas y en grandes grupos de población, tratar las infecciones identificadas y controlar la mosca tsetsé. Si en una zona reaparecen las epidemias a pesar de las medidas iniciales de control, habrá que emprender las señaladas en 9A (párrafos anteriores) con mayor vigor.

D. *Repercusiones en caso de desastre:* ninguna.

E. *Medidas internacionales:* hay que promover las actividades de cooperación de los gobiernos en las zonas endémicas. Se difundirá información y se harán más asequibles estudios diagnósticos simples para la detección de casos y algunas formas sencillas de control del vector. Se establecerán sistemas para la distribución eficaz de reactivos y medicamentos. Hay que estimular el adiestramiento nacional e internacional. Centros Colaboradores de la OMS.

## II. TRIPANOSOMIASIS AMERICANA CIE-9 086.2; CIE-10 B57
### (Enfermedad de Chagas)

1. **Descripción** – La enfermedad aguda generalmente se observa en los niños, en tanto que las manifestaciones crónicas irreversibles por lo común aparecen en etapas ulteriores de la vida. Muchas personas infectadas no presentan manifestaciones clínicas. La enfermedad aguda se caracteriza por fiebre variable, malestar generalizado, linfadenopatía y hepatosplenomegalia. En el sitio de la infección puede presentarse una reacción inflamatoria (chagoma) que dura hasta ocho semanas. En un porcentaje pequeño de los casos agudos se observa edema unilateral de ambos párpados (signo de Romaña). Las manifestaciones que amenazan la vida o que son mortales incluyen miocarditis y meningoencefalitis.

Las secuelas crónicas irreversibles comprenden lesión del miocardio, con dilatación cardíaca, arritmias y anormalidades graves de la conducción, así como afección del tracto gastrointestinal, con megaesófago y megacolon. La hipertrofia visceral se observa principalmente en la zona central del Brasil. La afección del corazón no es tan frecuente al norte del Ecuador como lo es en las zonas meridionales. En personas con sida, se advierten meningoencefalitis multifocal o difusa grave, con necrosis y hemorragia, y miocarditis aguda, como recaída de infección crónica; lo anterior también se ha señalado en casos de enfermedad de Chagas crónica con inmunosupresión que no depende del sida.

La infección por *Trypanosoma rangeli* se produce en los focos localizados de enfermedad de Chagas endémica que se extienden desde América Central hasta Colombia y Venezuela; en ella se observa parasitemia duradera, a veces con la presencia simultánea de flagelados de tipo *T. cruzi* (con los cuales *T. rangeli* comparte los huéspedes reservorio), pero no se han identificado signos clínicos atribuibles a esa infección.

El diagnóstico de la enfermedad de Chagas en la fase aguda se confirma al demostrar la presencia del microorganismo en la sangre (raras veces en un ganglio linfático o en músculo estriado), por estudio directo o después de hemoconcentración, cultivo o xenodiagnóstico (infectar a triatomíneos comprobadamente sanos, con sangre del paciente, e identificar el parásito en sus heces, semanas después).

La parasitemia es más intensa durante las crisis febriles en los comienzos de la infección. En la fase crónica, el xenodiagnóstico y el cultivo de sangre en medios bifásicos pueden arrojar resultados positivos, pero con otros métodos rara vez se identifican los parásitos. Los parásitos se diferencian de los de la especie *T. rangeli* por su menor longitud (tienen 20 micrones en vez de 36) y un cinetoplasto más grande. Los estudios serológicos son útiles para el diagnóstico individual y también para la detección de casos en grandes grupos.

2. **Agente infeccioso** – *Trypanosoma cruzi (Schizotrypanum cruzi)*, un protozoario que en el ser humano se presenta como hemoflagelado y también como parásito intracelular sin flagelo externo.

3. **Distribución** – La enfermedad está limitada al continente americano, con una distribución geográfica amplia en las zonas rurales de México, América Central y del Sur; es muy endémica en algunas zonas. Se han notificado cinco casos de infecciones humanas agudas, transmitidas por vectores, adquiridas en los Estados Unidos (cuatro en Texas y una en California). Otras tres infecciones se transmitieron por transfusión de sangre. La reactivación de la infección en enfermos de sida puede causar meningoencefalitis.

Las pruebas serológicas sugieren la posible aparición de otros casos asintomáticos. Se ha identificado *T. cruzi* en mamíferos pequeños en Alabama, Arizona, Arkansas, California, Florida, Georgia, Luisiana, Maryland, Nuevo México, Texas y Utah. En estudios recientes se identificaron signos serológicos de infección en 4,9% de los inmigrantes provenientes de América Central que vivían en la zona de Washington, D.C.

4. **Reservorio** – Los seres humanos y más de 150 especies de animales domésticos y salvajes, entre ellos, perros, gatos, ratas, ratones y otros animales domésticos; además, marsupiales, desdentados, roedores, quirópteros, carnívoros y primates.

5. **Modo de transmisión** – Los vectores infectados, que son especies hematófagas de *Reduviidae* (chinches de trompa cónica o besadoras), principalmente varias especies de los géneros *Triatoma, Rhodnius* y *Panstrongylus,* excretan los tripanosomas con sus heces. Los insectos defecan durante la succión de sangre; la infección del hombre y de otros mamíferos se produce cuando las heces recién excretadas por los vectores contaminan las conjuntivas, las membranas mucosas, las abrasiones o heridas en la piel (incluido el sitio de la picadura). Los insectos se infectan cuando se alimentan con sangre de un animal con parasitemia; los parásitos se multiplican en su intestino.

La transmisión también puede producirse por transfusión de sangre, y en las ciudades se ha observado una cifra cada vez mayor de donantes infectados por los emigrantes que provienen de zonas rurales. Los microorganismos también pueden atravesar la placenta para producir infección congénita; es muy poco probable la transmisión por la leche de madres infectadas, de manera que actualmente no existe razón para restringir el amamantamiento por parte de las

madres chagásicas. En ocasiones, se producen infecciones accidentales en el laboratorio; el trasplante de órganos de donantes chagásicos
constituye un peligro cada vez mayor de transmisión de *T. cruzi.*

**6. Período de incubación** – Aproximadamente, de 5 a 14 días después de la picadura del insecto vector; en los casos producidos por
transfusión de sangre, de 30 a 40 días.

**7. Período de transmisibilidad** – Los microorganismos aparecen
regularmente en la sangre durante la fase aguda de la enfermedad, y
pueden persistir en números muy bajos durante toda la vida de las
personas sintomáticas y asintomáticas. El vector se vuelve infectante
en el término de 10 a 30 días después de haber picado a un huésped
infectado, y la infección persiste en el intestino del triatomíneo durante toda su vida (que puede ser de dos años).

**8. Susceptibilidad y resistencia** – Los individuos de cualquier edad
son susceptibles, pero en los más jóvenes la enfermedad suele ser más
grave. Las personas con inmunosupresión, y en particular las que tienen sida, están en peligro de presentar infecciones y complicaciones
graves.

**9. Métodos de control** –

*A. Medidas preventivas:*

1) Educar a la población respecto al modo de transmisión y
los métodos de prevención.

2) Atacar sistemáticamente a los vectores que infestan casas
mal construidas y de techos de paja, con insecticidas de
acción residual eficaces, por rociamiento o por utilización
de pinturas con insecticidas, o botes de fumigación.

3) Construir viviendas o repararlas eliminando los sitios donde pueden esconderse los insectos vectores y refugiarse
los animales domésticos y salvajes que sirven de reservorios.

4) Usar mosquiteros en casas infestadas con el vector.

5) Examinar a los donantes de sangre y órganos que vivan en
zonas endémicas o que provengan de ellas, por medio de
pruebas serológicas apropiadas, para evitar la infección
por transfusión o trasplantes, como lo exigen las leyes de
algunos países de América del Sur. La transmisión puede
evitarse por la adición de violeta de genciana (25 ml de
una solución al 0,5% por 500 ml de sangre, 24 horas antes
de su uso).

*B. Control del paciente, de los contactos y del ambiente inmediato:*

1) Notificación a la autoridad local de salud: debe hacerse
en zonas endémicas escogidas; en muchos países no es
una enfermedad de notificación obligatoria, Clase 3B (véase Notificación de Enfermedades Transmisibles).

2) Aislamiento: no suele ser práctico. En los pacientes hospi-

talizados hay que tomar precauciones respecto a los líquidos corporales.

3) Desinfección concurrente: ninguna.

4) Cuarentena: ninguna.

5) Inmunización de los contactos: ninguna.

6) Investigación de los contactos y de la fuente de infección: se debe buscar el vector en los techos de paja, la ropa de cama y las habitaciones. Hay que examinar a todos los miembros de la familia del enfermo. Se practicarán pruebas serológicas y estudios de la sangre en todos los donantes de sangre y de órganos señalados como fuentes posibles de infección adquirida por transfusión o por trasplante.

7) Tratamiento específico: para el tratamiento de los casos agudos, es muy útil el nifurtimox, un derivado del nitrofurfurilideno; se puede obtener por medio del Servicio de Medicamentos de los Centros para el Control y la Prevención de Enfermedades, Atlanta, EUA, con fines de investigación, y también de los grandes hospitales en las zonas endémicas. En casos graves, también ha sido eficaz el benznidazol, que es un derivado del 2-nitroimidazol.

*C. Medidas en caso de epidemia:* en las zonas de alta incidencia deben hacerse encuestas de campo para definir la distribución y la densidad de la población de vectores y de huéspedes animales.

*D. Repercusiones en caso de desastre:* ninguna.

*E. Medidas internacionales:* ninguna.

---

# TRIQUINOSIS                    CIE-9 124; CIE-10 B75
(Triquiniasis, triquinelosis)

**1. Descripción** – Enfermedad causada por un verme intestinal redondo cuyas larvas (triquinas) emigran a los músculos y quedan encapsuladas en ellos. La enfermedad clínica en el ser humano es muy variable y puede fluctuar desde una infección asintomática hasta una enfermedad fulminante y mortal, según el número de larvas ingeridas. Un signo temprano común y característico es la aparición repentina de molestias y dolores musculares, junto con edema de los párpados superiores y fiebre, seguida a veces de hemorragias subconjuntivales, subungueales y retinianas, dolor y fotofobia. Muy poco después de los signos oculares aparecen sed, transpiración profusa, escalofríos, debilidad, postración y eosinofilia en rápido aumento.

Antes de las manifestaciones oculares pueden producirse síntomas gastrointestinales, como diarrea, debidos a la actividad intraintestinal de los vermes adultos. Es común la fiebre remitente que a veces llega a 40 °C (104 °F) y que termina después de una a seis semanas, según la intensidad de la infección. Entre la tercera y la sexta semana pueden aparecer complicaciones cardíacas y neurológicas; en los casos más graves, la muerte puede sobrevenir por insuficiencia del miocardio entre la primera y la segunda semana, o entre la cuarta y la octava semana.

El diagnóstico se facilita a veces por los datos de pruebas serológicas y por la presencia de eosinofilia intensa. La biopsia de músculo estriado obtenida 10 días después de la infección (más positiva a menudo después de la cuarta o quinta semana de la infección), con frecuencia aporta pruebas concluyentes de la infección, al demostrar la presencia del quiste parásito no calcificado.

**2. Agente infeccioso** – *Trichinella spiralis,* un nematodo intestinal. Se han propuesto designaciones taxonómicas separadas para las especies del Ártico (*T. nativa)* y el Paleoártico (*T. britovi),* de África (*T. nelsoni),* y de diversas zonas del mundo (*T. pseudospiralis).*

**3. Distribución** – Mundial, pero la incidencia es variable y depende en parte de las prácticas relacionadas con la ingestión y preparación de la carne de cerdo o de animales salvajes, y de la medida en que se identifica y notifica la enfermedad. Los casos suelen ser esporádicos y los brotes localizados, y a menudo algunos de ellos se han debido al consumo de embutidos caseros y de otros productos de carne de cerdo o de mamíferos árticos. En fecha reciente, en Francia e Italia se han notificado algunos brotes por el consumo de carne de caballo infectada.

**4. Reservorio** – Cerdos, perros, gatos, caballos, ratas y muchos animales salvajes, que incluyen zorros, lobos, osos, osos polares, jabalíes y mamíferos marinos del Ártico, así como hienas, chacales, leones y leopardos en los trópicos.

**5. Modo de transmisión** – Por ingestión de carne cruda o mal cocida de animales, que contiene larvas enquistadas viables, en especial de cerdo y productos porcinos, y productos de carne de res, como las hamburguesas adulteradas en forma intencional o inadvertida con carne cruda de cerdo. En el epitelio de la mucosa del intestino delgado las larvas se transforman en vermes adultos. La hembra grávida expulsa larvas que penetran en los vasos linfáticos o las venillas y se diseminan por la corriente sanguínea hacia todo el cuerpo. Después, las larvas se encapsulan en los músculos estriados.

**6. Período de incubación** – Los síntomas sistémicos suelen aparecer de 8 a 15 días después de la ingestión de la carne infectada; varía de 5 a 45 días, según el número de parásitos infectantes. Los síntomas gastrointestinales pueden surgir en el término de pocos días.

**7. Período de transmisibilidad** – No se transmite directamente de una persona a otra. Los huéspedes animales permanecen infectantes durante meses, y su carne lo es durante períodos considerables, salvo que se cocine, se congele o sea radiada para destruir las larvas (véase 9A, en párrafos siguientes).

**8. Susceptibilidad y resistencia** – La susceptibilidad es universal. La infección confiere inmunidad parcial.

**9. Métodos de control** –

A. *Medidas preventivas:*

1) Educar a la población sobre la necesidad de cocer toda la carne fresca de cerdo y sus derivados, así como la de animales salvajes, a una temperatura y por un tiempo suficientes para que todas las partes lleguen a 71 °C (160 °F) por lo menos, o hasta que el color de la carne cambie de rosado a grisáceo, con lo cual se obtendrá un margen de seguridad suficiente. Las medidas anteriores deben practicarse a menos que se haya demostrado que los productos cárneos mencionados fueron preparados por calor, prácticas de salado y ahumado, refrigeración o radiación adecuados hasta matar las triquinas.

2) Moler la carne de cerdo en un molino separado, el cual se debe limpiar minuciosamente antes y después de usarlo para moler otras carnes.

3) Adoptar reglamentos que aseguren el uso de la radiación en la elaboración de los derivados de la carne de cerdo. La técnica de digestión para verificar la infección es útil en los cerdos en canal. También es adecuado el inmunodiagnóstico de cerdos con una prueba ELISA aprobada.

4) Adoptar y aplicar medidas que permitan usar solo carne certificada sin triquinas en la elaboración de productos de carne de cerdo cruda que tengan aspecto de cocidos y de otros productos que, por costumbre, no han sido cocidos suficientemente para destruir las triquinas durante su preparación final.

5) Adoptar leyes y reglamentos adecuados que obliguen a la cocción de basura y desperdicios crudos antes de darlos a los cerdos.

6) Educar a los cazadores acerca de la cocción completa de la carne de morsa, foca, jabalí, oso y otros animales salvajes.

7) Mantener temperaturas de congelación en toda la masa de la carne infectada es eficaz para inactivar las triquinas; por ejemplo, mantener los trozos de carne de cerdo con

un espesor de 15 cm a una temperatura de –15° C (5 °F) durante 30 días, o –25 °C (–13 °F) o menos, durante 10 días, destruirá de modo eficaz todos los tipos comunes de quistes de *Trichinella*. Los trozos más gruesos deben conservarse a las temperaturas más bajas durante 20 días, como mínimo. Estas temperaturas no inactivarán las cepas árticas resistentes al frío (*T. nativa*) que se encuentran en la carne de morsa y de oso, y rara vez en la de cerdo.

8) La exposición de los trozos de cerdo o del animal en canal a radiación gamma de bajo nivel esteriliza eficazmente las larvas de triquina enquistadas, y en dosis mayores las destruye.

**B. Control del paciente, de los contactos y del ambiente inmediato:**

1) Notificación a la autoridad local de salud: en la mayoría de los países y estados de los Estados Unidos se exige la notificación de los casos, Clase 2B (véase Notificación de Enfermedades Transmisibles).

2) Aislamiento: ninguno.

3) Desinfección concurrente: ninguna.

4) Cuarentena: ninguna.

5) Inmunización de los contactos: ninguna.

6) Investigación de los contactos y de la fuente de infección: debe investigarse a otros miembros de la familia y personas que hayan ingerido carne sospechosa de ser fuente de la infección. Hay que confiscar todo el sobrante del alimento sospechoso.

7) Tratamiento específico: el albendazol (Zentel®) o el mebendazol (Vermox®) son eficaces en las fases intestinal y muscular de la triquinosis. Los corticosteroides están indicados solo en los casos graves, para aliviar síntomas de la reacción inflamatoria cuando hay afección del sistema nervioso central o del corazón, pero retrasan la eliminación de los vermes adultos del intestino. En situaciones esporádicas en que se ha consumido carne con infección confirmada, la administración inmediata de los antihelmínticos puede evitar la aparición de los síntomas.

**C. Medidas en caso de epidemia:** hay que emprender estudios epidemiológicos para identificar los alimentos comunes que intervinieron en la infección. Se confiscará el resto de los alimentos sospechosos y se corregirán los procedimientos deficientes. Hay que eliminar las piaras de cerdos infectados.

**D. Repercusiones en caso de desastre:** ninguna.

**E. Medidas internacionales:** Centros Colaboradores de la OMS.

# TUBERCULOSIS CIE-9 010-018; CIE-10 A15-A19
(TB)

1. **Descripción** – Enfermedad por micobacterias que es importante como causa mayor de incapacidad y muerte en muchas zonas del mundo. La infección inicial suele ser asintomática; la sensibilidad a la tuberculina en las pruebas cutáneas se manifiesta en 2 a 10 semanas. Las lesiones pulmonares incipientes por lo general se curan y no dejan alteraciones residuales, excepto calcificación ocasional de los ganglios linfáticos pulmonares o traqueobronquiales. De 90 a 95% de las personas infectadas inicialmente entran a esta fase de latencia, a partir de la cual existe el peligro permanente de reactivación. La quimioterapia preventiva completa y apropiada disminuye en 95% el peligro permanente de tuberculosis clínica y es eficaz en personas infectadas por el VIH. En alrededor de 5% de los huéspedes al parecer normales, y hasta en 50% de las personas con infección por el VIH avanzada, la infección inicial puede evolucionar de manera directa hasta culminar en tuberculosis pulmonar, o por la diseminación linfohematógena del bacilo, causar infección pulmonar, miliar, meníngea o de localización extrapulmonar. En los lactantes, adolescentes, adultos jóvenes y personas inmunosuprimidas, es más frecuente que la infección inicial tenga consecuencias graves.

La tuberculosis extrapulmonar es menos común que la pulmonar. La presentan con mayor frecuencia niños y personas inmunodeficientes, como las infectadas por el VIH, pero la forma pulmonar sigue siendo el tipo más frecuente de tuberculosis en el mundo, incluso en los grupos más susceptibles mencionados. La enfermedad puede afectar a cualquier órgano o tejido, por ejemplo, ganglios linfáticos, pleura, pericardio, riñones, huesos y articulaciones, laringe, oído medio, piel, intestinos, peritoneo y ojos.

La tuberculosis pulmonar progresiva surge por reinfección exógena o por reactivación endógena del foco latente que persistía desde la infección inicial. Sin tratamiento, aproximadamente la mitad de los enfermos muere en menos de cinco años, aunque la mayoría de ellos muere en menos de 18 meses. El estado clínico depende sobre todo de la presencia o ausencia de bacilos de la tuberculosis en el esputo, y también de la naturaleza de los cambios en las radiografías de tórax. Antes de aparecer las manifestaciones clínicas surgen en las radiografías zonas densas anormales que denotan infiltración pulmonar, cavernas o fibrosis. Desde el comienzo, puede haber fatiga, fiebre, sudores nocturnos y pérdida de peso, en tanto que en las fases avanzadas adquieren importancia los síntomas de localización como tos, dolor torácico, hemoptisis y ronquera.

Las personas inmunocompetentes que muestran o que mostraron infección por *Mycobacterium tuberculosis*, *M. africanum* o *M. bovis* casi siempre reaccionan a las pruebas cutáneas con tuberculina de potencia intermedia, es decir, el bioequivalente de cinco unidades internacionales (UI) del Patrón Internacional del Derivado Proteínico Purificado (DPP). Suele definirse como una reacción positiva a la que tiene un diámetro de 5, 10 o 15 mm o más de induración, con base en el riesgo de exposición o de enfermedad. Se sabe que 10 a 20% de las personas con tuberculosis activa quizá no muestren reacción alguna a DPP. Por ese motivo, cualquier cutirreacción negativa no descarta la posibilidad de tuberculosis activa. En el caso de contactos del hogar, íntimos, o de ambos tipos, de personas infectadas de tuberculosis, de individuos con anormalidades en las radiografías de tórax que sugieren tuberculosis vieja cicatrizada, y en personas con infección por el VIH, se considera positiva cualquier induración de más de 5 mm de diámetro. Se considera que la induración con un diámetro de 10 mm es positiva en personas con factores médicos de riesgo (incluidos la diabetes mellitus, el alcoholismo y el abuso de drogas); en personas provenientes de lugares con elevada prevalencia de tuberculosis; en individuos de zonas con bajo nivel socioeconómico, residentes y personal de instituciones de asistencia de larga estadía (como cárceles y prisiones), y en niños menores de 4 años de edad.

La cutirreacción a DPP que tenga 15 mm o más de diámetro se considera un signo positivo en adultos y niños (4 años de edad o mayores) sin factores de riesgo y que viven en zonas con pocos casos de tuberculosis.

Ya no se recomienda practicar pruebas cutáneas para detectar anergia, ni siquiera en enfermos de alto riesgo, como los que tienen infección por el VIH. En los Estados Unidos, tampoco se recomienda la práctica sistemática de las pruebas cutáneas en todos los niños. Los menores en que hay que realizar inmediatamente estas pruebas incluyen los sospechosos de tener la enfermedad activa, los expuestos a un enfermo con la forma activa, los que provienen de un país donde la tuberculosis es endémica o los que en fecha reciente han viajado a un país con tuberculosis endémica y han tenido contacto muy cercano con personas que viven en ese país. También hay que practicar las pruebas con DPP anualmente a individuos encarcelados y a personas con infección por el VIH o a niños que forman parte de un núcleo familiar en el que existe una persona infectada por el VIH. Los niños deben ser sometidos a la práctica de cutirreacciones cada dos o tres años si están expuestos a personas con elevado riesgo de presentar la enfermedad. Están indicadas las pruebas cutáneas entre los 4 y 6 años y los 11 y 12 años, si sus padres son inmigrantes de una zona de alto riesgo o si los niños residen en comunidades de alto riesgo.

En algunas personas con infección tuberculosa puede debilitarse con el tiempo la hipersensibilidad de tipo tardío a la tuberculina.

Cuando han transcurrido muchos años desde la infección inicial y se practican las pruebas cutáneas a estas personas, pueden presentar una reacción negativa. Sin embargo, la aplicación de DPP puede estimular (reforzar) su capacidad de reaccionar a la tuberculina, y en pruebas ulteriores aparecer una reacción positiva. Esta reacción "reactivada" puede ser considerada erróneamente como infección nueva. La "reactivación" también ha sido señalada en personas que recibieron la vacuna BCG. Se utiliza un método de dos fases para diferenciar las reacciones "reactivadas" de las causadas por infección nueva. Si se clasifica como negativa la reacción a la primera prueba, es importante realizar, de una a tres semanas más tarde, una segunda prueba. La reacción positiva a esta última probablemente constituya una reacción "reactivada". Con base en el resultado de la segunda prueba, se clasificará a la persona como "infectada previamente" y se tratará consecuentemente. Es importante no considerar la situación anterior como una "conversión" de la cutirreacción. Si la segunda prueba también es negativa, la persona debe clasificarse como no infectada. La prueba de dos fases debe utilizarse para la valoración inicial por cutirreacciones de adultos en que se practicarán estas con alguna periodicidad, como los miembros del personal asistencial.

El diagnóstico presuntivo de enfermedad activa se hace al demostrar la presencia de bacilos acidorresistentes en frotis teñidos de esputo u otros líquidos corporales. El frotis positivo del esputo justifica el comienzo del tratamiento antituberculoso. El diagnóstico se confirma, si lo permiten los recursos, al aislar e identificar los bacilos del complejo de *M. tuberculosis* en el cultivo, lo que también permite precisar la sensibilidad del microorganismo infectante a los fármacos. En caso de no haber confirmación bacteriológica, cabe suponer la presencia de enfermedad activa si se advierte un cuadro clínico intenso de enfermedad en evolución, con confirmación histológica o radiológica, en un paciente con cutirreacción positiva a la tuberculina.

**2. Agentes infecciosos** – Complejo de *Mycobacterium tuberculosis,* que incluye *M. tuberculosis* y *M. africanum,* principalmente en los seres humanos, y *M. bovis* en particular en el ganado vacuno. Otras micobacterias a veces producen un cuadro clínico prácticamente idéntico a la tuberculosis y los agentes etiológicos se identifican solo por cultivo de los microorganismos. El análisis de las secuencias genéticas por medio de la reacción en cadena de la polimerasa posee la capacidad de identificar las micobacterias sin necesidad de cultivarlas.

**3. Distribución** – Mundial; en los países industrializados, desde hace muchos años se ha observado una tendencia decreciente de la mortalidad y morbilidad por tuberculosis, pero a finales del decenio de 1980, la cantidad de casos notificados se estabilizó y después aumentó en las zonas y en los grupos de población con elevada prevalencia de infección por el VIH o con gran número de personas provenientes de lugares con alta prevalencia de tuberculosis. Las tasas de mortalidad y morbilidad aumentan con la edad, y en los ancianos son más altas en los hombres que en las mujeres. Las tasas de morbilidad también son mucho más altas entre los pobres y, en general, son mayores en las ciudades que en las zonas rurales.

En los Estados Unidos, la incidencia notificada de enfermedad clínica ha disminuido desde 1994. En esa fecha fue de 9,4 casos por 100 000 habitantes (más de 24 000 casos verificados). En zonas de baja incidencia, como muchas de ese país, casi todos los casos de tuberculosis se deben a la reactivación de focos latentes que quedaron de la infección inicial. En algunas grandes zonas urbanas estadounidenses, alrededor de la tercera parte de los casos de tuberculosis es consecuencia de infección reciente. Aunque la tuberculosis ocupa un lugar bajo entre las enfermedades transmisibles en cuanto a infecciosidad por unidad de tiempo de exposición, la exposición prolongada de algunos contactos, en especial miembros de la familia en el hogar, puede hacer que el riesgo de contraer la infección llegue a 30%. Respecto a los niños infectados, el riesgo de presentar la enfermedad en algún momento de su vida puede llegar a 10%. En el caso de personas con infección concomitante por el VIH, se ha calculado que el riesgo anual es de 2 a 7%, y el acumulado oscila entre 60 y 80%. Se han notificado epidemias entre personas congregadas en lugares cerrados, tales como instituciones para ancianos, albergues para personas sin hogar, hospitales, escuelas, cárceles y edificios de oficinas. De 1989 a los primeros años del decenio de 1990, se han registrado brotes extensos y propagados de tuberculosis por cepas resistentes a múltiples fármacos, definida por lo común como enfermedad resistente al menos a isoniazida y rifampicina en lugares en que pueden congregarse muchas personas infectadas por el VIH (hospitales, establecimientos correccionales, clínicas para tratamiento de farmacodependencias y residencias para personas con infección por el VIH). Estos brotes han sido asociados con elevadas tasas de mortalidad y con la transmisión de *M. tuberculosis* al personal de salud. Para combatirlos y evitarlos han sido eficaces medidas estrictas de control y lucha contra la enfermedad.

La prevalencia de infección detectada por la prueba de tuberculina aumenta con la edad. La incidencia de infección en los países desarrollados ha disminuido rápidamente en decenios recientes; en los Estados Unidos, se ha calculado que el riesgo anual de nuevas infecciones es alrededor de 10 casos por 100 000 habitantes o menos, aunque quizás existan zonas con un riesgo anual relativamente alto de nuevas infecciones. En las zonas donde prevalece la infección de seres humanos por micobacterias que no sean el bacilo tuberculoso, las reacciones cruzadas complican la interpretación de la reacción tuberculínica.

La infección de los seres humanos por *M. bovis*, el bacilo tuberculoso bovino, es rara en los Estados Unidos, aunque todavía constituye un problema en algunas zonas, como la frontera con México, donde no se ha controlado la enfermedad en el ganado vacuno y se consumen leche y productos lácteos crudos.

**4. Reservorio** – Principalmente los seres humanos; en raras ocasiones los primates. En algunas zonas, el ganado vacuno, los tejones, los cerdos u otros mamíferos.

**5. Modo de transmisión** – Exposición al bacilo tuberculoso en núcleos de gotitas suspendidas en el aire expulsadas por personas con tuberculosis pulmonar o laríngea durante los esfuerzos espiratorios, como la tos, el canto o el estornudo. El personal de salud está expuesto al contagio en la práctica de métodos clínicos como broncoscopia, autopsia e intubación. La tuberculosis laríngea es muy contagiosa. La exposición prolongada y cercana a un caso infeccioso puede producir la infección de los contactos. Puede haber invasión directa a través de las membranas mucosas o de heridas de la piel, pero es muy rara. La tuberculosis por la variedad bovina es consecuencia de la exposición al ganado tuberculoso, usualmente por ingestión de leche cruda o productos lácteos no pasteurizados, y a veces por la diseminación de bacilos llevados por el aire a granjeros y personas que manipulan animales. Excepto en situaciones raras en que existe una fístula con secreción, la tuberculosis extrapulmonar (excepto la laríngea) por lo común no es transmisible.

**6. Período de incubación** – Desde el momento de la infección hasta que se comprueba la lesión primaria o una reacción tuberculínica significativa, de 2 a 10 semanas, aproximadamente. Si bien el riesgo ulterior de tuberculosis pulmonar o extrapulmonar progresiva es máximo durante el primer o segundo año después de la infección, puede persistir durante toda la vida en forma de infección latente. Al parecer, la infección por el VIH incrementa notablemente el riesgo y acorta el intervalo para que aparezca la tuberculosis manifiesta.

**7. Período de transmisibilidad** – En teoría, todo el tiempo durante el que se expulsan en el esputo bacilos tuberculosos viables. Algunos enfermos no tratados o tratados de manera inadecuada pueden expulsar intermitentemente bacilos en el esputo durante años. El grado de transmisibilidad depende del número de bacilos expulsados y su virulencia, calidad de la ventilación, de la exposición de los bacilos al sol o a la luz ultravioleta y de las oportunidades de que se dispersen en aerosol por la tos, el estornudo, el habla o el canto, o durante métodos clínicos muy peligrosos como las necropsias, intubaciones o broncoscopias. La quimioterapia antimicrobiana eficaz suele eliminar la transmisibilidad en el término de pocas semanas, cuando menos en el entorno casero. Los niños con tuberculosis primaria por lo común no son infectantes.

**8. Susceptibilidad y resistencia** – El riesgo de infección por el bacilo de la tuberculosis guarda relación directa con la magnitud de la exposición y, al parecer, no está vinculado con factores genéticos ni con otras características del huésped. El período más peligroso para que se presente la enfermedad clínica comprende los primeros 6 a 12 meses posteriores a la infección. El riesgo de presentar la enfermedad es máximo en los niños menores de 3 años, más bajo en etapas ulteriores de la niñez y nuevamente alto en los adolescentes, los adultos jóvenes, los muy ancianos y los individuos inmunosuprimidos. Las reactivaciones de infecciones antiguas y latentes explican una gran proporción de casos de enfermedad clínica en los ancianos. En las personas infectadas, la susceptibilidad a la enfermedad aumenta extraordinariamente cuando tienen infección por el VIH u otras formas de inmunosupresión; también es mayor en las personas de bajo peso o desnutridas, en individuos con enfermedades debilitantes, tales como insuficiencia renal crónica, cáncer, silicosis, diabetes o sometidos a gastrectomía, y entre los que abusan de sustancias tóxicas.

En adultos con infección tuberculosa latente y que también están infectados por el VIH, el peligro permanente de mostrar finalmente enfermedad tuberculosa aumenta del 10% calculado a 60-80%. Esta interacción ha originado una pandemia paralela de enfermedad tuberculosa: en algunas poblaciones del África subsahariana donde coexisten las dos infecciones en 10 a 15% de la población adulta, las tasas anuales de enfermedad tuberculosa han aumentado entre cinco y diez veces en la segunda mitad del decenio de 1990.

**9. Métodos de control** –

    *A. Medidas preventivas:*

        1) Identificar, diagnosticar y tratar rápidamente a individuos con enfermedad tuberculosa que puedan ser infectantes. Contar con establecimientos para la detección de casos y el tratamiento de enfermos infecciosos y así aminorar la transmisión.

        2) Hacer que las instalaciones médicas, de laboratorio y radiología sean asequibles para el examen de pacientes, contactos y sospechosos, y para el tratamiento precoz de casos y personas con alto riesgo de contraer la infección; también debe haber camas para quienes necesiten hospitalización.

        En zonas de elevada incidencia, el examen de esputo por análisis microscópico directo (y por cultivo, cuando sea posible) de las personas que acuden a los servicios de salud por tener síntomas pulmonares, puede revelar una elevada proporción de casos de tuberculosis infecciosa. En muchas situaciones, la microscopia directa puede ser el método de localización de casos más eficaz en relación con el costo, y constituye la prioridad mayor en los países en desarrollo. En los Estados Unidos, debido a los brotes recientes de tuberculosis resistente a múltiples fármacos, hay que enviar el material aislado inicialmente, para evaluar la susceptibilidad a los medicamentos. En países con pocos recursos para que funcionen laboratorios adecuados, la susceptibilidad a los medicamentos solo puede determinarse por medio de los fracasos terapéuticos presentes y pasados.

3) Educar a la población sobre el modo de transmisión y los métodos de control de la enfermedad, y sobre la importancia del diagnóstico precoz.

4) Aminorar o eliminar los factores sociales que aumentan el riesgo de infección, como el hacinamiento.

5) Establecer programas de prevención y control de la tuberculosis en todas las instituciones en que se suministre atención clínica, o donde puedan congregarse personas infectadas por el VIH (como hospitales, instituciones donde se ejecuten programas de tratamiento de toxicómanos, instalaciones correccionales y albergues para personas sin hogar), o en ambos contextos.

6) El tratamiento preventivo con isoniazida ha resultado eficaz para evitar que la infección latente evolucione hasta producir enfermedad clínica en una elevada proporción de personas. Los estudios hechos en adultos con infección por el VIH han demostrado la eficacia de regímenes alternativos, incluidos ciclos más breves a base de rifampicina y pirazinamida. El tratamiento preventivo está indicado sistemáticamente en las personas infectadas menores de 35 años de edad. Es importante descartar la enfermedad clínica activa antes de iniciar el tratamiento preventivo, sobre todo en individuos inmunodeficientes, como los infectados por el VIH.

Dado el mayor riesgo de hepatitis asociado con el uso de isoniazida conforme las personas tienen mayor edad, no se recomienda usarla sistemáticamente en los individuos infectados mayores de 35 años de edad, salvo que existan uno o más de los factores siguientes: infección reciente (identificada por conversión reciente de la prueba cutánea con tuberculina); relación cercana o en el hogar con un caso activo actual; anormalidades en las radiografías de tórax compatibles con enfermedad tuberculosa antigua cicatrizada, diabetes, silicosis, administración prolongada de corticosteroides u otros fármacos inmunosupresores, o enfermedad inmunosupresora como la causada por el VIH.

A las personas que comienzan a recibir tratamiento preventivo se les debe informar sobre los efectos adversos posibles, tales como hepatitis, fiebre por medicamentos o erupción intensa, y recomendar que interrumpan el uso del medicamento y consulten al médico en caso de surgir cualquier síntoma sugestivo. Muchos profesionales de salud practican estudios de función hepática iniciales en todos los pacientes; estos estudios adquieren importancia especial en las personas de 35 años y más, y en las que abusan del alcohol. De ser posible, debe utilizarse el tratamiento preventivo controlado bajo observación directa (como en el caso de instalaciones correccionales, algunos programas de tratamiento de farmacodependencia y escuelas). En ningún momento se dará al paciente una cantidad de medicamentos que exceda de la necesaria para un mes. Se deberá interrogar al paciente como mínimo una vez al mes, sobre los efectos adversos a los medicamentos. No es necesario practicar sistemáticamente estudios de vigilancia bioquímica de la hepatitis, pero estos son indispensables si aparecen síntomas o signos de dicha enfermedad.

La administración preventiva de isoniazida está contraindicada si hay antecedentes de reacciones adversas graves a este fármaco, o si existe enfermedad hepática aguda de cualquier origen. En las embarazadas es más prudente postergar el tratamiento preventivo hasta después del parto, excepto en aquellas de alto riesgo, en quienes se emprenderá con sumo cuidado. La isoniazida se administrará con mayores precauciones a las personas que consumen alcohol regularmente, y a las que tienen hepatopatías. Los individuos con infección por el virus de la hepatitis C corren mayor riesgo de presentar toxicidad a la isoniazida.

La norma de emprender tratamiento preventivo es poco práctica y no resulta útil para aplicar en masa en la mayor parte de los programas de salud comunitaria, a menos que exista un plan bien organizado en que se supervise y aliente el cumplimiento de la terapia, y que el programa terapéutico para enfermos de tuberculosis activa logre un índice de curación alto. Las personas con infección por el VIH y positividad de la prueba con DPP que no tienen tuberculosis activa deben recibir tratamiento preventivo.

7) Contar con servicios de enfermería y de extensión asistencial para vigilar en forma directa el tratamiento de los pacientes en el hogar, y para gestionar el examen y tratamiento preventivo de los contactos.

8) Las personas infectadas por el VIH deben someterse a la prueba por el método de Mantoux con DPP de potencia intermedia en el momento de identificar la infección por el VIH, e iniciar el tratamiento profiláctico si los resultados con DPP son positivos (induración de 5 mm o mayor) y se ha descartado enfermedad activa. A la inversa, habrá que considerar la búsqueda de infección por el VIH en todas las personas con signos de tuberculosis, o infección tuberculosa y, si es posible, ofrecerles orientación y consejo.

9) En los Estados Unidos y en otras regiones industrializadas donde no se emplea sistemáticamente la vacunación con BCG, cabe recurrir a la reacción tuberculínica selectiva en grupos con alto riesgo de presentar tuberculosis o infección por el VIH (o con ambas características), como una medida para la detección de casos; esta medida podría aplicarse a trabajadores de la salud, a extranjeros que vienen de zonas de alta prevalencia de tuberculosis y a grupos con alto riesgo de infectarse con el VIH, como las personas encarceladas y las que abusan de drogas inyectables. En grupos de población en los que todavía se presenta la enfermedad, las encuestas sistemáticas mediante la prueba de tuberculina pueden utilizarse para vigilar las tendencias de la incidencia de la infección. Los exámenes radiográficos están especialmente indicados cuando se identifican síntomas torácicos persistentes y los resultados de las pruebas bacteriológicas son negativos. La inmunización previa con la vacuna BCG puede complicar la interpretación de una cutirreacción positiva en un niño o un adulto recién inmunizado. Sin embargo, las reacciones cutáneas por BCG se debilitan con el tiempo y las reacciones fuertemente positivas o los incrementos notables de la reactividad en estas personas deben considerarse como signo de infección tuberculosa.

10) La aplicación de BCG a las personas no infectadas (tuberculino-negativas) puede inducir reactividad a la tuberculina en más de 90% de los vacunados. La protección ha variado mucho en diversos estudios de campo, tal vez debido a algunas características especiales de la población, la calidad de la vacuna o la cepa de BCG utilizada.

Algunos estudios con testigos han aportado pruebas de que la protección persiste a veces durante 20 años en situaciones de elevada incidencia, en tanto que otros no han demostrado protección alguna.

Estudios de casos y testigos y contactos han demostrado en forma consecuente protección contra la meningitis tuberculosa y la enfermedad diseminada en los niños menores de 5 años de edad. En los Estados Unidos, el riesgo de infección es muy pequeño y por ello la vacuna BCG no se utiliza sistemáticamente. Su uso debe considerarse solo en el caso de niños con pruebas tuberculínicas negativas a los que no se puede hacer tratamiento preventivo, pero que están continuamente expuestos a individuos con enfermedad activa y no tratados o tratados infructuosamente, o a personas infectadas con micobacterias resistentes a la isoniazida y a la rifampicina, y cuando el niño no puede ser separado de ellas. La vacuna BCG está contraindicada para los individuos con enfermedades por inmunodeficiencia, como la infección por el VIH. La OMS ha permitido la administración de BCG a niños asintomáticos con infección por el VIH y a los que están expuestos al enorme peligro de adquirirla.

11) Eliminar la tuberculosis en el ganado lechero mediante las pruebas de tuberculina y el sacrificio de los animales reactores; pasteurización o cocción de la leche.

12) Tomar medidas para prevenir la silicosis en los trabajadores de las plantas industriales y minas.

**B. Control del paciente, de los contactos y del ambiente inmediato:**

1) Notificación a la autoridad local de salud ante la sospecha del diagnóstico: en casi todos los países y en todos los estados de los Estados Unidos es obligatoria la notificación de los casos, Clase 2A (véase Notificación de Enfermedades Transmisibles). La notificación debe indicar si los casos son positivos bacteriológicamente o si el diagnóstico se basa en la reacción tuberculínica positiva y en signos clínicos, radiológicos o ambos. Los departamentos de salud deben llevar un registro actualizado de los enfermos que necesitan tratamiento, y participar en forma activa en la planeación de la terapia y en la vigilancia de su evolución.

2) Aislamiento: en el caso de la tuberculosis pulmonar, la mejor forma de controlar la infectividad del paciente es por medio de farmacoterapia rápida y específica, con la cual suele lograrse la negativización del esputo en el término de cuatro a ocho semanas. El tratamiento intra-

hospitalario es necesario únicamente para los pacientes con enfermedad grave y para aquellos cuyas circunstancias médicas y sociales impidan el tratamiento en el hogar. Los pacientes de tuberculosis pulmonar adultos, con micobacterias en el esputo, deben estar en un cuarto privado, con ventilación a presión negativa. Hay que enseñar a los enfermos a que se cubran la boca o la nariz cuando tosan o estornuden. Toda persona que entre en el cuarto debe usar dispositivos personales de protección respiratoria que filtren partículas submicroscópicas. No es necesario aislar a los pacientes cuyos esputos son bacteriológicamente negativos, que no tosen y que reciben quimioterapia adecuada (basada en la susceptibilidad sabida o probable a fármacos y en una clara respuesta clínica al tratamiento). Los niños con enfermedad tuberculosa activa, sin tos y con negatividad en los frotis de esputo, no son contagiosos y no es necesario aislarlos. Es importante tratar a los adolescentes como si fueran adultos. Hay que insistir constantemente en la necesidad de cumplir con el régimen quimioterapéutico prescrito. El tratamiento bajo observación directa debe usarse cuando sea factible desde el punto de vista logístico y pecuniario, y en particular en personas de las que se sospecha que pueden presentar farmacorresistencia, con antecedentes de no cumplir con la terapia, o que viven en condiciones en que las recaídas ocasionarían la exposición de muchas otras personas.

3) Desinfección concurrente: es necesario mantener, como norma regular y sistemática, las prácticas adecuadas del lavado minucioso de las manos y el aseo en el hogar. No existen precauciones especiales para la manipulación de objetos (platos, ropa sucia y de cama, prendas de vestir y efectos personales). La descontaminación del aire puede lograrse por ventilación, medida complementada por la aplicación de luz ultravioleta.

4) Cuarentena: ninguna.

5) Tratamiento de los contactos: en los Estados Unidos se recomienda el tratamiento preventivo durante tres meses (véase 9A6, en párrafos anteriores) para los contactos íntimos con negatividad de las cutirreacciones. En estos casos habrá que repetir la prueba cutánea para precisar la necesidad de tratamiento preventivo adicional. La inmunización con BCG de contactos del hogar negativos a la tuberculina puede justificarse en circunstancias especiales (véanse los párrafos anteriores).

6) Investigación de los contactos y de la fuente de infección: en los Estados Unidos se recomienda realizar la prueba cutánea de la tuberculina a todos los miembros de la familia y a otros contactos íntimos. Si la prueba cutánea es negativa, se repetirá dos o tres meses después de terminada la exposición. Es necesario tomar radiografías de tórax de los reactores positivos cuando son identificados. Está indicado el tratamiento preventivo (véase 9A6, en párrafos anteriores) de los contactos reactores positivos y también de los que son reactores inicialmente negativos, sobre todo los de corta edad (5 años o menos), en gran peligro de desarrollar enfermedad activa, y de los contactos íntimos infectados por el VIH, al menos hasta que las pruebas cutáneas repetidas demuestren que siguen siendo negativas. Lamentablemente, en muchos países en desarrollo, los estudios que se hacen en contactos del núcleo familiar se limitan a pruebas microscópicas del esputo de los contactos que presentan síntomas que sugieren tuberculosis.

7) Tratamiento específico: se ha demostrado la gran eficacia de la terapia bajo observación directa, y en los Estados Unidos se la recomienda para tratar la enfermedad tuberculosa. En los pacientes con tuberculosis está indicado emprender el tratamiento rápido por medio de una combinación apropiada de medicamentos antimicrobianos, con vigilancia regular a base de frotis de esputo. En caso de enfermedad en que el microorganismo sea susceptible a fármacos, se recomienda un régimen de seis meses que comprenda isoniazida, rifampicina y pirazinamida en los primeros dos meses, seguido de isoniazida y rifampicina solas, durante los cuatro meses siguientes. Se recomienda también la administración inicial de cuatro medicamentos que incluya etambutol o estreptomicina, si el paciente contrajo la infección en zonas en que se ha señalado una elevada prevalencia de resistencia de la micobacteria a la isoniazida. Una vez que se cuenta con los resultados de estudios de susceptibilidad a fármacos, es posible escoger un régimen medicamentoso específico.

Si el esputo no se vuelve negativo después de tres o cuatro meses de tratamiento regular, si se torna positivo después de una serie de resultados negativos o si la respuesta clínica es insatisfactoria, hay que averiguar si el paciente recibe los medicamentos con arreglo a la prescripción del médico, y si ha aparecido resistencia bacteriana a ellos. El fracaso del tratamiento suele ser el resultado de la irregularidad en el consumo de los fármacos, y no siempre obliga a cambiar el régimen terapéutico; a veces se necesita modificar la supervisión si no se observa una respuesta clínica favorable. Habrá que incluir en el régimen por lo menos dos fármacos a los que sean susceptibles los microorganismos. Nunca se debe añadir un medicamento nuevo a un régimen ineficaz. Si no se pueden incluir en el régimen isoniazida y rifampicina, la duración mínima del tratamiento es de 18 meses después de que se han vuelto negativos los cultivos.

En países en desarrollo, en el caso de pacientes con positividad de frotis del esputo y recién diagnosticados, la OMS recomienda que el tratamiento consista en dos meses de dosis diarias de isoniazida, rifampicina, pirazinamida y etambutol, a los que seguirán cuatro meses de isoniazida y rifampicina dos veces por semana. Todos los tratamientos deben ser supervisados o sometidos a observación directa; si es imposible la observación directa en la segunda fase, puede sustituirse por seis meses de isoniazida y etambutol. Aun cuando estos regímenes breves intensivos son más caros que los que usan menos fármacos durante 12 a 18 meses, resultan mucho más eficaces y permiten un cumplimiento mejor de las órdenes terapéuticas por parte del enfermo.

Los niños deben tratarse con los mismos esquemas que los adultos, con algunas modificaciones. En los menores, la susceptibilidad de la micobacteria patógena a menudo se puede deducir de los datos de microorganismos aislados en el caso adulto "original". Los niños con solo adenopatía hiliar pueden ser tratados a base de isoniazida y rifampicina como fármacos únicos durante seis meses. Si los menores tienen meningitis, enfermedad miliar o ataque de huesos o de articulaciones (o ambos problemas), su tratamiento debe ser de 9 a 12 meses como mínimo. Sin embargo, algunos expertos recomiendan un total de 9 meses de terapia solamente. El etambutol no se utiliza hasta que el niño tenga edad suficiente para evaluar en él la visión cromática (por lo común, a los 5 años de edad o más). Los niños con tuberculosis que puede ser mortal deben recibir el régimen con cuatro fármacos. La estreptomicina está contraindicada en embarazadas.

Todos los fármacos a veces causan efectos adversos. En ocasiones está indicada la cirugía de tórax, por lo común en los casos de multifarmacorresistencia.

*C. Medidas en caso de epidemia:* es necesario mantener una vigilancia constante y tratar a los grupos de casos nuevos de infección que sean producto del contacto con un enfermo no diagnosticado, así como emprender la búsqueda intensiva de la fuente de infección e iniciar el tratamiento contra ella.

**D. Repercusiones en caso de desastre:** ninguna.

**E. Medidas internacionales:** en las personas que provengan de países con elevada prevalencia se sugiere realizar estudios radiográficos de detección inicial, y practicar la prueba con DPP y frotis y cultivo de esputo en personas sintomáticas con positividad de la prueba con DPP. Centros Colaboradores de la OMS.

## ENFERMEDADES POR OTRAS MICOBACTERIAS

CIE-9 031; CIE-10 A31

(Micobacteriosis, enfermedades por micobacterias no tuberculosas)

Micobacterias diferentes de *Mycobacterium tuberculosis, M. africanum, M. bovis* y *M. leprae* tienen una distribución muy amplia en la naturaleza y pueden producir enfermedad en los seres humanos. En el pasado, se calificó a estos bacilos acidorresistentes como micobacterias atípicas o no clasificadas o micobacterias no tuberculosas. De las innumerables especies identificadas, solo unas 15 se reconocen como patógenas para el hombre.

Los síndromes clínicos asociados con las especies patógenas de micobacterias pueden clasificarse, en forma general, de la manera siguiente:

1) enfermedad diseminada (en presencia de inmunodeficiencia grave, como el sida): micobacterias del complejo *M. avium, M. kansasii, M. haemophilum, M. chelonae;*

2) enfermedad pulmonar similar a la tuberculosis: *M. kansasii,* complejo de *M. avium, M. absessus, M. xenopi, M. simiae;*

3) linfadenitis (predominantemente cervical): complejo de *M. avium, M. scrofulaceum, M. kansasii;*

4) úlceras cutáneas: *M. ulcerans* (úlcera de Buruli), *M. marinum;*

5) infecciones postraumáticas de heridas: *M. fortuitum, M. chelonae, M. abscessus, M. marinum,* complejo de *M. avium;*

6) enfermedades nosocomiales: infecciones de incisiones quirúrgicas (del esternón después de cirugía cardíaca; incisiones de mamoplastia); infecciones por catéteres (bacteriemia, peritonitis y abscesos en sitios de inyección): *M. fortuitum, M. chelonae, M. abscessus,* y

7) enfermedad de Crohn: se ha sugerido que en algunos casos de enteritis regional el agente causal es *M. paratuberculosis.*

No se han precisado las características epidemiológicas de las enfermedades atribuibles a estos microorganismos, pero ellos han sido encontrados en la tierra, la leche y el agua; es posible que otros factores, como la lesión de tejidos del huésped y la inmunodeficiencia, predispongan a la infección. Con excepción de los microorganismos que causan lesiones de la piel, no hay pruebas de que exista transmisión de una persona a otra. Es posible aislar una sola vez dichos bacilos en el esputo o el material de lavado gástrico, sin que existan signos o síntomas de enfermedad clínica. Por lo regular, se considera como un dato diagnóstico la positividad de un solo cultivo del material de una herida o tejidos.

En términos generales, el diagnóstico de la enfermedad que requiere tratamiento se basa en el aislamiento repetido de muchas colonias en los pacientes sintomáticos con la enfermedad progresiva. En las zonas donde prevalecen las infecciones humanas por micobacterias no tuberculosas, las reacciones cruzadas pueden interferir en la interpretación de las pruebas cutáneas para detectar infección por *M. tuberculosis*. La quimioterapia es relativamente eficaz para tratar la enfermedad por *M. kansasii* y *M. marinum*, pero es posible que los medicamentos antituberculosos tradicionales (en especial la pirazinamida) no sean eficaces contra las otras micobacteriosis. Para seleccionar una combinación eficaz de medicamentos deben practicarse pruebas de susceptibilidad a los microorganismos identificados. La cirugía se debe considerar más a fondo que en el caso de la tuberculosis, especialmente si la enfermedad es limitada, como en la neumopatía localizada, la linfadenitis cervical o un absceso subcutáneo.

La infección diseminada por el complejo de *Mycobacterium avium* (CMA) es un problema grave en personas infectadas por el VIH, y hasta fecha reciente se consideraba que prácticamente no era tratable. En caso de infecciones diseminadas por CMA, han demostrado alguna utilidad terapéutica potencial los regímenes que contienen rifabutina y claritromicina. La rifabutina ha sido aprobada como agente profiláctico de CMA en personas infectadas por el VIH cuyo número de linfocitos CD4 es menor de 100 células por microlitro.

---

## TULAREMIA                                          CIE-9 021; CIE-10 A21
(Fiebre de los conejos, fiebre de la mosca del venado, enfermedad de Ohara, enfermedad de Francis)

**1. Descripción** – Enfermedad bacteriana zoonótica con diversas manifestaciones clínicas que varían con la vía de introducción y la virulencia del agente patógeno. Con gran frecuencia asume inicialmente la forma de una úlcera indolora en el sitio de penetración del microorganismo, acompañada de hinchazón de los ganglios linfáticos regionales (tipo ulceroganglionar). Puede suceder que no aparezca la úlcera primaria, sino uno o más ganglios linfáticos agrandados y dolorosos que pueden supurar (tipo ganglionar). La ingestión de microorganismos con el agua o alimentos contaminados puede causar faringitis dolorosa (con úlceras o sin ellas), dolor abdominal, diarrea y vómitos (tipo orofaríngeo). La inhalación del material infectante puede ser seguida por el ataque neumónico o un síndrome septicémico primario que, sin tratamiento, tiene una tasa de letalidad de 30 a 60% (tipo tifoídico); los microorganismos que viajan en la sangre pueden localizarse en el pulmón y los espacios pleurales (tipo pleuropulmonar). El saco conjuntival rara vez es la vía de introducción, pero cuando lo es, la infección culmina en una enfermedad clínica que comprende conjuntivitis purulenta dolorosa y linfadenitis regional (tipo oculoganglionar). La neumonía puede complicar todos los tipos clínicos y obliga a su identificación y tratamiento específico inmediatos para evitar la muerte.

Dos biovariedades con diferente patogenicidad causan la enfermedad en los seres humanos. Los microorganismos Jellison tipo A son más virulentos y, sin tratamiento, su tasa de letalidad es de 5 a 15%, principalmente debido a las formas tifoídica o pulmonar. Con antibioticoterapia apropiada, la tasa de letalidad es insignificante. Los microorganismos Jellison tipo B son menos virulentos y aun sin tratamiento ocasionan pocas defunciones. Desde el punto de vista clínico, por la presencia de bubones o neumonía intensa (o ambas manifestaciones), la tularemia puede confundirse con la peste y con muchas otras infecciones, incluidas las causadas por estafilococos y estreptococos, linforreticulosis benigna (fiebre por rasguño de gato) y esporotricosis.

El diagnóstico por lo común se hace sobre bases clínicas y se confirma por el incremento de los anticuerpos séricos específicos que suelen aparecer en la segunda semana de la enfermedad. Puede haber reacciones cruzadas con especies de *Brucella*. El diagnóstico rápido se logra por estudio del exudado de la úlcera, del material de aspiración de ganglios linfáticos y otras muestras clínicas, por medio de la prueba de anticuerpos fluorescentes. La biopsia diagnóstica de ganglios linfáticos con infección aguda se hará solo bajo la protección de tratamiento específico con antibióticos, porque la toma del material a menudo induce bacteriemia. Las bacterias patógenas se identifican en cultivo en medios especiales, como sangre-agar con glucosa y cisteína, o por inoculación de animales de laboratorio con material de las lesiones, sangre o esputo. Las biovariedades se diferencian por las reacciones químicas que generan; los microorganismos de tipo A fermentan el glicerol y convierten la citrulina en ornitina. Se necesitan cuidados excepcionales para evitar la transmisión en el laboratorio de microorganismos fuertemente infecciosos en aerosol; por eso, la identificación se realiza solo en laboratorios especializados, y en casi todos los casos el diagnóstico se hace por técnicas serológicas.

2. **Agente infeccioso** – *Francisella tularensis* (antes *Pasteurella tularensis*), un cocobacilo pequeño, gramnegativo no móvil. Todos los microorganismos aislados son serológicamente homogéneos, pero se diferencian desde el punto de vista epidemiológico y bioquímico en cepas Jellison de tipo A *(F. tularensis* biovariedad *tularensis)* cuya $DL_{50}$ es de menos de 10 bacterias en conejos, o las cepas de tipo B *(F. tularensis* biovariedad *palaearctica)* cuya $DL_{50}$ es mayor de $10^7$ en conejos.

3. **Distribución** – La tularemia se observa en toda América del Norte y en diversos países de Europa continental, la antigua Unión Soviética, China y Japón. En los Estados Unidos se presenta durante todos los meses del año; la incidencia puede ser mayor en los adultos a comienzos del invierno, durante la estación de caza de conejos, y en los niños, durante el verano, cuando abundan las garrapatas y las moscas del venado. El microorganismo *F. tularensis*, biovariedad *tularensis*, limitado a América del Norte, es común en conejos (cola blanca, corrientes y liebres de patas blancas), y a menudo se transmite por picadura de garrapata. En América del Norte, la cepa *F. tularensis* biovariedad *palaearctica* no suele aparecer en conejos sino en otros mamíferos; en Eurasia se detectan cepas en ratones campestres, ratas almizcleras y de agua, y en el Japón, en conejos.

4. **Reservorio** – Numerosos animales salvajes, en especial los conejos, las liebres, las ratas almizcleras y otros roedores de la familia de los nicrótidos, los castores y algunos animales domésticos; también varias garrapatas duras. Además, se ha descrito un ciclo de roedor-mosquito en el caso de *F. tularensis*, biovariedad *palaearctica*, en la península escandinava, los estados del Báltico y Rusia.

5. **Modo de transmisión** – La transmisión ocurre por la picadura de artrópodos que incluyen la garrapata de la madera, *Dermacentor andersoni*, la garrapata del perro, *D. variabilis*, la garrapata texana, *Amblyomma americanum*, y, con menor frecuencia, la mosca del venado, *Chrysops discalis*, y en Suecia, el mosquito *Aedes cinereus*. También hay transmisión por inoculación de la piel, el saco conjuntival o la mucosa orofaríngea con agua contaminada, sangre o tejidos al manipular el cuerpo de animales infectados y abiertos en canal, como al despellejarlos, eviscerarlos o practicar necropsias; al manipular o ingerir carne mal cocida de animales huéspedes infectados; al beber agua contaminada; al inhalar polvos de tierra, grano o heno contaminados; en raras ocasiones, por mordeduras de coyotes, ardillas, mofetas, cerdos, perros y gatos cuya boca posiblemente se haya con-

taminado al ingerir algún animal infectado, y también por el pellejo y las garras contaminadas de animales. Las infecciones en el laboratorio son comunes y con frecuencia se presentan en forma de neumonía primaria o tularemia tifóidica.

**6. Período de incubación** – Depende de la virulencia de la cepa infectante y de la cantidad de inóculo, y es de 1 a 14 días, por lo común de tres a cinco días.

**7. Período de transmisibilidad** – No se transmite directamente de una persona a otra. Si no se emprende el tratamiento, el agente infeccioso puede estar presente en la sangre durante las primeras dos semanas de la enfermedad, y en las lesiones, durante un mes y a veces más. Las moscas son infectantes durante 14 días y las garrapatas durante toda su vida (cerca de dos años). La carne de conejo conservada en congelación a temperaturas de –15 °C (5 °F) ha permanecido infectante por más de tres años.

**8. Susceptibilidad y resistencia** – Las personas de cualquier edad son susceptibles; después del restablecimiento queda inmunidad duradera. Sin embargo, se han notificado casos de reinfección en personal de laboratorio.

**9. Métodos de control –**

*A. Medidas preventivas:*

1) Educar a la población para que evite las picaduras de garrapatas, moscas y mosquitos, así como beber, bañarse, nadar o trabajar en aguas no tratadas donde prevalece la infección entre los animales salvajes.

2) Usar guantes impermeables cuando se despellejen o manipulen animales, en especial conejos. Cocer completamente la carne de conejo y roedores salvajes.

3) Prohibir el transporte interestatal o interzonal de los animales infectados, vivos o en canal.

4) En la antigua Unión Soviética se aplican extensamente por vía intradérmica, por el método de escarificación, las vacunas preparadas de microorganismos vivos atenuados, pero en los Estados Unidos su uso se limita a grupos expuestos a riesgo ocupacional. Para el personal de laboratorio que trabaja con el microorganismo en ese país, no se cuenta con una vacuna de ese tipo (está en investigación).

5) Usar mascarillas, batas y guantes impermeables y cabinas microbiológicas a presión negativa cuando se trabaje con cultivos de *F. tularensis*.

*B. Control del paciente, de los contactos y del ambiente inmediato:*

1) Notificación a la autoridad local de salud: es obligatoria en determinadas zonas endémicas de los Estados Unidos; en muchos países no es una enfermedad de notificación

obligatoria, Clase 3B (véase Notificación de Enfermedades Transmisibles).

2) Aislamiento: precauciones con el drenaje y las secreciones de las lesiones abiertas.

3) Desinfección concurrente: de las secreciones de úlceras, ganglios linfáticos o saco conjuntival.

4) Cuarentena: ninguna.

5) Inmunización de los contactos: no está indicada.

6) Investigación de los contactos y de la fuente de infección: es importante hacerla en cada caso y descubrir el origen de la infección.

7) Tratamiento específico: la estreptomicina o la gentamicina durante 7 a 14 días son los medicamentos preferidos; las tetraciclinas y el cloramfenicol son bacteriostáticos y eficaces cuando se usan continuamente por un lapso no menor de 14 días; con ellos se han notificado recaídas más frecuentes que con la estreptomicina. Aún más, se han descrito microorganismos totalmente virulentos resistentes a la estreptomicina. La aspiración, la incisión y el drenaje o la toma de material de biopsia de un ganglio linfático inflamado pueden diseminar la infección, y en estos casos se necesita la protección a base de antibióticos específicos, en forma inmediata.

C. *Medidas en caso de epidemia:* deben identificarse las fuentes de infección relacionadas con artrópodos, huéspedes animales y el agua, el suelo y los cultivos. Es necesario aplicar las medidas de control indicadas en el apartado 9A, en párrafos anteriores.

D. *Repercusiones en caso de desastre:* ninguna.

E. *Medidas internacionales:* ninguna.

F. *Medidas contra el terrorismo biológico:* se considera que el cocobacilo de la tularemia puede servir como agente en ataques de terrorismo biológico o guerra biológica, particularmente si se utiliza en aerosol. Como ocurre con la peste, los casos que son producto de la inhalación tienen como cuadro original la neumonía primaria. En estas situaciones se necesita la identificación y el tratamiento específico inmediatos para evitar la muerte. Todos los casos demostrados de neumonía por *F. tularensis*, en especial cualquier grupo de ellos, deben ser notificados **inmediatamente** (en los Estados Unidos) a los departamentos locales del Departamento Federal de Investigación Criminal (FBI) y de salud, para emprender investigaciones apropiadas.

## VARICELA-HERPES ZOSTER   CIE-9 052-053; CIE-10 B01-B02

**1. Descripción** – La varicela es una enfermedad vírica, aguda y generalizada, de comienzo repentino, con fiebre moderada, síntomas generales mínimos y una erupción cutánea de tipo maculopapular durante pocas horas, y vesicular durante tres o cuatro días, que deja costras granulosas. Las vesículas son monoloculadas y se hunden al pincharlas, a diferencia de las de la viruela que son multiloculadas y no se hunden. Las lesiones suelen aparecer en brotes sucesivos y se presentan en diversas etapas de maduración simultáneamente; tienden a ser más abundantes en las partes cubiertas del cuerpo que en las descubiertas. Pueden surgir en el cuero cabelludo, en la parte superior de las axilas, en las membranas mucosas de la boca y de las vías respiratorias superiores y en las conjuntivas. También tienden a aparecer en zonas de irritación como las de quemadura solar o erupción causada por el pañal. Pueden ser tan pocas que pasen inadvertidas. Hay infecciones mínimas, atípicas y no manifiestas. En ocasiones, en especial en los adultos, la fiebre y el cuadro generalizado pueden ser graves.

La tasa global de letalidad en los Estados Unidos es menor en los niños que en los adultos. De cada 100 000 niños con varicela (de 5 a 9 años de edad, que es el grupo de riesgo más bajo), uno morirá debido a la enfermedad, en comparación con un adulto por cada 5000 adultos atacados. Entre las complicaciones graves de la varicela están la neumonía (vírica y bacteriana), infecciones secundarias por bacterias, complicaciones hemorrágicas y encefalitis. Los niños con leucemia aguda, incluidos los que están en fase de remisión después de la quimioterapia, tienen un riesgo mayor de presentar la enfermedad diseminada, que es mortal en 5 a 10% de los casos. Los recién nacidos que contraen la varicela entre los 5 y 10 días de vida y los nacidos de madres que tuvieron la enfermedad cinco días antes o dos días después del parto están más expuestos a la varicela generalizada grave. Antes de que se contara con terapias antivíricas eficaces, la tasa de mortalidad era de 30%, pero posiblemente en la actualidad es menor. La infección en los comienzos del embarazo puede acompañarse del síndrome de varicela congénita en 0,7% de los casos, y este riesgo es de 2% si la gestante tuvo la infección entre las semanas 13 y 20 del embarazo. La varicela clínica ha sido un antecedente frecuente del síndrome de Reye, antes de que se identificara el vínculo entre él y el consumo de aspirina contra infecciones víricas.

El herpes zoster es la manifestación local de una infección por el virus de la varicela reactivado que está latente en los ganglios de raíces dorsales. Las vesículas con una base eritematosa aparecen únicamente en las zonas cutáneas con inervación por nervios sensitivos de un grupo o grupos vecinos de ganglios de raíces dorsales. Las lesiones pueden surgir en brotes de forma irregular en el trayecto de los nervios, por lo común son unilaterales, están situadas en un plano profundo y se agrupan más íntimamente, que en el caso de la varicela. Desde el punto de vista histológico, las lesiones de ambas enfermedades son idénticas. El dolor intenso y la parestesia son comunes, y hasta 30% de los ancianos pueden sufrir neuralgia posherpética. La incidencia del zoster y de la neuralgia posherpética aumenta con la edad; también hay datos que indican que casi 10% de los niños que están en tratamiento por una neoplasia maligna contraen fácilmente el zoster; asimismo, las personas con infección por el VIH están expuestas a un mayor riesgo de contraer la enfermedad. En las personas inmunosuprimidas y en las que tienen neoplasias malignas diagnosticadas pueden observarse lesiones variceliformes extensas fuera del dermatoma; el cuadro anterior también puede aparecer en las personas por lo demás normales, con un número menor de lesiones. La infección intrauterina y la varicela antes de los 2 años de edad también se acompañan de zoster a temprana edad. A veces, algunos días después del herpes zoster surge una lesión variceliforme, y rara vez aparece una lesión secundaria de zoster después de la varicela.

Las pruebas de laboratorio, como la identificación del virus por microscopia electrónica y su aislamiento en cultivos celulares, o la demostración de un antígeno vírico en frotis por medio de anticuerpos fluorescentes, ADN vírico por reacción en cadena de la polimerasa o un incremento de anticuerpos séricos contra él, no se requieren sistemáticamente, aunque son útiles en los casos complicados y para estudios epidemiológicos. Al contar con la vacuna contra la enfermedad, en algunas ocasiones quizá se necesite la identificación de la cepa del virus para diferenciar entre el virus que se usa en la vacuna y el virus salvaje o natural (por ejemplo, para corroborar si el herpes zoster en una persona que recibió la vacuna se debe al virus de esta última o al virus salvaje). En la actualidad se cuenta en el mercado con diversas pruebas que utilizan anticuerpos; sin embargo, no poseen la sensibilidad suficiente como para utilizarlas en la valoración de la inmunidad. En los preparados de material obtenido por raspado de la base de la lesión y teñido con Giemsa pueden detectarse células gigantes multinucleadas; estas no aparecen en las lesiones de enfermedad vacuna (vaccinia), pero sí en las lesiones del herpes simple. De esta manera, no muestran especificidad en las infecciones por varicela, y su utilidad es escasa en la valoración clínica, porque se dispone ahora de métodos rápidos y directos con anticuerpos fluorescentes.

**2. Agente infeccioso** – El virus del herpes humano (alfa) 3 (virus de la varicela-zoster; virus V-Z), que es miembro del grupo de *Herpesvirus*.

**3. Distribución** – Mundial. La infección con el virus del herpes humano (alfa) 3 es casi mundial. En climas templados, como mínimo 90% de la población ha tenido varicela antes de los 15 años de edad, y por lo menos 95% en los comienzos de la vida adulta. En las zonas templadas la prevalencia de varicela es mayor en el invierno y en los comienzos de la primavera. Las características epidemiológicas de la varicela en países tropicales son distintas de la que aparece en climas templados, en los que una mayor proporción de casos se observa en adultos. El zoster aparece con mayor frecuencia en los ancianos.

**4. Reservorio** – Los seres humanos.

**5. Modo de transmisión** – De una persona a otra por contacto directo, diseminación de gotitas o transmisión aérea de líquido de las vesículas o de secreciones de las vías respiratorias de enfermos de varicela, o del líquido de las vesículas en el caso del herpes zoster; indirectamente, por objetos recién contaminados por secreciones de las vesículas y membranas mucosas de las personas infectadas. A diferencia de la vaccinia y de la viruela, las costras de las lesiones de la varicela no son infectantes. La varicela es una de las enfermedades que se transmite con mayor facilidad, especialmente en las primeras etapas de la erupción. El zoster tiene una tasa de transmisión mucho menor (los contactos seronegativos a la varicela contraen la enfermedad). Las personas susceptibles tienen de 80 a 90% de peligro de infectarse después de la exposición a la varicela en el núcleo familiar.

**6. Período de incubación** – De dos a tres semanas; comúnmente de 14 a 16 días. Puede ser prolongado después de la inmunización pasiva contra la varicela (véase 9A2, en párrafos siguientes) y en las personas inmunodeficientes.

**7. Período de transmisibilidad** – Dura hasta cinco días, pero generalmente es de uno a dos días antes del comienzo de la erupción de varicela, y persiste hasta que todas las lesiones están encostradas (unos cinco días, por lo regular). En los pacientes con la inmunidad alterada puede haber un lapso más prolongado de contagiosidad. La tasa de ataque secundario entre hermanos susceptibles es de 70 a 90%. Los enfermos de herpes zoster pueden ser fuente de infección durante una semana después de la aparición de las lesiones vesiculopustulosas. Las personas susceptibles deben considerarse infectantes de 10 a 21 días después de la exposición.

**8. Susceptibilidad y resistencia** – La susceptibilidad a la varicela de las personas que nunca tuvieron la enfermedad es general; por lo común, es más grave en los adultos que en los niños. La infección confiere inmunidad prolongada y rara vez hay segundos ataques (aunque se ha corroborado su aparición en personas inmunocompetentes); la reinfección subclínica es común. La infección vírica permanece latente y la enfermedad puede reaparecer años después en forma de herpes zoster en 15%, aproximadamente, de los adultos mayores, y a veces en los niños.

Los recién nacidos de madres no inmunes y los enfermos de leucemia pueden sufrir ataques de varicela graves, duraderos o mortales. Los adultos con cáncer —especialmente del tejido linfático, reciban o no tratamiento con esteroides—, los enfermos inmunodeficientes y los que reciben inmunosupresores pueden tener una mayor frecuencia de herpes grave, tanto localizado como diseminado.

9. **Métodos de control –**

   A. *Medidas preventivas:*

   1) En 1995 se aprobó en los Estados Unidos el uso de la vacuna de virus vivos atenuados (Varivax®). Se recomienda una sola dosis subcutánea de 0,5 ml para la inmunización sistemática de niños susceptibles de 12 a 18 meses de edad, y para inmunizar a niños incluso de 12 años de edad que no han tenido varicela. Esta vacuna tuvo una eficacia acumulativa que se estimó en 70 a 90%, para prevenir la varicela en los niños en los que se hizo seguimiento por un período de seis años. Los estimados de eficacia después de aprobada la vacuna en los Estados Unidos señalaron límites de 85 a 90% para prevenir todos los casos de la enfermedad, y 100% para evitar las formas moderada o grave de la infección. Si una persona inmunizada contrae la varicela, el cuadro será muy leve y benigno, con menos lesiones (por lo común, menos de 50 de ellas, que a menudo no son vesiculares) con fiebre o sin ella, y una duración más corta de la enfermedad. La administración de la vacuna contra la varicela dentro de los tres días de la exposición a la infección, es probable que evite la enfermedad en un contacto de un caso, o cuando menos la aplaque o modifique en forma significativa. La vacuna puede utilizarse para proteger a niños y adolescentes con leucemia linfoblástica en remisión; en estos casos se necesitan dos dosis con un intervalo de cuatro a ocho semanas. En los Estados Unidos, la vacuna se suministra en forma gratuita para estos pacientes, como parte de un protocolo de investigación del Centro de Coordinación VARIVAX (teléfono 215-283-0897).

   Se recomienda aplicar la vacuna contra la varicela a personas susceptibles mayores de 13 años de edad. Los grupos de adultos en que es prioritaria la inmunización incluyen a individuos que tienen contacto cercano con personas expuestas a un riesgo alto de sufrir complicaciones graves; individuos que viven o trabajan en medios y entornos en que es probable la transmisión del virus de varicela-zoster (por ejemplo, maestros de niños de corta edad, empleados de centros de atención diurna y residentes y personal de planta de instituciones de cuidado); personas que viven y trabajan en entornos en que puede ocurrir la transmisión (por ejemplo, estudiantes universitarios, miembros internados y el personal de planta de instituciones correccionales y personal militar); mujeres no embarazadas que están en edad de procreación; adolescentes y adultos que viven en núcleos familiares con niños, y viajeros internacionales. Las personas que tienen más de 13 años de edad necesitan dos dosis de vacuna que se aplicarán con una diferencia de cuatro a ocho semanas. En aproximadamente 2 a 4% de los niños y en 5% de los adultos, se ha observado una erupción variceliforme leve en el sitio de la inyección o en puntos distantes. La vacuna puede originar herpes zoster en etapas ulteriores de la vida, si bien la cifra de frecuencia al parecer es menor que después de la enfermedad natural. Se desconoce la duración de la inmunidad, pero en los Estados Unidos se ha observado persistencia de los anticuerpos durante 10 años, como mínimo. Sin embargo, dicha persistencia se ha detectado en presencia del virus salvaje circulante.

2) Por medio de la vacunación de contactos dentro del núcleo familiar u otros de tipo cercano, se protegerá a personas de alto riesgo que no pueden ser vacunadas, como los recién nacidos no inmunes y los individuos inmunodeficientes.

3) La inmunoglobulina de varicela-zoster, preparada a partir del plasma de donantes de sangre normales con títulos elevados de anticuerpos contra el virus de la varicela-zoster, es eficaz para modificar o evitar la enfermedad, si se administra en el término de 96 horas después de la exposición (véase 9B5, más adelante).

**B. Control del paciente, de los contactos y del ambiente inmediato:**
1) Notificación a la autoridad local de salud: en muchos países y estados de los Estados Unidos no es una enfermedad de notificación obligatoria; a partir del 1 de enero de 1999, se exigió la notificación a nivel nacional en dicho país, de las muertes por varicela, Clase 3C (véase Notificación de Enfermedades Transmisibles).

2) Aislamiento: excluir a los niños de la escuela, consultorios médicos, salas de urgencias o sitios públicos hasta que se sequen las vesículas, por lo común después de cinco días en los niños no inmunizados, y de uno a cuatro días,

en la forma de repetición de la enfermedad en los vacunados; excluir a los adultos infectados de su lugar de trabajo, y evitar el contacto con personas susceptibles. En el hospital es conveniente el aislamiento estricto, por el riesgo de varicela grave de los pacientes inmunodeficientes susceptibles.

3) Desinfección concurrente: de los objetos contaminados con secreciones nasofaríngeas.

4) Cuarentena: por lo regular ninguna. Sin embargo, en un hospital en el cual por razones médicas deben permanecer internados niños susceptibles con exposición reciente corroborada, el peligro de diseminación a pacientes sometidos a tratamiento con corticosteroides o que sufran inmunodeficiencias, puede justificar la cuarentena de contactos conocidos durante un lapso mínimo de 10 a 21 días después de la exposición (incluso 28 días si se ha aplicado inmunoglobulina de varicela-zoster).

5) Protección de los contactos: se recomienda aplicar la vacuna a las personas susceptibles que hayan estado expuestas a la varicela. Los datos obtenidos en el núcleo familiar, los hospitales y la comunidad, indican que la vacuna contra la varicela es eficaz para evitar la enfermedad o modificar su intensidad si se aplica en el término de tres días (quizás incluso hasta de cinco días) de haber ocurrido la exposición.

La inmunoglobulina de varicela-zoster aplicada en el término de 96 horas después de la exposición puede evitar o modificar la enfermedad en los contactos íntimos y susceptibles. Para algunas personas de alto riesgo expuestas a la varicela, esta inmunoglobulina puede obtenerse en las oficinas regionales de los servicios de sangre de la Cruz Roja Estadounidense o llamando al teléfono (617) 461-0891, en los Estados Unidos. Su uso está indicado en recién nacidos de madres que presenten varicela en el término de cinco días antes del parto o 48 horas después de este. No hay certeza de que la administración de inmunoglobulina de varicela-zoster a una embarazada evite las malformaciones congénitas del feto, si bien puede atenuar la intensidad de la varicela en la madre.

Los fármacos antivíricos como el aciclovir, al parecer son útiles para evitar o modificar la varicela en las personas expuestas si se les administra en el término de los siete días de la exposición. Se ha utilizado una dosis de 80 mg por kg de peso por día en cuatro fracciones, pero no se ha recomendado en forma general algún régimen para lograr tal finalidad.

6) Investigación de los contactos y de la fuente de infección: un caso de varicela o de herpes zoster puede tornarse en fuente de infección. Todos los contactos de dicha fuente, en especial los que no son aptos para inmunización después de la exposición, como las embarazadas y las personas con gran peligro de presentar enfermedad grave (individuos inmunodeficientes y neonatos cuya madre mostró síntomas de varicela cinco días antes del parto y dos días después de él) deben ser evaluados en forma inmediata para decidir si conviene administrar inmunoglobulina de varicela-zoster. Los pacientes infectantes deben ser aislados hasta que todas las lesiones muestren costra; los individuos susceptibles, expuestos y que son candidatos adecuados para la inmunización, deben recibir inmediatamente la vacuna para evitar o controlar un brote.

7) Tratamiento específico: la vidarabina (arabinósido de adenina [Ara-A®] y el aciclovir (Zovirax®) son eficaces para tratar las infecciones por varicela-zoster, pero este último es el agente preferido para tratar la varicela. Para tratar el herpes zoster se dispone de análogos nuevos cuya absorción después de su administración por vía oral es mayor (valaciclovir y famciclovir). Estos fármacos acortan la duración de los síntomas y el dolor del zoster en el paciente normal de mayor edad, en particular si se administran en el término de 24 horas de la aparición de la erupción maculovesicular.

**C. Medidas en caso de epidemia:** Los brotes de varicela son frecuentes en escuelas, instituciones de cuidado diurno (guarderías) y otros establecimientos, y pueden durar mucho tiempo, alterar el modo de vida de la comunidad y acompañarse de complicaciones. Los pacientes infectantes deben ser aislados y se aplicará la vacuna a la mayor brevedad posible a los contactos susceptibles (o se les enviará al personal asistencial que los atiende, para ser vacunados) a fin de controlar el brote. Las personas no aptas para inmunización, como las embarazadas susceptibles y los individuos en gran riesgo de mostrar enfermedad grave (como ya se mencionó), deben ser evaluados inmediatamente para decidir si conviene administrar la inmunoglobulina de varicela-zoster.

**D. Repercusiones en caso de desastre:** pueden presentarse brotes de varicela en niños que están hacinados en viviendas provisionales, en situaciones de urgencia.

**E. Medidas internacionales:** igual que las medidas por adoptar en caso de epidemia.

## VERRUGAS VÍRICAS                 CIE-9 078.1; CIE-10 B07
(Verruca vulgaris, verruga vulgar, condiloma acuminado, papiloma venéreo)

1. **Descripción** – Enfermedad vírica que se manifiesta por diversas lesiones en la piel y en las mucosas, entre las que se incluyen: las **verrugas vulgares**, que son unas pápulas circunscritas, hiperqueratósicas, de consistencia áspera e indoloras, cuyo tamaño varía desde el de la cabeza de un alfiler hasta una masa grande; las **verrugas filiformes**, lesiones alargadas en punta y finas, que pueden tener hasta 1 cm de largo; los **papilomas laríngeos** de las cuerdas vocales y la epiglotis en los niños y en los adultos; las **verrugas planas**, lesiones por lo común múltiples, lisas y moderadamente sobresalientes, cuyo tamaño varía desde 1 mm hasta 1 cm; las **verrugas venéreas** (condiloma acuminado), neoformaciones cárneas con aspecto de coliflor, que la mayoría de las veces aparecen en las zonas húmedas de los genitales, en la zona perianal y dentro del conducto anal, que deben diferenciarse del condiloma plano de la sífilis secundaria; los **papilomas planos** del cuello uterino, y las **verrugas plantares**, que son lesiones planas hiperqueratósicas de las plantas de los pies, a menudo dolorosas.

Los papilomas laríngeos y las verrugas genitales a veces se transforman en cáncer. Las verrugas en la epidermodisplasia verruciforme por lo común aparecen en el tronco y en los miembros superiores en el primer decenio de la vida; a menudo pasan por una fase de transformación maligna hasta volverse carcinomas de células escamosas en los comienzos de la vida adulta.

El diagnóstico por lo regular se basa en la lesión típica. Si existe duda, se procederá a su extirpación y estudio histológico.

2. **Agente infeccioso** – El virus del papiloma humano (VPH), del grupo de papovavirus de ADN (virus de las verrugas humanas). Se han identificado por lo menos 70 tipos de VPH con manifestaciones específicas, y más de 20 tipos de VPH pueden infectar las vías genitales. Casi todas las infecciones de órganos genitales por VPH son asintomáticas, subclínicas o no identificadas. Las verrugas genitales visibles, por lo común son causadas por los tipos 6 y 11 del VPH; también producen verrugas en el cuello del útero y en la vagina, la uretra y el ano, y a veces causan síntomas. Otros tipos de VPH en la región anogenital, como 16, 18, 31, 33 y 35, han sido vinculados firmemente con displasia genitouterina; también se han asociado con neoplasia intraepitelial escamosa de la vulva, el pene y el ano (por ejemplo, carcinoma in situ de células escamosas, papulosis bowenoide, eritroplasia de Queyrat o enfermedad de Bowen de los genitales). El

tipo 7 se ha vinculado con verrugas en manipuladores de carne y veterinarios, y los tipos 5 y 8, con la epidermodisplasia verruciforme.

**3. Distribución** – Mundial.

**4. Reservorio** – Los seres humanos.

**5. Modo de transmisión** – En general, por contacto directo. Las verrugas pueden autoinocularse, por ejemplo, por medio de navajas de afeitar. A menudo se ha señalado que los pisos contaminados son la fuente de la infección. El condiloma acuminado suele transmitirse por contacto sexual, y el papiloma laríngeo quizá se contagie durante el paso del niño por el conducto del parto. Los tipos víricos de las vías genitales y respiratorias son iguales.

**6. Período de incubación** – De dos a tres meses, con límites de 1 a 20 meses.

**7. Período de transmisibilidad** – Se desconoce, pero probablemente mientras persistan las lesiones visibles, como mínimo.

**8. Susceptibilidad y resistencia** – Las verrugas vulgares y las planas comunes son más frecuentes en los niños de corta edad; las verrugas genitales, en los adultos jóvenes sexualmente activos, y las verrugas plantares, en los escolares y en los adolescentes. La incidencia de verrugas aumenta en los pacientes inmunosuprimidos.

**9. Métodos de control** –

A. *Medidas preventivas:* es necesario evitar el contacto directo con las lesiones de otra persona. Estudios recientes indican que el empleo del condón no evita la infección.

B. *Control del paciente, de los contactos y del ambiente inmediato:*
1) Notificación a la autoridad local de salud: ninguna, Clase 5 (véase Notificación de Enfermedades Transmisibles).
2) Aislamiento: ninguno.
3) Desinfección concurrente: ninguna.
4) Cuarentena: ninguna.
5) Inmunización de los contactos: ninguna.
6) Investigación de los contactos y de la fuente de infección: hay que examinar y, si está indicado, tratar a los contactos sexuales de los pacientes con verrugas venéreas.
7) Tratamiento específico: el tratamiento de las personas afectadas disminuirá el número de virus de verrugas que se pueda transmitir. Las verrugas casi siempre muestran regresión espontánea en el término de meses a años. Si está indicado el tratamiento, se congelarán con nitrógeno líquido las lesiones de la mayor parte de la superficie corporal. Para las verrugas plantares se pueden aplicar emplastos de ácido salicílico y practicar el raspado; para las verrugas genitales más accesibles, podofilina al 10–25%

en tintura de benjuí, ácido tricloroacético o nitrógeno líquido, excepto en las mujeres embarazadas. Para las lesiones genitales diseminadas ha sido útil el 5-fluorouracilo. Se ha demostrado que la inyección intralesional de interferón alfa-2b recombinante (Intron A®, Schering) es eficaz para el tratamiento del condiloma acuminado y se ha aprobado su uso para tal fin. Para el papiloma laríngeo se requiere la extirpación quirúrgica o la aplicación de láser. Habrá de considerarse la conveniencia de una operación cesárea si se observa una papilomatosis genital extendida.

8) El examen microscópico y de células (frotis de Papanicolaou) es un método eficaz para identificar anormalidades citológicas vinculadas con neoplasias malignas en las mujeres. El cáncer cervicouterino se cura con una intervención quirúrgica, si se practica tempranamente en la fase de su evolución.

**C.** *Medidas en caso de epidemia:* por lo común, es una enfermedad esporádica.

**D.** *Repercusiones en caso de desastre:* ninguna.

**E.** *Medidas internacionales:* ninguna.

---

# VIROSIS AGUDAS DE LAS VÍAS RESPIRATORIAS (EXCLUIDA LA INFLUENZA)

## (Rinitis, faringitis o laringitis víricas agudas)

Bajo el título general de virosis agudas de las vías respiratorias se ha agrupado a numerosas enfermedades respiratorias agudas de origen vírico identificado o supuesto. Clínicamente, y con base en la taxonomía del Consejo de Organizaciones Internacionales de las Ciencias Médicas (CIOMS), las infecciones de las vías respiratorias superiores (supraepiglóticas) pueden designarse como rinitis o faringitis víricas agudas (resfriado común, infecciones de las vías respiratorias superiores) y las infecciones de las vías respiratorias inferiores (infraepiglóticas) pueden denominarse crup (laringotraqueítis), traqueobronquitis vírica aguda, bronquitis, bronquiolitis o neumonía vírica aguda. Los síndromes respiratorios mencionados dependen de una gran cantidad de virus; cada uno de ellos es capaz de producir un cuadro muy diverso de trastornos respiratorios agudos, cuyo origen difiere entre niños y adultos.

Las enfermedades producidas por agentes conocidos poseen atributos epidemiológicos importantes en común, tales como su reservorio y modo de transmisión. Muchos de los virus invaden diversas zonas de las vías respiratorias, en tanto que otros muestran predilección por determinados sitios anatómicos. Algunas de las enfermedades predisponen a complicaciones bacterianas. La morbilidad y la mortalidad por enfermedades víricas agudas de las vías respiratorias revisten importancia particular en los niños. En los adultos, la incidencia relativamente alta y la discapacidad resultante, con las pérdidas económicas consiguientes, constituyen un problema de salud importante en todo el mundo; consideradas en grupo, las enfermedades agudas de las vías respiratorias son una de las causas principales de defunción, entre las enfermedades infecciosas.

Otras infecciones de las vías respiratorias se identifican como entidades nosológicas y se presentan por separado, porque sus manifestaciones clínicas y epidemiológicas son bastante características, y porque de manera regular se relacionan con un agente infeccioso específico, como es el caso de la influenza, la psitacosis, el síndrome pulmonar por virus Hanta, la neumonía por clamidias, la faringitis vesicular (herpangina) y la mialgia epidémica (pleurodinia). Particularmente en la práctica pediátrica, la influenza debe ser considerada en caso de enfermedad aguda de las vías respiratorias.

Los síntomas de infección de las vías respiratorias superiores, en particular la faringoamigdalitis, pueden ser causados por agentes bacterianos, de los cuales el más común es el estreptococo del grupo A. Es necesario diferenciar las infecciones víricas de las causadas por bacterias o microorganismos de otro tipo contra los cuales se dispone de medidas antimicrobianas específicas. Por ejemplo, a pesar de que la faringoamigdalitis vírica es más común, hay que descartar la infección por estreptococos del grupo A por medio de una prueba rápida con antígeno estreptocócico y por cultivo, particularmente en los niños mayores de 2 años de edad. Además, en brotes por microorganismos no estreptocócicos, es importante identificar la causa en una muestra representativa de casos por medio de métodos clínicos y de laboratorio apropiados, para descartar otras enfermedades, por ejemplo, neumonía por micoplasmas o por clamidias, legionelosis y fiebre Q, contra las cuales los tratamientos específicos pueden ser eficaces.

# I. RINITIS VÍRICA AGUDA – RESFRÍO COMÚN     CIE-9 460; CIE-10 J00
(Rinitis, coriza [aguda])

**1. Descripción** – Infección catarral aguda de las vías respiratorias superiores que se caracteriza por coriza, estornudos, lagrimeo, irritación de la nasofaringe, sensación de frío y malestar que duran de dos a siete días. La fiebre es poco común en los niños mayores de 3 años de edad, y rara en los adultos. No se han notificado defunciones, pero la incapacidad que produce es considerable porque entorpece las labores diarias y produce absentismo en la industria y en la escuela. La enfermedad puede acompañarse de laringitis, traqueítis o bronquitis, y predisponer a complicaciones más graves, tales como sinusitis y otitis media. El recuento de leucocitos en la sangre suele estar dentro de los límites normales, al igual que la flora bacteriana de las vías respiratorias, si no hay complicaciones.

Los estudios en que se han utilizado cultivos de las secreciones nasales en células u órganos pueden demostrar a veces la presencia de un virus conocido en 20 a 35% de los casos. Las manifestaciones específicas clínicas, epidemiológicas y de otro tipo, ayudan a diferenciar esta enfermedad de otras semejantes causadas por estímulos tóxicos, alérgicos, físicos o psicológicos.

**2. Agentes infecciosos** – Los rinovirus, de los cuales hay más de 100 serotipos reconocidos, constituyen los principales agentes etiológicos del resfrío común en los adultos y causan de 20 a 40% de los casos, sobre todo en el otoño. Los coronavirus, tales como los tipos 229E, OC43 y B814, son la causa de alrededor de 10 a 15% de los casos, y los virus de la influenza producen de 10 a 15% de los casos de resfrío común en los adultos; al parecer, son especialmente importantes en el invierno y a comienzos de la primavera, cuando la prevalencia de rinovirus es baja. Una proporción pequeña de los resfriados comunes en los adultos se debe a otros virus conocidos de las vías respiratorias. En los lactantes y en los niños, los virus de la parainfluenza, el virus sincicial de las vías respiratorias, los virus de la influenza, los adenovirus, algunos enterovirus y los coronavirus pueden causar enfermedades similares al resfrío. No se ha identificado el origen de más de la mitad de los resfriados comunes.

**3. Distribución** – Mundial, tanto en la forma endémica como epidémica. En las zonas templadas, la incidencia aumenta en el otoño, el invierno y la primavera, y en los países tropicales, la incidencia llega a su máximo en la temporada de lluvias. Muchas personas, excepto en comunidades aisladas y pequeñas, tienen de uno a seis episodios al año. La incidencia es máxima en los niños menores de 5 años, y disminuye gradualmente con la edad.

**4. Reservorio** – Los seres humanos.

**5. Modo de transmisión** – Se supone que por contacto directo o por inhalación de gotitas llevadas por el aire; de mayor importancia es la transmisión indirecta, por medio de las manos y los artículos recién contaminados por exudados nasofaríngeos de las personas infectadas. Los rinovirus, el virus sincicial de las vías respiratorias y quizás otros virus similares se transmiten por medio de las manos contaminadas que los transportan hasta las membranas mucosas de los ojos y de la nariz.

**6. Período de incubación** – Entre 12 horas y cinco días, por lo regular 48 horas, pero varía con el agente.

**7. Período de transmisibilidad** – El material obtenido por lavado nasal 24 horas antes de comenzar el cuadro y cinco días después de él ha producido síntomas en voluntarios infectados experimentalmente.

**8. Susceptibilidad y resistencia** – La susceptibilidad es universal. A veces hay infecciones asintomáticas o abortadas; la frecuencia en los portadores sanos no se ha calculado, pero con algunos agentes víricos es más bien rara, en especial con los rinovirus. Los ataques repetidos frecuentes muy probablemente se deban a la multiplicidad de agentes, aunque también pueden deberse a la brevedad de la inmunidad homóloga a diversos serotipos del mismo virus, o a otras causas.

**9. Métodos de control –**

    *A. Medidas preventivas:*

      1) Educar a la población sobre medidas de higiene personal, tales como lavarse las manos a menudo, cubrirse la boca al toser y al estornudar, y eliminar de manera sanitaria los exudados de la boca y de la nariz.

      2) Evitar en la medida de lo posible el hacinamiento en viviendas y dormitorios, especialmente en instituciones, cuarteles y a bordo de barcos. Contar con ventilación adecuada.

      3) Se ha comprobado la eficacia de las vacunas orales, preparadas con adenovirus vivos, contra las infecciones por adenovirus 4, 7 y 21 entre reclutas militares, pero no están indicadas para la población civil, ya que la incidencia de la enfermedad específica es pequeña.

      4) No fumar en hogares con niños, pues la inhalación pasiva del humo aumenta el riesgo de neumonía.

    *B. Control del paciente, de los contactos y del ambiente inmediato:*

      1) Notificación a la autoridad local de salud: por lo regular, no se justifica la notificación oficial, Clase 5 (véase Notificación de Enfermedades Transmisibles).

      2), 3), 4), 5), 6) y 7) Aislamiento, Desinfección concurrente, Cuarentena, Inmunización de los contactos, Investigación de los contactos y de la fuente de infección y Tratamiento específico: véase la sección II, 9B2 a 9B7 en los párrafos siguientes.

    *C., D. y E. Medidas en caso de epidemia, Repercusiones en caso de desastre y Medidas internacionales:* véase la sección II, 9C, 9D y 9E, más adelante.

## II. ENFERMEDADES FEBRILES
## AGUDAS DE LAS VÍAS RESPIRATORIAS

CIE-9 461-466; 480;
CIE-10 J01-J06; J12

(Excluida la laringitis estreptocócica, J02.0, que se expone en el apartado correspondiente)

1. **Descripción** – Enfermedades víricas de las vías respiratorias que se caracterizan por fiebre y una o más reacciones sistémicas, como escalofríos o sensación de enfriamiento, cefalalgia, sensaciones dolorosas, malestar generalizado y anorexia; en los lactantes, ocasionalmente por trastornos gastrointestinales. También aparecen signos de localización en diversos sitios de las vías respiratorias, aislados o en combinación, como rinitis, faringitis o amigdalitis, laringitis, laringotraqueítis, bronquitis, bronquiolitis, neumonitis o neumonía. Puede haber también conjuntivitis. Los síntomas y signos suelen desaparecer en el término de dos a cinco días, sin complicaciones; sin embargo, la infección puede complicarse por sinusitis bacteriana, otitis media y, rara vez, neumonía bacteriana. Los recuentos de leucocitos y la flora bacteriana de las vías respiratorias están dentro de los límites normales, salvo que se modifiquen por complicaciones.

En lactantes de muy corta edad, es difícil a veces diferenciar entre neumonía, sepsis y meningitis. El diagnóstico específico depende del aislamiento del agente causal de las secreciones de las vías respiratorias en un cultivo apropiado en células u órganos, de la identificación del antígeno vírico en células nasofaríngeas por medio de técnicas de anticuerpos fluorescentes, ELISA y radioinmunoensayo, y de estudio de anticuerpos en pares de muestras de suero.

2. **Agentes infecciosos** – Los virus de la parainfluenza, tipos 1, 2, 3 y en raras ocasiones el tipo 4; el virus sincicial de las vías respiratorias (VSR); adenovirus, en especial los tipos 1 a 5, 7, 14 y 21; rinovirus; algunos coronavirus; ciertos tipos de virus coxsackie de los grupos A y B, y virus echo, todos los cuales son considerados agentes etiológicos de las enfermedades febriles agudas de las vías respiratorias. Los virus de la influenza (véase la sección correspondiente) producen el mismo cuadro clínico, especialmente en los niños. Algunos de los agentes mencionados muestran mayor tendencia a producir cuadros clínicos más graves; otros muestran predilección por algunos grupos de edad y poblaciones. El VSR, que es el agente patógeno vírico principal de las vías respiratorias durante el período de lactancia temprana, produce cuadros clínicos con mayor frecuencia en los primeros dos años de vida; es el agente etiológico más conocido de la bronquiolitis; también causa neumonía, crup, bronquitis, otitis media y enfermedad febril de las vías respiratorias superiores. Los virus de la parainfluenza constituyen los agentes etiológicos más conoci-

dos del crup, y también causan bronquitis, neumonía, bronquiolitis y enfermedad febril de las vías respiratorias superiores en los niños. El VSR y los virus de la parainfluenza pueden causar cuadros sintomáticos en adultos y, en particular, en ancianos debilitados. Los adenovirus se asocian con formas diversas de enfermedad respiratoria; los tipos 4, 7 y 21 son causas comunes de la enfermedad respiratoria aguda (ERA) en reclutas militares no inmunizados; en lactantes de corta edad, los adenovirus son los agentes víricos más conocidos y ocasionan una considerable mortalidad.

**3. Distribución** – Mundial. Es una enfermedad estacional en las zonas templadas, cuya máxima incidencia se observa en el otoño y en el invierno, y a veces en la primavera. En las zonas tropicales, las infecciones de las vías respiratorias suelen ser más frecuentes en los climas húmedos y más fríos. En las comunidades grandes siempre existen algunas enfermedades víricas, por lo regular con pocas características estacionales (por ejemplo, las causadas por el adenovirus del tipo 1); otras tienden a surgir en brotes agudos (por ejemplo, las causadas por el VSR).

La incidencia anual es alta, particularmente en los lactantes y en los niños (de dos a seis episodios por niño por año), y depende del número de personas susceptibles y de la virulencia del agente. En el otoño, el invierno y la primavera, las tasas de ataque semanal entre preescolares pueden ser, en promedio, de 2%, en comparación con 1% entre los escolares y 0,5% entre los adultos. En situaciones especiales del huésped y del ambiente, algunas infecciones víricas pueden afectar a más de 50% de una comunidad cerrada, en cuestión de semanas (como los brotes por adenovirus tipos 4 o 7 en reclutas militares). En los Estados Unidos, para cuando cumplan 12 meses de vida, dos terceras partes de todos los lactantes mostrarán ya infección por el VSR, y de ese grupo, una tercera parte terminará por presentar síntomas de vías respiratorias bajas. De los lactantes sintomáticos infectados con este virus, 2,5% tendrán que ser hospitalizados y morirá uno de cada 1000 lactantes.

**4. Reservorio** – Los seres humanos. Muchos virus conocidos producen infecciones asintomáticas; los adenovirus pueden quedar en estado de latencia en las amígdalas y en las adenoides. Virus del mismo grupo causan infecciones similares en muchas especies animales, pero tienen poca importancia como fuente de infecciones en el hombre.

**5. Modo de transmisión** – Directamente por contacto oral o por diseminación de gotitas; indirectamente por medio de manos, pañuelos, utensilios para comer u otros objetos recién contaminados con secreciones de las vías respiratorias de la persona infectada. Los virus expulsados por las heces, incluidos los enterovirus y los adenovirus, también pueden transmitirse por la vía fecal-oral. Se ha dicho que algunos brotes causados por adenovirus tipos 3, 4 y 7 se han originado por contacto con el agua de piscinas.

**6. Período de incubación** – De 1 a 10 días.

**7. Período de transmisibilidad** – Abarca el lapso inmediatamente anterior a la enfermedad activa y el período que esta dura. Poco se sabe sobre las infecciones subclínicas o latentes. La diseminación del virus sincicial de las vías respiratorias, especialmente en los lactantes, muy raras veces persiste varias semanas o más después de que desaparecen los síntomas clínicos.

**8. Susceptibilidad y resistencia** – La susceptibilidad es universal. La enfermedad es más frecuente y más grave en los lactantes, los niños y los ancianos. La infección induce la aparición de anticuerpos específicos de muy corta duración. Es común la reinfección con el VSR y el virus de la parainfluenza, pero la enfermedad es generalmente más leve. Las personas con deficiencia cardíaca, pulmonar o del sistema inmunitario tienen mayor riesgo de presentar enfermedad grave.

**9. Métodos de control** –

A. *Medidas preventivas:* véase la sección I, 9A, en párrafos anteriores. Entre los lactantes expuestos a un riesgo elevado de complicaciones por el VSR se encuentran los recién nacidos, los menores de 2 años que tienen alguna enfermedad pulmonar crónica y que necesitaron tratamiento médico contra la neumopatía en el término de los seis meses anteriores a la estación de ataque del VSR, y los prematuros que nacieron con 32 a 35 semanas de gestación. Los pequeños de alto riesgo mencionados pueden beneficiarse de la administración endovenosa de globulina inmunitaria de VSR (VSR-IGIV). Además, con el empleo de palivizumab, que es un preparado de anticuerpos monoclonales contra el VSR que se aplica por vía intramuscular, el número de hospitalizaciones por ataque del VSR ha disminuido aproximadamente a la mitad en estos lactantes. Como dato de importancia, está contraindicado el uso de VSR-IGIV y no se recomienda utilizar palivizumab en niños con cardiopatía congénita cianótica, ante la posibilidad de problemas con la inocuidad de ambos productos.

B. *Control del paciente, de los contactos y del ambiente inmediato:*

1) Notificación a la autoridad local de salud: notificación obligatoria de las epidemias, pero no de los casos individuales, Clase 4 (véase Notificación de Enfermedades Transmisibles).

2) Aislamiento: el aislamiento de los contactos es deseable en las salas de niños de los hospitales. Fuera de los hospitales, las personas enfermas evitarán la exposición directa e indi-

recta a los niños de corta edad, a las personas debilitadas o ancianas, o a los pacientes con otras enfermedades.

3) Desinfección concurrente: de los utensilios para comer y beber; eliminación sanitaria de los exudados de la boca y de la nariz.

4) Cuarentena: ninguna.

5) Inmunización de los contactos: ninguna.

6) Investigación de los contactos y de la fuente de infección: no suele estar indicada.

7) Tratamiento específico: ninguno. No deben utilizarse de manera indiscriminada los antibióticos, sino que deben reservarse para los pacientes con faringitis por estreptococos del grupo A y para las personas con complicaciones bacterianas identificadas, como otitis media, neumonía o sinusitis. No hay consenso en cuanto al tratamiento apropiado del lactante con infección por el VSR, en particular con respecto al uso de ribavirina en aerosol. A pesar de diversas investigaciones realizadas en los Estados Unidos y el Canadá, no se ha observado congruencia en todos los estudios hechos en lactantes ventilados (artificialmente) y no ventilados que sufrían infección por el VSR, en cuanto a la mejoría neta en los resultados y el pronóstico clínicos, atribuibles al uso de ribavirina en aerosol. Los antitusígenos, los descongestivos y los antihistamínicos son de eficacia cuestionable y pueden ser peligrosos, especialmente en los niños.

C. *Medidas en caso de epidemia:* no se conocen medidas eficaces. Las técnicas adecuadas de control de la infección (incluido el lavado de las manos) evitan algunos casos de la transmisión nosocomial; no han resultado provechosas técnicas como la radiación ultravioleta, los aerosoles y el control del polvo. Evítense las aglomeraciones (véase la sección I, párrafo 9A2, en líneas anteriores).

D. *Repercusiones en caso de desastre:* ninguna.

E. *Medidas internacionales:* Centros Colaboradores de la OMS.

---

# VIRUELA                                CIE-9 050; CIE-10 B03

El último caso de infección natural de viruela en el mundo se produjo en Somalia en octubre de 1977. Dos años después, la Organización Mundial de la Salud certificó la erradicación mundial de la enfermedad, lo cual fue confirmado por la Asamblea Mundial de la Salud en mayo de 1980. Desde 1978, año en que se produjo la muerte por viruela de una persona infectada por virus procedentes del laboratorio en la Universidad de Birmingham, Inglaterra, no se habían identificado casos de esta enfermedad. Todos los virus conocidos de la viruela están guardados con medidas estrictas de seguridad en los Centros para el Control y la Prevención de Enfermedades (CDC) de Atlanta, Georgia, en los Estados Unidos, o en el Centro Estatal de Investigación de Virología y Biotecnología, Koltsovo, región de Novosibirsk, Federación de Rusia. En reacción a la inquietud de que quizá se necesiten reservas del virus de la viruela para investigación de medidas contra el terrorismo en el caso de que cayeran en manos de terroristas las reservas clandestinas que tienen otros países, en mayo de 1999 la Asamblea Mundial de la Salud autorizó que los laboratorios de los Estados Unidos y de Rusia retuvieran los virus hasta 2002, pero no después. La OMS afirmó de nuevo que el objetivo final de la Organización es destruir todas las reservas restantes del virus y que designará a un grupo de expertos para considerar las necesidades de investigación que hay que cumplir antes de destruirlos. También la OMS establecerá un programa de inspección de los dos laboratorios para asegurarse de que se cumplan las medidas de seguridad de las reservas oficiales y que pueda llevarse a la práctica con seguridad la investigación necesaria.

Ante la posibilidad de que las reservas clandestinas de virus de la viruela sean usadas en guerras por terroristas biológicos, es importante que el personal de salud pública conozca en detalle las características clínicas y epidemiológicas de la viruela y la forma de diferenciarla de la varicela. Aun cuando cepas de virus utilizadas en guerras bacteriológicas pudieron haber sido alteradas para producir diferencias clínicas, la experiencia acumulada con el virus variólico natural sigue siendo la mejor guía para reconocer y manejar un brote epidémico de enfermedades causado por este virus.

1. **Descripción** – La viruela era una enfermedad vírica sistémica cuyo cuadro inicial comprendía una erupción cutánea característica. Comenzaba en forma repentina, con fiebre, malestar general, cefalea, postración, dorsalgia intensa y, a veces, dolor abdominal y vómitos, cuadro clínico que se asemejaba al de la influenza. Después de dos a cuatro días la fiebre comenzaba a disminuir y aparecía una erupción profunda en la cual las lesiones individuales con el virus infectante evolucionaban por etapas sucesivas de máculas, pápulas, vesículas, pústulas y costras, que se desprendían al cabo de tres a cuatro semanas. Las lesiones aparecían primero en la cara y las extremidades, y más tarde en el tronco (distribución centrífuga), y todas estaban en la misma etapa de desarrollo en un sitio particular del cuerpo.

En el siglo XX se identificaron dos tipos epidemiológicos de viruela: la variola menor (alastrim), con una tasa de letalidad menor de 1%, y la variola mayor (clásica) con una tasa de letalidad de 20 a 40% o más en poblaciones no vacunadas. En circunstancias corrientes, los enfermos morían entre el quinto y el séptimo día, aunque a veces lo hacían en el decimocuarto día. Menos de 3% de los casos de variola mayor presentaban la enfermedad fulminante, con un pródromo grave de postración y hemorragias cutáneas y de mucosas; en los casos hemorrágicos sobrevenía la muerte rápidamente. La erupción corriente no aparecía y a veces se consideraba erróneamente a la enfermedad como leucemia intensa, meningococemia o púrpura trombocitopénica idiopática. En personas vacunadas, la erupción mostraba una modificación notable, al grado de que surgían solo unas cuantas lesiones muy atípicas. Por lo regular, no se modificaba el cuadro prodrómico, pero las etapas de las lesiones se aceleraban al grado de que para el décimo día tenían costras.

Muy a menudo se confundía la viruela con la varicela, enfermedad en la cual las lesiones cutáneas aparecen a menudo en oleadas sucesivas con etapas diferentes de maduración, simultáneas. La erupción en la varicela es más abundante en zonas corporales cubiertas, que en las expuestas; es de tipo centrípeto y no centrífugo. La viruela se diferenciaba por tener un prodrómio perfectamente definido; por la aparición de todas las lesiones de manera casi simultánea cuando cedía la fiebre, y por la simultaneidad casi completa de todas ellas en un sitio particular del cuerpo, y no la aparición en oleadas sucesivas, y también por lesiones más profundas, que a menudo afectaban a las glándulas sebáceas y dejaban cicatrices con hoyuelo o cacarañas. A diferencia de ello, las lesiones en la varicela son superficiales y casi nunca aparecen en el hueco de la axila.

A finales del siglo XIX surgieron brotes de variola menor (alastrim). La erupción era similar a la de la viruela corriente, pero los enfermos por lo común presentaban reacciones sistémicas menos intensas y prácticamente no aparecían las lesiones hemorrágicas. A pesar de que los últimos casos de viruela en Somalia, a finales del decenio de 1970, fueron clasificados como variola menor, los estudios de ADN indicaron que el virus se asemejaba más al de la variola mayor que a la del alastrim verdadero, lo cual sugirió que se trataba de una cepa atenuada del virus de la variola mayor. La confirmación por estudios de laboratorio se hacía por aislamiento del virus en membranas corioalantoideas o cultivo de tejidos de material obtenido por raspado de las lesiones, de líquido vesicular o pustuloso, de costras y a veces de la sangre durante la fase febril anterior a la erupción. A menudo se logró el diagnóstico provisional rápido por medio de microscopia electrónica o técnicas de inmunodifusión. En la actualidad, los métodos mencionados han sido rebasados por la técnica de reacción en cadena de la polimerasa, más rápida y precisa.

**2. Agente infeccioso** – El virus de la viruela, especie de *Orthopoxvirus*. Se ha hecho la cartografía de los sitios de separación con endonucleasa de algunas cepas del virus variólico, y se han publicado las secuencias de ADN completas de dos cepas principales.

**3. Distribución** – Antes era una enfermedad difundida en todo el mundo; desde 1978 no se ha sabido de casos en seres humanos.

**4. Reservorio** – Oficialmente, solo en congeladores designados.

**5. Modo de transmisión** – La tasa de ataque secundario en poblaciones no vacunadas era de 50% aproximadamente según cada brote. El agente, si se utilizara en guerras biológicas, muy probablemente sería diseminado por nubes de aerosol.

**6. Período de incubación** – De 7 a 19 días; por lo común es de 10 a 14 días hasta el comienzo de la enfermedad y de dos a cuatro días más hasta que surge la erupción.

**7. Período de transmisibilidad** – Desde el momento en que aparecen las primeras lesiones hasta que se desprenden todas las costras, lo cual comprende unas tres semanas. La fase de mayor contagiosidad es en el período anterior a la erupción, por medio de gotitas de aerosol que llevan virus de las lesiones orofaríngeas.

**8. Susceptibilidad y resistencia** – La susceptibilidad en las personas no vacunadas es universal.

**9. Métodos de control** – El control de la viruela se basa en la inmunización con el virus de vaccinia. Si se sospechara un caso similar a viruela que no corresponde a varicela, **ES OBLIGATORIA LA COMUNICACIÓN TELEFÓNICA INMEDIATA CON LAS AUTORIDADES DE SALUD LOCALES Y ESTATALES, Y, EN LOS ESTADOS UNIDOS, DICHA INFORMACIÓN TAMBIÉN DEBE TRANSMITIRSE A LOS CENTROS PARA EL CONTROL Y LA PREVENCIÓN DE ENFERMEDADES (CDC)** de Atlanta, Georgia. En ese país, la vacuna antivariólica (con virus de vaccinia) y la inmunoglobulina humana de vaccinia para tratar los efectos adversos por el virus de ese tipo se puede obtener por conducto del Servicio de Fármacos de los CDC, teléfono (404) 639-3670; la línea telefónica directa de coordinación de respuesta al terrorismo biológico es (404) 639-0385.

## ENFERMEDAD VACUNA (VACCINIA)          CIE-9 051.0; CIE-10 B08.0

El virus de la enfermedad vacuna o vaccinia, agente inmunizante que se utilizó para erradicar la viruela, ha sido modificado por ingeniería genética hasta incorporarlo en vacunas recombinantes (algunas se encuentran en fase de investigación en estudios clínicos), con poca capacidad para transmitirse a contactos no inmunes. El Comité Consultor de Prácticas de Inmunización (CCPI) recomienda aplicar la vacuna aprobada en los Estados Unidos contra la viruela a todos los trabajadores de laboratorio expuestos al gran peligro de contraer la infección, tales como los que manipulan directamente cultivos o animales contaminados o infectados con vaccinia u otros ortopoxvirus que infectan a los seres humanos. La vacunación también puede considerarse para otro personal asistencial que corre un riesgo de infección mucho menor, como los médicos y los enfermeros, cuyo contacto con dichos virus se limita al de apósitos contaminados. La vacunación está contraindicada para las personas con deficiencias del sistema inmunitario (por ejemplo, enfermos de sida, algunas personas que han recibido trasplantes y las que tienen cáncer); individuos con eccema y con otras dermatitis, y embarazadas. En los Estados Unidos puede obtenerse la inmunoglobulina de vaccinia para usar en trabajadores de laboratorio, y para ello, la persona interesada se dirigirá al Servicio de Fármacos de los CDC, 1600 Clifton Road (Mailstop D09), Atlanta, GA 30333, teléfono (404) 639-3670. Si se aprueba la vacuna para su distribución, es importante cumplir rigurosamente las instrucciones que la acompañan (que definen los métodos de vacunación, las contraindicaciones, reacciones y complicaciones). La vacunación se repite, salvo que surja una reacción grave e intensa (como una induración eritematosa siete días después de la vacunación). Se debe vacunar de nuevo cada 10 años a la persona si aún pertenece a una categoría para la cual se recomienda la inmunización. La OMS conserva un lote de vacuna "de reserva" (cepa Lister Elstree de vaccinia) para utilizar en situaciones de urgencia, en el Centro de Colaboración de Vacuna Antivariólica de la OMS en el Instituto Nacional de Salud Pública y Protección Ambiental en Bilthoven, Países Bajos.

## VIRUELA DE LOS MONOS            CIE-9 051.9; CIE-10 B04

La viruela de los monos es una infección zoonótica esporádica cuya aparición ha sido señalada en aldeas rurales remotas en países de la zona central y occidental de África, con zonas boscosas y lluvias tropicales. Desde el punto de vista clínico, la enfermedad se asemeja mucho a las formas clásica o modificada de la viruela, pero la linfadenopatía es el signo más notable en muchos enfermos y aparece en la etapa incipiente de la enfermedad. En aproximadamente 20% de los enfermos se observan pleomorfismo y lesiones en oleadas sucesivas, semejantes a las observadas en la varicela. La evolución natural del virus no se ha precisado, pero al parecer intervienen en el ciclo enzoótico los seres humanos, los primates y las ardillas. La enfermedad afecta a todos los grupos de edad, pero la proporción mayor de casos se localiza en niños menores de 16 años de edad. La tasa de letalidad en los niños no vacunados contra la viruela varía en diversos estudios, de 1 a 3%, a 10 a 14%. Entre 1970 y 1994 se notificaron más de 400 casos en las zonas occidental y central de África; durante la vigilancia prospectiva quinquenal que realizó la OMS de 1981 a 1986, en promedio, 95% de los casos notificados provinieron de la República Democrática del Congo (antes Zaire). El hecho de que en 1996 se produjeran más de 60 casos sospechosos en seres humanos y seis muertes notificadas, hizo que se emprendieran tres estudios retrospectivos auspiciados por la OMS en la zona central de la República Democrática del Congo, que abarcaron cerca de medio millón de personas, y unos 800 casos sospechosos. En promedio, se aislaron unos 20 virus de la viruela de los monos, de casos activos, y se reunieron y analizaron sueros de casos sospechosos que presentaban la viruela de los monos y simultáneamente la varicela. Ante la deficiente infraestructura de salud pública y otros factores que complicaron la notificación precisa de casos, no se ha sabido con exactitud su cantidad ni la proporción de casos primarios y secundarios.

En el decenio de 1980, aproximadamente 75% de los casos notificados se atribuyeron al contacto con animales infectados; estudios recientes sugieren que alrededor de 75% de los casos se deben a contacto humano, pero en los dos períodos son muy raras las "cascadas" de casos, es decir, la aparición de un gran número de ellos. La cadena más larga de transmisión de una persona a otra incluyó solo siete casos seriados notificados, pero la transmisión seriada por lo común no fue más allá del ataque secundario. Los escasos datos epidemiológicos sugirieron una tasa de ataque secundario de 8%, aproximadamente. Casi todos los casos se han observado en forma aislada o en pequeños grupos, en aldeas pequeñas y alejadas de las grandes urbes, en bosques tropicales lluviosos o cerca de ellos, donde la población suele tener múltiples contactos con diversos animales salvajes. Los estudios ecológicos hechos en el decenio de 1980 indicaron que las ardillas (géneros *Funisciurus* y *Heliosciurus*), que abundan entre las palmas aceiteras que rodean los poblados, al parecer constituyen huéspedes notables y pueden contribuir al reservorio natural del virus de la viruela de los monos, en la República Democrática del Congo. La mayor parte de las infecciones en el hombre se atribuyen a la persistencia de reservorios animales y al contacto con animales infectados. Por esta razón, la infección en los seres humanos podría controlarse por medio de enseñanzas orientadas a limitar el contacto con los casos infectados y con animales que pueden estarlo.

El virus de la viruela de los monos es una especie del género *Orthopoxvirus*, con propiedades biológicas y mapa de genomas distintos de los del virus variólico. No existen datos de que fuera de las zonas enzoóticas la viruela de los monos pueda constituir una amenaza para la salud pública. En la República Democrática del Congo, se interrumpió en 1982 la vacuna "por protección cruzada" contra la viruela; la OMS no ha recomendado que se reanude la vacunación. En fecha reciente, un Comité Técnico Asesor de la OMS sobre viruela de los monos recomendó continuar los estudios y, en particular, intensificar la vigilancia prospectiva y hacer investigaciones ecológicas.

---

| YERSINIOSIS | CIE-9 027.8 |
| YERSINIOSIS INTESTINAL | CIE-10 A04.6 |
| YERSINIOSIS EXTRAINTESTINAL | CIE-10 A28.2 |

**1. Descripción** – Enfermedad entérica bacteriana aguda que se manifiesta en forma típica por diarrea febril aguda (especialmente en niños de corta edad), enterocolitis, linfadenitis mesentérica aguda que remeda la apendicitis (sobre todo en los niños de mayor edad y en los adultos), que en algunos casos se complica por eritema nudoso (en alrededor de 10% de los adultos, en particular en las mujeres), artritis postinfecciosa e infección sistémica y que es causada por uno de dos agentes, *Yersinia enterocolitica* o *Y. pseudotuberculosis*. Se ha señalado que incluso 25% de los individuos con enteritis por *Yersinia* presentan diarrea sanguinolenta. Si bien la infección por cualquiera de las dos variedades, *Y. enterocolitica* o *Y. pseudotuberculosis*, puede originar enfermedad clínica, casi todos los casos publicados son causados por el primer microorganismo. *Y. pseudotuberculosis* ha causado principalmente adenitis mesentérica, a pesar de que en el Japón se ha notificado un síndrome de enteritis en niños (fiebre Izumi).

El diagnóstico por lo común se hace por el cultivo de heces. El medio de cefsulodina irgasan novobiocina (CIN) es altamente selectivo y debe utilizarse si hay razón para sospechar infección por *Yersinia;* permite identificar al microorganismo en 24 horas a 32 °C (89,6 °F) sin enriquecimiento por frío. Los microorganismos pueden aislarse en los medios entéricos acostumbrados, si se toman precauciones para evitar la proliferación de la flora fecal. La refrigeración de las muestras en solución salina amortiguada a una temperatura de 4 °C (39 °F) durante dos o tres semanas permite diferenciar ("seleccionar") algunas cepas de estos microorganismos. Sin embargo, la sensibilidad de esta técnica puede llegar a identificar un número muy pequeño de microorganismos cuya importancia clínica es incierta. *Yersinia* puede aislarse de la sangre con medios de cultivo comerciales estándares para líquido hemático. El diagnóstico serológico se hace por una prueba de aglutinación o por ELISA, pero se dispone de ellas solo en instituciones de investigación.

**2. Agentes infecciosos** – Bacilos gramnegativos. *Yersinia pseudotuberculosis* comprende seis serotipos con cuatro subtipos; más de 90% de las infecciones en seres humanos y en animales han sido causadas por cepas I del grupo O. *Y. enterocolitica* comprende más de 50 serotipos y cinco biotipos, de los cuales muchos no son patógenos. Las cepas patógenas para los seres humanos por lo común son pirazinamidasa-negativas e incluyen cepas en los serotipos O3, O8, O9 y O5,27, y biotipos 1, 2, 3 y 4. Los serotipos patógenos pueden variar en diferentes zonas geográficas. Los tipos O3, O9 y O5,27 causan gran parte de los casos en Europa. Las cepas de tipo O8 han producido casi todos los brotes en los Estados Unidos. Sin embargo, en el decenio de 1990 el tipo O3 ha surgido como el serotipo más común en ese país.

**3. Distribución** – Mundial. La infección por *Y. pseudotuberculosis* es principalmente una enfermedad zoonótica de las aves y de los mamíferos salvajes y domesticados, y los seres humanos son huéspedes accidentales. Se ha aislado *Y. enterocolitica* de muy diversos animales asintomáticos. La fuente más importante de infección puede ser el cerdo, ya que su nasofaringe puede estar fuertemente colonizada por *Y. enterocolitica*. Desde el decenio de 1960, cepas de *Yersinieae* han sido reconocidas como agentes etiológicos de gastroenteritis (de 1 a 3% de casos de enteritis agudas en algunas zonas) y de linfadenitis mesentérica. Aproximadamente dos terceras partes de los casos por *Y. enterocolitica* se observan entre los lactantes y los niños; tres cuartas partes de los casos debidos a *Y. pseudotuberculosis* se presentan en personas de 5 a 20 años de edad. Se han identificado casos en seres humanos asociados con enfermedades de animales domésticos, particularmente cachorros y gatitos enfermos.

Los mayores índices de aislamiento se han registrado durante la estación invernal en los climas templados, incluidos el norte de Europa (en particular, la península escandinava), América del Norte y zonas templadas de América del Sur. Los brotes causados por *Y. enterocolitica* por lo común dependieron de vehículos contaminados como torta de soya (tofu) y tripas de cerdo fritas. En los Estados Unidos han ocurrido algunos brotes por leche, que ha servido como vehículo (incluida la pasteurizada). Sin embargo, en casos en que se achacó la yersiniosis a la leche pasteurizada, se pensó que el ataque se debió a contaminación posterior a la pasteurización y no a la resistencia del agente al proceso de pasteurización. Los estudios en Europa parecen indicar que muchos casos dependen del consumo de carne de cerdo cruda o mal cocida. Dado que 20% de las infecciones en los niños de mayor edad y en los adolescentes pueden remedar el cuadro de apendicitis aguda, los brotes son reconocibles por el aumento local del número de apendicectomías practicadas.

**4. Reservorio** – Los animales constituyen los principales reservorios de *Yersinia*. El cerdo es el principal reservorio de *Y. enterocolitica* patógena; es común en el cerdo el estado de portador faríngeo asintomático, especialmente en invierno. *Y. pseudotuberculosis* está muy difundida entre muchas especies de huéspedes aviarios y mamíferos, en particular entre los roedores y otros mamíferos pequeños.

**5. Modo de transmisión** – La transmisión fecal-oral puede producirse por el consumo de alimentos y agua contaminados, o por contacto con personas o animales infectados. Se ha aislado *Y. enterocolitica* de muy diversos alimentos; sin embargo, las cepas patógenas se aíslan con mayor frecuencia de la carne de cerdo cruda o de productos porcinos. En los Estados Unidos, las tripas de cerdo fritas son una fuente frecuente de infección; en Europa, el ataque de la enfermedad se ha vinculado significativamente con el consumo de carne de cerdo cruda por lactantes. A diferencia de otros agentes patógenos cuyos portadores son los alimentos, *Y. enterocolitica* puede multiplicarse en un medio de refrigeración y microaerófilo; por esa razón, existe mayor riesgo de infección por este microorganismo si la carne no curada y mal cocida se envasa en bolsas de plástico al vacío. El microorganismo se ha identificado en masas naturales de agua, en ausencia de *Escherichia coli*. Se ha notificado la transmisión nosocomial, y también por transfusión de sangre almacenada, obtenida de donantes asintomáticos, o que tenían enfermedad leve de las vías gastrointestinales.

**6. Período de incubación** – Probablemente de tres a siete días; por lo común, menos de 10 días.

**7. Período de transmisibilidad** – La transmisión secundaria parece ser rara. El agente es expulsado con las heces mientras están presentes los síntomas, por lo regular durante dos a tres semanas. Los enfermos no tratados pueden excretar el microorganismo durante dos o tres meses. Tanto en adultos como en niños se han señalado casos de portadores asintomáticos por largos períodos.

**8. Susceptibilidad y resistencia** – La gastroenterocolitis (diarrea) es más intensa en los niños, en tanto que la artritis postinfecciosa es más grave entre adolescentes y adultos mayores. *Y. pseudotuberculosis* muestra predilección por los adolescentes del sexo masculino, en tanto que *Y. enterocolitica* afecta por igual a ambos sexos. La artritis reactiva y el síndrome de Reiter afectan más frecuentemente a las personas con el tipo genético HLA-B27; la septicemia afecta a las personas con sobrecarga de hierro, como en el caso de la hemocromatosis, o en las que tienen alguna enfermedad inmunosupresora subyacente o reciben tratamiento inmunosupresor.

**9. Métodos de control** –

   A. *Medidas preventivas.*
   1) Preparar la carne y los alimentos en forma higiénica; no comer carne cruda de cerdo; pasteurizar la leche; la radiación de la carne es eficaz.

2) Lavarse meticulosamente las manos antes de manipular alimentos y de comer, y después de manipular carne de cerdo cruda y de estar en contacto con animales.

3) Proteger los abastecimientos de agua para evitar su contaminación con heces humanas y animal; purificación apropiada.

4) Realizar el control de roedores y de aves (en el caso de *Y. pseudotuberculosis*).

5) Eliminar las heces del ser humano, los perros y los gatos, por métodos sanitarios.

6) Separar la cabeza y el cuello del cuerpo de los cerdos al sacrificarlos, para que no se contamine la carne cuando entra en contacto con la faringe intensamente colonizada.

**B. Control del paciente, de los contactos y del ambiente inmediato:**

1) Notificación a la autoridad local de salud: notificación obligatoria de los casos individuales en muchos estados de los Estados Unidos y en otros países, Clase 2B (véase Notificación de Enfermedades Transmisibles).

2) Aislamiento: precauciones de tipo entérico en los pacientes hospitalizados. Las personas con diarrea no deben realizar tareas que entrañen la manipulación de alimentos, la asistencia a enfermos o la atención a niños de corta edad.

3) Desinfección concurrente: de las heces. En las comunidades con sistemas modernos y adecuados de eliminación de aguas servidas, pueden eliminarse las heces directamente en las alcantarillas, sin desinfección preliminar.

4) Cuarentena: ninguna.

5) Inmunización de los contactos: ninguna.

6) Investigación de los contactos y de la fuente de infección: la identificación de casos no diagnosticados y de portadores convalecientes entre los contactos está indicada solo cuando se sospecha exposición a una fuente común.

7) Tratamiento específico: los microorganismos son sensibles a muchos antibióticos, pero suelen ser resistentes a la penicilina y sus derivados semisintéticos. El tratamiento puede resultar útil en caso de síntomas gastrointestinales, y sin duda está indicado en la septicemia y otras enfermedades invasoras. Los agentes preferidos contra *Y. enterocolitica* son los aminoglucósidos (en caso de septicemia solamente) y el trimetoprima-sulfametoxazol. También son eficaces las nuevas quinolonas, como el ciprofloxacino. Tanto *Y. enterocolitica* como *Y. pseudotuberculosis* suelen ser sensibles a las tetraciclinas.

### C. Medidas en caso de epidemia:

1) Notificación inmediatamente a la autoridad local de salud sobre cualquier grupo de casos de gastroenteritis aguda que sugieran apendicitis, aun cuando no se haya identificado la causa específica.

2) Investigación del saneamiento general y búsqueda de un vehículo común como punto de origen; orientarse hacia el consumo (o contaminación posible) de carne de cerdo cruda o mal cocida; atención a los contactos estrechos con animales, especialmente perros y gatos domésticos y otras mascotas.

### D. Repercusiones en caso de desastre: ninguna.

### E. Medidas internacionales: ninguna.

# DEFINICIONES

(Significado técnico de los términos empleados en el texto)

1. **Agente infeccioso** – Un microorganismo (virus, rickettsia, bacteria, hongo, protozoario o helminto) capaz de producir una infección o una enfermedad infecciosa. La **infectividad** expresa la capacidad del agente patógeno de penetrar, sobrevivir y multiplicarse en el huésped; la **infecciosidad** señala la facilidad relativa con que la enfermedad se transmite a otros huéspedes.

2. **Aislamiento** – Aplicado a los enfermos, es la separación de personas o animales infectados, de los demás, durante el período de transmisibilidad de la enfermedad, en lugares y condiciones tales que eviten o limiten la transmisión directa o indirecta del agente infeccioso a personas susceptibles de infectarse o que puedan transmitir la enfermedad a otras. Por el contrario, la cuarentena (véase el párrafo correspondiente) se refiere a las restricciones de los contactos sanos de un caso infeccioso.

   Los Centros para el Control y la Prevención de Enfermedades (CDC) de los Estados Unidos han recomendado que siempre se apliquen las **precauciones universales** a todos los pacientes (dentro y fuera del hospital), sea cual sea el estado de su infección hematógena. Esta práctica se basa en la posibilidad de que la sangre y algunos líquidos corporales (cualquier secreción corporal obviamente sanguinolenta, semen, secreciones vaginales, tejidos y líquidos cefalorraquídeo, sinovial, pleural, peritoneal, pericárdico y amniótico) de todos los pacientes puedan estar infectados por el virus de la inmunodeficiencia humana, de la hepatitis B y otros agentes patógenos hematógenos. Las precauciones universales tienen por objeto evitar la exposición parenteral, de las membranas mucosas y de las lesiones cutáneas del personal de salud a los agentes patógenos hematógenos. Las medidas protectoras incluyen el uso de guantes, batas, mascarillas y gafas o escudos faciales. Si la higiene del paciente es inadecuada, conviene asignarle un cuarto privado. La eliminación de los desechos corresponde a las autoridades locales y estatales.

   **Dos medidas básicas son comunes a todas las categorías de casos potencialmente infecciosos:**
   - *Lavarse bien las manos después de haber estado en contacto con un paciente o con objetos que puedan estar contaminados, y antes de atender a otro paciente.*
   - *Desechar adecuadamente los artículos contaminados con material infectante, o colocarlos en bolsas que serán etiquetadas antes de enviarlas para descontaminación y nuevo uso.*

Las recomendaciones efectuadas para el aislamiento de enfermos (apartado 9B2 de cada enfermedad) se basan en los métodos recomendados por los CDC en las *CDC Guideline for Isolation Precautions in Hospitals* [Guía de los CDC para las precauciones de aislamiento en hospitales] en la forma de precauciones para aislamiento según categorías específicas, además de las precauciones universales, según el modo de transmisión de la enfermedad específica. Las categorías son las siguientes:

1) **Aislamiento estricto:** esta categoría tiene por objeto evitar la transmisión de infecciones muy virulentas o contagiosas que pueden propagarse por el aire y por contacto directo. Además de las dos medidas básicas, las especificaciones incluyen contar con un cuarto privado y asegurar el uso de mascarillas, batas y guantes por parte de todos los que entren en él. Es conveniente que el cuarto tenga ventilación especial, con presión negativa respecto a las zonas vecinas.

2) **Aislamiento de contactos:** para infecciones cuya transmisibilidad o gravedad es un poco menor, para enfermedades o padecimientos que se propagan principalmente por contacto directo o íntimo. Además de las dos medidas básicas, se debe disponer de un cuarto privado, si bien los enfermos infectados con el mismo microorganismo pueden compartir uno. Está indicado el uso de mascarillas para las personas que se acercan al enfermo; el uso de batas si hay posibilidad de contaminación, y el de guantes, si se toca material infectante.

3) **Aislamiento de tipo respiratorio:** para evitar la transmisión de enfermedades infecciosas por el aire a distancias cortas, está indicado el uso de un cuarto privado, si bien los enfermos infectados con el mismo microorganismo pueden compartir uno. Además de las medidas básicas, está indicado el uso de mascarillas para quienes se ponen en contacto íntimo con el paciente, pero no es necesario usar batas ni guantes.

4) **Aislamiento en caso de tuberculosis** (bacilos acidorresistentes): para pacientes con tuberculosis pulmonar en cuyo frotis de esputo se detectan micobacterias o cuyas radiografías de tórax sugieren claramente la presencia de la enfermedad activa. Las especificaciones incluyen el uso de un cuarto privado con ventilación especial y la puerta cerrada. Además de las medidas básicas, las personas que entren al cuarto deben usar mascarillas de tipo respirador. Las batas se utilizan para evitar la contaminación franca de ropas personales. El uso de guantes no está indicado.

5) **Precauciones de tipo entérico:** en caso de infecciones que se transmiten por contacto directo o indirecto con heces.

Además de las medidas básicas, las especificaciones incluyen la utilización de un cuarto privado si la higiene personal es inadecuada. No está indicado el uso de mascarillas; se utilizarán batas si hay posibilidad de contaminación, y guantes para manipular material contaminado.

6) **Precauciones respecto a drenajes y secreciones:** para evitar infecciones transmitidas por el contacto directo o indirecto con material purulento o el drenaje de alguna zona infectada del cuerpo. No están indicados el cuarto privado ni el uso de mascarillas; además de las dos medidas básicas, se utilizarán batas si hay posibilidad de contaminación, y guantes para manipular material contaminado.

3. **Contacto** – Cualquier persona o animal cuya asociación con un individuo o animal infectado o con un ambiente contaminado haya creado la posibilidad de contraer la infección.

4. **Contaminación** – Presencia de un agente infeccioso en la superficie del cuerpo, también en vestimenta, ropa de cama, juguetes, instrumentos quirúrgicos, apósitos u otros objetos inanimados o sustancias, incluidos el agua y los alimentos. La **polución** es distinta de la contaminación y denota la presencia de sustancias nocivas, pero no necesariamente infecciosas, en el ambiente. La contaminación de una superficie corporal no supone necesariamente un estado de portador.

5. **Cuarentena** – Restricción de las actividades de personas o animales sanos que hayan estado expuestos a un caso de enfermedad transmisible durante el período de transmisibilidad o contagio (como los contactos), a fin de evitar la transmisión de la enfermedad durante el período de incubación en caso de que haya habido infección.

1) **Cuarentena absoluta o completa:** la limitación de la libertad de movimiento de aquellos expuestos a una enfermedad transmisible por un lapso que no exceda del período máximo de incubación de la enfermedad, en forma tal que se evite el contacto con personas que no hayan estado expuestas (véase Aislamiento).

2) **Cuarentena modificada:** restricción selectiva y parcial de la libertad de movimiento de los contactos, por lo regular basada en las diferencias identificadas o supuestas en la susceptibilidad, y en relación con el peligro de transmisión de la enfermedad. Puede aplicarse a situaciones especiales, tales como la exclusión de los niños de las escuelas, la exención de las personas inmunes del cumplimiento de medidas exigidas a las personas susceptibles, o el confinamien-

to del personal militar a sus cuarteles o campamentos. Incluye la **vigilancia personal** o supervisión minuciosa de los contactos, médica o de otro tipo, para así permitir la identificación rápida de la infección o enfermedad, pero sin restringir su libertad de movimientos; y la **segregación** o separación de parte de un grupo de personas o animales domésticos de los demás, para consideración especial, control u observación; el traslado de niños susceptibles a las casas de personas inmunes, o el establecimiento de cordones sanitarios para proteger a las personas sanas del contacto con grupos infectados de la población.

6. **Desinfección** – Eliminación de agentes infecciosos que están fuera del cuerpo, por medio de la exposición directa a agentes químicos o físicos. La **desinfección de alto grado** puede destruir todos los microorganismos, con excepción de un número importante de esporas bacterianas, para lo cual se necesita una exposición más extendida que asegure la destrucción de casi todas las esporas. La destrucción total se logra después de una limpieza minuciosa con detergentes, por exposición a concentraciones específicas de algunos desinfectantes (como glutaraldehído al 2%, peróxido de hidrógeno estabilizado al 6%, o ácido peracético al 1%) durante 20 minutos como mínimo. La **desinfección de grado intermedio** no destruye las esporas y puede lograrse por **pasteurización** (75 °C o 175 °F durante 30 minutos) o por tratamiento apropiado con desinfectantes aprobados (en los Estados Unidos) por el Organismo de Protección del Ambiente.

La **desinfección concurrente** es la aplicación de medidas desinfectantes lo más pronto posible después de la expulsión de material infeccioso del organismo de una persona infectada, o después de que se hayan contaminado con el material infeccioso algunos objetos, reduciéndose al mínimo el contacto de las personas con ese material u objetos antes de dicha desinfección.

La **desinfección terminal** es la que se hace después de desalojar al paciente, ya sea por defunción o por ingreso en un hospital, cuando ha dejado de constituir una fuente de infección, o después de haberse suspendido el aislamiento hospitalario u otras medidas. La desinfección terminal rara vez se practica; por lo regular, basta la limpieza terminal (véase Limpieza), junto con la aireación y el asoleo de las habitaciones, los muebles y la ropa de cama. La desinfección es necesaria solo en caso de enfermedades transmitidas por contacto indirecto. Después de una enfermedad como la fiebre de Lassa u otras enfermedades muy infecciosas, se recomienda la esterilización por vapor o la incineración de la ropa de cama y otros objetos.

La **esterilización** supone la destrucción de todas las formas de vida por calor, radiación, gas (óxido de etileno o formaldehído) o tratamiento químico.

7. **Desinfestación** – Cualquier proceso físico o químico por medio del cual se destruyen o eliminan animales pequeños indeseables, en particular roedores o artrópodos que se encuentren en el cuerpo de una persona, en la ropa, en el ambiente o en animales domésticos (véase Insecticida y Rodenticida). Comprende el despiojamiento en infestaciones de piojos del cuerpo humano *(Pediculus humanus)*. Entre los sinónimos está el término **desinsectación** cuando solo se trata de insectos.

8. **Educación para la salud** – Proceso mediante el cual individuos o grupos de personas aprenden a fomentar, proteger o restablecer la salud. La educación para la salud comienza con las personas tal como son, cualesquiera sean los intereses que pudieran tener para mejorar sus condiciones de vida. Su finalidad consiste en inculcarles un sentido de responsabilidad hacia la salud, como individuos y como miembros de familias y comunidades. En el control de las enfermedades transmisibles, la educación para la salud suele incluir la valoración de los conocimientos que posee la población respecto a una enfermedad, la evaluación de los hábitos y actitudes en cuanto a la propagación y frecuencia de las enfermedades, y la divulgación de medios específicos para remediar las deficiencias observadas. (Sinónimos: educación del paciente, educación del público, educación sanitaria de la población.)

9. **Endemia** – Presencia continua de una enfermedad o un agente infeccioso en una zona geográfica determinada. También puede denotar la prevalencia usual de una enfermedad particular en dicha zona. El término **hiperendemia** significa la presencia constante de una enfermedad con elevada incidencia, y **holoendemia**, un nivel elevado de prevalencia de la infección a partir de una edad temprana, que afecta a la mayor parte de la población, por ejemplo, el paludismo en ciertos lugares. (Véase Zoonosis.)

10. **Enfermedad infecciosa** – Enfermedad clínicamente manifiesta del hombre o de los animales, resultado de una infección. (Véase Infección.)

11. **Enfermedad transmisible** – Cualquier enfermedad causada por un agente infeccioso específico o sus productos tóxicos, que se manifiesta por la transmisión del mismo agente o sus productos, de una persona o animal infectados o de un reservorio inanima-

do a un huésped susceptible, en forma directa o indirecta por medio de un huésped intermediario, de naturaleza vegetal o animal, de un vector o del ambiente inanimado. (Sinónimo: enfermedad infecciosa.)

12. **Epidemia** – Manifestación, en una comunidad o región, de casos de una enfermedad (o un brote) con una frecuencia que exceda netamente de la incidencia normal prevista. El número de casos que indica la existencia de una epidemia varía con el agente infeccioso, el tamaño y las características de la población expuesta, su experiencia previa o falta de exposición a la enfermedad, y el sitio y la época del año en que tiene lugar. Por consiguiente, la epidemicidad guarda relación con la frecuencia común de la enfermedad en la misma zona, entre la población especificada y en la misma estación del año. La aparición de un solo caso de una enfermedad transmisible que durante un lapso prolongado no había afectado a una población, o que invade por primera vez una región en la que no había sido diagnosticada anteriormente, requiere la notificación inmediata y una investigación epidemiológica. La presentación de dos casos de una enfermedad de esa naturaleza en los que exista una relación de lugar y tiempo constituye una prueba suficiente de transmisión para que se la considere como epidémica. (Véanse Notificación de una enfermedad y Zoonosis.)

13. **Fuente de infección** – Persona, animal, objeto o sustancia de la cual el agente infeccioso pasa a un huésped. La fuente de infección debe distinguirse netamente de la **fuente de contaminación**, como sería la que produce el derrame de una fosa séptica en un abastecimiento de agua, o la causada por un cocinero infectado al preparar una ensalada. (Véase Reservorio.)

14. **Fumigación** – Cualquier procedimiento que por medio de sustancias gaseosas logra la eliminación de animales, especialmente artrópodos y roedores. (Véanse Insecticida y Rodenticida.)

15. **Higiene personal** – En el campo de las enfermedades infecciosas, medidas de protección que competen fundamentalmente a cada individuo, mediante las cuales se fomenta la salud y se limita la propagación de enfermedades infecciosas, sobre todo las transmitidas por contacto directo. Tales medidas incluyen: 1) lavarse las manos con agua y jabón inmediatamente después de defecar u orinar, y siempre antes de manipular alimentos o de comer; 2) mantener lejos de la boca, nariz, ojos, oídos, genitales y heridas, las manos y los artículos sucios u objetos que hayan sido utilizados por otras personas para asearse; 3) evitar el uso de artículos sucios o de uso común, empleados para comer, beber

o asearse, tales como cubiertos, vajilla, tazas, toallas, pañuelos, peines, cepillos para el cabello y pipas; 4) evitar la exposición de otras personas a las gotitas expulsadas por la boca o la nariz al toser, estornudar, reírse o hablar; 5) lavarse las manos perfectamente después de tener contacto con un enfermo o sus pertenencias, y 6) conservar el cuerpo limpio por medio de baños frecuentes con agua y jabón.

16. **Huésped** – Persona o animal vivo, incluidos aves y artrópodos, que en circunstancias naturales (en comparación con las experimentales) permiten la subsistencia o el alojamiento de un agente infeccioso. Algunos protozoarios y helmintos pasan por fases sucesivas en huéspedes alternos de diferentes especies. Los huéspedes en que el parásito llega a la madurez o pasa por su fase sexual se denominan **huéspedes primarios** o **definitivos**; aquellos en los cuales el parásito pasa su etapa larvaria o asexual reciben el nombre de **huéspedes secundarios** o **intermediarios.** El huésped que sirve de **vehículo** es un portador en el cual el microorganismo permanece vivo, pero no se desarrolla.

17. **Incidencia, tasa de** – Número de casos nuevos de una enfermedad específica, diagnosticados o notificados en un lapso definido, dividido entre el número de personas en una población determinada en la cual surgieron dichos casos. Por lo general, se expresa en términos del número de casos por 1000 ó 100 000 habitantes por año. Esta tasa puede ser específica por edad o por sexo, o por cualquier otra característica o subdivisión de la población. (Véanse Morbilidad, tasa de, y Prevalencia, tasa de.)

La **tasa de ataque** o **tasa de casos** es una proporción que mide la incidencia acumulada, y a menudo se utiliza para grupos específicos y se observa durante períodos limitados y en circunstancias especiales, como en el caso de una epidemia; por lo común, se expresa en forma de porcentaje (casos por 100 personas de un grupo). La **tasa de ataque secundario** expresa el número de casos entre los contactos familiares o en instituciones producidos durante el período de incubación aceptado, después de la exposición a un caso primario, en relación con el total de dichos contactos; el denominador puede limitarse a los casos susceptibles cuando estos pueden determinarse. La **tasa de infección** es una proporción que expresa la incidencia de todas las infecciones identificadas, manifiestas y ocultas.

18. **Incubación, período de** – Intervalo que transcurre entre la exposición inicial a un agente infeccioso y la aparición de síntomas de la enfermedad de que se trate. En el caso de un vector, es el lapso que media entre el momento en que un microorganismo

penetra en el vector y la fecha en que dicho vector transmite la infección (**período de incubación extrínseco**). Se denomina **período prepatente** en las personas, a aquel que transcurre entre la fecha de exposición a un parásito y el momento en que este último puede detectarse en la sangre o las heces.

19. **Individuo infectado** – Persona o animal que alberga un agente infeccioso y que presenta signos de la enfermedad (véase Paciente o enfermo) o una infección no manifiesta (véase Portador). Una **persona** (o animal) **infectante** es aquella de la cual puede ser adquirido el agente infeccioso en condiciones naturales.

20. **Individuo inmune** – Persona o animal que posee anticuerpos protectores específicos, inmunidad celular o ambos elementos, como consecuencia de una infección o inmunización previas, o que está condicionado por cualquiera de estas circunstancias a reaccionar eficazmente para protegerse contra la aparición de la infección, de una enfermedad clínica, o de ambas, después de exponerse de nuevo al agente infeccioso específico de ella. El grado de inmunidad es relativo, ya que normalmente el nivel de protección eficaz en circunstancias corrientes puede ser anulado por una dosis excesiva del agente infeccioso o por su penetración por una vía poco común. La protección también puede disminuir por la administración de medicamentos inmunosupresores, una enfermedad coexistente, o el proceso de envejecimiento. (Véase Resistencia.)

21. **Infección** – Penetración y desarrollo (de múltiples parásitos) o multiplicación de un agente infeccioso en el organismo de personas o animales. Infección no es sinónimo de enfermedad infecciosa; el resultado puede ser no manifiesto (véase Infección no manifiesta) o manifiesto (véase Enfermedad infecciosa). La presencia de agentes infecciosos vivos en la superficie del cuerpo, en prendas de vestir o en artículos sucios no constituye infección sino contaminación de dicha superficie u objetos. (Véanse Infestación y Contaminación.)

22. **Infección no manifiesta** – Presencia de infección en un huésped sin que aparezcan signos o síntomas clínicos manifiestos. Las infecciones no manifiestas solo pueden identificarse por métodos de laboratorio, tales como pruebas sanguíneas, o por la presencia de reactividad positiva a pruebas cutáneas específicas. (Sinónimos: infección asintomática, subclínica u oculta.)

23. **Infección nosocomial** – Infección que se desarrolla en un paciente internado en un hospital u otro servicio de atención de salud, y que la persona infectada no padecía ni estaba incubando en el

momento de la hospitalización, o es el efecto residual de una infección adquirida durante una hospitalización anterior. Incluye también las infecciones contraídas en el hospital, pero que aparecen después de que el paciente ha sido dado de alta, y las que se registran entre el personal y los visitantes del hospital. (Sinónimo: infección adquirida en el hospital.)

24. **Infestación** – Se entiende por infestación de personas o animales el alojamiento, desarrollo y reproducción de artrópodos en la superficie del cuerpo o en la ropa. Los objetos o locales infestados son los que albergan o sirven de alojamiento a animales, especialmente artrópodos y roedores.

25. **Inmunidad** – Estado de resistencia que suele provenir de la presencia de anticuerpos o células que poseen una acción específica contra el microorganismo causante de una enfermedad infecciosa o contra su toxina. La inmunidad eficaz depende de la **inmunidad celular**, que se adquiere por sensibilización de los linfocitos T, de la **inmunidad humoral**, que se basa en la reacción de los linfocitos B, o de ambas. La **inmunidad pasiva** se obtiene naturalmente por transmisión transplacentaria, o artificialmente por inoculación de anticuerpos protectores específicos (provenientes de animales inmunizados o suero hiperinmune de convalecencia o seroglobulina inmune [humana]); es breve (de días a meses). La **inmunidad humoral activa**, que suele durar años, se adquiere por mecanismos naturales como consecuencia de una infección con manifestaciones clínicas o sin ellas, o en forma artificial por inoculación del propio agente, muerto, modificado o en alguna de sus variantes, o de fracciones o productos de tal agente.

26. **Inmunidad colectiva** – Inmunidad de un grupo o una comunidad. Resistencia de un grupo ante la invasión y diseminación de un agente infeccioso, basada en la resistencia a la infección de una gran proporción de individuos del grupo.

27. **Insecticida** – Cualquier sustancia química que se utilice para eliminar insectos, aplicada en forma de polvo, líquido, líquido atomizado, aerosol o por rociamiento; las sustancias utilizadas por lo regular poseen acción residual. La palabra **larvicida** se emplea por lo general para designar a los insecticidas que se aplican específicamente para aniquilar las fases inmaduras de los artrópodos; los términos **imagocida** o **adulticida** se utilizan para designar a los insecticidas que se aplican para eliminar los artrópodos maduros o adultos. El vocablo **insecticida** se usa a menudo en sentido amplio, y abarca las sustancias utilizadas para eliminar todos los artrópodos; la palabra **acaricida** se emplea más es-

trictamente para designar agentes que eliminan garrapatas o ácaros. A veces se utilizan expresiones más específicas, como **pediculicida** y **miticida.**

28. **Letalidad, tasa de** – Tasa que expresa, por lo general en forma de porcentaje, el número de personas diagnosticadas de una enfermedad particular que mueren a consecuencia de esa enfermedad en un período dado. El término se aplica con mayor frecuencia a brotes específicos de enfermedades agudas, en los cuales se ha sometido a todos los pacientes a observación ulterior durante un período adecuado, para incluir todas las defunciones atribuibles a esa enfermedad. La **tasa de letalidad** debe diferenciarse claramente de la **tasa de mortalidad.** (Véase Mortalidad, tasa de.) (Sinónimos: porcentaje de letalidad, tasa de morbiletalidad.)

29. **Limpieza** – Eliminación, mediante fregado y lavado con agua caliente, jabón o un detergente adecuado, o por el empleo de una aspiradora, de agentes infecciosos y sustancias orgánicas de superficies en las cuales estos pueden encontrar condiciones adecuadas para sobrevivir o multiplicarse.

30. **Molusquicida** – Sustancia química que se utiliza para eliminar caracoles y otros moluscos.

31. **Morbilidad, tasa de** – Tasa de incidencia (véase Incidencia, tasa de) que expresa el número de personas de una población determinada, que se enferman clínicamente durante un período específico. La población puede circunscribirse a un grupo específico, según sexo, edad u otras características.

32. **Mortalidad, tasa de** – Tasa calculada en la misma forma que la de **incidencia** (véase Incidencia, tasa de); en ella se divide el número de defunciones producidas en la población durante un período determinado, por lo regular un año, entre el número de personas en riesgo de morir durante ese período. La tasa **total** o **bruta** de mortalidad incluye las muertes por todas las causas y suele expresarse como el número de defunciones por 1000 habitantes. La tasa de **mortalidad específica por una enfermedad determinada** comprende las muertes causadas por una sola enfermedad, y generalmente se expresa por 100 000 habitantes. La población base puede definirse según sexo, edad u otras características. La tasa de mortalidad no debe confundirse con la de letalidad. (Véase Letalidad, tasa de.)

33. **Notificación de una enfermedad** – Comunicación oficial, a la autoridad correspondiente, de la existencia de una enfermedad transmisible o de otra naturaleza en seres humanos o en anima-

les. Las enfermedades de las personas se notifican a la autoridad local de salud; si se trata de enfermedades de los animales, al servicio veterinario, agrícola o de sanidad agropecuaria. En el caso de algunas enfermedades de los animales que también son transmisibles al ser humano, se notifican a ambas autoridades. Cada jurisdicción sanitaria elabora una lista de enfermedades cuya notificación cumple con sus requisitos particulares (véase Notificación de Enfermedades Transmisibles). También se deben notificar los casos sospechosos de enfermedades de importancia particular para la salud pública, generalmente las que requieren investigación epidemiológica o la adopción de medidas especiales de control.

Cuando una persona se infecta en una jurisdicción de salud y la notificación proviene de otra, la autoridad sanitaria que recibe el informe debe notificar a la autoridad de la jurisdicción de donde posiblemente proviene el caso, sobre todo si la enfermedad exige el examen de los contactos para descubrir la fuente de infección, o la investigación de los abastecimientos de agua o alimentos como posibles vehículos.

Además de la notificación sistemática de determinadas enfermedades, se exige la notificación especial de todas las epidemias o brotes de enfermedades, incluso de aquellas que no aparecen en las listas de enfermedades de notificación obligatoria (véase Epidemia). En el apartado de Notificación de Enfermedades Transmisibles se señalan las normas de notificación especial especificadas por las regulaciones internacionales de salud.

34. **Paciente o enfermo** – Cualquier persona que padece una enfermedad.

35. **Patogenicidad** – La característica de un agente infeccioso que rige la extensión o magnitud con la cual se manifiesta una enfermedad en una población infectada o la capacidad del microorganismo para producir enfermedad.

36. **Portador** – Persona o animal infectado que alberga un agente infeccioso específico de una enfermedad, sin presentar signos o síntomas clínicos de esta, y que constituye una fuente potencial de infección. El estado de portador puede existir en un individuo en el curso de una infección no manifiesta (en estos casos, se lo suele denominar **portador sano** o **portador asintomático**), o durante el período de incubación, convalecencia y posconvalecencia de un individuo con infecciones que se manifiestan clínicamente (por lo regular llamado **portador en incubación** o **portador convaleciente**, respectivamente). En ambas circunstancias, el estado de portador puede ser breve o prolongado (**portadores temporales** o **transitorios**, o **crónicos**).

37. **Precauciones universales** – Véase Aislamiento, Precauciones universales en cuanto a la sangre y los líquidos corporales.

38. **Prevalencia, tasa de** – El número total de personas enfermas o que presentan cierto trastorno en una población específica y en determinado momento (**prevalencia puntual**), o durante un período señalado (**prevalencia de período**), independientemente de la fecha en que comenzó la enfermedad o el trastorno, dividido entre la población en riesgo de presentar la enfermedad o el trastorno en un punto en el tiempo (o en un punto que está a la mitad del período en que aparecieron).

39. **Quimioprofilaxis** – Administración de una sustancia química, incluidos los antibióticos, para evitar el desarrollo de una infección o su evolución hasta manifestarse en forma activa la enfermedad, o para eliminar el transporte de un agente infeccioso específico a fin de evitar la transmisión de la enfermedad a otras personas. Por otra parte, el término **quimioterapia** se refiere al empleo de una sustancia química para tratar una enfermedad clínicamente manifiesta o frenar su evolución.

40. **Radiación de alimentos** – Técnica en que se aplica una dosis específica de radiación ionizante de alguna fuente como un radioisótopo (por ejemplo, el cobalto 60), o de aparatos que producen haces acelerados de electrones o rayos X. Las dosis utilizadas para radiar alimentos y otros materiales son: **baja**, de 1 kiloGray o menos (kGy), para la desinfestación de insectos de frutas, especias y granos, y la desinfección de parásitos de pescados y carnes; **media**, de 1 a 10 kGy (usualmente de 1 a 4 kGy), para la pasteurización y la destrucción de bacterias y hongos; y **alta**, de 10 a 50 kGy, para la esterilización de alimentos y material de uso médico (tales como soluciones intravenosas, implantes, jeringas, agujas, materiales de sutura, clips y batas).

41. **Repelente** – Sustancia química que se aplica a la piel, ropa u otros sitios para evitar que los artrópodos se posen en las personas o las ataquen, o impedir que otros agentes patógenos, como las larvas de helmintos, penetren en la piel.

42. **Reservorio** (de agentes infecciosos) – Cualquier ser humano, animal, artrópodo, planta, suelo o materia (o una combinación de estos), donde normalmente vive y se multiplica un agente infeccioso y del cual depende para su supervivencia, y donde se reproduce de manera que pueda ser transmitido a un huésped susceptible.

43. **Resistencia** – Conjunto de mecanismos corporales que sirven de defensa contra la invasión o multiplicación de agentes infeccio-

sos o contra los efectos nocivos de sus productos tóxicos. La **resistencia inherente** es la capacidad para resistir una enfermedad, independientemente de la inmunidad o de la respuesta específica de los tejidos; por lo general, depende de las características anatómicas o fisiológicas del huésped, y puede ser genética o adquirida, permanente o temporal. (Véase Inmunidad.) (Sinónimo: inmunidad no específica.)

44. **Rodenticida** – Sustancia química que se utiliza para eliminar a los roedores, generalmente por ingestión. (Véase Fumigación.)

45. **Sospechoso** – Con respecto al control de las enfermedades infecciosas, persona cuya historia clínica y síntomas sugieren que podría tener o estar desarrollando una enfermedad transmisible.

46. **Susceptible** – Cualquier persona o animal que no posee suficiente resistencia contra un agente patógeno determinado que lo proteja contra la enfermedad, si llega a estar en contacto con el agente.

47. **Transmisibilidad, período de** – Lapso durante el cual el agente infeccioso puede ser transferido directa o indirectamente de una persona infectada a otra, de un animal infectado a un ser humano, o de una persona infectada a animales, incluidos los artrópodos.

En enfermedades como la difteria y las infecciones estreptocócicas en las que se encuentran afectadas las membranas mucosas desde que penetra el agente patógeno, el período de transmisibilidad se cuenta desde la fecha de la primera exposición a la fuente infecciosa, hasta que el microorganismo infectante desaparece de las mucosas infectadas, es decir, desde antes de que aparezcan los síntomas prodrómicos, hasta que termina el estado de portador, si se produjera. Algunas enfermedades son más transmisibles durante el período de incubación que durante el curso de la afección propiamente dicha (por ejemplo, la hepatitis A, el sarampión).

En enfermedades como la tuberculosis, la lepra, la sífilis, la gonorrea y algunas de las salmonelosis, el período de transmisibilidad puede ser largo y, a veces, intermitente mientras las lesiones crónicas activas permitan la expulsión de agentes infecciosos por la superficie de la piel o a través de los orificios corporales.

En enfermedades transmitidas por artrópodos, como el paludismo y la fiebre amarilla, el período de transmisibilidad (o, más propiamente, de **infectividad**) es aquel en que el agente infeccioso permanece en forma infectante en la sangre o en otros tejidos de la persona infectada en cantidad suficiente para infectar al vector. Los artrópodos vectores también presentan un período de **transmisibilidad**, es decir, el lapso durante el cual el agente infeccioso persiste en sus tejidos, en forma y localización tal (**estado infectante**) que sea transmisible.

48. **Transmisión de agentes infecciosos** – Cualquier mecanismo en virtud del cual un agente infeccioso se propaga de una fuente o un reservorio, a una persona. Estos mecanismos son los siguientes:

1) **Transmisión directa:** transferencia directa y esencialmente inmediata de agentes infecciosos a una puerta de entrada receptiva por donde se producirá la infección del ser humano o del animal. Ello puede ocurrir por contacto directo, como al tocar, morder, besar o tener relaciones sexuales, o por proyección directa (diseminación de gotitas) en las conjuntivas o en las membranas mucosas de los ojos, la nariz o la boca, al estornudar, toser, escupir, cantar o hablar (generalmente la diseminación de las gotitas se circunscribe a un radio de un metro o menos).

2) **Transmisión indirecta:**

   a) Mediante vehículos de transmisión: objetos o materiales contaminados, tales como juguetes, pañuelos, ropa sucia, ropa de cama, utensilios de cocina y de mesa, instrumentos quirúrgicos o apósitos; agua, alimentos, leche, productos biológicos, incluidos sangre, suero, plasma, tejidos u órganos; o cualquier sustancia que sirva de intermediario, por el cual el agente infeccioso se transporta a un huésped susceptible y se introduce por una puerta de entrada apropiada. El agente infeccioso puede o no haberse multiplicado o desarrollado en el vehículo antes de ser transmitido.

   b) Por intermedio de un vector: i) Mecánica: incluye el simple traslado mecánico del agente infeccioso por medio de un insecto reptante o volador, ya sea por contaminación de sus patas o trompa con la suciedad, o por paso de los microorganismos a través de sus vías gastrointestinales. Ello no requiere la multiplicación ni el desarrollo del microorganismo. ii) Biológica: cuando se necesita la propagación (multiplicación), desarrollo cíclico o una combinación de ambos (ciclopropagación), antes de que el artrópodo pueda transmitir la forma infectante del agente al ser humano. Para que el artrópodo se vuelva **infectante** hace falta un período de incubación (extrínseco) después de la infección. El agente infeccioso puede ser transmitido en forma vertical a generaciones sucesivas (**transmisión transovárica**); la

**transmisión transestadial** indica su paso de una fase del ciclo biológico a otra, como el paso de la crisálida a la forma adulta. La transmisión puede hacerse a través de la saliva durante la picadura o por regurgitación o depósito sobre la piel, de heces o material capaz de penetrar a través de la picadura o de una zona de traumatismo, por rascado o frotamiento. Esta es la transmisión por un huésped invertebrado infectado, y no representa el simple transporte mecánico por un vector que actúa como vehículo. Sin embargo, en ambos casos se considera que el artrópodo es un **vector**.

3) **A través del aire:** es la diseminación de aerosoles microbianos transportados hacia una puerta de entrada adecuada, por lo regular, las vías respiratorias. Los aerosoles microbianos son suspensiones aéreas de partículas constituidas total o parcialmente por microorganismos. Las partículas pueden permanecer suspendidas en el aire durante largos períodos; algunas conservan su infecciosidad o virulencia y otras la pierden. Las partículas con diámetro de 1 a 5 µm penetran fácilmente en los alvéolos pulmonares y pueden permanecer en ellos. No se consideran como transportadas por el aire las gotitas y otras partículas grandes que se depositan rápidamente (véase Transmisión directa, en párrafos anteriores).

a) Núcleos de gotitas: generalmente son los pequeños residuos que quedan después de la evaporación de líquido de las gotitas expulsadas por un huésped infectado (véase el apartado anterior). Los núcleos de gotitas también pueden formarse intencionalmente por medio de diversos aparatos atomizadores, o en forma accidental, por ejemplo, en laboratorios microbiológicos, mataderos, industrias de extracción o salas de necropsia. Estos por lo general permanecen suspendidos en el aire durante largo tiempo.

b) Polvo: pequeñas partículas de dimensiones variables que pueden proceder del suelo (como las esporas de hongos separadas del suelo seco por el viento o la agitación mecánica), la ropa personal y de cama o los pisos contaminados.

49. **Vigilancia de la enfermedad** – A diferencia de la vigilancia de las personas (véase Cuarentena, apartado 2), la vigilancia de la enfermedad es el estudio cuidadoso y constante de cualquier aspecto relacionado con la manifestación y propagación de una enfermedad que sea importante para su control eficaz. Incluye el acopio y la evaluación sistemática de:

1) informes de morbilidad y mortalidad;
2) informes especiales de investigaciones de campo sobre epidemias y casos individuales;
3) aislamiento e identificación de agentes infecciosos en el laboratorio;
4) datos sobre la disponibilidad, el uso y los efectos adversos de vacunas, toxoides, inmunoglobulinas, insecticidas y otras sustancias empleadas para el control;
5) datos sobre niveles de inmunidad en ciertos grupos de población, y
6) otros datos epidemiológicos importantes. Debe prepararse un informe que reúna los datos mencionados para distribuirlo a todas las personas que hayan colaborado en su recopilación y a las que necesiten conocer los resultados de las actividades de vigilancia.

El procedimiento se aplica en todos los niveles jurisdiccionales de los servicios de salud pública, desde el local hasta el internacional. La **vigilancia serológica** identifica las características de una infección actual y pasada por medio de técnicas serológicas.

50. **Virulencia** – Grado de patogenicidad de un agente infeccioso, indicado por las tasas de letalidad, por su capacidad para invadir y lesionar los tejidos del huésped, o por ambos parámetros.

51. **Zoonosis** – Una infección o una enfermedad infecciosa transmisible, en condiciones naturales, de los animales vertebrados a los seres humanos. Puede ser enzoótica o epizoótica. (Véanse Endemia y Epidemia.)

# ÍNDICE

Los números en negrita corresponden a las referencias principales.